中华医学百科全书

临床医学

护理学（二）

国家出版基金项目
NATIONAL PUBLICATION FOUNDATION

中国协和医科大学出版社

图书在版编目 (CIP) 数据

护理学 . 二 / 吴欣娟主编 . - 北京：中国协和医科大学出版社，
2016. 7

（中华医学百科全书）

ISBN 978-7-5679-0539-9

Ⅰ . ①护… Ⅱ . ①吴… Ⅲ . ①护理学 Ⅳ . ① R47

中国版本图书馆 CIP 数据核字 (2016) 第 157344 号

中华医学百科全书·护理学（二）

主　　编：吴欣娟

编　　审：邬扬清

责任编辑：吴翠姣

出版发行：中国协和医科大学出版社
　　　　　（北京东单三条九号　邮编　100730　电话 010-6526 0378）

网　　址：www.pumcp.com

经　　销：新华书店总店北京发行所

印　　刷：北京雅昌艺术印刷有限公司

开　　本：889×1230　1/16 开

印　　张：31.25

字　　数：800 千字

版　　次：2016 年 8 月第 1 版　　2016 年 8 月第 1 次印刷

定　　价：350.00 元

ISBN 978-7-5679-0539-9

《中华医学百科全书》编纂委员会

总顾问　吴阶平　韩启德　桑国卫

总指导　陈　竺

总主编　刘德培

副总主编　曹雪涛　李立明　曾益新

编纂委员（以姓氏笔画为序）

B·吉格木德		丁　洁	丁　樱	丁安伟	于中麟	于布为
于学忠	万经海	马　军	马　骁	马　静	马　融	马中立
马安宁	马建辉	马烈光	马绪臣	王　辰	王　政	王　恒
王　硕	王　舒	王　键	王一飞	王一镗	王士贞	王卫平
王长振	王文全	王文健	王心如	王生田	王立祥	王兰兰
王汉明	王永安	王永炎	王华兰	王成锋	王延光	王旭东
王军志	王声湧	王坚成	王良录	王拥军	王茂斌	王松灵
王明荣	王明贵	王宝玺	王诗忠	王建中	王建业	王建军
王建祥	王临虹	王贵强	王美青	王晓民	王晓良	王鸿利
王维林	王琳芳	王喜军	王道全	王德文	王德群	
木塔力甫·艾力阿吉		尤启冬	戈　烽	牛　侨	毛秉智	毛常学
乌　兰	文卫平	文历阳	文爱东	方以群	尹　佳	孔北华
孔令义	邓文龙	邓家刚	书　亭	毋福海	艾措千	艾儒棣
石　岩	石远凯	石学敏	石建功	布仁达来	占　堆	卢志平
卢祖洵	叶冬青	叶常青	叶章群	申昆玲	申春悌	田景振
田嘉禾	史录文	代　涛	代华平	白延强	白春学	白慧良
丛　斌	丛亚丽	包怀恩	包金山	冯卫生	冯学山	冯希平
边旭明	边振甲	匡海学	邢小平	达万明	达庆东	成　军
成翼娟	师英强	吐尔洪·艾买尔		吕时铭	吕爱平	朱　珠
朱万孚	朱立国	朱宗涵	朱建平	朱晓东	朱祥成	乔延江
伍瑞昌	任　华	华　伟	伊河山·伊明		向　阳	多　杰
邬堂春	庄　辉	庄志雄	刘　平	刘　进	刘　玮	刘　蓬
刘大为	刘小林	刘中民	刘玉清	刘尔翔	刘训红	刘永锋
刘吉开	刘芝华	刘华平	刘华生	刘志刚	刘克良	刘更生
刘迎龙	刘建勋	刘胡波	刘树民	刘昭纯	刘俊涛	刘洪涛
刘献祥	刘嘉瀛	刘德培	闫永平	米　玛	许　媛	许腊英

那彦群	阮长耿	阮时宝	孙 宁	孙 光	孙 皎	孙 锟
孙长颢	孙少宣	孙立忠	孙则禹	孙秀梅	孙建中	孙建方
孙贵范	孙海晨	孙景工	孙颖浩	孙慕义	严世芸	苏 川
苏 旭	苏荣扎布	杜元灏	杜文东	杜治政	杜惠兰	李 龙
李 飞	李 东	李 宁	李 刚	李 丽	李 波	李 勇
李 桦	李 鲁	李 磊	李 燕	李 冀	李大魁	李云庆
李太生	李曰庆	李玉珍	李世荣	李立明	李永哲	李志平
李连达	李灿东	李君文	李劲松	李其忠	李若瑜	李松林
李泽坚	李宝馨	李建勇	李映兰	李莹辉	李继承	李森恺
李曙光	杨 凯	杨 恬	杨 健	杨化新	杨文英	杨世民
杨世林	杨伟文	杨克敌	杨国山	杨宝峰	杨炳友	杨晓明
杨跃进	杨腊虎	杨瑞馥	杨慧霞	励建安	连建伟	肖 波
肖 南	肖永庆	肖海峰	肖培根	肖鲁伟	吴 东	吴 江
吴 明	吴 信	吴令英	吴立玲	吴伟康	吴欣娟	吴勉华
吴爱勤	吴群红	吴德沛	邱建华	邱贵兴	邱海波	邱蔚六
何 维	何 勤	何方方	何绍衡	何春涤	何裕民	余争平
狄 文	冷希圣	汪 海	汪受传	沈 岩	沈 岳	沈 敏
沈 铿	沈卫峰	沈华浩	沈俊良	宋国维	张 泓	张 学
张 亮	张 强	张 霆	张 澍	张大庆	张为远	张世民
张志愿	张丽霞	张伯礼	张宏誉	张劲松	张奉春	张宝仁
张建中	张建宁	张承芬	张琴明	张富强	张新庆	张潍平
张德芹	张燕生	陆 华	陆付耳	陆伟跃	陆静波	
阿不都热依木·卡地尔		陈 文	陈 杰	陈 实	陈 洪	陈 琪
陈 楠	陈士林	陈大为	陈文祥	陈代杰	陈红风	陈尧忠
陈志南	陈志强	陈规化	陈国良	陈佩仪	陈家旭	陈智轩
陈锦秀	陈誉华	邵 蓉	邵荣光	武志昂	其仁旺其格	范 明
范炳华	林三仁	林久祥	林子强	林江涛	林曙光	杭太俊
欧阳靖宇	尚 红	果德安	明根巴雅尔	易定华	易著文	罗 力
罗 毅	罗小平	罗长坤	罗永昌	罗颂平	帕尔哈提·克力木	
帕塔尔·买合木提·吐尔根			图门巴雅尔	岳建民	金 玉	金 奇
金少鸿	金伯泉	金季玲	金征宇	金银龙	金惠铭	郁 琦
周 兵	周 林	周永学	周光炎	周灿全	周良辅	周纯武
周学东	周宗灿	周定标	周宜开	周建平	周建新	周荣斌
周福成	郑一宁	郑家伟	郑志忠	郑金福	郑法雷	郑建全
郑洪新	郎景和	房 敏	孟 群	孟庆跃	孟静岩	赵 平
赵 群	赵子琴	赵中振	赵文海	赵玉沛	赵正言	赵永强

赵志河	赵彤言	赵明杰	赵明辉	赵耐青	赵振国	赵继宗
赵铱民	郝 模	郝小江	郝传明	郝晓柯	胡 志	胡大一
胡文东	胡向军	胡国华	胡昌勤	胡晓峰	胡盛寿	胡德瑜
柯 杨	查 干	柏树令	柳长华	钟翠平	钟赣生	
香多·李先加		段 涛	段金廒	段俊国	侯一平	侯金林
侯春林	俞光岩	俞梦孙	俞景茂	饶克勤	姜小鹰	姜玉新
姜廷良	姜国华	姜柏生	姜德友	洪 两	洪 震	洪秀华
祝庆余	祝蕛晨	姚永杰	姚祝军	秦 川	袁文俊	袁永贵
都晓伟	栗占国	贾 波	贾建平	贾继东	夏照帆	夏慧敏
柴光军	柴家科	钱忠直	钱家鸣	钱焕文	倪 鑫	倪 健
徐 军	徐 晨	徐永健	徐志云	徐志凯	徐克前	徐金华
徐建国	徐勇勇	徐桂华	凌文华	高 妍	高志贤	高志强
高学敏	高健生	高树中	高思华	高润霖	郭 岩	郭小朝
郭长江	郭巧生	郭宝林	郭海英	唐 强	唐朝枢	唐德才
诸欣平	谈 勇	谈献和	陶·苏和	陶广正	陶永华	陶芳标
陶建生	黄 峻	黄 烽	黄人健	黄叶莉	黄宇光	黄国宁
黄国英	黄跃生	黄璐琦	萧树东	梅长林	曹 佳	曹广文
曹务春	曹建平	曹洪欣	曹济民	曹雪涛	曹德英	龚千锋
龚守良	龚非力	袭著革	常耀明	崔 蒙	崔丽英	庾石山
康 健	康廷国	康宏向	章友康	章锦才	章静波	梁铭会
梁繁荣	谌贻璞	屠鹏飞	隆 云	绳 宇	巢永烈	彭 成
彭 勇	彭明婷	彭晓忠	彭瑞云	彭毅志	斯拉甫·艾白	
葛 坚	葛立宏	董方田	蒋力生	蒋建东	蒋澄宇	韩德民
惠延年	粟晓黎	程 伟	程天民	程训佳	童培建	曾 苏
曾小峰	曾正陪	曾学思	曾益新	谢 宁	谢立信	蒲传强
赖西南	赖新生	詹启敏	詹思延	裴晓方	窦科峰	窦德强
赫 捷	蔡 威	裴国献	裴晓方	裴晓华	管柏林	廖品正
谭仁祥	翟所迪	熊大经	熊鸿燕	樊飞跃	樊巧玲	樊代明
樊立华	樊明文	黎源倩	颜 虹	潘国宗	潘柏申	潘桂娟
薛社普	薛博瑜	魏光辉	魏丽惠	藤光生		

《中华医学百科全书》学术委员会

主 任 委 员

巴德年

副主任委员（以姓氏笔画为序）

贺福初　　　汤钊猷　　　吴孟超　　　陈可冀

学术委员（以姓氏笔画为序）

丁鸿才	于是凤	于润江	于德泉	马　遂	王　宪	王大章
王文吉	王之虹	王正敏	王声湧	王近中	王邦康	王晓仪
王政国	王海燕	王鸿利	王琳芳	王锋鹏	王满恩	王模堂
王澍寰	王德文	王翰章	乌正赉	毛秉智	尹昭云	巴德年
邓伟吾	石一复	石中瑗	石四箴	石学敏	平其能	卢世璧
卢光琇	史俊南	皮　昕	吕　军	吕传真	朱　预	朱元珏
朱家恺	朱晓东	仲剑平	刘　正	刘　耀	刘又宁	
刘宝林（口腔）		刘宝林（公共卫生）		刘桂昌	刘敏如	刘景昌
刘新光	刘嘉瀛	刘镇宇	刘德培	江世忠	闫剑群	汤　光
汤钊猷	阮金秀	孙　燕	孙汉董	孙曼霁	纪宝华	严隽陶
苏　志	苏荣扎布	杜乐勋	李亚洁	李传胪	李仲智	李连达
李若新	李济仁	李钟铎	李舜伟	李巍然	杨　莘	杨圣辉
杨宠莹	杨瑞馥	肖文彬	肖承悰	肖培根	吴　坤	吴　蓬
吴乐山	吴永佩	吴在德	吴军正	吴观陵	吴希如	吴孟超
吴咸中	邱蔚六	何大澄	余森海	谷华运	邹学贤	汪　华
汪仕良	张乃峥	张习坦	张月琴	张世臣	张丽霞	张伯礼
张金哲	张学文	张学军	张承绪	张洪君	张致平	张博学
张朝武	张蕴惠	张震康	陆士新	陆道培	陈子江	陈文亮
陈世谦	陈可冀	陈立典	陈宁庆	陈尧忠	陈在嘉	陈君石
陈育德	陈治清	陈洪铎	陈家伟	陈家伦	陈寅卿	邵铭熙
范乐明	范茂槐	欧阳惠卿	罗才贵	罗成基	罗启芳	罗爱伦
罗慰慈	季成叶	金义成	金水高	金惠铭	周　俊	周仲瑛
周荣汉	赵云凤	赵志奇	胡永华	钟世镇	钟南山	段富津
侯云德	侯惠民	俞永新	俞梦孙	施侣元	姜世忠	姜庆五
恽榴红	姚天爵	姚新生	贺福初	秦伯益	贾继东	贾福星
顾美仪	顾觉奋	顾景范	夏惠明	徐文严	翁心植	栾文明

郭　定	郭子光	郭天文	唐由之	唐福林	涂永强	黄洁夫
黄璐琦	曹仁发	曹采方	曹谊林	龚幼龙	龚锦涵	盛志勇
康广盛	章魁华	梁文权	梁德荣	彭名炜	董怡	温海
程元荣	程书钧	程伯基	傅民魁	曾长青	曾宪英	裘雪友
甄永苏	褚新奇	蔡年生	廖万清	樊明文	黎介寿	薛森
戴行锷	戴宝珍	戴尅戎				

《中华医学百科全书》工作委员会

主任委员

郑忠伟

副主任委员

袁　钟

编审（以姓氏笔画为序）

开赛尔	司伊康	当增扎西	吕立宁	任晓黎	邬扬清	刘玉玮
孙　海	何　维	张之生	张玉森	张立峰	陈　懿	陈永生
松布尔巴图	呼素华	周　茵	郑伯承	郝胜利	胡永洁	侯澄芝
袁　钟	郭亦超	彭南燕	傅祚华	谢　阳	解江林	

编辑（以姓氏笔画为序）

于　岚	王　波	王　莹	王　颖	王　霞	王明生	尹丽品
左　谦	刘　婷	刘岩岩	孙文欣	李元君	李亚楠	杨小杰
吴桂梅	吴翠姣	沈冰冰	宋　玥	张　安	张　玮	张浩然
陈　佩	骆彩云	聂沛沛	顾良军	高青青	郭广亮	傅保娣
戴小欢	戴申倩					

工作委员

刘小培	罗　鸿	宋晓英	姜文祥	韩　鹏	汤国星	王　玲
李志北						

办公室主任

左　谦　　孙文欣　　吴翠姣

宁　宁	四川大学华西医院
成翼娟	四川大学华西医院
朱　为	中国人民解放军海军总医院
刘　岩	中国人民解放军海军总医院
刘秋云	首都医科大学附属北京朝阳医院
关玉霞	中国医学科学院北京协和医院
孙艳杰	中国人民解放军海军总医院
李冬竹	中国医学科学院北京协和医院
李庆印	中国医学科学院阜外医院
李春燕	首都医科大学附属北京朝阳医院
杨军华	首都医科大学附属北京儿童医院
杨芳宇	首都医科大学护理学院
吴心怡	首都医科大学附属北京儿童医院
吴欣娟	中国医学科学院北京协和医院
余梦清	中国医学科学院北京协和医院
张琳琪	首都医科大学附属北京儿童医院
陈　红	四川大学华西医院
陈亚丹	中国医学科学院北京协和医院
秦　瑛	中国医学科学院北京协和医院
袁　丽	四川大学华西医院
黄文霞	四川大学华西医院
黄叶莉	中国人民解放军海军总医院
崔文英	首都医科大学附属北京友谊医院
惠秀丽	中国人民解放军海军总医院
程　艮	首都医科大学附属北京安定医院
焦　静	中国医学科学院北京协和医院
雷清芳	四川大学华西基础医学与法医学院
薄海欣	中国医学科学院北京协和医院

前　言

《中华医学百科全书》终于和读者朋友们见面了！

古往今来，凡政通人和、国泰民安之时代，国之重器皆为科技、文化领域的鸿篇巨制。唐代《艺文类聚》、宋代《太平御览》、明代《永乐大典》、清代《古今图书集成》等，无不彰显盛世之辉煌。新中国成立后，国家先后组织编纂了《中国大百科全书》第一版、第二版，成为我国科学文化事业繁荣发达的重要标志。医学的发展，从大医学、大卫生、大健康角度，集自然科学、人文社会科学和艺术之大成，是人类社会文明与进步的集中体现。随着经济社会快速发展，医药卫生领域科技日新月异，知识大幅更新。广大读者对医药卫生领域的知识文化需求日益增长，因此，编纂一部医药卫生领域的专业性百科全书，进一步规范医学基本概念，整理医学核心体系，传播精准医学知识，促进医学发展和人类健康的任务迫在眉睫。在党中央、国务院的亲切关怀以及国家各有关部门的大力支持下，《中华医学百科全书》应运而生。

作为当代中华民族"盛世修典"的重要工程之一，《中华医学百科全书》肩负着全面总结国内外医药卫生领域经典理论、先进知识，回顾展现我国卫生事业取得的辉煌成就，弘扬中华文明传统医药璀璨的历史文化。《中华医学百科全书》将成为我国科技文化发展水平的重要标志、医药卫生领域知识技术的最高"检阅"、服务千家万户的国家健康数据库和医药卫生各学科领域走向整合的平台。

肩此重任，《中华医学百科全书》的编纂力求做到两个符合：一是符合社会发展趋势。全面贯彻以人为本的科学发展观指导思想，通过普及医学知识，增强人民群众健康意识，提高人民群众健康水平，促进社会主义和谐社会构建；二是符合医学发展趋势。遵循先进的国际医学理念，以"战略前移、重心下移、模式转变、系统整合"的人口与健康科技发展战略为指导。同时，《中华医学百科全书》的编纂力求做到两个体现：一是体现科学思维模式的深刻变革，即学科交叉渗透/知识系统整合；二是体现继承发展与时俱进的精神，准确把握学科现有基础理论、基本知识、基本技能以及经典理论知识与科学思维精髓，深刻领悟学科当前面临的交叉渗透与整合转化，敏锐洞察学科未来的发展趋势与突破方向。

作为未来权威著作的"基准点"和"金标准"，《中华医学百科全书》编纂过程中，制定了严格的主编、编者遴选原则，聘请了一批在学界有相当威望、具有较高学术造诣和较强组织协调能力的专家教授（包括多位两院院士）担任大类主编和学科卷主编，确保全书的科学性与权威性。另外，还借鉴了已有百科全书的编写经验。鉴于《中华医学百科全书》的编纂过程本身带有科学研究性质，还聘请了若干科研院所的科研管理专家作为特约编审，站在科研管理的高度为全书的顺利编纂保驾护航。除了编者、编审队伍外，还制订了详尽的质量保证计划。编纂委员会和工作委员会秉持质量源于设计的理念，共同制订了一系列配套的质量控制规范性文件，建立了一套切实可行、行之有效、效率最优的编纂质量管理方案和各种情况下的处理原则及预案。

《中华医学百科全书》的编纂实行主编负责制，在统一思想下进行系统规划，保证良好的全程质量策划、质量控制、质量保证。在编写过程中，统筹协调学科内各编委、卷内条目以及学科间编委、卷间条目，努力做到科学布局、合理分工、层次分明、逻辑严谨、详略有方。在内容编排上，务求做到"全准精新"。形式"全"：学科"全"，册内条目"全"，全面展现学科面貌；内涵"全"：知识结构"全"，多方位进行条目阐释；联系整合"全"：多角度编制知识网。数据"准"：基于权威文献，引用准确数据，表述权威观点；把握"准"：审慎洞察知识内涵，准确把握取舍详略。内容"精"："一语天然万古新，豪华落尽见真淳"。内容丰富而精炼，文字简洁而规范；逻辑"精"："片言可以明百意，坐驰可以役万里"。严密说理，科学分析。知识"新"：以最新的知识积累体现时代气息；见解"新"：体现出学术水平，具有科学性、启发性和先进性。

《中华医学百科全书》之"中华"二字，意在中华之文明、中华之血脉、中华之视角，而不仅限于中华之地域。在文明交织的国际化浪潮下，中华医学汲取人类文明成果，正不断开拓视野，敞开胸怀，海纳百川般融入，润物无声状拓展。《中华医学百科全书》秉承了这样的胸襟怀抱，广泛吸收国内外华裔专家加入，力求以中华文明为纽带，牵系起所有华人专家的力量，展现出现今时代下中华医学文明之全貌。《中华医学百科全书》作为由中国政府主导，参与编纂学者多、分卷学科设置全、未来受益人口广的国家重点出版工程，得到了联合国教科文等组织的高度关注，对于中华医学的全球共享和人类的健康保健，都具有深远意义。

《中华医学百科全书》分基础医学、临床医学、中医药学、公共卫生学、军事与特种医学和药学六大类，共计144卷。由中国医学科学院/北京协和医学院牵头，联合军事医学科学院、中国中医科学院和中国疾病预防控制中心，带动全国知名院校、科研单位和医院，有多位院士和海内外数千位优秀专家参加。国内知名的医学和百科编审汇集中国协和医科大学出版社，并培养了一批热爱百科事业的中青年编辑。

回览编纂历程，犹然历历在目。几年来，《中华医学百科全书》编纂团队呕心沥血，孜孜矻矻。组织协调坚定有力，条目撰写字斟句酌，学术审查一丝不苟，手书长卷撼人心魂……在此，谨向全国医学各学科、各领域、各部门的专家、学者的积极参与以及国家各有关部门、医药卫生领域相关单位的大力支持致以崇高的敬意和衷心的感谢！

《中华医学百科全书》的编纂是一项泽被后世的创举，其牵涉医学科学众多学科及学科间交叉，有着一定的复杂性；需要体现在当前医学整合转型的新形式，有着相当的创新性；作为一项国家出版工程，有着毋庸置疑的严肃性。《中华医学百科全书》的这些特殊属性决定了其没有现成的经验可供借鉴，开创性和挑战性都非常强。由于编纂工作浩繁，难免存在差错与疏漏，敬请广大读者给予批评指正，以便在今后的编纂工作中不断改进和完善。

刘德培

凡　例

一、本书按基础医学类、临床医学类、中医药学类、公共卫生类、军事与特种医学类、药学类的不同学科分卷出版。一学科辑成一卷或数卷。字数较少的，几个学科合为一卷。

二、本书基本结构单元为条目，主要供读者查检，亦可系统阅读。条目标题有些是一个词，例如"炎症"；有些是词组，例如"弥散性血管内凝血"。

三、由于学科内容有交叉，会在不同卷设有少量同名条目。例如《基础肿瘤学》《病理生理学》都设有"肿瘤"条目。其释文会根据不同学科的视角不同各有侧重。

四、条目标题上方加注汉语拼音，题目标题后附相应的外文。例如：

专科护理（specialist nursing）。

五、本书条目按学科知识体系顺序排列。为便于读者了解学科概貌，卷首条目分类目录中条目标题按阶梯式排列，例如：

循环系统疾病患者护理

原发性高血压患者护理 ……………………………………………

冠状动脉粥样硬化性心脏病患者护理 …………………………………

心绞痛患者护理 …………………………………………………

心肌梗死患者护理 ………………………………………………

六、各学科都有一篇介绍本学科的概观性条目，一般作为本学科卷的首条。介绍学科大类的概观性条目，列在本大类中基础性学科卷的学科概观性条目之前。

七、条目之中设立参见系统，体现相关条目内容的联系。一个条目的内容涉及其他条目，需要其他条目的释文作为补充的，设为"参见"。所参见的本卷条目的标题在本条目释文中出现的，用蓝色楷体字印刷；所参见的本卷条目的标题未在本条目释文中出现的，在括号内用蓝色楷体字印刷该标题，另加"见"字；参见其他卷条目的，注明参见条所属学科卷名，如"参见□□□卷"或"参见□□□卷□□□□"。

八、本书医学名词以全国科学技术名词审定委员会审定公布的为标准。同一概念或疾病在不同学科有不同命名的，以主科所定名词为准。字数较多，释文中拟用简称的名词，每个条目中第一次出现时使用全称，并括注简称，例如：甲型病毒性肝炎（简称甲肝）。个别众所周知的名词直接使用简称、缩写，例如：B 超。药物名称参照《中华人民共和国药典》2010 年版和《国家基本药物目录》2012 年版。

九、本书量和单位的使用以国家标准 GB 3100～3102-1993《量和单位》为准。援引古籍或外文时维持原有单位不变，必要时括注与法定计量单位的换算。

十、本书数字用法以国家标准 GB/T 15835-2011《出版物上数字用法》为准。

十一、正文之后设有内容索引和条目标题索引。内容索引供读者按照汉语拼音字母顺序查检条目和条目之中隐含的知识主题。条目标题索引分为条目标题汉字笔画索引和条目外文标题索引，条目标题汉字笔画索引供读者按照汉字笔画顺序查检条目，条目外文标题索引供读者按照外文字母顺序查检条目。

十二、部分学科卷根据需要设有附录，列载本学科有关的重要文献资料。

目 录

专科护理（specialist nursing）

zhuānkē hùlǐ

结合临床各专科的疾病特点，研究与应用护理学知识和技能为患者解决现存及潜在的健康问题，以满足患者身心健康的需求，使其达到最佳健康状态的护理。专科护理与基础护理相辅相成、紧密联系，同为护理学的重要组成部分。

专科护理范围包含了传统的内科、外科、妇产科、儿科、耳鼻咽喉科、口腔科、急救和手术室等专业护理，涵盖人体呼吸、循环、消化、泌尿、生殖、内分泌、运动和神经等各系统；专科护理人群涉及各个不同年龄阶段，包括普通人群及儿童、妇女、老年人等特殊人群；专科护理内容包括各专科疾病的症状评估、用药指导、心理护理、康复指导及各专科常见诊疗技术的配合与护理。

随着科技的进步、医学的发展以及护理学内涵与外延的拓展，专科护理在疾病预防、诊断、治疗和康复中发挥越来越重要的作用。一方面，专科护理更具有专业性，促使医疗和护理工作的配合更加密切、协调，提高了疾病诊断和救治水平；另一方面，专科护理结合专科疾病的特点及患者生理、心理、社会等各方面的需求，详细分析影响疾病发生、发展的因素，为患者提供整体化护理，预防和减少并发症的发生、缩短住院天数、降低医疗费用，促进患者康复，改善患者的生活质量。同时，专科护理通过包含专科特色的健康指导等形式，向患者人群及大众人群普及专科疾病预防、保健和康复的相关知识，达到促进健康的目的。

专科护理的发展不仅推动了护理专业技术的革新与服务质量的提升，而且促进了护理服务理念、服务内容、工作模式的改革，是护理学适应社会发展的必然要求。

（吴欣娟 焦静 陈亚丹）

呼吸系统疾病患者护理（nursing of patients with respiratory system disease）

hūxī xìtǒng jíbìng huànzhě hùlǐ

对呼吸系统疾病患者现存及潜在健康问题的发现及处理，为其提供相应的生理、心理、社会的照顾。

常见症状及体征 咳嗽、咳痰、呼吸困难、咯血、胸痛。

护理评估 包括以下几方面：

个人及家族史 年龄、职业、居住环境、活动能力、健康状况、吸烟史、过敏史、肺结核病史；父母、兄弟姐妹是否患有肿瘤、哮喘等疾病。

现病史 此次发病的时间，有无诱因，主要症状、持续时间、严重程度等；咳嗽、咳痰、咯血患者痰液及血液的颜色、性质、量、气味，临床将咯血分为痰中带血、少量咯血（<100ml/d）、中等量咯血（100~500ml/d）和大量咯血（>500ml/d或1次>300ml）；胸痛患者疼痛的部位、性质、伴随症状；呼吸困难患者呼吸困难的程度，呼吸困难分为轻度、中度、重度，休息时呼吸困难为重度，轻度体力活动发生呼吸困难为中度，中度以上体力活动引起的呼吸困难为轻度；呼吸音、呼吸运动、呼吸频率、呼吸节律、对称性等情况。检查有无桶状胸、胸膜摩擦感、淋巴结肿大、皮肤黏膜发绀等体征。

治疗经过 接受的检查及其结果，如血常规、痰标本、胸部影像学、支气管镜及胸腔镜、肺功能等检查；目前用药的种类、剂量、用法、疗程、不良反应及依从性等。

心理社会状况 有无焦虑、恐惧、悲观、绝望等心理症状，与家人、他人的关系是否融洽，社会支持系统是否完好。

护理措施 包括以下几方面：

咳嗽咳痰护理 ①严密观察咳嗽、咳痰等情况。②鼓励患者多饮水，稀释痰液。③指导患者进行有效咳嗽。尽可能采用坐位，上身微向前倾，缓慢深呼吸数次后，深吸气至膈肌完全下降，屏气数秒，然后进行2~3声短促有力的咳嗽。对于无力咳嗽者，在吸气末可用手指压患者胸骨上窝的气管，通过刺激气管，引发咳嗽。④定时为患者翻身拍背，拍背时五指并拢成空杯状，利用腕力从肺底由下向上、由外向内，快速有节奏地叩击胸背部。⑤遵医嘱给予补液及雾化治疗，湿化痰液，雾化结束后鼓励患者及时排痰。⑥对于痰液黏稠无力咳出、意识不清或排痰困难者，可进行负压吸痰。⑦肺脓肿、支气管扩张症等有大量痰液且排出不畅者可根据病变部位进行体位引流，保持患侧在上，利用重力作用引流痰液。病变位于肺上叶者，取坐位或健侧卧位；病变位于肺中叶者，取仰卧位稍向左侧；病变位于肺舌叶者，取仰卧位稍向右侧；病变位于肺下叶者，取俯卧位；以上三种体位均为头低脚高，床尾抬高30°~50°。引流时间选择在空腹时进行，持续时间一般为15~20分钟，引流过程中注意观察患者耐受情况。呼吸衰竭、有明显呼吸困难、发绀、严重心血管疾病或年老体弱不能耐受者禁止体位引流。⑧伴胸部伤口疼痛者，可用双手或枕头轻压伤口两侧，必要时遵医嘱给予镇痛药。

呼吸困难护理 ①密切观察

患者呼吸频率、节律及有无发绀。②提供安静、舒适的环境，定时开窗通风，保持空气流通。③取半坐卧位或前倾坐位。④遵医嘱正确使用支气管扩张药、呼吸兴奋剂等，观察药物的疗效、不良反应。⑤遵医嘱给予吸氧，并监测患者血氧饱和度的变化情况。⑥严重呼吸困难者根据呼吸困难的类型和程度给予机械通气，加强气道管理，观察病情变化。⑦指导患者做缩唇呼吸和腹式呼吸，锻炼呼吸肌。缩唇呼吸方法：闭唇，经鼻吸气，然后缩唇，缓慢呼气4~6秒，呼气时缩唇不要过大或过小。

胸痛护理 ①指导和协助患者用双手或枕头护住胸部，减轻深呼吸、咳嗽等引起的疼痛。②搬动患者时应避免推拉。③必要时遵医嘱给予镇痛药，并观察药物的疗效和不良反应。

咯血护理 ①及时清理呼吸道，保持呼吸道通畅。②密切观察患者咯血量、颜色、性质，并记录咯血情况，大量咯血者应注意观察生命体征及意识状态；观察患者有无胸闷、气促、呼吸困难、发绀、面色苍白等，必要时迅速建立静脉通道，做好抢救准备。③遵医嘱给予止血药，并注意观察药物的疗效及不良反应。④大量咯血者应绝对卧床休息，少量咯血者以静卧休息为主，取患侧卧位，避免搬动，减少肺活动度。⑤大量咯血者应禁食，少量咯血者宜进食温、凉流质食物，避免过冷或过热食物，以免加重出血。⑥保持排便通畅，避免用力排便导致腹压增加引起咯血。⑦若咯血突然减少或终止，患者表现惊恐或烦躁、喉头作响，随即呼吸浅速或骤停、全身发绀、昏迷、肺部呼吸音减弱或消失，

应判断患者是否出现窒息。出现窒息时，应将患者置于俯卧位，床尾抬高45°，同时拍击背部，尽快使积血由气管排出，或直接刺激咽部以咯出积血。准备好抢救用品，如吸引器、抢救车、吸痰管、开口器、气管切开包等，必要时可进行气管内插管、通过硬质支气管镜吸引或气管切开术取出血块。

发热护理 ①发热患者应卧床休息，以减少氧耗量；保持病房安静、温湿度适宜；做好口腔护理，鼓励患者经常漱口，保持口腔清洁；出汗较多者，应保持皮肤清洁、干燥，及时更换床单和衣服。②高热时可用物理降温措施，或遵医嘱应用药物降温，做好病情观察，并监测、记录体温变化。③给予高热量、高蛋白、富含维生素和易消化的流质或半流质饮食，鼓励患者多饮水，严重体液不足者遵医嘱静脉补液。

心理护理 ①患者因患病时间长、社会活动减少、经济收入降低等因素，极易形成焦虑和抑郁心理，应加强与患者的沟通，舒缓患者内心压抑情绪。②与患者及家属共同制订护理措施，指导家属为患者提供家庭支持，鼓励患者及家属参与疾病管理，使患者坚定战胜疾病的信心。③指导患者用听轻音乐等方法缓解焦虑。

健康指导 ①介绍疾病发生、发展、预后等相关知识及可能存在的诱发因素，指导患者进行病情的自我监测、避免诱因。②说明其使用药物的作用、服用药物的注意事项及不良反应，根据医嘱按时、按量服用药物。③注意劳逸结合，循序渐进地进行适当的体育锻炼及康复锻炼，在呼吸道疾病高发季节（初春、秋末冬

初）少去人员密集的公共场所，防止交叉感染。④进食高蛋白、高热量的食物，少食产气、易引起便秘的食物，如甜食、油炸食物等，鼓励患者戒烟。⑤指导患者根据医嘱定期复诊，同时加强病情的自我监测，出现病情加重、药物不良反应、感冒等情况时及时就诊。

护理评价 ①症状是否缓解。②是否出现大咯血、窒息等并发症，并发症能否得到及时发现及处理。③是否掌握疾病相关知识。④是否能够进行有效的功能锻炼。⑤不良心理状态是否缓解。

（刘秋云）

jíxìng shànghūxīdào gǎnrǎn huànzhě hùlǐ

急性上呼吸道感染患者护理
(nursing of patients with acute upper respiratory tract infection)

对急性上呼吸道感染患者咽部不适、鼻塞、发热等现存及潜在健康问题的发现及处理，为其提供相应的生理、心理、社会的照顾。

护理评估 包括以下几方面：

个人史 年龄，有无受寒、淋雨、过度紧张或疲劳等诱发因素。

现病史 有无咽痒、咽干或咽痛等咽部不适或鼻塞、喷嚏、流清水样鼻涕；有无畏寒、发热等症状，发热的程度及体温的变化；是否伴其他全身症状。

治疗经过 接受的检查及结果，如血常规、血培养、病毒抗原血清学等检查；接受的治疗及疗效和不良反应。

主要护理问题 ①体温过高。②舒适度改变。③缺乏疾病预防保健知识。④有发生鼻窦炎、肾小球肾炎、心肌炎等潜在并发症的危险。

护理措施 包括以下几方面：

环境与休息护理 ①保持室内适宜的温湿度和空气流通，定时开窗通风。②注意个人卫生和休息。

用药护理 ①遵医嘱给予药物对症治疗。②应用抗菌药物时，应询问患者有无过敏史，注意观察用药反应。

感染预防护理 ①减少探视，避免交叉感染。②患者使用的餐具、痰盂等用具应按规定每日消毒，一次性器具应焚烧。③指导患者及其周围人员勤洗手，注意手卫生。

饮食护理 给予清淡、高热量、富含维生素、易消化的食物以及充足的饮水量，避免刺激性食物，忌烟酒。

发热护理同呼吸系统疾病患者护理的相关内容。

健康指导 ①避免受寒、过度劳累，注意保暖，室内通风换气，少去人员密集的场所。②加强锻炼，提高机体抵抗力，必要时采取疫苗预防。③指导患者进行病情的自我监测。药物治疗后症状不缓解，或出现耳鸣、耳痛、外耳道流出脓性分泌物等中耳炎症状，或出现胸闷、心悸、眼睑水肿、腰酸或关节痛者，及时就诊。

护理评价 ①体温是否维持在正常范围内。②不适症状是否缓解。③能否掌握急性上呼吸道感染预防保健知识。④能否进行有效的病情自我监测、及时就诊、预防并发症的发生。

（刘秋云）

mànxìng zhīqìguǎnyán huànzhě hùlǐ

慢性支气管炎患者护理（nursing of patients with chronic bronchitis）

对慢性支气管炎患者慢性咳嗽、咳痰等现存及潜在健康问题的发现及处理，为其提供相应的生理、心理、社会的照顾。

护理评估 包括以下几方面：

个人史 吸烟史，包括开始吸烟的年龄、每日吸烟量；有无刺激性烟雾、有害气体吸入史；有无寒冷空气刺激呼吸道；有无过敏史；营养状况是否良好。

现病史 有无咳嗽、咳痰等症状，咳嗽、咳痰发生及持续时间；慢性支气管炎每年发病是否至少持续3个月；痰液的性质及量，是否容易排出；是否伴喘息，喘息的严重程度，加重及缓解的因素；是否伴哮鸣音；肺部是否有散在的干、湿性啰音，啰音是否随着咳嗽发生变化。

治疗经过 接受的检查及结果，如胸部X线检查、肺功能检查、血常规、痰液检查等；接受的治疗及疗效和不良反应。

主要护理问题 ①清理呼吸道无效。②活动无耐力。③缺乏慢性支气管炎疾病预防及保健知识。

护理措施 包括以下几方面：

环境与休息护理 ①环境整洁、舒适，保持室内空气清新。②制订有效戒烟计划，避免粉尘和烟雾等刺激性气体的吸入。③取前倾或半坐卧位，使用枕头、靠背等支撑物，增加患者舒适度。④避免穿紧身衣物，以免加重胸部压迫感。

用药护理 ①遵医嘱用药，注意观察药物的疗效与不良反应。②年老体弱或痰液较多、无力咳痰者，以祛痰为主，避免使用强镇咳药物，以免抑制中枢神经而加重呼吸道梗阻。

咳嗽咳痰护理同呼吸系统疾病患者护理的相关内容。

健康指导 ①保持个人卫生，衣服宽松，被褥柔软。②避免去人员密集的场所，注意防寒保暖。③注意补充营养丰富的食物。④加强体育锻炼，增强体质，提高免疫力，活动以不感觉疲劳为宜。

护理评价 ①咳嗽、咳痰是否缓解。②活动耐力是否提高。③能否掌握慢性支气管炎预防保健知识。

（刘秋云）

jíxìng qìguǎn-zhīqìguǎnyán huànzhě hùlǐ

急性气管支气管炎患者护理

（nursing of patients with acute tracheobronchitis） 对急性气管支气管炎患者发热、咳嗽、咳痰等现存及潜在健康问题的发现及处理，为其提供相应的生理、心理、社会的照顾。

护理评估 包括以下几方面：

个人史 有无花粉、粉尘、真菌孢子等吸入史，有无蛋白质等过敏史。

现病史 有无受寒、淋雨、过度疲劳等诱因；有无咳嗽，咳嗽的性质及咳嗽加剧或缓解因素；是否伴咳痰，痰液的性质及量，是否伴血痰等；是否伴发热，发热的程度及体温变化规律；呼吸音是否正常，有无干、湿性啰音，啰音是否随咳嗽而变化。

治疗经过 接受的检查及结果，如血常规、痰涂片和培养、胸部X线等检查；接受的治疗及疗效和不良反应。

主要护理问题 ①清理呼吸道无效。②气体交换受损。③体温过高。

护理措施 包括以下几方面：

环境护理 ①保持环境整洁，定期开窗通风，保持室内空气清新，避免花粉等变应原。②冬季注意保暖，避免冷空气刺激。③为吸烟者制订戒烟计划，避免烟雾、粉尘等刺激。

用药护理 ①遵医嘱使用祛痰药，并观察用药疗效及不良反应。②年老体弱或痰液较多、无力咳痰者，避免使用强镇咳药，以免抑制中枢和加重呼吸道梗阻。③正确进行雾化吸入治疗。

发热护理、咳嗽咳痰护理同呼吸系统疾病患者护理的相关内容。

健康指导 ①体温升高期间注意休息，多饮水，保持饮食清淡。②指导患者识别、寻找变应原，注意防寒保暖。③加强体育锻炼，增强体质，提高免疫力。

护理评价 ①呼吸道是否通畅，咳嗽、咳痰是否缓解。②体温是否正常。

（刘秋云）

zhīqìguǎn kuòzhāngzhèng huànzhě hùlǐ

支气管扩张症患者护理 （nursing of patients with bronchiectasis） 对支气管扩张症患者慢性咳嗽、大量咳痰和反复咯血等现存及潜在健康问题的发现及处理，为其提供相应的生理、心理、社会的照顾。

护理评估 包括以下几方面：

个人史 有无支气管发育不良等先天性疾病，童年是否曾患有麻疹、百日咳、支气管肺炎等疾病，有无急慢性呼吸道感染和支气管阻塞等病史。

现病史 有无受寒、气候变化等诱因；有无咳嗽、咳痰、咯血等症状，咳嗽发生的时间、性质、持续的时间及起病的缓急等；咳痰的量、性质、颜色、气味，能否有效咳出；是否伴咯血，咯血量、颜色等；有无胸闷、高热、食欲缺乏、盗汗、消瘦、贫血等症状。

治疗经过 接受的检查及结果，如 X 线胸片、高分辨 CT、支气管造影、纤维支气管镜、痰培养、肺功能等检查；接受的治疗及疗效和不良反应。

主要护理问题 ①清理呼吸道无效。②营养失调：低于机体需要量。③潜在并发症：大咯血、窒息。

护理措施 咳嗽咳痰护理、咯血护理同呼吸系统疾病患者护理相关内容。饮食护理：①鼓励患者多进高蛋白、富含维生素的食物，根据患者的生活习惯选择相应的食物。②避免冰冷食物诱发咳嗽，少食多餐。③指导患者进食前后用清水漱口，保持口腔清洁以促进食欲。④鼓励患者多饮水，每日 1500ml 以上。

健康指导 ①注意保暖，预防呼吸道感染，戒烟、限酒，避免刺激性气体吸入。②注意口腔清洁，勤漱口、多刷牙，定期更换牙刷。③指导患者摄取必需的营养素，锻炼身体，增强机体抵抗力。④指导患者及家属学习和掌握有效咳嗽、背部叩击、雾化吸入及体位引流等方法。

护理评价 ①是否能够顺利排出痰液。②体重有无减轻。③有无并发症的发生，并发症能否得到及时发现及处理。

（刘秋云）

zhīqìguǎn xiàochuǎn huànzhě hùlǐ

支气管哮喘患者护理 （nursing of patients with bronchial asthma） 对支气管哮喘患者呼气性呼吸困难、胸闷或咳嗽等现存及潜在健康问题的发现及处理，为其提供相应的生理、心理、社会的照顾。

护理评估 包括以下几方面：

个人及家族史 环境中有无尘螨、花粉、真菌、动物毛屑、大气污染等各种吸入物诱发因素，有无细菌、病毒、原虫等感染史；有无鱼、虾、蟹、蛋、牛奶等食物过敏史或接触史，是否服用普萘洛尔、阿司匹林等药物，近期有无气候变化、运动、妊娠等可能诱发哮喘的因素；有无哮喘家族史。

现病史 哮喘症状发作的时间；有无干咳或咳大量白色泡沫痰；有无发作性伴哮鸣音的呼气性呼吸困难或发作性喘息、胸闷、气急，有无影响睡眠，有无被迫采取端坐呼吸，有无发绀等症状；哮喘发作时胸部是否呈过度充气状态，胸腹有无矛盾运动，心率有无增快。

治疗经过 接受的检查及结果，如痰液检查、呼吸功能检查、支气管激发试验、支气管舒张试验、呼气峰流速及其变异率的测定、动脉血气分析、胸部 X 线检查、特异性变应原检测等；接受的治疗及疗效和不良反应。

主要护理问题 ①气体交换受损。②清理呼吸道无效。③知识缺乏：缺乏支气管哮喘相关的预防及药物吸入知识。

护理措施 包括以下几方面：

病情观察 ①注意观察患者是否有鼻痒、喷嚏、流涕、眼痒等哮喘发作前驱症状，观察呼吸的频率、节律、幅度，意识状态及皮肤、黏膜颜色等，听诊呼吸音、哮鸣音，监测动脉血气和肺功能情况，及时了解病情变化。②加强对急性期患者及夜间和凌晨两个时间段的病情监测。

环境护理 ①定时开窗通风，保持室内空气清新。②维持室温 18~22℃，湿度 50%~60%。③室内不摆放花草，不使用皮毛、羽绒或蚕织物等用品，避免接触变应原。④提供清淡、易消化、高热量的食物，避免进食鱼、虾、蟹等易致过敏的食物。⑤鼓励患者戒烟、戒酒。

氧疗护理 ①遵医嘱给予鼻导管或面罩吸氧，并监测动脉血气变化，评价氧疗效果。②哮喘重度发作时，经治疗病情无缓解者或出现神志改变者，应做好机械通气准备。

用药护理 ①遵医嘱用药，观察药物的疗效及不良反应。使用 β_2 受体激动剂时应注意观察有无心悸、骨骼肌震颤、低钾血症等不良反应；糖皮质激素药物宜在餐后服用，以减少对胃肠道黏膜的刺激；静脉输入茶碱类药物时浓度不宜过高，速度不宜过快，注意观察有无恶心、呕吐、心律失常、血压下降等不良反应。②指导患者正确吸入激素类药物，并在用药后立即用清水漱口。

咳嗽咳痰护理同呼吸系统疾病患者护理的相关内容。

健康指导 ①向患者介绍哮喘的基本知识，指导患者识别可能的变应原和诱发因素，避免摄入易致过敏的食物；避免接触宠物；避免接触刺激性气体；避免强烈的精神刺激和剧烈运动；外出时注意保暖，避免冷空气刺激，预防呼吸道感染。②哮喘非急性发作期应根据情况适当进行体育锻炼，提高免疫力，增强体质。③指导患者识别哮喘发作的先兆表现，如鼻痒、喷嚏、流涕、眼痒等。④指导患者利用峰流速仪监测最大呼气峰流速，做好哮喘日记，为疾病预防和治疗提供参考资料。⑤向患者说明药物的疗效、使用方法、注意事项和不良反应，指导患者遵医嘱用药。⑥指导患者使用定量气雾剂吸入，对不易掌握定量气雾剂吸入方法的儿童或重症患者，可在定量气雾剂吸入器上加储药罐，以简化操作、增加气雾剂吸入疗效。

护理评价 ①呼吸困难是否减轻。②是否能够有效地排出痰液。③是否能够掌握支气管哮喘预防和用药知识。④是否能够正确使用定量气雾剂。

（刘秋云）

mànxìng zǔsèxìng fèijíbìng huànzhě hùlǐ

慢性阻塞性肺疾病患者护理（nursing of patients with chronic obstructive pulmonary disease）

对慢性阻塞性肺疾病患者慢性咳嗽、咳痰、呼吸困难等现存及潜在健康问题的发现及处理，为其提供相应的生理、心理、社会的照顾。

护理评估 包括以下几方面：

个人史 职业、生活条件、周围空气污染严重程度，有无长期粉尘或烟雾吸入史，有无吸烟史，有无呼吸道感染等诱因。

现病史 有无慢性咳嗽、咳痰等症状，咳嗽、咳痰的严重程度及其病程进展程度；是否伴气短、呼吸困难、喘息和胸闷；是否伴食欲缺乏、体重减轻等；有无桶状胸、缩唇呼吸、语颤减弱、两肺呼吸音减弱、呼气期延长等体征。

治疗经过 接受的检查及结果，如 X 线胸片、肺功能、血气分析、痰培养等检查；接受的治疗及疗效和不良反应；是否接受氧疗和呼吸肌功能锻炼及其效果等。

主要护理问题 ①气体交换受损。②清理呼吸道无效。③活动无耐力。

护理措施 包括以下几方面：

氧疗护理 ①向患者解释长期氧疗的重要性，指导患者坚持氧疗。②低流量、低浓度持续给氧，每日 15 小时以上。

休息与活动护理 ①保持环境安静、舒适以及空气洁净、温湿度适宜。②指导患者进行呼吸功能锻炼，如腹式呼吸、缩唇呼吸。③进行力所能及的活动，合理锻炼，提高体力、耐力和机体抵抗力。

咳嗽咳痰护理同呼吸系统疾病患者护理相关内容。

健康指导 ①避免发病的高危因素，如粉尘、刺激性气体所致慢性阻塞性肺疾病者，应尽早脱离污染环境。②指导患者严格戒烟，减少有害气体或有害颗粒的吸入。③预防感冒、慢性支气管炎急性发作。④遵医嘱合理用药，避免滥用抗生素或所谓"偏方"药物。⑤指导患者加强体育锻炼，增强体质，提高机体免疫力。⑤指导患者坚持家庭氧疗，持续低流量（1.5~2L/min）吸氧。

护理评价 ①能否有效咳出痰液。②能否维持正常的血氧饱和度。③活动耐力是否提高。

（刘秋云）

fèiyán huànzhě hùlǐ

肺炎患者护理（nursing of patients with pneumonia）

对肺炎患者咳嗽、咳痰、发热等现存及潜在健康问题的发现及处理，为其提供相应的生理、心理、社会的照顾。

护理评估 包括以下几方面：

个人史 有无肺癌、慢性阻塞性肺气肿、糖尿病、尿毒症等病史，有无吸烟史和抗生素滥用史等。

现病史 咳嗽出现的时间及频率；是否伴咳痰，痰液是否呈脓性痰或血痰，是否伴胸痛、呼吸困难、呼吸窘迫等症状；是否发热，发热的程度及其体温变化的规律。

治疗经过 接受的检查及结果，如痰标本和血常规检查、胸腔积液培养等；接受的治疗及疗效和不良反应。

主要护理问题 ①体温过高。②清理呼吸道无效。③低效性呼吸型态。④胸痛。⑤活动无耐力。⑥潜在并发症：感染性休克。

护理措施 包括以下几方面：

感染控制护理 ①及时遵医嘱使用抗菌药物，控制感染，注意药物浓度、滴注速度、用药间隔和配伍禁忌，观察药物不良反应。②抗感染治疗后48~72小时及时进行评价。③监测患者生命体征，一旦出现心率增快、脉搏细速、血压下降、体温不升或高热、呼吸困难等休克征象，及时通知医生，将患者置于中凹位，并建立静脉通道，准备好抢救用品，积极配合抢救。

痰、血标本留取 ①指导患者正确留取痰标本，清晨漱口数次，将深部咳出的第一口痰弃去，第2~3口痰置于无菌容器。1小时内送检做痰细菌培养，了解病原菌并做药物敏感性试验以指导治疗，无力咳嗽者可经纤维支气管镜或人工气道吸引留取痰标本。②怀疑有败血症时，为提高血培养阳性率，应在抗菌治疗前短期多次采血，寒战及高热时采血2~3次，成人每次采血量至少20ml，分别注入需氧和厌氧血培养皿中各10ml。

咳嗽咳痰护理、呼吸困难护理、胸痛护理、发热护理同呼吸系统疾病患者护理相关内容。

健康指导 ①向患者及家属介绍肺炎的病因和诱因，避免受寒、淋雨、吸烟、酗酒、过度疲劳等。②指导患者加强体育锻炼、注意劳逸结合、增加营养、纠正不良生活习惯，以增强体质，对易感人群如年老体弱者、慢性病患者，可接种流感疫苗、肺炎疫苗等。③指导患者遵医嘱按时用

药，勿自行停药或减量。④指导患者定期随访，出现咳嗽、咳痰、呼吸困难等异常状况及时就诊。

护理评价 ①体温是否降至正常，咳嗽、咳痰、呼吸困难、胸痛症状是否好转。②活动耐力是否提高。③是否出现感染性休克等并发症，并发症能否得到及时发现及处理。

（刘秋云）

fèijiéhé huànzhě hùlǐ

肺结核患者护理（nursing of patients with pulmonary tuberculosis） 对肺结核患者倦怠、乏力、咳嗽、咳痰、低热、盗汗等现存及潜在健康问题的发现及处理，为其提供相应的生理、心理、社会的照顾。

护理评估 包括以下几方面：

个人史 有无结核患者接触史，有无与结核患者长期居住、工作、学习的生活史，有无糖尿病、麻疹、获得性免疫缺陷综合征等病史，近期有无长期使用肾上腺皮质激素或免疫抑制剂等药物，儿童要评估卡介苗接种史、结核菌素试验结果等。

现病史 是否出现低热，低热出现的时间及变化规律；是否伴疲倦、乏力、盗汗、食欲缺乏和体重减轻等；是否出现咳嗽、咳痰等症状，痰液的性质，是否有痰中带血，痰液、血液的量等；是否出现胸痛、呼吸困难等症状。

治疗经过 接受的检查及结果，如胸部X线检查、红细胞沉降率检查、痰结核分枝杆菌检查、结核菌素试验等；接受的治疗及疗效和不良反应。

主要护理问题 ①体温过高。②咯血。③胸痛。④低效性呼吸型态。⑤营养失调：低于机体需要量。⑥知识缺乏：缺乏有关肺结核的知识。⑦有窒息的危险。

护理措施 包括以下几方面：

消毒隔离护理 ①痰结核分枝杆菌检查阳性者住院治疗并进行呼吸道隔离，病室保持良好通风并每日进行空气消毒。②患者喷嚏、咳嗽时要用双层餐巾纸捂住口鼻，用后将纸直接焚烧；餐具煮沸后清洗；剩饭、剩菜煮沸后处理；痰液、痰杯、便器等按规定进行消毒处理，被褥、书籍经常在阳光下暴晒，衣服、毛巾等消毒后再清洗。③护理肺结核患者的医护人员及家属，应注意自我保护和定期健康查体。④初诊患者需留3份痰标本，包括清晨、夜间和即时痰，每2~4周收集一次痰标本，连续2次阴性提示患者不具传染性，可解除隔离。

饮食与休息护理 ①为患者提供高蛋白食物，如肉类、蛋类、牛奶等，以补充营养、提高免疫力。②大量盗汗者及时用温毛巾或干毛巾擦干汗液，勤换内衣、床单，并注意补充足够水分。③有高热等严重中毒症状、咯血以及患活动性肺结核等的患者应卧床休息，恢复期可循序渐进地适当活动及体育锻炼。

用药护理 ①做好药物宣教，抗结核药物对控制结核病起决定性作用，应反复强调药物"早期、联合、适量、规律和全程"治疗的重要性及意义，指导并督促患者按医嘱服药，勿随意增减药物。②观察药物的疗效及不良反应，指导患者正确服用药物，抗结核药及化学治疗药最好在睡前顿服，以减少恶心等不良反应的发生。异烟肼、吡嗪酰胺、对氨基水杨酸钠容易造成肝损害，应定期检查肝功能；利福平易引起肝损害及过敏反应，应定期检查肝功能，观察是否出现过敏反应，利福平可致尿液和分泌物呈橘黄色，也

可使眼接触镜永久变色，应做好解释；乙胺丁醇会引起视力和色觉改变，应加强患者的安全护理，每1~2个月复查一次视力；链霉素使用过程中应注意观察其肾毒性及对听力的影响，出现严重不良反应时及时通知医生。

心理护理　由于社会对肺结核患者的恐惧，肺结核患者及家属多会有焦虑、孤独等心理反应，医护人员应理解患者及家属对结核病的不安心理，指导患者及家属正确看待结核病，并对此病治疗的长期性做好充分心理及物质准备，并应针对他们存在的问题给予指导与帮助。

咯血护理同呼吸系统疾病患者护理相关内容。

健康指导　①开展预防肺结核的健康教育，使群众了解肺结核是经呼吸道传播，排菌的肺结核患者是主要传染源，做到早期发现结核患者、彻底治愈排菌者，控制传染源；杜绝随地吐痰，切断传播途径。②向患者及家属说明结核病是一种慢性病，需做好进行长期治疗的思想准备，并说明坚持规律、全程化疗的重要性，指导、督促患者坚持按疗程用药，以获得结核病的治愈，督促患者定期进行肝功能检查等。③指导结核患者的饮食、休息、活动，并指导患者定期行X线胸片复查、痰结核分枝杆菌检查等，以了解病情变化。④肺结核患者的密切接触者应定期行胸部X线检查，以早期发现肺结核并进行治疗。

护理评价　①肺结核患者是否得到有效隔离，高危人群是否得到良好保护。②是否掌握正确、合理用药的重要性，并顺利完成治疗的全程。③营养状况是否良好。④能否正确面对疾病。

（刘秋云）

fèinóngzhǒng huànzhě hùlǐ

肺脓肿患者护理（nursing of patients with lung abscess）

对肺脓肿患者体温过高、咳嗽、咳痰、咯血等现存及潜在健康问题的发现及处理，为其提供相应的生理、心理、社会的照顾。

护理评估　包括以下几方面：

个人史　近期是否患扁桃体炎、鼻窦炎等，有无将分泌物误吸入气管内；是否患支气管扩张症、空洞型肺结核等疾病；是否患有因皮肤外伤感染、痈、骨髓炎所致的感染中毒症状或泌尿系统、腹腔、盆腔感染所致的败血症；是否患多发性骨髓瘤；是否接受过手术、化学治疗、放射治疗或服用激素类药物。

现病史　发病时间及起病缓急，有无受寒、气候变化、感染等诱因；目前的体温，体温的变化规律；是否伴咳嗽、咳痰，痰液的颜色、性质、量和气味；有无精神萎靡、全身乏力、食欲缺乏等全身中毒症状。

治疗经过　接受的检查及结果，如血常规、痰细菌学、胸部X线、胸部CT、纤维支气管镜、支气管碘油造影等检查；是否接受抗生素等药物治疗及疗效和不良反应。

主要护理问题　①体温过高。②清理呼吸道无效。③营养失调：低于机体需要量。④潜在并发症：咯血、窒息。

护理措施　包括以下几方面：

高热护理　①高热患者应予卧床休息，遵医嘱给予物理降温或药物降温。②记录体温变化规律。③鼓励患者多饮水。④注意保暖，出汗后及时更换衣被，防止受凉感冒。

饮食护理　①鼓励患者多进食高蛋白、富含维生素的食物；指导患者少食多餐。②进食前后用清水漱口，保持口腔清洁，以促进食欲。③根据患者的生活习惯选择相应的食物。

感染控制护理　①做好口腔护理，晨起、睡前、进食后漱口或刷牙等，减少细菌繁殖。②遵医嘱留取痰标本，为选择有效的治疗方案提供依据。③痰液及时处理，痰杯每日清洗消毒。

咳嗽咳痰护理、咯血护理同呼吸系统疾病患者护理相关内容。

健康指导　①指导患者保持良好的口腔卫生习惯，及时治疗口腔疾病。②痊愈后，1个月内避免剧烈活动。③锻炼身体以提高机体抵抗力，避免过度劳累，戒烟、戒酒等。④加强营养，改善全身状况。⑤保持良好心态。

护理评价　①体温是否正常。②呼吸道是否通畅，有无痰液聚积。③体重是否维持在正常水平。④有无咯血、窒息等并发症，并发症能否得到及时发现及处理。

（刘秋云）

fèijiānzhì jíbìng huànzhě hùlǐ

肺间质疾病患者护理（nursing of patients with interstitial lung disease）

对肺间质疾病患者渐进性劳力性气促、限制性通气障碍、低氧血症等现存及潜在健康问题的发现及处理，为其提供相应的生理、心理、社会的照顾。

护理评估　包括以下几方面：

个人史　生活、工作环境，有无长期粉尘、烟尘吸入史，有无放射性损伤史，是否患有免疫系统疾病等。

现病史　呼吸困难出现的时间、程度，是否出现进行性呼吸困难，是否伴鼻翼扇动，辅助呼吸机是否参与呼吸，是否出现夜间阵发性呼吸困难和端坐呼吸，两肺底是否出现吸气期连续高调的啰音，是否伴发绀、杵状指等缺氧症状，晚期是否出现右心衰竭、呼吸衰竭等并发症。

治疗经过　接受的检查及结果，如胸部X线检查、肺功能检查、动脉血气分析、血清学检查、纤维支气管镜检查与支气管肺泡灌洗、外科肺活检等；接受的治疗及疗效和不良反应。

主要护理问题　①气体交换受损。②活动无耐力。③清理呼吸道无效。④营养失调：低于机体需要量。⑤潜在并发症：感染。

护理措施　包括以下几方面：

低氧血症护理　①严密观察患者呼吸的变化，是否伴神志改变和发绀情况。②保持室内空气新鲜，保持室内温度及湿度适宜。③取半坐卧位或坐位，使膈肌下降，增加肺容量，减轻呼吸困难程度。④遵医嘱给予吸氧，间歇松开鼻面罩，减少面部压伤，并监测血氧饱和度变化，观察患者缺氧情况的改善。⑤注意患者气道湿化，尤其是接受无创机械通气者。⑥伴肺部感染者，应加强湿化，促进分泌物的排出，并遵医嘱给予有效的抗生素治疗。⑦对重度呼吸衰竭者可用床旁机械通气治疗（见机械通气护理）。

用药护理　糖皮质激素药物对肺间质纤维化早期肺泡炎症阶段一定疗效。用药期间注意以下几点：①严格遵医嘱坚持服药，嘱患者切忌随意停药或减量，以免造成病情反复。②治疗期间应进食富含钙、钾的食物，如牛奶、鱼、虾皮、橘子汁等，防止低钙血症和低钾血症。③长期服用激素可造成骨质疏松，应避免参加剧烈活动，预防病理性骨折。④长期大量应用激素，容易加重或诱发各种感染，应严格无菌操作，尽量避免留置导尿管等侵袭性操作，每日刷牙2~3次，常规检查口腔黏膜，预防白念珠菌感染，如感染可用抗真菌药及生理盐水涂抹。⑤严密观察激素的不良反应，如满月脸、水牛背、水钠潴留、胃溃疡、高血压、糖尿病、精神症状等，采取相应的护理措施，并及时做好患者的解释工作，消除患者对激素不良反应的不安心理。

饮食与休息护理　①注意休息，减少组织氧耗量，为患者提供安静、舒适的休息环境，将日常用品放置在患者易取到的地方，以减少体力的消耗。②为患者提供高蛋白、高热量、富含纤维素、易消化的饮食，少食多餐。为避免进餐时气短而降低食欲，进食过程中可给予吸氧。③用无创呼吸机辅助通气者，应在进食后0.5~1.0小时继续使用呼吸机，并取头高位和半坐卧位，以减少误吸。

心理护理　由于本病呈慢性过程，预后不良，患者容易产生恐惧、悲观、预感性悲哀等不良情绪，医护人员要主动与患者建立有效的沟通，争取家属及社会对患者的支持，帮助患者树立信心，使其积极配合治疗。

健康指导　①指导患者及家属识别与自身疾病有关的诱发因素，如避免吸烟、接触刺激性气体、减少呼吸道感染等。②为患者及家属讲解氧疗知识，使患者在出院后继续进行吸氧治疗。③合理安排生活起居，注意休息，避免过度劳累。④鼓励患者进行呼吸锻炼，如做呼吸操、慢跑等，以不感到疲劳、喘憋为宜。⑤如出现胸闷、气短、呼吸困难、咳嗽、咳脓痰或伴发热等症状，应及时就诊。

护理评价　①呼吸困难是否缓解。②活动耐力是否提高。③咳嗽、咳痰是否好转。④营养状况是否良好。⑤是否出现感染等并发症，并发症能否得到及时发现及处理。

（刘秋云）

yuánfāxìng fèidòngmài gāoyā huànzhě hùlǐ

原发性肺动脉高压患者护理
（nursing of patients with primary pulmonary hypertension）　对原发性肺动脉高压患者活动后气短、乏力、胸痛、咯血、眩晕、干咳等现存及潜在健康问题的发现及处理，为其提供相应的生理、心理、社会的照顾。

护理评估　包括以下几方面：

个人及家族史　有无结缔组织病、减肥药物治疗史、HIV感染史、肝病等相关病史，有无长期染发剂、毒品等危险物品接触史，育龄期妇女应注意妊娠及月经情况；家族成员中有无肺动脉高压患者。

现病史　乏力、胸痛、眩晕或晕厥等症状出现的时间及严重程度等，是否存在干咳、咯血等症状，是否伴肺动脉瓣第二心音亢进、三尖瓣区的收缩期反流杂音、颈静脉充盈或怒张、下肢水肿、剑突下出现抬举性搏动等右心衰竭或右心肥大等体征。

治疗经过　接受的检查及结果，如超声心动图检查、肺功能评价、肺通气/血流灌注显像、右心导管检查、急性肺血管反应试验、6分钟步行试验等；接受的治疗及疗效和不良反应。

主要护理问题　①低效性呼吸型态。②活动无耐力。③体液过多。④潜在并发症：心律失常、呼吸衰竭、心力衰竭、洋地黄中毒。

护理措施　包括以下几方面：

生活护理　①胸闷、气促者

咯血，一般可自行好转，出血量增多应及时就诊。③术后患者应少说话，适当休息，1周内不做用力的动作，不用力咳嗽、咳痰，防止肺部出血。④术后2~3小时后方可进无刺激性半流质饮食，如汤面、馄饨等。

护理评价 ①焦虑情绪是否缓解，是否能有效配合检查。②生命体征是否平稳，有无术后并发症。③是否掌握术后饮食及康复知识。

（刘秋云）

xiōngqiāng chuāncìshù hùlǐ
胸腔穿刺术护理 （nursing in thoracentesis） 胸腔穿刺术指抽取胸腔内积液或积气的技术。

目的 ①明确胸腔积液性质，辅助病因诊断。②排除积液或积气，缓解不适症状。③对脓胸进行抽脓、灌洗治疗或恶性胸腔积液进行胸腔内注入药物治疗。④避免胸膜粘连、增厚。

用物 胸腔穿刺包、引流管、引流袋或引流瓶。

操作方法 取治疗体位，根据叩诊或影像学检查确定穿刺部位，消毒后，对穿刺部位进行药物局部麻醉、穿刺，导入引流管，将引流管送入合适深度并固定，进行抽液、排气或药物治疗。

护理要点 包括以下几方面：

术前护理 ①评估患者身体状况，如年龄、缺氧情况、有无麻醉药过敏史、凝血功能是否正常。②评估患者的认知能力，向患者解释操作的目的、意义、过程以及操作可能造成的疼痛，使患者做好心理准备。③操作前练习穿刺治疗体位，并告知患者操作过程中不能有体位改变和身体小动作。④剧烈咳嗽时，可适当用镇咳药。⑤备好急救物品，防止意外的发生。

术中护理 ①协助患者取治疗体位，坐位时面向椅背、双手环抱椅背、前额贴在前臂上，侧卧位及半坐卧位时患侧手臂上举抱于枕部。②配合医生进行穿刺，确定穿刺部位进行局部麻醉，置入引流管并固定。③观察患者呼吸、脉搏、面色等，评价患者耐受情况。④记录穿刺的时间、引流情况，记录引流管置入深度及外露长度。⑤观察患者操作后反应，协助患者取舒适卧位。

术后护理 ①嘱患者卧床休息，观察患者生命体征情况，协助患者取舒适体位。②观察患者呼吸困难是否得到缓解，观察有无出血、气胸、肺水肿等并发症的发生。③鼓励患者深呼吸，促进肺复张。④妥善固定引流管，保持引流的通畅，避免引流管折叠或受压。⑤检查并保持引流袋、引流瓶的密闭性，更换引流袋或搬动患者时应用止血钳夹闭引流管，引流管不慎脱出时应用油纱布敷盖于胸腔穿刺部位。⑥引流袋、引流瓶应低于患者胸部水平，防止引流液反流胸腔。⑦首次引流液量不超过600ml，之后每次引流量不超过1000ml。⑧定期换药，保证穿刺伤口的无菌性，避免感染的发生，定期更换引流袋或引流瓶。⑨观察引流物的颜色、性质、量，发现异常及时报告医生。

健康指导 ①指导患者活动时动作要慢，避免引流管脱出。②告知患者引流袋或引流瓶的固定位置。③指导患者有效咳嗽，咳嗽时用手或胸带压迫伤口，避免伤口疼痛和管路的脱出。

护理评价 ①生命体征是否平稳。②有无术后并发症的发生。③是否掌握携带引流袋或引流瓶的相关知识。

（刘秋云）

nèikē xiōngqiāngjìng jiǎnchá hùlǐ
内科胸腔镜检查护理 （nursing in thoracoscopy） 内科胸腔镜检查是利用内科胸腔镜对胸膜腔进行观察和病灶活检的侵入性操作技术。

目的 ①诊断原因不明的胸腔积液。②明确肺癌或胸膜间皮瘤的分期。③胸膜腔固定。④胸膜腔粘连松解。⑤脓胸引流。⑥自发性气胸修补。

用物 电子胸腔镜。

操作方法 患者取健侧卧位，心电监护，对血压、血氧饱和度进行持续监测，给予患者吸氧。在患侧腋侧胸壁第4~8肋间局部麻醉（以腋中线为宜），切1cm切口，皮下分离置入套管，置入胸腔镜。

护理要点 包括以下几方面：

术前护理 ①评估患者身体状况，基础疾病（如高血压）控制情况、是否接受抗凝治疗、有无麻醉药过敏等。②向患者解释检查目的及安全性，向患者说明检查过程中的体位、呼吸配合。加强心理护理，缓解其焦虑情绪。③术前器具准备（胸腔镜、引流瓶、灌洗罐等）。④做好备皮。

术中护理 ①协助患者摆放体位。②密切观察患者的呼吸、血压、神志等。③吸氧。④适当交流，以了解患者的状况、分散注意力、减轻疼痛。⑤记录胸腔积液的量、颜色、性质，留取标本送检。⑥术中有出血，应备好肾上腺素和凝血酶等。

术后护理 ①观察不适主诉，如疼痛等。②记录患者体温变化情况。③做好引流管的护理（见胸腔穿刺术护理）。④术后继续心电、血压、血氧饱和度监测12小时。⑤观察伤口有无渗血、渗液及皮下气肿并及时换药。

（刘秋云）

健康指导 ①指导患者30°~45°半坐卧位，以利于胸腔积液流出及改善呼吸与循环功能。②鼓励患者深呼吸和主动咳嗽，以便排出气管深部的痰液及胸腔积液，使肺复张。

护理评价 ①焦虑情绪是否缓解，能否有效配合检查的进行。②生命体征是否平稳，有无术后并发症的发生。

（刘秋云）

jīxiè tōngqì hùlǐ

机械通气护理 （nursing in mechanical ventilation）

机械通气是利用呼吸机的机械力量产生的气流和提供不同的氧浓度帮助或辅助患者呼吸的方法。

目的 ①改善或纠正缺氧和二氧化碳潴留及酸碱平衡失调。②尽量减少和防止肺损伤。

用物 鼻/面罩、气管插管、呼吸机、负压吸引器。

操作方法 ①无创机械通气。呼吸机通过鼻/面罩与患者连接，根据患者病情选择合适的通气模式、调定好通气参数。②有创机械通气。呼吸机通过气管插管或气管切开套管与患者连接，根据患者病情选择合适的通气模式、调定好通气参数。

护理要点 包括以下几方面：

操作前护理 ①观察患者的生命体征、心电图、血气分析变化，了解有无其他疾病。②向清醒患者做好解释，使其放松并积极配合。③进行呼吸机检测，保证呼吸机各项功能处于正常状态。④无创机械通气患者选择合适的鼻/面罩，有创机械通气患者需护士配合医生进行气管内插管。

操作中护理 ①呼吸机通过鼻/面罩、气管插管或气管切开套管与患者连接，根据患者病情选择合适的通气模式、调定好通气参数。②观察患者的生命体征、血氧饱和度、呼吸机参数。③观察有无人机对抗，指导患者人机同步。④及时清除气道内分泌物。

操作后护理 ①观察并记录患者的生命体征、血氧饱和度、血气分析、呼吸机参数。②保持经口气管插管时人工气道通畅，管理好牙垫，防止导管被咬而堵塞人工气道。③固定好气管插管，防止脱落、移位。④保持呼吸机运转正常及呼吸机管路的通畅。⑤掌握吸痰技术及指征。⑥监测气管插管的气囊压力，气囊压力应为 25 ~ 30cmH$_2$O （1cmH$_2$O = 0.098kPa）。⑦气管内插管患者每日清除气囊上的滞留物。⑧湿化罐中的蒸馏水随时添加，以标准水位上下线为准，24 小时彻底更换一次。无创通气吸入气体的温度保持在 32 ~ 35℃，有创通气吸入气体温度保持在 37℃，相对湿度 100%。⑨注意不良反应并及时处理。

健康指导 ①指导无创机械通气患者用鼻呼吸，减少吞咽动作，尽量不要在面罩内说话，闭紧嘴，防止胃肠胀气。②指导无创机械通气患者掌握摘戴呼吸机面罩的方法，以便随时吐痰、饮水、进食。③耐心向气管内插管患者解释气管内插管的必要性、暂时性和自行拔管的危险性。④重视患者心理情绪的变化，积极采用语言及非语言的方式与患者进行沟通。⑤撤机时做好护理。解释撤机的必要性和重要性，做好患者的心理护理，调节呼吸机参数，循序渐进、有序撤机，并做好呼吸机的终末消毒。

护理评价 ①生命体征是否平稳、血气分析指标是否正常。②呼吸机运转是否正常。③紧张焦虑情绪是否得到缓解，能否配合机械通气。③有无并发症的发生，并发症能否得到及时发现及处理。

（刘秋云）

fèizhīqìguǎn dòngmài guànzhù huàxué zhìliáo hùlǐ

肺支气管动脉灌注化学治疗护理 （nursing in pulmonary bronchial arterial infusion chemotherapy）

肺支气管动脉灌注化学治疗是经支气管动脉灌注化学治疗药并栓塞血管，治疗各种类型肺癌的方法。

目的 ①缓解肺癌患者症状，提高生活质量，延长生存期。②为无手术指征的晚期肺癌患者提供新的治疗方法。

用物 ①动脉鞘、导丝、导管。②药物，包括化学治疗药、栓塞剂（明胶海绵颗粒、微球或碘油）。③造影剂。④其他药物，包括肝素、地塞米松、局部麻醉药、镇吐药等必备的急救药品。

操作方法 患者取仰卧位，常规消毒，局部麻醉，行股动脉穿刺，插入导管至支气管水平处，注入少量造影剂，寻找肿瘤的供血动脉，经导管缓慢注入药物，并行栓塞术，把栓塞剂与造影剂混合，缓慢推入，拔出导管后加压包扎。

护理要点 包括以下几方面：

术前护理 ①评估患者的身体状况，包括生命体征、穿刺部位的皮肤情况，心、肺、肝、肾功能，血常规、凝血功能等检查是否完善，女性患者是否处于月经期。②按穿刺部位做好双侧腹股沟备皮并清洗干净。注意检查穿刺部位远端动脉情况，以便于术后对照。③患者术前 4 小时禁食、禁水，以防术中呕吐。④向患者说明治疗操作过程及术中配合的方法，消除患者的思想顾虑，使患者配合治疗。

术中护理 ①协助患者取仰卧位。②严格无菌操作。③注意观察生命体征的变化。④给予镇吐药、地塞米松等药物。⑤治疗结束检查穿刺部位远端动脉搏动情况。

术后护理 ①股动脉穿刺点加压包扎24小时，穿刺侧肢体制动24小时。②观察穿刺部位有无红肿、渗血、皮下血肿。③观察穿刺点远端肢体的动脉血管搏动情况，与治疗前做对比。注意皮肤颜色、温度及感觉情况。④24小时后解除加压包扎，患者可下床活动。⑤治疗后24小时监测生命体征的变化，对支气管动脉栓塞术后患者注意观察有无脊髓损伤，避免栓塞营养脊髓的动脉。⑥疼痛和发热可用解热镇痛药对症处理。⑦治疗后大量补充液体进行水化。⑧患者卧床期间做好生活护理，满足患者的生理需求。

健康指导 ①治疗后穿刺侧肢体制动24小时。②治疗后多饮水，多排尿。③饮食宜清淡、易消化。④适当运动，避免劳累，防止感染。⑤定期检查，定时服药。

护理评价 ①是否能够配合治疗并顺利完成治疗。②是否发生穿刺部位渗血或皮下血肿。③有无血管远端缺血坏死、脊髓损伤等并发症发生，并发症能否得到及时发现及处理。

（刘秋云 韩慧玲）

xúnhuán xìtǒng jíbìng huànzhě hùlǐ
循环系统疾病患者护理（nursing of patients with circulation system disease） 对循环系统疾病患者现存及潜在健康问题的发现及处理，为其提供相应的生理、心理、社会的照顾。

常见症状及体征 胸痛、呼吸困难、水肿、心悸、晕厥、疲乏。

护理评估 包括以下几方面：

个人及家族史 年龄、性别、婚姻状况、住址、职业、经济状况以及既往健康史，有无手术史、外伤史、药物过敏史、传染病病史，有无吸烟史、饮酒史、长期服药史等；患者家属是否有高脂血症、心脏病、高血压、糖尿病等疾病，先天性心脏病患者母亲在妊娠时是否有感染史或者服药物等情况。

现病史 生命体征、精神状态、饮食、休息、排泄等一般健康状况；有无诱因、此次发病的主要症状、症状缓急、严重程度、是否采取措施等；若有呼吸困难，观察其程度；胸痛的部位、性质及程度，是否与体位有关；肢端水肿者测量肢端周长，并注意变化；询问每日尿量；发绀是否伴呼吸困难；是否有高脂血症等。

治疗经过 接受的检查及结果，如实验室检查、心电图检查、超声心动图检查、放射性核素检查及MRI检查等；接受的治疗及疗效和不良反应。

心理社会状况 有无焦虑、恐惧、悲观、绝望等心理症状，与家人及他人的关系是否融洽，社会支持系统是否完好。

护理措施 包括以下几方面：

胸痛护理 ①密切监测生命体征，观察疼痛的诱因、部位、性质、范围、持续时间及缓解方式，判断可能的原因等。②发生胸痛后，让患者立即停止各种活动，立即卧床休息。③遵医嘱根据病情服用药物，心绞痛者指导其舌下含服硝酸甘油。④使用药物后应让患者取坐位或卧位，停止体力活动，直到疼痛消失。⑤用药后注意观察不良反应，服用硝酸酯类药物后注意观察是否

有面部潮红、头晕、搏动性头痛、心动过速等；心肌梗死患者注射吗啡后，应取仰卧位，头偏向一侧，以免因低血压、晕厥摔伤或呕吐造成窒息，注意观察用药后是否有低血压、心动过速等不良反应。⑥给予患者心理安慰，主动倾听患者倾诉，安抚患者情绪。⑦对患者及家属进行健康指导，减少疼痛发作的频次并提供有效救助。

呼吸困难护理 ①观察呼吸困难的类型、缓急、时间、特点、严重程度、可使呼吸困难减轻的方法，是否有咳嗽、乏力等伴随症状，有痰者应观察痰液的性质和量，是否影响睡眠，对休息和活动耐力的影响，是否精神紧张、焦虑。②根据患者呼吸困难的严重程度，指导患者卧床休息。劳力性呼吸困难者，应减少活动量，以不引起症状为度；夜间阵发性呼吸困难者，应加强夜间巡视，协助患者坐起；对端坐呼吸者，需加强生活护理，注意口腔清洁。③根据患者呼吸困难的类型和程度取舒适体位，如给患者垫2~3个枕头、摇高床头；严重呼吸困难时，应协助其采取端坐位，使用床上小桌，让患者扶桌休息，必要时双腿下垂。④保持病室安静、整洁，适当开窗通风，每次15~30分钟，避免让风直吹患者；患者应衣着宽松，盖被轻软，以减轻憋闷感。⑤伴低氧血症者遵医嘱进行氧疗，一般可给予流量2~5L/min吸氧；急性肺水肿者给予流量5~10L/min吸氧，并湿化，避免呼吸道干燥；肺源性心脏病者则要严格控制氧流量，防止高浓度氧对呼吸的抑制；吸氧过程中，观察患者神志、缺氧纠正程度和临床改善情况，维持呼吸道的通畅。⑥控制输液量和速

度，防止加重心脏负荷，诱发急性肺水肿。⑦稳定患者情绪，降低交感神经的兴奋性，缓解呼吸困难。⑧密切观察呼吸困难有无改善、发绀是否减轻、听诊肺部湿啰音是否减少，监测血氧饱和度、血气分析结果是否正常等。若病情加重或血氧饱和度降低到94%以下，及时报告医生。

水肿护理 ①观察生命体征、体重、颈静脉充盈程度、水肿部位压之是否有凹陷、水肿部位皮肤是否完整，水肿出现的时间、特点、程度、范围、水肿与体位的关系，记录出入量。病情监测应在同一时间，着统一服装，用同一体重计测量体重，时间安排在患者晨起排尿后，早餐前最适宜。若患者尿量<30ml/h，应报告医生。有腹水者应每日测量腹围，随时询问患者有无不适，观察颈静脉充盈程度、肝脏大小、水肿消退情况等，以判断病情进展及疗效。②遵医嘱行辅助检查，判断是否存在低蛋白血症或电解质紊乱等。③嘱患者注意休息，轻度水肿者应限制活动；重度水肿者应卧床休息，伴胸腔积液或腹水者宜采取半坐卧位。④调整饮食习惯，给予低盐、易消化饮食，每日食盐摄入量在5g以下为宜，少食多餐。伴低蛋白血症者可静脉补充蛋白；严重水肿且利尿效果差者，严格限制其水的摄入量，一般每日摄入量限制在1500ml以内；促进食欲，保证营养摄入。⑤遵医嘱正确使用利尿药，注意药物不良反应的观察和预防。使用袢利尿药和噻嗪类利尿药者易出现低钾血症，诱发心律失常或洋地黄中毒，故应监测血钾及有无乏力、腹胀、肠鸣音减弱等低钾血症的表现，同时多补充含钾丰富的食物；非紧急情况下，利尿药的应用时间选择早晨或日间，避免夜间排尿过频而影响休息。⑥保护皮肤。要求床褥整洁、干燥，严重水肿者可使用气垫床，减轻局部摩擦，经常按摩受压部位，保持会阴部清洁、干燥，男患者可用托带支托阴囊；防止热水袋烫伤，发生压疮及时处理。

心悸护理 ①评估心悸的诱因、持续时间。②嘱患者感觉心悸发作时采取高枕卧位、半坐卧位或其他舒适体位，避免左侧卧位，以免使心脏搏动感加强导致不适感加重。③伴呼吸困难、发绀等缺氧表现时，给予2~4L/min氧气吸入。④遵医嘱按时按量给予抗心律失常药，静脉注射时速度宜慢，给药时观察患者的意识和生命体征，必要时监测心电图，注意用药前、中、后的心率、心律、PR间期等变化，以判断疗效和有无不良反应。⑤评估危险因素，严格控制并发症的发生，并做好抢救的准备。

晕厥护理 ①休息与活动。发作频繁时应卧床休息，加强生活护理，避免单独外出，防止发生意外。②避免诱因。剧烈活动、情绪激动或紧张、快速改变体位等，一旦有头晕、黑矇等先兆立即平卧，以免摔伤。③遵医嘱治疗，给予抗心律失常药、人工心脏起搏治疗，有手术指征时做好术前准备。

心理护理 在得知患心血管疾病后，多数患者表现为恐惧、焦虑，感到生命受到威胁而烦躁不安，护士应主动倾听患者的倾诉及表达，鼓励患者说出自己内心的想法，安慰患者，耐心解答疑虑，鼓励家属共同帮助患者建立战胜疾病的信心。

健康指导 ①指导患者改变不良生活习惯，如吸烟、饮酒等；教会患者定期检测脉搏和了解异常症状、体征，若胸痛发作频繁、程度较重、时间较长，服用硝酸酯类药物疗效差时及时就诊。②向患者及家属宣传有关疾病的防治与急救知识，以便在突发情况下采取抢救措施，增加救助成功率。③鼓励患者积极治疗各种原发病，避免各种诱因。④根据不同疾病指导患者掌握劳逸结合的原则，保证足够的睡眠并避免任何精神刺激。⑤根据不同疾病指导患者选择不同的治疗饮食，少食多餐。⑥安装起搏器者应随身带好保健卡，在出入有强烈磁场的场所或做MRI检查前要注意并提前说明。⑦冠状动脉性心脏病患者应随身备好急救药物。⑧患者应遵医嘱按时服药，定期随访。

护理评价 ①胸痛是否缓解。②呼吸困难症状是否缓解。③心源性休克、心律失常等并发症是否能够及时发现并得到及时、有效的救治。④焦虑、恐惧情绪是否缓解。⑤患者及家属是否掌握疾病的相关知识，以及简单的疾病预防和抢救措施。

（李庆印　王艳娇）

yuánfāxìng gāoxuèyā huànzhě hùlǐ
原发性高血压患者护理（nursing of patients with primary hypertension） 对原发性高血压患者头痛、头晕、失眠、健忘、多梦、耳鸣、易激动、心悸等现存及潜在健康问题的发现及处理，为其提供相应的生理、心理、社会的照顾。

护理评估 包括以下几方面：

个人史 有无吸烟、饮酒等不良生活习惯，饮食上有无钠盐摄入过多，是否摄入低钙、低钾、高蛋白、含饱和脂肪酸较高的食物；是否长期精神紧张、压力大、焦虑或长期处于噪声、视觉刺激的环境。

现病史　目前的血压水平、临床表现、并发症情况，是否有头痛、眩晕、颈项板紧、疲劳、心悸、耳鸣等症状，是否有视物模糊、鼻出血等较重症状。

治疗经过　药物治疗情况、药物治疗效果、药物不良反应及相关检查结果；评估患者生活行为的改善情况，如控制饮食、适当运动、减轻体重；限制钠盐摄入，补充钙和钾盐；减少食物中饱和脂肪酸的含量和脂肪总量；戒烟、限制饮酒；减轻精神压力、保持心理平衡等。

主要护理问题　①组织灌注量改变。②头痛。③有受伤的危险。④潜在并发症：高血压危象。⑤营养失调：高于机体需要量。⑥焦虑。⑦缺乏疾病预防保健知识和高血压用药知识。

护理措施　包括以下几方面：

头痛护理　①当出现剧烈头痛伴恶心、呕吐，常因血压突然升高引起，应立即让患者卧床休息，协助患者床上排尿便。②遵医嘱使用降压药物。

用药护理　遵医嘱给予药物并注意观察药物的疗效与不良反应：①使用噻嗪类和祥利尿药时应注意血钾、血钠的变化。②用β受体阻断药应注意抑制心肌收缩力、心动过缓、房室传导时间延长、支气管痉挛、低血糖、血脂升高的不良反应。③钙离子通道阻断药的不良反应有头痛、面部潮红、下肢水肿、心动过速。④血管紧张素转换酶抑制剂可有头晕、乏力、咳嗽、肾损害等不良反应。

并发症护理　血压持续增高者，应每日测量血压2~3次。如血压波动过大，要警惕脑出血的发生。如血压急剧增高，同时出现头痛、视物模糊、恶心、呕吐、抽搐等症状，应考虑高血压脑病的发生。如出现端坐呼吸、喘憋、发绀、咳粉红色泡沫痰，应考虑急性左心衰竭的发生。出现以上各种症状均应立即通知医生紧急救治。

安全护理　维持环境安全，避免活动场所光线暗、房间内有障碍物、地面滑、卫生间无扶手等危险因素，注重患者主诉，出现头痛等症状时及时卧床休息，并抬高下肢，如厕或外出需有人陪伴，防止跌倒。

心理护理　①对待患者应耐心、亲切、和蔼、周到。②根据患者特点，进行针对性心理疏导，让患者了解控制血压的重要性，帮助患者训练自我控制血压的能力。③鼓励患者参与自身治疗护理方案的制订和实施，增加治疗依从性。

健康指导　①向患者介绍高血压的相关知识，包括高血压的危险因素及同时存在的临床情况，使其了解控制血压的重要性和终生治疗的必要性，指导患者和家属掌握正确测量血压的方法，并嘱其每次就诊携带记录，作为医生调整药量或选择用药的依据。②避免情绪激动、寒冷、剧烈运动和用力咳嗽等诱发因素，保持排便通畅，避免用力排便，以免诱发血压突然增高。③进食低盐、低脂、低热量饮食，每日盐的摄入量应低于6g，摄入充足的钾、钙，多食绿色蔬菜、水果、豆类食物，少吃高胆固醇食物。服用排钾利尿药的患者应注意补充富含钾的食物，如香蕉、柑橘等，不喝咖啡、浓茶等刺激性饮料，戒烟、限制饮酒。④告知患者使用的药物名称、用法及常见不良反应，指导其长期遵医嘱服药。⑤服药后继续休息一段时间再下

床活动，更换体位时，注意放慢速度；避免长时间站立，如在睡前服药，夜间起床排尿时应注意避免直立性低血压的发生，避免使用过热的水沐浴和蒸汽浴，沐浴时告知家人，浴室不上锁，若出现乏力、头晕、心悸、出汗、恶心、呕吐等应及时呼救，避免受伤。⑥指导患者根据年龄和血压水平选择适宜的运动方式，如步行、慢跑等。运动强度因人而异，常用的运动强度指标为运动时最大心率＝170-年龄（如50岁的人运动时最大心率为120次/分），运动频率一般每周3~5次，每次持续30~60分钟。⑦根据患者的总危险分层及血压水平决定复诊时间，危险分层属低危或中危者，每1~3个月随诊一次；若为高危者，至少每个月随诊一次。

护理评价　①血压是否波动。②头痛症状是否缓解。③是否受伤。④是否发生高血压危象。⑤营养状况是否均衡。⑥焦虑情绪是否缓解。⑦是否了解高血压疾病预防保健及用药的相关知识。

（李庆印　梁洁）

guānzhuàng dòngmài zhōuyàng yìnghuàxìng xīnzàngbìng huànzhě hùlǐ
冠状动脉粥样硬化性心脏病患者护理（nursing of patients with coronary atherosclerotic heart disease）　对冠状动脉粥样硬化性心脏病患者胸痛、胸闷等现存及潜在健康问题的发现及处理，为其提供相应的生理、心理、社会的照顾。

护理评估　包括以下几方面：

个人及家族史　血脂、血压、血糖、饮食情况、性格类型及有无吸烟史；有无冠状动脉性心脏病家族史。

现病史　目前的症状及其性质、持续时间；是否伴背部或其

他部位不适，出现不适症状时是否含服硝酸甘油，含服硝酸甘油后症状是否缓解；症状完全缓解所需的时间、症状出现的诱因以及目前日常活动量。

治疗经过 接受的检查及结果，如冠状动脉造影、冠状动脉CT、心脏超声等检查；接受的治疗及疗效和不良反应。

主要护理问题 ①疼痛。②缺乏冠状动脉粥样硬化性心脏病预防治疗、护理和康复方面的知识。③潜在并发症：猝死、急性心肌梗死、心绞痛、心律失常。

护理措施 包括以下几方面：

疼痛护理 ①嘱患者活动时随身携带急救药物，如硝酸甘油或硝酸甘油气雾剂，不适时应立即原地休息用药，待症状缓解后方可活动。②休息后疼痛不能缓解，可以含服硝酸甘油。③含服硝酸甘油后仍不能缓解，应拨打急救电话等待医疗救助。

饮食护理 ①指导患者少食多餐，不宜过饱，建议六到八成饱。②禁食油炸、辛辣等刺激性食物。③少食高胆固醇、高热量、高脂食物，如动物内脏、蟹黄、肥肉、蛋黄等。④多食富含纤维素、易消化、清淡的饮食。⑤如心功能不佳，应少饮水，不饮浓茶、咖啡等刺激性饮料。

用药护理 ①遵医嘱用药，避免自行增减药物，不可擅自停药、减药、换药。②口服药应放于干燥、通风、阴凉、固定位置，准确按时服用。③服药期间注意用药后反应，如有不适立即就诊。④服用抗凝血药者应注意避免抠鼻而诱发鼻出血，避免磕碰等，刷牙时尽量使用软毛牙刷，若出现结膜出血、牙龈出血、皮肤淤斑、黑粪等提示有出血，应及时就诊。⑤服用调脂类药物期间，

需定期门诊化验肝功能、心肌酶；若无明显诱因（剧烈运动、拉伤）出现肌肉疼痛，及时就诊。⑥硝酸甘油片要随身携带，注意药物有效期。

健康指导 ①保持良好生活规律，坚持适量有氧运动，如打太极拳、慢走，以自感体力适宜为度，避免劳累。②鞋袜舒适，注意增减衣物、保暖、预防感冒。③保持良好情绪，避免激动；适量听轻音乐，减轻心理压力。④戒烟，避免被动吸烟。⑤保持排便通畅，有条件尽量使用坐便器，如果出现便秘，可遵医嘱适当应用缓泻药。⑥指导患者遵医嘱定期复诊，出现不适立即就诊。

护理评价 ①疼痛是否得到有效缓解。②能否掌握疾病的预防、治疗、护理和康复知识。

(李庆印 祝 捷)

xīnjiǎotòng huànzhě hùlǐ

心绞痛患者护理 （nursing of patients with angina pectoris）

对心绞痛患者心前区疼痛等现存及潜在健康问题的发现及处理，为其提供相应的生理、心理、社会的照顾。

护理评估 包括以下几方面：

个人及家族史 是否确诊过冠状动脉性心脏病（简称冠心病）、糖尿病、高血压，是否吸烟或被动吸烟；既往血糖、血脂、血压水平；是否有冠心病家族史。

现病史 目前的症状，疼痛的部位、性质、强度、持续时间；休息或者含服硝酸甘油后症状是否缓解及完全缓解所需时间，症状出现诱因；目前的血压、血糖、血脂水平。

治疗经过 接受的检查及结果，如心电图、冠状动脉造影、冠状动脉CT、核医学、心脏超声等检查；接受的治疗及疗效和药

物不良反应。

主要护理问题 ①疼痛。②潜在并发症：心肌梗死、心律失常、猝死。③缺乏冠状动脉粥样硬化性心脏病预防治疗、护理和康复方面的知识。

护理措施 包括以下几方面：

疼痛护理 ①心绞痛发作时，嘱患者立即休息，观察疼痛程度能否减轻。②若休息5分钟后疼痛症状未缓解，监测患者血压，遵医嘱给予患者一片硝酸甘油舌下含服，若症状仍未缓解可再次舌下含服一片硝酸甘油，若疼痛仍不能缓解或伴有心前区压榨性疼痛，必要时可根据医嘱静脉给予患者镇痛药物（如吗啡），严密监测患者心率、血压情况，遵医嘱静脉给予硝酸酯类药物。③对患者应用静脉药物要严密监测药物疗效及不良反应。

饮食护理、用药护理同冠状动脉粥样硬化性心脏病患者护理相关内容。

健康指导 ①指导患者尽早就诊，遵医嘱定期复诊，出现不适立即就诊。②改变生活方式，合理膳食，控制体重，适当运动，戒烟。③避免诱发因素。应避免过度疲劳、情绪激动、饱餐及寒冷刺激等心绞痛诱发因素。④指导患者及家属掌握心绞痛发作时的缓解方法。

护理评价 ①心绞痛症状是否发生，心绞痛能否被及时发现并得到妥善处理。②是否发生猝死。③是否能够坚持服药、定期复查。④能否掌握疾病的防治、护理和康复知识。

(李庆印 祝 捷)

xīnjī gěngsǐ huànzhě hùlǐ

心肌梗死患者护理 （nursing of patients with myocardial infarction） 对心肌梗死患者持续胸骨

后剧烈疼痛、心律失常、休克等现存及潜在健康问题的发现及处理，为其提供相应的生理、心理、社会的照顾。

护理评估　包括以下几方面：

个人及家族史　是否吸烟、性格类型以及血脂、血压、血糖、饮食情况，有无出血病史；有无冠状动脉性心脏病家族史。

现病史　心肌梗死发病时间（小时数），目前的症状，症状的性质、持续时间，是否伴背部或其他部位的不适，出现不适症状时是否含服硝酸甘油，含服硝酸甘油后症状是否缓解，此次发病之前是否出现过心绞痛，既往心绞痛发作的频率，此次患病有无明显诱因。

治疗经过　接受的检查及结果，如心电图、冠状动脉 CT、心脏超声、冠状动脉造影等检查；接受的治疗及疗效和不良反应。

主要护理问题　①疼痛。②自理能力缺陷。③缺乏急性心肌梗死预防、治疗、护理和康复方面的知识。

护理措施　包括以下几方面：

紧急措施　①明确发生急性心肌梗死后，严禁患者活动或自行前往医院，原地等待医疗救助。②明确告知急救医护人员既往冠状动脉性心脏病史或心绞痛病史，此次舌下含服硝酸甘油的时间、次数，含服后症状缓解的程度。

症状缓解期护理　①卧床休息，保持周围环境安静，减少探视。②安抚患者，减轻患者焦虑情绪，防止不良事件刺激。③提供清淡、易消化、低钠、低脂饮食，建议六到八成饱；心肌梗死第 1 日可进流食；注意保持饮食中足够的热量及营养素。④如存在心功能不全，要少饮水，不饮浓茶、咖啡等刺激性饮料。⑤保持排便通畅，告知排便时避免用力，必要时可根据医嘱使用缓泻药。⑥心肌梗死最初几日，遵医嘱予以鼻导管吸氧。

抗凝护理　①告知患者在使用抗凝血药时应注意避免抠鼻而诱发鼻出血，避免磕碰，刷牙时尽量使用软毛牙刷，若出现结膜出血、牙龈出血、皮肤淤斑、黑粪等提示出血，及时通知医护人员。②进行有创检查或操作后应按压穿刺部位较长时间。

休息与活动护理　①无并发症者可在床上洗脸、进餐、活动四肢。②病情稳定后，帮助患者逐步增加活动内容，由床上活动过渡到下床活动至患者能平地行走，如出现不适，立即停止活动，原地休息。

健康指导　①坚持服药，定期复查，出现不适立即就诊。②在医护人员指导下进行有氧活动，如散步、骑车。③出现劳累、头晕、心悸等症状，立即停止运动。④保持健康生活方式，控制情绪，监测血压，合理膳食，适量运动，按时服药，控制血糖、血脂。⑤随身携带硝酸甘油，注意药物有效期，不服用过期、失效药品。⑥外出携带紧急联系卡，注明姓名、所患疾病、硝酸甘油的位置及家人联系方式等。

护理评价　①疼痛症状是否得到有效缓解。②急性心肌梗死是否及时发现并得到妥善处理。③在急性心肌梗死发生期间基本生活需求是否得到满足。④能否坚持服药、定期复查。⑤能否掌握疾病的防治、护理和康复知识。

（李庆印　祝　捷）

xīnzàng bànmó jíbìng huànzhě hùlǐ

心脏瓣膜疾病患者护理（nursing of patients with valvular heart disease）　对心脏瓣膜疾病患者

活动量受限、呼吸困难、咯血、心绞痛、水肿、食欲缺乏等现存及潜在健康问题的发现及处理，为其提供相应的生理、心理、社会的照顾。

护理评估　包括以下几方面：

个人史　儿童时期是否常患感冒、咽喉炎及发热，出现上述情况后能否及时就诊并得到有效的治疗，或是让其自然痊愈；儿童时期是否出现过多发性关节炎、关节痛、皮下结节或边缘性红斑等风湿热症状。

现病史　是否存在活动量受限、呼吸困难、咯血、心绞痛、水肿、食欲缺乏等症状，了解症状首次出现的时间、性质、严重程度、持续时间，有无伴随症状，症状出现有无明显诱因，如活动后、劳累、感染等；有无心脏杂音，心脏杂音出现的部位及性质，心前区有无震颤或抬举性搏动，有无二尖瓣面容或周围血管征等。

治疗经过　接受的检查及结果，如 X 线、心电图、超声心动图等检查；接受的治疗及疗效和不良反应。

主要护理问题　①心排血量减少。②活动无耐力。③气体交换受损。④体液过多。⑤舒适度的改变。⑥焦虑。⑦缺乏心脏瓣膜疾病预防、康复的相关知识。⑧潜在并发症：低心排血量综合征、心律失常、电解质紊乱、出血、血栓栓塞。

护理措施　包括以下几方面：

减轻心脏负荷护理　①避免过度疲劳，保证充足的睡眠，限制探视，有心力衰竭者，应卧床休息。②给予氧气吸入。③采取半坐卧位。④做好心理护理，保持患者情绪稳定。⑤避免便秘。⑥监测体重变化，警惕水肿的发生。⑦心力衰竭者限制钠的摄入，饮食应少食多餐。⑧育龄期妇女应指导避孕方法，如已妊娠应劝其终止妊娠，以避免加重病情。

用药护理　①遵医嘱用药，注意观察药物的疗效和不良反应，如服用洋地黄及利尿药时注意观察心律失常、胃肠道反应和神经系统的不良反应，定期监测心率、心律及电解质的变化，特别是低钾血症的出现。②服用阿司匹林等药物时，为减少对胃黏膜刺激，宜在餐后服用，必要时与抗酸药同服。

感染预防护理　①积极预防与治疗风湿热。②注意保暖，避免感冒和上呼吸道感染。③发生上呼吸道感染时应及时治疗。④拔牙、手术操作及内镜检查前后预防性应用抗生素。

心脏瓣膜置换术术后护理包括以下几方面：

心脏功能护理　①严密监测心率、心律、血压的变化及血流动力学指标，根据术前心功能情况，通过监测中心静脉压（CVP）、左心房压力（LAP）、肺毛细血管楔压（PCWP）等指标来调整心脏前负荷，维持 CVP 在 12～15mmHg（1.59～1.99kPa）。②严格控制入量，补液速度不能过快，以免加重心脏负担，术后早期每日维持负平衡。③遵医嘱给予正性肌力药和血管扩张药及利尿治疗。④严重低心排血量的患者，可考虑应用心脏机械辅助治疗。⑤如出现心律失常，遵医嘱应用抗心律失常药或安置临时起搏器。

呼吸道护理　①根据血气分析结果及时调整呼吸机参数，彻底清除呼吸道分泌物，加强气道湿化，预防肺部并发症。②对肺动脉高压患者执行肺动脉高压护理常规。

出血护理　①仔细观察服用抗凝血药的患者有无皮肤黏膜出血、牙龈出血、内脏出血或脑出血的征象。②除根据抗凝指标化验结果调整好抗凝血药的用量外，在护理过程中尽量少做有创性操作，如必须做的，操作后应长时间按压创口，避免造成出血或皮下血肿。③做好出血的健康宣教：刷牙时用软毛刷，防止牙龈出血；少食干硬食物，避免损伤食管；活动时应小心，以防磕碰。

电解质平衡护理　①严密监测患者体内电解质的变化，特别需注意血清钾离子浓度，应维持在正常偏高的范围内。②若出现钾离子浓度偏低，可根据情况给予口服或静脉补钾，鼓励患者进食含钾量较高的食物，如香蕉、橘子、山楂、蘑菇等。

血栓栓塞护理　①手术后仍为心房颤动的患者，观察其有无栓塞征象。②鼓励患者在床上做肢体运动，尽早下床活动，穿弹力袜，以预防血栓性静脉炎或肺栓塞的发生。③嘱患者定期检查抗凝指标，遵医嘱服用抗凝血药，避免抗凝治疗不当引起血栓栓塞。

健康指导　①根据心功能及体质情况制订活动计划，以不感到心悸、气短和劳累为宜。②保证优质蛋白质及维生素摄入，心功能不全患者应限制饮水量，不可过多或长期食用对抗凝治疗有影响的食物。③定期复查抗凝指标，对照抗凝标准调整抗凝血药剂量。④保持心情舒畅，避免情绪过于激动。⑤预防感染，发生感染及时到正规医院就诊。⑥置换生物瓣的育龄期妇女，至少待换瓣术后半年停用抗凝血药后，心功能恢复良好方可考虑妊娠；做好妊娠期保健，防止围产期心功能不全。⑦如出现发热、呼吸

困难、稍微用力即感胸痛等症状时立即就诊。

护理评价　①心脏负荷是否减轻。②活动耐力是否改善。③舒适度是否提高。④是否发生并发症，并发症能否得到及时发现及处理。⑤是否掌握心脏瓣膜疾病预防、康复的相关知识。

（李庆印　李　苑）

gǎnrǎnxìng xīnnèimóyán huànzhě hùlǐ
感染性心内膜炎患者护理
（nursing of patients with infective endocarditis）　对感染性心内膜炎患者发热、寒战、进行性贫血、皮肤及黏膜淤斑、吞咽困难、腰痛及血尿、胸痛、气急、心力衰竭等现存及潜在健康问题的发现及处理，为其提供相应的生理、心理、社会的照顾。

护理评估　包括以下几方面：

个人史　是否有风湿性心脏瓣膜疾病及先天性心脏病病史，是否接受过人工瓣膜置换术、心导管检查、口腔治疗，以及是否有静脉内滥用药物的经历。

现病史　发热的情况，了解发热的规律，若患者有接受心脏手术或心导管检查病史，还应了解患者首次发热距接受心脏手术或心导管检查的时间；是否贫血，皮肤及黏膜是否有出血点及淤斑；有无吞咽困难、血尿以及胸痛、气急及发绀等。

治疗经过　接受的检查及结果，如血培养及药物敏感性试验结果、血常规、尿常规、超声心动图、咽拭子培养等检查；接受的治疗及疗效和不良反应。

主要护理问题　①体温过高。②活动无耐力。③低效性呼吸型态。④组织灌注量不足。⑤营养失调：低于机体需要量。⑥潜在并发症：出血、心律失常。

护理措施　包括以下几方面：

体温护理 ①密切观察体温变化。②指导患者或家属准确测量体温，餐后30分钟内、饮用热水及出汗时不测量体温，体温过高时及时进行降温，记录一日中最高的体温情况。③接受心脏瓣膜置换术后的患者仍需要继续监测体温的变化情况。

氧疗护理 遵医嘱给予氧气吸入，缓解患者乏力及气急的症状。

饮食护理 ①指导患者进食高热量、高蛋白、营养丰富、易消化食物，适当增加牛奶、酸奶、鸡蛋的摄入量。②指导正在使用利尿药的患者适当补充柑橘、香蕉等含钾离子较多的食物，防止低钾血症的出现。③出现心功能不全者，还应减少摄入液体的总量。④戒烟、戒酒，避免饮用咖啡、浓茶等可使心率增快的饮品。

体位及皮肤护理 ①指导心功能不全的患者采取坐位或半坐卧位，以减少回心血量，缓解胸闷、憋气的症状。②及时擦拭皮肤，保持皮肤干燥，同时指导患者观察皮肤是否出现出血点及淤斑。③卧床的患者注意预防压疮。

用药护理 ①心脏瓣膜置换术前指导患者遵医嘱接受足够时间和剂量的抗生素治疗，避免自行认为体温正常即减少或停止使用抗生素。②观察口腔黏膜的情况，观察是否出现由于长期大量使用抗生素所造成的真菌感染。③服用利尿药的患者，指导其尽量在日间服用，每日记录出入量，避免入量过多增加心脏的负担。④心脏瓣膜置换术后指导患者定期进行国际标准化比值（INR）的检查，遵医嘱使用抗凝血药；做好用药指导，观察皮肤、黏膜是否存在淤斑或出血点，洗漱时注意牙龈是否有出血的情况。

并发症护理 ①如出现呼吸困难、夜间不能平卧等症状提示出现了心力衰竭，应立即与医生联系进行救治。②观察有无头痛、精神错乱，及时发现脑部血管的感染性栓塞。③若出现腰痛、腹痛或血尿，提示可能发生了肾动脉栓塞。④突然出现胸痛、气急、咯血或休克，则高度提示发生了肺栓塞，应立即与医生沟通进行紧急救治。

健康指导 ①遵医嘱坚持服药，定期复诊。②避免感冒，远离可能诱发感染的环境，接受有创检查后积极预防感染，并注意体温的变化，体温升高时及时到医院就诊。③等待手术期间避免重体力劳动，防止诱发心力衰竭。④平卧位感觉憋气时及时坐起或抬高床头，以减少回心血量、减轻心脏负担，并尽早就诊。⑤接受心脏瓣膜置换术后也应遵医嘱进行相应的治疗，注意预防感染，切记定期进行 INR 检查，调整抗凝血药（华法林）用量，并注意观察皮肤、牙龈是否有出血点。⑥均衡饮食，保证营养，避免过多食用与华法林有拮抗或协同作用的食物。

护理评价 ①体温是否降至正常水平。②乏力、气急症状是否有所缓解。③是否掌握疾病预防的相关知识。④营养状况是否改善。

（李庆印 郝云霞）

bìngdúxìng xīnjīyán huànzhě hùlǐ

病毒性心肌炎患者护理（nursing of patients with viral myocarditis）

对病毒性心肌炎患者发热、恶心、心悸、胸闷、心前区疼痛、呼吸困难等现存及潜在健康问题的发现及处理，为其提供相应的生理、心理、社会的照顾。

护理评估 包括以下几个方面：

个人史 是否有嗜心肌性病毒感染史，有无肝炎病毒、HIV感染史，近期有无上呼吸道感染、腹泻及发热病史。

现病史 是否存在重度乏力、肌肉酸痛、胸闷及憋气；有无心前区疼痛及疼痛的程度；是否已经出现严重憋气、呼吸困难、不能平卧等心功能不全的症状。

治疗经过 接受的检查及结果，如血常规、病毒学、心电图、X 线胸片及超声心动图等检查；接受的药物治疗及疗效和不良反应。

主要护理问题 ①体温过高。②体液不足。③活动无耐力。④心律失常。⑤舒适度的改变。

护理措施 包括以下几方面：

感染护理 ①严格遵医嘱使用抗生素治疗。②观察感染控制的效果及不良反应。

体位护理 ①指导患者卧床休息1个月，重症患者应卧床休息3个月以上。②出现胸闷、憋气时取坐位、半坐卧位或将床头抬起，以缓解胸闷、憋气的症状。

用药护理 ①坚持遵医嘱使用抗感染、改善心肌代谢、提高免疫功能的药物，促进心肌恢复。②指导患者接受正规的纠正心功能不全的治疗。③对使用抗心律失常药及免疫抑制剂治疗的患者，观察用药后的反应。

饮食护理 ①进食易消化、富含维生素、微量元素及蛋白质的食物，增加机体抵抗力。②出现心功能不全时应遵从心力衰竭患者护理的饮食护理。③戒烟、戒酒。

并发症护理 密切监测心率、心律，如果出现药物控制效果不佳的急性左心衰竭及严重心律失常，应及时与医生联系，并做好抢救准备。

健康指导 ①指导患者严格

遵医嘱治疗并定期复查。②告知患者出现心悸、胸闷等症状时需要到医院就诊。③在各项检查指标尚未恢复正常时避免体力劳动，遵医嘱休息。④避免精神紧张，保持良好的心理状态。

护理评价　①发热及腹泻是否得到有效控制。②心脏功能能否得到改善、恢复正常。③心悸等不适感是否缓解。

（李庆印　郝云霞）

xīnjībìng huànzhě hùlǐ

心肌病患者护理（nursing of patients with cardiomyopathy）

对心肌病患者乏力、心悸、胸闷、气急、呼吸困难、咳嗽、咯血、下肢水肿、室性心律失常等现存及潜在健康问题的发现及处理，为其提供相应的生理、心理、社会的照顾。

护理评估　包括以下几方面：

个人及家族史　是否有心肌炎的病史以及心肌炎的治疗、康复情况，有无酗酒史，是否有在热带地区、克山病地区居住的经历，症状的出现是否与妊娠、生育有关，是否有某些化学药物（抗癌药物）及重金属的长期接触史；家族成员有无相关病史。

现病史　劳累后心悸、气短伴乏力的情况；心绞痛发作情况；是否有心律失常，尤其是恶性心律失常及晕厥；呼吸困难、咯血以及下肢水肿的程度。

治疗经过　接受的检查及结果，如心电图、X线胸片、超声心动图、血流动力学监测、心内膜心肌活检等检查；接受的治疗及疗效和不良反应。

主要护理问题　①活动无耐力。②低效性呼吸型态。③潜在并发症：猝死、血栓形成、心功能不全。④缺乏心肌病治疗及康复的相关知识。

护理措施　包括以下几方面：

氧疗护理　遵医嘱给予鼻导管吸氧，必要时面罩吸氧。

猝死预防护理　①指导患者遵医嘱用药。②指导患者切忌剧烈运动、更换体位时动作缓慢。③对出现过晕厥者加强监测，嘱患者头晕时即刻寻求帮助。④遵医嘱补充电解质，主要是钾离子，注意监测钾离子浓度。

用药护理　①指导患者遵医嘱用药，避免因擅自停止或减少控制心功能不全的药物而引起不良事件的发生。②观察使用洋地黄类药物患者是否出现黄视、绿视、恶心、呕吐。③了解服用抗凝血药患者的皮肤是否出现散在出血点、牙龈是否有出血表现。④因心力衰竭而服用利尿药者，嘱其尽量在日间服用，每日记录入量、尿量，避免入量过多增加心脏的负担。

体位护理　晚期出现心功能不全时，尽量采取半坐卧位或坐位，以减少回心血量、减轻心脏负担。

饮食护理　①少食多餐。②进食易消化、营养丰富的食物。③每日对液体总入量进行计划，量出为入。

心理护理　①指导患者树立对疾病的正确认识，遵医嘱坚持治疗。②指导患者家属提供有力的心理支持，为患者营造轻松的心理氛围。

并发症护理　①密切观察病情变化，若出现胸闷、心悸或呼吸困难加重的情况提示患者的心功能有所恶化。②若出现胸痛、头痛或肢体疼痛，表明患者可能出现了血栓栓塞，应加强病情监测，及时通知医生。③注意观察血压变化情况，及时发现心功能不全及药物的不良反应，必要时通知医生，做好抢救的准备。

健康指导　①遵医嘱坚持长期接受药物治疗，不可擅自停用或减少药物。②适当活动，避免感染，避免重体力劳动、妊娠、饮酒、饱餐等心力衰竭诱因。③掌握食物的含水量，饮水容器有容量刻度，做好每日出入量记录。④利尿药尽量在日间服用，服用利尿药时可适当补充柑橘、香蕉等水果以补充钾离子。⑤戒烟、戒酒，少食多餐。⑥告知患者阿司匹林、缓释钾及抗心律失常药等药物对消化道的不良反应，指导患者加强不良反应的观察。⑦正确认识心肌病的遗传因素，保持良好的心理状态。⑧定期复查，出现咳嗽、气喘、尿量减少时及时就诊，出现平卧位呼吸困难时及时坐起以缓解症状并及时就诊。

护理评价　①胸闷、憋气、呼吸困难是否有所缓解。②活动耐力是否提高。③有无并发症的发生，并发症能否得到及时发现及处理。④是否掌握心肌病治疗及康复的相关知识。

（李庆印　郝云霞）

xiāntiānxìng xīnzàngbìng huàn'ér hùlǐ

先天性心脏病患儿护理（nursing of children with congenital heart disease）

对先天性心脏病患儿发绀、心力衰竭、蹲踞、杵状指（趾）等现存及潜在健康问题的发现及处理，为其提供相应的生理、心理、社会的照顾。

护理评估　包括以下几方面：

个人及家族史　母亲的妊娠史，尤其是在妊娠期最初3个月内有无病毒感染、放射线接触和服用过影响胎儿发育的药物；患儿母亲在妊娠期是否有代谢性疾病；患儿是否出生在高原地区；是否有先天性心脏病家族史等。

现病史　出生时有无心脏杂

音、缺氧，出生后各阶段的生长发育状况；是否有喂养困难、哭声嘶哑、易气促、咳嗽、潜伏性青紫或持续性青紫，青紫的程度与活动的关系，有无蹲踞现象和突发性晕厥；是否常患呼吸道感染性疾病或出现心功能不全等。

治疗经过 接受的检查及结果，如心电图、超声心动图、X线、心导管及造影等检查；接受的治疗及疗效和不良反应。

主要护理问题 ①低效性呼吸型态。②活动耐力下降。③有感染的危险。④营养失调：低于机体需要量。⑤喂养困难。⑥发育不良。⑦缺乏先天性心脏病的相关知识。

护理措施 包括以下几方面：

休息与活动护理 ①安排好作息时间，劳逸结合，根据病情适当安排活动量，注意休息，保证睡眠。②对于有心力衰竭、心脏扩大及疾病处于急性期的患儿应绝对卧床休息。日常生活均由大人照顾，一般卧床休息至心脏功能基本恢复到正常范围、心力衰竭症状得到控制之后2~4周。③避免情绪激动，减少不必要的刺激，以免加重心脏负担。

缺氧发作预防护理 ①严密观察病情变化，监测情绪、精神、面色、呼吸、脉率、脉律、血压等，突然出现烦躁、哭闹、呼吸加快、拒奶、听诊心律不齐，应立即报告医生。②青紫型患儿要减少剧烈运动，避免刺激，减少哭闹，以免诱发急性缺氧。③保持排便通畅，每日指导坐盆排便，对青紫型患儿注意排便时勿太用力，以免引起缺氧。④法洛四联症的患儿多取蹲踞位，行走或玩耍时常会主动蹲下片刻，以使缺氧症状得到缓解，切不可强行将患儿拉起。⑤青紫型患儿应防止

脱水，指导患儿多饮水，以降低血液黏稠度、防止缺氧发作，特别是在患儿发热、出汗、呕吐、腹泻时更应注意，必要时进行静脉输液。

呼吸道护理 ①注意体温变化，按气温的变换及时增减衣服，避免受凉引起呼吸系统感染。②如家庭成员中有上呼吸道感染，应注意隔离，避免交叉感染。③注意患儿的个人卫生，心脏病患儿常爱出汗，应常在保暖的情况下用温热水擦拭身体、勤换内衣。④有扁桃体炎的患儿，应每日用淡盐水漱口，平时注意口腔卫生。⑤一旦出现感染时，应积极治疗、控制感染。

饮食护理 ①饮食要富于营养，而且应易于消化，应有足够的蛋白质及热量，可给予牛奶、蛋类、豆制品等，以满足小儿生长和机体代谢的需要。多摄入蔬菜和瓜果，补充钾、镁及维生素，防止便秘；6个月以内婴儿，宜母乳喂养，6个月以上婴儿，除主食牛奶或奶粉外，要加辅食如米粥、菜泥、果泥、鱼糜、肉糜等。②少食多餐，切忌过饱，餐后要注意休息。③婴儿耐力差，吃奶易疲劳，家长要耐心喂养，必要时每次要延长喂奶时间。喂养困难时可以应用滴管滴入，以减轻患儿的体力消耗；为避免小儿呛咳，要抱着或半坐卧位喂奶，喂完奶后将患儿竖着抱起，轻拍其背部，排出胃内气体以防呛奶引起窒息。④对于青紫型患儿必须给予足够的饮水量，以免脱水导致血栓形成。⑤有水肿的患儿，根据病情采取无盐饮食或低盐饮食。

环境护理 居室空气一定要新鲜，空气要流通，阳光要充足，冬天要定时打开窗户通风；有持

续性青紫的患儿，应避免室内温度过高，以免出汗过多引起脱水。

预防接种 平时心脏功能和活动耐力都较好的患儿应当按时接受预防接种以预防感染，接种后应多观察全身和局部的反应；对有青紫及心力衰竭等较严重先天性心脏病的患儿，则不宜进行预防接种。

健康指导 ①生活要有规律，保证足够的睡眠，居室要保持适宜的温度和湿度，保持空气新鲜；若无条件沐浴，可用温水擦洗，保持皮肤清洁；出院3个月内，不宜到公共场所活动，防止感染疾病。②注意补充营养，一般患儿不必限制盐的摄入量，复杂畸形、心功能低下、术后持续有充血性心力衰竭者要严格控制盐的摄入，给予易消化的软食，如馄饨、面条、粥等；注意少食多餐，不可过饱，更不能暴食，以免加重心脏负担；饮食要新鲜、卫生，以防腹泻加重病情；要限制零食、饮料，不要食用不清洁、过期或含色素及食品添加剂较多的零食。③注意适当活动，活动范围应先室内后室外，可随病情好转适当增加活动量，以不感到疲劳为度，以免加重心脏负担。④手术后3个月内如有感冒、腹泻、龈炎、扁桃体炎等，以及不明原因的发热，需及时治疗。⑤16岁以下行正中切口的患儿需使用胸带3个月。⑥遵医嘱使用药物，服用强心药时，每日要监测患儿的脉搏，如果心率<70次/分应停用；服用利尿药时要注意观察尿量和体重变化，保持摄入量与尿量基本平衡。⑦遵医嘱定期复诊，如出现活动后心悸、气短、呼吸困难、发绀、恶心、呕吐、尿少、眼睑水肿等情况要及时就诊。

护理评价 ①缺氧是否改善。

②活动耐力是否提高。③患儿家长是否掌握引起感染的危险因素及预防感染的相关知识。④营养状况是否逐渐好转，体重是否增加。⑤患儿家长是否掌握先天性心脏病患儿术后的居家护理知识。

(李庆印　李云平)

xīnbāo jíbìng huànzhě hùlǐ

心包疾病患者护理 (nursing of patients with pericardial disease)

对心包疾病患者胸痛、咳嗽、呼吸困难、乏力、腹胀等现存及潜在健康问题的发现及处理，为其提供相应的生理、心理、社会的照顾。

护理评估　包括以下几方面：

个人及家族史　有无感染史、高血压病史，有无尿毒症、肿瘤、代谢性疾病、结缔组织病等其他疾病，是否被诊断为主动脉夹层动脉瘤，近期是否接受过有创性的心导管检查、治疗及心脏手术或有心脏的外伤史等；家族成员中是否有结核病史。

现病史　有无心包摩擦音；有无心包积液压迫邻近器官的症状，如咳嗽、呼吸困难、呃逆、恶心、腹胀等；有无体循环淤血的症状，如颈静脉怒张、奇脉、水肿、腹胀、食欲缺乏、乏力等；有无肺静脉淤血症状，如劳力性呼吸困难、咳嗽、端坐呼吸，吸气时更明显。

治疗经过　接受的检查及结果，如心电图上特异的 ST-T 改变、X 线、心脏超声、血液、心脏 MRI、CT 等检查；接受的治疗及疗效和不良反应。

主要护理问题　①胸痛。②潜在并发症：心脏压塞、心力衰竭。③气体交换受损。④活动无耐力。⑤缺乏心包疾病的预防、治疗、护理和康复等方面的知识。

护理措施　包括以下几方面：

心脏压塞急救护理　①注意观察病情变化，如发现气促、呼吸困难、血压进行性下降，应立即通知医生进行抢救。②如出现心脏压塞，应开放气道，高流量氧气吸入；建立两条以上静脉通道，加快静脉输液速度，遵医嘱给予补充血容量、升压、强心、止血等药物，保持输液通畅，保证药物顺利输入，注意观察药物疗效和不良反应。③准确记录出入量及抢救过程，立即准备进行心包穿刺术。④心包腔引流管护理。尽量减少搬动，注意引流管道有无扭曲、堵塞及脱出；观察引流液的性质、量，做好记录，及时关闭引流开关，防止导管堵塞；48 小时后引流袋内无液体流出，经心脏彩色超声多普勒血流成像确定心包积液基本消失，即可拔管。

用药护理　①指导患者遵医嘱定时、定量服药，不可随意加量、减量或突然停药。②发生心房颤动使用洋地黄类药物时，学会自测心率，出现心律失常或视物模糊、消化道症状等异常应立即通知医生。③服用阿司匹林药物时宜餐后服用，并注意是否有食欲缺乏、上腹部疼痛、黑粪等。

休息与活动护理　①根据心功能受损程度确定活动量。心功能 I 级的患者应适当休息，保证睡眠，注意劳逸结合；心功能 II 级的患者应增加休息，但能起床活动；心功能 III 级的患者限制活动，增加卧床休息；心功能 IV 级的患者绝对卧床休息，原则上以不出现症状为限。②急性心包炎应卧床休息。

体位护理　①急性心包炎胸痛患者的症状随体位而改变，仰卧位或吸气时加重，指导患者采取坐位或前倾位可缓解症状。②心力衰竭者可取半坐卧位或坐位。③心脏压塞者引流管拔出后，尽早下床活动以防肺不张。

饮食护理　根据心包积液的压迫症状及心功能的状态进行调整：①心脏压塞或心功能不全者，应注意控制液体总量的摄入，并使每日出入量保持相对负平衡状态，尽量进易消化食物。②结核、肿瘤引起的心包炎要注意增加营养的摄入。③尿毒症引起的急性心包炎要限制蛋白质的摄入。④控制钠盐，避免过多饮水，对少尿患者应根据血钾水平决定食物中含钾量。⑤出现腹胀、食欲减退时注意给患者易消化食物。

心理护理　①积极与患者沟通，告知患者此病病因不同，临床表现各异，使患者对此病保持理性、客观的认识，使其了解到治疗的希望，积极配合治疗。②向患者讲解疾病的有关知识、药物治疗的效果及不良反应，提供相关的指导资料。

健康指导　①出现疼痛和呼吸困难要及时就诊。②下肢水肿可抬高下肢。③若出现腹水，由于膨隆的腹部限制翻身，家属应注意协助患者翻身，并保持臀部皮肤干燥以预防压疮。④少数患者心包积液可能会反复出现，出现胸骨后或心前区疼痛、呼吸困难、不能平卧、水肿等症状应立即就诊，并记录症状出现的时间及伴随症状，以帮助医生做出最初的判断。⑤指导患者遵医嘱定期复诊。

护理评价　①胸痛、呼吸困难、乏力等症状是否缓解。②心包疾病并发症是否能被及时发现并得到有效处理。③是否掌握疾病防治、护理和康复的相关知识。

(李庆印　张淑艳)

xīnlǜ shīcháng huànzhě hùlǐ

心律失常患者护理（nursing of patients with cardiac arrhythmia）

对心律失常患者出现头晕、黑矇、晕厥等现存及潜在健康问题的发现及处理，为其提供相应的生理、心理、社会的照顾。

护理评估　包括以下几方面：

个人及家族史　既往有无心脏病、血栓栓塞病史，是否出现过面部、肢体活动不协调、四肢麻木、视物模糊等症状；有无心脏病家族史。

现病史　有无心悸、乏力、头晕、黑矇、晕厥、胸闷、胸痛、心绞痛等症状，以及症状出现的诱因、程度、持续时间及对日常生活的影响。

治疗经过　接受的检查及结果，如血生化检测、心肌酶监测，以及血气分析、心电图、24 小时动态心电图、经食管超声、心脏 CT 等检查；接受的治疗及疗效和不良反应。

主要护理问题　①有受伤的危险。②舒适度的改变。③缺乏心律失常治疗、护理和康复等方面的知识。

护理措施　包括以下几方面：

病情观察　①注意意识变化。②注意生命体征的测量，心房颤动者要同时测量心率和脉率并记录。③心律失常发作时要及时做心电图检查并注明日期和时间。④监测电解质、酸碱平衡、血气分析的变化。

休息与活动护理　①心律失常发作时，尽量避免活动，立即休息，减少心肌氧耗量和刺激交感神经。②有头晕、黑矇、晕厥发作或有跌倒病史者应卧床休息，日常生活物品放置于患者易拿到的地方，避免单独活动，防止意外发生。③心律失常发作时，指导患者立即就近倚靠墙壁或其他物体，若身边没有可倚靠的物体，应立即缓慢蹲下，防止跌倒、发生意外。

氧疗护理　心律失常发作伴有胸闷、气短时，可遵医嘱给予低流量吸氧，缓解缺氧症状。

用药护理　①遵医嘱给予抗心律失常药。②静脉给药时应进行心电监护，密切观察反应；口服抗心律失常药者应指导其严格遵医嘱服药。③密切观察药物的治疗效果及不良反应：抗心律失常药在治疗过程中可能引起原有心律失常加重或诱发新的心律失常，用药后应密切观察脉率、心率、心律、血压的变化以及患者的反应，以判断疗效并及时发现不良反应。

其他治疗护理　体外电复律、射频导管消融、起搏器植入等术前、术中、术后护理见心脏电复律护理、射频导管消融术护理、心脏起搏治疗护理。

健康指导　①注意劳逸结合、生活规律，保证充足的休息和睡眠，保持乐观、稳定的情绪。②适当活动，避免剧烈运动。③有头晕、黑矇、晕厥史者外出时应有家人陪同，以免发生意外跌倒。④戒烟酒，饮食清淡，避免摄入咖啡、浓茶等。⑤保持排便通畅，心动过缓患者避免排便时过于用力。⑥告知患者及家属药物常见的不良反应，指导患者及家属掌握自测脉搏的方法，加强病情的自我监测，出现不良反应立即停药，及时就诊。⑦指导患者及家属积极避免诱因，指导家属掌握初级心肺复苏的方法。⑧指导患者遵医嘱定期复诊。

护理评价　①是否有效预防了意外受伤的发生。②不适感是否缓解。③是否掌握心律失常治疗、护理和康复等方面的知识。

（李庆印　尹亚妮）

Ā-Sī zōnghézhēng huànzhě hùlǐ

阿-斯综合征患者护理（nursing of patients with Adams-Stokes syndrome）

对阿-斯综合征患者意识丧失、晕厥等现存及潜在健康问题的发现及处理，为其提供相应的生理、心理、社会的照顾。

护理评估　包括以下几方面：

个人史　有无基础心脏病史，如高血压、冠状动脉性心脏病、心脏瓣膜疾病、心肌炎、心肌病、心内膜炎和心包炎等，是否出现过阿-斯综合征。

现病史　目前的神志是否清楚；是否发生突然晕厥、大动脉搏动消失、呼吸不规则或停止，是否伴有面色苍白、抽搐等。

治疗经过　接受的检查及结果，如血生化检测、血气分析、心电图检查、心电监测等；接受的治疗及疗效和不良反应。

主要护理问题　①有心搏骤停的危险。②缺乏阿-斯综合征急救与预防知识。

护理措施　主要是抢救配合：①充分评估阿-斯综合征发作的各种危险因素，提前做好患者准备。②建立静脉通道。③备齐抢救物品及药品，抢救仪器呈备用状态，如除颤器、临时起搏器等。④遵医嘱积极配合治疗原发器质性心脏疾病。⑤一旦患者发生阿-斯综合征表现，立即给予心肺复苏（见心搏骤停患者护理）。

健康指导　①注意劳逸结合、生活规律，保证充足的休息和睡眠，保持乐观、稳定的情绪，避免剧烈运动。②戒烟酒，饮食清淡，避免摄入咖啡、浓茶等。③保持排便通畅，避免排便用力。④指导家属掌握初级心肺复苏的方法。⑤告知家属患者晕厥发作时不能喂食、喂水，神志清醒后不要立即坐起或站立。⑥老年患者晕厥时容易发生头部及肢体严重外伤，应避免单独活动。⑦指导患者遵医嘱定期复诊。

护理评价　①心搏骤停发生时能否得到及时发现及抢救。②对阿-斯综合征急救与预防知识是否了解。

(李庆印　尹亚妮)

xīnlì shuāijié huànzhě hùlǐ

心力衰竭患者护理 (nursing of patients with heart failure)

对心力衰竭患者出现呼吸困难、乏力、疲劳及踝部水肿等现存及潜在健康问题的发现及处理，为其提供相应的生理、心理、社会的照顾。

护理评估　包括以下几方面：

个人及家族史　有无基础心脏病史，如高血压、冠状动脉性心脏病、心肌梗死、心脏瓣膜疾病、心肌病、心内膜炎和心包炎等；家族成员有否心脏病病史。

现病史　心力衰竭的发生时间，目前是否存在疲劳、呼吸困难、夜间阵发性呼吸困难、端坐呼吸等左心衰竭症状；是否存在踝部水肿、食欲缺乏、腹胀、尿量减少和夜尿增多等右心衰竭的症状；有无黑矇、晕厥、胸痛等症状，症状的性质、严重程度、持续时间，此次心力衰竭发作的诱因；是否存在合并疾病如糖尿病、肺炎、肾功能不全等。

治疗经过　接受的检查及结果，如心电图、X线胸片、超声心动图、心脏MRI、放射性核素心肌显像、心脏CT等检查；接受的治疗及疗效和不良反应。

主要护理问题　①气体交换受损。②活动无耐力。③体液过多。④心排血量减少。⑤营养失调：低于机体需要量。⑥缺乏心力衰竭治疗、护理和康复等方面的知识。

护理措施　包括以下几方面：

感染护理　①注意预防受寒，做好口腔护理，预防感染。②一旦发生上呼吸道感染，尽快给予有效抗生素及对症处理，以防发热、咳嗽等增加心脏负荷，诱发和加重心力衰竭。

休息与活动护理　①轻度心力衰竭时可适当卧床休息，嘱患者尽量减少体力活动，随时注意病情变化，伴夜间阵发性呼吸困难时可取头高位。②对心功能Ⅲ级者，增加卧床休息时间，并以半坐卧位为宜。③心功能Ⅳ级者，必须绝对卧床，避免任何体力活动，以减轻心脏负担，并保持病室安静、舒适、整洁、空气新鲜。④长期卧床者，定时翻身，加强皮肤护理，避免发生压疮和出现下肢血栓。⑤对严重水肿者，在卧床休息时要注意保护皮肤，避免形成破溃。⑥急性左心衰竭患者采用端坐卧位，同时双下肢下垂。

氧疗护理　①遵医嘱给予持续低流量吸氧。②急性肺水肿者给予高流量吸氧，并湿化。③肺源性心脏病患者严格控制氧流量。④吸氧过程中，观察患者神志、缺氧纠正程度和临床症状改善情况，保证吸氧管道通畅，维持呼吸道通畅。

饮食护理　①心力衰竭患者根据病情适当限制盐的摄入。②使用利尿药的患者注意观察是否发生低钾血症、低氯血症，应定时检查，适度补充。③以高蛋白、富含维生素、易消化饮食为宜。④冠状动脉性心脏病、高血压心脏病和肥胖者宜摄入低脂及低胆固醇饮食。⑤注意饮食总量的控制，种类不限，避免过饱而诱发心力衰竭。⑥戒烟、戒酒和严禁摄入刺激性食物。⑦严格记录患者24小时出入量，保持出入量的平衡。

用药护理　①指导患者遵医嘱用药，避免自行增减药量或停药。②观察药物疗效、不良反应和注意事项。

健康指导　①指导患者遵医嘱按时服药。②指导患者避免诱因，控制高血压、高脂血症、糖尿病，预防呼吸道感染，防止复发。③避免过度劳累，适当活动，维持心脏代偿功能，活动量应循序渐进、量力而行、逐步增加。④饮食要节制，避免饱食及大量饮水。⑤戒烟、戒酒。⑥保证足够的睡眠。⑦保持理想的体重。⑧定期门诊复查。⑨出现下列症状需要立即寻求急救：持续15分钟以上的胸部不适或疼痛，休息或舌下含服硝酸甘油不缓解，持续严重的呼吸困难、晕厥或意识丧失。⑩出现下列症状需要立即急诊就诊：气短加重或休息时出现气短，夜间睡觉时突然憋醒，睡觉时不能平卧、需要背后垫更多的枕头或坐起，心率快或不规则、心悸并且感到头晕、濒死感，咳大量白色或粉红色泡沫痰。

护理评价　①症状是否缓解，活动耐力是否提高。②营养状况是否改善。③是否掌握心力衰竭治疗、护理和康复的相关知识。

(李庆印　季诗明)

xīnbó zhòutíng huànzhě hùlǐ

心搏骤停患者护理 (nursing of patients with sudden cardiac arrest)

对心搏骤停患者意识丧失、呼吸停止等现存及潜在健康问题的发现及处理，为其提供相应的生理、心理、社会的照顾。

护理评估　包括以下几方面：

个人及家族史 有无冠状动脉性心脏病、心肌病、心脏瓣膜疾病等心脏病病史，有无触电、溺水、车祸等意外伤害事故，有无农药、化学物品接触史，有无药物过量史，有无心搏骤停史及发生次数；有无心血管疾病家族史等。

现病史 此次心搏骤停发生的时间、地点、症状及体征，如突发意识丧失、大动脉搏动消失、呼吸快而表浅迅即转为呼吸停止、皮肤苍白或发绀、尿便失禁等；有无头晕、黑矇、胸痛、心悸等先兆表现；有无精神刺激、剧烈运动、饱餐、气候变化等诱因；目前的意识、呼吸、循环状况及并发症情况。

治疗经过 发病后心肺复苏开始的时间、持续时间及效果、发病时的心电图表现；接受的检查及结果，如血气分析、电解质等检查；目前的治疗措施及效果，如心脏电除颤、呼吸机辅助呼吸、药物治疗等。

主要护理问题 ①组织灌注量不足。②潜在并发症：肋骨骨折、胸骨骨折、吸入性肺炎。③恐惧。④缺乏心搏骤停急救、复苏后康复、预防等方面的知识。

护理措施 包括以下几方面：

心搏骤停快速识别及呼救 轻拍患者并对其大声呼叫，观察患者有无反应，同时快速查看有无正常呼吸，无呼吸或临终呼吸视为无正常呼吸，胸外按压前还需检查患者有无颈动脉搏动，时间不应超过 10 秒。非专业抢救者无需检查脉搏，无反应且无正常呼吸者即可估计有心搏骤停。在不延缓实施心肺复苏的同时，高声呼救，请求他人帮助，拨打急救电话。

初级心肺复苏 即基础生命支持（basic life support，BLS）。①体位。患者仰卧在坚硬、平坦的地面上，将患者前臂紧贴躯干；若在床上，必须弃枕头，垫用木板；如患者俯卧，应同时转动头、躯干和下肢，将其改为仰卧位。②胸外按压。抢救者跪在患者胸部的一侧，按压胸骨下部、两侧乳头连线的中点，用一手掌根部放在胸骨下半部，另一手重叠在上，确保手掌根部横轴与胸骨长轴方向一致，按压时肘关节伸直，依靠肩部和背部的力量垂直向下按压，使胸骨下压至少 5cm，随后放松使其回复，按压和放松的时间大致相同，按压频率至少 100 次/分。③开放气道。解开衣领和腰带，若颈部无损伤应使患者头偏向一侧，迅速清除患者口鼻中的分泌物，取下义齿。可取仰头抬颏法开放气道，即抢救者将一手置于患者前额加压使患者头后仰，另一手的示指、中指抬起下颏以畅通气道。④人工呼吸。口对口呼吸是一项快捷有效的通气方法，抢救者一手的拇指、示指捏住患者鼻孔，吸一口气，用口唇把患者的口完全罩住，然后缓慢吹气，每次吹气应持续 1 秒以上，且每次吹气可见胸廓起伏，每 30 次胸外按压连续给予 2 次通气，但口对口呼吸只是临时性抢救措施，应争取尽快气管内插管，以人工气囊挤压或呼吸机进行辅助呼吸与给氧，纠正低氧血症。⑤电除颤。心搏骤停最常见的心律失常是心室颤动，电除颤开始的时间是心肺复苏成功最重要的决定因素，发生心室颤动和无脉搏室性心动过速时，应快速电除颤。⑥心肺复苏常见的并发症和预防。胸外按压部位要正确、力度要适度，以避免肋骨、胸骨骨折及血气胸等，尤其是老年患者，

胸外按压后应尽早行胸部 X 线检查，人工呼吸前清理口咽分泌物，充分开放气道，吹气不可过大、过快，防止吸入性肺炎、窒息。

高级生命支持（advanced cardiac life support，ACLS） ①纠正低氧血症。若患者自主呼吸没有恢复，应尽早行气管内插管，以纠正低氧血症，院外患者常用简易呼吸器辅助通气，院内患者常用呼吸机辅助呼吸。②药物治疗。尽快建立静脉通道，给予急救药物。

心脏复苏后护理 ①严密监测意识、瞳孔、血压、心率变化。②密切观察体温变化，应尽早实施降温，以头部降温为主，可用冰帽、冰袋进行头部或全身性物理降温，保证氧气吸入并防止患者头部扭转而压迫颈静脉，结合脱水、镇静等治疗措施减轻脑组织缺氧和损伤。③加强呼吸道管理。气管内插管患者定时翻身、拍背，及时吸痰，保证呼吸道通畅。④严密监测尿量变化。心肺复苏后应留置导尿管，严格记录 24 小时出入量，尿量应>30ml/h。同时进行中心静脉压监测，注意出入量是否平衡、血容量是否充足。观察周围静脉是否充盈、四肢末梢循环改善情况，可通过皮肤和口唇的颜色、四肢温湿度、指（趾）甲的颜色判断，指（趾）甲色泽红润、肢体静脉充盈良好，则提示循环功能良好。⑤对气管内插管者注意口腔及皮肤护理，定时翻身、按摩皮肤，防止压疮的产生。

健康指导 ①患者心跳、呼吸恢复后，主动与患者进行沟通、安抚，向患者讲解疾病的治疗方法、所用药物等，使患者循序渐进地掌握一定的疾病知识，鼓励患者积极配合治疗。②嘱患者病

情尚未稳定前需要绝对卧床，防止过度兴奋导致病情加重。③指导患者积极治疗原发病，如冠状动脉性心脏病、心肌炎、心脏瓣膜疾病等。如患者有心血管疾病，应避免激动、劳累和剧烈运动，预防便秘、戒烟、戒酒，不要暴饮暴食，预防复发的措施还包括长期抗心律失常药治疗、抗心律失常的手术及应用植入型心律转复除颤器。④告知患者家属心搏骤停的判断方法及现场急救的相关知识。

护理评价 ①大动脉搏动是否出现，自主呼吸是否恢复，脑功能是否恢复。②心肺复苏是否造成并发症，并发症能否得到及时发现及处理。③对急救、康复和预防知识是否了解。

(李庆印 赵 蕊)

méidúxìng xīnxuèguǎn jíbìng huànzhě hùlǐ

梅毒性心血管疾病患者护理
(nursing of patients with syphilitic cardiovascular disease) 对梅毒性心血管疾病患者胸骨后不适或钝痛、头晕、晕厥、心功能不全等现存及潜在健康问题的发现及处理，为其提供相应的生理、心理、社会的照顾。

护理评估 包括以下几方面：

个人及家族史 是否有不洁性行为史、输血史；患者母亲、配偶或性伴侣是否有梅毒感染史，是否与梅毒感染的患者有密切接触史。

现病史 生命体征、目前主动脉病变的程度；胸骨后及心前区疼痛的性质及持续的时间；是否存在夜间发作且持续时间较长的心绞痛；是否发生过头晕、晕厥；是否有吞咽困难、气喘、声嘶、呃逆，有无心悸、气急、劳力性或阵发性呼吸困难。

治疗经过 接受的检查及结果，如与梅毒相关的血清学检测、X线胸片检查、CT检查及超声心动图等；接受的治疗及疗效和不良反应。

主要护理问题 ①疼痛。②有受伤的危险。③活动无耐力。

护理措施 包括以下几方面：

心功能不全护理 ①指导患者遵医嘱长期接受改善心脏功能治疗，控制心功能进一步恶化。②避免诱发心功能进一步恶化的因素，如感染、重体力劳动、摄入过多的液体等。③观察是否有胸闷、憋气、呼吸困难等心功能不全症状。④指导患者使用利尿药时尽量在日间使用，避免下午或晚间服用利尿药造成夜尿增多而影响睡眠。⑤指导患者少食多餐，特别是减少水的摄入，选择易消化且富有营养的食物，避免加重心脏的负担，适当食用柑橘、香蕉等水果，补充钾离子。⑥嘱患者体位改变时动作要缓慢，减少头晕及晕厥的出现。⑦取坐位，减少回心血量，缓解胸闷、憋气。

用药护理 ①指导患者坚持遵医嘱按疗程接受驱梅治疗。②告知患者驱梅治疗过程中可能出现发热、胸痛加重，指导患者坚持治疗、保证疗效。

心理护理 ①保护患者隐私。②倾听并鼓励患者表达内心的困惑。

健康指导 ①遵医嘱坚持接受规范治疗。②平卧位感觉憋气时及时坐起，以减少回心血量、减轻心脏负担。③治疗期间禁止性行为。④避免与其他人员皮肤破损部位的直接接触。⑤对疾病有正确的认识，保持良好的心态。⑥定期复诊，出现胸闷、气急、心绞痛、头晕、胸骨后或心前区疼痛时及时就诊。

护理评价 ①心绞痛、头痛、头晕的症状是否缓解。②心功能是否好转。③活动耐力是否提高。

(李庆印 郝云霞)

xiàzhī jìngmài qūzhāng huànzhě hùlǐ

下肢静脉曲张患者护理
(nursing of patients with lower extremity varicose veins) 对下肢静脉曲张患者下肢酸胀、乏力、沉重等现存及潜在健康问题的发现及处理，为其提供相应的生理、心理、社会的照顾。

护理评估 包括以下几方面：

个人及家族史 年龄、性别、职业，是否长期站立工作、重体力劳动，了解有无妊娠、慢性咳嗽、习惯性便秘等情况以及既往健康史；有否其他下肢静脉疾病；有无相关的家族史。

现病史 目前的症状、持续时间；是否有下肢浅静脉蜿蜒扩张、迂曲，轻度肿胀和足靴区皮肤营养性变化，包括皮肤萎缩、脱屑、瘙痒、色素沉着、皮肤和皮下组织硬结，甚至湿疹和溃疡形成。

治疗经过 接受的检查及结果，如深静脉通畅试验（perthes试验）、大隐静脉瓣膜功能试验（trendelenburg试验）、交通静脉瓣膜功能试验（pratt试验）、下肢静脉压测定、静脉造影、超声等检查；接受的药物治疗、应用医用弹力袜或弹性绷带的压力治疗、硬化剂注射、激光治疗、消融术、剥脱术等的疗效。

主要护理问题 ①皮肤完整性受损。②活动无耐力。③舒适度改变。④缺乏下肢静脉曲张护理等相关知识。

护理措施 包括以下几方面：

皮肤护理 ①保持患肢皮肤清洁，避免使用刺激性强的碱性肥皂或沐浴液沐浴。②避免磕碰患肢。③协助患者修剪指甲，避免将患肢皮肤抓破。

术前护理 ①嘱保守治疗者穿弹力袜或使用弹性绷带缓解症状。②避免长时间站立或下蹲，卧床时抬高患肢。③伴皮肤损伤或溃疡等应遵医嘱使用药物。④术前1日除备皮外应将曲张静脉标记。

术后护理 ①术后取平卧位，患肢垫软枕抬高30°以促进血液回流。②观察伤口敷料及绷带有无渗血。③观察患肢是否肿胀、疼痛等，防止深静脉血栓形成。④遵医嘱使用药物以减轻术后患肢回流障碍导致的水肿。⑤遵医嘱使用气压式循环驱动仪促进下肢血液循环。⑥指导患者在患肢感觉及运动功能恢复前行足踝部被动活动，以促进血液循环，预防血栓形成；术后第2日下床间断活动，可如厕、洗漱等；从第3日起逐渐增加活动量，但不宜久坐及站立，卧床时仍将患肢抬高。

健康指导 ①加强体育锻炼，增强体质。②不要久站、久坐，坐立时禁止跷腿；需长时间站立工作者，应穿用医用弹力袜或弹性绷带保护，多做踝关节的伸屈活动；在长途旅行时，每隔半个小时应走动几步或原地活动小腿。③可穿医用弹力袜，避免经常穿塑形紧身衣以免导致下肢静脉回流不畅。④沐浴水温不宜过高或过低。⑤戒烟。⑥避免腹压过大，出现慢性咳嗽、便秘及时就诊。⑦多食用富含纤维素的食物，保证排便通畅，尽量使用坐便器。⑧女性患者不宜穿高跟鞋。

护理评价 ①皮肤是否保持完整，疼痛、酸胀感是否得到控制和缓解。②是否了解下肢静脉曲张的日常护理常识。

（李庆印 祝 捷）

xiàzhī shēnjìngmài xuèshuān
xíngchéng huànzhě hùlǐ

下肢深静脉血栓形成患者护理

（nursing of patients with deep vein thrombosis） 对下肢深静脉血栓形成患者下肢肿胀、疼痛、浅静脉怒张等现存及潜在健康问题的发现及处理，为其提供相应的生理、心理、社会的照顾。

护理评估 包括以下几方面：

个人史 无血脂、血压、血糖、血小板数量异常及饮食习惯等；是否长期卧床，是否近期接受过大手术，是否长期使用影响血液凝集的药物，有无血液系统疾病史、免疫系统疾病史。

现病史 是否出现下肢肿胀、疼痛、浅静脉怒张，有无因肢体严重肿胀而导致的动脉供血不足；有无胸痛、咳嗽、咯血、呼吸困难等肺栓塞症状及其严重程度；深静脉血栓后综合征患者的深静脉是否再通，是否伴下肢静脉曲张、皮炎、色素沉着、淤积性溃疡。

治疗经过 接受的检查及结果，如超声、CT静脉造影、放射性核素、深静脉造影、静脉压测定等检查；接受的治疗及疗效和不良反应，包括抗凝治疗、物理疗法、介入治疗、导管溶栓治疗、静脉血栓取除术等。

主要护理问题 ①疼痛。②肢体活动障碍。③有肢体缺血的风险。④潜在并发症：肺栓塞。⑤部分生活自理能力受限。⑥缺乏疾病护理及用药安全的相关知识。

护理措施 包括以下几方面：

疼痛护理 ①遵医嘱给予镇痛药，注意评价药物镇痛的效果及不良反应。②注意休息及患肢保暖。

患肢护理 ①密切观察皮肤温度、色泽、水肿及足背动脉搏动情况，测量并记录患者双侧肢体不同平面周径。②保持床单位平整、清洁，及时更换已污染的床单，避免压迫患肢。③协助患者修剪指（趾）甲，避免用力抓挠皮肤造成患肢划伤。④尽量避免在患肢侧进行侵入性操作，避免损伤静脉内膜或造成血栓脱落。⑤急性期卧床休息，患肢抬高30°，促进静脉回流，减轻水肿。

饮食护理 ①给予高蛋白、富含维生素、高热量、低脂饮食。②多食用富含纤维素、易消化的食物，保持排便通畅，避免因腹压增高而影响下肢静脉回流。

肺栓塞护理 ①急性期卧床，禁止局部按摩、推拿、热敷患肢。②密切观察病情变化，出现咳嗽、胸痛、胸闷、发绀时，警惕肺栓塞发生，应及时通知医生，给予积极处理。③保持排便通畅，防止腹压增高。

生活护理 急性期患者需卧床，协助患者饮水、洗漱、排尿便等，保持床单位清洁。

健康指导 ①指导急性期患者注射低分子肝素及口服华法林，告知患者药物的作用、不良反应。②指导患者加强服药期间不良反应的观察，如鼻黏膜、牙龈有无出血及肉眼血尿等，出现异常及时就诊。

护理评价 ①疼痛是否得到控制。②皮肤是否保持完整。③是否发生肺栓塞等并发症，并发症能否得到及时发现及处理。④是否掌握疾病护理及用药安全的相关知识。

（李庆印 祝 捷）

xuèshuān bìsèxìng màiguǎnyán
huànzhě hùlǐ

血栓闭塞性脉管炎患者护理

（nursing of patients with thromboangitis obliterans） 对血栓闭

塞性脉管炎患者间歇性跛行、静息痛及游走性血栓性浅静脉炎等现存及潜在健康问题的发现及处理，为其提供相应的生理、心理、社会的照顾。

护理评估　包括以下几方面：

个人及家族史　年龄、性别、职业；有无吸烟嗜好或长期生活在被动吸烟环境中，是否曾在寒冷地区生活或工作；近期患肢是否受过外伤，近期是否有结核、病毒感染史；有无相关家族史。

现病史　发病时间、病情发展过程；有无间歇性跛行，跛行的距离；有无静息痛，疼痛的性质、部位及严重程度；病变部位皮肤颜色及温度，患肢动脉搏动情况，肢端有无坏疽和溃疡，是否出现游走性浅静脉炎。

治疗经过　接受的检查及结果，如动脉造影、CT 动脉造影、多普勒超声等检查；接受的药物治疗、介入治疗、外科手术治疗及疗效和不良反应。

主要护理问题　①疼痛。②皮肤完整性受损。③缺乏疾病护理、防治的相关知识。

护理措施　包括以下几方面：

疼痛护理　①遵医嘱给予镇痛药，注意评价药物镇痛的效果及不良反应。②注意休息及患肢保暖。

皮肤护理　①密切观察足部及患肢皮肤颜色及温度、缺血程度有无加重、是否出现坏疽或溃疡、能否触及动脉搏动。②保持足部及患肢皮肤清洁、干燥，防止皮肤破损、感染。③协助患者更换体位或进行足部运动、行走锻炼，以改善肢体供血情况。

健康指导　①告知患者戒烟对控制和治疗血栓闭塞性脉管炎的重要作用，指导患者坚持戒烟。②指导患者避免寒冷、潮湿、外

伤和注意患肢适当保暖；禁止热水足浴；禁止患肢使用热水袋等保暖；忌辛辣饮食。③指导患者进行患肢运动练习（Buerger 运动）。取平卧位，患肢抬高 45°，维持 1~2 分钟，然后坐起，患肢下垂于床旁 2~5 分钟，并做足部旋转、伸屈运动 10 次，最后将患肢放平休息 2 分钟，重复练习 5 遍，每日根据个体差异练习数次。④指导患者进行行走锻炼。以每秒一步的步速行走，每日 2 次，行走至患肢出现疼痛为止。⑤指导患者遵医嘱定期复查，出现不适立即就诊。

护理评价　①疼痛是否得到缓解。②皮肤破溃是否好转。③能否掌握疾病护理、防治的相关知识。

（李庆印　祝捷）

dàdòngmàiyán huànzhě hùlǐ
大动脉炎患者护理（nursing of patients with Takayasu arteritis）

对大动脉炎患者上下肢动脉搏动消失、供血障碍等现存及潜在健康问题的发现及处理，为其提供相应的生理、心理、社会的照顾。

护理评估　包括以下几方面：

个人及家族史　既往是否出现全身不适、易疲劳、低热、出汗、厌食、恶心、体重减轻、月经不调、肌肉和关节酸痛、结节红斑；有无大动脉炎家族史。

现病史　目前症状的性质、严重程度、持续时间；有否脑部供血障碍的表现，如头晕、耳鸣、视力减退、嗜睡或失眠、坐起或站立时突现黑朦或晕倒；有否肢体供血障碍表现，如肢体发凉、麻木、无力、桡动脉搏动减弱或消失（右侧多见）、足背动脉或胫后动脉搏动减弱或消失；有否肾动脉供血障碍表现，如药物难以

控制的高血压；是否出现肺动脉受累的表现，如心悸、气短。了解症状初始发生的时间、疾病进展的过程。

治疗经过　接受的检查及结果，如红细胞沉降率、C 反应蛋白、彩色多普勒超声、血管造影、磁共振血管造影、MRI 等检查；了解是否采用药物治疗，应用药物的种类、疗效及不良反应。

主要护理问题　①疼痛。②营养失调：低于机体需要量。③活动无耐力。④有受伤的危险。⑤缺乏大动脉炎的相关知识。⑥焦虑。

护理措施　包括以下几方面：

用药护理　①在疾病活动期指导患者遵医嘱应用糖皮质激素、免疫抑制剂、生物制剂，勿自行增减药量。②观察用药后症状是否改善，如关节疼痛、肌肉酸痛、全身乏力、低热等。③对长期服用激素者应注意观察有无继发感染、继发性高血压、糖尿病、骨质疏松、精神症状，有无腹痛、呕血、黑粪，以及是否出现库欣综合征，包括向心性肥胖、满月脸、水牛背及腹部、股、臀部紫纹等。④在疾病稳定期遵医嘱服用抗血小板、抗凝、扩血管、改善循环等药物。

心理护理　①指导患者了解此病为慢性进行性疾病，有自然缓解和复发的可能，帮助患者对本病保持理性、客观的认识。②讲解疾病的有关知识、药物的治疗作用及不良反应，特别是有关激素、抗凝血药和免疫抑制剂的应用知识，提供相关的指导资料。③指导患者调控情绪，保持乐观情绪和生活态度。

健康指导　①严格遵医嘱治疗，并对治疗效果及疾病进展进行自我监测，如监测脉搏、血压等，如有异常时及时与医生取得

联系，尽早就诊。②生活规律，避免过度劳累及兴奋，适量锻炼，如进行散步、做操、打太极拳等相对较缓和的运动，增加机体抵抗力。③食欲缺乏时指导患者促进食欲的方法，改变烹调方式，并将食物烹调熟透，易消化、吸收，多吃富含维生素的新鲜蔬菜和水果，创造整洁、安静、空气清新、愉快的进食环境。④摄入营养丰富及高蛋白食物，减少脂肪摄入量，严格戒烟，少量饮酒，忌生冷、辛辣、煎炸等刺激性及油腻食物，忌某些已知可诱发过敏的食物，忌过咸食物。⑤对出现头晕、视力减退及肢体无力等症状的患者，指导患者多注意卧床休息，减少剧烈活动，避免体位突然改变而加剧头晕及血压改变。行动时注意放慢节奏以避免跌倒，跌倒后可寻求家人或医务人员的帮助，病情严重时及时就诊。⑥鼓励患者进行肢体活动，防止肌肉失用性萎缩。⑦对血液循环不良的肢体要注意肢端保暖，应避免外伤及烫伤等。⑧告知患者当血管狭窄致组织严重缺血时需要进行手术或支架治疗的必要性。嘱患者术后定期复诊和体检，以了解手术血管或放置支架的通畅情况，并定期监测大动脉炎的进展情况。

护理评价 ①疼痛是否得到缓解。②食欲或者营养状况是否改善。③活动后的乏力感是否缓解。④是否掌握生活中自我保护的措施。⑤紧张、焦虑情绪是否得到缓解。⑥是否了解治疗、护理及术后恢复等方面的相关知识。

（李庆印 霍春颖）

zhǔdòngmàiliú huànzhě hùlǐ

主动脉瘤患者护理 （nursing of patients with aortic aneurysm）

对主动脉瘤患者疼痛、缺血等现存及潜在健康问题的发现及处理，为其提供相应的生理、心理、社会的照顾。

护理评估 包括以下几方面：

个人及家族史 有无高血压、动脉粥样硬化、马方综合征病史，有否感染及外伤史，有无吸烟、饮酒史；有无高血压、马方综合征家族史。

现病史 症状的性质、严重程度、持续时间；有无以下症状：胸痛或腹痛、咳嗽、呼吸困难、声嘶、吞咽困难、上身血液回流受阻、肠梗阻、晕厥、耳鸣、昏迷、心绞痛、心肌梗死、瘫痪、心悸、气短、大咯血、窒息、呕血、心脏压塞。

治疗经过 接受的检查及结果，如 X 线平片、超声心动图、主动脉造影及数字减影血管造影、CT、磁共振血管造影、MRI 等检查；接受的主要治疗措施，如药物治疗、介入治疗、手术治疗、同期介入治疗加手术治疗及疗效和不良反应。

主要护理问题 ①潜在并发症：主动脉瘤破裂、心功能不全、各脏器缺血。②疼痛。③自理能力缺陷。④有受伤的危险。⑤焦虑。⑥缺乏主动脉瘤治疗与护理的相关知识。

护理措施 包括以下几方面：

病情观察 ①观察心率、心律、四肢血压、呼吸情况、意识状态、尿量、四肢活动能力、疼痛进展情况，及时发现病情变化，预防动脉瘤破裂及脏器缺血。②严格控制血压，防止血压过高、血压波动。③根据疼痛程度使用镇静药、镇痛药。

心理护理 ①嘱患者保持平和心态，指导患者感到焦虑或紧张时，寻求家属或护理人员的帮助，减少焦虑、烦躁、抑郁情绪。②必要时遵医嘱服用镇静药，保证良好的休息。

支架植入术术前护理 ①尽量卧床休息，由家属及护理人员照顾生活。②术前备皮。③术前晚予以灌肠，特殊患者除外。④术前 1 日限制饮食，术前晚忌暴饮暴食，进食易消化食物，晚24时以后禁食、禁水。⑤进行床上排便、深呼吸、咳痰、腹式呼吸等训练。⑥术前严格戒烟，预防各种感染，保持个人卫生，防止感冒、疖肿、口腔感染的发生。⑦遵医嘱做药物皮肤敏感试验及配血试验。⑧根据病情适当清洁身体、剪指（趾）甲、理发等。⑨嘱患者若出现感冒、发热及月经来潮，应及时告知医护人员。⑩联合大手术患者由于手术时间长，可能出现皮肤损伤，术前护士根据手术体位给予预防压疮的措施。

支架植入术术后护理 ①主动脉夹层腔内带膜支架修复术后穿刺局部需加压包扎，穿刺部位使用沙袋压迫。②主动脉夹层腔内带膜支架修复术后，局部麻醉者术后即可进食、饮水；全身麻醉者清醒后，呕吐反应消失即可进食、饮水。

健康指导 ①养成良好的生活习惯，保持规律的作息时间。戒烟、戒酒，适当运动，避免劳累。②保持排便通畅。③健康、科学地安排饮食，少食多餐，勿暴饮暴食，忌油腻及刺激性饮食。④保持愉快、乐观心情，避免情绪波动。⑤随天气变化增减衣物，预防感冒。⑥遵医嘱按时服药，定期复查，如有不适随时就诊。

护理评价 ①生命体征是否平稳。②疼痛与焦虑程度是否减轻。③是否了解术前、术后及健康指导相关的治疗和护理知识。

（李庆印 霍春颖）

xīnzàng yízhíshù huànzhě hùlǐ
心脏移植术患者护理（nursing of patients undergoing heart transplantation）

对心脏移植术患者感染、排斥反应、出血等现存及潜在健康问题的发现及处理，为其提供相应的生理、心理、社会的照顾。

护理评估 包括以下几方面：

个人史 生活习惯、营养状况、每日出入量、日常活动能力，是否有吸烟、酗酒史。

现病史 是否存在疲劳、腹胀、呼吸困难、肝大；评估尿量、有无蛋白尿及肾功能减退；有无活动性感染；术后肺部有无湿啰音，有无颈静脉怒张、肝大、水肿、胸腔积液和腹水等急性右心衰竭体征；评估营养状况、有无消化道出血等。

治疗经过 接受的检查及结果，如 X 线胸片、心电图、超声心动图、动态心电图、漂浮导管、冠状动脉造影、群体反应性抗体（PRA）、人类白细胞抗原分型、血型、血常规、凝血功能、红细胞沉降率、生化、呼吸功能、甲状腺功能等相关检查；手术前后接受的治疗及疗效和不良反应，术前评估强心、利尿、扩血管等药物的治疗效果和不良反应。

主要护理问题 ①焦虑/抑郁。②潜在并发症：感染、排斥反应。

护理措施 包括以下几方面：

心理护理 ①帮助患者尽快适应医院环境。②告知患者移植相关知识。③在病情允许的情况下，鼓励患者做力所能及的事情，避免增加患者的依赖性。④帮助患者采取积极的应对方式，增加患者对治疗、护理的依从性。⑤通过个体化的沟通使患者树立战胜疾病的信心。

感染护理 ①病房定期通风、消毒，避免接触宠物、灰尘等。②术后患者需隔离 2 周。③所有有创管道严格无菌操作、消毒，根据病情尽早拔除。④根据患者痰、咽、尿的细菌培养结果，遵医嘱合理使用抗生素。⑤观察伤口愈合情况，每日及时更换敷料。⑥若免疫功能降低，应特别注意个人卫生，定期洗浴，餐后刷牙。⑦移植术后早期易并发肺炎，出现干咳、呼吸困难，应加强病情观察，遵医嘱进行痰液检查并使用抗生素，加强拍背，使痰液顺利咳出。

排斥反应护理 ①注意观察有无心脏排斥反应的特异症状，如踝部水肿、低血压、发热及全身不适、食欲缺乏、心悸、心律失常等。②做好心肌活检的准备与配合。③观察心率和心律的情况，每小时测量血压一次，发现心律失常和血压异常及时处理。④准确记录 24 小时出入量，每日测体重一次，控制水及钠盐的摄入，减轻心脏负担。⑤严格卧床休息，避免劳累加重缺氧，保证充足的睡眠，避免情绪激动。⑥饮食宜清淡、易消化、富含蛋白质、营养丰富，以促进食欲、增加摄入。⑦血氧饱和度监测，定期做动脉血气分析。⑧大量使用免疫抑制剂时，每周检测药物浓度，监测肝功能、肾功能、血常规，观察有无骨髓抑制及脏器的损害。

用药护理 ①指导患者正确服药的方法以及服用免疫抑制剂类药物的不良反应，指导患者注意观察皮肤的变化，如有异常及时就诊、戴帽和太阳镜、涂抹防晒霜，保护皮肤。②嘱患者遵医嘱服药，不要自行改变剂量。如漏服药物，6 小时之内可补服，如超过 6 小时即在下次服药的时间服药，不需补服。

功能锻炼护理 ①在护理人员指导下完成康复训练。②鼓励患者早日下床活动。③康复训练应循序渐进，根据病情逐步增加活动量。

饮食护理 ①指导患者合理饮食，保持理想体重。②如血胆固醇水平过高可服用降胆固醇药物，并调整脂肪摄入，包括降低饱和脂肪酸摄入量，如黄油、肥肉、加工过的肉制品、带皮猪肉、人工乳制品、蛋糕、饼干和快餐等，多摄入不饱和脂肪酸如菜籽油、橄榄油、豆油等。③注意补钙，防治骨质疏松症，最好的钙源是乳制品。④指导患者低盐饮食，避免导致或加重高血压和液体潴留。

健康指导 ①给予患者心理支持，帮助患者树立战胜疾病的信心。②遵医嘱服用免疫抑制剂，出院后早期每周随访，监测药物浓度。指导患者识别排斥反应征象，出现异常及时就诊。③育龄期妇女，妊娠前应提前与移植医生交流。

护理评价 ①心功能是否改善。②营养与饮食结构是否合理。③是否发生感染。④活动与休息是否安排妥当。⑤感染与排斥反应能否得到及时发现及处理。⑥能否遵医嘱定期随访。

（李庆印 邱建丽）

jíxìng línbāguǎnyán huànzhě hùlǐ
急性淋巴管炎患者护理（nursing of patients with acute lymphangitis）

对急性淋巴管炎患者皮肤疼痛、红肿伴发热、恶寒、乏力等现存及潜在健康问题的发现及处理，为其提供相应的生理、心理、社会的照顾。

护理评估 包括以下几方面：

个人史 近期有无传染源接

触史，皮肤有无破损，有无其他部位感染灶等。

现病史 目前的症状、持续时间、出现病变的位置；是否出现全身体温升高，是否伴有肢体疼痛；疼痛的性质及严重程度，有无蜂窝织炎和脓肿并发症。

治疗经过 接受的检查及结果，如血常规、血生化等检查；接受的治疗及疗效和不良反应，对于急性淋巴管炎已形成脓肿者，了解是否进行过切开引流。

主要护理问题 ①体温过高。②疼痛。③潜在并发症：脓毒血症。④活动无耐力。⑤缺乏淋巴管炎治疗和康复的相关知识。

护理措施 包括以下几方面：

局部护理 ①抬高患肢，局部物理疗法、热敷。②必要时遵医嘱给予相应药物治疗。

全身护理 ①遵医嘱给予对症治疗，高热者给予相应物理及药物降温措施，疼痛者给予镇痛治疗。②体弱者加强营养支持治疗。

健康指导 ①指导患者注意休息，急性期后适当活动。②保持皮肤卫生，预防感染及并发症。

护理评价 ①体温是否正常。②活动耐力是否提高。③是否发生脓毒血症等并发症，并发症能否得到及时发现及处理。④是否了解淋巴管炎治疗、康复等的相关知识。

（李庆印 祝 捷）

xīnzàng qǐbó zhìliáo hùlǐ

心脏起搏治疗护理（nursing in cardiac pacing）

心脏起搏治疗是用一定形式的脉冲电流经过导线和电极传递，刺激心脏，使之激动和收缩，即模拟正常心脏的冲动形成和传导，使心率和心排血量维持在正常范围的方法。

目的 治疗缓慢性心律失常所致的心脏功能障碍。

用物 起搏器、起搏器电极。

操作方法 局部麻醉，在 X 线指引下经锁骨下静脉放置起搏导线并测试，制作囊袋、置入起搏器。

护理要点 包括以下几方面：

术前护理 ①了解身体状况，完善常规检查。②向患者解释心脏起搏治疗的目的，说明其过程中的体位，指导患者配合。③加强心理护理，缓解焦虑情绪。④术前无需禁食，适量饮水，告知若操作时间长需要留置导尿管。⑤备好急救药品，防止意外发生。⑥根据术式备皮。⑦训练患者平卧床上排尿便。

术中护理 ①协助患者采取仰卧位。②保持呼吸道通畅。③严密观察血压、心率、呼吸、脉搏、血氧饱和度的变化，发现异常立即通知医生，对老年、有基础心脏病等患者给予吸氧。

术后护理 ①嘱患者保持平卧位或略向左侧卧位 1～3 日。②术后描记十二导联心电图，心电监护 24 小时，监测起搏和感知功能。③伤口局部加压包扎或沙袋加压 8 小时，定期更换敷料，一般术后 7 日拆线。

健康指导 ①告知患者起搏器的设置频率及使用年限。②指导患者进行病情自我监测：每日自测脉搏 2 次，有异常情况及时就诊。③术后 3 个月装有起搏器的一侧上肢避免做剧烈活动。④定期复查。⑤外出时随身携带起搏器卡，注明起搏器型号，发生意外时供参考。

护理评价 ①焦虑情绪是否缓解。②是否能够有效配合手术的进行。③生命体征是否平稳。④有无术后并发症的发生。⑤是否能够掌握术后的饮食及康复知识。

（李庆印 范秀云）

xīnzàng diànfùlǜ hùlǐ

心脏电复律护理（nursing in electrical cardioversion）

心脏电复律是在严重、快速、异位性心律失常时，用外加的高能量脉冲电流通过心脏，使部分或全部心肌细胞在瞬间同时除极，造成心脏短暂的电活动停止，然后有更高自律性的起搏点（通常为窦房结）重新主导心脏节律的方法。

目的 消除异位性快速心律失常，使心脏搏动恢复正常。

用物 除颤器、偶合剂、除颤电极片。

操作方法 ①打开电源，开启除颤器，连接导联，确认心电活动。②电极涂以专用偶合剂。③选择"除颤"方式。④选择能量。⑤将电极分别置于胸骨右缘第 2～3 肋间和心尖部，与皮肤紧密接触并施以一定压力。⑥双手紧压电极手柄，确定无人员接触患者，两拇指同时按压手柄放电按钮进行除颤。

操作要点 包括以下几方面：

术前护理 ①评估身体状况。年龄、体重，有无基础心脏病、高血压、糖尿病，有无电极片胶过敏史，血小板和凝血功能是否正常，有无义齿及金属配饰。②向患者及家属解释心脏电复律的目的、操作过程、可能出现的情况，以获得配合。③加强心理护理，缓解焦虑情绪。④术前 6～8 小时禁食，排空膀胱。⑤备好急救药品及器械。

术中护理 ①协助患者仰卧于木板床，取下义齿及金属配饰，建立静脉通道，测量血压，观察双下肢皮肤温度、颜色及足背动脉搏动情况。②术前吸氧，电击时暂停吸氧，电击后立即吸氧。③术前常规描记心电图，连接好除颤器，检查除颤器性能。④遵医嘱使用镇静药，密切观察患者的意识状态，嗜睡状态即进行电复律。

术后护理 ①患者卧床24小时，清醒后2小时内禁食，常规低流量吸氧。②密切观察病情变化，如神志、血压、呼吸，持续心电监护24小时。③观察电击局部皮肤有无灼伤。④检查足背动脉搏动及双下肢皮肤温度、颜色有无异常，及时发现有无血栓脱落。

健康指导 ①遵医嘱服用抗心律失常药。②注意心律、心率变化，如有不适及时告知医生。

护理评价 ①焦虑情绪是否缓解。②是否能够有效配合治疗的进行。③生命体征是否平稳。④有无术后并发症的发生，并发症能否得到及时发现及处理。⑤是否掌握术后的康复知识。

（李庆印 范秀云）

xīndǎoguǎn jiǎnchá hùlǐ

心导管检查护理（nursing in cardiac catheterization） 心导管检查是通过心导管插管进行心脏各腔室、瓣膜与血管的构造及功能的检查，包括右心导管检查与选择性右心造影、左心导管检查与选择性左心造影，是一种有价值的诊断方法。

目的 ①明确诊断心脏结构和大血管病变的部位与性质。②为选择合适的介入手术或外科手术提供依据。

用物 导管、导丝、穿刺针、扩张器、敷料包、器械包、监护仪、除颤器、血气分析仪、药品。

操作方法 患者取仰卧位，连接心电监护仪，局部皮肤消毒，铺无菌单。①右心导管检查及右心造影。常规经皮股静脉穿刺，插管，其前端经右心房、右心室、肺动脉，然后逐步将导管撤至上下腔静脉处，测量压力并记录，

必要时采血行血气分析。插入造影导管，其前端至右心房、右心室、肺动脉，注入造影剂，造影。②左心导管检查及左心造影。常规经皮股动脉穿刺、插管。其前端至左心室及升主动脉，测量左心室-主动脉压力阶差，插入导管，其前端至升主动脉、左心室造影。

护理要点 包括以下几方面：

术前护理 ①检查手术部位备皮情况，术前4小时禁食，家属签字，了解术前用药等情况。②完善各项检查。③向患者及家属介绍检查的方法和意义，解除紧张情绪。④准备麻醉药和手术用物及器械。

术中护理 ①严密观察心律、心率及生命体征变化，准确记录压力数据，抽取动脉血并进行血气分析，详细记录。②根据手术进程，为术者提供所有手术用物、器械及耗材。③观察患者反应，监测生命体征，遇有病情变化做好抢救配合。

术后护理 ①术后密切监测患者生命体征，完善术后相关检查。②穿刺侧肢体制动10~12小时，卧床制动期间做好生活护理。静脉穿刺者以1kg沙袋加压伤口4~6小时；动脉穿刺者压迫穿刺点止血后以弹性绷带加压包扎，用1kg左右沙袋局部压迫穿刺点6~8小时，观察动、静脉穿刺点有无出血与血肿，检查足背动脉搏动情况，比较两侧肢端颜色、温度、感觉及运动功能情况。

健康指导 ①防止感染。②监测生命体征。③向患者及家属交代穿刺侧部位制动时间，观察有无出血和血肿。④预防静脉血栓，制动期间协助患者做肢体活动。

护理评价 ①患者及家属是否了解心导管检查的目的，能否

有效配合检查的进行。②生命体征是否平稳，有无术后并发症的发生，并发症能否得到及时发现及处理。③穿刺部位有无渗血、血肿。

（李庆印 刘焱）

shèpín dǎoguǎn xiāoróngshù hùlǐ

射频导管消融术护理（nursing in radiofrequency catheter ablation） 射频导管消融术是通过心导管将射频电流引入心脏内以消融特定部位的心肌细胞、消除病灶而治疗心律失常的方法。

目的 治疗多种快速性心律失常（室上性、室性、房性及由心动过速所致的心脏疾病）。

用物 电生理检查电极导管、多导生理记录仪、程序刺激仪、连接线、穿刺针、扩张器、导丝、药物、监护仪、除颤器等抢救设备。

操作方法 ①局部麻醉下穿刺锁骨下静脉或颈内静脉，插入冠状窦电极导管；左、右股静脉插入电极导管分别置于高位右心房、希氏束、右心室。②分别进行心房、心室等部位刺激，检查其窦房结功能、房室传导功能，判断心动过速发生机制。③根据心动过速发生机制，穿刺动脉、静脉或行房间隔穿刺，插入消融电极，以合适的能量进行消融。

护理要点 包括以下几方面：

术前护理 ①向患者及家属介绍手术的方法和意义，解除紧张情绪。②术前72小时停用所有抗心律失常药。③检查患者体温，排除各种感染，认真核查各种检查结果。④常规双侧腹股沟区及双侧锁骨区备皮。⑤准备各种仪器、耗材及药品。

术中护理 ①严格执行各种无菌操作。②监测血压、血氧及生命体征，发现异常及时通知医

生，配合抢救。

术后护理 ①注意监测心率、血压变化，预防术后拔管时出现低血容量性或严重的疼痛性迷走反射。②心电监护，注意有无室上性心动过速或房室传导阻滞。③卧床4~6小时，如为动脉穿刺，术后穿刺侧肢体保持伸直状，制动12小时，卧床24小时，观察足背动脉搏动、远端肢体颜色、温度和感觉功能。

健康指导 ①预防感染。②向患者及家属交代穿刺侧部位制动时间，观察有无出血和血肿，卧床期间避免咳嗽、大笑、抬头、收腹等增加腹压的动作，以防止穿刺部位出血。

护理评价 ①患者及家属是否理解射频导管消融术的目的，能否主动配合。②术中患者各项生命体征和心电生理指标是否平稳，手术是否顺利开展。③术后有无并发症的发生，并发症能否得到及时发现及处理。

（李庆印 刘 焱）

jīng pí qiāngnèi qiúnáng èrjiānbàn chéngxíngshù hùlǐ

经皮腔内球囊二尖瓣成形术护理 （nursing in percutaneous balloon mitral valvuloplasty）

经皮腔内球囊二尖瓣成形术是穿刺股静脉将球囊导管置于狭窄的二尖瓣瓣口，利用球囊扩张的机械力量使粘连的二尖瓣叶交界处分离，以缓解瓣口狭窄程度的手术。

目的 治疗二尖瓣狭窄。

用物 心导管检查耗材、二尖瓣扩张耗材、抢救药品及设备等。

操作方法 ①常规经皮向股动脉、股静脉内分别插入鞘管，常规测肺动脉压及主动脉、左心室及跨二尖瓣压差。②穿刺房间隔，测左心房压力。③送导丝，更换扩张管扩房间隔。④撤出扩张管，更换球囊导管于左心房内，将球囊置于二尖瓣口。⑤用稀释造影剂快速充盈球囊，扩张二尖瓣口。⑥扩张完毕，球囊退至下腔静脉，做右心导管检查测定左心房压力及跨二尖瓣压差，并进行左心造影。⑦撤出导管鞘管，压迫止血，加压包扎。

护理要点 包括以下几方面：

术前护理 ①完善术前各项检查，排除感染。②向患者及家属解释操作方法、术中配合事项。③双侧腹股沟备皮（脐下至股中上1/3处）。④做好各种仪器、耗材及药品的准备。⑤心房颤动患者术前抗凝准备。

术中护理 ①严格执行无菌操作，保证手术耗材及用物的供应。②密切观察并记录术中生命体征。③准确测量并记录术中左心房-左心室压差变化。

术后护理 ①股动脉穿刺侧肢体制动24小时，沙袋压迫6~8小时；股静脉穿刺侧肢体制动12小时，沙袋压迫4~6小时。注意足背动脉搏动情况，有无血肿、渗血及下肢水肿等，注意观察一般生命体征及心脏杂音。②术后第2日复查超声心动图，评价扩张效果。③密切观察有无房间隔穿刺造成心包积血，出现心脏压塞症状。

健康指导 ①指导患者预防感染。②向患者及家属交代穿刺侧部位制动时间，观察有无出血和血肿，卧床期间避免咳嗽、大笑、抬头、收腹等增加腹压的动作，以防止穿刺部位出血。③通过按摩腿部等方式预防静脉血栓。

护理评价 ①患者及家属是否了解经皮腔内球囊二尖瓣成形术的目的，是否积极配合。②手术是否顺利实施。③术后病情是否稳定。④能否掌握术后康复的相关知识。

（李庆印 刘 焱）

jīng pí qiāngnèi qiúnáng fèidòngmàibàn chéngxíngshù hùlǐ

经皮腔内球囊肺动脉瓣成形术护理 （nursing in percutaneous balloon pulmonary valvuloplasty）

经皮腔内球囊肺动脉瓣成形术是穿刺股静脉将球囊导管置于狭窄的肺动脉瓣口，利用球囊扩张的机械力量使粘连的肺动脉瓣叶交界处分离，以解除或缓解瓣口狭窄程度的手术。

目的 扩张狭窄的肺动脉瓣口，以解除或降低右心室流出道阻力。

用物 右心导管检查及右心室造影用品，球囊导管、导丝、扩张管，球囊导管的配套器材，临时起搏器，药品等。

操作方法 ①常规右心导管检查及右心室造影，明确肺动脉瓣口及肺动脉瓣环内径。②选择直径适当的球囊导管。③按千克体重全身肝素化。④送肺动脉导管前端至左下肺动脉远端，经导管送入导丝，前端超出导管端部，撤出导管。⑤沿导丝送入扩张管，扩张血管穿刺口，沿导丝送入球囊导管，其中心位于狭窄部位。⑥用低浓度造影剂充盈球囊，待球囊切迹消失后维持压力6~10秒，然后抽瘪球囊，效果不满意可重复2~3次，每次间隔3~5分钟。⑦撤出球囊导管，右心室造影，测肺动脉瓣压差与心排出量。⑧拔出导管鞘管，压迫止血后加压包扎。

护理要点 包括以下几方面：

术前护理 ①完善术前各项检查，排除感染。②向患者及家属解释操作方法、术中配合事项。③双侧腹股沟区备皮（脐下至大腿中上 1/3 处）。④小儿麻醉者，术前 6 小时禁食，4 小时禁水。⑤做好各种仪器、耗材及药品的准备。

术中护理　①严格执行无菌操作，保证手术耗材及用物供应。②密切观察并记录术中生命体征。③准确测量并记录术中肺动脉压差变化。

术后护理　①股静脉穿刺侧肢体制动 12 小时，局部沙袋压迫 4 小时。②密切注意穿刺侧足背动脉搏动情况，有无血肿、渗血及下肢水肿等情况。③术后 24 小时复查超声心动图（跨肺动脉瓣压差）。

健康指导　①遵医嘱使用抗生素，预防感染。②告知患者及家属穿刺侧部位制动时间，观察有无出血和血肿，嘱患者不宜屈腿（穿刺侧）、抬头，以免穿刺部位出血。③术后伴左心室流出道反应性狭窄者，给予 β 受体阻断药口服 3~6 个月。④术后 6 个月、12 个月等定期复查超声心动图。

护理评价　①患者及家属是否了解经皮腔内球囊肺动脉瓣成形术的目的，是否积极配合。②各项生命体征是否平稳，手术是否顺利开展，有无术后并发症的发生。③是否掌握术后的注意事项。

（李庆印　刘 焱）

zhǔdòngmàinèi qiúnáng fǎnbóshù hùlǐ

主动脉内球囊反搏术护理

（ nursing in intra-aortic balloon counterpulsation ）　主动脉内球囊反搏术是经股动脉置入球囊反搏导管，放置在降主动脉，导管外端与反搏机相连，通过球囊的膨胀和排空达到辅助循环目的的手术。

目的　①增加冠状动脉的供血。②降低左心室后负荷，减少

心脏做功。③增加心排血量，增加重要器官血流灌注。

用物　主动脉内球囊反搏机、主动脉内球囊反搏导管、无菌治疗巾、无菌手套、无菌敷料、无菌消毒包、2% 利多卡因、生理盐水、冲洗导管的肝素盐水（生理盐水 500ml+肝素 50mg）。

操作方法　①局部麻醉。②经皮穿刺股动脉。③留置动脉鞘管。④将球囊导管沿动脉鞘置入降主动脉。

护理要点　包括以下几方面：

术前护理　①术前宣教，以取得患者配合和支持。②备皮。③评估双侧足背动脉并做标记。④完善血常规及血型、尿常规、出凝血时间相关检查。⑤建立静脉输液通道。⑥连接心电导联。⑦检查主动脉内球囊反搏机电量及氦气量。⑧准备置管用物、抢救器械和药品。

术中护理　①配合医生置管。②连接动脉压力监测装置及球囊导管。③启动球囊反搏机。④评估血压、心率、心律，对出现的症状及早处理。⑤固定导管。

术后护理　①监测主动脉内球囊反搏图形的变化，观察反搏的效果。②床旁 X 线检查，确定导管位置在第 2~3 肋间。③术侧肢体制动，防止导管脱出。④观察术侧肢体的皮肤颜色、温度、动脉搏动，与对侧肢体比较，并记录。皮肤颜色苍白、温度降低、动脉搏动减弱或消失，提示可能发生下肢血栓。⑤穿刺处每日更换敷料。⑥半坐卧位角度小于 45°，避免导管打折。⑦监测体温、心率、心律、血压、实验室检查结果的变化。⑧观察主动脉内球囊反搏术管路，气囊导管内出现血液，提示球囊破裂，应立即停用主动脉内球囊反搏术，及

时拔管。⑨预防压疮，保持术侧肢体功能位。⑩拔管护理。遵医嘱逐步减少反搏频率，停机。协助医生拔管，指压 30 分钟后弹性绷带加压包扎，穿刺点沙袋压迫 6~8 小时，将肢体继续制动 24 小时，24 小时后可拆除弹性绷带。观察足背动脉及肢体皮肤颜色、局部穿刺处有无血肿。

健康指导　①出现不适时随时呼叫医护人员。②健侧肢体可自由活动，术侧肢体可被动活动，减少患者疲劳感。③注意少食多餐，给予易消化的半流食，避免食用牛奶、豆浆等产气食物。④术后保持排便通畅，必要应用缓泻药。⑤根据病情做专科健康指导。

护理评价　①患者及家属是否了解使用主动脉内球囊反搏术的目的，是否积极配合。②各项生命体征是否平稳。③使用主动脉内球囊反搏术过程中随时评估有无并发症的发生，并发症能否得到及时发现及护理。④是否掌握术后康复知识。

（李庆印　杨 洋）

guānzhuàng dòngmài jièrùxìng zhěnzhì hùlǐ

冠状动脉介入性诊治护理

（ nursing in the interventional diagnosis and treatment of coronary disease ）　冠状动脉介入性诊治是通过冠状动脉介入技术诊断、治疗冠状动脉性心脏病的技术。包括冠状动脉造影术、经皮冠状动脉介入治疗术。

目的　诊断、治疗冠状动脉性心脏病。

用物　动脉鞘管、造影导丝、造影导管。

操作方法　在局部麻醉下，通过专用的 X 线造影机经股动脉、肱动脉或桡动脉将造影导管送到

主动脉根部，分别插入左、右冠状动脉口，注入造影剂，使冠状动脉显影。

护理要点 包括以下几方面：

术前护理 ①向患者及家属说明检查的目的、过程，消除紧张情绪，保证充足的睡眠。②遵医嘱完善相关的实验室、心电图、X线胸片、超声心动图等检查。③备皮及清洁皮肤，嘱患者练习床上排尿便。④做碘过敏试验。⑤术前一餐饮食以六成饱为宜，饮食以易消化、不引起腹胀的食物为主。

术中护理 ①协助患者取平卧位。②观察并详细记录术中生命体征、手术中用物、用药及手术过程。③配合医生完成各项操作及治疗。④备齐抢救药品、物品和器械，若患者出现病情变化，积极配合完成各种抢救操作及治疗。

术后护理 ①造影结束后，经桡动脉穿刺者立即拔出动脉鞘管并加压包扎，加压止血弹性绷带或加压止血器2小时放松一次，6小时完全放松；经股动脉穿刺者局部压迫止血20~40分钟，再给予加压包扎。②回病房常规描记十二导联心电图一份，持续心电监护24小时，采集标本查尿常规。③注意观察临床表现以及血压、心率、呼吸等生命体征，记录尿量。④观察穿刺部位有无渗血、血肿，观察下肢动脉搏动及皮肤温度的变化。

健康指导 ①心功能好的患者尽量多饮水，促使造影剂尽快排出体外。②行桡动脉穿刺者穿刺侧肢体3个月之内尽量避免提重物；行股动脉穿刺者，穿刺侧肢体制动12小时，12小时后可床上翻身，24小时后可下床活动；行股动脉封堵术者，穿刺侧肢体制动6小时，12小时后可下床活

动。③行桡动脉穿刺者可正常饮食，行股动脉穿刺者卧床期间以清淡、易消化食物为主。

护理评价 ①是否能够有效配合手术检查。②生命体征是否平稳。③有无术后并发症的发生，并发症能否得到及时发现及处理。④是否能够掌握术后饮食及康复的相关知识。

（李庆印　郭秀琴）

guānzhuàng dòngmài pánglù yízhíshù hùlǐ

冠状动脉旁路移植术护理

（nursing in coronary artery by-pass grafting） 冠状动脉旁路移植术是在冠状动脉狭窄的近端和远端之间建立一条通道，使血液绕过狭窄部位而到达远端血管的手术，又称冠状动脉搭桥术。

目的 改善心脏血液供应，缓解心绞痛症状。

操作方法 先做正中胸骨锯开术，再将纵隔腔打开，移植血管；手术完成后再将胸腔引流管放置在纵隔与胸腔中以利于引流。

护理要点 包括以下几方面：

术前护理 ①评估患者的一般情况，遵医嘱完善各项检查，有近期心肌梗死者，需做血清酶学检查、心电图、X线胸片、超声心动图、左心室和冠状动脉选择性造影等。②向患者解释手术的目的及流程，指导患者进行呼吸功能锻炼、床上排尿便及有效咳嗽。③遵医嘱备皮，告知患者术前一晚20点禁食，24点禁水。④给予患者心理护理，缓解其焦虑情绪，对于睡眠障碍患者，遵医嘱给予催眠药以保证充分休息。

术中护理 ①协助患者取仰卧位，胸部垫高。②提前准备除颤器，随时准备体外循环；准备温肝素盐水，避免对心脏的冷刺激。③开胸手术器械和取大隐静

脉的器械要分开，以免造成污染。

术后护理 将患者送进监护室，严密监测动脉血压、心电图、中心静脉压、引流胸液量、尿量及肺动脉压，定期监测氧分压、二氧化碳分压、pH值、电解质浓度等。

健康指导 ①生活规律，避免精神过度紧张和情绪波动。②饮食均衡适当搭配杂粮及豆类，少吃肥肉及动物内脏，多吃青菜、水果，戒烟、限酒，少喝含糖饮料。③适当活动，如散步、打太极拳等。④常备缓解心绞痛的药物，以便应急服用。⑤若疼痛持续或者服药不能缓解，应立即就诊。

护理评价 ①焦虑等情绪是否缓解，是否掌握有效咳嗽及床上大小便的方法。②术后生命体征是否平稳。③能否掌握术后饮食及康复知识。

（李庆印　肖珺）

xīnbāo chuāncìshù hùlǐ

心包穿刺术护理

（nursing in pericardial paracentesis） 心包穿刺术是采用针头或导管行心包穿刺，将心包腔内异常积液抽吸或引流出来，达到治疗或协助临床诊断目的的技术。

目的 ①诊断原因不明的心包积液。②减轻心脏压塞的症状。③向心包腔内注入药物。

用物 常规消毒治疗盘，无菌心包穿刺包，1%普鲁卡因，无菌手套，试管，量杯，备用心电图机，抢救药品，心脏除颤器和人工呼吸器。

操作方法 患者取坐位或半坐卧位，用X线胸片或超声确定穿刺部位和方向，穿刺针经皮穿刺，通过J形引导钢丝、扩张器等，将导管送入心包腔进行穿刺。

护理要点 包括以下几方面：

术前护理 ①经 X 线胸片或超声定位，做好标记。②监测心率、血压，完善相关检查。③择期手术者禁食 4~6 小时，建立静脉通道。④准备好穿刺用物、急救物品、抢救仪器处于备用状态。⑤向患者解释穿刺目的、意义和必要性，以缓解焦虑情绪，说明术中体位及操作过程，指导患者进行配合。⑥询问患者是否咳嗽，必要时给予镇咳治疗。⑦术前排尿、排便。

术中护理 ①协助患者取坐位或半坐卧位，并嘱患者术中如有不适尽快告知医护人员。②暴露穿刺部位并消毒，做好保暖。③注意观察心率、心律、血压、呼吸等情况，注意有无头晕、心悸、出汗等不适，警惕是否有心律失常、突发性呼吸困难等。④观察穿刺点及抽吸液的出血情况。⑤协助医生进行抽吸、连接引流管，抽吸、引流速度不宜过快，首次引流量以 100~200ml 为宜。⑥观察引流液性质、量。

术后护理 ①摄 X 线胸片以排除气胸，核实导管位置。②术后观察体温、心率、心律、血压、呼吸，有无呼吸困难、烦躁、意识模糊或丧失，有否胸闷、气急，以防气胸或急性肺水肿的发生。③拔管后穿刺点及周围皮肤用安尔碘消毒，无菌敷料覆盖。

健康指导 ①拔管后 48 小时内禁止沐浴，观察穿刺点有无出血、渗液、红肿、疼痛等。②告知患者若出现胸闷、气短、发热、心悸、不能平卧等，及时联系医生。③配合医生，积极治疗原发病。④指导患者遵医嘱服药。

护理评价 ①焦虑情绪是否缓解。②是否能够有效配合穿刺的进行。③生命体征是否平稳。④有无并发症的发生，并发症能否得到及时发现及处理。⑤是否能够掌握术后康复知识。

（李庆印 孙翠兰）

dòngtài xīndiàntú jiǎnchá hùlǐ

动态心电图检查护理（nursing in dynamic electrocardiography）

动态心电图是长时间连续记录并编集、分析心脏在活动和安静状态下心电图变化的技术。

目的 ①评价与心律失常有关的症状。②诊断和评价心肌缺血情况。③评价起搏器功能。④评价心率变异性（HRV）。⑤其他：评价药物疗效、日常生活能力。

用物 Holter 记录仪、动态心电记录分析系统。

操作方法 记录器的安装与拆除。

记录器的安装 ①患者按顺序分别进入男、女检查室，核对患者的姓名、性别后方能装机。②胸前皮肤的处理。用酒精纱布擦拭需贴电极片的部位。③用胶布固定电极片以防脱落，用绷带将连接导线固定于腰间。④导线连接完毕后安装电池，然后打开记录器试机，观察记录器工作情况是否正常，核实记录器所记录的日期、时间及图形是否正常，确认机器运行正常后，告知患者记录器已经开始工作，并在监测日记上记录开始时间，将记录器装入盒套，为患者斜肩佩戴后，嘱患者离开检查室。

记录器的拆除 ①患者按先后顺序分别进入检查室。②核对患者姓名后，将所拆下的磁卡及患者监测日记放入本人的资料袋内。③去掉电极片，擦净皮肤上残留的偶合剂。④拆机后嘱患者按时间要求领取结果。⑤拆机后由于某种原因（如电极脱落等状况）而影响诊断者，要及时进行重新检测，并向患者做好解释工作。

护理要点 ①核对患者姓名、年龄、有无酒精过敏史、有无起搏器安装史，记录患者有效联系方式等。②在为患者清洁皮肤时，动作要轻，以避免擦伤皮肤。③向患者及家属解释检查的目的、意义、检查方法、要求及注意事项。④遵医嘱按时服药，未经临床医生允许勿停药。

健康指导 ①患者配戴记录盒后可进行各项日常活动，如上班、散步、做简单家务等。②要避免剧烈的体育运动，避免接触强烈的磁场和电场，以免因心电图波形失真、干扰过多而影响诊断报告。③嘱患者一定要按指定的时间拆机及领取报告。④交代一些注意事项。如电极片脱落，记录器的保护方法，包括避免磕碰、挤压及淋水，以及不要去磁场强的地方、不要再做其他检查如超声、X 线检查等；嘱患者将监测中出现症状的情况和发生的时间以及日常活动填入日记，并于第 2 日按规定的时间携带监测日记来拆机。

护理评价 患者是否掌握做此项检查的要求及注意事项。

（李庆印 王素琪）

yùndòng fùhè shìyàn hùlǐ

运动负荷试验护理（nursing in exercise stress test） 运动负荷试验是通过运动增加心脏负荷，使心肌氧耗量增加，用于冠状动脉性心脏病（简称冠心病）及其他疾病的诊断及预后评价的一种无创伤性检查技术。

目的 ①对冠心病、心肌缺血做出诊断。②帮助诊断不明原因的胸痛。③了解与运动有关的症状（晕厥、心悸、胸闷等）。④了解冠心病的治疗效果。⑤通过运动负荷试验对临床上心律失常做出评估。⑥健康人群及特殊职业人群的体检和筛查。

用物　活动平板运动试验检查仪器，血压监测仪器。

操作方法　包括以下几方面：

患者准备　①详细询问患者病史，注意患者十二导联心电图，有无运动负荷试验禁忌证。②检查前2小时禁食、禁烟酒。③停用β受体阻断药及洋地黄类药物。

皮肤准备　运动试验前，首先进行皮肤处理，用酒精棉球擦拭电极放置部位，选择黏性好的电极片。电极安放在皮下组织少的部位，以使电极在运动中不易移位。导联线固定好，避免偏差。

试验过程　①首先做静息心电图及测量血压，运动试验过程中和运动结束后每2分钟测量一次血压。②运动过程中连续观察十二导联心电图，每分钟记录一次心电图。③达到运动终点时，立即记录心电图。以后每分钟记录一次心电图及血压，直到心电图恢复运动前标准。注意室温和湿度，过高和过低都会影响患者运动耐力。

护理要点　包括以下几方面：

运动前护理　①核对姓名、年龄、病史等。②介绍检查目的、步骤、意义及检查方法，如有不适及时告知医生。③检查前遵医嘱停服减慢心率的药物。④高血压患者嘱其勿停服降压药。⑤备好急救物品，防止意外发生。

运动中护理　连续监测十二导联心电图及血压变化，注意观察呼吸、意识、神志、面色、步态等，及时询问有无胸痛、疲乏、头晕等不适。

运动后护理　①观察十二导联心电图及血压变化。②结果分析应包括运动量、血流动力学、

临床表现及心电图改变。

健康指导　①检查后若出现头晕、疲乏、胸闷等症状，而运动试验提示阴性，嘱患者休息片刻，上述症状可逐渐缓解；若运动试验提示阳性，嘱患者先休息片刻，待上述症状逐渐缓解后到门诊诊治。②对运动试验提示阳性且症状严重者，及时通知急诊医生，并根据病情做好抢救准备。

护理评价　患者是否按要求完成了此项检查。

（李庆印　王素琪）

chāoshēng xīndòngtú jiǎnchá hùlǐ

超声心动图检查护理（nursing in echocardiography）　超声心动图是利用超声波检查心脏和大血管的解剖结构及血流动力学状态的无创伤性技术。

目的　①诊断先天性心脏病。②观察心脏大小和形态，准确测量心脏功能。

用物　彩色多普勒超声检查仪。

操作方法　患者取仰卧位或左侧卧位，涂适量偶合剂于检查部位，以获取清晰图像、了解心脏全貌。

护理要点　包括以下几方面：

检查前护理　①核对患者的姓名、年龄、病史等。②协助患者取平卧位或左侧卧位，保持平稳呼吸。③对难配合的患儿可给予10%水合氯醛口服，待其熟睡后再检查。④做好心理护理，缓解紧张心理，使患者配合顺利完成检查。⑤备好急救物品，防止意外发生。

检查后护理　询问患者有无不适，并将检查结果交给患者或家属，嘱其到门诊就诊。

健康指导　①检查前向患者及家属介绍检查目的、方法以及配合检查的注意事项，嘱患者要

保证充足的睡眠。②告知患者此项检查是无创伤性技术，无需高度紧张，应保持机体放松状态。

护理评价　患者是否按要求完成了检查。

（李庆印　王素琪）

xuèliú dònglìxué jiāncè hùlǐ

血流动力学监测护理（nursing in hemodynamic monitoring）　血流动力学监测是临床重症监护治疗病房的监测手段。主要包括有创监测和无创监测。无创监测包括心电图、袖带血压、末梢血氧饱和度、皮温及肛温等，有创监测包括有创动脉血压监测、中心静脉压监测、心排血量监测（Swan-Ganz气囊漂浮导管）。

目的　了解病情进展和指导临床治疗。

用物　血流动力学监测前需要做好患者及家属的思想工作，并且准备好急救车；监护前检查所有插件及导联线是否传导正常；准备心电图电极片；调节仪器压力点，备肝素生理盐水（肝素1250U加500ml生理盐水）；冲洗压力三通管，排空气泡。

操作方法　打开监护仪开关，根据血流动力学监测需求选择Screen屏幕，通常包括心电图、血压、中心静脉压、血氧饱和度等，调整需求参数各自的基本高度。压力传感器正确的位置为第4肋间腋前线。

护理要点　包括以下几方面：

无创血流动力学监测　除及时记录监测数据、及时发现异常状况通知医生进行处理外，监测过程中应该注意：①心电图监测。确认连接电极线完好无损、确保电极片与皮肤粘贴紧密；粘贴电极片位置要避开除颤的位置；注意鉴别心律失常与心电图干扰（如寒战、恶心、呕吐、电极片脱

落等）。②袖带血压监测。注意袖带宽度；保持测量肢体与心脏处于同一水平位置。③末梢血氧饱和度监测。监测时注意末梢保暖。④皮温及肛温监测。中心温度（肛温）与外周皮温差＜2℃；＞3℃时提示可能存在周围循环不良或心功能不全。

有创血流动力学监测 ①置管前对患者及家属耐心、细致讲解置管术的重要性和必要性，消除患者及家属的思想顾虑，避免出现紧张；并说明置管后的各种注意事项，如翻身、坐起时，一定在护士的监护和帮助下进行。②在进行各种治疗、护理或患者自行活动时，应密切观察导管是否移位、脱出、扭曲、打结；避免牵拉，防止脱出，昏迷和躁动者给予适当约束；一旦出现导管与输液管路脱离，护士应立即把导管外露部分反折、用手捏紧，并做消毒处理。③保持局部清洁，定期更换敷料，注意沿导管置入方向揭去敷贴，以免将导管拔出，观察导管周围皮肤有无渗血、渗液、发红、分泌物等，有无导管滑脱、移位，同时注意待晾干已消毒的皮肤后，方可敷上胶贴，以免影响胶贴黏度。④定期检查导管的通畅度，确保导管在位；持续监测血压、肺动脉压、中心静脉压时，定时用低浓度肝素盐水冲洗导管，以保持测压系统通畅和降低感染的发生率，尽量避免一腔多用或有腔不用。出现管路不通畅时，用注射器回抽，并将阻塞的血栓回抽至注射器，并用生理盐水冲洗管路，切不可直接冲洗管路；动脉管路回抽失败时，及时更换；静脉管路回抽失败时，及时将此通路标记为阻塞，以提醒各班护士在操作给药时注意。进行静脉高营养治疗中，禁

用该导管做测压系统；不得通过该管路输入抗生素、血液等。⑤根据医嘱及病情随时测定，并做好记录，如出现明显变化时及时通知医生；咳嗽、吸痰、恶心、呕吐、烦躁、抽搐时影响中心静脉压值，应在安静及操作后 10～15 分钟测量；测压时测压通道不应输液及输入血管活性药物（升压药或降压药）。

健康指导 有创血流动力学监测及无创血流动力学监测时尽量消除患者的思想顾虑，使其配合监护与治疗，告知患者各种管路的安全事宜，确保患者活动的安全。

护理评价 ①各种监测数据是否准确。②能否有效反映病情变化。

（李庆印 杨 戎）

jīng pí zhǔdòngmàibàn zhìhuànshù hùlǐ

经皮主动脉瓣置换术护理

（nursing in percutaneous aortic valve replacement） 经皮主动脉瓣置换术是通过股动脉送入介入导管，将人工心脏瓣膜支架输送至主动脉瓣区打开，完成人工瓣膜支架置入、恢复瓣膜功能的技术。

目的 治疗因年龄超过 70 岁、存在严重并发症而不能行外科手术的严重主动脉瓣狭窄。

用物 常规冠状动脉介入手术用物及主动脉瓣膜支架系统。

操作方法 常规手术途径包括逆行法（股动脉→主动脉路径进入左心室）、顺行法（经股静脉穿刺房间隔经左心房→二尖瓣→左心室途径）及经心尖法。

护理要点 包括以下几方面：
术前护理 ①评估患者的身体状况，有无药物过敏史、伴随疾病及既往手术史等。②完善各

项检查，特别是胸部 CT、心脏彩色超声多普勒血流成像、冠状动脉造影、压力测定等。③遵医嘱指导患者使用介入治疗准备药物。④心外科手术及全身麻醉术前常规准备。⑤准备好所有手术用物及抢救药品与物品。⑥加强心理护理，向患者说明手术大致过程，缓解患者焦虑情绪。

术中护理 ①根据手术进度为术者提供手术用物及耗材。②密切观察并记录患者心律、动脉压、血氧饱和度，出现异常及时通知术者及麻醉科医生并配合做好抢救工作。③术中球囊扩张及支架置入时做好起搏器的调节配合工作。

术后护理 ①术后股动脉穿刺处肢体制动 12 小时，卧床 24 小时，密切观察伤口有无出血、血肿以及足背动脉搏动及皮肤温度，出现异常情况及时通知医生。②观察并记录生命体征，特别是临时起搏器的工作情况，拔除起搏器后按照静脉穿刺后做好伤口的护理。③若行全身麻醉应做好麻醉术后护理。④按要求做好术后各项检查，特别是血常规、胸部 CT、心脏彩色超声多普勒血流成像的复查，了解瓣周反流情况。

健康指导 ①若麻醉使用气管插管可能会出现鼻腔及咽部不适、疼痛、声嘶等症状，一般情况下休息后可逐渐好转。②术后卧床期间避免咳嗽、大笑、抬头、收腹等增加腹压的动作，以防穿刺部位出血。③制动期间可通过按摩腿部预防静脉血栓。④按要求复查各项检查，配合随访。

护理评价 ①焦虑情绪是否缓解。②是否能够有效配合检查的进行。③生命体征是否平稳。④有无术后并发症的发生，并发症能否得到及时发现及处理。

⑤是否能够按要求复查。

（李庆印 刘焱）

xiāohuà xìtǒng jíbìng huànzhě hùlǐ

消化系统疾病患者护理（nursing of patients with digestive system disease）

对消化系统疾病患者现存及潜在健康问题的发现及处理，为其提供相应的生理、心理、社会的照顾。

常见症状及体征 吞咽困难、呕吐、呕血与便血、腹痛、腹泻、便秘、黄疸、腹水、肝大、腹腔肿块等。

护理评估 包括以下几方面：

个人及家族史 年龄、性别、职业、居住环境、活动能力、饮食习惯、营养状况、睡眠、排泄、精神状态、既往健康史、吸烟史、过敏史等情况；父母、兄弟姐妹有否肿瘤、消化系统疾病等。

现病史 脉搏、血压、体温、呼吸等生命体征；观察患者的精神状态、目前的症状，及其性质、严重程度、持续时间、加重及缓解因素等。呕吐、便血及腹水患者还要评估呕吐发生的时间、频率及呕吐物的颜色、性状、量；消化道出血患者评估便血的颜色及量；腹水患者要评估腹水的颜色、量以及是否伴有腹痛、腹胀等伴随症状；腹痛患者评估疼痛的具体部位、性质、持续时间，疼痛是否放射到其他部位；腹胀患者评估腹胀的程度及是否与进食有关；腹泻患者应评估其诱因，以及大便的颜色、性状、量及伴随症状。

治疗经过 接受的检查及结果，如血常规、粪常规、消化道造影、内镜等检查；接受的治疗及疗效和不良反应。

心理社会状况 有无焦虑、抑郁、恐惧、悲观等心理症状，对疾病的认知与态度，与家人及他人的关系是否融洽，社会支持系统是否完好。

护理措施 针对不同症状采取不同措施。

吞咽困难护理 ①了解吞咽困难的原因，实施对症护理，告知患者注意事项，并做好解释。②吞咽困难者进食量少，必然导致营养失调，应嘱患者保证饮食的质量，并根据病情鼓励患者进食易消化的流质或半流质软食，少食多餐，避免进食粗糙、过冷、过热和刺激性食物，如浓茶、咖啡、辣椒、酒及对食管黏膜有损害的药物，戒烟。③中晚期食管癌引起的吞咽困难，可留置胃管进行鼻饲饮食，以保证营养平衡。

呕吐护理 ①若患者发生呕吐，应将其头偏向一侧，安慰患者，消除其恐惧心理；呕吐时取坐位或侧卧位，以防呕吐物吸入气管。②卧床呕吐时应立即扶其坐起，用手托住患者前额，以免引起呛咳。③呕吐后及时清理呕吐物及口腔内分泌物，协助患者用温水漱口，保持口腔清洁，并记录呕吐次数及呕吐物性质、颜色及量。④若呕吐频繁，要防止电解质紊乱和脱水等症状，必要时遵医嘱静脉补液，并注意监测患者生命体征的变化。

呕血与便血护理 ①绝对卧床休息，并安慰患者，消除其恐惧、紧张心理。急性出血期应绝对静卧，取侧卧位或去枕平卧位，头偏向一侧，以免呕吐物吸入气管引起窒息。②呕血后应保持呼吸道通畅，遵医嘱吸氧及静脉补液，便血后及时送粪便化验。③呕血后及时漱口，清除口腔异味，做好口腔护理；便血后及时清洁肛周皮肤，保持局部皮肤清洁、干燥。④严格禁食，程度较轻者可遵医嘱给予冷流质饮食。

⑤严密观察面色、精神状态，观察有无烦躁、头晕、心悸、出汗、口渴等出血征象，及时监测生命体征变化，如出现脉搏加快、烦躁不安、出汗等休克症状，应立即通知医生。⑥及时准确记录呕血、便血的量及性状。

疼痛护理 ①为患者提供安静、舒适的休养环境，保证其有充足的睡眠时间，以减少机体能量消耗，缓解症状，促进康复。②严密观察疼痛变化，了解疼痛特点，除重视患者主诉外，还应通过观察神志、面容、生命体征等变化，并协助患者采取有利于减轻疼痛的体位，以缓解疼痛、减少疲劳感。③急性腹痛诊断未明时，最好禁食，必要时进行胃肠减压。④遵医嘱应用药物镇痛，但严禁确诊前随意使用强效镇痛药或激素，以免掩盖症状、体征而延误病情；根据情况遵医嘱予局部热敷、针灸等方法缓解疼痛，但急腹症时不能热敷。⑤针对腹痛病因，指导患者缓解或预防的方法，如对消化性溃疡患者，应讲解溃疡疼痛的诱因，使患者能在饮食、嗜好、情绪、生活节奏等方面多加注意；对急性胃肠炎、急性胰腺炎患者，应告知患者如何预防疾病复发；也可通过音乐疗法或心理暗示等放松疗法缓解疼痛。

腹泻护理 ①急性发作期和重症患者要卧床休息，为其提供安静的休养环境，保证患者有充足的睡眠时间，以减少机体能量消耗，缓解症状，促进康复。②轻型患者嘱其生活有规律，注意劳逸结合，可适当从事工作，以减轻心理压力，有利于疾病的康复；注意观察粪便颜色、性状、量。严重腹泻时，应观察血压、体温、脉搏、呼吸、神志，并详细记录，留便送检。③腹泻可造成大量胃肠分泌液损失，产生水、电解质紊乱及酸碱平衡失调，鼓励患者多饮水，进流质或半流质等少渣食物，如粥、细挂面等；忌食含纤维素多的蔬菜、水果，以防刺激肠蠕动使腹泻加重；为防止由此引起的体内维生素C缺乏，可让患者饮果汁及西红柿汁等；腹泻严重者应禁食，观察其出入量，必要时遵医嘱经静脉补充水分及营养。④指导患者进食质软、易消化、少纤维又富有营养的食物，供给高热量、优质蛋白质及多种维生素，保证患者每日摄入所需的热量；为了减轻肠道负担，补充营养时，应循序渐进、少食多餐，切忌操之过急，以免适得其反。⑤注意肛周皮肤护理，腹泻时排便次数多，肛门周围皮肤常因粪便刺激发生炎症，故每次便后应用软纸擦拭、温水洗净，并涂护臀软膏。⑥腹泻症状严重者应加强安全管理，防止摔伤等不良事件。⑦腹泻患者应遵医嘱服药，不能自行减量或加量；长期用激素时，不良反应较多，要让患者定期复诊，监测血常规变化，避免感染。⑧慢性腹泻者因病程较长，容易产生焦虑、烦躁情绪，要及时了解患者的情绪变化，帮其疏导情绪，使其放松思想，并介绍治疗该类疾病的经验和有效措施，使患者能配合治疗和护理。

便秘护理　以预防为主。饮食中要有适量纤维素，主食不要过于精细，要适当进食粗粮；每日要吃一定量的蔬菜与水果，晨起空腹饮一杯淡盐水或蜂蜜水配合腹部按摩或转动腰部，让水在肠胃内振动而加强通便作用；全天应多饮白开水以助润肠通便；进行适当的体力活动，加强体育锻炼；养成定时排便的习惯；保持心情舒畅，生活要有规律；必要时遵医嘱服用药物润肠或灌肠以促进排便。

黄疸护理　①监测生命体征的变化，准确、及时留取各项化验标本，动态了解肝、肾功能及水、电解质和酸碱平衡变化，正确、及时记录各项监测数据，观察并记录尿量、尿液颜色及粪便性状，注意皮肤、巩膜黄染变化情况。②皮肤护理。出现皮肤瘙痒时，可用湿毛巾轻轻擦拭，忌用碱性皂；勤换内衣，穿棉质内衣，保持皮肤清洁、干燥；修剪指甲，避免抓伤皮肤引起感染，必要时遵医嘱给予外用皮肤止痒药。③饮食护理。以清淡为主，给予高热量、富含维生素、低脂、易消化饮食，不要饮用含乙醇的饮料，以免损伤肝细胞；鼓励患者多饮水、多吃水果，使大小便通畅以利退黄。④心理护理。黄疸患者易产生焦虑、恐惧、孤独等心理反应，要做好心理疏导，避免一切不利于患者情绪稳定的因素发生，以免加重病情，同时利用家庭和社会的支持系统帮助患者战胜疾病。⑤预防感染。严格执行消毒隔离制度，接触每位患者前后均严格洗手，避免交叉感染。由于肠道胆盐缺乏，机体对营养物质吸收不良，导致肠黏膜萎缩、肠道机械屏障受损，易引起机体感染，遵医嘱应用有效抗菌药物。

腹水护理　①体位。对大量腹水患者，应取半坐卧位，以使膈肌下降、增加肺活量、减少肺淤血，必要时给予吸氧，以减轻呼吸困难及心率加快等症状。如为少量腹水，可取平卧位，绝对卧床休息，减轻肝脏负担，鼓励患者勤翻身、拍背，用清水擦拭身体，保持皮肤清洁，保持床铺平整、干燥，对臀部等受压部位，用棉垫托起；对易出现压疮的部位进行按摩，改善局部的血液循环。②利尿药的应用和护理。遵医嘱使用利尿药，剂量不宜过大，利尿速度不宜过快，以免诱发肝性脑病。应用利尿药后应观察患者有无意识改变、腹胀、乏力、疲倦、扑翼样震颤等，若有不适及时报告医生，准确记录24小时尿量，测量腹围，及时检查生化，注意血电解质变化，防止电解质紊乱。③腹腔穿刺术的护理。大量顽固性腹水应用利尿药效果较差，给予腹腔穿刺，以利腹水排出。术前嘱患者排尿以免损伤膀胱，首次抽腹水不应超过1000ml，之后每次抽腹水不宜超过3000ml，以免大量引流腹水引起蛋白质大量丢失及水电解质紊乱而诱发肝性脑病。穿刺过程应注意观察有无恶心、头晕、心悸、面色苍白、出冷汗，观察腹水的颜色，抽取腹水标本，及时送检。术后穿刺部位用无菌干棉签按压，并用无菌敷料固定，防止溢液不止，引起继发感染。④密切观察病情变化。腹水患者常伴食管胃底静脉曲张，应加强巡视，注意有无上消化道出血发生，监测血压变化，如有出血及时通知医生做好抢救。⑤饮食护理。给予富含维生素、高热量、高蛋白、易消化、无刺激性、纤维素少饮食，尤其要注意低盐或无盐饮食，严格限制水的摄入量，水的摄入量限制在1000ml/d左右，无盐饮食钠的摄入不超0.5g/d，低盐饮食不超2g/d。肝功能显著损害或有肝性脑病先兆者应限制或禁食蛋白质，禁饮酒，避免进食粗糙、坚硬食物，以免损伤食管静脉引起出血。⑥心理护理。腹水形成是疾病晚期表现，此类患者会产生抑郁、紧张、恐惧，应及时与其交谈，了解情绪变化，以充满爱心的话语安慰患者，耐心、细致向患者和家属解释各种疑问，讲解疾病的有关知识，使患者树立治疗疾病的信心，取得患者的密切配合。⑦安全管理。症状严重的患者加强安全防护，防止摔伤等不良事件发生。

发热护理 ①发热者应卧床，减少氧耗量；保持病房安静、温湿度适宜；做好口腔护理，鼓励患者经常漱口，保持口腔清洁；对出汗较多者，应保持皮肤清洁、干燥，及时更换床单和衣服。②高热时可用物理降温措施，或遵医嘱用药物降温，应做好病情观察，并监测、记录体温变化。③给予高热量、高蛋白、富含维生素和易消化的流质或半流质饮食，鼓励患者多饮水，严重体液不足者遵医嘱静脉补液。

健康指导 ①遵医嘱坚持正规治疗。②养成良好的饮食及作息习惯。③规律饮食，注意食用易消化食物。④适当进行体育锻炼，以不感到劳累为度，体重超标者应减轻体重。⑤避免和控制引起症状的诱因。⑥保持良好心态，避免精神紧张。⑦定期门诊复查，如有疼痛持续不缓解、疼痛规律性消失、排黑粪等情况应立即就诊。

护理评价 ①疼痛是否缓解。②营养状况是否改善。③对治疗、护理和康复知识是否了解。④焦虑情绪是否缓解。

（关玉霞）

fǎnliúxìng shíguǎnyán huànzhě hùlǐ
反流性食管炎患者护理（nursing of patients with reflux esophagitis）

对反流性食管炎患者反酸、胸骨后烧灼感、吞咽困难等现存及潜在健康问题的发现及处理，为其提供相应的生理、心理、社会的照顾。

护理评估 包括以下几方面：

个人及家族史 有无胃炎或胃溃疡等慢性疾病史，有无吸烟、饮酒史；有无食管癌、胃癌等家族史。

现病史 营养状况；首次发生反酸的时间、严重程度及频率；有无进食过多高脂食物、反复呕吐、饮酒、吸烟等诱因；是否伴胸骨后烧灼感；是否伴吞咽困难、贫血、咳嗽、哮喘、咽部异物感、声嘶等症状。

治疗经过 接受的检查及结果，如食管 X 线钡剂检查、内镜检查等；接受的治疗及疗效和不良反应。

主要护理问题 ①疼痛。②营养失调：低于机体需要量。③缺乏反流性食管炎治疗、护理和康复等方面的知识。

护理措施 包括以下几方面：

体位护理 指导患者餐后直立或取半坐卧位，反流较严重者平卧时将床头抬高 20～30cm。

饮食护理 ①指导患者少食多餐，减轻胃膨胀，减少食物残留。②餐后及反流后饮用适量温开水，减少食物对食管的刺激。③指导患者选择低脂、易消化、煮、炖、蒸的食物，少吃或不吃油炸食物，适当增加瘦猪肉、牛肉、豆制品、鸡蛋清等食物的摄入；吞咽固体食物有困难时给予流质或半流质饮食，必要时应禁食。④睡前 3～4 小时不要进食，避免餐后立即平卧及卧位进食。⑤戒烟、限酒，避免食用巧克力、咖啡、浓茶等易导致食管下括约肌张力降低的食物或饮料。忌食葱、蒜、辣椒等刺激食管黏膜的辛辣食物。

用药护理 ①指导患者遵医嘱用药，避免自行增减药量或选择其他如抗胆碱类药物及钙离子通道阻断药等容易导致食管下括约肌张力下降的药物。②观察药物疗效及不良反应。

口腔护理 ①有自理能力者早晚刷牙、餐后漱口。②对没有自理能力者，护理人员应根据口腔黏膜情况选择适当漱口溶液并给予口腔护理。

并发症护理 密切观察病情变化，如出现严重反流性溃疡性食管炎，经内科治疗效果不佳、反复吸入胃内容物致肺炎、并发出血难以控制，应及时报告医生，必要时遵医嘱做好术前准备；合并大出血时容易引起误吸，应根据病情做好抢救准备。

健康指导 ①遵医嘱坚持正规治疗。②进食后慢走或端坐 30 分钟左右，以促进胃排空；进食后不要做低头、弯腰、下蹲、举重物等动作，休息和睡眠时适当抬高床头。③适当进行体育锻炼，以不感到劳累为度，体重超标者应减轻体重。④衣服裤带不宜过紧，避免使用硬质腰带。⑤保持良好心态，避免精神紧张。⑥定期门诊复查，如有胸骨后烧灼感或疼痛持续不缓解、规律性消失、排黑粪等情况应立即就诊。

护理评价 ①胸骨后烧灼感或疼痛是否缓解。②营养状况是否改善。③对治疗、护理和康复知识是否了解。

（关玉霞）

shíguǎn'ái huànzhě hùlǐ
食管癌患者护理（nursing of patients with esophageal cancer）

对食管癌患者进食哽噎感、异物感、吞咽时食管疼痛、进行性吞咽困难、呕吐、进行性消瘦、呼吸困难、声嘶等现存及潜在健康问题的发现及处理，为其提供相应的生理、心理、社会的照顾。

护理评估 包括以下几方面：

个人及家族史 有无长期食用含亚硝胺食物、进食过快或过烫等不良饮食习惯，有无胃炎或胃溃疡等慢性疾病史，有无吸烟、饮酒史；有无食管癌、胃癌等家族史。

现病史 营养状况，是否出现消瘦，甚至是恶病质；有无进食哽噎感、异物感，甚至吞咽困难，首次出现进食哽噎感的时间；是否伴食管疼痛、胸背痛、咳嗽、呼吸困难或声嘶，以及症状的严重程度。

治疗经过 接受的检查及结果，如细胞学检查、上消化道造影、胃镜检查、CT 检查等；接受的治疗及疗效和不良反应。

主要护理问题 ①营养失调：低于机体需要量。②疼痛。③潜在并发症：吻合口瘘。④缺乏食管癌的治疗和康复等方面的知识。

护理措施 包括以下几方面：

营养支持护理 ①术前纠正营养不良，少食多餐，进食高热量、高蛋白、低纤维、易消化的软食，无法进食时给予静脉营养支持。②术后因禁食及胃肠减压期间引流出大量含有各种电解质的胃肠液，需详细记录患者 24 小时出入量，给予静脉营养支持；对术中放置空肠造口管者，术后早期经造口管输注肠内营养液，实施肠内营养支持。③拔除胃管后，遵医嘱开始饮水，饮水前要测量体温，每小时一次，体温不超过 37.5℃可饮水，饮水量每次 50 ~ 80ml，全天 1000 ~ 1500ml。④根据患者病情逐渐过渡到流食、半流食、普食。

疼痛护理 ①观察症状和体征及术后疼痛的程度、性质。

②指导患者术后取半坐卧位，床头抬高 30°~45°。③指导患者正确使用镇痛泵及其他镇痛和放松方式。④观察镇痛药的效果及不良反应。

引流管护理 ①保持引流管通畅，避免受压、折叠而导致引流不畅。②妥善固定引流管，严防管路脱出。③准确记录引流液的量、性质、颜色，注意胸腔闭式引流管水柱波动，如有大量新鲜血性液体引出，应立即通知医生。④胃管每 4 ~ 6 小时冲洗一次，持续减压 7 日左右，至肛门排气后由医生拔除。

口腔护理 ①有自理能力者在护士协助下早晚刷牙，勤漱口。②没有自理能力者，护士根据口腔黏膜情况选择适当漱口溶液并给予口腔护理。

并发症护理 ①术前进行呼吸功能锻炼，如腹式呼吸、咳嗽、咳痰、吹气球、爬楼梯等；戒烟、戒酒，术后指导患者进行呼吸功能锻炼，促进肺复张，预防肺部并发症。②严密监测生命体征变化，术后 5 ~ 10 日出现体温升高、呼吸困难、胸痛、胸腔积液及全身中毒症状，应警惕吻合口瘘等并发症，应立即通知医生，行胸腔闭式引流、抗炎，禁食 6 周左右，并给予营养支持。

放射治疗与化学治疗护理同原发性支气管肺癌患者护理相关内容。

健康指导 ①遵医嘱坚持正规治疗。②养成良好的饮食习惯，睡前 2 小时勿进食，睡眠时应把枕头垫高，防止胃液反流至食管引起恶心和呕吐症状；少食多餐，细嚼慢咽；避免暴饮暴食或进食硬质带骨、有刺的食物，少食腌制食物。③适当活动，以不感到劳累为度。④保持良好心态，避

免精神紧张。⑤定期门诊复查，如有进食后呕吐、体温升高、伤口渗血或渗液应及时就诊。

护理评价 ①营养状况是否良好。②疼痛是否缓解。③有无吻合口瘘等并发症发生，并发症能否得到及时发现及处理。④对食管癌治疗和康复知识是否了解。

（马玉芬）

wèiyán huànzhě hùlǐ

胃炎患者护理（nursing of patients with gastritis） 对胃炎患者上腹痛、食欲缺乏、恶心、呕吐等现存及潜在健康问题的发现及处理，为其提供相应的生理、心理、社会的照顾。

护理评估 包括以下几方面：

个人及家族史 饮食习惯，有无幽门螺杆菌感染及胃、十二指肠功能失调等病史，有无长期服用非甾体类抗炎药史，有无吸烟、饮酒史；有无食管癌、胃癌等家族史。

现病史 目前的饮食情况，是否出现食欲缺乏、恶心、厌食；是否存在上腹部疼痛及其出现和持续时间、部位、性质及程度；是否伴嗳气、反酸、甚至出血，是否出现呕吐；有无精神紧张等诱因。

治疗经过 接受的检查及结果，如 X 线钡剂检查、内镜检查等；接受的治疗及疗效和不良反应。

主要护理问题 ①疼痛。②有消化道出血的危险。③营养失调：低于机体需要量。

护理措施 包括以下几方面：

疼痛护理 ①急性发作时卧床休息，可用深呼吸等方法转移注意力，缓解疼痛。②可用针灸的方式缓解疼痛，也可用热水袋热敷胃部，以解除胃痉挛、减轻腹痛。③遵医嘱给予药物治疗，做好用药护理，胶体铋剂为枸橼

酸铋钾，宜在餐前半小时服用，宜用吸管直接吸入以防止齿舌变黑；甲硝唑应在餐后半小时服用，以缓解恶心、呕吐等不良反应。

消化道出血护理　急性胃炎患者严重时可出现消化道出血，见消化道出血患者护理。

饮食护理　①伴急性大出血或呕吐频繁时遵医嘱禁食、禁水、静脉补液，准确记录 24 小时出入量。②少量出血时，指导患者少食多餐、细嚼慢咽，进食少渣、温凉的半流食，可进食米汤等碳水化合物含量高的流食以中和胃酸。③病情缓解后指导患者逐渐过渡到低脂、少渣半流食，如白粥、蛋羹等。④慢性胃炎者应少食多餐，避免摄入生冷和刺激性食物，胃酸过多者应避免摄入酸性食物和大量蛋白质。

心理护理　①安慰患者，消除紧张情绪。②讲解胃炎的诱因和预防知识，使患者树立战胜疾病的信心。③向患者讲解每项操作和检查的意义和目的，取得患者的配合。

健康指导　①遵医嘱坚持正规治疗，指导患者遵医嘱服药，避免自行增减药量。②指导患者选择低脂、易消化、煮、炖、蒸的食物，戒烟、戒酒，避免饮用咖啡、浓茶及辛辣等刺激性的调味品等。③适当进行体育锻炼，以不感到劳累为度。④生活要有规律，保持轻松愉快的心情，避免精神紧张。⑤定期门诊复查，如有疼痛持续不缓解、排黑粪等情况应立即就诊。

护理评价　①疼痛是否缓解。②消化道出血是否停止。③营养状况是否改善。④是否掌握胃炎预防和康复的相关知识，是否能够合理饮食、促进康复。

（关玉霞）

消化性溃疡患者护理（nursing of patients with peptic ulcer）　对消化性溃疡患者腹痛、呕血、便血等现存及潜在健康问题的发现及处理，为其提供相应的生理、心理、社会的照顾。

护理评估　包括以下几方面：

个人及家族史　有无长期不规律的饮食史，有无胃炎、胃溃疡、十二指肠溃疡等慢性疾病史，有无吸烟、饮酒史，有无应激性事件；有无食管癌、胃癌等家族史。

现病史　有无腹部疼痛，疼痛的部位、性质、严重程度、诱发因素，疼痛有无周期性、节律性、规律性；是否伴呕血、便血等症状，呕吐物的颜色、性状、量以及粪便的颜色及量；是否出现心悸、晕厥等全身症状；有无进食过多辛辣食物、饮酒、吸烟等诱因。

治疗经过　接受的检查及结果，如内镜检查等；接受的治疗及疗效和不良反应。

主要护理问题　①疼痛。②营养失调：低于机体需要量。③潜在并发症：呕血、便血、急性穿孔、幽门梗阻。

护理措施　包括以下几方面：

用药护理　①遵医嘱给予药物治疗，并注意观察药效和不良反应。②做好用药指导。抗酸药应在餐后 1 小时后或睡前服用，片剂应嚼服，乳剂给药前应充分摇匀，避免与乳制品、酸性食物或饮料同服；H_2 受体拮抗药应在餐中或餐后服用，也可把 1 日的剂量在睡前服用，与抗酸药同服需间隔 1 小时以上；质子泵抑制剂可引起头晕，特别是用药初期，应嘱患者用药期间避免开车或做高度集中注意力的工作。

饮食护理　①规律进食，定时定量；少食多餐，避免过饱；细嚼慢咽，维持正常消化活动的节律，避免餐间零食和睡前进食。②选择营养丰富、易消化的食物，如牛奶、鸡蛋及鱼等，避免食用对胃及十二指肠黏膜有较强刺激性的生、冷、硬的食物及粗纤维多的蔬菜、水果，如洋葱、芹菜及韭菜等。③忌食可强烈刺激胃酸分泌的食物和调味品，如油炸食物以及浓咖啡、浓茶、醋及辣椒等。④在溃疡活动期，主食应以面食为主，不习惯面食者以软米饭或米粥替代。

休息与活动护理　①适度锻炼，根据个人情况，选择适宜运动项目、运动强度和运动时间。②循序渐进，逐渐加大运动量。持之以恒，长期坚持。③餐后散步，以助于消化和吸收，不宜进行剧烈运动，也不应在剧烈运动后立即进食。

并发症护理　①注意观察疼痛部位及疼痛规律的变化，观察是否伴呕吐、呕血、便血，观察呕吐量、性质、气味，准确记录液体出入量。②出现疼痛规律变化、腹部剧烈疼痛伴腹肌紧张，应警惕胃穿孔；出现大量呕吐宿食，警惕幽门梗阻，应立即遵医嘱做好各项术前准备。急性幽门梗阻时，禁食水，行胃肠减压，保持口腔清洁，遵医嘱静脉输液，做好解痉药和抗生素的用药护理。

健康指导　①讲解引起和加重消化性溃疡的相关因素，指导患者生活要有规律，劳逸结合，避免过度紧张和劳累，选择合适锻炼方式，提高机体抵抗力。②养成良好的饮食及卫生习惯，定时进食，戒除烟酒，避免摄入刺激性食物，细嚼慢咽，避免进食过快。③指导患者遵医嘱服药，掌握观察药物疗效和不良反应的方法，不随意停药或加减量，避免复发。④识别并发症并及时就诊，告知患者若上腹疼痛发生节律变化或加剧，或出现呕血、黑粪，应立即就诊。

护理评价　①疼痛是否缓解。②营养状况是否改善。③是否出现急性穿孔、幽门梗阻等并发症，并发症能否得到及时发现及处理。

（关玉霞）

wèi'ái huànzhě hùlǐ

胃癌患者护理 (nursing of patients with gastric carcinoma)

对胃癌患者上腹部疼痛、反酸、食欲缺乏、呕吐、乏力、消瘦、幽门梗阻、代谢障碍等现存及潜在健康问题的发现及处理，为其提供相应的生理、心理、社会的照顾。

护理评估　包括以下几方面：

个人及家族史　有无慢性萎缩性胃炎、胃溃疡、胃息肉等病史，有无吸烟、饮酒史；有无胃癌或其他肿瘤等家族史。

现病史　营养状况，有无消瘦和体重下降；是否出现上腹部疼痛及其部位、程度、性质；是否出现反酸、食欲缺乏、乏力；是否出现呕吐，呕吐的严重程度、呕吐的内容物、呕吐物的量及性质等；有无呕血和黑粪，呕血及黑粪的出现时间、持续时间、严重程度等。

治疗经过　接受的检查及结果，如胃镜、腹部超声及CT等检查；接受的治疗及疗效和不良反应。

主要护理问题　①营养失调：低于机体需要量。②疼痛。③潜在并发症：出血、吻合口瘘、胃排空障碍、倾倒综合征等。④缺乏胃癌治疗、护理和康复等方面的知识。

护理措施　包括以下几方面：

营养支持护理　①术前营养支持。指导患者进食高蛋白、高热量、低脂、易消化和少渣的食物，少食多餐。如患者进食量过少，可给予静脉营养支持或给予肠内营养支持。②术后营养支持。术后需详细记录患者24小时出入量，给予静脉营养支持；对术中放置空肠造口管者，术后早期经造口管输注肠内营养液，实施肠内营养支持。

引流管护理　①保持引流管通畅，避免受压、折叠。②妥善固定引流管，严防管路脱出。③密切观察引流液的颜色、性质、气味和量。④每4~6小时冲洗胃管一次，保持胃管通畅。

疼痛护理　正确使用镇痛泵及其他镇痛和放松方式，同消化系统疾病患者护理的相关内容。

饮食护理　①术后胃肠功能恢复排气拔除胃管后，可少量饮水。②如无不适反应，第2日可进清流食，如米汤等。③第3日改为半流食，可食用粥等低脂半流食。④第10~14日逐渐过渡到软食，少食多餐。

并发症护理　①胃出血。注意观察病情，并观察腹腔引流管引流液的量、颜色与性质，以及胃管引流胃液情况，如胃管内短时大量引出鲜红色胃液，每小时胃液量超过100ml，腹腔出现大量血性引流液，患者出现头晕、脉搏增快、恶心、呕吐、黑粪、血压下降，应考虑胃内出血，应立即通知医生，根据病情做好抢救准备。②吻合口瘘。常出现于术后4~6日内，应注意腹痛及体温变化，一旦出现右上腹突然剧烈疼痛及腹膜刺激征，应警惕吻合口瘘，遵医嘱给予输液治疗以纠

正水、电解质和酸碱失衡。③胃排空障碍。患者胃管内胃液量没有逐渐减少，反而逐渐增多，或患者进食后腹胀、恶心、呕吐，24小时内无排气，提示患者为胃蠕动无力所致的胃排空障碍，应立即嘱患者禁食、胃肠减压，记录液体出入量，并通知医生处理。④倾倒综合征。根据进食后症状出现的时间分为早期与晚期两种，早期倾倒综合征患者在进食后出现上腹胀痛、心悸、头晕、出汗、呕吐、腹泻，甚至虚脱，应立即嘱患者平卧10~20分钟，嘱患者少食多餐，饮食以高蛋白、低碳水化合物为主。不吃过甜、过咸的高渗食物，进餐时限制饮水、喝汤，餐后平卧20~30分钟，多数患者可在半年至一年内逐渐自愈；晚期倾倒综合征多表现为反应性低血糖，出现头晕、心悸、出冷汗、脉搏细弱等，出现症状后应及时进食。

放射治疗与化学治疗护理同原发性支气管肺癌患者护理的相关内容。

健康指导　①保持心情舒畅，适量活动，避免劳累及受凉。②饮食规律，早期要少食多餐，术后1个月后可逐渐增加进食量。避免生、冷、硬、辛辣、酒等刺激性食物，避免易胀气的食物，如豆类食物，避免过甜食物。餐后卧床20分钟左右可预防倾倒综合征。③定期复查，术后化疗期间定期门诊随访。若有腹部不适、胀满等表现时，应随时复诊。

护理评价　①营养状况是否改善，体重有无下降。②疼痛是否缓解。③有无并发症发生，并发症能否得到及时发现及处理。④对胃癌治疗、术前及术后护理和康复知识是否了解。

（马玉芬）

dǎnshízhèng huànzhě hùlǐ

胆石症患者护理（nursing of patients with cholelithiasis）

对胆石症患者腹痛、发热、恶心、呕吐、黄疸等现存及潜在健康问题的发现及处理，为其提供相应的生理、心理、社会的照顾。

护理评估 包括以下几方面：

个人及家族史 有无胆囊炎病史，有无吸烟、饮酒史；有无胆石症家族史。

现病史 是否发热、恶心、呕吐、腹痛及黄疸，发热的程度及热型；呕吐严重程度，呕吐物内容，呕吐后腹痛是否缓解；黄疸的严重程度，呈持续性还是波动性；了解首次出现肝区和胸背部胀痛时间，有无进食脂质饮食、饮酒等诱因。

治疗经过 接受的检查及结果，如血常规检查、B超检查、经皮肝穿刺胆管造影、内镜逆行胰胆管造影、CT检查、MRI检查、磁共振胆胰管造影等；接受的治疗及疗效和不良反应。

主要护理问题 ①疼痛。②体温过高。③有皮肤完整性受损的危险。④营养失调：低于机体需要量。⑤潜在并发症：感染性休克、出血、吻合口瘘。⑥缺乏胆石症治疗、护理和康复等方面的知识。

护理措施 包括以下几方面：

疼痛护理 ①术前疼痛护理。如果患者出现胆绞痛，可遵医嘱给予解痉镇痛药；禁用吗啡，因吗啡可引起Oddi括约肌收缩，增加胆道内压力。②术后疼痛护理。定时评估患者术后疼痛的原因、程度、性质及症状和体征；指导患者正确使用自控镇痛泵或遵医嘱给予镇痛药，观察镇痛效果及不良反应，如头晕、恶心、呕吐等。③协助患者卧床休息，指导其有节律地深呼吸。

发热护理 ①监测体温变化。②若体温过高，根据体温情况进行物理降温或药物降温。③遵医嘱急查血常规，若存在胆道感染，遵医嘱给予抗感染治疗。

营养支持护理 ①术前能进食者，指导其进食低脂、高热量、富含维生素、易消化的饮食，肝功能较好者，可进食高蛋白饮食；若进食量过少或出现胆囊炎发作、胆道感染，可禁食、禁水并给予静脉营养支持。②行腹腔镜胆囊切除术者手术当日禁食水，术后第1日可进食低脂、易消化饮食；行开腹手术患者排气、拔除胃管后，可逐渐进食清淡、易消化食物。③术后详细记录患者24小时出入量，监测电解质，遵医嘱给予静脉营养支持，改善营养状况。

引流管护理 ①妥善固定引流管，严防管路脱出，保持引流管通畅，避免其受压、折叠。②密切观察引流液的颜色、性质和量。③T管的护理。妥善固定，保持通畅，改变体位或活动时注意引流管的水平高度不要超过腹部切口高度，以免引流液反流；观察、记录胆汁的量及性状。如胆汁引流量突然减少，应注意引流管是否扭曲、压迫、阻塞。正常胆汁呈深绿色或棕黄色，较清亮、无沉淀物，颜色过浅、过稀薄（提示肝功能不佳）、混浊（提示感染）或有泥沙样沉淀（结石）均不正常。一般术后12~14日，黄疸消退；无腹痛、发热；粪便颜色正常；胆汁引流量逐渐减少，颜色呈透明金黄色，无脓液、结石、沉渣及絮状物，可考虑拔管。拔管前先在餐前、餐后各夹管1小时，拔管前1~2日全日夹管，如无腹胀、腹痛、发热及黄疸，可予拔管。拔管前

还要在X线下经T管做胆道造影，造影后必须立即接好引流管继续引流2~3日，引流造影剂，以减少造影后反应和继发感染；如情况正常，造影后2~3日可拔管。拔管后局部伤口用凡士林纱布堵塞，1~2日会自行封闭。拔管后1周内，警惕有无胆汁外漏甚至发生腹膜炎，观察体温、有无黄疸和腹痛再发作，以便及时处理。

并发症护理 ①感染性休克。密切观察病情变化，若出现生命体征改变，如体温明显升高、呼吸急促、脉搏增快、血压下降及意识障碍，应警惕感染性休克；若腹痛加重伴腹膜刺激征，出现黄疸或黄疸加重，提示严重感染，给予补液及抗感染治疗。②出血。可表现为引流管内引出鲜血、呕血或黑粪，应立即通知医生，根据病情做好抢救准备。③吻合口瘘。常出现于术后4~6日内，表现为右上腹突然剧痛及腹膜刺激征，应注意腹痛及体温的变化情况。

皮肤护理 ①全身瘙痒者应劝阻患者抓挠皮肤，以免造成皮肤破损继发感染。②遵医嘱给予止痒药，如炉甘石洗剂涂抹并保持皮肤清洁。③协助患者修剪指甲，避免皮肤抓伤。

健康指导 ①向患者及家属介绍有关胆道疾病的知识，出现黄疸、腹痛、肝区不适等异常症状及时就诊。②胆道手术后患者应注意养成正确的饮食习惯，进食低脂、易消化食物，宜少食多餐、多饮水。③带T管出院者，指导其学会自我护理，定期复查。

护理评价 ①疼痛是否缓解。②体温是否控制在正常范围内。③有无皮肤完整性受损。④有无并发症发生，并发症能否得到及时发现及处理。⑤对胆石症治疗、

术前及术后护理和康复知识是否了解。

（马玉芬）

dǎndào gǎnrǎn huànzhě hùlǐ

胆道感染患者护理 （nursing of patients with biliary tract infection）

对胆道感染患者腹痛、黄疸、发热等现存及潜在健康问题的发现及处理，为其提供相应的生理、心理、社会的照顾。

护理评估 包括以下几方面：

个人及家族史 有无胆石症等病史，有无吸烟、饮酒史；有无胆道疾病等家族史。

现病史 首次发生胆绞痛的时间，有无进食过多高脂食物等诱因，疼痛的部位、持续时间、严重程度和缓解因素等；是否伴发热，发热的程度及规律；是否出现黄疸；是否出现呕吐，呕吐物的性状、内容物及其量，呕吐后疼痛是否缓解。

治疗经过 接受的检查及结果，如 B 超、内镜逆行胰胆管造影等检查；接受的治疗及疗效和不良反应。

主要护理问题 ①疼痛。②体温升高。③有体液不足的危险。④皮肤完整性受损。

护理措施 包括以下几方面：

疼痛护理 ①卧床休息，协助患者采取舒适卧位，指导其进行有节律的深呼吸，达到放松和减轻疼痛的目的。②诊断明确且疼痛剧烈者，可遵医嘱给予消炎利胆、解痉镇痛的药物。③控制感染，遵医嘱及时合理应用抗菌药物，减轻胆囊肿胀和胆囊压力。

饮食护理 ①给予病情较轻的非手术患者清淡饮食，禁忌油腻食物。②病情严重且需手术患者应禁食，并给予胃肠减压。

维持体液平衡 ①加强观察，严密监测生命体征和循环功能，

及时记录液体出入量，为补液提供可靠依据。②根据病情、中心静脉压（CVP）、胃肠减压等情况遵医嘱确定补液的种类以及输液量。

皮肤护理 ①黄疸患者易发生瘙痒，嘱患者勿抓挠，避免皮肤破损引起感染。②帮助患者修剪指甲或戴指套。③协助患者翻身，在骨隆突处垫软垫，预防压疮。

内镜逆行胰胆管造影护理 预防腹痛、感染等并发症，见内镜逆行胰胆管造影术护理。

发热护理同消化系统疾病患者护理的相关内容。

健康指导 ①遵医嘱坚持正规治疗。②低脂饮食。③适当进行体育锻炼，体重超重者应减重。④定期复查，如有疼痛、发热等症状，及时就诊。

护理评价 ①疼痛是否缓解。②发热等症状是否缓解。③皮肤是否保持完整。④是否发生体液不足。

（关玉霞）

dǎndào huíchóngbìng huànzhě hùlǐ

胆道蛔虫病患者护理 （nursing of patients with biliary ascariasis）

对胆道蛔虫病患者疼痛、发热、腹泻等现存及潜在健康问题的发现及处理，为其提供相应的生理、心理、社会的照顾。

护理评估 包括以下几方面：

个人史 居住地、饮食习惯，是否去过疫区，有无蛔虫等寄生虫感染的病史，有无不当驱蛔虫史，是否有呕吐、便蛔虫史。

现病史 腹痛发生的时间、部位、性质、程度和规律，是否因疼痛出现面色苍白、坐卧不安、大汗淋漓、哭喊不止；有无消化道功能紊乱，如腹泻、易饥饿等症状；是否伴发热。

治疗经过 接受的检查及结果，如呕吐物、十二指肠引流液、胆汁或粪便中蛔虫虫卵检查、X线钡剂检查、B 超检查等；接受的治疗及疗效和不良反应。

主要护理问题 ①疼痛。②有感染的危险。③有水、电解质紊乱和酸碱平衡失调的危险。④营养失调：低于机体需要量。⑤缺乏个人卫生、饮食卫生和环境卫生等知识。⑥焦虑。

护理措施 包括以下几方面：

疼痛护理 观察疼痛的性质和程度，必要时遵医嘱给予患者解痉、镇痛治疗，解除平滑肌痉挛引起的绞痛，绞痛剧烈，可配合哌替啶和苯巴比妥治疗。

用药护理 ①遵医嘱给予驱虫药物，督促患者定时、定量服药。②服用驱虫药物后一般容易出现腹痛、腹泻、恶心及呕吐，应从小剂量开始给予，逐渐增加剂量，并观察药物的不良反应。

感染护理 ①遵医嘱在出现畏寒、发热时，严密监测血常规，抽血做血培养。②高热时予以冰袋物理降温、温水擦浴等退热治疗。③遵医嘱给予相应的抗生素，避免感染加重。

营养支持护理 ①对胆道感染、全身中毒症状严重者，应予以禁食、输液、静脉营养支持，并根据血生化检查结果遵医嘱补液，维持电解质及酸碱平衡。②患者症状缓解及恢复期时，指导患者少食多餐，减轻食物残留，为患者选择有营养、易消化的流质和半流质饮食。③注意维生素A、维生素 B_2 和维生素 C 补充。④避免过度饥饿和饮食不节，避免虫体剧烈活动而引起腹痛。

并发症护理 密切观察病情变化，注意体征及疼痛变化，以防急性化脓性胆管炎、胆囊炎、

肝脓肿、胆道出血、腹膜炎、败血症、中毒性休克，出现异常及时通知医生，根据病情做好抢救准备。

健康指导 ①向患者普及胆道蛔虫病相关知识，告知其遵医嘱正规治疗的重要性，指导患者正确、定时、定量服药。②指导患者养成良好饮食习惯，不食用生冷的肉类和蔬菜，食用生的水果时要洗净；餐前餐后洗手，勤剪指甲，餐具固定，儿童不要吮吸手指。③加强卫生宣教，嘱患者不可随地排便，以免污染周围环境。④指导患者加强病情的自我监测，密切观察药物的不良反应，如有不适及时就诊。

护理评价 ①疼痛是否缓解。②感染是否控制。③营养状况是否改善。④对治疗、护理和康复知识是否了解。⑤焦虑情绪是否缓解。

（关玉霞）

dǎnnáng xīròuyàng bìngbiàn huànzhě hùlǐ

胆囊息肉样病变患者护理

（nursing of patients with polypoid lesion of gallbladder） 对胆囊息肉样病变患者上腹部不适、上腹部隐痛等现存及潜在健康问题的发现及处理，为其提供相应的生理、心理、社会的照顾。

护理评估 包括以下几方面：

个人及家族史 饮食习惯，有无肝、胆疾病史；有无胆囊癌家族史等。

现病史 是否出现上腹部不适、恶心、呕吐、食欲缺乏；是否伴腹痛及其部位、性质及程度，腹痛是否伴发热和黄疸。

治疗经过 接受的检查及结果，如 B 超、CT 等检查；接受的治疗及疗效和不良反应。

主要护理问题 ①营养失调：低于机体需要量。②疼痛。③缺

乏胆囊息肉样病变治疗、护理和康复等方面的知识。

护理措施 包括以下几方面：

皮肤护理 皮肤黄染、瘙痒者，嘱其勿用手抓挠，可戴手套按摩瘙痒处皮肤。

饮食护理 ①禁饮酒，禁饮含酒精类饮料。②规律饮食，食用早餐。③摄入低脂、低胆固醇饮食，避免进食高胆固醇类食物，如蛋黄、肥肉、海鲜、动物内脏等食物，多食用各种新鲜水果、蔬菜等。

用药护理 ①指导患者遵医嘱用药，并做好用药指导。②观察药物治疗的效果及不良反应。

营养支持护理 ①遵医嘱给予肠内营养或肠外营养。②输注肠内营养者，注意妥善固定管路，防止打折，控制输注速度，及时冲管，保持管路通畅。③用中心静脉插管及外周导管输注肠外营养素者，注意导管的护理，注意药物的配伍禁忌，严格无菌技术操作。④营养支持要循序渐进，切忌急于求成。

疼痛护理 ①遵医嘱予患者镇痛药。②指导患者用放松疗法，如听音乐、读书、看报等分散注意力。

健康指导 ①保证健康的生活方式，摄入低胆固醇饮食，戒烟酒，保持良好心理状态，适当运动。②定期复查 B 超，了解肝、胆情况。

护理评价 ①营养状况是否改善。②疼痛是否缓解。③对胆囊息肉样病变的治疗、护理和康复知识是否了解。

（关玉霞）

dǎnnáng'ái huànzhě hùlǐ

胆囊癌患者护理 （nursing of patients with carcinoma of gallbladder） 对胆囊癌患者腹痛、

黄疸、恶心、呕吐、体重减轻、腹水等现存及潜在健康问题的发现及处理，为其提供相应的生理、心理、社会的照顾。

护理评估 包括以下几方面：

个人及家族史 有无胆囊炎、胆囊结石、胆囊息肉、胆囊腺肌症等病史；有无胆囊癌家族史。

现病史 是否存在腹痛、黄疸，腹痛、黄疸的严重程度；是否伴恶心、呕吐；是否出现腹水；是否出现消瘦或者体重减轻；首次出现肝区不适、腹痛的时间。

治疗经过 接受的检查及结果，如 B 超、胆囊造影、CT、MRI 等检查；接受的治疗及疗效和不良反应。

主要护理问题 ①疼痛。②有皮肤完整性受损的危险。③营养失调：低于机体需要量。④潜在并发症：出血、吻合口瘘。⑤缺乏胆囊癌治疗、护理和康复等方面的知识。⑥焦虑。

护理措施 包括以下几方面：

疼痛护理 ①术前癌性疼痛。评估疼痛程度和性质，并遵循三阶梯原则给予镇痛药，并观察镇痛药的效果和不良反应。②术后定时评估有无疼痛，疼痛的程度、性质及症状和体征；指导患者正确使用镇痛泵和自我放松方式；或者遵医嘱使用镇痛药，观察镇痛效果及不良反应。

营养支持护理 ①术前能进食者，给予低脂、高热量、富含维生素、易消化饮食，肝功能较好者，给高蛋白饮食；如患者不能进食或进食量过少，可给予静脉营养支持。②术后详细记录患者 24 小时出入量，监测电解质，给予静脉营养支持；术后胃肠功能恢复排气拔除胃管后，可逐渐进食少油腻、易消化食物。

并发症护理 ①出血。观察

生命体征，是否存在腹部疼痛及血性引流液，若患者出现腹痛、血压下降及引流管流出血性液体每小时超过 100ml，应考虑出血，立即通知医生并根据病情做好抢救准备。②吻合口瘘。常出现于术后 4~6 日，表现为右上腹突然剧痛及腹膜刺激征，应注意腹痛及体温的变化情况。

心理护理　①主动与患者交谈，向患者耐心解释手术的必要性。②鼓励患者表达自身感受，消除患者的顾虑和悲观情绪，增强患者战胜癌症的信心，使其能积极配合治疗和护理。

引流管护理、皮肤护理同胆石症患者护理的相关内容。放射治疗与化学治疗护理同原发性支气管肺癌患者护理的相关内容

健康指导　①进食少油腻、富含维生素、低脂的饮食，烹调方式以蒸、煮为宜，少吃油炸类的食物。②保持心情舒畅，适量活动，避免劳累及受凉，适当体育锻炼，提高机体抵抗力。③遵医嘱复诊，如果出现伤口红、肿、热、痛或腹痛，及时就诊。

护理评价　①疼痛是否缓解。②皮肤完整性是否受损。③营养状况是否改善，体重有无继续下降。④有无并发症发生，并发症能否得到及时发现及处理。⑤对胆囊癌治疗、术前及术后护理和康复知识是否了解。⑥焦虑情绪是否缓解。

(马玉芬)

dǎnguǎn'ái huànzhě hùlǐ

胆管癌患者护理（nursing of patients with carcinoma of bile duct）　对胆管癌患者黄疸、恶心、呕吐、皮肤瘙痒、尿色深黄、右上腹部隐痛并向腰背部放射等现存及潜在健康问题的发现及处理，为其提供相应的生理、心理、

社会的照顾。

护理评估　包括以下几方面：

个人及家族史　有无胆管炎、胆管结石、先天性胆管囊性扩张疾病史；有无胆管癌的家族史。

现病史　是否出现腹痛，疼痛的性质、严重程度，出现的时间及持续时间；是否伴黄疸、恶心、呕吐，黄疸的严重程度；是否伴皮肤瘙痒；尿及粪便颜色是否正常，胆管癌患者通常出现尿液深黄及陶土色便等体征。

治疗经过　接受的检查及结果，如碱性磷酸酶及血清胆红素检测、B 超、经皮肝穿刺胆管造影、内镜逆行胰胆管造影、CT、MRI 等检查；接受的治疗及疗效和不良反应。

主要护理问题　①疼痛。②营养失调：低于机体需要量。③有皮肤完整性受损的危险。④潜在并发症：出血、吻合口瘘、胃排空延迟、倾倒综合征。⑤缺乏胆管癌治疗、护理和康复等方面的知识。⑥焦虑。

护理措施　包括以下几方面：

营养支持护理　①术前营养支持，见胆囊癌患者护理中的营养支持护理。②术后详细记录患者 24 小时出入量，给予静脉营养支持，改善患者营养状况；对术中放置空肠造口管者，术后早期经空肠造口管输注肠内营养液，实施肠内营养支持；术后胃肠功能恢复排气拔除胃管后，可逐渐进食少油腻、易消化的食物。

并发症护理　①胃出血、吻合口瘘、倾倒综合征的护理，同胃癌患者护理的相关内容。②胃排空延迟。出现在拔除胃管后开始进食或进食数日内出现上腹部饱胀、钝痛，继而呕吐带有食物的胃液和胆汁，呈现不完全性高位小肠梗阻的表现。应立即禁食，

行胃肠减压，给予静脉及肠内营养支持，给予促进胃肠动力的药物。

心理护理　向患者介绍胆管癌相关知识、治疗手段，鼓励患者表达自身感受，指导患者掌握自我放松的方法，消除患者的顾虑和悲观情绪，增强患者战胜癌症的信心，使其能积极配合治疗和护理。

引流管护理、皮肤护理同胆石症患者护理的相关内容，疼痛护理、健康指导同胆囊癌患者护理的相关内容。放射治疗与化学治疗护理同原发性支气管肺癌患者护理的相关内容

护理评价　①疼痛是否缓解。②营养状况是否改善。③有无皮肤完整性受损。④有无并发症发生，并发症能否得到及时发现及处理。⑤对胆管癌治疗、术前及术后护理和康复知识是否了解。⑥焦虑情绪是否缓解。

(马玉芬)

jíxìng yíxiànyán huànzhě hùlǐ

急性胰腺炎患者护理（nursing of patients with acute pancreatitis）　对急性胰腺炎患者急性腹痛、发热、恶心、呕吐、血清淀粉酶及尿淀粉酶增高等现存及潜在健康问题的发现及处理，为其提供相应的生理、心理、社会的照顾。

护理评估　包括以下几方面：

个人史　有无胆道疾病等病史，有无吸烟、酗酒及暴饮暴食等不良生活习惯。

现病史　疼痛出现的时间、部位、性质、程度，是否存在诱发因素；是否伴发热、呕吐，呕吐物的色、性状、量；是否出现呕血，有无黑粪，有无晕厥、休克等全身症状；症状发生前有无进食过多油腻食物、饮酒等诱因。

治疗经过　接受的检查及结果，如 CT、血常规、尿淀粉酶测定等检查；接受的治疗及疗效和不良反应。

主要护理问题　①疼痛。②体液不足。③体温过高。④潜在并发症：休克。⑤知识缺乏：缺乏急性胰腺炎的相关知识。

护理措施　包括以下几方面：

疼痛护理　①绝对卧床休息。指导和协助患者取舒适体位，可取弯腰、屈膝侧卧位；避免衣服过紧，对剧痛在床上辗转不安者可加床栏，防止坠床。②多数患者需绝对禁食 1~3 日，同时限制饮水，若口渴可含漱或湿润口唇，并做好口腔护理。③明显腹胀和经禁食腹痛仍无缓解者，需留置胃管连续抽吸胃内容物和胃内气体，减少胃酸分泌，减少胰液分泌，缓解疼痛。④遵医嘱给予解痉镇痛药物治疗，以抑制胃及胰腺分泌，解除胃、胆管和胰管的痉挛。⑤疼痛严重、镇痛效果不佳者，遵医嘱用哌替啶以缓解疼痛。禁用吗啡，以防 Oddi 括约肌痉挛而加重疼痛。⑥安慰患者，耐心倾听其诉说，了解其心理状态，对采取禁食的患者，应向其解释治疗意义，以取得其配合，促进病情尽快好转。

病情观察　①观察生命体征、腹痛情况及血清淀粉酶、尿淀粉酶的动态变化，以确定胰腺炎是水肿性还是出血坏死性，并及早发现并发症以便及时处理。②观察呕吐物的量与性状，行胃肠减压者，观察和记录引流量，并注意观察皮肤、黏膜的色泽与弹性有无变化，判断失水程度。③注意血压、神志及尿量的变化，如出现神志改变、尿量减少、皮肤黏膜苍白、出冷汗等低血容量性休克表现，应积极配合医生进行抢救。

饮食护理　①禁食数日，待腹痛基本缓解后，先给少量低脂、低糖饮食，如米汤、果汁等，若无不适，再给低蛋白、不含脂肪的饮食，如小豆汤、龙须面和少量鸡蛋清，逐渐恢复饮食，在恢复饮食过程中应观察腹痛是否重新出现或加重，如有上述情况应考虑继续禁食。②避免进食刺激性强、产气多、高脂和高蛋白食物，严格禁酒。③对病情严重患者应给予全胃肠外营养，以维持热量和营养的供应。

发热护理同消化系统疾病患者护理的相关内容。

健康指导　①帮助患者及家属了解此病的诱发因素和疾病的过程，对有胆道疾病史者，应积极治疗。②指导患者掌握饮食卫生的基本知识，戒酒，宜进食低脂、易消化饮食，避免刺激性食物，避免暴饮暴食，养成规律进食的习惯。若长期限制脂肪摄入，应注意脂溶性维生素的补充，多吃胡萝卜、西红柿、南瓜、肝脏、蛋黄等食物。③合理休息：指导患者生活起居，避免劳累及情绪激动。④定期复诊，自我监测疼痛的变化，一旦出现异常应及时就诊。

护理评价　①疼痛是否缓解。②营养状况是否改善，水、电解质是否平衡。③体温是否维持在正常范围内。④有无休克等并发症发生，并发症能否得到及时发现及处理。⑤对急性胰腺炎治疗、护理和康复知识是否了解。

（关玉霞）

yídǎosùliú huànzhě hùlǐ
胰岛素瘤患者护理（nursing of patients with insulinoma）　对胰岛素瘤患者低血糖综合征等现存及潜在健康问题的发现及处理，为其提供相应的生理、心理、社会的照顾。

护理评估　包括以下几方面：

个人及家族史　有无家族多发内分泌肿瘤的个人及家族史。

现病史　低血糖出现的时间、症状、严重程度、持续时间及缓解方法；是否伴意识障碍、精神异常、交感神经兴奋的表现，如出冷汗、面色苍白、心悸、四肢发凉、手足震颤等。

治疗经过　接受的检查及结果，如 B 超、CT、饥饿试验、血糖监测等检查；接受的治疗及疗效和不良反应。

主要护理问题　①有受伤的危险。②潜在并发症：胰瘘。③缺乏胰岛素瘤治疗、术前及术后护理和康复等方面的知识。

护理措施　包括以下几方面：

血糖监测与控制　胰岛素瘤的典型症状为惠普尔三联征（Whipple 三联征），即空腹时低血糖症状发作、空腹或发作时血糖<2.8mmol/L、进食或静脉推注葡萄糖可迅速缓解症状。护理措施包括：①监测空腹血糖及症状发作时的血糖。②血糖<2.8mmol/L（50mg/dl），应立即查静脉血糖和血胰岛素，然后静脉推注 50% 葡萄糖注射液 10~20ml，直至症状缓解。③手术当日晨空腹查血糖及胰岛素，作为术中血糖及胰岛素监测的基础值。手术当日晨禁食，以免麻醉中误吸和影响术中血糖监测。④注意术后"反跳性高血糖"的监测，多数患者术后第 1 日血糖达高峰，应遵医嘱使用胰岛素，使血糖维持在正常范围、患者胰岛细胞功能的恢复和血糖的变化处于平稳过程。输液时可用输液泵调控速度，避免血糖水平波动过大。术后连续查晨起空腹血糖，血糖恢

复至正常范围后停用胰岛素。

安全护理　患者低血糖发作时，应安置床档，防止坠床；抽搐时注意保持呼吸道通畅，用牙垫，防止舌咬伤。

心理护理　患者临床表现复杂多样，容易被误诊为精神障碍；低血糖发作时，时间和地点不能控制，限制了人际交往和社交活动；由于依靠加餐缓解症状导致体形偏胖，患者的心理负担较重。要多关心、体贴患者，多沟通，使其消除思想顾虑，保持乐观情绪，增强战胜疾病的信心。

饮食护理　了解患者已有加餐规律，提醒和督促患者按时加餐，平时随身携带一些糖果，感到有低血糖发作的前兆即刻服用，避免低血糖发作，减少对脑组织的损害。平时应食用吸收缓慢的主食，如精玉米、荞麦面、豆面等制作的食物，以稳定地提供能量。

胰瘘护理　①术后禁食和持续胃肠减压5~7日，遵医嘱给予抑酸药物和生长抑素制剂，直至进食为止，减少酸性胃内容物刺激十二指肠分泌促胰液素。②注意保持胰周引流的通畅，引流过程中密切观察引流液的颜色、性质和量，遵医嘱隔日采集标本测定引流液淀粉酶含量。如术后7日引流量仍>10ml、淀粉酶含量>1500U，应继续保持引流；拔管时应分次逐步拔除，以避免引流管位置不佳引起的胰液积聚，甚至形成胰腺假性囊肿。③出现胰瘘应保护好引流管周围皮肤，定期换药，保持干燥，防止因胰液外渗引起皮肤糜烂。

健康指导　①加强低血糖症状的自我观察，随身携带含糖食物。②避免情绪激动及过度劳累。③指导家属观察患者低血糖的好

发时间和常见症状，并及时为其提供含糖食物，发现患者出现大汗淋漓、神志淡漠等严重低血糖症状，应及时送医院急救。④戒烟、戒酒，给予高蛋白、富含维生素、易消化、无刺激性的饮食，忌暴饮暴食。⑤指导患者测空腹血糖前不可进食，如感觉有低血糖发作，应先检测血糖后进食，以保证检测的准确性。

护理评价　①血糖是否平稳，低血糖发作时有无受伤。②有无胰瘘等并发症发生，并发症能否得到及时发现及处理。③对胰岛素瘤治疗、术前及术后护理和康复知识是否了解。

（马玉芬）

yíxiàn'ái huànzhě hùlǐ

胰腺癌患者护理（nursing of patients with pancreatic carcinoma）

对胰腺癌患者上腹部疼痛和（或）上腹部饱胀不适、黄疸、食欲缺乏、消瘦等现存及潜在健康问题的发现及处理，为其提供相应的生理、心理、社会的照顾。

护理评估　包括以下几方面：

个人及家族史　是否长期高蛋白、高脂饮食；有无吸烟史，吸烟的持续时间及数量；有无糖尿病、慢性胰腺炎等慢性疾病；家族中有无胰腺肿瘤或其他肿瘤患者。

现病史　腹痛的性质、部位、程度，是否伴放射痛；营养状况、食欲、体重减轻情况，排便的次数、性状；是否出现黄疸，黄疸出现的时间、程度，有无皮肤瘙痒；有无头晕、出冷汗、面色苍白、乏力、饥饿、震颤等低血糖症状。

治疗经过　接受的检查及结果，如B超、CT、内镜逆行胰胆管造影及血生化等检查；接受的治疗及疗效和不良反应。

主要护理问题　①疼痛。②营

养失调：低于机体需要量。③潜在并发症：出血、胰瘘、感染、胆瘘、胃排空延迟等。④缺乏胰腺癌治疗、护理和康复等方面的知识。⑤焦虑。⑥有皮肤完整性受损的危险。

护理措施　包括以下几方面：

疼痛护理　胰腺癌患者的疼痛比其他癌症疼痛严重得多，术后24~48小时内疼痛最明显，以后逐渐减轻，应做好患者的心理护理，评估患者术后疼痛的原因、程度、性质及症状和体征；指导患者正确使用镇痛泵及其他镇痛和放松方式，并观察用药后的镇痛效果及不良反应。

心理护理　胰腺癌恶性度高、手术切除率低、预后差，患者常出现否认、悲哀、畏惧和愤怒等不良情绪，护理人员应予理解，多与患者沟通，了解其真实感受，满足患者精神需要。同时根据患者掌握知识的程度，针对性介绍与疾病和手术相关知识，使患者能配合治疗与护理。

术前减黄治疗护理　对黄疸较重者，术前行经皮经肝胆管引流进行术前减黄治疗（见经皮经肝胆管引流术护理）；对有阻塞性黄疸者，应遵医嘱给予维生素K_1、复合维生素B、保肝药等药物，改善肝功能。

营养支持护理　①术前营养支持护理。尽可能选用肠内营养，留置鼻肠营养管10~14日，滴注营养液，每8小时脉冲冲管一次；循序渐进地调节喂养的速度和浓度，开始宜用等渗溶液，速度宜慢，以后每日增加25ml/h，直至液体量满足患者需要；喂养过程中应监测患者对肠内营养的耐受性，患者不能耐受时表现为腹胀、腹痛、恶心，严重者可出现呕吐、腹泻、肠鸣音亢进。②术后早期

予以静脉营养支持，维持水、电解质和酸碱平衡。

血糖监测与护理　术后早期患者禁食及卧床期间，遵医嘱使用静脉注射泵泵入胰岛素，监测血糖水平，将血糖控制在 8.4~11.1mmol/L。

术后并发症护理　①出血。术后密切观察生命体征、伤口渗血及引流液情况，准确记录出入量。若引流出现血性液体，或出现呕血、便血等，同时患者有出汗、脉搏增快、血压下降等现象，应立即通知医生处理；出血量少者可予静脉补液，应用止血药、输血等治疗，出血量大者需手术止血。②胰瘘。见胰岛素瘤患者护理的胰瘘护理。③胆瘘。通常发生在术后 5~7 日，表现为自引流管流出大量胆汁，每日数百毫升至 1000ml 不等。观察术后引流管内是否出现黄色内容物，并测定胆红素含量及酸碱度；术后早期发生高流量胆瘘者应及时再手术并放置 T 管引流，并注意维持水和电解质平衡。④胃排空延迟。见胆管癌患者护理的并发症护理。

皮肤护理、引流管护理同胆石症患者护理的相关内容。放射治疗与化学治疗护理同原发性支气管肺癌患者护理的相关内容

健康指导　①40 岁以上、短期内出现持续性上腹痛、腹胀、食欲缺乏、消瘦等症状，应及时就诊，对胰腺做进一步检查。②均衡饮食，少食多餐。③定期复查，若出现进行性消瘦、贫血、乏力、发热等症状，及时到医院复诊。

护理评价　①疼痛是否减轻。②营养状况是否改善。③有无并发症发生，并发症能否得到及时发现及处理。④对胰腺癌治疗、护理和康复知识是否了解。⑤焦虑情绪是否缓解。

（马玉芬）

壶腹周围癌患者护理（nursing of patients with periampullary carcinoma）

对壶腹周围癌患者黄疸、上腹部饱胀不适、胀痛、食欲缺乏等现存及潜在健康问题的发现及处理，为其提供相应的生理、心理、社会的照顾。

护理评估　包括以下几方面：

个人及家族史　同胰腺癌患者护理的相关内容。

现病史　腹痛的性质、部位、程度，是否伴放射痛；营养状况，如食欲、体重，排便次数、性状；是否出现黄疸，黄疸出现的时间、严重程度，有无皮肤瘙痒等，黄疸程度是否呈波动性变化；是否发热，发热的程度及热型。

治疗经过　接受的检查及结果，如 B 超、CT、内镜逆行胰胆管造影及血生化等检查；接受的治疗及疗效和不良反应。

主要护理问题　①疼痛。②营养失调：低于机体需要量。③潜在并发症：出血、胰瘘、胆道感染、胆瘘等。④缺乏壶腹周围癌治疗、护理和康复等方面的知识。⑤焦虑。

护理措施　包括以下几方面：

营养支持护理　通过提供高蛋白、低脂和富含维生素的饮食或肠外营养支持等方式改善患者的营养状况。

感染控制护理　有胆道梗阻继发感染者，遵医嘱给予抗生素。

皮肤护理、引流管护理同胆石症患者护理的相关内容，放射治疗与化学治疗护理同原发性支气管肺癌患者护理的相关内容。血糖监测与护理、并发症护理、疼痛护理、健康指导同胰腺癌患者护理的相关内容。

护理评价　①疼痛是否减轻。②营养状况有无改善。③有无并发症发生，并发症能否得到及时发现及处理。④对壶腹周围癌治疗、护理和康复知识是否了解。⑤焦虑情绪是否缓解。

（马玉芬）

脂肪肝患者护理（nursing of patients with fatty liver）

对脂肪肝患者食欲缺乏、肝区不适等现存及潜在健康问题的发现及处理，为其提供相应的生理、心理、社会的照顾。

护理评估　包括以下几方面：

个人史　饮食习惯，有无长期高脂饮食习惯，有无饮酒史，有无糖尿病病史或服药史，是否处于妊娠状态。

现病史　营养状况，是否肥胖，目前的饮食习惯及食欲，肝区不适的性质、程度，是否伴有其他的不适症状。

治疗经过　接受的检查及结果，如 B 超及 CT 等检查；接受的治疗及疗效和不良反应。

主要护理问题　①营养失调：高于机体需要量。②缺乏脂肪肝治疗、护理和康复等方面的知识。

护理措施　包括以下几方面：

饮食护理　调整饮食结构，控制饮食，限制胆固醇、饱和脂肪酸、糖类及酒精摄入，增加抗氧化维生素及富含纤维的食物摄入量。

运动护理　每日坚持体育锻炼，可视患者体质选择适宜的运动项目，如慢跑、乒乓球、羽毛球等运动。从小运动量开始，循序渐进，以加强体内脂肪的消耗，阻止脂肪性纤维化等并发症。

心理护理　帮助患者了解疾病的相关知识，使患者积极配合治疗；消除患者认识误区，如快

速减肥、过度限制饮食、滥用减肥与调脂药物等，不但不能缓解脂肪肝，反而增加发生肝纤维化的危险。

健康指导 ①控制高脂、高胆固醇类食物的摄入，如肥肉、蛋黄、动物内脏等，多吃新鲜蔬菜、水果和藻类及富含优质蛋白质的食物，少吃甜食，主食粗细搭配，不暴饮暴食，戒烟、戒酒，改变不良的饮食习惯。②坚持锻炼，运动量以不感到疲劳为度，可选择散步、慢跑、游泳、骑自行车等活动。运动强度应循序渐进，锻炼过程中一旦出现呼吸困难、面色苍白、恶心、呕吐等应立即停止，根据运动后劳累程度和心率（脉搏）选择适当的运动量：运动时脉搏 100～160 次/分（170-实际年龄）；一般每日坚持运动 15～20 分钟，最长不应超过 60 分钟，或每周运动 3～5 次，每次运动 20～30 分钟。③定期门诊。定期复查血脂、肝功能及肝脏 B 超；在医生指导下根据情况选用不同的药物；注意药物的毒副作用，以免加重对肝功能的损害。

护理评价 ①体重是否减轻。②对脂肪肝治疗、护理和康复知识是否了解，是否改变不良的饮食习惯，并坚持锻炼。

（关玉霞）

gānnóngzhǒng huànzhě hùlǐ

肝脓肿患者护理（nursing of patients with liver abscess） 对肝脓肿患者寒战、高热、肝区疼痛等现存及潜在健康问题的发现及处理，为其提供相应的生理、心理、社会的照顾。

护理评估 包括以下几方面：

个人及家族史 有无不洁饮食史，有无细菌、病毒等感染史；有无肝癌等家族史。

现病史 是否出现腹痛及其

程度、部位、性质，是否伴恶心、呕吐等症状；是否出现寒战、发热等症状；体温状况，发热、寒战的规律性。首次出现症状的时间，有无受寒等诱因。

治疗经过 接受的检查及结果，如 B 超、CT 等检查；接受的治疗及疗效和不良反应。

主要护理问题 ①体温过高。②疼痛。③潜在并发症：出血、感染。④缺乏肝脓肿预防、治疗、护理和康复等方面的知识。

护理措施 包括以下几方面：

饮食护理 给予高蛋白、高热量、富含维生素、低脂、易消化的饮食。

用药护理 ①指导患者遵医嘱用药，并讲解药物的作用及注意事项。②抗生素要与调节肠道菌群的药物分开服用。②观察药物治疗的效果及不良反应。

肝穿刺术前护理 ①向患者及患者家属做好解释，消除患者的恐惧和紧张心理，以配合手术。②向患者说明配合穿刺的注意事项，指导患者练习呼气后屏气动作。③遵医嘱对患者进行术前检查及术前准备，对有出血倾向者应遵医嘱先给予药物治疗。④如怀疑为阿米巴肝脓肿，应先用抗阿米巴药治疗，2～4 日后再行穿刺；如怀疑为细菌性肝脓肿，应先用抗生素使病变局限后再穿刺。⑤术前嘱患者排空膀胱。

肝穿刺术后护理 ①术后嘱患者绝对卧床 24 小时，做好卧床期间的生活照顾。②密切监测生命体征，术后 2 小时内每半小时测一次，平稳后每 1～2 小时测一次；若患者脉搏细速、血压进行性下降、出冷汗、烦躁不安、面色苍白，则应警惕术后出现并发症的可能，应立即建立静脉通道，通知医生积极抢救。③术后沙袋

加压 6 小时，腹带包扎 24 小时，术后观察伤口敷料是否有渗血及渗液。④协助患者缓慢从床上坐起，如无不适，可进行床旁活动。⑤术后穿刺部位疼痛剧烈，可遵医嘱给予镇痛药。⑥加强病情观察，密切观察生命体征变化、腹部体征以及血常规等变化，注意有无以下并发症发生：肝出血、胆囊或胆管损伤、结肠或肾损伤、胸膜或腹膜的继发感染等。⑦若怀疑为阿米巴肝脓肿，抽出的肝脓液或排出的粪便应及时送检阿米巴滋养体。

引流管护理 ①妥善固定引流管，防止管路脱出。②引流袋位置要低于引流的位置，防止逆行感染。③保持穿刺点敷料干燥、干净，定期更换。④观察引流液颜色、性质、量，并做好记录。

发热护理同消化系统疾病患者护理的相关内容。

健康指导 ①遵医嘱坚持正规治疗。②养成良好的生活习惯，注意饮食卫生，适当进行体育锻炼，以不感到疲劳为度，体重超标者应减轻体重。③保持良好心态，避免精神紧张等。④定期门诊复查，如突然出现腹部剧痛、脉搏增快、面色苍白、血压下降等现象，应及时复诊。

护理评价 ①体温是否维持在正常范围内。②疼痛是否缓解。③肝穿刺术后有无出血、感染等并发症的发生，并发症能否得到及时发现及处理。④对肝脓肿预防、治疗、护理和康复知识是否了解。

（关玉霞）

gānyìnghuà huànzhě hùlǐ

肝硬化患者护理（nursing of patients with cirrhosis of liver） 对肝硬化患者黄疸、腹水、消化道出血等现存及潜在健康问题的发现及处理，为其提供相应的生理、

心理、社会的照顾。

护理评估 包括以下几方面：

个人及家族史 有无病毒性肝炎、肠道感染、胆道疾病等慢性疾病史；有无长期接触化学毒物，使用损肝药物或嗜酒史；有无输血史；有无肝癌等家族史。

现病史 饮食情况，有无食欲缺乏、恶心、呕吐、厌食；是否出现腹水，测量腹围大小，监测腹水的量及其变化；有否上消化道出血或者便血等，出血的诱因、先兆及出血量；活动量，判断活动耐力。肝硬化患者易出现肝性昏迷，应注意患者的行为表现和意识状态等。

治疗经过 接受的检查及结果，如血常规、腹水、B超、钡剂造影、内镜、MRI 等检查；接受的治疗及疗效和不良反应。

主要护理问题 ①潜在并发症：出血、肝性脑病。②活动无耐力。③营养失调：低于机体需要量。④有皮肤完整性受损的危险。⑤缺乏肝硬化治疗和自我护理的相关知识。

护理措施 包括以下几方面：

饮食护理 ①指导患者进高蛋白、高热量、富含维生素、易消化食物。②肝功能显著损害或有肝性脑病前兆时应严格限制蛋白质摄入，优先选择植物蛋白，有腹水时应限制水钠摄入，给予低盐或无盐饮食。③忌酒，避免进食粗糙、坚硬食物，建议食用蒸、煮、炖等烹调方式，不吃油炸食物。④指导患者少食多餐。⑤忌食葱、蒜、辣椒等辛辣、刺激性食物。

休息与活动护理 ①指导患者适当卧床休息，睡眠充足，生活起居有规律。②病情允许者可参加轻松工作，避免过度劳累；病情严重者应卧床休息。

用药护理 ①指导患者遵医嘱应用保肝药，有食管静脉曲张者应把药研碎后服用。②遵医嘱应用利尿药，观察药物的疗效及不良反应。③遵医嘱补充电解质。

病情观察 ①监测生命体征变化，观察有无心悸、头晕等出血前兆，合并消化道大出血时应及时通知医生，并建立静脉通道，根据病情做好抢救准备。②观察粪便的颜色和性状，如出现黑粪及时送检。③注意观察意识状态变化，评价定向力、记忆力、计算力等，及时发现肝性脑病。

皮肤护理 ①指导有黄疸者避免抓挠皮肤，以防止破溃感染。②对有腹水者应指导其穿宽松的衣服，避免裤带过紧使皮肤破溃。③下肢水肿者应指导其穿袜口宽松袜，避免过紧使皮肤破溃。

健康指导 ①遵医嘱坚持服药治疗。②保证充足睡眠，减少机体体力消耗，减少活动后糖原分解、蛋白质分解及乳酸产生，减轻肝脏的生理负担。③适当进行散步等体育锻炼，以不感到疲劳为度。④衣服裤带不宜过紧，避免水肿皮肤受压。⑤保持良好心态，避免精神紧张。⑥定期门诊复查，如有乏力持续加重、排黑粪等情况应立即就诊。

护理评价 ①是否出现出血及肝性脑病等并发症，并发症能否得到及时发现及处理。②活动后乏力状态是否改善。③营养状况是否改善。④全身皮肤有无破损。⑤是否掌握肝硬化治疗和自我护理的相关知识，能否配合治疗并定期复诊。

（关玉霞）

gānxìng nǎobìng huànzhě hùlǐ

肝性脑病患者护理（nursing of patients with hepatic encephalo-pathy） 对肝性脑病患者行为改

变、意识障碍、肝性昏迷等现存及潜在健康问题的发现及处理，为其提供相应的生理、心理、社会的照顾。

护理评估 包括以下几方面：

个人及家族史 有无病毒性肝炎或肝硬化等慢性疾病史，有无吸烟、饮酒史；有无肝病家族史。

现病史 肝炎的严重程度，是否引发消化道出血；发病前有无进食过多高蛋白食物、大量饮酒等诱因；目前的主要症状，是否出现扑翼样震颤，是否出现行为失常，是否出现意识障碍，意识障碍的严重程度和持续时间等。

治疗经过 接受的检查及结果，如脑电图、MRI 等检查；接受的治疗及疗效和不良反应。

主要护理问题 ①有受伤的危险。②营养失调：低于机体需要量。③生活自理能力缺陷。④潜在并发症：消化道出血、感染。

护理措施 包括以下几方面：

基础护理 ①及时满足患者的生活需要，协助不能自理患者进行洗漱、进餐、如厕等各项生活活动。②定时协助患者更换体位。③保持患者舒适体位。

安全护理 患者出现躁动时应设专人看守患者，加床档，必要时可用约束带，防止坠床。

饮食护理 ①发病时应禁食蛋白质，病情稳定后可进食植物蛋白。②指导患者少食多餐，避免暴饮暴食，避免进食过热食物，以减少对曲张静脉的刺激。③饮食以低脂、易消化、富含维生素的食物为主，以蒸、煮、炖等烹调方式为主，不吃油炸食物。④忌坚硬食物，忌葱、蒜、辣椒等刺激食管黏膜的食物。

用药护理 ①遵医嘱给予患者灌肠，保持肠道通畅，以利氨排出，避免碱性溶液灌肠，以免加重肝性脑病。②遵医嘱用降氨药，观察药物治疗效果及不良反应。③遵医嘱用抗生素，抑制肠道细菌生长，以维持肠道正常菌群。

并发症护理　密切观察病情变化，如出现严重行为异常及意识障碍应及时通知医生，必要时根据病情做好抢救准备；合并消化道大出血时应及时建立静脉通道，遵医嘱予输血补充血容量。

健康指导　①遵医嘱坚持长期规律服药治疗。②避免进食高蛋白食物，宜进食温凉软食。③适当进行散步等体育锻炼，以不感到疲劳为度。④指导家属观察患者的意识状态，发现异常及时就诊。⑤保持良好心情和乐观心态，避免精神紧张。⑥定期门诊复查，如有行为异常及排黑粪应立即就诊。

护理评价　①躁动行为是否缓解，有无受伤。②营养状况是否改善。③生活自理能力是否恢复，生活需要能否得到满足。④是否发生出血、感染等并发症，并发症能否得到及时发现及处理。

（关玉霞）

gān'ái huànzhě hùlǐ

肝癌患者护理（nursing of patients with liver cancer）　对肝癌患者肝区疼痛、食欲缺乏、乏力、消瘦、发热、腹泻、腹痛、右肩部酸痛等现存及潜在健康问题的发现及处理，为其提供相应的生理、心理、社会的照顾。

护理评估　包括以下几方面：

个人及家族史　有无肝炎、肝硬化病史；有无肝癌等家族史。

现病史　目前主要症状，是否出现恶心、食欲缺乏，是否出现全身消瘦、乏力；肝区是否疼痛，疼痛的性质和严重程度，是否伴右肩放射痛；是否出现巩膜黄染；是否出现腹泻，腹泻的性质及严重程度；是否出现发热，发热的程度及热型；是否伴腹水等。

治疗经过　接受的检查及结果，如B超、CT等检查；接受的治疗及疗效和不良反应。

主要护理问题　①疼痛。②潜在并发症：出血。③缺乏肝癌治疗、护理和康复等知识。④营养失调：低于机体需要量。⑤焦虑。

护理措施　出血护理：①术前监测出凝血时间、凝血酶原时间、血小板计数等，改善凝血功能。②术前3日遵医嘱给予维生素 K_1 肌内注射。③指导患者尽量避免剧烈咳嗽、用力排便等致腹压骤升的动作。④加强腹部体征观察，若患者主诉突然腹痛伴腹膜刺激征，应高度怀疑肿瘤破裂出血。⑤术后密切观察病情变化，48小时内专人护理，动态观察生命体征变化。⑥24小时内卧床休息，术后血压平稳给予半坐卧位，避免剧烈咳嗽，为防止术后肝断面破裂出血，一般不鼓励早期活动。⑦密切观察引流液颜色、性质和量，术后当日一般可引流出血性液体100～300ml，若血性液体增加，警惕腹腔内出血。⑧若短期内或持续引流出较大量血液，或经输血、输液，患者血压、脉搏仍不稳定，应通知医生，并做好再次手术止血的准备。疼痛护理同胰腺癌患者护理的相关内容。引流管护理同胆石症患者护理的相关内容。放射治疗与化学治疗护理同原发性支气管肺癌患者护理的相关内容。

健康指导　①指导患者戒烟、戒酒。②指导患者遵医嘱适当休息，调节饮食，加强营养。③遵医嘱继续用药。④定期随诊复查，了解肝功能变化及病情复发情况。⑤鼓励患者及家属互相支持，共同面对疾病。

护理评价　①疼痛是否缓解。②是否出现出血，出血能否得到及时发现及处理。③对肝癌治疗、护理和康复知识是否了解。④营养状况是否改善。⑤焦虑情绪是否缓解。

（马玉芬）

ménjìngmài gāoyā huànzhě hùlǐ

门静脉高压患者护理（nursing of patients with portal hypertension）　对门静脉高压患者脾大、脾功能亢进、食管胃底静脉曲张、呕血、腹水等现存及潜在健康问题的发现及处理，为其提供相应的生理、心理、社会的照顾。

护理评估　包括以下几方面：

个人及家族史　有无肝硬化等慢性疾病史，有无饮酒史；有无肝癌等家族史。

现病史　是否出现腹水、呕血，测量腹围大小，评估腹水的量，同时注意患者是否伴有腹胀、腹痛；呕血的量，呕血前有无诱因，有无先兆表现，呕血是否伴血压下降、心率增快、面色苍白、脉搏细速等休克症状。

治疗经过　接受的检查及结果，如内镜、CT、MRI等检查；接受的治疗及疗效和不良反应。

主要护理问题　①潜在并发症：消化道出血。②营养失调：低于机体需要量。③缺乏门静脉高压治疗、自我护理等方面的知识。

护理措施　病情观察：①监测生命体征变化，观察血压、心率变化。②观察有无心悸、恶心、头晕等出血前兆。③注意观察粪便的颜色和性状，如出现黑粪及时送检。④一旦出血，应及时通知医生，并根据病情做好相应抢

会的照顾。

护理评估　包括以下几方面：

个人及家族史　有无溃疡性结肠炎、克罗恩病、结肠血吸虫性肉芽肿等病史，有无吸烟、饮酒史，有无高脂、高蛋白、低纤维饮食及长期摄入腌制食物等饮食习惯；有无家族性腺瘤性息肉病、遗传性非息肉病性大肠癌等家族史。

现病史　是否出现血性、脓性或黏液性粪便；粪便异常出现的时间及持续时间，排便规律是否改变，是否出现腹泻与便秘交替出现的现象；粪便性状和习惯改变是否伴腹痛、腹胀；有无扪及腹部肿块，肿块大小、部位、硬度、活动度、有无局部压痛等。

治疗经过　接受的检查及结果，如肠镜、X线钡剂灌肠、粪便隐血等检查；接受的治疗及疗效和不良反应。

主要护理问题　①营养失调：低于机体需要量。②疼痛。③潜在并发症：出血、吻合口瘘、伤口感染等。④缺乏结肠癌治疗、术前及术后护理和康复知识。⑤焦虑。

护理措施　包括以下几方面：

心理护理　①主动与患者交谈，向患者耐心解释结肠癌手术的必要性。②关心患者，向患者介绍结肠癌术前、术后相关知识，耐心倾听、解答患者的疑虑，增强战胜疾病的信心，减轻患者焦虑情绪。

肠道准备护理　①术前指导患者摄入高蛋白、高热量、富含维生素、易消化、营养丰富的少渣饮食。②术前2日遵医嘱给予患者使用无渣肠内营养制剂，注意少食多餐，以免一次大量饮用引起腹胀、腹痛等消化不良症状；糖尿病患者应遵医嘱使用专用的肠内营养制剂，少食多餐，以控制血糖。③术前1日遵医嘱停用肠内营养制剂，给予静脉营养支持。④术前2日指导患者遵医嘱开始服用泻药以清洁肠道，服用泻药后多饮水、多活动，注意观察患者有无心悸、乏力、肛周痛、排血样便等不适；伴肠梗阻患者应警惕肠道准备过程中出现呕吐、腹胀、腹痛；肠道清洁情况，一般以清水样便为宜。⑤术前晚12时后完全禁食、禁水。

饮食护理　①术后禁食3~4日，详细记录患者24小时出入量，给予静脉营养支持。②待排气后，可少量饮水和进食流食，如稀米汤；若无不适，可食稠米汤、藕粉、蛋羹、酸奶、清肉汤等；再过渡到半流食，如豆腐脑、馄饨、面条、肉末粥、碎菜粥、果汁、果泥、菜泥等；最后过渡到软食、普食。③指导患者少食多餐，循序渐进。

引流管护理　①保持引流管通畅，避免受压、折叠。②妥善固定引流管，严防管路脱出。③密切观察引流液的颜色、性质、量、气味，并准确记录。④术后导尿管留置时间较长，4~6日后定时夹闭导尿管，每2~4小时开放一次，训练膀胱收缩功能。

并发症护理　①出血。需密切观察伤口有无渗血；引流液的颜色、性质、量，有无便血，警惕内出血，应根据病情做好抢救准备。②吻合口瘘。一般发生于术后3~10日，若发现引流液呈粪水样或混浊、脓性，患者持续低热或高热，应及时报告医生，给予相应处理。③伤口感染。结肠癌术中易感染，术后要注意体温变化，及时发现有无切口感染。

疼痛护理同胰腺癌患者护理的相关内容。放射治疗与化学治疗护理同原发性支气管肺癌患者护理的相关内容。

健康指导　①保持心情舒畅，适量活动，避免劳累及受寒。②规律饮食，少食多餐，循序渐进；多摄入低脂、适量蛋白质及富含纤维素的食物，不吃发霉、变质食物，少吃腌、熏、烤和油煎炸的食物，多吃新鲜蔬菜。③每日定时排便，逐渐养成有规律的排便习惯。④术后1~3个月勿参加重体力劳动。⑤坚持术后化学治疗，定期复查，如有腹痛、血便，应立即就诊。

护理评价　①能否正常进食，营养状况是否改善。②疼痛是否缓解。③是否出现出血、吻合口瘘、伤口感染等并发症，并发症能否得到及时发现及处理。④是否掌握结肠癌治疗、术前及术后护理和康复知识。⑤焦虑情绪是否缓解。

（关玉霞）

zhícháng'ái huànzhě hùlǐ

直肠癌患者护理（nursing of patients with rectal cancer）　对直肠癌患者里急后重、排便不尽感、下腹痛、脓血便等现存及潜在健康问题的发现及处理，为其提供相应的生理、心理、社会的照顾。

护理评估　包括以下几方面：

个人及家族史　有无大肠腺瘤、克罗恩病等病史，有无高脂、高蛋白、低纤维饮食及长期摄入腌制食物的饮食习惯；有无家族性腺瘤息肉病、遗传性非息肉病性大肠癌等家族史。

现病史　是否出现腹泻，腹泻出现的时间，是否伴脓血便，有无里急后重和排便不尽感、腹痛等症状，症状出现的时间、持续时间，是否逐渐加重；后期是否出现粪便变细和排便困难等慢性肠梗阻症状。

治疗经过 接受的检查及结果，如直肠指诊、肠镜、腹盆腔B超和CT、粪便隐血等检查；接受的治疗及疗效和不良反应。

主要护理问题 ①焦虑/恐惧。②营养失调：低于机体需要量。③疼痛。④潜在并发症：出血、吻合口瘘、伤口感染等。⑤自我形象紊乱。⑥缺乏直肠癌治疗、术前及术后护理、人工肛门护理及康复知识。

护理措施 包括以下几方面：

心理护理 ①主动与患者交谈，向患者耐心解释直肠癌手术的必要性。②关心患者，向患者介绍直肠癌术前、术后相关知识，耐心倾听并解答患者的疑虑，增强患者战胜疾病信心，减轻患者焦虑情绪。③向患者耐心解释人工肛门的目的、部位、功能、必要性及护理方法，争取家属的配合，介绍成功病例，减轻患者顾虑，消除恐慌情绪，让患者能接受人工肛门。

人工肛门护理 ①开放造口前用凡士林或生理盐水纱布外敷造口，敷料浸湿后应及时更换。②观察造口肠段血液循环和张力情况，若发现有出血、坏死和回缩等异常，应及时报告医生并协助处理。③人工肛门造口于术后2~3日肠蠕动恢复后开放，为防止流出稀薄粪便污染腹部切口，取左侧卧位。④避免增加腹压的活动，避免肠黏膜脱出。⑤用温水清洗造口周围皮肤，避免用消毒液刺激皮肤，如皮肤有溃烂，给予复方氧化锌软膏涂抹保护。⑥指导患者根据造口大小选择合适造口袋3~4个备用，造口袋内充满1/3排泄物时，应及时清理，避免感染和异味。⑦观察粪便数量及形状、造口形态、颜色及变

化，发现造口狭窄、造瘘肠端坏死、瘘口肠管回缩及瘘口水肿，应及时通知医生。

饮食护理 ①调节饮食结构，少食洋葱、大蒜、豆类、山芋等易产生刺激性气味或胀气的食物，减少异味及不适。②其他饮食见结肠癌患者护理中的饮食护理。

肠道准备护理、引流管护理、疼痛护理、并发症护理同结肠癌患者护理的相关内容。

健康指导 ①保持良好、乐观的心态，适量活动，避免劳累及受凉。②规律进食，少食多餐，循序渐进，以高热量、高蛋白、富含维生素的少渣食物为主，如蛋类、鱼类，使粪便干燥成形，避免过稀和粗纤维较多的食物，如水果和蔬菜等，避免粪便变稀或排便次数增多。③正确佩戴造口底盘及造口袋，及时更换造口袋。④每日定时排便，逐渐养成有规律的排便习惯。⑤术后1~3个月勿参加重体力劳动。⑥术后坚持化学治疗，定期门诊复查，指导患者自我监测病情，发现造口周围皮肤有红肿、破溃及人工肛门狭窄、排便困难、腹痛、血便，应及时就诊。

护理评价 ①焦虑/恐惧情绪是否缓解。②能否选择正确的食物，营养状况是否改善。③疼痛是否缓解。④是否出现出血、吻合口瘘、感染等并发症，并发症能否得到及时发现及处理。⑤是否能够接受人工肛门。⑥对直肠癌治疗、术前及术后护理、人工肛门护理及康复相关知识是否了解。

(马玉芬)

zhì huànzhě hùlǐ

痔患者护理（nursing of patients with hemorrhoid） 对痔患者无痛性间歇性便后出血、痔块脱出、

肛门剧痛等现存及潜在健康问题的发现及处理，为其提供相应的生理、心理、社会的照顾。

护理评估 包括以下几方面：

个人史 年龄，有无便秘，有无长期站立或久坐等情况。

现病史 有无便血，血液的颜色、量及出血的方式；是否伴肛门疼痛或瘙痒，疼痛的性质、严重程度、加重及缓解因素；有无痔块脱出，痔块脱出能否回纳；有无贫血。

治疗经过 接受的检查及结果，如直肠指诊、内镜检查、粪便隐血检查等；接受的治疗及疗效和不良反应。

主要的护理问题 ①便秘。②疼痛。③潜在并发症：出血、肛门失禁、肛门狭窄。④缺乏痔治疗、术前和术后护理及预防等方面的相关知识。

护理措施 包括以下几方面：

肛周皮肤护理 保持肛门清洁，每日温水坐浴，排便后增加1次。

便秘护理 ①每日定时排便，便秘者可口服缓泻药。②指导患者食用富含纤维素的膳食，保证营养摄入，如新鲜水果、蔬菜等，避免辛辣等刺激性饮食，多饮水。③手术患者术后第1日排气后可进清淡半流食，逐渐过渡到普食，可多食用酸奶、苹果、蜂蜜水等润肠食物。

并发症护理 ①出血。观察肛门处有无渗血、渗液，警惕出血的发生，避免剧烈活动。出血较严重者应遵医嘱予以止血治疗或再次手术止血。②肛门失禁。术后3日指导患者做肛门收缩和舒张运动，促进肛门功能恢复。③肛门狭窄。为防止肛门狭窄，术后5~10日可用示指扩肛，每日一次。

健康指导 ①向患者讲解痔发生的相关诱发因素。②指导患者多饮水，平衡膳食，多吃蔬菜、水果，避免辛辣等刺激性的食物，戒烟、戒酒。③养成定时排便的习惯，防止便秘和排便时间过长。④适当运动，增加活动量。

护理评价 ①便秘是否缓解。②疼痛是否缓解。③术后是否出现出血、肛门失禁、肛门狭窄等并发症，并发症能否得到及时发现及处理。④对痔治疗、护理和预防知识是否了解。

（马玉芬）

gānglòu huànzhě hùlǐ

肛瘘患者护理（nursing of patients with anal fistula） 对肛瘘患者瘘管外口反复流出少量分泌物、局部红肿热痛等现存及潜在健康问题的发现及处理，为其提供相应的生理、心理、社会的照顾。

护理评估 包括以下几方面：

个人史 有无直肠肛管周围脓肿、炎性肠病、结核、糖尿病、血液病、骶前畸胎瘤、囊肿、克罗恩病等病史，有无习惯性腹泻或便秘、长期饮酒、吸烟、喜食辛辣等刺激性食物及久站、久坐等不良习惯。

现病史 肛门周围皮肤分泌物的性质、气味及量，出现分泌物的时间；肛周皮肤是否出现红、肿、热、痛等局部感染征象；是否伴发热等全身感染症状；是否消瘦、身体虚弱。

治疗经过 接受的检查及结果，如直肠指诊、瘘管造影、腔内超声、MRI、CT三维重建等检查；接受的治疗及疗效和不良反应。

主要护理问题 ①疼痛。②皮肤完整性受损。③潜在并发症：伤口感染、肛门狭窄、排便困难。

④缺乏肛瘘治疗、术前和术后护理及康复相关知识。

护理措施 包括以下几方面：

术后饮食护理 ①术后6小时可进食清淡、易消化的半流食，以控制排便。②术后72小时后为保持排便通畅、促进肛门功能正常恢复，可进食富含纤维素的食物，如萝卜、冬瓜、丝瓜等。

肛周皮肤护理 ①遵医嘱每日换药一次，并指导患者排便后用1∶5000高锰酸钾溶液坐浴患处，直至伤口完全愈合。②对大的伤口应协助医生用2%过氧化氢溶液、温生理盐水或抗生素溶液进行伤口冲洗。③观察伤口情况，避免外部伤口粘连，形成新的瘘管。④指导患者在出现局部皮肤瘙痒时不要用指甲抓挠，避免皮肤损伤和感染。

疼痛护理 ①评估疼痛的程度、性质及症状和体征。②指导患者正确使用镇痛药和放松方式。③观察镇痛效果及镇痛药不良反应。

术后排便护理 术后应控制排便，第一次排便一般应在术后48~72小时后，术后24小时内不宜蹲厕排便，一旦出现便意，应遵医嘱立即灌肠，以软化粪便，减轻患者排便时的疼痛。灌肠时要从无创面处插入，动作应轻柔。培养每日定时排便的习惯，适量活动，发生便秘可口服缓泻药。

并发症护理 ①伤口感染。观察伤口愈合情况及患者体温变化，若伤口局部有脓液排出、体温升高，应及时通知医生予以处理。②肛门狭窄。观察伤口愈合情况，术后5~10日内可用示指扩肛，每日一次。③肛门括约肌松弛。术后3日起指导患者做提肛运动。

健康指导 ①适当参加体育

锻炼，如打太极拳、散步等。②避免久坐、久站。③保持肛门清洁，勤沐浴，勤换内裤，每日睡前或便后温水坐浴。④养成定时排便的习惯，预防便秘。⑤均衡膳食，多食用富含纤维素及蛋白质的食物，少食辛辣等刺激性食物，忌食油腻食物，忌烟酒。

护理评价 ①疼痛是否缓解。②伤口愈合是否良好，有无感染。③术后是否发生伤口感染、肛门狭窄等并发症，并发症能否得到及时发现及处理。④是否掌握肛瘘的治疗、护理和预防知识。

（马玉芬）

gāngliè huànzhě hùlǐ

肛裂患者护理（nursing of patients with anal fissure） 对肛裂患者剧烈疼痛、愈合困难等现存及潜在健康问题的发现及处理，为其提供相应的生理、心理、社会的照顾。

护理评估 包括以下几方面：

个人史 有无便秘、痔等病史；有无分娩史。

现病史 是否有排便时和排便后疼痛，疼痛的性质及严重程度；是否伴出血、贫血等症状；肛裂局部有无脓肿，体温是否升高。

治疗经过 接受的检查及结果，如直肠指诊及内镜检查等；接受的治疗及疗效和不良反应。

主要护理问题 ①疼痛。②潜在并发症：出血、感染。③缺乏肛裂预防、治疗、护理及康复等相关知识。

护理措施 包括以下几方面：

疼痛护理 ①观察疼痛的程度、性质、持续时间。②每日用43~46℃温水坐浴20~30分钟，以清洁肛门、改善局部血液循环、促进炎症吸收、缓解疼痛。③疼痛明显者可遵医嘱使用镇痛药，用药后注意观察镇痛效果及不良反应。

饮食护理　术后 3 日给予流食，逐步过渡到少渣饮食。必要时使用肠内营养素，以减少粪便产生，术后禁忌灌肠。

并发症护理　①出血。观察伤口有无出血、渗血，若出血较多，及时通知医生，遵医嘱给予止血药或手术止血。②感染。保持伤口局部清洁，定时换药，观察伤口有无渗血、脓液。同时观察体温变化，预防感染发生。

健康指导　①指导患者注意劳逸结合，纠正熬夜、排便时吸烟或读书看报等不良习惯。②多食用水果、蔬菜，多饮水，避免辛辣等刺激性食物，戒烟、戒酒。③适当进行体育锻炼，促进肠蠕动。④养成每日定时排便习惯，进行缩肛运动促进排便。⑤伤口未完全愈合者，每次排便后坐浴。有肛门狭窄者，继续坚持行肛门扩张。⑥如出现发热、肛周局部剧烈疼痛、排便困难等应及时就诊。

护理评价　①疼痛是否缓解。②术后是否出现出血、感染等并发症，并发症能否得到及时发现及处理。③对肛裂的预防、治疗、护理和康复知识是否了解。

（马玉芬）

zhícháng-gāngguǎn zhōuwéi nóngzhǒng huànzhě hùlǐ

直肠肛管周围脓肿患者护理

(nursing of patients with perianorectal abscess)　对直肠肛管周围脓肿患者疼痛、肛瘘等现存及潜在健康问题的发现及处理，为其提供相应的生理、心理、社会的照顾。

护理评估　包括以下几方面：

个人及家族史　有无糖尿病、炎性肠病等慢性疾病史，有无吸烟、饮酒史，有无肛裂、痔、肛周外伤或手术史；有无直肠肛管疾病等的家族史。

现病史　有无疼痛，疼痛的性质及严重程度；是否出现排便及排尿困难、直肠坠胀感等局部症状；局部感染是否伴随发热，体温升高的程度及热型。

治疗经过　接受的检查及结果，如直肠指诊、B 超检查、诊断性穿刺及实验室检查等；接受的治疗及疗效和不良反应。

主要护理问题　①疼痛。②体温升高。③排便异常。④缺乏直肠肛管周围脓肿治疗、术前和术后护理及康复等相关知识。

护理措施　包括以下几方面：

疼痛护理　①观察疼痛的程度、性质、持续时间及症状和体征。②指导患者采取舒适体位，避免局部受压加重疼痛。③指导患者用 1∶5000 高锰酸钾溶液温水坐浴，每日 2~3 次，每次 20~30 分钟。④疼痛明显者可遵医嘱使用镇痛药，用药后注意观察镇痛效果及不良反应。

饮食护理　①嘱患者多饮水，摄入有助排便的食物，如香蕉、新鲜蔬菜等，鼓励患者排便。②遵医嘱给予缓泻药，软化粪便。③术后 6 小时进食清淡、易消化的半流食，以减少术后 72 小时内排便的频率及量。④术后 72 小时后为保证排便通畅及肛门功能正常恢复，宜进食富含纤维素的食物。

感染控制护理　①遵医嘱应用抗菌药物控制感染。②对脓肿切开引流者，应密切观察引流液的颜色、量、性状并记录，定时冲洗脓腔，保持冲洗通畅。③密切监测体温变化。

发热护理同消化系统疾病患者护理的相关内容。

健康指导　①遵医嘱正规治疗。②平时注意劳逸结合，纠正熬夜、排便时吸烟与读书看报等不良习惯。③应多食水果、蔬菜，多饮水，避免辛辣等刺激性食物，戒烟、戒酒。④养成每日定时排便的习惯，可做缩肛运动促进排便。⑤适当进行体育锻炼，促进肠蠕动。⑥出院后伤口未完全愈合者，每次排便后仍需坐浴。⑦如出现发热、肛周局部剧烈疼痛、排便困难、肛瘘等应及时就诊。

护理评价　①疼痛是否缓解。②能否选择正确的食物，并保持排便通畅。③对肛瘘的治疗、护理和康复知识是否了解。

（马玉芬）

fùmóyán huànzhě hùlǐ

腹膜炎患者护理

(nursing of patients with peritionitis)　对腹膜炎患者腹部压痛、腹肌紧张、反跳痛、全身感染中毒等现存及潜在健康问题的发现及处理，为其提供相应的生理、心理、社会的照顾。

护理评估　包括以下几方面：

个人及家族史　饮食习惯，有无长期酒精摄入史，有无暴饮暴食；有无胆囊炎、胃溃疡、急性阑尾炎、急性肠梗阻等病史；有无肠结核等家族史。

现病史　腹痛的部位、性质和程度，是否呈现压痛、反跳痛特征，是否伴腹肌紧张，是否伴恶心、腹胀，有无发热、低血压等全身症状；首次发生腹痛、发热的时间。

治疗经过　接受的检查及结果，如血常规、X 线腹部平片、CT 等检查；接受的治疗及疗效和不良反应。

主要护理问题　①疼痛。②腹胀。③生活自理能力缺陷。④体温过高。⑤潜在并发症：脓毒血症、多器官功能衰竭、电解质紊乱等。⑥缺乏腹膜炎治疗、护理和康复知识。

护理措施 包括以下几方面：

术前体位护理 ①指导患者餐后取直立位或半坐卧位。②指导长时间卧床者经常活动双腿、经常改变受压部位，以防发生静脉血栓形成和压疮。

术前胃肠减压护理 ①遵医嘱禁食，胃肠减压。②注意保持胃肠减压管通畅，及时观察并记录减压引流出液体的颜色、性状及量。③遵医嘱补充液体以纠正水、电解质紊乱，给予抗生素治疗。④遵医嘱为患者输注营养液，以补充热量和提供营养支持。

术后病情观察 密切观察病情变化，监测、记录体温、脉搏及呼吸的变化，观察腹部变化。

术后体位护理 体位应首先按麻醉要求，血压平稳可取半坐卧位。

术后胃肠减压护理 ①术后继续禁食、胃肠减压，妥善固定胃管，胃管应标识置管时间，每日更换引流袋。②注意保持胃肠减压管的通畅，及时记录引流液的颜色、性状及量，对负压引流者保证有效负压。③术后有腹腔引流管的患者，要正确连接各引流装置，妥善固定，防止脱出或受压，观察并记录引流液的量、颜色、性状。④出现血性引流液时，及时报告医生。⑤保持引流通畅，肠蠕动恢复后，拔除胃管。⑥遵医嘱补液和营养支持，维持体液平衡，必要时输新鲜血。

术后饮食护理 胃管拔出后给予水及流质饮食，逐步恢复正常饮食，指导患者进食高蛋白、富含维生素、高热量的食物。

用药护理 ①对已确诊且治疗方案已确定和手术后的患者可遵医嘱给予对因治疗用药，做好用药指导。②观察药物疗效及不良反应。

并发症护理 密切观察病情变化，注意生命体征变化，记录出入量，观察出血征象，若出现多器官功能衰竭、严重脱水和电解质紊乱、弥散性血管内凝血，应及时通知医生，并做好抢救准备。

健康指导 ①遵医嘱坚持正规治疗。②术后及早活动，避免肠粘连。③进食高营养食物，以保证机体需求。④规律生活，注意休息，保持良好心态；适当进行体育锻炼，以不感到疲劳为度。⑤定期门诊复查，如有发热等情况应立即就诊。

护理评价 ①疼痛是否缓解。②腹胀是否缓解。③生活需求是否得到满足。④体温是否维持在正常范围内。⑤是否发生脓毒血症、多器官功能衰竭、电解质紊乱等并发症，并发症能否得到及时发现及处理。⑥对腹膜炎治疗、护理和康复知识是否了解。

（关玉霞）

fùgǔgōushàn huànzhě hùlǐ

腹股沟疝患者护理（nursing of patients with inguinal hernia）

对腹股沟疝患者腹股沟区肿块等现存及潜在健康问题的发现及处理，为其提供相应的生理、心理、社会的照顾。

护理评估 包括以下几方面：

个人史 有无吸烟史，有无慢性便秘、咳嗽、排尿困难、腹水等病史。

现病史 疝块的位置、大小、质地，有无压痛及是否可回纳，有无嵌顿和绞窄征象。

治疗经过 接受的检查及结果，如B超等检查；接受的治疗及疗效和不良反应。

主要护理问题 ①疼痛。②潜在并发症：血肿、阴囊水肿、尿潴留。③缺乏预防腹压升高、腹股沟疝治疗、术前和术后护理及康复相关知识。

护理措施 包括以下几方面：

术前护理 ①减少或消除导致腹压升高的因素，如咳嗽、便秘、喷嚏等。②离床活动时，用疝带压住疝环口，避免腹腔内容物脱出造成嵌顿。③术前1日晚可进清淡饮食，术前10小时禁食，术前4~6小时禁水。④进手术室前排空膀胱。

术后体位与活动护理 ①术后清醒即可垫枕、床上活动。②无张力疝修补术患者术后第1日即可下地活动，传统疝修补术患者应卧床3日，老年人可根据情况将时间适当延长。

术后疼痛护理 ①观察疼痛的程度、性质及症状和体征。②患者下床活动时会出现小的牵拉痛，一般可耐受。③必要时遵医嘱给予镇痛药，观察镇痛效果及不良反应。

饮食护理 ①术中操作未触及肠管者，术后第1日开始即可进食流食、半流食，如粥、面片、面条、藕粉等，逐渐过渡到软食及普食。②如涉及肠管，应在恢复肠蠕动后进食。术后早期可食用易消化、少渣、高营养的食物，避免引起腹胀及便秘。

并发症护理 ①血肿。术后在伤口处压沙袋6~8小时，以减少伤口出血、预防血肿。②阴囊水肿。腹股沟疝修补术后患者，可用绷带托起阴囊，防止或减少伤口渗出液流入阴囊引起肿胀。

健康指导 ①注意保暖，预防感冒，咳嗽及喷嚏时可用手掌按压切口部位。②适当锻炼身体，逐渐增加活动量，3~6个月内避免从事重体力劳动或提举重物。③养成良好的排便习惯，防止便秘，多吃些蔬菜和水果等粗纤维的食物。④定期随诊，若疝复发，应及早诊治。

护理评价 ①疼痛是否缓解。②术后是否出现血肿、阴囊水肿等并发症，并发症能否得到及时发现及处理。③对腹股沟疝的预防、治疗、护理和康复知识是否了解。

(马玉芬)

gǔshàn huànzhě hùlǐ

股疝患者护理（nursing of patients with femoral hernia）　对股疝患者嵌顿和绞窄等现存及潜在健康问题的发现及处理，为其提供相应的生理、心理、社会的照顾。

护理评估　包括以下几方面：

个人史　有无吸烟史，有无长期便秘、慢性咳嗽、排尿困难、腹水。

现病史　疝块的位置、大小、质地以及是否可以回纳，是否出现局部疼痛及急性机械性肠梗阻症状，有无嵌顿和绞窄征象。

治疗经过　接受的检查及结果，如 B 超、X 线腹部平片等检查；接受的治疗及疗效和不良反应。

主要护理问题　①疼痛。②潜在并发症：血肿、阴囊水肿。③缺乏预防腹压升高、股疝治疗、术前和术后护理及康复等方面的相关知识。

护理措施、健康指导同腹股沟疝患者护理的相关内容。

护理评价　①疼痛是否缓解。②术后是否发生并发症，并发症能否得到及时发现及处理。③对股疝的预防、治疗、护理和康复知识是否了解。

(马玉芬)

qiēkǒushàn huànzhě hùlǐ

切口疝患者护理（nursing of patients with incisional hernia）　对切口疝患者腹壁切口处出现肿块、腹部牵拉感、食欲缺乏、恶心、便秘、腹部隐痛等现存及潜在健康问题的发现及处理，为其提供相应的生理、心理、社会的照顾。

护理评估　包括以下几方面：

个人史　手术史，术后有无咳嗽、腹胀、便秘及排尿困难等可能引起腹压增高的情况，是否患有糖尿病，是否长期应用肾上腺皮质激素、免疫抑制剂、抗凝血药。

现病史　目前的症状，疝块的部位、大小、颜色以及是否可以回纳。

治疗经过　接受的检查及结果，如 B 超等检查；接受的治疗及疗效和不良反应。

主要护理问题　①疼痛。②潜在并发症：切口感染。③缺乏预防腹压升高、切口疝治疗、术前和术后护理及康复等方面的相关知识。

护理措施　包括以下几方面：

疼痛护理　①评估患者疼痛的程度、性质及症状和体征。②指导患者术后正确活动的方法，伤口处给予腹带包扎，减轻疼痛。③必要时遵医嘱给予镇痛药，观察镇痛效果及不良反应。

术前护理　①减少或消除致腹压升高的因素，如咳嗽、便秘、喷嚏等。②离床活动时，用疝带压住疝环口，避免腹腔内容物脱出造成嵌顿。③糖尿病患者控制好血糖，术前晚可进食清淡饮食，术前 10 小时禁食，术前 4~6 小时禁水。

术后体位与活动护理　①术后清醒即可垫枕，平卧，膝下垫一软枕，可减轻腹部张力。②术后伤口需腹带包扎，同时在伤口处压沙袋 6~8 小时。③术后即可床上活动，第 1 日可下床活动，年老体弱患者卧床时间可适当延长。

切口感染护理　术后应保持切口敷料清洁、干燥，观察切口的愈合情况，监测体温变化，一旦发生切口感染及时通知医生，尽早处理。

饮食护理、健康指导同腹股沟疝患者护理的相关内容。

护理评价　①疼痛是否缓解。②术后是否发生并发症，并发症能否得到及时发现及处理。③是否了解切口疝的预防、治疗、护理和康复知识。

(马玉芬)

qíshàn huànzhě hùlǐ

脐疝患者护理（nursing of patients with umbilical hernia）　对脐疝患者腹内器官通过脐环突出等现存及潜在健康问题的发现及处理，为其提供相应的生理、心理、社会的照顾。

护理评估　包括以下几方面：

个人史　有无咳嗽、腹胀、便秘及排尿困难等可能引起腹压增高的情况，有无吸烟、饮酒史，女性患者应评估其妊娠史。

现病史　疝块的部位、大小、颜色，是否可回纳，有无嵌顿和绞窄。

治疗经过　接受的检查及结果，如 B 超等检查；接受的治疗及疗效和不良反应。

主要护理问题　①疼痛。②潜在并发症：血肿、阴囊水肿。③缺乏预防腹压升高、脐疝治疗、术前和术后护理及康复相关知识。

护理措施、健康指导同腹股沟疝患者护理的相关内容。

护理评价　①疼痛是否缓解。

②术后是否发生并发症，并发症能否得到及时发现及处理。③是否了解脐疝的预防、治疗、护理和康复知识。

（马玉芬）

gānyízhí huànzhě hùlǐ

肝移植患者护理（nursing of patients undergoing liver transplantation） 对肝移植患者出血、感染、排斥反应等现存及潜在健康问题的发现及处理，为其提供相应的生理、心理、社会的照顾。

护理评估 包括以下几方面：

个人及家族史 接受肝移植手术的时间，手术过程是否顺利等；有无肝炎、良性终末期肝病、先天性代谢性肝病及其他肝脏疾病家族史。

现病史 是否出现恶心、食欲减退、原因不明的发热、皮肤及虹膜黄染及腹部包块等症状，症状的严重程度及持续时间。

治疗经过 接受的检查及结果，如 B 超、CT 等检查；接受的治疗及疗效和不良反应。

主要护理问题 ①焦虑/恐惧。②潜在并发症：出血、感染、排斥反应等。③缺乏肝移植术后护理和康复知识。

护理措施 包括以下几方面：

心理护理 ①主动与患者交谈，向患者耐心解释肝移植手术的必要性并简单介绍一些成功案例。②鼓励患者表达自身感受和掌握自我放松的方法，消除患者顾虑和悲观情绪，增强患者对治疗的信心，使其能积极配合治疗和护理。

病情观察 术后监测心血管系统、呼吸系统、中枢神经系统及肾功能变化。注意观察患者神志变化，注意移植物的功能状态；每小时记录一次尿量，监测尿比密、肾功能等，保证入量准确输入，监测出入量的平衡。

引流管护理 ①保持引流管通畅，避免受压、折叠。②妥善固定引流管，严防管路脱出。③密切观察引流液的颜色、性质和量，移植后腹水仍可能出现，引流液是典型浆液性的，部分为血性。如怀疑为新鲜出血，应及时通知医生，进行血红蛋白测定，并做好抢救及再次手术准备。

并发症护理 ①出血。注意观察患者穿刺点周围皮肤、引流液的颜色、性状和量，以及生命体征和凝血指标等，如出现穿刺点周围渗血、淤斑增大，全身皮肤出现皮下出血，引流液颜色变红、量增多，血压下降、呼吸增快，应及时联系医生。②感染。对患者严格保护性隔离，每日早、晚通风。每日晨、晚用消毒液擦地，擦拭病室内物品表面。病室紫外线照射空气消毒，照射时保护好患者的眼、面、皮肤，给予适当遮盖。进入病室前穿鞋套、戴好帽、口罩，穿好隔离衣，消毒手，尽量减少进出病室次数。所有经病室外递入房间中的物品，需用 75% 酒精擦拭表面后方可拿入。家属探视时要穿隔离衣，控制探视时间，患感冒等感染性疾病的家属谢绝探视。各项操作严格遵守无菌原则，严密观察患者体温、血常规结果，若有异常及时通知医生。③急性排斥反应。严密观察患者神志、体温以及肝功能生化检测指标，若患者出现烦躁、高热、乏力、厌食、右上腹痛、背痛、肝大、胆汁清亮等异常以及谷丙转氨酶（GPT）、谷草转氨酶（GOT）、胆红素水平升高，应及时通知医生给予处理。

健康指导 ①保持心情舒畅，适量活动，避免劳累及受寒。②戒烟、戒酒，遵医嘱适当休息。③遵医嘱服用药物。④定期随诊复查，了解肝功能变化及病情恢复情况。⑤注意卫生，勤换内衣，清洗皮肤，保护伤口，定期消毒日常物品。⑥注意预防口腔感染，早晚刷牙，餐后漱口，若口腔内出现白斑、溃疡等，应及时与医生联系，不要自行治疗。⑦合理饮食，多吃蔬菜水果等维生素含量高的食物，少吃油炸和腌制食物。⑧进行少量锻炼。

护理评价 ①是否出现出血、感染、急性排斥反应等并发症，并发症能否得到及时发现及处理。②对肝移植术后护理及康复知识是否了解。

（马玉芬）

shàngxiāohuàdào bèijì zàoyǐng hùlǐ

上消化道钡剂造影护理（nursing in upper gastrointestinal series） 上消化道钡剂造影是吞食糊状硫酸钡（显影剂）后，通过钡剂经食管到达胃、十二指肠部位的显影过程诊断上消化道疾病的方法。

目的 观察食管、胃、十二指肠的大小、形态、位置、弹性、黏膜皱襞和活动情况，以协助诊断。

用物 硫酸钡。

操作方法 患者按医生要求吞食硫酸钡后配合体位变化摄片。

护理要点 包括以下几方面：

术前护理 ①身体状况，如年龄、血氧情况，有无高血压、心脏病、食管静脉曲张、肠梗阻等病史。②向患者解释检查目的，以取得患者的配合。③加强心理护理，缓解焦虑情绪。④检查前 6~12 小时开始禁食，检查前 4 小时开始禁水。

术中护理 ①协助患者取仰卧位、俯卧位及半坐卧位。②注意观察患者呼吸、脉搏等情况。

术后护理　造影后监测体温、脉搏、血压、呼吸情况，观察硫酸钡排出情况，有无腹痛、腹胀等术后并发症，出现异常情况及时通知医生处理。肠蠕动较慢或老年患者造影后可应用液状石蜡等润肠剂，促进钡剂排出。

健康指导　①造影后可能出现腹胀等症状，一般情况下活动后钡剂排出可逐渐好转。②指导患者造影后适当活动，以促进肠蠕动。

护理评价　①焦虑情绪是否缓解，是否能够有效配合检查的进行。②生命体征是否平稳，是否能够掌握造影后的注意事项。

（马玉芬）

wèijìng jiǎnchá hùlǐ

胃镜检查护理（nursing in gastroscopy）

胃镜检查是用光学纤维内镜对食管、胃、十二指肠进行检查、治疗的技术。

目的　①确定胃部病变的部位及性质。②诊断原因不明的上消化道出血、幽门梗阻等疾病。③取胃部活体组织检查，协助诊断胃部恶性肿瘤及慢性胃、十二指肠疾病。④在镜下止血、钳取异物、切除息肉以及其他内镜下治疗。

用物　纤维内镜。

操作方法　患者取侧卧位，纤维内镜经口插入，自上而下依次检查食管、胃、十二指肠。

护理要点　包括以下几方面：

术前护理　①评估患者的身体状况，如年龄、血氧情况，有无高血压、心脏病、食管静脉曲张等病史，有无麻醉药过敏史，凝血功能是否正常。②向患者解释检查目的，说明检查过程及检查过程中的体位，指导患者做吞咽动作配合进镜。③加强心理护理，缓解焦虑情绪。④术前5小时开始禁食，术前遵医嘱口含利多卡因凝胶，咽喉麻醉时间不应少于10分钟，取下义齿。⑤上消化道出血者应备好吸引器、心电监护及急救物品，防止意外发生。

术中护理　①协助患者采取左侧卧位，下肢半屈，放好口垫及托盘。②嘱患者含口垫，轻轻咬住，指导其做深呼吸，不能吞下唾液，让唾液自然流入弯盘。③注意观察呼吸、脉搏、血氧饱和度及术中出血情况。④对年老、心脏疾病等患者应给予吸氧，维持血氧饱和度在90%以上。

术后护理　①术后观察体温、脉搏、血压、呼吸情况，同时应观察患者有无呕血、便血，有无腹痛、腹胀等术后并发症出现，出现异常情况及时通知医生处理。②严格按照内镜清洗、消毒技术操作规范处理纤维内镜，预防交叉感染。

健康指导　①术后可能出现咽部不适、疼痛、声嘶等症状，一般情况下休息后可逐渐好转。②行胃部活检术后出现胃部不适或轻微痛感，一般可自行缓解，若出现较大量呕血应及时通知医生。③术后患者应少说话，适当休息。④术后2小时后可饮水，取活检者术后4小时后方可进无刺激性半流质饮食，如汤面、馄饨等。

护理评价　①焦虑情绪是否缓解，是否能够有效配合检查的进行。②生命体征是否平稳，术后有无并发症的发生，并发症能否得到及时发现及处理。③是否能掌握术后的饮食及康复知识。

（马玉芬）

jiéchángjìng jiǎnchá hùlǐ

结肠镜检查护理（nursing in colonoscopy）

结肠镜检查是用光学纤维内镜对结肠和末端回肠内壁进行检查、治疗的技术。

目的　①确定结肠和末端回肠病变的部位及性质。②诊断原因不明的下消化道出血、慢性腹泻、低位肠梗阻等。③进行纤维结肠镜下息肉切除等治疗。④大肠肿瘤普查。

用物　纤维内镜。

操作方法　患者取侧卧位。纤维内镜经肛门插入，自下而上依次检查直肠、乙状结肠、降结肠、横结肠、升结肠和盲肠及与大肠相连的一小段小肠（回盲末端）。

护理要点　包括以下几方面：

术前护理　①评估患者的身体状况，如年龄、血氧情况，有无高血压、心脏病、肠道肿瘤等病史，有无麻醉药过敏史，凝血功能是否正常。②向患者解释检查目的，说明检查过程及检查过程中的体位，指导患者听从医生指挥更换体位以配合进镜。③加强心理护理，缓解焦虑情绪。④术前遵医嘱在检查前3日开始进食流质或少渣、半流质饮食，检查当日上午空腹，检查前一日晚上服用泻药清洁肠道，或检查当日清洁灌肠。⑤下消化道出血者应备好吸引器、心电监护及急救物品，防止意外发生。

术中护理　①协助患者采取左侧卧位，腹部放松，下肢半屈，听从医生指挥，按要求转动、变换体位。②嘱患者全身放松，张口深呼吸。③注意观察患者呼吸、脉搏、血氧饱和度及术中出血情况。④对年老、心脏疾病等患者应给予吸氧。

术后护理　①做好肛门清洁护理，嘱患者注意休息。②术后监测体温、脉搏、血压、呼吸情况，观察有无便血、腹痛、腹胀等术后并发症，出现异常情况及时通知医生处理。③剧烈腹痛、腹胀、面色苍白、脉率及心率增快、血压下降，提示肠穿孔；排便次数较多、便血提示肠出血，应及时报告医生。④术后可正常进食，如行内镜下息肉切除术，术后应进流质饮食1日、少渣饮食2~3日，注意粪便颜色，必要时做粪便隐血试验。⑤严格按内镜清洗消毒技术操作规范处理纤维内镜，预防交叉感染。

健康指导 ①术后可能出现轻微腹胀等症状，一般情况下休息后可逐渐好转。②行活检后出现腹部不适或轻微痛感，一般可自行缓解，发现较大量便血时应及时通知医生。③术后患者应适当卧床休息。④术后可饮水，取活检者进食温凉、无刺激性的半流质饮食，如汤面、馄饨等。

护理评价 ①是否能够有效配合检查。②生命体征是否平稳，有无术后并发症的发生，并发症能否得到及时发现及处理。③是否能够掌握术后的饮食及康复知识。

（马玉芬）

nèijìng nìxíng yí-dǎnguǎn zàoyǐngshù hùlǐ

内镜逆行胰胆管造影术护理

（nursing in endoscopic retrograde cholangiopancreatography） 内镜逆行胰胆管造影术（endoscopic retrograde cholangiopancreatography, ERCP）在内镜下经十二指肠乳头插管注入造影剂，透视摄片，逆行显示胰管和胆管的造影技术。

目的 ①协助诊断原因不明的梗阻性黄疸。②诊断原因不明的十二指肠乳头部或壶腹部占位，以确定病变的部位及性质。③在ERCP下进行乳头切开术取石或经内镜鼻胆管引流术，解除梗阻性黄疸。④诊断疑似胆道、胰腺疾病。

用物 十二指肠镜。

操作方法 患者取侧卧位。十二指肠镜经口插入，自上而下依次经过食管、胃、十二指肠，经十二指肠乳头注入造影剂。

护理要点 包括以下几方面：

术前护理 ①评估患者身体状况，如年龄、血氧情况，有无高血压、心脏病、食管静脉曲张等病史，有无麻醉药及造影剂过敏史，凝血功能是否正常。②向患者解释检查目的，说明检查过程及检查过程中的体位，指导患者进行吞咽动作配合进镜。③加强心理护理，缓解紧张、焦虑情绪。④术前1日做碘过敏试验，备好碘造影剂，术前禁食8小时，禁水4小时。⑤术前遵医嘱口含利多卡因凝胶，咽喉麻醉时间不应少于10分钟，取下义齿。⑥嘱患者穿着适合摄片要求的衣服，衣服不能太厚，并取下金属物品。⑦上消化道出血患者应备好吸引器、心电监护及急救物品，防止意外发生。

术中护理 ①协助患者采取侧卧位，左手背后，放好口垫及托盘。②内镜插入时指导患者咬紧口垫做吞咽动作，检查过程中指导患者做深呼吸尽量放松，术中含上口垫，轻轻咬住，不能吞下唾液，让唾液自然流入弯盘内。③注意监测呼吸、脉搏、血氧饱和度及术中出血情况。④对年老、心脏疾病等患者应给予吸氧。

术后护理 ①术后监测体温、脉搏、血压、呼吸情况，同时应观察有无呕吐、便血，有无剧烈腹痛、腹胀等，术后注意有无急性胰腺炎、化脓性胆管炎、出血、穿孔等并发症的出现，出现异常情况及时通知医生进行处理。②内镜逆行胰胆管造影后遵医嘱禁食，静脉补充液体。③遵医嘱在ERCP后2小时、6小时及次日晨分别查血清淀粉酶，根据检查结果和临床症状，饮食从清淡流质逐步到低脂流质，再到低脂半流质，逐渐恢复正常饮食。④放置鼻胆引流管患者妥善固定鼻胆管以防脱出，注意鼻胆管引流情况，观察鼻胆引流液颜色及量。⑤根据病情需要遵医嘱酌情使用抗生素或胰酶抑制剂。

健康指导 ①术后可能出现咽部不适、疼痛、声嘶等症状，一般情况下休息后可逐渐好转。②进行取石的患者，可能会有轻微腹部不适，休息后可逐渐缓解。③术后患者应少说话，适当休息。④术后遵医嘱禁食。

护理评价 ①是否能够有效配合检查的进行。②生命体征是否平稳，有无术后并发症的发生，并发症能否得到及时发现及处理。③是否能够掌握术后的康复知识。

（马玉芬）

jīng pí jīng gān dǎnguǎn yǐnliúshù hùlǐ

经皮经肝胆管引流术护理

（nursing in percutaneous transhepatic cholangial drainage） 经皮经肝胆管引流术是在X线或B超引导下，利用特制穿刺针经皮穿入肝内胆管，再将造影剂直接注入胆管而使肝内外胆管迅速显影，同时通过造影管行胆管引流，将梗阻部位以上的淤积的胆汁引流出体外，从而减轻黄疸症状的技术。

目的 ①了解胆道梗阻部位、范围和原因。②在胆道梗阻患者择期手术前，减压、减黄，从而缓解症状、提高手术耐受性。

用物 22号细针、造影剂等。

操作方法 患者取平卧位，在透视下取右侧肋膈角与腋中线略偏前（1cm 左右）交界处作为穿刺点，局部麻醉后在皮肤上戳一小口。嘱患者暂停呼吸，在电视监视下将粗针迅速刺入选好的胆管，拔出针芯，待胆汁顺利流出后插入导丝，退出穿刺针，用扩张管扩张通道后，插入导管并固定，注入造影剂。

护理要点 包括以下几方面：

术前护理 ①评估患者的身体状况，如年龄、血氧情况，有无高血压、心脏病等病史，有无麻醉药及造影剂过敏史，凝血功能是否正常。②向患者解释检查目的，说明检查过程及检查过程中的体位，指导患者练习体位及屏气动作配合进针。③病情危重的患者应备好心电监护及急救物品，防止意外发生。

术中护理 ①协助患者采取仰卧位或左侧卧位。②嘱患者按照操作医生要求在进针时屏气。③注意观察呼吸、脉搏、血氧饱和度及术中出血情况。④对于年老、心脏疾病等患者应给予吸氧，维持血氧饱和度在 90% 以上。

术后护理 ①术后监测体温、脉搏、血压、呼吸情况，观察穿刺处有无渗血、渗液，有无腹痛等情况的出现，出现异常情况及时通知医生。②严格按照无菌操作进行换药，预防交叉感染。引流袋置于穿刺点下方，防止逆行感染。③注意观察引流液的颜色、量及性状。④确保引流通畅，防止管路折叠。⑤妥善固定管路，防止管路脱出。⑥术后卧床至少 6 小时，采取半坐卧位以利于引流通畅。

健康指导 ①告知患者术后可能出现穿刺处轻微疼痛，一般情况下可逐渐自行缓解。②留置引流管后妥善固定，指导患者在更换体位时避免牵拉管道，防止脱管。③术后指导患者保持衣物清洁、干燥，避免交叉感染。④注意观察穿刺处周围皮肤情况、有无敷料过敏现象，有红肿时及时处理。

护理评价 ①能否有效配合检查的进行。②焦虑情绪是否缓解。③生命体征是否平稳，有无术后并发症的发生，并发症能否得到及时发现及处理。④是否能够掌握术后的饮食及康复知识。

(关玉霞)

人工肝治疗护理（nursing of artificial liver） 人工肝治疗是借助体外机械、化学或生物性装置，暂时或部分替代肝脏功能，协助治疗肝功能不全或相关疾病的方法。包括血浆置换、血液灌流、分子吸附等。

目的 ①为重型肝炎或肝衰竭时的肝细胞再生创造时间，使可逆性肝损伤者肝功能得到恢复。②协助治疗肝移植后的最初无功能状态。③作为肝脏特殊或应激情况下的辅助治疗手段。

用物 血液净化机及透析装置。

操作方法 采用外周动-静脉或静-静脉直刺建立血管通路，或采用单针双腔导管经股静脉穿刺建立通道，进行血浆置换。

护理要点 包括以下几方面：

术前护理 ①应做好解释工作，说明人工肝治疗的目的、操作过程、治疗费用及安全性等，鼓励患者积极配合治疗。②按Ⅱ类环境标准进行室内空气消毒，人机同在的情况下宜使用静电吸附式空气消毒机，地面、物品表面用消毒液擦拭消毒；室温夏季维持在 26~28℃，冬季 28~30℃；备齐急救药品及器械。③术前锻炼在床上使用便盆，清醒患者术前排空尿便，意识不清及体质虚弱者考虑留置导尿管。

术中护理 ①进行体外循环的管路和分离器、灌流器无菌装接，做好预冲及机器自检；确保动静脉回路连接紧密，严防空气进入，密切监测动静脉压、跨膜压，按规定观察机器工作状态。②治疗开始时血流量不宜过大，根据血压及患者的反应逐渐增加至目标流量。③术中安置心电监护，准确、及时地记录生命体征、治疗中用药、血浆交换量、血浆分离速度、血流速度、动静脉压、跨膜压等；从动脉管路采血口抽血，动态监测血常规、肝肾功能、电解质、血氨、凝血酶原时间；密切观察患者有无过敏、出血、低血压、休克等并发症表现，术中保持静脉输液通道通畅。④治疗前常规肌内注射盐酸异丙嗪，血浆置换过程中推注地塞米松，预防血浆过敏。⑤术中密切观察出血及局部渗血情况，根据凝血酶原时间正确计算肝素用量，术后静脉注射鱼精蛋白中和肝素钠。

术后护理 ①患者术后易发生感染，要做好保护性隔离，严格执行无菌操作。病室每日定时通风换气，定时空气消毒。②做好深静脉置管和穿刺处护理，保持插管处皮肤干燥，定期消毒、冲管，保持管路通畅，术后 5 小时内穿刺侧肢体不宜屈曲、用力。③观察穿刺部位有无血肿，出现血肿应在 24 小时内冷敷，抬高患肢，24 小时后热敷，同时观察肢体末梢血液循环情况。④留置导管出现继发感染时，及时拔除留置导管并做导管尖端及血培养，拔管后按压 30 分钟，加压包扎固定。⑤术后 24~72 小时，应少食多餐，进食低脂、清淡、易消化的饮食，以碳水化合物及多种维生素为主，严格限制蛋白质的摄入，腹水患者给予低盐饮食，避免进食产气食物，保持排便通畅。

健康指导　①告知患者卧床休息，尽量平卧，勿使插管折叠、弯曲，避免侧卧。②告知患者及家属在治疗后 24～72 小时内控制饮食，少食多餐，进食软质饮食，必要时从肠外途径供给营养，以预防进食过量，尤其应避免食入过量蛋白质，以免引起血氨升高、肝性昏迷及消化道出血。③术后注意保持室内适宜温湿度，定时通风换气，注意保暖，预防感染。④告知患者术后 2～3 日，机体代谢会继续释放有毒物质入血，临床生化指标有反弹现象，预防患者出现沮丧、消极心理。

护理评价　①焦虑情绪是否缓解，是否能够有效配合检查的进行。②生命体征是否平稳，有无术后并发症的发生，并发症能否得到及时发现及处理。③是否能够掌握术后饮食及康复知识等。

（关玉霞）

mìniào xìtǒng jíbìng huànzhě hùlǐ

泌尿系统疾病患者护理（nursing of patients with urinary system disease）

对泌尿系统疾病患者现存及潜在健康问题的发现及处理，为其提供相应的生理、心理、社会的照顾。

常见症状及体征　肾源性水肿、尿路刺激征、高血压、尿量异常、排尿型态异常（尿潴留、尿失禁）、血尿、肾区痛等。

护理评估　包括以下几方面：

个人及家族史　年龄、职业、经济状况、既往健康史、药物过敏史、手术史、外伤史、传染病病史等；父母、兄弟姐妹健康状况，家庭成员中有无肾病、高血压、糖尿病、痛风及恶性肿瘤等病史。

现病史　生命体征、精神状态、食欲及营养状况；发病情况，有无明显诱因，有无尿量及排尿型态的变化；是否出现多尿、少尿、尿频、尿急、尿痛、血尿等症状，症状的严重程度；是否出现脱水征象；是否伴疼痛，疼痛的部位、性质、程度、加重与缓解因素；是否伴水肿，水肿的部位、程度、水肿与活动及体位的关系；体重是否变化，测量腹围的变化，是否存在腹水；体位，是否出现端坐位。

治疗经过　接受的检查及结果，如尿常规、血常规、血生化、血气分析、肾功能、影像学等检查；接受的治疗及疗效和不良反应。

心理社会状况　有无紧张、焦虑、抑郁、绝望等不良情绪及程度；家庭成员组成、家庭经济状况、家属对患者所患疾病的认知及对患者关心和支持程度等；工作单位所能提供的支持，有无医疗保障等。

护理措施　包括以下几方面：

肾源性水肿护理　①严重水肿者卧床休息并需经常更换体位，防止发生压疮，水肿减轻后可起床活动，注意避免劳累。②严密观察患者的水肿部位、范围、凹陷程度及伴随症状，准确记录 24 小时出入量，定期测量体重、腹围。③监测体温变化，预防感染。④限制水钠摄入，予以低钠饮食，每日 2～3g 盐；液体入量视尿量和水肿程度而定，原则是量出为入；低蛋白血症导致的严重水肿，蛋白质入量为 $1g/(kg \cdot d)$；水肿伴氮质血症者一般摄入优质蛋白质 $0.6～0.8g/(kg \cdot d)$，如牛奶、鸡蛋、鱼肉；慢性肾衰竭患者根据肾小球滤过率调节蛋白质摄入量，热量摄入 $125.4kJ/(kg \cdot d)$。⑤遵

医嘱用利尿药、激素及免疫抑制剂，注意观察药物的疗效及不良反应。⑥指导患者勤换衣裤并穿柔软、宽松内衣裤，痤疮不可用手挤，可用清水擦洗。

尿路刺激征护理　①急性期注意卧床休息，取屈曲位。②若无禁忌证，指导患者多饮水、勤排尿，饮水量 2000ml/d 以上，摄入清淡、易消化、营养丰富的食物。③指导患者遵医嘱按时、按量、按疗程服药，注意观察用药的不良反应，禁止随意停药。④指导患者勤换内裤，每次便后清洗外阴，保持外阴清洁、干燥。⑤分散患者注意力，指导患者做一些感兴趣的活动，如看电视、听轻音乐、聊天等，以减轻焦虑情绪、缓解症状。

尿量异常护理　①准确记录 24 小时出入量，密切观察生命体征、意识状态、体重变化、脱水或水肿程度，密切注意有无高钾血症或低钾血症症状。②症状严重者绝对卧床休息，加床档保护，并做好生活护理。③根据相关化验结果及机体需要给予适当饮食，指导多尿者增加饮水量，增加含钾食物摄入量，如香蕉、柑橘、柠檬、浓肉汤、果汁等；少尿者禁水，避免食用富含钾的食物，如蘑菇、榨菜、马铃薯等。④指导患者遵医嘱用药，监测患者对药物的反应，用利尿药后，观察排尿次数、尿量变化及不良反应。⑤做好口腔、皮肤、会阴护理以防感染。

血尿护理　①密切观察血尿色、量，分清是初始、终末还是全程血尿。②观察血尿有无伴随症状，如发热、肾区钝痛、腰腹部肿块等，判断血尿发生的原因。③大量血尿者应卧床休息，病情逐步恢复后可逐渐增加活动量，

适当多饮水，以预防感染、防止血块堵塞、冲洗尿路。④遵医嘱用药，注意观察药物疗效和不良反应，用去甲肾上腺素加生理盐水行膀胱低压灌注止血治疗弥漫性膀胱黏膜出血时，每次灌注300ml并保留10分钟再排出。

肾区疼痛护理　①了解疼痛的部位、性质、严重程度、开始时间及持续时间、伴随症状等。②协助患者采取有利于减轻疼痛的体位，减少疼痛刺激。③遵医嘱选择局部按摩、热敷、针灸等方法缓解疼痛。④分散患者的注意力，指导患者根据个人爱好选择一些活动，如阅读小说、看电视、听轻音乐、与室友聊天等。⑤对腰痛伴高热者遵医嘱给予解热镇痛药，注意观察疗效和不良反应。

心理护理　①与患者建立信任关系，鼓励患者表达自己的感受。②针对患者的疑虑给予耐心的解释，向患者讲解疾病相关知识，鼓励其树立战胜疾病的信心。③取得家属的配合，使患者能够得到亲人的关怀和支持。

健康指导　包括以下几方面：

预防感染　保持环境清洁、空气流通、阳光充足；指导患者注意个人卫生，选择宽松、柔软的棉质内衣，勤换内裤；避免受寒，预防泌尿道和呼吸道感染；避免过重的体力劳动和剧烈运动。

饮食指导　指导患者严格按饮食计划进餐，遵医嘱补充富含蛋白质、热量及维生素的食物，蛋白质以优质蛋白为主，应占60%，如瘦肉、鱼肉、鸡肉等；控制钠的摄入，如钠盐、酱油、味精、啤酒、汽水、火腿及罐头食品、松花蛋、海带、碱或小苏打所制的食物等。

生活指导　指导患者准确测量每日出入量、测量体重、准确及时留取尿标本的方法；做好知识宣教，如自我监测血压、控制饮水量等，提高自我管理能力。

用药指导　向患者介绍所用药物的名称、用法、剂量、作用和不良反应的相关知识，告知患者所用激素类药物和免疫抑制剂不可擅自加量、减量和停药，指导患者遵医嘱用药。

定期复诊　指导患者遵医嘱坚持治疗、定期随诊；出现高血压、左心衰竭或其他不适时立即就诊。

护理评价　①症状是否缓解。②皮肤有无损伤或感染发生。③体液是否保持平衡。④左心衰竭、高钾血症等并发症能否得到及时发现及处理。⑤是否掌握疾病防治的相关知识。⑥恐惧感是否缓解。

（崔文英）

shènsǔnshāng huànzhě hùlǐ
肾损伤患者护理（nursing of patients with kidney injury）

对肾损伤患者出血、血尿、疼痛、伤侧腹壁强直、腰部肿胀和休克等现存及潜在健康问题的发现及处理，为其提供相应的生理、心理、社会的照顾。

护理评估　包括以下几方面：

个人史　有无肾脏慢性疾病及其他泌尿系统疾病，有无高血压、糖尿病、心脑血管疾病等。

现病史　受伤的时间、部位、地点、性质，目前的生命体征、意识状态，尤其是心率及血压的变化；有无腰部及腹部压痛、肿块、皮肤淤斑、开放性伤口；有无血尿、发热等。

治疗经过　评估患者接受的检查及结果，如X线平片、B超、CT、排泄性尿路造影、肾血管造影、血常规、尿常规等检查；接受的治疗及疗效和不良反应。

主要护理问题　①组织灌注量改变。②疼痛。③有感染的危险。④焦虑。⑤自理能力缺陷。⑥潜在并发症：尿性囊肿、肾积水、假性动脉瘤、肾血管性高血压。

护理措施　包括以下几方面：

病情观察　①持续心电监护，密切监测生命体征及意识状态变化，积极预防、治疗失血性休克。②注意观察腹部体征变化，观察腰部肿胀进展情况，观察血尿程度，判断血尿有无进行性加重，在密切观察的同时做好手术准备。③动态监测血红蛋白及红细胞计数，估计出血情况。④观察伤口渗出情况，及时更换敷料，保持伤口清洁。⑤注意观察有无合并其他脏器损伤，备好急救物品及药品。⑥遵医嘱进行镇静、抗炎、扩容、补液、止血治疗，给予氧气吸入，增加重要器官的血供。⑦观察体温变化，体温升高时做好降温处理，并观察降温效果。

引流管护理　①保持各个管路通畅，避免折叠，妥善固定，防止管路脱出。②观察引流液的性质，准确记录引流量，引流液颜色呈血性或混浊，提示有出血或感染的可能，及时通知医生处理。③准确记录尿量，观察肾功能情况。④做好管路清洁护理，定期更换引流袋。

舒适护理　①卧床期间做好患者清洁护理，保持床单位整洁和患者身体清洁，预防皮肤压疮。②协助患者定时翻身、拍背，防止肺部感染。③指导患者掌握在带管期间床上翻身活动的方法，防止管路脱出。④保持排便通畅，避免增高腹压诱发出血。⑤动态评估疼痛的部位、程度、性质，遵医嘱给予镇痛药，避免因疼痛造成患者烦躁而引发和加重出血，观察及记录疗效及不良反应。

用药护理　遵医嘱使用抗生素，根据抗生素的性质控制输入速度，观察药物的疗效和不良反应。慎用肾毒性药物。

健康指导　①肾损伤修补术或肾部分切除术术后 1～3 个月内避免剧烈活动，注意有无腰部胀痛、血尿及尿量改变等情况，如有不适应及时就诊。②多饮水，保持尿路通畅。③肾被膜下血肿定期随诊 3 个月，避免再次损伤。④避免进食刺激性强的食物。⑤选择肾脏不良反应小的药物。⑥指导患者监测血压，随时观察血压变化，出现异常及时就诊。

护理评价　①组织灌注量是否改善。②疼痛是否缓解。③是否发生感染。④焦虑情绪是否缓解。⑤生活需要能否得到满足。⑥是否出现并发症，并发症能否得到及时发现及处理。

（付凤齐）

shènxiǎoqiú shènyán huànzhě hùlǐ

肾小球肾炎患者护理（nursing of patients with glomerulonephritis）

对肾小球肾炎患者血尿、蛋白尿、水肿和高血压等现存及潜在健康问题的发现及处理，为其提供相应的生理、心理、社会的照顾。

护理评估　包括以下几方面：

个人及家族史　用药史、过敏史、手术史、既往健康史等；亲属中有否类似疾病发生。

现病史　此次发病的时间；有无劳累、妊娠、用肾毒性药物等诱因，有无前驱感染，如急性扁桃体炎、咽炎、上呼吸道感染、脓疱疮等；有无血尿、蛋白尿、水肿和高血压等症状，症状的严重程度；是否伴少尿或无尿、夜尿增多、肾功能损害等。

治疗经过　接受的检查及结果，如血常规、尿常规、肾功能等检查；接受的治疗及疗效和不良反应。

主要护理问题　①体液过多。②活动无耐力。③有皮肤完整性受损的危险。④有营养失调的危险。⑤有感染的危险。⑥缺乏肾小球肾炎防治知识。

护理措施　包括以下几方面：

体位护理　急性期患者绝对卧床休息，为防止压疮定时更换体位；症状明显期卧床休息 4～6 周，缓解后可逐步增加活动量。

饮食护理　①急性期严格限制钠的摄入，每日盐摄入量低于 3g，病情好转可由低盐饮食逐步转为正常饮食。②根据尿量情况，适当摄入水和钾，当日液体总入量 = 500ml + 前一日尿量，尿量减少时避免食用富含钾的食物。③指导患者根据肾功能调整蛋白质摄入量并以优质蛋白为主，低蛋白饮食时应增加碳水化合物摄入。④指导患者补充多种维生素及锌元素，慢性肾小球肾炎患者应控制磷的摄入。

用药护理　①指导患者严格遵医嘱用药，避免自行增减药量或使用肾毒性药物。②做好用药指导，观察药物治疗的疗效及不良反应。

口腔护理　①有自理能力者早晚刷牙、餐后漱口。②自理能力缺陷者，根据口腔黏膜情况选择适当漱口液给予口腔护理。

并发症护理　密切观察病情变化，如出现急性左心衰竭、高血压脑病、急性肾衰竭，应及时报告医生，必要时遵医嘱做好透析治疗准备。

健康指导　①指导患者注意保暖，加强个人卫生，感染后及时就诊治疗。②指导患者根据病情选择合适的食物和进食量，患病期间应加强休息，痊愈后应适当锻炼，以增强体质，但应避免劳累和受寒。③血压和血尿素氮正常时可安全妊娠，如有高血压症状且尿素氮较高应避孕，必要时行人工流产。④按医嘱服药，定期门诊复查，避免使用肾毒性药物。

护理评价　①水肿是否减轻或消退。②活动后的乏力感是否缓解。③皮肤是否保持完整。④营养状况是否改善。⑤是否发生感染。⑥是否了解肾小球肾炎防治的相关知识。

（崔文英）

shènbìng zōnghézhēng huànzhě hùlǐ

肾病综合征患者护理（nursing of patients with nephrotic syndrome）

对肾病综合征患者高度水肿、高脂血症、大量蛋白尿（24 小时尿蛋白定量 ≥3.5g）、低蛋白血症（血浆清蛋白 ≤30g/L）等现存及潜在健康问题的发现及处理，为其提供相应的生理、心理、社会的照顾。

护理评估　包括以下几方面：

个人及家族史　用药史、过敏史、手术史、既往健康史等；亲属中是否有系统性红斑狼疮、过敏性紫癜、糖尿病、高血压、痛风、肾盂肾炎、乙型病毒性肝炎等病史。

现病史　水肿的情况，是否出现眼睑、颜面、踝部、胫骨前、全身水肿；有无尿量、尿色的变化，尿中是否出现泡沫，是否出现夜尿增多等情况；了解症状出现时间，有无诱因或其他伴随症状，如发热、皮疹、关节痛、骨痛等。

治疗经过　接受的检查及结果，尤其是尿液、肾功能等检查；接受的治疗及疗效和不良反应，如糖皮质激素和（或）免疫抑制剂治疗等。

主要护理问题 ①体液过多。②营养失调:低于机体需要量。③有感染的危险。④有皮肤完整性受损的危险。⑤缺乏肾病综合征防治知识。

护理措施 包括以下几方面:

休息与活动护理 ①患者全身严重水肿、胸腹腔积液时应绝对卧床休息,取半坐卧位,协助患者床上做关节的全范围运动,根据患者病情提供生活护理。②高血压患者根据病情限制活动量,嘱老年患者更换体位时应动作缓慢、不可过快。③恢复期根据患者情况在体能范围内活动,如活动后尿蛋白增加,应酌情减少活动。④避免剧烈运动,如跑、跳、提取重物等。

感染预防护理 ①指导患者保持水肿皮肤清洁、干燥,协助定时更换体位。②指导和协助患者进行口腔黏膜、睑结膜及阴部清洁。③营造清洁、安静、舒适的居住环境,减少病区探访人次,对有上呼吸道感染者限制探访。④避免不洁饮食,预防肠道感染。

饮食护理 ①指导患者摄入正常量的优质蛋白(尤其富含必需氨基酸的动物蛋白),一般以1.0g/(kg·d)供给,肾功能不全时根据肌酐清除率调整蛋白质摄入量。②每日摄入热量>125kJ/kg(30kcal/kg)。③指导患者选择低脂、富含可溶性纤维素的食物(如燕麦、米糠、豆类),少吃或不吃油炸食物,适当增加瘦猪肉、牛肉、豆制品、鸡蛋清等食物摄入。④水肿时低盐饮食,每日摄入食盐2~3g,少用味精及食用碱,禁食腌制食物。⑤指导患者平衡膳食,注意补充各种维生素及微量元素如铁、钙。

用药护理 ①指导患者遵医嘱用药。②观察药物的疗效及不良反应,服用激素和细胞毒性药物期间应注意监测血药浓度。③避免使用肾毒性药物。

并发症护理 密切观察病情变化,观察患者皮肤有无出血、破损;如出现感染、血栓或栓塞、急性肾衰竭时,应及时报告医生,急性肾衰竭药物治疗无效,遵医嘱进行肾脏替代治疗。

健康指导 ①遵医嘱坚持正规治疗。②介绍各类药物的服用方法、时间和不良反应,指导患者监测药物的不良反应。③注意休息,适当进行体育锻炼,以不感到劳累为宜。④合理饮食,进食优质蛋白、高热量、低脂、高膳食纤维和低盐食物。⑤避免前往人群聚集区域,流行性感冒高发季节应注意自我防护,外出注意保暖、戴口罩等。⑥遵医嘱定期门诊复查。

护理评价 ①水肿是否减轻或消退。②营养状况是否改善。③是否发生感染,皮肤黏膜是否完整。④是否了解肾病综合征防治的相关知识。

(崔文英)

shènjīshuǐ huànzhě hùlǐ
肾积水患者护理 (nursing of patients with hydronephrosis)

对肾积水患者疼痛、腹部肿块等现存及潜在健康问题的发现及处理,为其提供相应的生理、心理、社会的照顾。

护理评估 包括以下几方面:

个人史 肾功能情况,有无其他慢性疾病如高血压、糖尿病、心脑血管疾病、结核病、泌尿系统疾病等。

现病史 有无腹部肿块,肿块的部位及大小、发现的时间、进展情况;是否伴腰部酸痛,酸痛的严重程度;是否伴感染症状,是否出现体温、尿量的变化;有无血尿、脓尿;有无食欲缺乏、恶心、呕吐、贫血、水肿等。

治疗经过 接受的检查及结果,如B超、CT、静脉肾盂造影、X线腹部平片、尿常规、尿细菌学、MRI、肾功能等检查;接受的治疗及疗效和不良反应。

主要护理问题 ①疼痛。②排尿型态改变。③体温过高。④潜在并发症:感染。⑤部分自理能力缺陷。⑥缺乏肾积水治疗、康复相关知识。

护理措施 包括以下几方面:

病情观察 ①术后密切监测生命体征变化,持续心电监护,吸氧。②及时更换敷料,观察伤口渗出情况,评估渗出液的颜色及量的变化。③观察各种引流液的颜色及量的变化,如果短期内引流出大量鲜红色液体,及时通知医生处理,并密切观察血压、心率变化。④每日监测患者体温及白细胞的变化,及时发现感染症状,体温高于38℃时要进行降温处理。

肾造瘘管护理 ①根据肾造瘘瘘口部位,取仰卧位或侧卧位,防止造瘘管在肾内移位、梗阻或引起出血。②标明留置管路的名称、时间,妥善固定好肾造瘘管,防止牵拉和滑脱,肾造瘘管位置需低于造瘘口,防止反流引起感染;保持引流持续通畅,注意观察造瘘管引流液的颜色、性质和引流量变化。③为患者翻身时避免用力牵拉造瘘管,指导患者翻身或起床时保护好造瘘管。④保护造瘘口周围皮肤,每日更换伤口敷料,清洗造瘘管周围分泌物,用氧化锌软膏保护皮肤。⑤鼓励患者多饮水,以助冲洗尿路。⑥造瘘管拔除前要做夹管试验,观察能否自行排尿,如有排尿困难、患侧腰痛、发热或切口处有渗尿，应延迟拔管。⑦永久性肾造瘘，应每隔 2~3 周在无菌条件下更换造瘘管一次。⑧分别记录肾造瘘管及膀胱排出的尿量。

双 J 管护理 ①保持双 J 管通畅。②带管期间避免剧烈活动，以免双 J 管移位，向患者解释插双 J 管可能出现尿路刺激征，主要是双 J 管放置不当或双 J 管下移、刺激膀胱三角区和后尿道所致。③及时倾倒尿液，指导患者增加饮水量、增加排尿次数，达到内冲洗作用。

舒适护理 ①协助患者翻身，取舒适卧位，避免压疮。②评估患者的疼痛情况，遵医嘱用镇痛药，观察药物疗效及不良反应。③高热患者做好口腔护理，保持口腔清洁、无异味。④保持排便通畅，必要时服润肠药。

健康指导 ①加强营养、多饮水，防止尿路感染和结石的形成。②携带双 J 管期间注意不要提重物，保持排便通畅，避免增加腹压，以免双 J 管移位。③带双 J 管期间不要憋尿，以免尿液反流、引起感染。④定期复诊，监测肾功能的变化，双 J 管于术后 1~3 个月到医院复诊，在膀胱尿道镜下拔除。

护理评价 ①术后恢复是否良好，疼痛是否缓解。②是否出现感染等并发症，并发症能否得到及时发现及处理。③是否掌握术后造瘘管及双 J 管相关的护理知识。

(付凤齐)

shènxìbāo'ái huànzhě hùlǐ

肾细胞癌患者护理（nursing of patients with renal cell carcinoma）

对肾细胞癌患者血尿、疼痛和肿块等现存及潜在健康问题的发现及处理，为其提供相应的生理、心理、社会的照顾。

护理评估 包括以下几方面：

个人及家族史 有无其他泌尿系统疾病，有无其他部位肿瘤；有否肿瘤家族史。

现病史 有无血尿，血尿出现的时间、严重程度；是否伴有腰痛，疼痛的性质和严重程度；是否出现发热、消瘦等；有无肾静脉及下腔静脉癌栓或有无其他器官转移症状；肾功能情况。

治疗经过 接受的检查及结果，如 X 线平片、B 超、静脉肾盂造影、肾动脉造影、CT、MRI、血常规、血生化、肝功能及凝血功能等检查；接受的治疗及疗效和不良反应，如肾动脉栓塞治疗等。

主要护理问题 ①潜在并发症：出血、血栓栓塞。②疼痛。③焦虑。④有皮肤完整性受损的危险。⑤缺乏肾细胞癌术后康复的相关知识。

护理措施 包括以下几方面：

病情观察 ①密切观察生命体征变化，尤其是血压、心率变化，每小时监测并记录一次。②观察伤口敷料渗出情况，渗出较多时注意血压变化，及时更换敷料。③关注肾功能化验结果，记录尿量的变化，监测肾功能。④术后每 2~3 小时评估一次出入量的变化，掌握输液速度，避免短期内输入过多的液体。⑤观察体温变化，预防感染。⑥观察双下肢的皮肤温度及有无肿胀、疼痛等症状。⑦观察有无胸闷、憋气以及血氧饱和度、生命体征和意识变化，警惕肺栓塞的出现。

疼痛护理 ①主动巡视患者，评估患者的疼痛情况，去除引起疼痛的原因，对于腹部手术后咳嗽引起的伤口疼痛，协助患者按压伤口，嘱患者做深吸气，再鼓励其咳痰。②疼痛明显者遵医嘱应用镇痛药，评估患者的疼痛有无缓解，观察药物的不良反应。

舒适护理 ①肾部分切除术后，患者需卧床 5 日左右，协助患者更换体位，防止局部皮肤受压过久引起压疮。②指导患者做下肢功能锻炼，包括主动屈伸下肢、做足跖屈和背屈运动、足内外翻运动、足踝的环转运动，同时被动按摩下肢比目鱼肌和腓肠肌，以促进血液循环、预防下肢静脉血栓。③协助患者翻身、拍背，鼓励患者咳痰，必要时遵医嘱给予雾化吸入，防止发生肺炎。④根治性肾切除术后，鼓励患者尽早下床活动，减少并发症，增加康复的信心。

引流管护理 ①保持管路通畅，翻身时注意不要折叠，妥善固定，防止管路脱出。②观察引流液的性质、颜色、量的变化，引流液为新鲜血性且量较多时警惕出血的可能，及时测量血压及心率并通知医生处理。③做好管路的清洁护理，做好管路标识，注明管路名称和日期，定期更换引流袋。

化学治疗（化疗）前后护理 ①化疗前评估患者的血管情况，选择合适的静脉，避免反复使用同一根静脉。②化疗过程中注意观察穿刺部位有无渗漏，防止药物外渗对皮肤造成损伤。③注意观察药物的毒副作用，尤其是胃肠道反应、神经毒性、骨髓抑制及肾毒性，警惕过敏反应。④嘱患者多饮水，保证每日充足的尿量，以促进毒性物质排出。⑤对发生骨髓抑制的患者进行保护性隔离，保持病室空气流通，限制探视，防止感染。⑥嘱患者适当增加营养物质摄入并注意个人卫生、适当锻炼，提高机体抵抗力。

饮食护理 ①术后排气前禁食，排气后以清淡、易消化饮食为主，避免进食硬、冷、不易消化和易胀气的食物。②保持排便通畅，多食富含纤维素的食物，保证饮水量，避免粪便干燥。③保证热量供给，适当增加瘦猪肉、牛肉、鱼等优质蛋白的摄入，保证营养。

健康指导 ①肾部分切除术或肾切除术后1~3个月内避免重体力劳动。②遵医嘱定期复诊。③指导患者加强病情的自我监测，遵医嘱用药，注意有无消瘦、贫血、疼痛、咳嗽等非特异症状，出现异常及时就诊。④注意保护孤立肾，忌服损伤肾脏的药物，运动锻炼时避免受伤。⑤保持积极、良好的心态，加强锻炼，增强体质，提高自身的免疫力。

护理评价 ①是否出现出血、血栓栓塞等并发症，出血、血栓栓塞等并发症能否被及时发现及处理。②疼痛是否缓解。③焦虑情绪是否缓解。④有无压疮发生。⑤能否掌握肾细胞癌术后康复的相关知识。

(付凤齐)

shènshuāijié huànzhě hùlǐ

肾衰竭患者护理（nursing of patients with renal failure） 对肾衰竭患者排尿型态异常、消化系统症状、出血、水肿等现存及潜在健康问题的发现及处理，为其提供相应的生理、心理、社会的照顾。

护理评估 包括以下几方面：

个人及家族史 既往有无各种原发性肾病病史，有无其他导致继发性肾病的病史；亲属中是否有类似疾病发生。

现病史 有无少尿、无尿；是否出现厌食、恶心、呕吐、舌炎、口臭、腹痛、腹胀等消化系统症状；有无血便、牙龈出血、鼻出血、皮下出血，女性患者有无月经过多等；有无胸闷、气短、头晕；皮肤是否瘙痒；是否出现水肿，水肿的部位及严重程度；首次发病的时间，有无明显的诱因、疾病类型、病程长短。

治疗经过 接受的检查及结果，如血常规、尿常规、肾功能等检查；接受的治疗及疗效和不良反应。

主要护理问题 ①营养失调：低于机体需要量。②体液过多。③活动无耐力。④有感染的危险。⑤抑郁、绝望。⑥缺乏肾衰竭治疗、护理和康复等方面的知识。

护理措施 包括以下几方面：

休息与活动护理 ①指导急性肾衰竭少尿期患者绝对卧床休息，抬高水肿下肢，定时更换体位，防止压疮；恢复期尿量增加时，根据病情可在护理人员的陪护下逐渐增加活动量。②慢性肾衰竭患者以休息为主，病情稳定或症状不明显者，可在护理人员的陪伴下活动，以不出现疲劳、头晕、呼吸困难、胸痛为度；长期卧床者协助其定时翻身，进行肢体被动运动，防止发生压疮或肌萎缩。

饮食护理 ①急性肾衰竭少尿期患者糖摄入量为150g/d，热量为147kJ/kg（35kcal/kg）；蛋白质的摄入量限制为0.5g/（kg·d），其中60%应为优质蛋白，若尿素氮太高应无蛋白饮食，减少钾、钠、磷和氮摄入；多尿期可不必过度限制。②慢性肾衰竭患者每日热量摄入为125kJ/kg（30kcal/kg），可用马铃薯、马蹄粉、芋头、苹果等补充糖类；根据患者肾小球滤过率调整蛋白质的摄入量；低钾、低磷饮食，注意补充富含维生素C及B族维生素、叶酸、钙、铁等食物；早期增加盐和水分的摄入，终末期限制盐和水分的摄入。

用药护理 ①指导患者遵医嘱使用对肾无毒性或毒性低的抗菌药物。②观察药物疗效及不良反应。

感染预防护理 ①做好病室通风与空气消毒并保持清洁，避免与上呼吸道感染患者接触。②严格无菌操作，避免不必要的检查及任意留置导尿管。③加强口腔及会阴部的皮肤护理，做好生活护理。④指导患者有效咳嗽，以排出痰液、预防肺部感染。

并发症护理 ①严格记录24小时出入量，坚持量出为入，关注每日体重变化。②密切观察病情变化，监测血清电解质变化，观察有无高钾血症（如肌无力、心律不齐、心电图改变）及低钙血症（如易激惹、手指麻木、腱反射亢进、抽搐）征象。③注意体温监测，观察有无体温升高、咳嗽、尿路刺激征等感染征象。

血液透析护理 用人工方法代替失去功能的肾脏，见血液透析护理。

心理护理 了解患者心理变化和家庭经济状况，鼓励患者表达内心感受；为患者及家属讲解疾病相关知识，鼓励家属理解并接受患者的改变，关爱患者；鼓励患者参加社交活动，认识自身价值。

健康指导 ①遵医嘱用药，避免使用肾毒性药物。②注意休息、劳逸结合，避免劳累及重体力活动。③适当锻炼，注意个人卫生，保持口腔、皮肤及会阴部清洁，避免受寒，避免去人员密集的场所。④避免妊娠、外伤、手术等。⑤保持良好心态，培养积极应对能力。⑥指导慢性肾衰竭患者注意保护和有计划地使用血管，尽量保护患者腕部、前臂、肘部等血管，以备血液透析治疗使用。⑦指导患者遵医嘱定期复查，出现异常情况及时就诊。

护理评价 ①营养状况是否改善。②水肿症状是否缓解。③活动耐力是否提高。④是否发生感染。⑤能否正确看待疾病、保持乐观心态。⑥对肾衰竭的治疗、护理和康复知识是否了解。

（崔文英）

pángguāng sǔnshāng huànzhě hùlǐ

膀胱损伤患者护理 （nursing of patients with bladder injury）

对膀胱损伤患者排尿困难、血尿、尿瘘等现存及潜在健康问题的发现及处理，为其提供相应的生理、心理、社会的照顾。

护理评估 包括以下几方面：

个人史 外伤史，产妇评估其分娩过程。

现病史 有无排尿困难、血尿和尿瘘等症状，症状严重程度；有无疼痛，疼痛的部位、性质及程度；是否合并骨盆骨折或盆腔内其他脏器损伤；生命体征尤其血压及心率情况，判断是否出现休克。

治疗经过 接受的检查及结果，如导尿术、B超、膀胱尿道镜、排泄性尿路造影、膀胱造影、血红蛋白等检查；接受的治疗及疗效和不良反应。

主要护理问题 ①疼痛。②排尿型态改变。③有感染的危险。④潜在并发症：出血、腹膜炎。

护理措施 包括以下几方面：

疼痛护理 根据患者疼痛情况，遵医嘱给予镇痛药，评估疗效，观察镇痛药的不良反应及原因；膀胱创面及留置导尿管气囊的牵引压迫而出现膀胱痉挛者，调整留置导尿管的气囊，遵医嘱给予解痉药。

并发症护理 ①出血。密切监测生命体征变化，观察血尿程度，判断血尿有无进行性加重；了解血红蛋白及红细胞数，估计出血情况；观察伤口渗出情况，及时更换敷料；遵医嘱输血、补液、止血、抗感染、纠正水和电解质紊乱。②腹膜炎。注意观察腹部体征变化，观察有无腹膜刺激征；观察体温变化，每6小时测量体温一次，体温升高时，遵医嘱进行物理或药物降温；遵医嘱应用抗生素抗感染治疗。

引流管护理 ①妥善固定管路，防止牵拉和滑脱。②保持膀胱造口管、导尿管、引流管通畅，避免扭曲、受压、堵塞，记录24小时尿液及引流液的颜色、性质及量的变化。③防止逆行感染，保持造口周围清洁、干燥，及时更换敷料。④保持管路连接紧密和无菌，冲洗及换药时要严格执行无菌操作。⑤鼓励患者每日多饮水，以达到冲洗作用。⑥长期留置造口管应定时更换，每周监测尿常规。⑦膀胱造口管在拔出前先进行夹管试验，排尿通畅2~3日后方可拔除，长期留置膀胱造口管、导尿管时要适时夹管，间歇引流尿液，以训练膀胱的排尿、储尿功能，避免发生膀胱肌无力。

健康指导 ①讲解各个管路的护理要点，保持引流袋位置低于伤口及导尿管，以利于充分引流、防止尿液反流。②指导患者清洁会阴，预防感染。③说明夹管试验、膀胱功能锻炼的重要性，拔管后多饮水，以达到冲洗尿路、预防感染的目的。④卧床期间进行肢体功能锻炼，防止肌萎缩及下肢深静脉血栓形成。

护理评价 ①疼痛是否缓解。

②各种管路是否得到良好的维护，能否有效进行膀胱功能锻炼、恢复正常排尿。③有无出血、腹膜炎等并发症，并发症能否得到及时发现及处理。

（付凤齐）

pángguāng'ái huànzhě hùlǐ

膀胱癌患者护理 （nursing of patients with bladder carcinoma）

对膀胱癌患者间歇性、无痛性肉眼血尿、尿路刺激征、排尿困难等现存及潜在健康问题的发现及处理，为其提供相应的生理、心理、社会的照顾。

护理评估 包括以下几方面：

个人及家族史 有无泌尿系统疾病史，是否患有其他部位肿瘤；家族中有无相关肿瘤的病史。

现病史 有无血尿，血尿出现的时间、严重程度；是否伴疼痛，疼痛的部位、性质、加重及缓解因素；是否出现排尿困难，排尿困难出现的时间和进展情况；有无尿路刺激征；是否伴贫血等变化。

治疗经过 评估患者接受的检查及结果，如膀胱尿道镜、B超、CT、静脉肾盂造影等检查；接受的治疗及疗效和不良反应。

主要护理问题 ①疼痛。②自我形象紊乱。③有皮肤完整性受损的危险。④潜在并发症：感染。⑤缺乏造口护理及康复的相关知识。⑥焦虑、预感性悲哀。

护理措施 包括以下几方面：

病情观察 ①术后密切监测生命体征的变化，持续心电监护、吸氧，使血氧饱和度维持在98%以上。②观察伤口渗出情况，评估渗出液的颜色及量的变化，及时更换敷料。③密切观察血压、心率的变化，观察各种引流液的颜色及量，如短期内引流出大量鲜红色液体，及时通知医生处理。

④观察患者体温及白细胞计数的变化，及时发现感染症状。

引流管护理 ①标明各个管路的名称、留置时间，分别记录各个管路引流液的颜色、性质及量的变化。②引流袋的位置低于盆腔平面，避免折叠，保持引流通畅，防止逆行感染。③经尿道膀胱肿瘤切除术后常规留置三腔尿管冲洗膀胱，注意观察冲洗液颜色，根据冲洗液的颜色调整冲洗速度，防止血块阻塞。

舒适护理 ①协助患者翻身，取舒适卧位，避免压疮。②评估患者的疼痛情况，遵医嘱应用镇痛药缓解疼痛。③持续膀胱冲洗时调节水温及冲洗速度，避免膀胱痉挛，必要时遵医嘱给予解痉药。

造口护理 ①观察造口颜色，发现异常及时通知医生处理。造口颜色呈牛肉红或粉红色为正常，表面平滑且湿润、高出皮肤1~2cm为理想状态；颜色苍白提示患者的血红蛋白值低；造口暗红色或淡紫色可能是术后早期缺血的表现；若造口外观局部或完全变黑，提示局部缺血、坏死。②观察造口形态，术后通常会出现造口水肿，6~8周内逐渐回缩至正常。③做好造口周围的皮肤护理，有渗漏时及时更换造口袋，观察造口周围皮肤黏膜有无分离、感染及过敏，皮肤是否出现红斑、皮疹、损伤等。④更换造口袋前2小时禁水、禁流食，避免更换时不断有尿液流出，影响造口袋粘贴的稳固性。

化学治疗（化疗）前后护理。同肾细胞癌患者护理的相关内容。膀胱灌注化学治疗药的护理：①膀胱灌注前要排空尿液，以免稀释化学治疗药。②灌注后嘱患者多饮水、勤排尿，将残留在膀胱内的化学治疗药排尽，以免对膀胱正常膜黏膜造成损害。③灌注后嘱患者注意观察有无血尿、发热、尿路感染症状，出现不适及时就诊。

饮食护理 排气后开始少量进食流食，循序渐进，逐步过渡至进食半流食，观察有无腹胀，待肠功能完全恢复后进食普食，原则是少食多餐。

心理护理 ①关爱患者，加强沟通，针对性心理疏导，满足患者合理需求。②向患者宣讲疾病知识、造口护理的技巧，使患者树立信心。③向患者介绍已康复患者良好生活状态，缓解其焦虑情绪，减轻其心理压力。

健康指导 ①皮肤造口者避免穿紧身衣裤，减少摩擦和压迫，影响造口血运。②加强营养，多饮水，防止尿路感染和结石形成。③指导患者掌握更换造口袋的方法和流程。④注意个人清洁，采用淋浴方式，沐浴前注意保护好造口，沐浴后擦干造口周围皮肤、更换造口袋。⑤泌尿造口患者睡眠时接床旁尿袋，防止尿液过满而反流影响肾功能及造口袋粘贴的稳固性。⑥禁用消毒剂或强碱性肥皂清洗造口周围，以免损伤皮肤。⑦遵医嘱定期门诊复查。

护理评价 ①疼痛是否缓解。②能否正确认识身体结构和（或）功能的改变。③是否发生压疮，造口周围皮肤是否良好。④是否发生感染。⑤能否正确认识疾病、学习并掌握造口护理的相关知识。⑥焦虑情绪是否缓解，能否保持乐观的心态。

（付凤齐）

niàolù gǎnrǎn huànzhě hùlǐ

尿路感染患者护理（nursing the patients with urinary tract infection）对尿路感染患者尿频、尿急、尿痛等现存及潜在健康问题的发现及处理，为其提供相应的生理、心理、社会的照顾。

护理评估 包括以下几方面：

个人史 有无泌尿系统畸形，有无结核、结石、前列腺增生、妇科炎症、肾病等病史，近期有无留置导尿史、尿路器械检查史。

现病史 发病时间以及排尿次数、尿量，是否伴尿急、尿痛、血尿及其严重程度；是否伴发热、肾区压痛及叩击痛；是否处于妊娠期。

治疗经过 接受的检查及结果，如血常规、尿常规、尿培养、肾功能、影像学等检查；接受的治疗及疗效和不良反应。

主要护理问题 ①排尿异常。②体温过高。③疼痛。④缺乏预防尿路感染相关知识。

护理措施 包括以下几方面：

症状控制 ①急性期卧床休息。②局部按摩或热敷以减轻疼痛和痉挛现象。③分散患者注意力，可听音乐、看电视、聊天等。④必要时可遵医嘱给予药物或物理治疗方法镇痛。

诱因去除 ①若无禁忌证，鼓励患者多饮水、勤排空膀胱去除感染的尿液，白天每2~3小时排尿一次，夜晚1~2次，以免尿液淤积和膀胱过度膨隆。②积极查找诱因，解除尿路梗阻、矫正尿路畸形。③积极治疗前列腺炎、前列腺增生等疾病，避免病情发展累及肾脏。

用药护理 ①遵医嘱用药，观察药物疗效及不良反应。②指导患者正确服用药物，抗菌药物应餐后服用，以减轻胃肠道不良反应；口服复方磺胺甲噁唑应多饮水并服碳酸氢钠，以增强疗效、减少结晶形成，注意观察药物疗效和不良反应。

健康指导　①向患者介绍尿路感染的病因、发病机制、主要表现及治疗，嘱患者日常多饮水、不憋尿、劳逸结合、饮食营养均衡、增强机体抵抗力。②保持良好卫生习惯，掌握正确清洁外阴方法，月经期、妊娠期、产褥期增加外阴清洗的次数，减少尿道口菌群。③有膀胱输尿管反流者，养成"二次排尿"习惯，即在排完尿后数分钟再次排尿，冲刷输尿管和尿道。④妊娠 5 个月以上孕妇睡觉时以侧卧位为宜，避免子宫压迫输尿管，引起尿流不畅。⑤指导患者饮食应清淡、易消化、营养丰富。

护理评价　①尿路刺激征是否减轻或消失。②体温是否维持在正常范围内。③疼痛是否缓解。④能否掌握预防尿路感染相关知识。

（崔文英）

niàodào sǔnshāng huànzhě hùlǐ

尿道损伤患者护理（nursing of patients with urethra injury）　对尿道损伤患者疼痛、尿道狭窄、排尿困难等现存及潜在健康问题的发现及处理，为其提供相应的生理、心理、社会的照顾。

护理评估　包括以下几方面：

个人史　外伤史，有无泌尿系统疾病史。

现病史　受伤的原因、地点、方式、时间；有无血尿、尿外渗；能否自主排尿；疼痛的部位、性质、程度、加重及缓解因素；有无出血，是否出现休克；是否有骨盆骨折或者其他损伤。

治疗经过　接受的检查及结果，如诊断性导尿、直肠指诊、X 线平片、MRI 等检查；接受的治疗及疗效和不良反应。

主要护理问题　①疼痛。②排尿型态异常。③躯体移动障碍。

④潜在并发症：出血、感染。⑤有皮肤完整性受损的危险。

护理措施　包括以下几方面：

病情观察　①密切监测生命体征变化，积极预防、治疗失血性休克。②注意观察及记录腹部体征、伤口局部出血及尿外渗变化。③密切观察患者有无其他合并伤。

疼痛护理　①严密观察疼痛的部位、程度，遵医嘱给予镇痛药，观察疗效。②保持周围环境安静、整洁，减少因其他刺激所产生的焦虑而致疼痛加剧。

引流管及伤口护理　①密切观察尿液颜色及性质、尿量变化，有无尿痛、排尿困难及会阴部血肿情况。②留置导尿管及膀胱造口管期间妥善固定，防止扭曲、受压、折叠或脱出，保持引流通畅。③准确记录各种引流液性质及引流量变化，定期更换引流袋。④注意保持造口周围皮肤清洁，及时更换敷料；保持会阴部伤口清洁，避免污染。⑤患者带管期间多饮水，以起到冲洗的作用、预防尿路感染。

舒适护理　①骨盆骨折患者睡硬板床，建立翻身记录卡，做到有效翻身，密切注意患者皮肤状况，包括有无皮肤压红、硬结、破溃。②保持床单位整洁、无渣屑，沐浴时动作轻柔，浴后保持皮肤干燥。③指导并协助患者进行四肢关节活动，防止肌萎缩，保持功能位。④卧床期间做好患者的基础护理，满足其生活需求。

尿道扩张术护理　①尿道经过缝合，瘢痕收缩易产生尿道狭窄，出院后需定期行尿道扩张术。②术后注意观察尿道口有无出血，观察有无尿频、尿急、尿痛及烧灼感，多饮水以预防尿路感染。

健康指导　①遵医嘱定期复

诊。②加强病情的自我监测，注意尿流情况，如发现排尿不畅、尿流变细，提示尿道可能发生狭窄，应及时诊治。

护理评价　①疼痛是否缓解。②排尿是否恢复正常。③生活需求能否得到满足。④是否发生出血、感染等并发症，并发症能否得到及时发现及处理。⑤骨盆骨折患者的皮肤是否完好。

（付凤齐）

niàolù jiéshí huànzhě hùlǐ

尿路结石患者护理（nursing of patients with urolithiasis）　对尿路结石患者疼痛、肉眼血尿或镜下血尿、发热及消化道症状等现存及潜在健康问题的发现及处理，为其提供相应的生理、心理、社会的照顾。

护理评估　包括以下几方面：

个人史　饮食习惯，有无长期卧床、排尿不畅、饮水量过少等，有无慢性肾病病史，是否曾患有尿路结石。

现病史　疼痛的性质、部位、严重程度、加重及缓解因素，是否伴放射性疼痛；是否伴血尿，血尿的性质及严重程度；是否伴尿路刺激征或排尿不尽、排尿中断等排尿型态的改变。

治疗经过　评估患者接受的检查及结果，如 X 线平片、静脉肾盂造影、B 超、CT、血常规、尿常规、血生化、肾功能、血糖、电解质等检查；接受的治疗及疗效和不良反应，是否经过体外冲击波碎石术治疗或药物排石等。

主要护理问题　①疼痛。②潜在并发症：出血、感染、肾功能受损。③体温过高。④缺乏尿路结石预防、治疗和康复相关知识。

护理措施　包括以下几方面：

病情观察　①密切观察生命体征，包括心率、血压及血氧饱和度变化。若出现心率增快、血压下降应及时通知医生查找原因，并及时补充胶体溶液，评估患者的出入量，必要时测量中心静脉压。②观察肾造瘘管及导尿管引流液的性质，记录 24 小时肾造瘘管引流量及尿量。肾造瘘管在术后 24~48 小时内出现大量新鲜血性尿液并伴血块应警惕出血的可能。鼓励患者多饮水，以保持足够的尿量，起冲洗作用。③密切观察伤口有无渗血、渗液，观察腰部体征，观察局部皮肤有无肿胀及疼痛，早期发现出血及尿外渗。④观察血压心率及体温变化，防止术后感染及脓毒血症，体温增高时做好降温处理，并观察降温效果。⑤观察血红蛋白、白细胞、出凝血时间、肌酐、尿素氮及电解质的变化，预防出血、感染、电解质紊乱及肾功能损害。⑥观察神志、精神状态，有无表情淡漠、面色苍白、四肢冰冷等，预防失血性休克发生。

疼痛护理　①动态评估患者疼痛的时间、部位、程度、性质。②遵医嘱给予镇痛药，避免因疼痛造成患者烦躁而引发和加重出血，观察及记录疗效及不良反应。③指导患者掌握缓解疼痛的技巧，如分散注意力、听音乐、深呼吸、肌肉放松、缓解紧张情绪。

用药护理　①遵医嘱合理使用抗生素、利尿药、止血药，并观察疗效及不良反应。②使用利尿药之前补充液体；并观察尿液排出情况。

双 J 管护理　①带管期间不做剧烈活动，避免上举及下蹲动作，不提重物，以免移位。②患者卧床休息，采取健侧卧位或半坐卧位，以利于尿液引流、缓解腰部不适。③患者出现尿路刺激征，主要是双 J 管放置不当或双 J 管下移、刺激膀胱三角区和后尿道所致。④指导患者多饮水，增加排尿次数，不宜憋尿。⑤双 J 管于手术后 1~3 个月在膀胱尿道镜下拔除。

健康指导　①嘱患者术后每日饮水 3000ml 以上，起冲洗作用。②指导患者加强病情自我监测，出现腰痛、发热、尿路刺激征及时就诊。③术后 3 个月门诊复查。④饮食上注意进食低脂、低糖、低盐饮食，控制高钙、高草酸、高尿酸饮食，少食用肉类、鱼类、干果、豆类、芹菜、青椒、香菜、菠菜、虾、酒、红茶和咖啡等食物。

护理评价　①疼痛是否缓解。②是否出现出血、感染、肾功能受损等并发症，并发症能否得到及时发现及处理。③体温是否维持在正常范围内。④是否掌握尿路结石预防、治疗和康复相关知识。

（付凤齐）

jíxìng niàozhūliú huànzhě hùlǐ

急性尿潴留患者护理（nursing of patients with acute urinary retention）

对急性尿潴留患者下腹部胀痛、尿意窘迫等现存及潜在健康问题的发现及处理，为其提供相应的生理、心理、社会的照顾。

护理评估　包括以下几方面：

个人史　是否患有良性前列腺疾病，是否患有泌尿系统肿瘤，有无尿道损伤、结石等病史，发病前有无留置导尿管，是否曾经发生过尿潴留。

现病史　尿潴留发生的时间、诱发因素，是否主诉不适，观察下腹部体征，评估尿潴留的严重程度。

治疗经过　接受的检查及结果，如 B 超、CT、静脉肾盂造影、X 线腹部平片、逆行肾盂造影、利尿肾图、血常规、尿常规及肛门指诊等检查；接受的治疗及疗效和不良反应。

主要护理问题　①排尿型态异常。②舒适度改变。③潜在并发症：感染。

护理措施　①遵医嘱留置导尿管，做好导尿管护理。②鼓励患者多饮水。③每周监测尿常规、进行尿细菌培养，及时发现与控制感染。④拔出导尿管、造口管之前先进行夹管试验，训练膀胱的排尿、储尿功能。

健康指导　①指导患者定期随访，积极治疗引起尿潴留的原发病。②指导患者或家属掌握诱发排尿的方法，如听流水声、热敷下腹部等。③指导患者避免尿潴留的诱因，如对前列腺增生引起的尿潴留者，饮食宜清淡，忌辛辣等刺激性食物，戒烟、戒酒，养成良好的生活习惯，避免憋尿等。

护理评价　①尿潴留是否得到缓解。②患者是否感觉舒适。③是否发生感染等并发症，并发症能否得到及时发现及处理

（付凤齐）

shènjiéhé huànzhě hùlǐ

肾结核患者护理（nursing of patients with renal tuberculosis）

对肾结核患者尿频、尿急、尿痛、血尿、腰痛等现存及潜在健康问题的发现及处理，为其提供相应的生理、心理、社会的照顾。

护理评估　包括以下几方面：

个人史　有无其他脏器结核、泌尿系统其他疾病史。

现病史　有无结核的全身症状，如消瘦、乏力、低热、盗汗等；肾功能情况；有无血尿、脓尿、尿频及尿急。

治疗经过　接受的检查及结

果，如尿常规、尿结核分枝杆菌、B 超、X 线胸片、静脉尿路造影、CT、膀胱尿道镜等检查；接受的抗结核治疗及疗效和不良反应。

主要护理问题 ①排尿型态改变。②营养失调：低于机体需要量。③舒适度改变。④潜在并发症：感染、出血、肾功能受损。

护理措施 包括以下几方面：

病情观察 ①密切观察生命体征变化，尤其是血压、心率变化。②观察伤口敷料渗出情况，及时更换敷料。③注意健侧肾功能，观察并记录尿量的变化，注意肾功能化验结果。④观察体温变化，协助拍背，鼓励患者咳痰，防止发生肺炎。

舒适护理 ①主动巡视患者，评估疼痛的程度及性质，必要时遵医嘱给予镇痛药。②协助患者更换体位，防止局部皮肤受压过久引起压疮。

引流管护理 ①保持各个管路通畅，翻身时注意不要折叠，妥善固定，防止管路脱出。②观察尿液及引流液的性质、颜色、量的变化，引流液为新鲜血性且量较多时警惕出血的可能，及时测量血压及心率，并通知医生处理。③做好管路清洁护理，做好管路标识，注明管路名称和日期，定期更换引流袋，保持持续引流，防止管路感染。

健康指导 ①肾结核患者术后要坚持抗结核治疗 6 个月以上，严格遵医嘱服药，不可间断、减量，用药期间注意药物不良反应。②定期复查肝、肾功能，监测听力、视力等。若出现恶心、呕吐、耳鸣、听力下降等症状应及时就诊。③禁用和慎用肾毒性药物，尤其是双肾结核、孤立肾结核、肾结核对侧肾积水者更应注意用药安全。④保持积极、良好心态，加强锻炼，增强体质，提高自身的免疫能力。⑤遵医嘱定期复诊，连续半年尿中无结核分枝杆菌称为稳定阴转，5 年不复发可认为治愈。

护理评价 ①尿频、尿急、尿痛是否缓解。②营养状况是否改善。③舒适度是否提高。④是否发生感染、出血等并发症，并发症能否得到及时发现及处理。

（付凤齐）

liángxìng qiánlièxiàn zēngshēng huànzhě hùlǐ

良性前列腺增生患者护理
（nursing of patients with benign prostatic hyperplasia） 对良性前列腺增生患者夜尿增多、尿频、尿急、尿痛、排尿困难、尿潴留、充溢性尿失禁、血尿及肾功能损害等现存及潜在健康问题的发现及处理，为其提供相应的生理、心理、社会的照顾。

护理评估 包括以下几方面：

个人史 评估患者的年龄及排尿习惯，有无泌尿系统疾病史。

现病史 评估患者有无排尿困难、尿潴留等梗阻症状，有无尿路刺激征、血尿、疼痛、感染等症状，有无合并膀胱结石。

治疗经过 评估患者接受的检查及结果，如尿流动力学、B 超、肛门指诊、尿常规、尿培养、剩余尿测定、血清前列腺特异性抗原测定等检查；接受的治疗及疗效和不良反应。

主要护理问题 ①疼痛。②排尿型态紊乱。③舒适度改变。④潜在并发症：出血、感染、经尿道前列腺切除综合征、尿失禁。

护理措施 包括以下几方面：

病情观察 ①术后密切监测生命体征的变化，吸氧，使血氧饱和度维持在 95% 以上。②注意观察尿色的变化，保持持续膀胱冲洗的通畅，避免血块阻塞。③观察伤口渗出情况，评估渗出液的颜色及量的变化，及时更换敷料。④观察体温及白细胞的变化，及时发现感染症状。⑤观察有无烦躁、表情淡漠、恶心、呕吐、呼吸困难、低血压、少尿、惊厥等经尿道前列腺切除综合征的表现。

疼痛护理 评估疼痛情况，遵医嘱应用镇痛药，评估疗效及不良反应。

感染预防护理 术后保持会阴部的清洁，避免大便污染，每日进行尿道口护理。

功能锻炼护理 指导患者进行提肛训练，预防尿失禁、尿频。具体方法：深吸一口气，同时收缩上提肛门肌肉，坚持 6～10 秒，然后呼气，重复进行，每次 5～10 分钟，每日 2～3 次，循序渐进。

健康指导 ①术后遵医嘱定期复查。②鼓励患者多饮水，每日 2000ml 以上，以预防尿路感染。③术后 1 个月内避免用力排便，保持大便通畅，必要时口服缓泻药。④生活规律，劳逸结合，禁烟酒，忌长时间憋尿，以免损害逼尿肌功能。

护理评价 ①疼痛是否缓解。②排尿型态是否正常。③舒适度是否提高。④是否发生出血、感染、经尿道前列腺切除综合征等并发症，并发症能否得到及时发现及处理。

（付凤齐）

qiánlièxiàn'ái huànzhě hùlǐ

前列腺癌患者护理
（nursing of patients with prostate carcinoma） 对前列腺癌患者急性尿潴留、血尿、尿失禁等现存及潜在健康问题的发现及处理，为其提供相应的生理、心理、社会的照顾。

护理评估 包括以下几方面：

个人及家族史 评估患者有无前列腺增生、前列腺炎病史，有无长期高脂饮食的饮食习惯；有无相关的肿瘤家族史。

现病史 有无血尿、尿潴留、排尿困难等症状，症状出现的时间、进展及严重程度；是否出现腰骶部、腿部疼痛、病理性骨折、排便困难、肠梗阻等转移癌症状。

治疗经过 接受的检查及结果，如直肠指诊、泌尿系统B超、血清前列腺特异性抗原测定、MRI、盆腔CT、前列腺穿刺活检、血生化、全身核素骨显像等检查；接受的手术、放射治疗、内分泌药物治疗及疗效和不良反应。

主要护理问题 ①疼痛。②排尿型态异常。③潜在并发症：出血、血栓栓塞。④有感染的危险。⑤焦虑。⑥缺乏前列腺癌治疗及术后康复相关知识。

护理措施 包括以下几方面：

病情观察 ①术后密切监测生命体征变化，持续心电监护，吸氧。②观察伤口渗出情况，评估渗出液的颜色及量的变化，及时更换敷料。③观察引流液及尿液的变化，正确记录引流液的颜色及量，定期更换引流袋。④观察有无胸闷、憋气、呼吸困难等肺栓塞症状；观察双下肢有无肿胀、疼痛及皮肤温度、感觉功能，警惕下肢血栓的发生。⑤注意体温及白细胞数变化，及时发现感染症状。⑥观察排尿情况，有无尿瘘、尿失禁，保持会阴部皮肤的清洁、干燥。

舒适护理 ①协助患者翻身，取舒适卧位，避免压疮。②注意安全，防止患者坠床，必要时加床档，下床活动时穿防滑底鞋，防止摔伤及骨折。③术后保持会阴部伤口的清洁，每日进行尿道口护理2次。④术后早期进行四肢活动，如果发生深静脉血栓形成，要抬高患肢并制动，遵医嘱进行抗凝治疗。

疼痛护理、功能锻炼护理同良性前列腺增生患者护理的相关内容。

化学治疗（化疗）前后护理同肾细胞癌患者护理的相关内容。

健康指导 ①遵医嘱定期复查。②加强营养，多进高蛋白、营养丰富的食物，多食蔬菜、水果等富含纤维素的食物，禁食辛辣等刺激性食物。③每日多饮水，勿久坐，保持排便通畅，必要时口服缓泻药。④对于放射性粒子植入术后的患者，嘱其用温水进行会阴部坐浴，1~2次/日，可缓解肌肉与前列腺紧张，改善前列腺局部血液循环，减少不适症状。因患者体内带有放射性粒子，嘱患者6个月内尽量避免与孕妇及婴幼儿亲密接触，安全距离为1m之外。嘱患者定期复查监测血清前列腺特异性抗原，评估治疗效果。

护理评价 ①疼痛是否缓解。②尿频、尿急、尿流中断症状是否缓解。③是否出现出血、血栓栓塞等并发症，并发症能否得到及时发现及处理。④是否出现感染。⑤焦虑情绪是否缓解。⑥是否掌握前列腺癌治疗及术后康复相关知识。

(付凤齐)

shènyízhí huànzhě hùlǐ

肾移植患者护理 （nursing of patients undergoing renal transplantation） 对肾移植患者疼痛、出血、感染、排斥反应等现存及潜在健康问题的发现及处理，为其提供相应的生理、心理、社会的照顾。

护理评估 包括以下几方面：

个人史 既往泌尿系统疾病史、移植手术史等。

现病史 生命体征、目前的主要症状，是否出现感染、出血等症状；排尿型态及肾功能情况，移植物存活情况。

治疗经过 接受的检查及结果，如病毒学、肝炎相关抗原和抗体、血生化以及X线胸片等检查；接受的治疗及疗效和不良反应。

主要护理问题 ①疼痛。②潜在并发症：出血、体液失衡、感染、排斥反应。③焦虑。④缺乏肾移植术后康复相关知识。

护理措施 包括以下几方面：

疼痛护理 ①评估疼痛的原因及程度，可选择视觉模拟评分法，遵医嘱使用镇痛药，观察疗效及不良反应。②抬高床头，减少腹部伤口的张力，增加舒适感。③对术后咳嗽引起的伤口疼痛，协助患者按压伤口，做深呼吸，再鼓励咳痰。

出血护理 ①密切观察生命体征及意识的变化。②观察伤口敷料有无出血和引流液颜色、性质及量的变化，引流液为新鲜血性且量较多时警惕出血的可能，并及时通知医生。③有排斥反应时要减少活动，粪便干燥时要服用缓泻药，保持排便通畅，及时处理咳嗽等症状，避免增加腹压。

液体出入量护理 ①密切观察尿量变化，保持导尿管通畅，特护期间每小时监测尿量。②调整输液速度，多尿期开放两条静脉通道，保持出入量平衡。③少尿或无尿时，严格限制液体入量，避免短期内输入过多液体而增加肾脏负担，引起急性肺水肿。④观察移植肾功能，注意尿量的变化，输液时根据药液性质和尿量掌握输液速度，避免出现不良反应。

感染控制护理 ①术后对患者实施保护性隔离，医护人员进入病房要戴口罩。②观察体温及血氧变化，遵医嘱给予氧气吸入或呼吸机给氧，以提高血氧饱和度、缓解缺氧症状。③已有肺部感染者要单独隔离，病房每日进行空气消毒。④肺部感染者遵医嘱给予雾化吸入，每日2~3次，同时加强营养。⑤保持各个管路通畅，翻身时注意不要折叠，妥善固定，定期更换引流袋，严格无菌操作，防止感染。⑥皮肤感染的患者单独隔离治疗，感染性敷料要单独放入医疗垃圾袋，焚烧处理。

排斥反应观察 ①加强病情观察，每日测量体温、体重，观察尿量的变化。②重视患者主诉，有发热、关节痛、疲乏、尿量减少等排斥反应，要及时通知医生处理。③关注患者肾功能化验指标，注意血肌酐、尿素氮的变化。

饮食护理 术后早期及恢复期，以易消化、无刺激、无糖或低糖、优质蛋白质、高热量、富含维生素、低脂、低盐的饮食为主；忌食提高免疫功能的食物，如蜂王浆、乌鸡、甲鱼、灵芝、人参等，以免诱发排斥反应。

健康指导 ①术后3个月内避免提重物，避免劳累。②术后6个月内尽量不去公共场所，外出时戴口罩，并减少逗留时间，不接触猫、狗、鸡等小动物，以免感染病毒、细菌和寄生虫。③每日遵医嘱按时服用免疫抑制剂，切忌随意加药、减药、停药或换药，以免诱发排斥反应或导致药物中毒，其他药物需在医生的指导下服用。

护理评价 ①疼痛是否缓解。②是否出现出血、水和电解质紊乱、感染、排斥反应等并发症，并发症能否得到及时发现及处理。③焦虑情绪是否缓解。④是否掌握肾移植术后康复相关知识。

(付凤齐)

nánxìng xìnggōngnéng zhàng'ài huànzhě hùlǐ

男性性功能障碍患者护理

（nursing of patients with male sexual dysfunction） 对男性性功能障碍患者勃起功能障碍和早泄等现存及潜在健康问题的发现及处理，为其提供相应的生理、心理、社会的照顾。

护理评估 包括以下几方面：

个人史 受教育程度、职业、性知识的了解程度；是否有首次性交失败经历，夫妻双方感情状况、性生活环境；有无吸烟、饮酒史；有无生殖系统、神经系统、内分泌系统、精神疾病史；有无骨盆、脊髓创伤及泌尿系统手术等个人史。

现病史 第二性征发育状况，生殖系统形态、大小、位置、有无畸形；目前的性行为情况，患者对其的认识及看法。

治疗经过 接受的检查及结果，如激素水平检测（包括血浆睾酮、黄体激素、催乳素、甲状腺素、儿茶酚胺及代谢产物、促性腺激素等）；接受的治疗及疗效和不良反应。

主要护理问题 ①焦虑。②性生活型态改变。③情境性自我贬低。④缺乏科学的性知识。

护理措施 包括以下几方面：

性教育 ①评估患者的学习及接受能力，采取适当的教育方式。②向患者普及科学的性知识，帮助其建立正确的性认知，引导其正确对待自然生理功能，减轻对性生活的焦虑心理。③针对性消除已经发现的可能造成性功能

障碍的客观因素。④指导夫妻双方共同接受性行为方法指导与训练，增进夫妻间沟通，帮助其配偶充分理解患者，学习正确的性行为。

用药护理 ①遵医嘱用药，观察药物的疗效和不良反应。②指导患者加强用药后不良反应的观察，用药后若出现头晕、头痛、视觉异常、颜面潮红、背痛、肌痛、鼻窦炎、胃肠道反应等症状且持续加重，应及时就诊。③用药期间定期监测肝、肾功能。

心理护理 ①评估焦虑程度，提供安静的环境，让患者感到舒适和放松。②鼓励其确认和表达自我感受，认真聆听其主诉。③与患者探讨可能造成性功能障碍的精神、心理和社会家庭因素，积极帮助患者寻求知识，解除相关因素。

健康指导 ①充分认识精神因素对性功能的影响，解除心理压力。②节房事，戒手淫，保证性中枢和性器官得以调节和休息。③改变不良生活习惯，戒烟、戒酒，认识长期吸烟、酗酒可显著影响性功能。④规律性生活，注意个人卫生，每日更换内裤，注意生殖器官卫生。⑤加强锻炼，保证充足的睡眠，防止过度劳累，少食辛辣食物，提高身体素质。

护理评价 ①焦虑情绪是否缓解。②能否掌握科学的性知识、正确看待性行为及性功能障碍、恢复正常性行为。

(付凤齐)

nánxìng bùyùzhèng huànzhě hùlǐ

男性不育症患者护理（nursing of patients with male infertility）对男性不育症患者少精、无精等现存及潜在健康问题的发现及处理，为其提供相应的生理、心理、社会的照顾。

护理评估　包括以下几方面：

个人及家族史　结婚年龄及时间，是否采取过避孕措施；是否有男性生殖系结核及其他非特异性慢性炎症，有无流行性腮腺炎、脊髓损伤、甲状腺功能减退症、外阴部外伤等个人史；有无吸烟、酗酒、吸毒等不良嗜好；有无放射性物质或有毒化学物质接触史；是否在高温环境下工作；有无两性畸形、先天性和遗传性疾病等个人及家族史。

现病史　性欲、性交频率，有无性高潮，阴茎是否勃起，能否射精，有无遗精、阳痿、血精、精液过少、白浊、射精疼痛、排尿困难、早泄等。

治疗经过　接受的检查及结果，如精液分析及生化测定以及生育力相关的免疫学、内分泌、染色体、前列腺液、B 超、CT 等检查；接受的治疗及疗效和不良反应。

主要护理问题　①焦虑。②缺乏男性不育症相关知识。③情境性自我贬低。

护理措施　包括以下几方面：

性教育　①评估患者的学习及接受能力，向患者及家属讲解不育的原因和治疗方法，让其对此症有正确认识，树立治疗信心。②指导夫妻共同掌握基础体温图测绘方法及家用快速尿液黄体生成素浓度测定（测孕纸）的用法，使性交与排卵同步。

用药护理　①遵医嘱用药，观察药物的疗效和不良反应，如有无血压增高、视觉异常、体重增加、过敏性皮炎、性欲改变、乳房发育、胃肠道反应、手指麻痹、关节痛、关节肿胀等不良反应。②用药期间定期监测肝、肾功能。

心理护理　①了解患者的心理状态及与配偶的关系，鼓励其咨询有关性方面的困扰问题。②帮助患者取得家庭支持，指导其配偶体贴、安慰、关心患者，减轻焦虑情绪。③向患者解释治疗的必要性，减轻患者的心理负担，增强治疗信心。

健康指导　①戒烟、戒酒，进行适度体育锻炼，改善精液质量，提高受孕能力。②养成良好个人卫生习惯，每日清洗包皮及阴囊，预防各种影响男性生育能力的传染病。③避免长时间骑自行车、热水坐浴、穿紧身裤等。④避免接触生活中的有害物质和射线，如电磁波、微波、超声波、激光、红外线、紫外线、香烟烟雾、含苯油漆、干洗剂等。

护理评价　①焦虑情绪是否缓解。②是否掌握男性不育症的原因及治疗相关知识。③是否能够正确看待不育、树立治疗信心。

（付凤齐）

nánxìng jiéyù huànzhě hùlǐ

男性节育患者护理（nursing of patients with male contraception）　对男性节育患者因实施节育术而出现的疼痛等现存及潜在健康问题的发现及处理，为其提供相应的生理、心理、社会的照顾。

护理评估　包括以下几方面：

个人及家族史　婚姻史及生育史，有无泌尿生殖系统疾病，有无精神障碍、严重的神经官能症；有无先天性和遗传性疾病等个人及家族史。

现病史　接受节育术的原因以及对节育术的看法。

治疗经过　接受的检查及结果；接受的治疗及疗效和不良反应，如曾经使用过的避孕措施及效果。

主要护理问题　①疼痛。②潜在并发症：出血、血肿、感染、痛性结节、附睾淤积症。③缺乏节育术后康复相关知识。

护理措施　包括以下几方面：

疼痛护理　评估疼痛程度，指导患者学习放松技巧，必要时遵医嘱给予镇痛药，观察疗效和不良反应。

病情观察　①密切观察生命体征变化，并及时记录。②观察伤口敷料渗出情况，严密观察阴囊及会阴部皮肤颜色，有无进行性肿胀，精索有无坠胀、疼痛，附睾、睾丸有无肿大、变硬。③密切观察排尿情况，有无尿频、尿急、尿痛、血尿、排尿困难。

感染预防护理　①保持局部清洁、干燥，观察有否发热、寒战及尿路刺激征。②遵医嘱局部热敷或采用物理疗法。③指导患者多饮水。

健康指导　①术后一周内避免体力劳动和剧烈运动，如长途行走、骑车、身体负重等，避免劳累或长时间站立。②指导患者使用阴囊托、热水坐浴、局部采用物理疗法，预防及减轻附睾发生淤积。③输精管结扎术术后 2 周内禁止性生活。④术后复诊，经精液检查确定无精子后，可停用其他避孕措施。

护理评价　①疼痛是否缓解。②是否出现出血、血肿、感染等并发症，并发症能否得到及时发现及处理。③是否掌握节育术后康复的相关知识。

（付凤齐）

nánxìng mìniào-shēngzhí xìtǒng jiéhé huànzhě hùlǐ

男性泌尿生殖系统结核患者护理（nursing of patients with male genitourinary tuberculosis）　对男性泌尿生殖系统结核患者排尿困难、会阴部不适等现存及潜在健康问题的发现及处理，为其提供相应的生理、心理、社会的照顾。

护理评估 包括以下几方面：

个人史 有无其他脏器结核、糖尿病、心脑血管系统疾病等。

现病史 肾功能情况、目前的症状，有无结核的全身症状如消瘦、乏力、低热、盗汗等，阴囊部有无寒性脓肿及窦道；有无尿频、尿急、尿痛、排尿困难及血精等。

治疗经过 接受的检查及结果，如尿常规、尿结核分枝杆菌、B超、X线胸片、静脉尿路造影、CT等检查；是否进行过抗结核治疗及疗效和不良反应。

主要护理问题 ①焦虑。②营养失调：低于机体需要量。③舒适度改变。④潜在并发症：寒性脓肿、窦道、出血。⑤知识缺乏：缺乏男性泌尿生殖系统结核治疗、护理相关知识。

护理措施 包括以下几方面：

病情观察 ①巡视病房，密切观察病情及生命体征的变化，及时记录。②观察伤口敷料渗出情况，及时更换敷料，保持伤口清洁、干燥。③保持输液管路通畅，妥善固定穿刺针，观察穿刺部位有无渗出。

用药护理 ①坚持规律、适量、全程治疗，避免增减药物使结核病灶复发与扩散。②抗结核药毒副作用大，服药期间定期复查肝功能及尿常规。③协助患者按时服药，注意观察药物的不良反应。

生活护理 ①进食高蛋白、高热量、富含维生素、易消化、富含营养的食物。②戒烟、戒酒。③注意保暖，预防感冒，适当加强身体锻炼，提高机体的抵抗力。④做好引流管护理，保持各个管路通畅，翻身时注意不要折叠、妥善固定，防止管路脱出；做好管路清洁护理，做好管路标识，注明管路名称和日期，定期更换引流袋，保持持续引流，防止管路感染。

心理护理 ①加强沟通，了解患者心理状况。②耐心解释病情和治疗措施的有效性，缓解患者的焦虑情绪。③做好疾病知识宣教，树立患者治疗疾病的信心。④鼓励家庭成员关爱患者，促进早日康复。

健康指导 ①讲解结核病防治知识，嘱患者坚持抗结核药治疗。②鼓励患者保持积极的心态，加强锻炼，增强体质，提高自身的免疫能力。③告知患者定期复诊，复查尿常规及尿结核分枝杆菌检查，监测结核治疗效果。

护理评价 ①焦虑情绪是否缓解。②营养状况是否改善。③舒适度是否提高。④恢复是否良好，是否出现护理相关并发症。⑤能否掌握疾病的相关知识和术后康复知识。

（付凤齐）

xuèyè jìnghuà hùlǐ

血液净化护理 （nursing in blood purification）

血液净化是将血液引出体外，并通过净化装置除去其中某些致病物质、排泄部分代谢产物和水分，调节电解质和酸碱平衡，达到治疗疾病目的的技术。血液净化包括血液透析和腹膜透析，腹膜透析与血液透析相比更方便、痛苦更小。两种方式可根据病情相互转换。血液净化护理包括血液透析护理及腹膜透析护理。

（崔文英）

xuèyè tòuxī hùlǐ

血液透析护理 （nursing in hemodialysis）

血液透析是通过弥散对流作用进行物质交换，清除体内的代谢废物、维持电解质和酸碱平衡，清除体内多余水分的肾脏替代治疗方法。是最常用的血液净化方法之一。

目的 用于急慢性肾衰竭患者的肾脏替代治疗。

用物 透析机、透析液、透析供水系统、血液透析器、管路、穿刺针、无菌治疗巾、生理盐水、消毒物品、一次性手套、止血带等。

操作方法 ①核对A、B浓缩液浓度、有效期及连接是否正确，按要求进行机器自检并通过。②检查血液透析器及管路有无破损、外包装是否完好，查看有效期、型号，按照无菌原则进行操作，按照体外循环的血流方向依次安装透析器管路。③启动血泵，用生理盐水预冲，由动脉端→透析器→静脉端排净管路和透析器气体并冲洗，根据医嘱设置治疗参数。④查对患者姓名、床号，建立血管通路，设置血泵流速，连接动脉端并开启血泵，连接静脉端后开始透析治疗，测量生命体征并记录，同时记录透析机参数。⑤透析治疗结束调整血液流量至50~100ml/min，予以密闭式回血，测量生命体征，记录治疗单并签字。

护理要点 包括以下几方面：

操作前护理 ①向患者和家属讲解透析治疗的重要性、目的、原理、过程、可能出现的情况。②建立血管通路（把患者血液引出体外，经过透析器后再回到体内，这一通路称为血管通路）及感染相关检查，向患者及家属讲解保护血管通路的注意事项。③加强心理护理，缓解焦虑情绪，减少恐惧心理，取得患者合作，使其以正向的态度面对长期透析生活。④评估患者水肿情况、皮肤是否苍白、有无呼吸困难，测量体温、血压、脉搏、呼吸和体重。⑤临时血管通路患者，局部皮肤有无红、肿、热，有无渗出及分泌物。⑥动静脉瘘患者内瘘有无皮肤红肿、血管杂音、震颤。⑦严格执行无菌操作原则，严格消毒穿刺部位或深静脉导管管口，进行血管通路的穿刺及护理。

操作中护理　①根据病情每30~60分钟仔细询问一次患者的自我感觉，测量血压、脉搏，观察穿刺部位有无渗血、穿刺针有无脱出或移位，并准确记录。②做好透析过程中患者的生活护理，安排舒适体位。③随时观察机器运转情况，及时、有效地处理机器报警。④注意观察患者透析过程中有无出血倾向（如牙龈、口腔黏膜），根据医嘱调整抗凝剂的剂量，透析结束前30~60分钟停止肝素注入。⑤密切观察机器运转及体外循环血液颜色，及时处理并发症及不良反应，并配合医生做好抢救工作。

操作后护理　①及时、准确地留取血液标本并及时送检。②准确按压动静脉穿刺部位进行止血。③测量血压、脉搏、心率及体重，总结除水量、肝素用量并准确记录。④观察穿刺点无出血。

健康指导　①摄入高蛋白、高热量、低磷、低脂饮食，控制饮食中钾的摄入。②控制水和钠盐摄入，透析间期体重增加不超过5%或每日体重增加不超过1kg。③严格遵医嘱服药。④加强病情的自我监测，记录每日尿量、体重，并指导患者掌握监测血压的方法。⑤加强血管通路的维护与监测，动静脉内瘘患者每日对内瘘进行检查，检查有无震颤、

杂音，中心静脉置管患者每日注意置管部位有无出血、局部分泌物和局部不适，一旦发现异常及时就诊。⑥创造条件并鼓励患者积极参加各种社会活动，通过交流、交友重返社会。

护理评价　①焦虑情绪是否缓解，是否能够有效配合透析治疗的进行。②生命体征是否平稳，有无并发症的发生。③是否能够掌握血液透析治疗的相关知识。

（崔文英）

fùmó tòuxī hùlǐ

腹膜透析护理（nursing in peritoneal dialysis）

腹膜透析是利用患者自身腹膜的半透膜特性，通过弥散和对流的原理，规律、定时地向腹腔内灌入透析液并将废液排出体外，清除体内潴留的代谢产物、纠正电解质和酸碱失衡、超滤过多水分的肾脏替代治疗方法。

目的　用于急慢性肾衰竭患者的肾脏替代治疗。

用物　腹膜透析管、腹膜透析液，若行自动化腹膜透析治疗还包括腹膜透析机。

操作方法　①准备透析液架、腹膜透析液、蓝夹子、碘伏帽、口罩。②打开透析液外包装，检查透析液浓度、有效期、液体是否澄清透明、密闭性、管路完好性、碘伏帽的有效期，取出患者身上的短管并连接（手不能碰到拉环外口及短管出口）。③夹闭入液管，将引流袋放在低位专用桶内，打开短管排出腹腔内液体，检查引流液是否有异常，引流完毕后，关闭短管。④确定短管处于关闭状态，打开透析液管路，看到新透析液流入引流袋内，缓慢数5秒钟，夹闭输液管，冲洗管路。⑤打开开关，使新鲜透析液流入腹腔，10分钟后灌入结

束，关闭开关，关闭输液管。⑥打开一次性碘伏帽外包装，检查碘伏帽内海绵是否浸润碘伏液，分离短管，盖碘伏帽，测量并记录引流液量。⑦白天透析液存腹时间为4~6小时，夜间为10~12小时。

护理要点　包括以下几方面：

操作前护理　①评估心肺功能、有无贫血、有无出血倾向、出凝血时间是否正常，评估皮肤是否有感染、烧伤等。②向患者简述腹膜透析置管手术的过程及体位，做好指导配合。③腹部及会阴部备皮，注意脐部的清洁卫生。④术前禁食、禁水，协助患者排空大小便。⑤遵医嘱给予抗生素预防感染。

操作后护理　①注意观察体温、脉搏、血压、呼吸情况，注意切口疼痛情况，观察手术切口有无渗血、渗液，腹腔内有无不适。②注意管路连接情况，确保连接紧密并妥善固定。③用1.5%葡萄糖腹膜透析液冲洗腹腔，注意灌入、引出液体的速度、颜色、出入量等。④术后第2日鼓励患者起床活动，但前3日活动不宜过多，3日后根据腹部切口情况逐渐增加活动量。

健康指导　①对患者、家属及相关人员进行居家腹膜透析治疗方法的培训并考核。②指导患者、家属及相关人员增强清洁和无菌观念，预防感染。③指导患者对导管出口处进行护理，避免过度牵拉，淋浴时保持出口处干燥，淋浴后对出口处进行护理，禁止盆浴及游泳。④指导患者及家属掌握腹膜透析常见问题和紧急问题的处理方法，如出现导管出口处感染、腹膜炎、灌注困难、引流困难、流出液异常、短管脱落、腹膜透析导管破裂等，应及

时到医院就诊。⑤指导患者低磷饮食，多摄入优质蛋白，根据尿量、腹膜透析超滤量确定每日液体入量。⑥指导患者做好腹膜透析记录，如干体重、血压、超滤量、24 小时尿量、饮水量等。⑦指导患者适当进行锻炼，如散步、慢跑、打太极拳等，不要从事剧烈、增加腹压、竞技类、搏斗类运动，注意锻炼前妥善固定好透析导管。⑧遵医嘱定期门诊复查。

护理评价 ①焦虑情绪是否缓解，是否能够有效配合透析治疗的进行。②生命体征是否平稳，有无并发症的发生，并发症能否得到及时发现及处理。③是否能够掌握腹膜透析治疗的相关知识。

（崔文英）

shèn chuāncì huójiǎn hùlǐ

肾穿刺活检护理（nursing in renal biopsy） 肾穿刺活检是利用光学、荧光、电子显微镜对肾组织进行病理学检查的技术。

目的 ①明确肾脏病变的诊断等。②指导治疗。③判断预后。

用物 穿刺枪及穿刺针、B 超。

操作方法 患者俯卧、腹部垫枕，双臂前伸，头偏向一侧；选择穿刺点，以穿刺点为中心，消毒背部皮肤，局部麻醉，从穿刺点垂直穿刺入达肾囊，嘱患者屏气，在负压下迅速将穿刺针刺入肾组织并退出，嘱患者正常呼吸。

护理要点 包括以下几方面：

术前护理 ①评估患者有无麻醉药过敏史，肾脏大小、位置及活动度，凝血功能是否正常，有无出血倾向。②向患者解释肾穿刺活检的必要性、目的及安全性，说明穿刺操作过程，指导患者进行穿刺过程中的体位、呼吸

配合。③术前 2~3 日遵医嘱给予维生素 K，清洁肾区皮肤，排空膀胱。④查血型，备血。

术中护理 ①协助患者采取俯卧位，头偏向一侧。②指导患者按要求呼吸及屏气。③注意观察患者的呼吸、脉搏、血压。

术后护理 ①患者术后平卧 8~12 小时，腰部制动，避免腹压升高。②术后观察体温、脉搏、血压的变化，同时观察穿刺部位有无渗血、有无肉眼血尿，询问有无不适主诉，出现异常情况及时通知医生处理。③嘱患者多饮水，同时留取尿标本 3 次并送检。

健康指导 ①术后 1 周之内不能上下楼梯，禁止沐浴。②3 个月内限制重体力活动，如跑步、爬山、跳舞等。③保持排便通畅，避免大笑、剧烈咳嗽、提重物等增加腹压的行为。

护理评价 ①焦虑情绪是否缓解，能否有效配合穿刺的进行。②生命体征是否平稳，有无术后并发症的发生。③是否了解术后康复相关知识。

（崔文英）

pángguāng-niàodàojìng jiǎnchá hùlǐ

膀胱尿道镜检查护理（nursing in cystoscopy） 膀胱尿道镜检查是利用光学纤维内镜对膀胱及尿道进行检查、治疗的技术。

目的 ①确定血尿原因及出血部位。②确定膀胱肿瘤的部位、大小、数目及性质。③取出及诊断膀胱异物、结石。④膀胱病变的活组织检查。⑤膀胱碎石、电灼、电切等治疗。

用物 硬性或软性膀胱尿道镜、输尿管镜、膀胱电切镜、膀胱内碎石器、异物钳、活检镜、标本容器等。

操作方法 患者取截石位，根据检查目的进行麻醉，按照无

菌操作原则进行消毒、铺无菌治疗单；纤维膀胱尿道镜经尿道口插入，依次检查尿道、膀胱各个壁、膀胱颈、膀胱三角区情况。

护理要点 包括以下几方面：

术前护理 ①评估患者身体状况，如年龄，有无高血压、心脏病等病史，有无麻醉药过敏史，凝血功能是否正常，患者骨盆及下肢情况。②向患者解释检查目的，说明检查过程及检查中的体位，指导患者进行配合。③留置导尿管的患者或尿路感染者检查前 2~3 日遵医嘱给予抗生素。④检查前协助患者排空尿液。⑤备好急救物品。

术中护理 ①协助患者采取截石位，女性患者暴露外阴部。②协助医生进行外阴部的消毒、铺无菌治疗单。③正确做好术中配合，注意无菌操作。④注意观察呼吸、脉搏及术中出血情况，对年老的患者和合并心脏病等疾病患者应给予吸氧，维持血氧饱和度 95% 以上。

术后护理 ①术后观察有无下腹部疼痛、血尿，有无发热，有无尿道、膀胱及直肠损伤等并发症出现，出现异常情况及时通知医生处理。②严格按照内镜清洗消毒技术操作规范处理膀胱尿道镜，预防交叉感染。

健康指导 ①术后可能出现尿路刺激征及少量血尿，多饮水可自行缓解或停止。②检查后多饮水，达到内冲洗的作用，避免血块阻塞尿道。③检查后 3 日内卧床休息，遵医嘱服用抗生素及镇痛解痉药。④术后清淡饮食，少食辛辣、油腻等刺激性食物。

护理评价 ①焦虑情绪是否缓解，能否有效配合检查的进行。②检查过程中生命体征是否平稳，有无术后并发症的发生。③能否

掌握术后康复知识。

（付凤齐）

尿流动力学检查护理（nursing in urodynamic study）

尿流动力学检查是借助流体力学和电生理学的原理和方法，检测尿路压力、生物电活动和尿流率，了解尿液在肾盏、肾盂、输尿管、膀胱、尿道中输送、储存、排除尿液的功能和机制，以及排尿障碍性疾病病理生理变化的技术。

目的 ①确诊排尿障碍，为选择治疗方法、疗效评价提供客观依据。②了解膀胱储尿功能、排尿功能和尿控功能。③了解膀胱出口阻力状态。

用物 尿流动力学检测分析仪、尿流动力学检查仪和专用的尿流动力学检查导管、生理盐水、无菌手套、导尿包、消毒用物、B超等。

操作方法 尿流率测定时嘱患者尽力充盈膀胱，达到最大容量后尽全力排尿，男性取站立位或坐位、女性取坐位，记录单位时间经尿道排出的尿量等多项尿流率指标；膀胱测压时患者取截石位，在无菌操作下将尿流动力学的专用导管置入膀胱、直肠，进行膀胱剩余尿量及膀胱压力容积测定。

护理要点 包括以下几方面：

术前护理 ①评估患者身体状况，如年龄，有无高血压、心脏病等病史，凝血功能是否正常，患者骨盆及下肢情况，能否取截石位。②检查日晨起排空粪便，必要时灌肠。③嘱患者检查前饮水充盈膀胱。④对患者进行检查前指导，讲解检查过程及注意事项，减轻紧张、恐惧、害羞心理。⑤遵医嘱停用对膀胱功能有影响的药物，如镇静药、平滑肌松弛药等，以免影响膀胱顺应性和逼尿肌反射。⑥遮挡患者的隐私部位，注意保暖，清理与操作无关人员。⑦检查仪器、导管的状态，正确连接。⑧备好抢救药品、氧气和静脉输液药品，尤其是老人及有严重合并症者检查时。⑨存在泌尿系统感染者待感染控制后再进行此项检查。

术中护理 ①协助患者摆好体位，安慰患者，缓解其紧张情绪。②严格无菌操作。③遵医嘱配合检查，观察患者情况和仪器工作状态，发现异常及时告知医生。

术后护理 ①嘱患者多饮水。②遵医嘱口服抗生素预防感染。

健康指导 ①嘱患者检查后多饮水，以达到冲洗作用。②注意观察有无血尿，发现异常及时就诊。③检查后连续3日观察体温变化，出现发热及时就诊。

护理评价 ①能否配合检查，检查是否顺利进行。②检查后是否出现感染，有无血尿。

（付凤齐）

耻骨上膀胱造口术护理（nursing in suprapubic cystostomy）

耻骨上膀胱造口术是用膀胱穿刺套管针在下腹部耻骨联合上缘穿刺进入膀胱后，放置造口管引流尿液的方法。

目的 ①解除急性尿路梗阻、尿潴留。②消除慢性尿路梗阻导致的肾积水或肾功能损害。③下尿路手术后确保尿路愈合。

用物 一次性膀胱穿刺套管针、膀胱穿刺包、无菌手套、皮肤消毒剂、局部麻醉药、注射器、引流袋。

操作方法 患者取仰卧位，消毒穿刺部位，铺无菌治疗单；选择耻骨联合上方两横指处为穿刺点，局部麻醉，绷紧皮肤垂直方向刺入腹壁，回抽尿液，妥善固定造口管或气囊导尿管，接尿袋。

护理要点 包括以下几方面：

术前护理 ①评估患者的身体状况，如年龄，有无高血压、心脏病等病史，有无麻醉药过敏史，凝血功能是否正常。②向患者解释穿刺造口的目的，说明造口过程中的体位及注意事项，指导患者进行配合。③造口前保持膀胱充盈状态，膀胱尿少时可由导尿管注入无菌生理盐水500ml以充盈膀胱，避免损伤其他脏器。④准备好急救物品，防止意外发生。

术中护理 ①协助患者摆好体位，安慰患者以缓解紧张情绪。②协助医生进行消毒、铺无菌治疗单，配合穿刺过程。③注意观察呼吸、血压、脉搏及术中出血情况。④尿潴留首次放尿液不得过快、过量。⑤对于年老、有严重合并症的患者给予吸氧，维持血氧饱和度在95%以上。

术后护理 ①术后观察有无下腹部疼痛、血尿、脏器损伤等并发症出现，出现异常情况及时通知医生进行处理。②观察血压、脉搏的变化，警惕有无出血的发生。③观察造口管排出尿液的颜色，记录出入量。④妥善固定，保持造口管通畅，每周更换抗反流引流袋一次。⑤观察造口管周围皮肤情况。⑥长期留置造口管患者，应定期更换造口管，观察体温变化，鼓励患者多饮水，防止感染。⑦留置造口管期间，根据需要用温生理盐水冲洗膀胱，以防堵塞和感染。

健康指导 ①指导患者带管期间妥善固定造口管，避免折叠和脱出，多饮水，以达到内冲洗的作用，避免血块阻塞和感染。②指导患者学习膀胱冲洗的方法，告知其操作注意事项。③长期带造口管者应遵医嘱定期到医院更换造口管，定期冲洗膀胱，避免感染和结石的发生。

护理评价 ①能否有效配合膀胱穿刺的进行。②穿刺过程中生命体征是否平稳，是否有术后并发症的发生。③能否掌握带造口管期间的注意事项。

（付凤齐）

tǐwài chōngjībō suìshíshù hùlǐ
体外冲击波碎石术护理（nursing in extracorporeal shock-wave lithotripsy）

体外冲击波碎石术是利用碎石机物理学原理聚集高能量冲击波产生的巨大能量，聚焦于经B超或X线定位的结石上，经过连续多次放电冲击，将结石破碎后，通过尿液冲洗和体位变化排入输尿管、膀胱至体外的技术。

目的 治疗各种尿路结石。

用物 体外冲击波碎石仪器。

操作方法 将患者置于治疗台上，通过X线或B超定位结石位置，通过电脑控制程序进行碎石操作。

护理要点 包括以下几方面：

术前护理 ①术前宣教，向患者介绍体外冲击波碎石术，使患者对治疗过程、并发症等有所了解，取得患者配合。②碎石前3日进少渣饮食，前一日服用缓泻药，以减少肠道的积气及内容物。

术中护理 ①协助患者仰卧于治疗台上。②协助医生调整好治疗台，完成准确定位。③注意观察患者在碎石过程中有无疼痛等不适症状，出现异常及时协助医生处理，保证治疗安全。

术后护理 ①术后留取全部尿液，筛出尿中排出的全部结石标本。②根据患者排石情况进行休息和活动指导。③观察患者有无血尿、疼痛、发热等并发症发生，遵医嘱使用解痉药、抗生素、止血药等对症治疗。④遵医嘱静脉补液，加入激素和利尿药可减轻输尿管黏膜水肿、促进排石。

健康指导 ①碎石后要大量饮水以稀释尿液、促进结石碎片排出。②肾结石碎石后，采用正确体位，一般应向健侧侧卧（碎石的一侧在上面），以利结石排出；结石较大、一次粉碎较多者，应向患侧侧卧（碎石的一侧在下面），使碎石颗粒缓慢排出，以防输尿管阻塞；肾下盏结石宜采用头低臀高位排石。③碎石3日后要多活动，特别是可以进行跳跃活动，以促进结石排出。④低脂、低糖、低盐饮食，控制高钙、高草酸、高尿酸饮食，如肉类、鱼类、干果、豆类、芹菜、青椒、香菜、菠菜、虾、酒等。

护理评价 ①能否能够有效配合碎石的进行。②碎石术后有无并发症的发生。③是否能够掌握碎石术后的注意事项及饮食方面的知识。

（付凤齐）

xuèyè xìtǒng jíbìng huànzhě hùlǐ
血液系统疾病患者护理（nursing of patients with hematological disease）

对血液系统疾病患者现存及潜在健康问题的发现及处理，为其提供相应的生理、心理、社会的照顾。

常见症状及体征 贫血、出血、感染等。

护理评估 包括以下几方面：

个人及家族史 年龄、职业、饮食习惯、活动能力、居住环境及工作场所是否有接触到某些物理、化学或放射性物质等，是否有药物过敏史；家族中有无遗传性血液病病史，如血友病、珠蛋白生成障碍性贫血（曾称地中海贫血）等。

现病史 此次发病时间、有无诱发因素、起病缓急、疾病进展程度等；贫血患者应观察有无眼结膜、口唇、甲床、皮肤苍白，有无活动后心率增快、气短，体位改变时有无头晕；出血患者应观察皮肤有无出血点及淤斑，口腔黏膜、牙龈、鼻黏膜有无出血，有无关节腔出血、肌肉出血等，有无呼吸道、消化道、泌尿道及颅内出血表现；感染患者应观察体温的变化，口咽、皮肤、黏膜有无感染表现，如红、肿、热、痛等，呼吸道、消化道、泌尿道有无感染的表现。

治疗经过 既往及此次发病接受的检查及结果；接受的治疗及疗效，目前用药的种类、剂量、用法、疗程、不良反应及依从性等。

心理社会状况 评估患者有无焦虑、恐惧、悲观、绝望等心理反应；家属对疾病的态度，是否能够接受、配合及坚持治疗等。

护理措施 包括以下几方面：

贫血护理 ①根据贫血发生速度和贫血严重程度制订活动计划，轻、中度贫血者可适当活动，以不感到疲劳为度，重度贫血患者应卧床休息或绝对卧床休息。②贫血严重者遵医嘱给予输血。

出血预防与护理 ①卧床休息，减少活动，活动时动作轻柔，避免碰撞。②出现出血点、淤斑时可局部冷敷，加压止血。③使用软毛牙刷刷牙或使用生理盐水棉签清洁口腔，禁用牙签剔牙，口腔黏膜和牙龈出血时，遵医嘱用止血药纱球局部压迫止血，也可用冰盐水加止血药含漱。④保持口唇、鼻腔湿润，禁止抠鼻腔，出血时用明胶海绵、高膨胀海绵填塞压迫止血。⑤大量出血时，迅速建立静脉输液通道，输入液体及止血药，遵医嘱补充凝血因子及血小板。⑥食用无刺激性、易消化软食，避免进食油炸、干硬的食物，防止消化道黏膜损伤引发出血。⑦保持排便通畅，避免用力排便或咳嗽，预防颅内出血。⑧医护人员进行各种穿刺后，局部加压止血，需按压 5～10 分钟。⑨病室地面保持干燥，穿防滑鞋，尽量不用锐利物品，防止发生意外伤害。⑩必要时遵医嘱输入凝血药等。

感染护理 ①保持环境清洁、空气新鲜，定时通风换气。②限制探视人数，探视人员接触患者时应戴口罩。③养成良好卫生习惯，进餐后淡盐水漱口，清除口腔内残留食物，预防口腔感染。口腔黏膜有白斑、脓性分泌物或血痂时，遵医嘱用针对性药物漱口。④保持会阴部及肛周皮肤的清洁，每日清洗会阴部，排便后清洗肛周，睡前使用温水坐浴，预防肛周感染。⑤感染伴发热患者的护理见发热护理。

发热护理 ①发热患者应卧床休息，以减少氧耗量；保持病房安静、温湿度适宜；做好口腔护理，鼓励患者经常漱口，保持口腔清洁；对于出汗较多的患者，应保持皮肤清洁、干燥，及时更换床单和衣服。②高热可用物理降温措施，或遵医嘱用药物降温，应做好病情观察，并监测、记录体温变化。③给予高热量、高蛋白、富含维生素和易消化的流质或半流质饮食，鼓励患者多饮水，严重体液不足者遵医嘱静脉补液。

心理护理 注意观察患者情绪及心理变化，及时疏导不良情绪，指导患者积极配合治疗及护理，同时鼓励患者家庭及社会为其提供必要的支持。

健康指导 ①讲解不同疾病的相关诱因、治疗经过，指导患者主动避免相关诱因。②均衡饮食，补充维生素、蛋白质，注意饮食卫生，勿食生冷、坚硬、油腻、刺激性食物。③讲解坚持服药的意义和重要性，指导患者遵医嘱用药，不可自行停、减药物。④指导患者定期复诊，出现发热、出血倾向及时就诊。

护理评价 ①贫血症状是否缓解。②是否出现口腔黏膜、肛周及其他部位的感染。③是否发生出血，出血能否得到及时的控制。④能否掌握血液病防护知识。⑤焦虑情绪是否缓解。

(李冬竹)

quētiěxìng pínxuè huànzhě hùlǐ

缺铁性贫血患者护理（nursing of patients with iron-deficiency anemia） 对缺铁性贫血患者活动无耐力、头晕、乏力等现存及潜在健康问题的发现及处理，为其提供相应的生理、心理、社会的照顾。

护理评估 包括以下几方面：

个人史 有无长期慢性失血的病史，如消化道溃疡、痔、钩虫病、月经过多、反复鼻出血等；有无胃及十二指肠切除术、慢性胃炎病史；有无长期饮茶等习惯。

现病史 贫血程度、活动耐力情况，是否伴头晕、头痛、心悸、气促等症状，症状是否影响正常生活。

治疗经过 接受的检查及结果，如骨髓象、血常规、铁代谢、缺铁性红细胞生成等检查；接受的治疗及疗效和不良反应。

主要护理问题 ①活动无耐力。②缺乏缺铁性贫血相关知识。

③有受伤的危险。

护理措施 包括以下几方面：

休息与活动护理 ①轻度贫血者可以适当活动，重度贫血者应卧床休息。②患者更换体位时，动作应缓慢，并有护士在床旁保护，防止因体位变化而发生晕厥、摔伤。③活动时若出现头晕、视物模糊症状，即刻去枕平卧，预防跌倒等意外发生。

用药护理 ①遵医嘱给予铁剂。②餐中或餐后服用铁剂，以减少恶心、呕吐及胃部不适。③指导患者避免铁剂与茶、牛奶、咖啡同服，避免同时服用抗酸药。④铁剂服用后会出现粪便变黑，应告知患者，消除顾虑。⑤注射铁剂时可在抽取药液后更换注射针头，并进行深部肌内注射，以减轻疼痛，避免形成硬结。⑥观察服用药物后的反应，及时处理过敏等不良反应。

饮食护理 给予高蛋白、富含维生素、富含铁的食物，纠正偏食习惯。增加维生素 C 的摄入，多食新鲜蔬菜和水果，以利于铁剂吸收。

健康指导 ①向患者介绍缺铁性贫血相关知识及治疗方法，指导患者积极主动地配合治疗。②指导患者均衡饮食，荤素搭配，预防贫血。③对婴幼儿，月经期、妊娠期与哺乳期女性，应增加食物铁的补充，必要时可考虑预防性补充铁剂。④指导患者自我监测病情，一旦出现静息状态下呼吸、心率增快、不能平卧、下肢水肿或尿量减少，应及时就诊。

护理评价 ①贫血能否得到纠正，活动后的乏力感是否缓解。②能否掌握缺铁性贫血治疗及预防相关知识并坚持服药。③是否发生受伤。

(李冬竹)

jùyòu xìbāo pínxuè huànzhě hùlǐ

巨幼细胞贫血患者护理（nursing of patients with megaloblastic anemia）

对巨幼细胞贫血患者感染、出血、食欲缺乏、腹泻及神经、精神系统症状等现存及潜在健康问题的发现及处理，为其提供相应的生理、心理、社会的照顾。

护理评估 包括以下几方面：

个人史 饮食习惯，是否长期缺乏绿叶蔬菜、动物肝、新鲜水果、豆类等食物摄入，是否有酗酒史；是否患肠炎、肿瘤、腹泻等影响叶酸和维生素 B_{12} 吸收的疾病；是否服用过四氢叶酸、解痉药和口服避孕药等药物；是否处于婴幼儿期、妊娠期及哺乳期等叶酸需要量增加的时期。

现病史 贫血程度，活动是否受到影响；是否有胃肠道症状；是否出现食欲缺乏、腹胀、腹泻及便秘等症状，是否出现口角炎、舌炎等症状；是否有神经系统和精神症状，如对称性远端肢体麻木、深感觉障碍、下肢步态不稳、行走困难。

治疗经过 接受的检查及结果，如血常规检查、网织红细胞测定、骨髓象检查、生化检查、血清维生素 B_{12} 测定、血清叶酸测定等；接受的治疗及疗效和不良反应。

主要护理问题 ①口腔黏膜改变。②营养失调：低于机体需要量。③潜在并发症：感染、出血、末梢神经炎。④缺乏巨幼细胞贫血预防和康复的相关知识。

护理措施 包括以下几方面：

休息与活动护理 根据病情适当休息，重度营养不良或有明显神经系统症状者，应绝对卧床，经治疗症状缓解后可适当活动。

饮食护理 ①给予富含叶酸和维生素 B_{12} 的易消化饮食，如新鲜蔬菜、水果、动物肝脏、瘦肉等。②纠正偏食习惯和不正确烹调方法。③出现食欲缺乏、严重腹胀、腹泻时，可进流食，少食多餐，严重患者遵医嘱给予药物对症治疗。④口角炎患者应注意保持口腔清洁，餐前、餐后漱口，减少感染机会，并促进食欲。

健康指导 ①指导患者合理膳食，改变偏食习惯，多吃新鲜的蔬菜、水果，掌握正确烹调方法。②恶性贫血及胃大部切除患者需终生维持治疗，每月注射维生素 B_{12} 一次。告知患者遵医嘱服药，并定期复查，监测病情变化。

护理评价 ①贫血能否得到纠正，口腔黏膜是否完整。②营养状况是否改善，能否正确选择食物和烹调方法。③是否出现感染、出血、末梢神经炎等并发症，并发症能否得到及时发现及处理。④能否陈述有关巨幼细胞贫血的知识。

(李冬竹)

zàishēng zhàng'àixìng pínxuè huànzhě hùlǐ

再生障碍性贫血患者护理（nursing of patients with aplastic anemia）

对再生障碍性贫血患者贫血、感染、出血等现存及潜在健康问题的发现及处理，为其提供相应的生理、心理、社会的照顾。

护理评估 包括以下几方面：

个人及家族史 有无药物、化学物质及射线接触史、病毒感染史，是否患系统性红斑狼疮、慢性肾衰竭等疾病；家族中有否血液病病史。

现病史 贫血的程度及伴随症状；有无发热、咽痛、咳嗽等感染表现，有无出血倾向，如皮下出血点、淤斑、黏膜出血及消化道、泌尿道、呼吸道及颅内出血的表现；评估患者的生活自理能力、活动耐力及进食情况。

治疗经过 接受的检查及结果，如血常规检查、骨髓象检查、骨髓核素显像、骨髓活检等；接受的治疗及疗效和不良反应。

主要护理问题 ①有感染的危险。②活动无耐力。③有出血的危险。④自我形象紊乱。⑤缺乏再生障碍性贫血预防和康复相关知识。

护理措施 包括以下几方面：

病情观察 ①观察意识状态、生命体征，监测血常规。②观察有无出血倾向，皮肤有无出血点、淤斑，有无牙龈出血、鼻出血，有无便血和血尿，有无头痛、视物模糊等颅内出血症状。③观察贫血的程度和伴随症状。④观察有无感染的症状，监测体温。

用药护理 ①遵医嘱用药，观察药物疗效及不良反应。②雄激素常见的不良反应有男性化作用，长期应用可发生肝内阻塞性黄疸、水肿、心力衰竭等不良反应，用药过程中监测肝功能。③免疫抑制剂主要的不良反应有肾毒性、消化道反应、恶心、过敏反应、血小板减少，用药中监测肝、肾功能及血小板计数，观察有无出血倾向，出现不良反应时及时对症处理。④做好输血护理，观察输血反应。

饮食与活动护理 ①给予高蛋白、富含维生素和易消化食物，如鸡肉、牛肉、羊肉、蛋、鱼、动物肝、水果蔬菜等。②病情严重者应卧床休息，病情好转后可以适当活动。

出血预防与护理、感染护理同血液系统疾病患者护理的相关内容。

健康指导 ①介绍再生障碍

性贫血相关的疾病知识和药物治疗经过及作用，指导患者坚持服药、定期复查，避免服用对血液系统有损害的药物，如氯霉素等。②指导患者养成良好生活习惯，预防各种感染。③指导患者掌握自我监测及识别感染、出血表现的方法。④介绍造血干细胞移植相关知识，以便于患者接受造血干细胞移植。⑤摄入高蛋白、富含维生素的饮食，注意食物要新鲜、清洁、易消化。

护理评价 ①是否发生感染、出血等并发症，并发症能否得到及时发现及处理。②活动后的乏力感是否缓解。③能否正确认识现存的身体结构或功能的改变。④是否掌握再生障碍性贫血的相关知识，能否陈述坚持服药的重要性及理解药物的毒副作用，是否积极配合治疗。

(李冬竹)

溶血性贫血患者护理

róngxuèxìng pínxuè huànzhě hùlǐ

溶血性贫血患者护理 (nursing of patients with hemolytic anemia) 对溶血性贫血患者贫血、发热、黄疸、四肢酸痛、周围循环衰竭、肾衰竭等现存及潜在健康问题的发现及处理，为其提供相应的生理、心理、社会的照顾。

护理评估 包括以下几方面：

个人及家族史 近期有否感染史、输血史、化学药物接触史，近期使用的药物，有无过度劳累、寒冷、食用蚕豆等诱因；家族中有否遗传性血液病病史。

现病史 目前症状，是否出现发热、严重腰背及四肢酸痛、头痛、呕吐、面色苍白、黄疸，甚至周围循环衰竭，症状严重程度、出现时间及进展情况；尿液颜色及尿量，是否出现急性肾衰竭；慢性溶血性贫血的患者应观察贫血的表现，有无黄疸、肝脾

大，有否胆石症和肝功能损害。

治疗经过 接受的检查及结果，如网织红细胞、血常规、骨髓象、红细胞寿命、血清胆红素、尿胆素原、粪胆素原等检查及抗球蛋白试验 (Coombs test)；接受的治疗及疗效和不良反应。

主要护理问题 ①潜在并发症：急性肾衰竭、肝功能损害、感染。②活动无耐力。③缺乏溶血性贫血相关知识。④焦虑。⑤有受伤的危险。

护理措施 包括以下几方面：

病情观察 严密监测体温、脉搏、呼吸、血压、意识状态，观察黄疸、血红蛋白尿情况，记录出入量，及时发现并发症。

休息与活动护理 急性溶血或贫血严重者，应卧床休息。慢性溶血及轻度贫血者可适当活动，活动时注意安全，预防发生意外跌倒。

饮食护理 给予高蛋白、富含维生素、易消化饮食。急性溶血伴急性肾衰竭者，给予高热量、富含维生素、低蛋白饮食，并控制水及盐的摄入量。

心理护理 急性溶血发作时伴随一系列症状，患者会产生紧张、恐惧。应予安慰和细致照顾，缓解患者不良心理反应，增强治疗信心。讲解疾病相关知识，耐心倾听患者诉说，了解其需求，帮助患者解决问题，使患者能够安心治疗。

用药护理 ①遵医嘱给予糖皮质激素，并指导患者遵医嘱按剂量正确用药，不可自行停药。②向服用免疫抑制剂者讲解预防感染的措施，并指导患者识别感染征象。③急性溶血和慢性溶血贫血严重时，应遵医嘱输血，并注意观察输血反应的发生，自身免疫性溶血者应输入新鲜、经过

生理盐水洗涤的红细胞，以免加重溶血。

脾切除术护理 ①术前做好清洁及手术部位的皮肤准备。②术后严密观察生命体征变化，观察伤口及引流管以了解有无出血倾向，发现异常及时处理。

健康指导 ①向患者介绍溶血性贫血急性发作的诱因，如感染、药物、食物等，指导患者在日常生活中避免。②指导患者掌握识别溶血表现的方法，如尿色加深、巩膜黄染等。

护理评价 ①是否发生急性肾衰竭、肝功能损害、感染等并发症，并发症能否得到及时发现及处理。②活动后的乏力感是否缓解。③能否陈述长期坚持服药的重要性并坚持服药，能否说出自身疾病的诱因并知道如何避免。④焦虑情绪是否缓解。⑤是否发生受伤。

(李冬竹)

特发性血小板减少性紫癜患者护理

tèfāxìng xuèxiǎobǎn jiǎnshǎoxìng zǐdiàn huànzhě hùlǐ

特发性血小板减少性紫癜患者护理 (nursing of patients with idiopathic thrombocytopenia purpura) 对特发性血小板减少性紫癜患者皮肤、黏膜、内脏出血等现存及潜在健康问题的发现及处理，为其提供相应的生理、心理、社会的照顾。

护理评估 包括以下几方面：

个人及家族史 有无药物过敏史、自身免疫病病史，近期有无上呼吸道感染史；家族中有无类似疾病史。

现病史 皮肤及黏膜出血点、淤斑的部位及分布范围；否有鼻出血、牙龈出血；有否呼吸道、消化道、泌尿道出血；有否月经过多及出血量，是否伴头晕、心悸甚至晕厥、休克；有否头痛、

危险。②口腔黏膜异常。③潜在并发症：出血，肝、肾功能异常。④焦虑。

护理措施 包括以下几方面：

感染预防护理 患者住无菌层流病室，给予保护性隔离护理；每日监测血常规及体温变化，观察有无感染征象；严格无菌技术操作，预防医源性感染。

口腔护理 进餐后给予口腔护理，黏膜溃疡处外涂治疗溃疡药物，疼痛严重时可局部使用麻醉药，可用紫外线治疗仪局部照射治疗。

并发症护理 ①观察胃肠道反应，如恶心、呕吐、食欲缺乏，遵医嘱使用镇吐药。②观察有无出血倾向，减少活动，遵医嘱补充血小板。③监测肝、肾功能变化，记录24小时出入量，观察有无出血性膀胱炎，如尿频、尿急、尿痛、肉眼血尿，鼓励患者多饮水，讲解定时排尿的重要性和必要性。④观察肝静脉阻塞综合征的表现，如黄疸、腹痛、腹水等，每日测体重和腹围，并记录。

饮食护理 给予高蛋白、富含维生素、易消化的无菌饮食，放化疗期间进清淡饮食，对胃肠道反应严重而不能进食者，给予静脉营养。

心理护理 向患者讲解造血干细胞移植的过程及可能出现的并发症、患者需承受的痛苦及心理准备；指导患者掌握自我护理方法，使患者增强信心、配合医护人员完成治疗。

健康指导 向患者介绍造血干细胞移植术后相关知识，指导患者预防感染，并积极配合治疗。

护理评价 ①是否发生感染，是否出现出血及肝、肾功能异常等并发症，并发症能否得到及时发现及处理。②口腔黏膜是否完整。③焦虑情绪是否缓解。

（李冬竹）

gǔsuǐ chuāncìshù hùlǐ

骨髓穿刺术护理（nursing in bone marrow puncture）

骨髓穿刺术是指用骨髓穿刺针在髂前上棘或髂后上棘、胸骨、腰椎等穿刺点进行选择性穿刺，取骨髓颗粒及骨髓血，进行细胞学、原虫和细菌学等方面检查和诊断的技术。

目的 ①诊断各种白血病。②明确贫血病因。③诊断某些恶性肿瘤，如多发性骨髓瘤、淋巴瘤、骨转移瘤等。④寄生虫学检查。⑤骨髓液细菌培养。⑥骨髓移植前采集骨髓。

用物 无菌骨髓穿刺针、20ml注射器、5ml注射器、无菌洞巾、无菌纱布、无菌敷料、无菌手套、碘伏、载玻片、局部麻醉药。

操作方法 患者取仰卧位或侧卧位，常规消毒皮肤，经皮下骨膜局部麻醉后，用骨髓穿刺针穿刺，抽取骨髓血，载玻片推片后送检。

护理要点 包括以下几方面：

术前护理 ①评估患者身体状况，有无麻醉药过敏史及出凝血时间、血小板计数检查结果等。②穿刺部位皮肤清洁护理。③向患者讲解骨髓穿刺术的操作过程，使患者理解骨髓穿刺术是进行细胞形态学检查、协助诊断疾病和观察治疗效果的方法。④加强心理护理，缓解紧张情绪。

术中护理 ①协助患者取仰卧位或侧卧位。②穿刺过程中观察面色、脉搏等情况，发现异常及时处理。

术后护理 ①穿刺结束后，充分压迫止血，无菌敷料覆盖。②穿刺后休息10~20分钟即可下床活动。③骨髓穿刺术后每日观察穿刺点有无红肿、疼痛是否加重。

健康指导 ①嘱患者术后穿刺点如有出血，应及时告知医护人员处理。②术后3日内勿沐浴，保持穿刺点清洁、干燥。

护理评价 ①紧张情绪是否缓解。②是否能够配合穿刺检查。③穿刺后是否有出血及感染并发症发生。

（李冬竹）

nèifēnmì xìtǒng jíbìng hé yíngyǎng yǔ dàixièxìng jíbìng huànzhě hùlǐ

内分泌系统疾病和营养与代谢性疾病患者护理（nursing of patients with endocrine and/or nutritional and metabolic diseases）

对内分泌系统疾病和营养与代谢性疾病患者现存及潜在健康问题的发现及处理，为其提供相应的生理、心理、社会的照顾。

常见症状及体征 身体外形改变、进食或营养改变、疲乏、性功能异常、排泄功能异常、骨痛与自发性骨折等。

护理评估 包括以下几方面：

个人及家族史 年龄、饮食习惯、睡眠、体重、活动能力、生活环境及出生地等；是否有与内分泌系统疾病和营养与代谢性疾病相关病史；父母、兄弟姐妹是否有甲状腺疾病、糖尿病、肥胖症等。

现病史 发病时间、有无明显诱因；是否出现多饮、多食或食欲亢进、体重减轻等症状；是否伴便秘或腹泻，症状的持续时间、进展情况；是否伴身体外形改变等；是否存在疼痛或瘙痒，发生的部位、性质、程度、加重或缓解因素；是否伴局部红肿；有无骨折等并发症。

治疗经过 接受的检查及结

果；接受的治疗及疗效和不良反应。

心理社会状况 心理健康状况、对疾病的心理反应、与他人和家人的关系，以及其社会支持系统是否完好等。

护理措施 包括以下几方面：

身体外形护理 ①恰当修饰，指导患者改善形象，如突眼者戴深色眼镜。②建立良好家庭互动关系，鼓励家属主动与患者沟通。③鼓励患者加入社区中的支持团体，帮助其增强社交技巧，改善社交状况。

饮食护理 根据患者的身体状况，与患者共同制订饮食计划，改变其不良饮食习惯及生活方式，评估患者体重变化。

休息与活动护理 评估患者的活动耐力，制订活动目标和计划，并观察活动时情况，合理安排患者的休息和活动，帮助其采取舒适卧位。

性功能护理 ①鼓励患者描述目前的性功能与性生活型态。②提供专业指导，如专业医生、心理咨询师、性咨询门诊等。③鼓励患者与配偶交流彼此的感受，并一起参加性健康教育及阅读有关性教育材料。④若女性患者有性交疼痛，建议使用润滑剂。

排泄护理 ①多尿者根据病情、尿量制订补液计划，注意补充矿物质及微量元素。②便秘者适当多食用富含纤维素食物，多饮水，必要时给予开塞露、番泻叶等；对腹泻患者则禁食富含纤维素和生冷的食物，注意腹部保暖，注意肛周皮肤保护。③出汗较多者勤换衣服、勤洗澡。

骨痛与自发性骨折护理 ①卧床休息，患肢置于功能位，骨折时制动。②必要时局部湿热敷。③适当地运动和保护关节，经常

改变姿势。④按医嘱用药物镇痛。

心理护理 ①评估患者对其身体变化的感觉及认知，鼓励其表达内心感受，关心、体贴、尊重和支持患者。②向患者讲解疾病相关知识，介绍治疗成功的案例，使其树立战胜疾病的信心。③向患者讲解不良情绪对疾病的影响，共同探讨控制情绪和减轻压力的方法，有严重情绪问题者建议其接受心理治疗。④动员患者的社会支持系统，如配偶和子女的支持，以减轻患者的焦虑情绪。⑤指导和帮助患者正确处理生活中的人际关系和突发事件，保持情绪稳定。

健康指导 ①向患者介绍有关疾病的基础知识、治疗方法、自我护理、急重症的观察处理等。②向患者解释坚持按医嘱服药的重要性和必要性，指导患者坚持治疗，加强药物疗效和不良反应的观察等。③指导患者保持情绪稳定、心情愉快，避免劳累，注意合理饮食、运动，生活规律。④指导患者定期复查，掌握自我护理方法，随身携带识别卡，提高患者家庭自我护理能力。

护理评价 ①能否接受身体外形改变的事实。②营养状况是否良好。③能否根据自身耐受能力完成活动计划，活动时有无明显不适。④是否知晓并正确对待其性功能障碍，是否能采取恰当的方式进行性生活。⑤是否出现水、电解质紊乱；排便是否正常。⑥疼痛是否减轻或消失。⑦是否能够掌握疾病及自我护理相关知识。

(袁 丽)

xiànchuítǐ gōngnéng jiǎntuìzhèng huànzhě hùlǐ

腺垂体功能减退症患者护理
（nursing of patients with anterior pituitary hypofunction） 对腺垂

体功能减退症患者性腺、甲状腺、肾上腺等现存及潜在健康问题的发现及处理，为其提供相应的生理、心理、社会的照顾。

护理评估 包括以下几方面：

个人史 疾病史、用药史等；有无产后大出血史、垂体病史或垂体手术史等。

现病史 有无月经紊乱、性欲减退、勃起功能障碍、毛发脱落、面色苍白、畏寒、嗜睡等症状，症状出现与持续时间、加重与缓解因素等；思维反应是否正常；有无高热、低血糖、低血压等表现。

治疗经过 接受的检查及结果，如性腺功能测定、甲状腺功能测定、肾上腺皮质功能测定、腺垂体分泌激素测定、腺垂体储备功能测定以及 X 线、CT、MRI、神经系统、眼底、视力、视野等检查；接受的治疗及疗效和不良反应。

主要护理问题 ①活动无耐力。②排便异常：便秘。③性功能障碍。④体温过低。⑤潜在并发症：垂体危象、低血糖、垂体卒中。

护理措施 包括以下几方面：

休息与活动护理 指导患者适当运动，注意安全，避免劳累，保证充足休息和睡眠；发生垂体危象时绝对卧床。

饮食护理 指导患者合理饮食，不宜过饱，少食多餐，定时进餐，预防低血糖。

皮肤护理 ①维持室内温湿度适宜，定时通风换气。②低体温者注意保暖，防止烫伤。③保持皮肤清洁。④皮肤干燥、粗糙者涂抹润肤品，贴身穿棉质、透气衣物，避免化学纤维类和紧身衣。

垂体危象抢救护理 ①避免

感染、脱水、饥饿、寒冷、外伤、手术、不恰当用药等诱因。②观察意识、生命体征、饮食、睡眠、排便及活动状况，监测血糖和体重，准确记录每日出入量，出现异常及时通知医生。③迅速建立静脉通道，遵医嘱使用药物，纠正循环衰竭和低血糖等。④保持呼吸道通畅，遵医嘱予以吸氧。⑤注意保暖。

垂体瘤手术护理 ①术前禁食、禁饮6~10小时，根据不同术式做好术前准备。②幕上开颅术后者应取健侧卧位，避免切口受压；幕下开颅术后患者早期取去枕卧位或侧俯卧位；经口鼻蝶窦入颅术后者取半坐卧位，抬高床头45°~60°。③做好引流管护理及病情观察。

排泄护理、性功能护理同内分泌系统疾病和营养与代谢性疾病患者护理的相关内容。

健康指导 ①指导患者加强产前检查，积极防治产后大出血。②指导患者进食高热量、高蛋白、富含维生素、易消化的饮食，少食多餐。③向患者讲解药物的作用、用法及不良反应，指导其遵医嘱按时、按量服药，加强药物不良反应自我监测。④嘱患者定期随访，在医生指导下复查激素水平和调整治疗方案，加强病情自我监测，对垂体瘤术后或放射治疗的患者及时复查激素水平，如出现发热、外伤、腹泻、呕吐、头痛等立即就诊。⑤为防止意外，嘱患者外出时随身携带识别卡。

护理评价 ①疲乏状态是否缓解。②排便是否恢复正常。③性功能是否得到改善。④体温是否正常。⑤是否发生垂体危象等并发症，并发症能否得到及时发现及处理。

（袁 丽）

dānchúnxìng jiǎzhuàngxiànzhǒng huànzhě hùlǐ

单纯性甲状腺肿患者护理

（nursing of patients with simple goiter） 对单纯性甲状腺肿患者呼吸困难、声嘶和黏液性水肿等现存及潜在健康问题的发现及处理，为其提供相应的生理、心理、社会的照顾。

护理评估 包括以下几方面：

个人史 有无服用过特殊药物以及年龄、职业；其周围有无类似疾病人群聚集。

现病史 甲状腺肿大程度、质地、有无压痛，是否出现呼吸困难、吞咽困难、声嘶等压迫症状，是否出现面部青紫、浅静脉扩张，有无黏液性水肿、呆小病等表现。

治疗经过 接受的检查及结果，如血清三碘甲腺原氨酸（T_3）、甲状腺素（T_4）、促甲状腺激素（TSH）测定，以及甲状腺摄碘率检查、甲状腺放射性核素显像等；接受的治疗及疗效和不良反应。

主要护理问题 ①自我形象紊乱。②潜在并发症：呼吸困难、声嘶、吞咽困难等。③缺乏正确使用药物和正确进食、修饰的知识。

护理措施 包括以下几方面：

身体外形护理 指导患者选择合适衣服，适当遮挡肿大的甲状腺。

病情观察 观察甲状腺肿的程度、质地，有无结节及压痛，颈部增粗的进展情况；有无甲状腺功能亢进症状，发现异常及时通知医生，调整治疗方案；结节在短期内迅速增大，应警惕出血和恶变。

饮食护理 缺碘者用碘化盐调味，进食含碘丰富的食物，如

海带、紫菜等；停止服用致甲状腺肿的食物，如卷心菜、萝卜等。

用药护理 指导患者遵医嘱用药，观察药物治疗的效果和不良反应；注意避免补碘过量，以免加重甲状腺肿，甚至诱发甲状腺功能亢进症。

手术护理 ①术前指导患者练习手术体位和深呼吸、有效咳嗽的方法，禁食、禁水6~10小时。②术后患者取平卧位，全身麻醉清醒和血压平稳后取半坐卧位，保持头颈部舒适，改变卧位、起身、咳嗽时用手固定颈部。③术后6小时可进食少量温流质饮食。④观察患者进食和饮水时有无误吸和呛咳。⑤妥善固定引流管，保持通畅，仔细观察引流液的颜色、量及伤口渗血情况。

健康指导 ①嘱患者遵医嘱服药，学会观察药物的疗效和不良反应。②指导患者坚持随访，复查甲状腺功能，早期发现和处理甲状腺功能减退。

护理评价 ①是否学会恰当的修饰方法，是否接受身体外形改变。②是否发生并发症，并发症能否得到及时发现及处理。③能否选择正确的饮食、药物并及时复诊。

（袁 丽）

jiǎzhuàngxiàn gōngnéng kàngjìnzhèng huànzhě hùlǐ

甲状腺功能亢进症患者护理

（nursing of patients with hyperthyroidism） 对甲状腺功能亢进症患者机体兴奋性增高和代谢亢进等现存及潜在健康问题的发现及处理，为其提供相应的生理、心理、社会的照顾。

护理评估 包括以下几方面：

个人及家族史 有无精神刺激、感染、创伤等诱发因素；有无家族史等。

现病史 有无消瘦、体重减轻、贫血等营养状况改变；有无月经史改变；有无疲乏无力、怕热多汗、低热、多食消瘦、易激惹、排便次数增多，以及心悸、胸闷、气短等表现；有无体温升高、脉搏增快、脉压增大；有无眼裂增宽、角膜溃疡、畏光、复视、视野变小；皮肤是否湿润、多汗，胫前皮肤有无增厚、变粗糙等；甲状腺肿大程度，是否呈对称性、弥漫性，有无震颤和血管杂音，有无心尖搏动、周围血管征等；症状出现时间及进展状况。

治疗经过 接受的检查及结果，如血清甲状腺激素（FT_3、FT_4、TT_3、TT_4）测定、促甲状腺激素（TSH）测定、促甲状腺激素释放激素（TRH）刺激试验、甲状腺^{131}I摄取率测定、三碘甲腺原氨酸（T_3）抑制试验、甲状腺TSH受体刺激抗体（TSAb）测定、基础代谢率（BMR）及影像学检查等；接受的治疗及疗效和不良反应。

主要护理问题 ①营养失调：低于机体需要量。②活动无耐力。③个人应对无效。④有组织完整性受损的危险。⑤自我形象紊乱。⑥潜在并发症：甲状腺危象、甲状腺功能减退。

护理措施 包括以下几方面：

饮食护理 ①给予高蛋白、高热量、富含维生素（尤其是复合维生素B）及矿物质饮食。②每日饮水2000～3000ml，甲状腺功能亢进性心脏病患者可适当减少饮水量。③避免摄入刺激性食物和饮料，如浓茶、咖啡等。④避免摄入富含碘的食物，如海带、海鱼等。⑤限制高纤维食物和辛辣等刺激性食物摄入。

休息护理 保持环境安静，避免嘈杂和强光刺激，室内温湿度适宜；限制探视时间，提醒家属勿提供兴奋性、刺激性消息。

突眼护理 ①佩戴宽边墨镜以防强光刺激、灰尘和异物侵害，复视者戴单侧眼罩。②为减轻球后水肿，睡觉或休息时抬高头部。③眼睑闭合不全者，睡觉时涂抗生素眼膏或用无菌生理盐水纱布覆盖双眼。④经常用滴眼液湿润眼睛。⑤限制钠盐摄入。

用药护理 指导患者正确用药，不可自行减量或停药，密切观察药物不良反应，出现异常及时通知医生予以处理。

病情观察 监测体温、脉搏、心率、心律和呼吸，观察患者出汗情况、皮肤状况、饮食、排便次数、突眼症状、甲状腺肿大程度、睡眠等，观察患者有无精神、神经、肌肉症状，每日评估患者体重变化。

甲状腺危象护理 ①保持舒适的环境。②绝对卧床休息，护理集中操作，减少翻动患者。③呼吸困难时取半坐卧位，保持呼吸道通畅并吸氧。④建立静脉通道，及时、准确地按医嘱用药，纠正脱水、电解质紊乱。⑤严格掌握碘剂剂量，并观察中毒或过敏反应。⑥准备好抢救物品。⑦密切观察生命体征，准确记录24小时出入量，并监护心、脑、肾功能。⑧体温过高者给予冰敷或酒精擦浴，躁动不安者使用床档、约束带保护患者安全，昏迷者加强皮肤、口腔护理，定时翻身。

手术护理同单纯性甲状腺肿患者护理的相关内容。

健康指导 ①向患者介绍甲状腺功能亢进症相关知识，指导患者坚持长期、按时、按量服药，每日清晨起床时自测脉搏，定期测量体重，加强疾病的自我护理。②指导患者选择宽松的衣领，严禁用衣物或手挤压甲状腺。③嘱患者保持身心愉快、情绪稳定、生活规律，避免过度劳累、精神刺激、感染、外伤等。④指导患者遵医嘱定期复查，服用抗甲状腺药者每周复查血常规一次，每隔1～2个月做甲状腺功能测定，术后患者也应定期复查甲状腺功能。⑤介绍甲状腺危象的诱因、临床表现和危害，若出现高热、恶心、呕吐、腹泻、突眼加重等应及时就诊。⑥介绍突眼的保护方法，指导突眼患者定期进行眼科角膜检查。

护理评价 ①体重是否保持或逐步恢复正常。②疲乏状态是否缓解。③是否因疾病及其他刺激而产生严重心理问题和加重病情。④眼睛是否发生感染和角膜损伤。⑤是否发生甲状腺危象等并发症，并发症能否得到及时、正确的处理。

（袁 丽）

jiǎzhuàngxiàn gōngnéng jiǎntuìzhèng huànzhě hùlǐ

甲状腺功能减退症患者护理

（nursing of patients with hypothyroidism） 对甲状腺功能减退症患者机体代谢降低等现存及潜在健康问题的发现及处理，为其提供相应的生理、心理、社会的照顾。

护理评估 包括以下几方面：

个人史 有无自身免疫病，是否生活在地方性甲状腺肿地区，是否服用过抗甲状腺药，有无垂体或下丘脑疾病等。

现病史 目前的主要症状，有无疲劳、畏寒、记忆力减退、智力低下、嗜睡、抑郁、腹胀、便秘、性欲减退、闭经、肌肉软弱无力等表现，症状出现时间，加重及缓解因素，有无明显诱因；

有无面色苍白、皮肤干燥发凉、颜面水肿、毛发稀疏、心动过缓等体征；是否有低体温、低血压、反射减弱或消失等黏液性水肿昏迷表现。

治疗经过　接受的检查及结果，如甲状腺功能测定、促甲状腺激素释放激素（TRH）刺激试验、影像学检查等；接受的治疗及疗效和不良反应。

主要护理问题　①排便异常。②体温过低。③潜在并发症：黏液性水肿。④活动无耐力。

护理措施　包括以下几方面：

排泄护理　建立正常排便型态：①指导患者腹部按摩和肛周按摩方法，养成每日定时排便的习惯。②鼓励患者每日慢跑、散步，适量活动。

饮食护理　①给予高蛋白、富含维生素、低钠、低脂饮食，选择富含纤维素的食物，如玉米面、芹菜、香蕉等。②每日摄入水分2000～3000ml。③进食时细嚼慢咽，少食多餐。④桥本甲状腺炎所致甲状腺功能减退者避免摄取含碘的食物和药物。

保暖护理　调节室温于22～23℃，根据气温用适当的方法为患者保暖。

病情观察　监测患者生命体征变化，观察有无心律不齐、心动过缓（心率<60次/分）等，并及时通知医生处理。

用药护理　指导患者遵医嘱用药，观察药物疗效和不良反应，服用甲状腺素者要注意观察有无药物过量导致的甲状腺功能亢进症症状，服用缓泻药者要注意观察排便次数、性质及量。

黏液性水肿昏迷护理　①避免寒冷、感染、手术、用镇静药及麻醉药等诱发因素。②观察生命体征、神志变化及全身黏液性

水肿情况，记录患者每日体重，如果患者体温<35℃、呼吸浅慢、血压降低、心动过缓、嗜睡或出现呼吸深长、口唇发绀、喉头水肿等，应通知医生及时处理。③一旦发生昏迷应立即建立静脉通道，按医嘱给予急救药，保持呼吸道通畅，吸氧，必要时气管内插管或气管切开术。④正确保暖，防止烫伤和加重循环不良。

健康指导　①向患者介绍此病的发病原因及注意事项，如地方性缺碘者应使用碘化盐，药物所致者应及时就诊并遵医嘱减量或停药，慎用催眠、镇静、镇痛、麻醉等药物。②告知永久性甲状腺功能减退症患者需坚持治疗，不能随意停药和减量。③向患者介绍黏液性水肿昏迷发生的原因和表现，指导患者加强病情的自我观察，如出现低血压、心动过缓、体温<35℃，应及时就诊。

护理评价　①能否维持正常的排便型态。②体温是否正常。③是否发生黏液性水肿等并发症，并发症能否得到及时发现及处理。④活动后的乏力感是否缓解。

（袁 丽）

jiǎzhuàngxiàn'ái huànzhě hùlǐ
甲状腺癌患者护理（nursing of patients with thyroid carcinoma）

对甲状腺癌患者声嘶、呼吸困难、吞咽困难、霍纳综合征（Horner综合征）等现存及潜在健康问题的发现及处理，为其提供相应的生理、心理、社会的照顾。

护理评估　包括以下几方面：

个人及家族史　年龄、用药史、既往健康史、生活和工作环境、是否长期承受较大压力；家族中有无甲状腺癌患者等。

现病史　甲状腺结节的大小、质地，首次发现甲状腺结节的时间和过程；有无颈部淋巴结肿大；

有无甲状腺功能亢进或甲状腺功能减退等相关症状。

治疗经过　接受的检查及结果，如甲状腺功能测定、血清甲状腺球蛋白测定、血清降钙素测定及五肽促胃液素兴奋试验、甲状腺细针穿刺细胞学检查、影像学检查等；接受的治疗及疗效和不良反应。

主要护理问题　①疼痛。②潜在并发症：呼吸困难和窒息、喉返神经和（或）喉上神经损伤、手足抽搐等。③缺乏甲状腺癌手术后康复的相关知识。④焦虑。

护理措施　包括以下几方面：

术前护理　指导患者肩下垫枕，进行手术体位颈伸位的练习；有甲状腺功能亢进者术前需遵医嘱口服抗甲状腺药、测定基础代谢率并确定在正常范围；做好皮肤准备等术前准备和护理。

术后护理　见单纯性甲状腺肿患者护理中的手术护理。

并发症护理　①鼓励术后患者发音，注意有无声调降低或声嘶，及早发现喉返神经损伤的征象。②床旁备气管切开包，若出现呼吸困难和窒息者，即刻行气管切开术。③加强患者进食护理，尤其是饮水的观察和护理，及早发现喉上神经内支受损，建议多进食固体类食物。④加强血钙浓度监测，观察患者有无抽搐发生，指导患者补钙和进食含钙高食物，适当限制含磷较高的食物摄入；如发生抽搐，立即遵医嘱静脉注射10%葡萄糖酸钙或氯化钙。

健康指导　①向患者讲解切口愈合后可逐渐进行颈部活动；行颈淋巴结清扫术者，应在切口愈合后即开始肩关节和颈部功能锻炼，随时保持患侧上肢高于健侧的体位。②对甲状腺全切除术患者应指导其坚持遵医嘱服用甲

状腺素制剂。③术后需加行放射治疗（放疗）者应嘱其遵医嘱按时进行放疗。④指导患者定期随访、掌握颈部自检的方法，如发现结节或肿块应及时就诊。

护理评价 ①疼痛是否得到及时缓解。②是否出现呼吸困难、喉上神经和（或）喉返神经损伤等并发症，并发症能否得到及时发现及处理。③是否掌握甲状腺癌术后康复的相关知识，是否主动进行功能锻炼，是否遵医嘱定期复诊或接受放射治疗。

（袁 丽）

Kùxīn zōnghézhēng huànzhě hùlǐ

库欣综合征患者护理（nursing of patients with Cushing syndrome）

对库欣综合征患者向心性肥胖、高血压、骨质疏松等现存及潜在健康问题的发现及处理，为其提供相应的生理、心理、社会的照顾。

护理评估 包括以下几方面：

个人及家族史 有无垂体肿瘤、肺癌、肾上腺皮质肿瘤等相关病史；有否上述疾病家族史。

现病史 有无满月脸、多血质、向心性肥胖、皮肤紫纹、痤疮等特征性表现，有无糖尿病、高血压、骨质疏松症等症状，有无低钾血症、感染等相关表现，首次出现症状时间及疾病的进展情况。

治疗经过 接受的检查及结果，如血浆皮质醇测定、24 小时尿 17-羟皮质类固醇测定、游离皮质醇测定、地塞米松抑制试验、促肾上腺皮质激素兴奋试验、唾液皮质醇检查、影像学检查等；接受的治疗及疗效和不良反应。

主要护理问题 ①体液过多。②自我形象紊乱。③有感染的危险。④有受伤的危险。

护理措施 包括以下几方面：

休息与体位护理 ①保持环境安静、舒适，保证患者足够休息和睡眠。②取平卧位，抬高双下肢。

饮食护理 进食低钠、高钾、高蛋白、低碳水化合物、低热量的食物。

病情观察 ①监测体温、血压的变化。②每日监测体重，评估患者水肿情况，记录 24 小时液体出入量。③监测血、尿电解质浓度和心电图变化，出现异常及时通知医生进行处理。

感染预防护理 ①注意体温变化，定期检查血常规，注意有无感染征象。②保持病室环境清洁，减少陪伴和探视。③严格执行无菌操作技术，尽量减少侵入性治疗措施。④指导患者注意保暖，减少或避免到公共场所，防止上呼吸道感染等。⑤协助患者做好个人清洁卫生工作，避免皮肤擦伤和感染，长期卧床者要定时翻身并保护骨突处，病重者协助患者做好生活护理。

安全护理 ①提供安全、舒适环境，移除不必要的家具或摆饰，浴室铺防滑垫。②避免剧烈运动，更换体位时动作宜轻柔。

健康指导 ①向患者介绍有关疾病的基本知识和治疗方法，指导患者进行适当修饰。②对病程长、肾血管已发生不可逆性损害的患者，介绍高血压相关知识；对肾上腺皮质腺瘤患者鼓励其早期行手术切除。③告知患者坚持遵医嘱正确用药，并指导患者进行药物疗效和不良反应的监测；使用糖皮质激素替代治疗者切勿自行加减药物，服用降压药者避免情绪波动及过度活动。④嘱患者术后遵医嘱定期复查，观察病情变化。

护理评价 ①体液是否处于平衡状态。②是否掌握适当的修饰技巧，是否接受身体外形改变。③是否发生感染或受伤。

（袁 丽）

yuánfāxìng quángùtóng zēngduōzhèng huànzhě hùlǐ

原发性醛固酮增多症患者护理（nursing of patients with primary aldosteronism）

对原发性醛固酮增多症患者高血压、低钾血症、碱中毒等现存及潜在健康问题的发现及处理，为其提供相应的生理、心理、社会的照顾。

护理评估 包括以下几方面：

个人及家族史 有无醛固酮瘤、肾上腺增生结节；有无肾上腺皮质肿瘤或增生的家族史等。

现病史 血压、血钾是否正常，有无肌无力及周期性瘫痪，心电图有无变化等。

治疗经过 接受的检查及结果，如血生化检查、尿液检查、醛固酮测定、血浆肾素-血管紧张素Ⅱ测定、血浆肾素活性测定、螺内酯治疗试验、影像学检查等；接受的治疗及疗效和不良反应。

主要护理问题 ①体液过多。②躯体活动障碍。③潜在并发症：高血压危象、电解质紊乱。

护理措施 包括以下几方面：

饮食护理 ①进食高热量、高蛋白、富含维生素、清淡、易消化饮食。②限制钠盐摄入，进食含钾丰富食物。③饮食中含适量膳食纤维，有助于保持排便通畅。④忌烟酒、咖啡、浓茶等。

休息与活动护理 根据病情选择合适的运动方式，注意安全；严重高血压或低钾血症导致肢体移动障碍时绝对卧床，并密切观察肌力情况。

手术护理 ①术前纠正低钾血症、高血压。②双侧肾上腺皮质增生症做肾上腺大部切除时，术前、术中、术后均应补充糖皮质激素。

用药护理 ①药物治疗患者遵医嘱用药，注意监测血压和血钾水平。②做好用药指导，说明药物的疗效及不良反应，男性可能出现乳腺发育、阳痿，女性可能出现月经不调等，指导患者坚持用药。

健康指导 ①指导患者注意个人卫生，预防感染。②嘱患者遵医嘱定期复查 B 超，血、尿醛固酮水平。

护理评价 ①水肿是否减轻或消失。②肌力是否恢复正常。③是否发生高血压危象、电解质紊乱等并发症，并发症能否得到及时发现及处理。

（袁 丽）

mànxìng shènshàngxiàn pízhì
gōngnéng jiǎntuìzhèng huànzhě hùlǐ

慢性肾上腺皮质功能减退症患者护理（nursing of patients with chronic adrenocortical insufficiency）

对慢性肾上腺皮质功能减退症患者乏力、消瘦、虚弱、直立性低血压、肾上腺危象等现存及潜在健康问题的发现及处理，为其提供相应的生理、心理、社会的照顾。

护理评估 包括以下几方面：

个人史 生育史、手术史，有无恶性肿瘤、血管栓塞、获得性免疫缺陷综合征（艾滋病）病史，有无下丘脑-垂体病变、肾上腺病变等。

现病史 有无乏力、消瘦，是否出现直立性低血压，是否存在食欲缺乏、胃酸减少、消化不良等，有无神情淡漠、色素沉着、女性阴毛与腋毛脱落、月经失调或闭经、男性性功能障碍，是否出现低血糖、低血压、低钠血症、体温升高等肾上腺危象表现。

治疗经过 接受的检查及结果，如血常规检查、尿皮质醇测定、促肾上腺皮质激素（ACTH）兴奋试验、血浆基础 ACTH 测定、影像学检查等；接受的治疗及疗效和不良反应。

主要护理问题 ①营养失调：低于机体需要量。②体液不足。③活动无耐力。④缺乏慢性肾上腺皮质功能减退症相关的治疗及康复知识。⑤潜在并发症：肾上腺危象，水、电解质紊乱。

护理措施 包括以下几方面：

饮食护理 ①选择高碳水化合物、高蛋白、富含维生素，尤其是维生素 C 丰富的饮食。②病情允许时，鼓励患者每日饮水不少于 3000ml。③避免进食富含钾的食物，如香蕉、柑橘等。④每日摄取钠盐 8～10g，腹泻、呕吐、大汗时酌情加量。

休息与活动护理 ①提供安全、安静的环境，保证患者充分休息。②根据病情选择合适的运动方式和运动量。③嘱患者下床活动、更换体位时动作不宜过快。

病情观察 ①观察进食情况，有无恶心、呕吐、腹泻等，准确记录每日出入量。②监测体重变化，观察皮肤的颜色、温度、湿度及弹性，注意有无脱水发生。③监测患者有无低血钠血症、低血糖、高钾血症、高钙血症等电解质紊乱，监测心律和脉搏，及时发现心律失常，必要时行心电监护和心电图检查。

用药护理 ①指导患者遵医嘱正确服药。②加强药物疗效及不良反应的观察，接受激素替代治疗者要注意观察其体重、血压、血电解质变化，观察有无肢体水肿或药物性库欣综合征等不良反应，及时根据病情和治疗效果调整用药剂量。

肾上腺危象护理 ①积极控制感染，避免过度劳累、创伤和突然中断治疗等诱因，手术和分娩时做好充分准备。②每日摄入充足水分，及时处理恶心、呕吐、腹泻等应激情况。③密切观察生命体征，监测血电解质、酸碱平衡情况，准确记录患者的出入量。④卧床休息，保持环境安静、安全。⑤出现肾上腺危象时，开放静脉通道，遵医嘱补充生理盐水、葡萄糖注射液和糖皮质激素，加强病情监测，观察治疗效果。

健康指导 ①向患者介绍疾病相关知识及终生激素替代治疗的重要性，使患者积极配合治疗。②向患者讲解药物的不良反应，嘱其按时、按量服药，不能自行增加药量或停药。③嘱患者定期复查，如有感染、消化不良、失眠、高血压、糖尿病等症状或出现情绪变化，及时就诊。④指导患者生活规律，合理饮食，戒烟、禁酒，注意休息，适当运动，保持乐观心态。⑤嘱患者外出时戴遮阳帽或打伞，避免阳光直射而加重皮肤色素沉着。⑥为防止意外发生，指导患者随身携带识别卡。

护理评价 ①营养状况是否良好。②是否能够摄入足够的液体。③能否进行适当活动，有无危险发生。④是否掌握疾病相关知识。⑤有无肾上腺危象等并发症发生，并发症能否得到及时发现及处理。

（袁 丽）

shìgè xìbāoliú huànzhě hùlǐ

嗜铬细胞瘤患者护理（nursing of patients with pheochromocytoma）

对嗜铬细胞瘤患者高血压、代谢紊乱等现存及潜在健康问题的发现及处理，为其提供相应的生理、心理、社会的照顾。

护理评估　包括以下几方面：

个人及家族史　用药史、手术史、既往健康史、家族史等。

现病史　高血压的程度、持续时间、发作频率和特点，是否出现过低热、多汗、血糖升高等高代谢综合征表现，此次发病时间，有无明显诱因。

治疗经过　接受的检查及结果，如血、尿儿茶酚胺及其代谢产物测定、胰高血糖素激发试验、酚妥拉明试验、影像学检查等；接受的治疗及疗效和不良反应。

主要护理问题　①组织灌注无效。②潜在并发症：高血压危象。

护理措施　包括以下几方面：

病情观察　①密切观察血压变化，定时测量并记录。②观察有无头痛及头痛的程度、持续时间、伴随症状，头痛剧烈者做好安全护理，防止发生意外，遵医嘱正确使用镇静药。③观察患者发病前有无先兆或诱发因素。④准确记录液体出入量，监测水、电解质变化。

休息与活动护理　急性发作时绝对卧床，保持环境安静、安全，避免强光等刺激，减少探视，集中进行护理；间歇期患者可适当活动，避免劳累和受伤。

饮食护理　进食高热量、高蛋白、富含维生素、适量膳食纤维、清淡、易消化的饮食，避免浓茶、咖啡等刺激性饮料。

用药护理　①指导患者遵医嘱用药，注意观察药物的疗效及不良反应。②使用α受体阻断药的患者要严密观察其血压变化和药物不良反应，防止发生直立性低血压。

手术护理　①做好术前准备，遵医嘱进行扩容、降压治疗。②术中严密监测血压，防止发生危象。③术后严密观察病情，监

测血压、脉搏的变化，保持引流通畅，观察引流液的颜色、性状和量。

高血压危象护理　①卧床休息，加床档保护，保持环境安全、安静，减少刺激。②保持呼吸道通畅，遵医嘱予以吸氧。③遵医嘱给予降压药，监测血压，观察患者的尿量和出入量。④专人守护。⑤严密观察生命体征和病情变化，及时发现心律失常、心力衰竭和高血压脑病等并发症，并通知医生处理。

健康指导　①指导患者充分休息，保持情绪稳定、心情愉快，规律生活，避免劳累。②指导阵发性高血压型患者避免诱发因素，如提重物、咳嗽、情绪激动、突然更换体位、挤压腹部等，注意避免外伤和感染。③指导患者遵医嘱用药，切除双侧肾上腺者，向其说明终生激素替代治疗的重要性，指导其坚持治疗。④嘱患者定期复诊，监测激素水平；密切观察血压变化，血压波动明显时，及时就诊。⑤指导随身携带识别卡，防止意外发生。

护理评价　①血压是否正常。②有无高血压危象等并发症发生，并发症能否得到及时发现及处理。

（袁丽）

xuèzhī yìcháng huànzhě hùlǐ

血脂异常患者护理（nursing of patients with dyslipidemia）　对血脂异常患者动脉粥样硬化、高血压、冠状动脉粥样硬化性心脏病、脑血管疾病和周围血管疾病等现存及潜在健康问题的发现及处理，为其提供相应的生理、心理、社会的照顾。

护理评估　包括以下几方面：

个人史　年龄、既往健康史、饮食习惯、生活方式等。

现病史　目前的主要症状、

体征，主要是心血管系统、脑血管系统及周围血管系统受累的严重程度。

治疗经过　接受的检查及结果，如血脂和脂蛋白检查等；接受的治疗及疗效和不良反应。

主要护理问题　①营养失调：高于机体需要量。②缺乏血脂异常的饮食治疗和药物治疗相关知识。

护理措施　包括以下几方面：

饮食护理　①指导患者进食低脂饮食，避免高脂、高胆固醇食物，如动物皮、棕榈油、蛋黄、鱼子、动物内脏、墨鱼、鱿鱼等食物，控制碳水化合物摄入。②根据患者病情，指导和协助患者制订饮食行为干预计划，督促和监督执行，及时评价和修改计划。

运动护理　根据患者的病情和喜好制订合适的运动方式和运动计划，如快走、慢跑、打太极拳、做体操、骑自行车等，每日运动20~30分钟。

用药护理　①遵医嘱给予患者药物治疗。②做好用药指导，观察药物疗效与不良反应，儿童、孕妇及哺乳期妇女不宜服用大剂量他汀类药物，用药期间要定期检测肝功能；孕妇、哺乳期妇女及肝、肾功能不全者忌用贝特类药物，用药期间注意观察药物的胃肠道反应，注意药物与抗凝血药的协同作用。

健康指导　①向患者讲解血脂异常与心血管疾病的关系，使其积极配合调脂治疗。②指导患者长期坚持饮食、运动综合治疗，控制体重，戒烟、限酒，继发性高脂血症患者还应积极治疗原发病。③嘱患者定期体检及复查血脂，遵医嘱调整药物剂量，密切观察心脑血管疾病的临床征象，及时发现、及时治疗。

护理评价　①营养状况是否良好，体形是否逐渐恢复正常。②是否掌握血脂异常饮食和药物治疗的相关知识。

（袁　丽）

féipàngzhèng huànzhě hùlǐ

肥胖症患者护理（nursing of patients with obesity）　对肥胖症患者脂肪堆积、高血压、内分泌系统和营养与代谢性紊乱等现存及潜在健康问题的发现及处理，为其提供相应的生理、心理、社会的照顾。

护理评估　包括以下几方面：

个人及家族史　生活环境，有无服用相关激素类药物；有无其他代谢性疾病等家族史。

现病史　此次发病的时间、原因，目前主要症状、体征及发病特点，有无高血压、心力衰竭、便秘、睡眠呼吸暂停等临床表现。

治疗经过　接受的检查及结果，如体重、体重指数、腰围、腰臀比及皮肤褶皱卡钳测量皮下脂肪厚度、X线检查等；接受的治疗及疗效和不良反应。

主要护理问题　①营养失调：高于机体需要量。②活动无耐力。③自我形象紊乱。④缺乏与肥胖症饮食控制、治疗方式和自我监测相关知识。

护理措施　包括以下几方面：

饮食护理　①严格控制总热量；若减肥效果不显著，根据效果及时调整热量摄入。②均衡膳食，多选用热量低、富含维生素的食物，如蔬菜、粗粮；限制高脂食物、甜食、啤酒摄入；不进食油炸食物、方便面、快餐、巧克力等。③改变不良饮食习惯，避免外出进食，使用小容量餐具，进食时细嚼慢咽，避免非饥饿进食，进食前先饮 250ml 水以及用萝卜、芹菜等低热量食物满足食欲等。

运动护理　①协助患者制订每日活动计划并监督执行。②提倡有氧运动，根据患者的年龄、体力、病情和喜好选择合适运动方式，如散步、慢跑、跳舞、游泳、做广播操等。③鼓励患者利用一切机会增加活动，如能走路则不坐车、能爬楼梯则不坐电梯、每日运动至少 30 分钟。④循序渐进，长期坚持。⑤指导患者运动中如果出现头晕、眩晕、呼吸困难、胸闷、胸痛等不适要立即停止运动。

病情观察　①动态评估患者的营养状况和体重控制情况及各项实验室检查结果，体重减轻不宜过快，活动者每周减少 0.5 ~ 1.0kg，不活动者为 0.25 ~ 0.5kg。②注意观察有无因能量摄入过少导致的虚弱、心律失常、脱发和抑郁，及时发现并处理。

用药护理　目前所有减肥药物均有较大副作用，不推荐使用，部分已禁用，如西布曲明等。必要时遵医嘱使用药物治疗，注意观察药物的疗效及不良反应。

健康指导　①加强高危人群预防教育，如有肥胖家族史的儿童、产后或绝经期妇女、中老年男性、疾病恢复期患者等，向其介绍肥胖的危害，指导其建立良好的饮食和运动习惯，并鼓励家属参与。②指导患者坚持治疗，并治疗原发性疾病，预防继发性肥胖症。

护理评价　①营养是否均衡，活动量是否增加。②体重是否减轻，体形是否正常。③是否能正确认识肥胖的危害、积极减肥、恢复自信。④是否了解肥胖症饮食控制、治疗方式和自我监测相关知识。

（袁　丽）

gǔzhìshūsōngzhèng huànzhě hùlǐ

骨质疏松症患者护理（nursing of patients with osteoporosis）　对骨质疏松症患者骨痛、骨折等现存及潜在健康问题的发现及处理，为其提供相应的生理、心理、社会的照顾。

护理评估　包括以下几方面：

个人及家族史　年龄、性别、避孕史、生育史、生活及饮食习惯等；既往健康史，有无库欣综合征病史或长期服用糖皮质激素等；有无跌倒史等；有无骨质疏松症家族史。

现病史　目前有无骨痛，骨痛的性质、严重程度、部位等，是否出现身高变矮、驼背、骨折等症状。

治疗经过　接受的检查及结果，包括骨生化检查，如骨形成和骨吸收指标、血和尿骨矿成分检查，以及 X 线检查和骨矿密度测量等；接受的治疗及疗效和不良反应。

主要护理问题　①舒适度的改变。②躯体活动障碍。③有受伤的危险。④潜在并发症：骨折。

护理措施　包括以下几方面：

疼痛护理　①指导患者使用骨骼辅助用具，必要时使用背架、紧身衣等限制脊椎活动和支持脊椎。②按摩或湿热敷疼痛部位，减轻肌肉痉挛和促进局部血液循环。③必要时遵医嘱餐后服用镇痛药，以减轻胃肠道反应。

跌倒预防护理　①指导患者保持良好的姿势，改变姿势时动作宜慢，必要时使用拐杖或助行器。②选择合适的衣服和鞋袜，以利于活动。③创造安全住院环境，减少障碍物，保证光线适宜，避免滑倒和碰撞。④加强生活护理，常用物如水杯、呼叫器放于易取处。⑤使用镇静药和利尿药者加强观察，避免因频繁如厕和精神恍惚而发生意外。

休息与活动护理 ①病情较轻者宜适当活动，可选择打太极拳、慢步等运动方式，避免弯腰、负重等。②病情严重或有骨折者宜卧床休息，睡硬板床，为缓解疼痛取仰卧位或侧卧位。

饮食护理 ①合理膳食，多食用含钙丰富的食物，如鱼、虾、虾皮、海带、牛奶、乳制品、骨头汤、鸡蛋、豆类、精杂粮、芝麻、瓜子、绿叶蔬菜等。②戒烟、戒酒，少喝咖啡、浓茶及碳酸饮料，少吃糖及食盐，动物蛋白也不宜摄入过多。

用药护理 ①指导患者遵医嘱使用钙剂，最好在用餐时间外服用，可加服维生素D；不与绿叶蔬菜一起服用；服用时可多饮水。②绝经期患者可遵医嘱服用雌激素，应定期进行妇科检查和乳腺检查，阴道反复出血应减量或停药；服用雄激素者应定期复查肝功能。③遵医嘱服用二膦酸盐者，指导患者不能咀嚼或吸吮药片，应空腹服用，同时饮温开水200~300ml；服药后至少30分钟内不能平卧、进食或喝饮料；观察有无吞咽困难、吞咽痛或胸骨后痛，警惕食管炎、食管溃疡或食管糜烂等不良反应。④注射降钙素者应注意观察有无食欲缺乏、恶心、颜面潮红等不良反应。⑤静脉输入唑咪膦酸者应注意观察有无发热、肌肉关节疼痛、流感样症状等不良反应。

经皮椎体成形术护理 术前患者进行俯卧位锻炼，手术晨禁食、禁水，术后平卧6小时，严密观察生命体征变化以及穿刺点有无出血，发现异常及时处理。

健康指导 ①指导患者养成良好的生活方式和饮食习惯，保证充足的钙剂摄入，绝经后早期补充雌激素，可辅以孕激素合剂。②指导坚持体育锻炼，多接受日光浴，持之以恒、循序渐进。③嘱患者按时、正确服药，学会自我监测药物不良反应，同时定期复查随访。④指导患者采取防滑、防绊、防碰撞等保护措施。

护理评价 ①疼痛是否减轻或消失。②能否进行有效活动。③是否发生骨折或受伤。④是否发生骨折等并发症，并发症能否得到及时发现及处理。

（袁 丽）

tángniàobìng huànzhě hùlǐ

糖尿病患者护理（nursing of patients with diabetes mellitus）对糖尿病患者多尿、多饮、多食、体重减轻、乏力等现存及潜在健康问题的发现及处理，为其提供相应的生理、心理、社会的照顾。

护理评估 包括以下几方面：

个人及家族史 生活方式、饮食习惯、食量等，有无感染、胰岛素治疗不当、饮食不当以及应激状态等诱发因素；有无家族史。

现病史 有无乏力、烦渴多饮、多食、多尿、外阴瘙痒、体重减轻，症状的严重程度；有无伤口愈合不良、感染、局部皮肤发绀或缺血性溃疡、坏疽等症状；是否伴心悸、胸闷及心前区不适感；有无肢体发凉、麻木或疼痛和间歇性跛行等症状；有无视物模糊；严重者有无恶心、呕吐、头痛、意识障碍、呼气中出现烂苹果味等酮症酸中毒的表现。

治疗经过 接受的检查及结果，如尿糖测定、血糖测定、葡萄糖耐量试验、糖化血红蛋白（HbA1c）和糖化血浆清蛋白测定、血浆胰岛素和C-肽测定、血脂测定、糖尿病足X线检查、下肢多普勒超声检查等；接受的治疗及疗效和不良反应，包括糖尿病教育、医学营养治疗、运动锻炼、药物治疗和自我监测等。

主要护理问题 ①营养失调：低于机体需要量或高于机体需要量。②有感染的危险。③缺乏糖尿病的预防和自我护理知识。④潜在并发症：酮症酸中毒、高渗高血糖综合征、低血糖、糖尿病足等。

护理措施 包括以下几方面：

饮食护理 ①根据标准体重计算每日所需总热量。年龄40岁以下者，标准体重（kg）= 身高（cm）－105；40岁以上者，标准体重（kg）= 身高（cm）－100，成年人休息状态下每日每千克标准体重给予热量25~30kcal，轻体力劳动30~35kcal，中体力劳动35~40kcal，重体力劳动40kcal以上；孕妇、消瘦、伴消耗性疾病和肥胖者可酌情增加或减少。②进食高碳水化合物、低脂、适量蛋白质和富含纤维素膳食。碳水化合物占总热量的50%~60%；蛋白质占总热量不超过15%，且至少有1/3来自动物蛋白质，成人每日每千克0.8~1.2g，孕妇、营养不良或伴消耗性疾病者宜增至1.5~2.0g，伴有糖尿病肾病而肾功能正常者应限制至0.8g，血尿素氮升高者，应限制在0.6g；脂肪约占总热量的30%。③对于病情稳定的糖尿病患者可按每日三餐1/5、2/5、2/5或各1/3分配热量；注射胰岛素或口服降血糖药且病情有波动者，可每日进食5~6餐，从3次正餐中匀出25~50g主食作为加餐用。

运动护理 ①最好做有氧运动，如散步、慢跑、骑自行车、做广播操、打太极拳、球类活动等，其中步行活动可作为首选。

②指导患者加强运动自我监测。③运动最好在餐后1小时，可根据具体情况循序渐进。④运动前评估糖尿病控制情况，根据具体情况决定运动方式、时间以及运动量。⑤随身携带糖果，出现低血糖症状时应及时食用。⑥若出现胸闷、胸痛、视物模糊等应立即停止运动，并及时处理。⑦血糖>14mmol/L暂停运动。

用药护理　①指导患者遵医嘱用药。②做好用药指导，观察药物疗效及不良反应：磺脲类降血糖药于早餐前半小时口服，主要不良反应是低血糖；双胍类药物餐中或餐后服药或从小剂量开始，不良反应有腹部不适、口中金属味、恶心、畏食、腹泻等，80岁以上患者禁用；α葡萄糖苷酶抑制剂应与第一口饭同时嚼服，服用后常有腹部胀气等症状；格列奈类药物应餐前立即服用，不进餐不服药；胰岛素增敏剂和DPP₄抑制剂每日1次，一般早上服用。

胰岛素注射护理　①准确执行医嘱，做到制剂、种类、剂量准确，按时注射。②皮下注射应选择皮肤疏松部位，如三角肌、臀大肌、大腿前侧、腹部等；为防止局部皮下脂肪萎缩或增生、出现局部硬结，注射部位应经常更换；同一区域注射必须选择距离上一次注射部位1cm以上且无硬结的部位。③未开封的胰岛素放于冰箱冷藏保存（2~8℃），正使用的胰岛素在室温下（20℃左右，不超过25℃）可使用30天，无需放入冰箱，应避免过冷、过热、太阳直射。④用药后注意血糖监测，注意胰岛素过敏、注射部位皮下脂肪萎缩或增生等不良反应。

感染预防护理　①观察体温变化。②注意保暖，预防感冒，避免与肺炎、上呼吸道感染、肺结核等呼吸道疾病患者接触。③尿潴留者可用膀胱区热敷、按摩和人工诱导排尿等方法促进排尿、预防感染。④皮肤瘙痒者避免搔抓皮肤，保持皮肤清洁，勤洗澡、勤换衣。⑤皮肤出现水疱，直径<5mm时用无菌纱布加压包扎，直径>5mm时则在无菌技术操作下穿刺水疱减压后再包扎。

低血糖护理　①向患者及家属介绍低血糖知识、发生低血糖的诱因，指导患者遵医嘱用药。②老年糖尿病患者血糖控制不宜过严，一般空腹血糖不超过7.8mmol/L（140mg/dl），餐后血糖不超过11.1mmol/L（200mg/dl）即可。③短效胰岛素注射后应在30分钟内进餐。④初用各种降血糖药时要从小剂量开始，然后根据血糖水平逐步调整药物剂量。⑤强化治疗时在患者进餐前、后测血糖，并做好记录。⑥指导患者随身携带一些糖果、饼干等食物，出现低血糖症状时立即服用。⑦若发生低血糖，神志清醒者，应立即口服含15~20g碳水化合物的食物，15分钟后测血糖，如仍低于3.9mmol/L，继续补充以上食物一份；病情重、神志不清者，应静脉注射50%葡萄糖20~40ml；患者清醒后为防再度昏迷，应进食。

酮症酸中毒护理　①立即遵医嘱给予补液。用生理盐水，2小时内输入1000~2000ml，后根据血压、心率、尿量、末梢循环、中心静脉压等调整输液量和速度；第2~6小时输液量为1000~2000ml，第1个24小时输液总量为4000~5000ml，严重失水者可达6000~8000ml；血糖降至13.9mmol/L（250mg/dl）时改输

葡萄糖注射液，每3~4g葡萄糖加1U胰岛素。②遵医嘱用小剂量胰岛素治疗，每小时每千克体重0.1U的短效胰岛素加入生理盐水中持续静滴；尿酮体消失后，根据患者尿糖、血糖及进食情况调节胰岛素剂量或改为每4~6小时皮下注射胰岛素一次。③遵医嘱补钾，纠正酸中毒，注意控制补液速度，避免诱发脑水肿。④监测并记录患者神志、瞳孔、呼吸、血压、脉搏、心率及24小时液体出入量等变化，每1~2小时监测并记录血糖、尿糖、血酮体、尿酮体水平以及动脉血气分析和电解质变化，并及时通知医生调整治疗方案。

高渗高血糖综合征护理　①立即开放两条静脉通道，遵医嘱补液、补钾，并给予小剂量胰岛素。②积极消除诱因和治疗各种并发症。③严密监测血糖变化。④绝对卧床，注意保暖，预防压疮和继发感染。⑤昏迷者应严密观察病情变化，记录患者生命体征、神志、24小时液体出入量等，并做好各项基础护理。

糖尿病足护理　①评估患者有无足部溃疡的危险因素。②指导患者每日检查足部。③嘱患者勤换鞋袜，每日清洁足部，避免感染，若足部皮肤干燥，清洁后可用羊毛脂涂擦，但不可常用。④指导患者剪趾甲应与足趾平齐，预防外伤。⑤定期测试足部感觉，及时了解足部感觉功能。⑥选择合适鞋袜，穿鞋前先检查，勿赤足。⑦不宜用电热器、热水袋等保暖。

健康指导　①向患者介绍糖尿病相关知识，指导其积极配合饮食、运动、药物等治疗。②指导患者加强疾病的自我管理，监测血糖、血压、血脂、体重指数，

观察药物的不良反应，定期门诊复查：每2~3个月复查糖化血红蛋白（HbA1c）；如原有血脂异常，每1~2个月监测血脂一次，如原无异常每6~12个月监测一次；体重每1~3个月测一次；每年全身检查一次。③嘱患者外出时随身携带识别卡和糖果，防止意外发生。

护理评价　①血糖控制是否理想，体重是否恢复或接近正常。②体温是否正常，有无发生感染。③是否掌握血糖控制、糖尿病自我管理相关知识。④有无低血糖、酮症酸中毒等糖尿病并发症的发生，并发症能否得到及时发现及处理。

（袁　丽）

xuètáng jiāncè hùlǐ

血糖监测护理（nursing in blood glucose monitoring）　血糖监测是使用便携式血糖监测仪或动态血糖监测仪对血糖水平进行定期检测的技术。有助于判断病情，反映医学营养治疗、运动治疗和药物治疗的效果，指导治疗方案的调整。血糖监测护理包括血糖仪使用护理和动态血糖监测护理。

（袁　丽）

xuètángyí shǐyòng hùlǐ

血糖仪使用护理（nursing in blood glucose monitoring by glucometer）　血糖仪使用是利用便携式血糖仪对血糖水平进行检测的方法。

目的　①了解糖尿病患者的血糖变化。②为患者的诊断和治疗提供依据。

用物　便携式血糖监测仪、匹配的血糖试纸、采血针头、刺指笔、消毒棉签、消毒液、记录本和笔、锐器盒、污物桶。

操作方法　①检查和消毒手指，待干。②开机，检查血糖仪

的代码是否与使用的试纸代码相同。③将采血针头装入刺指笔中，根据患者手指皮肤厚度选择穿刺深度，刺破手指取适量血。④将血糖试纸插入试纸孔，待血糖仪指示可以取血后，用血糖试纸测试区吸取血滴。⑤观察试纸测试区充分浸润血滴后拿开等待结果，按压穿刺点。⑥读取血糖值。⑦在记录本上记录血糖值和监测时间。⑧取下用过的试纸，关闭血糖仪，用过的针头放入锐器盒中。

护理要点　包括以下几方面：

操作前护理　①评估患者手指皮肤的颜色、温度、污染及感染情况。②检查血糖试纸是否与血糖仪匹配、是否在有效期内、是否干燥、有无折痕等。

操作中护理　①为避免试纸发生污染，不要触碰试纸条的测试区。②采血前应确保消毒液干透。③采血部位选择血液循环丰富的手指侧边。④取血过程中勿过分按摩手指和用力挤血，让血液自然流出，且第一滴血要用棉签拭去。⑤检测时不应挪动试纸条或倾斜血糖仪。

操作后护理　协助患者按压采血穿刺处1~2分钟。监测后的血糖仪用清洁湿布擦拭保存。

健康指导　①告知患者血糖监测的目的及自我血糖监测的方法。②采血部位要交替轮换，以免形成瘢痕。

护理评价　①能否有效配合检查。②能否有效采集血液、准确检测血糖。

（袁　丽）

dòngtài xuètáng jiāncè hùlǐ

动态血糖监测护理（nursing in continuous blood glucose monitoring）　动态血糖监测是通过葡萄糖感应器监测皮下组织间液全日的葡萄糖浓度，从而持续、动态

监测患者昼夜血糖变化的技术。

目的　①了解全日血糖信息和血糖波动的趋势。②帮助找出与食物种类、运动类型、药物品种、精神因素、生活方式等有关的血糖变化。③发现不易被传统血糖监测方法所探测的餐后高血糖、低血糖（尤其是夜间、无症状性）、黎明现象、Somogyi现象等。④确定糖尿病患者妊娠期间和妊娠前的胰岛素需求量。⑤协助制订个体化的治疗方案。

用物　动态血糖仪（包含电缆）、动态血糖探头、透明敷贴、助针器、配件、电池、信息提取器、软件、监测日志、消毒液、消毒棉签、治疗单、笔、锐器盒、污物桶等。

操作方法　包括以下步骤：

安置动态血糖监测　①备齐用物携至床旁，向患者说明并取得其同意。②指导患者录入血糖值和大事件，填写监测日志。③开机，设置参数。④协助患者取平卧位或半坐卧位，暴露腹部，确定穿刺部位。⑤消毒穿刺部位皮肤。⑥检查探头包装和有效期，取出探头，放入助针器，压下弹簧。⑦取下探头保护贴膜和针头保护套。⑧使用助针器穿刺探头。⑨固定探头，取下助针器，粘贴好贴膜，取出针芯。⑩消除记录器报警，连接电缆和探头，查看讯号。⑪讯号稳定后，初始化仪器。⑫妥善固定探头和信息记录器。⑬初始化结束后，测量指血糖值并录入记录器。

下载监测信息　①连接好电脑和信息提取器。②打开记录器开关，并置于信息提取器设备槽中。③根据屏幕信息设置软件。④下载数据，查看血糖，存储血糖报告。

护理要点　包括以下几方面：

操作前护理 ①评估患者置针部位皮肤的颜色、温度、污染及感染情况。②评估患者的文化程度、视力、理解力、操作能力和配合程度。

操作中护理 ①注射探头处要离开注射胰岛素的部位5~7cm，避开经常进行屈伸等运动的部位。②传感器电流信号显示后才可开始初始化，正常值在5~200nA范围内。③初始化需要1个小时，一个探头不能进行两次初始化，初始化过程中不能按任何按键。

操作后护理 指导患者掌握录入血糖值和大事件的方法，及时录入大事件如进食、用药、运动等，并将详细情况记录在监测日志上。

健康指导 ①告知患者每日至少监测4次指血糖，并录入记录器，4次指血糖值应涵盖餐前和餐后，用同一个血糖仪和相同批号的试纸，如果输入错误要在5分钟之内重新输入正确值。每次报警取消后都需重新输入指血糖值。②告知患者任何时候都不能断开探头，连接电缆时要避免打折，不要缠绕在记录器上，取下或安装电缆时要用专用工具，连接处避免潮湿。③告知患者佩戴期间不要进行医学影像检查，如X线、CT或MRI，不要接近无线电、电视设备及高压线等设备，最好不要游泳、沐浴。

护理评价 ①是否能有效配合动态血糖监测。②能否按照要求录入血糖值和大事件，并正确记录在监测日志上。

（袁　丽）

yídǎosùbèng zhìliáo hùlǐ

胰岛素泵治疗护理（nursing in continuous subcutaneous insulin injection）

胰岛素泵治疗是用人工智能控制的胰岛素输入装置，模拟胰岛素的生理性分泌模式，按人体需要剂量持续皮下输注胰岛素，保持患者血糖稳定的方法。

目的 ①平稳控制血糖。②减少胰岛素用量。③降低低血糖发生的风险。④减少胰岛素吸收的变异。⑤加强糖尿病围手术期的血糖控制。

用物 运行良好的胰岛素泵、胰岛素泵耗材（储药器、输注导管、敷贴）、助针器、胰岛素（速效或短效胰岛素）、消毒用物、胶布、治疗单、笔、锐器盒、污物桶等。

操作方法 包括以下步骤：

设置泵 ①检查胰岛素和耗材的有效期及包装。②将胰岛素装入储药器，连接输注导管，排气。③装电池，泵自检。④电机复位后将储药器放入胰岛素泵的储药室，并轻轻旋紧。⑤机械排气。⑥设置泵时间、胰岛素类型（速效/短效）和基础率。⑦将胰岛素泵装上配件，备用。

安置泵 ①协助患者取平卧或半坐卧位，暴露腹部，确定置针点。②消毒皮肤，待干。③将针头装入助针器，压下弹簧，取下保护膜和针套。④持助针器将针头射入皮下，压住针翼，取下助针器，贴上透明敷贴，固定针头。⑤取出针芯，定量充盈0.3~0.5U胰岛素，固定软管，标明时间。

护理要点 包括以下几方面：

操作前护理 ①向患者讲解糖尿病和胰岛素泵相关知识，讲明胰岛素泵的特点和配合事项。②评估患者注射部位皮肤的颜色、温度、污染及感染情况。③胰岛素应提前2~3小时从冷藏室中取出放于室温内。

操作中护理 置针部位首选腹部，其次可依次选择上臂、大腿外侧、腰部、臀部等，需避开腹中线、瘢痕、胰岛素注射所致硬结、腰带位置、妊娠纹和脐周3cm以内，妊娠中晚期患者慎选腹部。

操作后护理 ①胰岛素泵可放于衣服口袋或佩戴在腰带上。②开始使用胰岛素泵时，每日监测血糖7~8次（三餐前0.5小时、三餐后2小时、晚10时、晨3时），后可根据血糖控制情况改为每日3~4次，注意观察患者的低血糖反应，告知患者低血糖的症状及自救方法，指导加餐，确保安全。③遵医嘱正确追加大剂量和调整泵的设置。④每日检查置针处皮肤有无红肿、水疱、硬结及贴膜过敏等现象。⑤管路每3~7日更换一次，一般都选择早晨、白天更换，如输注部位有发红、瘙痒或皮下硬结应立即更换，新置针部位与原部位相隔3cm以上。⑥更换管路前和更换管路后1~3小时检测血糖，以防止操作不当引起胰岛素吸收不完全造成高血糖。⑦每日检查胰岛素泵运转是否正常、电池电量是否充足，观察胰岛素剩余量，及时更换和补充，熟悉泵常见报警原因和处理方法。

健康指导 ①坚持医学营养治疗和运动治疗，但不宜做剧烈、幅度较大的运动，防止泵管脱出。②沐浴、剧烈运动和特殊检查如X线检查、CT、MRI时应将泵取下，检查完毕后再接上。③防止管道过度扭曲、折叠。④避免日光直接照射。⑤使用移动电话时必须与泵保持10cm以上距离。⑥指导长期带泵者正确管理胰岛素泵、处理常见故障、定期门诊随访。⑦避免接触尖锐或坚硬物品，避免撞击、滑落，以免损坏仪器。

护理评价 ①能否有效配合

胰岛素泵的置入。②是否发生低血糖、高血糖。③是否掌握胰岛素泵日常护理技术。

（袁　丽）

fēngshī miǎnyìxìng jíbìng huànzhě hùlǐ

风湿免疫性疾病患者护理

（nursing of patients with rheumatic and/or immunological system disease）　对风湿免疫性疾病患者现存及潜在健康问题的发现及处理，为其提供相应的生理、心理、社会的照顾。

常见症状及体征　关节肿胀、疼痛、功能障碍、皮肤黏膜受损等。

护理评估　包括以下几方面：

个人及家族史　年龄、职业、居住环境和工作环境及出生地、活动能力、健康状况、吸烟史、过敏史；亲属中是否有类似疾病发生。

现病史　发病的时间、起病缓急、有无相关的诱因、主要症状、体征及特点，有无关节肿胀、疼痛、畸形、强直、功能障碍、皮肤损伤及脏器受损的相应表现。关节疼痛者，应重点评估关节疼痛起病的缓急、性质、部位、持续时间及演变、诱发因素，关节有无肿胀、晨僵及其他伴随症状；类风湿关节炎患者常表现为腕关节、掌指关节及近端指间关节持续性疼痛，对称性分布，常伴晨僵及雷诺现象；强直性脊柱炎患者以脊柱中轴关节受累最常见，呈持续性疼痛；痛风急性发作多为单关节疼痛，常累及第一跖趾关节，疼痛剧烈。

治疗经过　接受的检查及结果，如自身抗体检测、关节液检查、影像学检查、活组织检查等；接受的治疗、疗效及患者的依从性。

心理社会状况　有无焦虑、恐惧、悲观、绝望等心理症状，与家人、他人的关系是否融洽，社会支持系统是否完好。

护理措施　包括以下几方面：

关节疼痛与肿胀护理　①炎症急性期患者应卧床休息，限制关节活动，帮助患者采取舒适体位，尽可能保持关节功能位。②遵医嘱使用非甾体抗炎药并观察其疗效和不良反应。③缓解期可在康复科医生指导下进行物理疗法，循序渐进地参与体育锻炼。④指导患者用放松技巧、分散注意力、皮肤刺激疗法等非药物镇痛措施，关节红肿者可用冷毛巾湿敷，炎症消退后可用温水浸泡。⑤居住环境温湿度适宜，阳光充足，通风良好。

关节僵硬与功能障碍护理　①急性期卧床休息，必要时关节保持功能位制动。②缓解期根据情况，指导患者每日定时做全身和局部相结合的关节运动。制订个体化的功能锻炼方案，局部关节运动训练包括抓、捏、握等练习，全身运动可进行游泳、骑车、散步、打太极拳等活动；在康复科医生的指导下进行物理疗法，活动量以患者可耐受为度。③根据患者关节畸形程度及关节功能状况，协助患者进行生活护理活动，尽量鼓励患者参与。④注意保暖，建议夜间睡眠时戴弹性手套，晨起用温水浸泡僵硬关节。⑤营造安全环境，准备拐杖、轮椅，增设扶手，使用坐便器，防止跌倒。

皮肤黏膜护理　①观察皮肤有无红斑、皮疹、破损，以及其颜色、部位、形状及分布，有无口腔黏膜溃疡，有无皮下结节、雷诺现象等。②指导患者遵医嘱用药。③清淡饮食，加强口腔护理，有口腔溃疡者可用冰水或利多卡因溶液含漱镇痛，用溃疡粉等涂敷促进愈合。怀疑口腔真菌感染者给予碳酸氢钠及制霉菌素漱口。④避免阳光直射皮肤，避免刺激性化学物品接触皮肤，如橡胶产品、染发剂、胶片材料、除草剂、杀虫剂、防腐剂等，使用温和、无刺激的护肤品。⑤及时处理已发生的轻微外伤，防止感染。

心理护理　①患者因患病时间长、社会活动减少、经济收入降低，极易形成焦虑和抑郁心理，应加强沟通，舒缓患者内心压抑情绪。②与患者及家属共同制订护理措施，指导家属为患者提供家庭支持，鼓励患者及家属共同参与疾病管理，坚定患者战胜疾病的信心。③指导患者用听轻音乐等方法缓解焦虑情绪。

健康指导　①介绍风湿免疫性疾病的发生、发展、预后等相关知识，指导患者避免诱发因素，积极配合治疗。②向患者说明药物的作用、注意事项及不良反应，严格遵医嘱用药。③疾病活动期注意休息，缓解期适当锻炼，增强体质，保持关节、肌肉良好功能状态。④进食高蛋白、富含维生素、高热量食物，少食多餐，忌烟熏及辛辣等刺激性食物，鼓励患者戒烟、戒酒。⑤指导患者定期复诊，加强病情自我监测，若出现病情加重、出现药物不良反应等情况及时就诊。

护理评价　①疼痛是否减轻。②有无关节失用。③皮肤、黏膜是否完整。④是否掌握风湿免疫性疾病治疗及康复的相关知识。

（陈　红）

lèifēngshī guānjiéyán huànzhě hùlǐ

类风湿关节炎患者护理（nursing of patients with rheumatoid arthritis）　对类风湿关节炎患者关节肿

痛、关节僵硬等现存及潜在健康问题的发现及处理，为其提供相应的生理、心理、社会的照顾。

护理评估 包括以下几方面：

个人及家族史 有无感染和外伤史；职业及生活、工作环境，是否长期生活在潮湿环境中，有无工业化学物品长期接触史；有无风湿免疫性疾病家族史。

现病史 关节肿痛、晨僵的部位、持续及缓解时间；关节活动能力及对日常生活的影响；有无关节外的表现，如头痛、发热、胸闷、心前区疼痛、咳嗽、呼吸困难、消化道出血。

治疗经过 接受的检查及结果，如血液检查、关节滑液检查、关节 X 线检查、类风湿结节活检等；接受的治疗及疗效和不良反应。

主要护理问题 ①疼痛。②有关节失用的危险。

护理措施 关节疼痛与肿胀护理、关节僵硬与功能障碍护理同风湿免疫性疾病患者护理的相关内容。

用药护理 指导患者遵医嘱服药，并注意观察疗效及不良反应。①非甾体抗炎药（NSAID）应在餐后服用，注意胃肠道反应、肝肾毒性、血液系统反应、水钠潴留等不良反应。指导患者定期监测肝肾功能、血常规。②改善病情的抗风湿药（DMARD）应注意观察有无骨髓抑制、胃肠道反应、黏膜溃疡、皮疹、肝肾功能损害、脱发、出血性膀胱炎等不良反应。指导患者服药期间多饮水，观察尿量及尿液颜色，及早发现膀胱出血症状；注意预防感染，育龄女性服药期间应避孕；定期复查血常规、尿常规、肝肾功能、红细胞沉降率、类风湿因子等。③糖皮质激素可能诱发或

加重骨质疏松、感染、消化性溃疡、血压升高、血糖升高、电解质紊乱，可能导致容貌和体型改变。应指导患者选择低糖、低盐、低脂、富含维生素、高钙、优质蛋白饮食，多吃水果、蔬菜，尽早使用活性维生素 D 衍化物，补钙；忌浓茶、咖啡等刺激性饮料；监测血压、血糖、尿糖变化。④生物制剂使用过程中需观察有无注射部位皮疹，预防感染。

健康指导 ①向患者介绍类风湿关节炎的相关知识，指导患者避免寒冷、潮湿、感染、过度劳累等诱发因素。②在医护人员指导下有计划地进行功能锻炼，日常生活中应随时注意保护、恢复关节功能。③遵医嘱服药，提高依从性。④学会自我病情监测，定期复查，病情加重时及时就诊。

护理评价 ①疼痛是否缓解或消失。②关节活动是否自如。③是否正确保护关节功能。

（陈 红 王 英）

xìtǒngxìng hóngbān lángchuāng huànzhě hùlǐ

系统性红斑狼疮患者护理

（nursing of patients with systemic lupus erythematosus） 对系统性红斑狼疮患者发热、皮肤和黏膜损害、关节痛、狼疮肾炎等现存及潜在健康问题的发现及处理，为其提供相应的生理、心理、社会的照顾。

护理评估 包括以下几方面：

个人及家族史 性别，有无普鲁卡因胺、异烟肼等用药史，有无妊娠、病毒感染等，有无进食芹菜、无花果、蘑菇、烟熏食物等诱因，有无光过敏史；亲属中有无系统性红斑狼疮患者。

现病史 有无皮疹、红斑、口腔溃疡及其分布、特点；有无末梢皮肤颜色的改变；有无关节、

肌肉疼痛及疼痛的部位、性质、程度、持续时间、加重及缓解因素；有无发热、乏力、食欲缺乏、呕吐、腹痛、腹泻等症状；有无水肿、高血压、少尿及肉眼血尿等肾脏受累表现；有无头痛、意识障碍等；有无咳嗽、胸痛及呼吸困难；有无气短、心前区疼痛及不适等症状。

治疗经过 接受的检查及结果，如血液检查、尿液检查、肾穿刺活检等；接受的治疗及疗效和不良反应。

主要护理问题 ①皮肤和黏膜完整性受损。②疼痛。③潜在并发症：多器官功能衰竭。

护理措施 包括以下几方面：

狼疮肾炎护理 ①卧床休息，疾病控制和缓解后，可适当活动。②急性肾炎者选择低盐、富含维生素饮食，限制水的摄入。慢性肾炎、肾病综合征者选择低盐、低脂、优质蛋白、富含维生素饮食，水肿者限制水的摄入。肾功能不全者选择优质低蛋白、高钙、富含铁、富含维生素、低磷饮食，限制植物蛋白摄入量，尿少者限制水、钠、钾盐摄入量。③记录24 小时出入量，严密观察尿量、体重、腹围，做好记录。用利尿药者，观察尿量变化、药物不良反应和水、电解质、酸碱平衡情况，按医嘱准确输入液体。伴高血压者，定时监测血压。④避免用损害肾功能的药物。

狼疮性神经系统损害护理 ①观察神志、瞳孔变化，有无精神异常、头痛、呕吐、四肢麻木。②患者应安静卧床，神志不清、烦躁、抽搐或肢体瘫痪者加床档，必要时予肢体约束，遵医嘱给予镇静药。③精神异常者，专人看护，清除患者身边的危险品，防止自伤、伤人或走失。④有抽搐

者，保持呼吸道通畅，注意安全护理，通知医生处理，并观察其发作规律。⑤脑出血或有颅内压增高者，遵医嘱给予脱水剂，观察用药效果及反应。

狼疮性血液系统损害护理 ①贫血患者要适当休息，严重者卧床，限制活动，减少机体氧耗量，必要时给予吸氧；观察面色、口唇、甲床，了解患者有无心悸、气促、疲乏易累等表现。②血小板减少者，指导患者卧床休息，避免外伤及剧烈运动，观察有无出血倾向；伴出血者，密切观察神志、瞳孔、血压、脉搏等情况，注意有无皮肤、黏膜淤斑及淤点、牙龈出血或脏器出血表现，是否有意识障碍、头痛、视物模糊、喷射性呕吐等颅内出血症状。针对不同出血部位，采取积极止血措施，遵医嘱予以止血药，必要时输血。③白细胞减少者，机体抵抗力下降，室内保持空气流通，定期消毒。严重者实施保护性隔离，谢绝探视，防止交叉感染。

狼疮性心脏损害护理 ①大量心包积液、心力衰竭者应卧床休息，有呼吸困难时，取半坐卧位，并给予吸氧。②给予低盐、易消化、清淡饮食，密切观察血压、脉搏，对心律失常者应做好心电监护。③严格遵医嘱用药，并观察有无不良反应。

狼疮肺炎护理 ①严重者卧床休息。②室内空气保持流通、温湿度适宜。③呼吸困难者，取半坐卧位，给予吸氧。④咳嗽剧烈者，按医嘱给镇咳药。

用药护理 ①非甾体抗炎药与糖皮质激素的用药护理见类风湿关节炎患者护理的用药护理。②抗疟药的主要不良反应为视网膜退行性变和心肌蓄积，用药时应注意定期检查眼底和心电图。

③用免疫抑制剂时应注意观察药物的胃肠道反应、出血性膀胱炎、肝损害、骨髓抑制等不良反应，用药过程中嘱患者多饮水，观察尿色、尿量，定期复查血常规及肝、肾功能。④避免使用易诱发或加重系统性红斑狼疮的药物，育龄期女性患者要避免服用避孕药。

皮肤黏膜护理、关节疼痛与肿胀护理同风湿免疫性疾病患者护理的相关内容。

健康指导 ①忌食诱发或加重此病的食物，少食辛辣食物。②避免日光直接照射皮肤。③尽量少去公共场所，避免过度劳累、感冒，日常生活有规律。④育龄期女性患者避孕，病情稳定期在风湿科和产科医生指导下妊娠。

护理评价 ①皮肤有无破损。②疼痛是否缓解或消失。③是否发生并发症，并发症能否得到及时发现及处理。④能否正确地识别和避免诱因、预防复发。

(陈红 马玲 杨晓玲)

xìtǒngxìng yìnghuàbìng huànzhě hùlǐ
系统性硬化病患者护理 (nursing of patients with systemic sclerosis)
对系统性硬化病患者皮肤增厚、硬化、肢体功能障碍等现存及潜在健康问题的发现及处理，为其提供相应的生理、心理、社会的照顾。

护理评估 包括以下几方面：

个人及家族史 有无急性感染、精神创伤、劳累、寒冷等诱发因素；有无家族史。

现病史 手、腕、下肢和躯干有无皮肤水肿、萎缩，有无皮肤增厚、硬化、手指绷紧，有无皮下组织减少、皮纹消失、肌无力、手指缺血并发溃疡和瘢痕等；指（趾）端有无皲裂、甲沟炎或缺血性溃疡，有无引起疼痛和功

能障碍；有无张口困难、吞咽困难、呼吸困难等症状。

治疗经过 接受的检查及结果，如 X 线检查、血常规检查、自身抗体检测等；接受的治疗及疗效和不良反应。

主要护理问题 ①皮肤完整性受损。②潜在并发症：肾衰竭、肺炎、吞咽困难等。

护理措施 包括以下几方面：

吞咽困难护理 ①根据病情选择普食、半流质或流质饮食，指导患者进食固体食物时多饮水，少食多餐，细嚼慢咽。②片状药物可研成粉末和水冲服；严重吞咽困难者可留置鼻饲管，以保证营养供给。③进食时尽量取坐位，或取头高脚低 20°倾斜位以减少胃食管反流，必要时给抗反流药物治疗，休息时适当抬高头部，以免发生呛咳造成窒息。

肺部损害护理 积极预防和治疗上呼吸道感染，避免劳累、受凉和感冒。密切观察呼吸的频率、节律、幅度，定期监测肺功能，必要时做好气管切开准备。

心脏损害护理、肾脏损害护理 见系统性红斑狼疮患者护理的狼疮肾炎护理和狼疮性心脏损害护理。

用药护理 ①免疫抑制剂的用药护理同系统性红斑狼疮患者护理相关内容。②糖皮质激素的用药护理同类风湿关节炎患者护理相关内容。③秋水仙碱的常见不良反应为腹痛、腹泻、呕吐及食欲缺乏等胃肠道症状，以及骨髓抑制、脱发、皮疹、发热及肝损害等。用药期间发生呕吐、腹泻等反应，应减小用量，严重者停药。定期监测血常规及肝、肾功能，指导女性患者在服药期间及停药后数周内避孕。

皮肤黏膜护理同风湿免疫性

④对术后躁动不安者，遵医嘱使用镇静药，防止颅内压增高及颅内再出血。对术后水肿致颅内压增高引起的头痛，遵医嘱使用脱水剂和激素。

安全护理　评估患者的精神、智能、肢体活动、自理能力、身体感知觉状况，给予相应保护措施。①对精神状态异常、躁动者使用保护性约束、加床档，以预防坠床等意外发生。对可行走的精神智能障碍者，避免单独行走或外出，以防走失，门、窗安装防护栏，防止意外发生。②对行走不稳、肢体抖动、活动障碍者，在走廊、卫生间、浴室设安全扶手，必要时使用保护器具，保持周围环境安全，地面保持干燥、平整、无障碍物。③对视力障碍、走路不稳、精神智能障碍者，由专人照顾，禁止自行倒开水、使用锐器，避免烫伤、碰伤、刀伤等意外发生。④针对帕金森病患者有站立或行走中身体突然后倾、跌倒的特点，应特别注意患者的身后保护。对癫痫发作者，预防咬伤舌；癫痫抽搐时不可强行按压肢体，避免骨折等损伤，专人看护，移开床旁桌上的热水瓶、玻璃杯等危险物品。⑤对感觉减退或消失者，谨防烫伤。沐浴、盥洗时，先由他人测试水温，水温适宜后再用，应比正常人用水温度低2~3℃；冬季避免暖气烫伤，慎用热水袋，淋浴热水管或供水热水管应有醒目标识。⑥脑积水患儿头部应给予适当支持，以防颈部受伤。⑦对颅裂和脊柱裂患儿应注意局部保护，以免肿块破裂或感染。⑧对意识障碍或后组脑神经受损致吞咽困难者，谨防进食时食物误入气管导致肺部感染或不慎咬伤舌。

感觉障碍护理　对感觉麻木者用温水擦洗感觉障碍部位，以促进感觉的恢复；用凉水擦拭四肢以减轻烧灼感；用针尖刺激产生痛觉。

肢体运动功能训练护理　对肢体或躯体运动障碍者，指导患者或家属早期进行被动和主动康复训练。①按摩瘫痪肢体，保持肢体关节良好功能位，防止肢体挛缩、变形。②肢体功能逐渐恢复时，进行主动的功能运动和日常生活活动训练。③康复内容有良肢位摆放、体位更换、关节被动运动、预防吸入性肺炎、床上移动训练、翻身训练、坐起训练、轮椅训练、站立训练、步行训练。④训练原则为活动关节由大到小、强度由弱到强、循序渐进。⑤训练时，保护患者安全，防止受伤。

自理缺陷护理　患者生活不能自理期间，协助进食、生活起居，保持个人卫生。①进食。卧床期间协助患者进食。②如厕。如厕时有人陪护，必要时帮助其穿脱衣裤，如厕时保护患者安全，预防跌倒；患者不能下床活动时，及时提供便器，并提供隐蔽环境，给予充足时间，协助其床上排便。③沐浴、卫生。协助患者晨晚间护理，帮助洗脸、刷牙、梳头、剪指（趾）甲，对卧床者及时给予床上擦浴、更换衣被，保持床单位清洁、干燥。④穿衣。指导患者穿衣时先穿患侧，后穿健侧，必要时协助患者穿脱衣裤，嘱患者穿宽松、柔软、穿脱方便的衣服，不宜穿系带的鞋。

并发症护理　①预防压疮。长期卧床不能自行翻身者，每1~2小时翻身一次，保持床铺整洁、平整、干燥，采取保护性措施如铺气垫床、骨隆突受压处垫软垫，减轻局部受压。排便异常者排便后，保持其会阴、肛周皮肤清洁、干燥。出汗多时及时擦洗、更换衣被。加强全身营养，进食牛奶、鸡蛋、瘦肉等高蛋白食物，增强皮肤弹性。按摩易受压及骨骼隆起部位，促进血液循环。②预防呼吸道感染。保持室内空气新鲜，定时开窗通风。保持呼吸道通畅，鼓励清醒患者深呼吸、咳嗽排痰，对意识障碍、不能自行咳嗽的患者定时翻身、叩背、吸痰，清除呼吸道分泌物，痰液黏稠患者给予雾化吸入。保持口腔清洁，每日行口腔护理。行气管切开术后严格进行气道管理，严格执行探视制度。做好有关器具如氧气湿化瓶和管道、超声雾化装置等的消毒工作。③预防泌尿系统感染。对尿失禁者，便后及时清洗局部皮肤、更换衣裤，每日清洗会阴部，尽可能避免导尿，男性患者可用外用接尿器，必须留置导尿管时，在导尿、膀胱冲洗时严格无菌操作，每日消毒尿道口。④预防深静脉血栓形成及肺栓塞。长期卧床者，抬高下肢20°~30°，协助做肢体被动或主动的屈伸运动，按摩下肢小腿肌肉，下肢穿弹力袜，行下肢气压式血液循环驱动，预防深静脉血栓形成。鼓励患者深呼吸、咳嗽、早期下床活动，预防并发肺栓塞。

吞咽护理　①评估患者意识状态及面肌、咬肌、舌肌运动和吞咽功能状况，是否存在饮水呛咳。②吞咽困难者，进食不宜过快，饮水、进食前坐起或将床头抬高30°，将食物切成小块或磨碎，调成糊状或选择软食、团块状食物，放在口腔健侧，少量、缓慢喂入，将半流食送到舌根部后，再嘱患者做吞咽动作，给患者充足的进食时间，餐后保持坐位30分钟，避免呛咳及误吸引发吸入性肺部感染或窒息。③功能锻炼。饮水前指导患者深吸气，吞咽前屏住气再吞咽，先以 3~4ml 开始喂入，酌情增加至 1 勺匙。④吞咽困难严重时给予鼻饲饮食。

发音护理 ①评估患者说、听、读、写及理解能力，测定失语的严重程度，了解、记录患者能表达的基本语言，选择与其交流的方式。②构音肌训练。令患者发"啊"的音，或用咳嗽、用嘴吹灭火柴或吹纸片来诱导发音。③对镜发音练习。让失语症患者首先跟随旁人发音或讲词汇，以后自己发音或讲词汇，在视觉帮助下，对镜观察发音练习时的口型。④衔接性训练。先由他人说出常用句的前半句，再嘱失语症患者连接说出后半句。⑤复杂性练习。由患者复述单词、词汇、句子、文章，由短到长，由简到繁。⑥指字训练。失语症患者执行口令指出有关图片或文字，嘱其发音和解释。⑦读写训练。让患者读出卡片上的文字，并让失语症患者从事听写、抄写、自发书写训练。

排泄护理 ①尿失禁者，根据输液、饮水时间定时提供排便用具。排尿时在患者下腹部加压，增加膀胱内压，锻炼自主排便功能。②尿潴留者，给予留置导尿，每3~4小时开放导尿管一次，训练膀胱自主排尿功能。每日清洁尿道口、更换尿袋。③便秘者，给予适当富含纤维素的饮食并保证饮水量，指导患者早餐后30分钟内排便，培养规律的排便习惯，指导并协助患者便前按顺时针方向按摩腹部、练习腹肌加压与肛门括约肌收缩的方法引发排便，或在便前喝杯温开水刺激胃结肠反射，必要时使用开塞露、遵医嘱用缓泻药或给予不保留灌肠。

④指导便失禁者选择高热量、易消化、含纤维素多的要素饮食。

心理护理 ①评估患者对疾病的认识和心理承受能力，告知患者焦虑、抑郁等不良情绪不利于疾病的转归。②加强沟通，及时了解患者心理状况，耐心倾听患者内心的想法，尊重、理解患者心理感受，给予积极的心理疏导和支持，建立良好护患关系。③耐心讲解疾病知识，告知患者本病的病因、诱发因素、临床表现、治疗方案、预后、注意事项，使患者增强对自身疾病的认识、积极主动地配合治疗和护理。④帮助患者提高心理承受能力，鼓励患者面对现实，以恢复较好的患者为示例，增强治病信心，提高其对治疗、护理的依从性。⑤鼓励家庭成员给予精神支持，营造良好的情感氛围，帮助家属掌握对患者的特殊照料方法和技巧。

健康指导 ①疾病知识指导。讲解疾病的诱因、影响因素、就诊时机和预防方法。颅内动脉瘤、出血性脑卒中等有再出血的危险，告知患者避免再出血的诱发因素；高血压患者应避免情绪波动，规律服药，将血压控制在适当水平，切忌血压忽高忽低。②建立健康生活方式。纠正不良生活习惯，戒烟、限酒，生活规律，合理休息，保证睡眠时间和睡眠质量，避免身心过度疲劳，保持心情愉快，适度体育运动，减轻体重。③用药指导。坚持遵医嘱服药，不可自行加量、减量、停药。积极治疗高血压、高脂血症、糖尿病、心脏病，定期测血压、血糖、血脂，遵医嘱调整用药。④饮食指导。饮食结构应合理，选择清淡、易消化、低脂、高蛋白、富含维生素的饮食，多食水果、蔬

菜及含钾丰富的食物，少吃胆固醇含量高的食物和动物内脏、蛋黄和动物油；饮食有规律，不暴饮暴食。⑤功能锻炼。指导患者对瘫痪患者进行肢体功能锻炼和日常生活活动训练，以恢复自理及工作能力，使患者尽早回归社会。康复训练应在病情稳定后早期开始，包括使肢体处于功能位、防止肢体挛缩或畸形、肢体的被动及主动运动、语言能力及记忆力的恢复。⑥定期复诊。出院后遵医嘱定期复查，并长期随诊。发现肢体麻木、无力、眩晕、头痛、复视、跌倒等症状或出现药物不良反应预警体征时，及时就诊。

护理评价 ①呼吸是否通畅、有效。②意识状态是否正常。③感觉是否改善。④能否进行有效的功能训练。⑤生活需要能否得到满足。⑥吞咽功能是否改善，能否摄取足够的营养和水分。⑦能否与他人进行沟通。⑧排泄异常是否缓解。

(刘 岩)

piāntóutòng huànzhě hùlǐ

偏头痛患者护理 (nursing of patients with migraine) 对偏头痛患者反复发作的搏动性头痛及伴发恶心、呕吐等现存及潜在健康问题的发现及处理，为其提供相应的生理、心理、社会的照顾。

护理评估 包括以下几方面：

个人及家族史 发病年龄、性别、职业、经济状况、饮食习惯、睡眠、精神状态等情况；有无内分泌系统和营养与代谢性疾病、偏头痛家族史。

现病史 头痛的特点、严重程度、持续时间。询问患者头痛前有无视觉先兆症状如暗点、闪光和黑矇；有无一侧搏动性头痛，是否伴恶心、呕吐、出汗、畏光

等症状；是否伴眼肌瘫痪、肢体瘫痪，是否有眩晕、复视、眼球震颤、耳鸣、构音障碍等脑干症状；有无食用含酪胺的奶酪、含亚硝酸盐防腐剂的肉类、含苯乙胺的巧克力等食物及饮用红酒；有无禁食、紧张、情绪波动、月经异常、强光刺激和药物如口服避孕药、血管扩张药等诱发因素。

治疗经过 接受的检查及结果，如头颅 CT、MRI、磁共振血管造影、脑血管数字减影血管造影等检查；接受的治疗及疗效和不良反应。

主要护理问题 ①舒适度的改变。②焦虑。

护理措施 包括以下几方面：

疼痛护理 ①评估患者疼痛的性质、程度、时间、规律、加重或减轻疼痛的因素以及是否影响正常生活，并引起情绪变化。②指导患者做深呼吸运动、听舒缓音乐，放松身心。③保持环境安静，避免头痛发生的诱因。④根据头痛程度，遵医嘱给予药物治疗，观察药物的疗效及不良反应。

心理护理 此病为反复发作性偏头痛，患者易烦躁和焦虑，护士应理解、同情患者的病痛，鼓励放松心情、减轻心理压力、保持心情豁达，避免情绪紧张。

健康指导 告知患者消除或减轻偏头痛的诱因，指导其预防头痛复发的方法。①注意劳逸结合，保证睡眠时间和睡眠质量。②减轻情绪紧张等心理压力的影响。③避免各种理化因素等刺激。④避免嘈杂环境，宜在光线较暗的房间内安静休息。⑤不用血管扩张药或利血平类药物，不饮用含咖啡因的饮料和红酒，不食用奶酪、巧克力食物等。⑥告知患者遵医嘱服药，不可自行加量、减量、停药。

护理评价 ①舒适度是否提高。②烦躁、焦虑等情绪是否减轻。③疼痛是否缓解。

（刘　岩）

tóupí sǔnshāng huànzhě hùlǐ

头皮损伤患者护理（nursing of patients with scalp injury）

对头皮损伤患者头皮伤口、出血、血肿、颅内出血等现存及潜在健康问题的发现及处理，为其提供相应的生理、心理、社会的照顾。

护理评估 包括以下几方面：

个人史 是否有外伤史并询问受伤时的情况，是否为交通、工矿等事故、自然灾害、爆炸、坠落、跌倒或各种锐器、钝器对头部的伤害。

现病史 头皮损伤的性质及严重程度，是否出现头皮下出血及评估出血量；是否出现皮下血肿，血肿范围，是否为帽状腱膜下血肿；有无烦躁不安、面色及皮肤苍白、口唇和甲床略带青紫、出冷汗、肢体湿冷、恶心、呕吐、心率增快、收缩压偏低或接近正常、尿量减少等休克体征；是否出现颅骨骨折、脑损伤等症状，评估脑室受压、移位的情况。

治疗经过 接受的检查及结果，如头颅 X 线平片、腰椎穿刺、CT、MRI 等检查；接受的急症处理、治疗及疗效和不良反应。

主要护理问题 ①潜在并发症：颅内出血、颅内压增高、休克。②有感染的危险。③自我形象紊乱。

护理措施 包括以下几方面：

病情观察 密切观察生命体征及意识、瞳孔变化，每15～30分钟监测并记录一次，发现休克征象或出现意识障碍、双侧瞳孔不等大等状况，应立即通知医生处理。

治疗配合护理 ①巨大血肿者可协助医生采用局部加压包扎，以防血肿扩大。②头皮裂伤者应协助医生立即清创止血、缝合，清创时仔细检查伤口深处有无骨折或碎骨片，如发现有脑脊液或脑组织外溢，须按开放性颅脑损伤处理。③对头皮撕脱伤者在协助医生进行加压包扎止血的同时，应积极做好植皮术前准备。

休克护理 ①患者取头和躯干抬高 20°～30°、下肢抬高 15°～20°的体位，避免过多搬动。②保持呼吸道通畅，遵医嘱予以吸氧，必要时协助医生进行气管内插管或气管切开术。③注意保暖，但不加温，以免皮肤血管扩张、增加氧耗量。④建立静脉通道，遵医嘱输液、输血，补充血容量，并根据血压、中心静脉压、尿量等指标调整滴速、补液量。⑤对意识清醒的患者应给予心理支持，以防焦虑不安加重休克。

感染护理 ①撕脱伤及裂伤者积极清创，并遵医嘱注射破伤风抗毒素及抗生素。②密切观察伤口情况，一旦出现红肿、疼痛、压痛等感染征象，立即通知医生行外科感染处理。③伴休克者定时翻身拍背，促进痰液排出，做好基础护理，定时给予口腔护理，预防肺部、泌尿系统感染等。

健康指导 ①告知患者及家属，头部钝器伤应局部按压或加压包扎，并给予冷敷。②对全层头皮撕脱者，鼓励家属正确对待患者形象改变，允许患者发泄情绪，协助患者选择适宜的假发，鼓励患者尽量多地与病友交流、现实地评价自己、重新走向社会。③指导患者及家属加强病情监测，若出现剧烈头痛、频繁呕吐、发热、意识模糊应及时就诊。

护理评价 ①是否出现颅内

出血、颅内压增高等并发症，并发症能否得到及时发现及处理。②是否发生感染。③能否正确对待头皮损伤、正确认识和评价自身形象、重新走向社会。

（孙艳杰）

nǎozhèndàng huànzhě hùlǐ

脑震荡患者护理（nursing of patients with concussion） 对脑震荡患者短暂意识丧失（一般不超过30分钟）、清醒后不能回忆受伤经历等现存及潜在健康问题的发现及处理，为其提供相应的生理、心理、社会的照顾。

护理评估 包括以下几方面：

个人史 头部外伤史等。

现病史 有否意识障碍，障碍程度和持续时间，是否伴逆行性遗忘、头痛、头晕、恶心、厌食、呕吐、耳鸣、失眠、畏光、注意力不集中和反应迟钝等症状。

治疗经过 接受的检查及结果，如 CT、MRI、腰椎穿刺等检查；接受的治疗及疗效和不良反应。

主要护理问题 ①意识模糊或遗忘。②清理呼吸道无效。③潜在并发症：颅内压增高、脑疝。

护理措施 包括以下几方面：

现场急救护理 ①清除口腔和咽部血块或呕吐物，将患者侧卧或放置口咽通气管，必要时行气管切开术，保持呼吸道通畅，禁用吗啡镇痛，以防呼吸抑制。②妥善处理伤口，单纯头部出血，可在清创后加压包扎止血；开放性颅脑损伤应剪短伤口周围头发，消毒时注意勿使酒精流入伤口；伤口局部不冲洗、不用药；若伤情许可宜将头部抬高以减少出血，尽早进行全身抗感染治疗及破伤风抗毒素预防注射。③监测生命体征，一旦出现休克征象，应协助医生查明有无颅外其他部位损

伤，如多发肋骨骨折、内脏破裂等，患者应平卧，注意保暖、补充血容量。④准确记录受伤经过、初期检查、急救处理经过及生命体征、意识、瞳孔、肢体活动等病情发展过程，供进一步处理时参考。

病情观察 ①注意意识障碍的程度及变化，了解患者脑损伤程度。②观察体温变化情况：伤后早期可出现中等程度发热；若累及间脑或脑干，可导致体温调节紊乱，出现体温不升或中枢性高热；伤后即发生高热，多系下丘脑或脑干损伤；伤后数日体温升高，常提示有感染性并发症出现。③监测呼吸、血压及脉搏情况：若伤后血压上升、脉搏缓慢有力、呼吸深慢，提示颅内压增高，应警惕颅内血肿或脑疝发生；枕骨大孔疝患者可突然发生呼吸停止；闭合性脑损伤呈现休克征象时，应注意有无内脏出血。④准确记录病情变化，出现异常及时通知医生处理。

健康指导 ①向患者及家属介绍脑震荡相关知识，告知其脑震荡恢复过程中可能出现头痛、耳鸣、记忆力减退等情况，缓解其焦虑情绪，帮助其树立疾病康复信心。②出现功能障碍者，与患者及家属制订康复计划，进行功能训练，以改善生活自理能力以及社会适应能力。

护理评价 ①意识状态是否逐渐恢复。②呼吸道是否通畅。③是否出现颅内压增高、脑疝等并发症，并发症能否得到及时发现及处理。

（孙艳杰）

nǎocuòlièshāng huànzhě hùlǐ

脑挫裂伤患者护理（nursing of patients with cerebral contusion and laceration） 对脑挫裂

伤患者意识障碍等现存及潜在健康问题的发现及处理，为其提供相应的生理、心理、社会的照顾。

护理评估 包括以下几方面：

个人史 有无外伤史。

现病史 是否出现意识障碍，意识障碍的程度；是否伴头痛、呕吐，头痛、呕吐的性质和程度；是否伴偏瘫、失语、视野缺损、感觉障碍及局灶性癫痫等症状，症状严重程度及持续时间。

治疗经过 接受的检查及结果，如 X 线平片、CT、MRI、腰椎穿刺、脑电图、脑干听觉诱发电位、放射性核素扫描等检查；接受的治疗及疗效和不良反应。

主要护理问题 ①意识模糊或昏迷。②清理呼吸道无效。③营养失调：低于机体需要量。④有失用综合征的危险。⑤潜在并发症：颅内压增高、脑疝、休克、癫痫发作、压疮、感染。

护理措施 包括以下几方面：

现场急救护理 保护外露脑组织，周围可用消毒纱布卷保护，外加干纱布适当包扎，避免局部受压，其余急救措施见脑震荡患者护理的现场急救护理。

病情观察 ①建立观察记录单，每15～30分钟观察及记录一次患者的意识、瞳孔、生命体征、神经系统体征等变化。②测量生命体征时，为避免患者躁动影响准确性，应先测呼吸，再测脉搏，最后测血压；发现异常及时通知医生，一旦出现休克征象应使患者立即取休克体位、注意保暖、开通静脉通道。③检查神经系统体征有定位诊断的意义。④颅内压增高、脑疝及脑损伤的观察见脑震荡患者护理的病情观察。

昏迷护理 ①保持呼吸道通畅，及时吸痰，在病情稳定且允

许的情况下，协助患者翻身、叩背，以利于痰液排出，减少和预防并发症。②颅脑损伤或手术患者，将床头抬高 15°～30°，头偏向一侧，以利于减轻脑水肿、增加肺部通气量，并可减少胃内容物反流至呼吸道。③早期给予肠外营养，待肠蠕动恢复后，逐步过渡至肠内营养支持。

并发症护理 ①压疮护理。要定时为患者翻身，使用气垫床，在骶尾部和其他骨突出部位垫气圈和泡沫垫，经常按摩受压部位；对尿失禁或出汗多者，要经常更换床单、衣服，保持床单位平整、干燥。②肺部感染及泌尿系统感染护理。加强呼吸道护理，定时翻身、叩背，保持呼吸道通畅，防治呕吐物误吸引起窒息和呼吸道感染；严格无菌操作，每日进行膀胱冲洗和尿道口消毒，每日更换尿袋，定期更换导尿管。③关节挛缩、肌萎缩护理。保持肢体功能位，每日进行 2～3 次的四肢关节被动运动及肌肉按摩，防治肢体挛缩和畸形。

健康指导 ①向患者介绍脑挫裂伤相关知识，告知其在恢复过程中可出现头痛、耳鸣、记忆力减退等，缓解其焦虑情绪，轻型脑损伤者应鼓励其尽早重返社会。②外伤性癫痫者应坚持口服抗癫痫药，为防止意外发生，患者不能单独外出、登高、游泳等。③根据患者病情，与患者及家属制订康复计划，进行功能训练，以改善生活自理能力以及社会适应能力。

护理评价 ①意识状态是否逐渐恢复。②呼吸道是否通畅。③营养供给是否得到保证。④是否出现长期卧床造成的并发症以及颅内压增高、脑疝、癫痫发作等并发症，并发症能否得到及时发现及处理。

(孙艳杰)

lúgǔ gǔzhé huànzhě hùlǐ
颅骨骨折患者护理（nursing of patients with skull fracture） 对颅骨骨折患者脑膜、脑、血管和神经损伤等现存及潜在健康问题的发现及处理，为其提供相应的生理、心理、社会的照顾。

护理评估 包括以下几方面：

个人史 有无颅骨外伤史。

现病史 神经系统变化，意识状态、瞳孔大小及对光反射是否正常；评估骨折部位及合并损伤的脑神经：是否出现局部压痛、肿胀或偏瘫、失语、癫痫等颅骨骨折表现，是否出现鼻出血、眶周广泛淤斑（"熊猫眼征"）等颅前窝骨折表现，是否出现鼻出血或合并脑脊液鼻漏等颅中窝骨折表现，是否出现乳突区皮下淤斑（Battle 征）的颅后窝骨折表现。

治疗经过 接受的检查及结果，如颅骨 X 线平片、CT 等检查；接受的治疗及疗效和不良反应。

主要护理问题 ①潜在并发症：颅内压增高、脑疝。②有感染的危险。③缺乏脑脊液外漏后的体位要求及预防感染方面的相关知识。

护理措施 包括以下几方面：

病情观察 ①患者床头抬高 15°～30°，以减轻脑水肿；昏迷患者取侧卧位，便于呼吸道分泌物排出。②监测意识、瞳孔、生命体征等变化；若患者出现剧烈头痛、呈喷射状频繁呕吐、血压升高、脉搏变慢、呼吸不规则、瞳孔不等大、极度烦躁、意识障碍加重等，提示有脑疝的可能，要及时报告医生，并配合抢救。③准确记录 24 小时出入量，适当控制输液速度，防止短时间内输入大量液体加重脑水肿。

逆行性颅内感染护理 ①保持外耳道、鼻腔和口腔清洁，每日两次清洁、消毒，注意棉球不可过湿，以免液体逆流入颅。②在鼻前庭或外耳道口放置干松棉球，随湿随换，记录 24 小时渗湿的棉球数，以估计脑脊液外漏量。③避免用力咳嗽、喷嚏、擤鼻涕及用力排便，以免颅内压骤然升降导致气颅或脑脊液逆流。④鼻腔、耳道严禁堵塞、冲洗和滴药，脑脊液鼻漏者，严禁经鼻腔留置胃管、吸痰及鼻导管给氧；禁忌做腰椎穿刺。⑤密切观察有无颅内感染征象，遵医嘱应用抗生素和破伤风抗毒素，预防颅内感染。

脑脊液漏通道护理 促进脑脊液漏通道早日闭合：①颅底骨折神志清醒者，取半坐卧位；昏迷者将床头抬高 30°，取患侧卧位，借助重力作用使脑膜逐渐形成粘连而封闭脑膜破裂口。②脑脊液漏超过 1 个月未愈应遵医嘱做好术前准备，进行手术修补。

健康指导 ①告知患者和家属若出现剧烈头痛、频繁呕吐、发热、意识模糊应及时就诊，颅底骨折患者要避免使颅内压骤然升降的因素。②指导患者积极配合治疗，并告知颅骨骨折达到骨性愈合需要一定时间，线性骨折，一般成人需 2～5 年，小儿需 1 年；若颅骨缺损，应尽早做颅骨成形术，以防止局部脑组织继发性损伤。

护理评价 ①有无颅内压增高、脑疝等并发症，并发症能否得到及时发现及处理。②是否出现颅内感染。③是否掌握预防颅内感染和促进漏通道早期愈合的体位要求、并积极配合。

(孙艳杰)

lúnèi xuèzhǒng huànzhě hùlǐ

颅内血肿患者护理 (nursing of patients with intracranial hematoma)

对颅内血肿患者颅内压增高、脑组织受压等现存及潜在健康问题的发现及处理，为其提供相应的生理、心理、社会的照顾。

护理评估 包括以下几方面：

个人及家族史 有无颅脑外伤史；有无高血压等家族史。

现病史 是否出现意识障碍，意识障碍的程度、持续时间；是否伴头痛、恶心、剧烈呕吐等颅内压增高及脑疝等症状。

治疗经过 接受的检查及结果，如 CT 或 MRI 等检查；接受的治疗及疗效和不良反应。

主要护理问题 ①意识模糊/昏迷。②清理呼吸道无效。③营养失调：低于机体需要量。④有失用综合征的危险。⑤潜在并发症：颅内压增高、脑疝、感染、压疮、关节挛缩及肌萎缩等。

护理措施 ①现场急救护理同脑震荡患者护理相关内容。②病情观察、并发症护理、健康指导同脑挫裂伤患者护理的相关内容。

护理评价 ①意识状态是否逐渐恢复。②呼吸是否通畅。③营养供给是否得到保证。④是否发生失用综合征。⑤是否出现颅内压增高、脑疝、关节挛缩、肌萎缩、压疮或泌尿系统及肺部感染等并发症，并发症能否得到及时发现及处理。

(孙艳杰)

lúnèi dòngmàiliú huànzhě hùlǐ

颅内动脉瘤患者护理 (nursing of patients with intracranial aneurysm)

对颅内动脉瘤患者意识障碍、头痛等现存及潜在健康问题的发现及处理，为其提供相应的生理、心理、社会的照顾。

护理评估 包括以下几方面：

个人及家族史 有无颅内动脉粥样硬化和高血压等病史及家族史。

现病史 是否出现意识障碍，意识障碍程度及持续时间；是否伴剧烈头痛，头痛发生时间、性质、严重程度；是否出现频繁呕吐、大汗淋漓、体温升高、颈强直、凯尔尼格征阳性等症状与体征；是否存在早期局灶症状即动脉瘤出血的前兆症状，如轻微偏头痛、眼眶痛、动眼神经麻痹等。

治疗经过 接受的检查及结果，如 CT、MRI、磁共振血管造影、脑血管数字减影血管造影等检查；接受的治疗及疗效和不良反应。

主要护理问题 ①有出血的危险。②缺乏颅内动脉瘤治疗、护理及康复的相关知识。③意识障碍。④潜在并发症：颅内压增高、脑疝、感染、休克。

护理措施 包括以下几方面：

术前护理 ①向患者和（或）家属讲解手术的必要性及手术中需要配合的注意事项，缓解其焦虑情绪。②随时观察生命体征及意识变化，避免一切外源刺激，保持血压平稳，防止血压升高、增加再出血风险。③消除引起腹压增高的因素，合理饮食，保持排便通畅，必要时给予缓泻药；保持室内通风，防止着凉而引起患者用力喷嚏或咳嗽。④对并发癫痫者注意保证其安全，保持呼吸道通畅，给予吸氧，并记录其癫痫发作持续时间，按医嘱给予抗癫痫药。⑤位于大脑动脉环前部的颅内动脉瘤应在术前进行颈动脉压迫试验及练习，以建立侧支循环；术前指导患者训练床上排尿便。⑥术前1日护士抽血备血，遵医嘱做抗生素皮肤试验，备齐术中、术后用药；如行开颅手术，术前1日剃去头发，术前12小时禁食、禁水；术日晨再次剃头，洗净，留置导尿管，监测生命体征；如行介入栓塞术则行下腹部及会阴部备皮，术前6～8小时禁食、禁水。

术后休息与活动护理 ①抬高床头15°～30°，以利静脉回流、减轻脑水肿、降低颅内压。②绝对卧床2日，限制体力活动3～4周，以防弹簧圈移位，卧床期间定时翻身、拍背，按摩受压部位。③给予下肢尤其是腓肠肌处环状按摩或加压充气泵或弹力袜，以防止下肢深静脉血栓形成。④保持呼吸道通畅，定时翻身、拍背，以利于痰液排出。

术后病情观察 观察生命体征，避免一切可能引起颅内压增高的因素，如情绪激动、精神紧张、剧烈运动、用力排便或咳嗽等，防止血压升高；注意观察患者瞳孔大小、对光反射情况，动态观察意识的变化，并做好记录，出现异常及时通知医生。

穿刺术术后护理 ①穿刺部位沙袋压迫6小时，穿刺侧肢体限制活动24小时，患侧下肢可取伸展位，不屈曲。②注意观察足背动脉搏动和远端皮肤颜色、温度及穿刺处有无渗血、皮下气肿等。③制动期间协助患者翻身，患者取术侧卧位，术侧下肢伸直、健侧屈曲，以保证患者舒适，防止压疮。

留置鞘管护理 ①患者绝对卧床，患肢制动24～48小时，注意足背部动脉搏动情况。②观察鞘管情况，防止鞘管折叠、滑脱及移位。③拔管时做好患者心理护理、准备抢救药品，拔管后局部按压20分钟，绷带包扎24～72小时。

用药护理 ①支架植入术后患者，在拔除动脉鞘管后2小时，遵医嘱开始使用低分子肝素钠等抗凝血药。②用药期间观察皮肤、黏膜有无出血，监测出凝血时间。③集中安排护理操作，集中进行注射治疗，避免反复穿刺，拔针后应适当延长按压时间。

介入栓塞治疗并发症护理 术后遵医嘱用药，防止脑血管痉挛，注意药物疗效与不良反应，注意比较用药中血压与基础血压，为医生用药提供可靠依据；注意观察肢体运动、感觉情况及神经功能缺失症状，以便发现弹簧圈位置是否移位，如有异常立即报告医生处理。

饮食护理 指导患者多饮水，以利造影剂排出，24小时内尽量不食用高蛋白饮食，预防造影剂肾病。

健康指导 ①保持患者情绪稳定，生活要有规律，避免剧烈运动及咳嗽，保持尿便通畅，防止血压变化。②遵医嘱定期随访，若有病情变化，立即到医院检查治疗。

护理评价 ①是否发生出血。②是否掌握颅内动脉瘤治疗、护理及康复的相关知识。③意识障碍是否缓解。④是否发生脑出血或因使用抗凝血药出血等并发症，并发症能否得到及时发现及处理。

（孙艳杰）

lúnèi dòng-jìngmài jīxíng huànzhě hùlǐ

颅内动静脉畸形患者护理

（nursing of patients with intracranial arteriovenous malformation） 对颅内动静脉畸形患者脑组织缺血和萎缩、意识障碍、头痛等现存及潜在健康问题的发现及处理，为其提供相应的生理、心理、社会的照顾。

护理评估 包括以下几方面：

个人史及家族史 有无头痛、抽搐史；有无脑血管发育异常的家族史。

现病史 是否存在意识障碍，意识障碍的程度及持续时间；是否伴有头痛、呕吐、癫痫等症状，癫痫发作性质及神经功能障碍程度。

治疗经过 接受的检查及结果，如CT、MRI、脑血管数字减影血管造影、脑电图等检查；接受的治疗及疗效和不良反应。

主要护理问题 ①焦虑、恐惧和预感性悲哀。②有受伤的危险。③潜在并发症：颅内压增高及脑疝、颅内出血、感染、脑血管痉挛、癫痫发作等。④缺乏颅内动静脉畸形治疗、护理及康复相关知识。

护理措施 包括以下几方面：

术前护理 同颅内动脉瘤患者护理相关内容。

术后体位护理 全身麻醉者取侧卧位；意识清醒、血压平稳后，抬高床头15°～30°；栓塞术后取平卧位，穿刺侧下肢制动24小时，严密观察穿刺侧足背动脉搏动情况及下肢皮肤温度、颜色和末梢血运情况，观察穿刺局部有无渗血及血肿、淤斑形成。

营养护理 术后1日可进食流质饮食，第2～3日给予半流质饮食，以后逐渐过渡到普通饮食。术后患者出现恶心、呕吐或消化功能紊乱时，可禁食1～2日，给予静脉补液，待病情平稳后逐渐恢复饮食。术后长期昏迷者，经鼻饲提供营养。

镇痛及镇静护理 术后3～5日为水肿高峰期，患者常出现搏动性头痛，严重时伴呕吐，遵医嘱合理使用脱水剂和激素；使术后患者保持安静，若发现躁动不安，可遵医嘱使用镇静药。

术后并发症护理 观察生命体征、意识状态、瞳孔、肢体活动状况等；密切观察血压变化，避免增高颅内压的因素，有效控制血压；一旦发现颅内出血征象，立即报告医生，并做好再次手术止血的准备；遵医嘱用预防脑血管痉挛药物，观察药物疗效及不良反应，若出现意识障碍或意识障碍程度加重，出现肢体瘫痪、失语等，及时通知医生处理；患者若出现癫痫发作，应立即遵医嘱给予抗癫痫药、卧床休息、吸氧，避免意外受伤。

健康指导 ①指导患者及家属掌握自我护理方法，积极进行功能锻炼。②指导先天性畸形患儿家长，关心和疼爱患儿并适当管束和教育，鼓励患儿正常游戏和学习。③指导患者及家属学会识别分流术后分流功能异常或发生感染征象。④指导患者避免再出血诱因，高血压患者规律服药、控制不良情绪，一旦出现异常及时就诊。

护理评价 ①患者和家属的心理状态是否稳定，是否配合医护人员进行治疗和护理。②有无意外伤害发生。③有无并发症发生，并发症能否得到及时发现及处理。④能否掌握颅内动静脉畸形治疗、护理及康复的相关知识。

（孙艳杰）

duǎnzànxìng nǎoquēxuè fāzuò huànzhě hùlǐ

短暂性脑缺血发作患者护理

（nursing of patients with transient ischemic attacks） 对短暂性脑缺血发作患者反复发作的短暂性失语、瘫痪或感觉障碍等现存及潜在健康问题的发现及处理，为其提供相应的生理、心理、社会的照顾。

护理评估 包括以下几方面：

个人史 既往健康状况，有无高血压、糖尿病、心血管疾病等慢性疾病；营养及饮食习惯，是否长期高脂饮食。

现病史 急性症状的发作持续时间、间隔时间、发作次数和伴随症状，肢体麻木无力的程度、是否减轻或加重，有无头痛、头晕、恶心、呕吐、眩晕或其他脑功能受损的表现。

治疗经过 接受的检查及结果，如经颅多普勒超声检查，血流动力学、血液黏度、血小板聚集性、红细胞电泳等测定，心脏影像学检查以及心电图、脑血管造影等检查；接受的治疗及疗效和不良反应。

主要护理问题 ①有发生意外的危险。②缺乏短暂性脑缺血发作的治疗、护理、预防等方面的知识。

护理措施 包括以下几方面：

安全护理 ①发作期间卧床休息，仰头、转动时动作宜缓慢，幅度不要过大，防止因颈部过度、过急活动导致发作而跌伤。②症状缓解后，如厕、外出散步时应有人陪伴、保护，避免突发眩晕、失明、肢体麻木无力致跌倒和受伤。

饮食护理 改变不合理饮食结构，指导患者进低盐、低脂饮食，减少甜食和动物内脏、辛辣、油炸食物摄入，避免暴饮暴食以及过分饥饿；补充含蛋白质和维生素丰富的饮食。

用药护理 ①指导患者遵医嘱用药，不能随意更改、突然停药，长期用抗凝治疗者，停药前应逐渐减少药量。②用抗血小板聚集药者应注意出血并发症，注意监测血小板、出凝血时间、凝血酶原时间，密切观察皮肤、黏膜有无出血点、淤斑及牙龈出血，

有消化性溃疡或出血性疾病者禁用。③抗凝治疗期间应避免针灸、腰椎穿刺等有创治疗和检查，以免引起出血而被迫中止抗凝治疗。

健康指导 ①介绍此病的病因、高危因素、早期症状、就诊时机以及预后等疾病知识。嘱患者出现头晕、头痛、复视、肢体麻木无力、突然跌倒，应立即就诊，以确保最佳的治疗时机。②建立健康生活方式，纠正不良生活习惯，生活规律，保持心情愉快，保障良好睡眠，控制血压在 140/90mmHg 以下，戒烟、限酒。③注意劳逸结合，进行适度的体育运动，清淡饮食，减轻体重。④指导患者控制危险因素，积极治疗高血压、高脂血症、糖尿病、心脏病，定期测血压、血糖、血脂。

护理评价 ①疾病发作时是否获得安全措施保护。②对本病的治疗、护理、预防等有关知识能否掌握。

(刘 岩)

nǎogěngsǐ huànzhě hùlǐ

脑梗死患者护理 （nursing of patients with cerebral infarction）

对脑梗死患者肢体偏瘫、失语、头痛、头晕、眩晕等现存及潜在健康问题的发现及处理，为其提供相应的生理、心理、社会的照顾。

护理评估 包括以下几方面：

个人史 有无加速或加重脑梗死发生的全身性疾病，如高血压、糖尿病、高脂血症、动脉粥样硬化、心房颤动等，有无吸烟、过度饮酒、肥胖等危险因素。

现病史 有无头痛、眩晕、偏盲、复视、失明；有无偏瘫、四肢瘫痪、肢体感觉障碍，是否存在失语、失读、失写、失认及吞咽困难、共济失调、抽搐等症

状、症状严重程度、持续时间；目前精神状态；发病在静息或睡眠抑或清醒状态。

治疗经过 接受的检查及结果，如 CT 检查、MRI 检查、经颅多普勒超声检查、脑脊液测定、血液流变学监测、心电图检查等；接受的治疗及疗效和不良反应。

主要护理问题 ①呼吸道阻塞。②意识障碍。③眩晕。④感知觉改变。⑤偏瘫。⑥吞咽障碍。⑦语言沟通障碍。⑧自理缺陷。⑨并发症：呼吸道感染、泌尿系统感染、压疮、深静脉血栓形成。⑩抑郁。

护理措施 包括以下几方面：

颅内压增高预防护理 ①密切监测意识状态、瞳孔及生命体征变化。②保持半坐卧位，更换体位时动作应轻柔，避免对患者做出突然用力的动作，避免患者做用力的动作如用力咳嗽、用力排便等。③准确记录出入量，限制液体的摄入量，预防脑水肿加重。④避免用镇静药或麻醉药，以免抑制呼吸，影响对患者病情变化的判断。

脑组织低灌注护理 患者出现眩晕、头痛症状时，取平卧位休息，以利脑血液回流，避免活动，减少组织器官供血及氧耗量，遵医嘱用扩容剂，避免用高糖液体，以防血液浓缩、减少脑部血流。

安全护理 ①评估患者肢体活动、自理能力、身体感知觉状况，保护性约束、加床档，防坠床等意外发生。②保持周围环境中无障碍物，将患者常用物品放置于方便拿取的位置。③患者坐起或离床活动时应有他人保护，避免摔伤、跌伤等意外发生。④给予偏瘫患者定时翻身、骨突出部位按摩，预防压疮发生。

虑、恐惧心理，惧怕生命受到威胁、担心瘫痪的肢体会影响到今后的生活质量。应采取积极的急救手段，解除呼吸困难，定时更换体位，保持卧位舒适；应加强沟通、安慰、鼓励患者，给予心理疏导和支持，解除其顾虑，增强其战胜疾病的信心。

呼吸护理、并发症护理同神经系统疾病患者护理相关内容。

健康指导 ①向患者讲解疾病的病因、病情发展过程和预后，该病与自身免疫有关，属自限性疾病，大部分能治愈。②指导患者卧床期间患肢处于功能位，早期进行康复，进行从被动到主动的肢体功能训练，防止肢体挛缩、畸形，利于肢体功能迅速恢复。③指导患者在激素治疗中，严格遵医嘱用药，不可自行加减药量、停药，停用前应逐渐递减药量。

护理评价 ①能否进行有效呼吸。②有无呼吸困难发生。③有无误吸发生。④疼痛、麻木、不适等感觉异常是否缓解。⑤能否避免压疮、失用综合征、深静脉血栓形成等并发症的发生，并发症能否得到及时发现及处理。⑥基本生活需要能否得到满足。⑥焦虑、恐惧情绪是否缓解。

（刘　岩）

jíxìng jǐsuǐyán huànzhě hùlǐ

急性脊髓炎患者护理（nursing of patients with acute myelitis）对急性脊髓炎患者病变部位水平以下的运动、感觉及自主神经功能障碍等现存及潜在健康问题的发现及处理，为其提供相应的生理、心理、社会的照顾。

护理评估 包括以下几方面：

个人史 感染史，有无疫苗接种史、感冒史、腹泻史、病毒感染史。

现病史 有无脊髓休克表现，

截瘫肢体的肌力、肌张力、腱反射的改变；感觉平面位置，有无上升性脊髓炎征象，如呼吸肌麻痹等危及生命的表现；出现脊髓炎症状前有无扭伤和过度疲劳等可能诱因。

治疗经过 接受的检查及结果，如脑脊液检查、血生化检查、MRI 检查等；接受的治疗及疗效和不良反应。

主要护理问题 ①呼吸肌瘫痪。②排泄异常。③感知觉改变。④躯体活动障碍。

护理措施 包括以下几方面：

呼吸护理 ①严密观察呼吸频率、幅度、血氧饱和度变化，及时发现上行性脊髓炎征兆，如出现呼吸困难，给予鼻导管或面罩吸氧，并备好急救药品和器材，随时做好气管内插管或气管切开术准备。②保持呼吸道通畅，见神经系统疾病患者护理的呼吸护理。

感觉障碍护理 ①输液优先选择上肢、健侧。输液中，勤观察有无液体外渗，避免输液外渗时因患者感觉障碍而造成损伤。②给予足浴、洗手时，水温勿过热，以免烫伤；冰袋降温时间不宜过长，避免冻伤。③每日用温水擦洗全身 1~2 次，促进血液循环和感觉恢复。④用冷水、温水刺激温度觉；用大头针刺激痛觉。

压疮护理 保持皮肤清洁、干燥，床铺整洁、平整，铺气垫床；按摩易受压及骨突出部位，促进血液循环，加强全身营养。排便异常患者排便后，保持其会阴、肛周皮肤清洁、干燥。

用药护理 ①介绍大剂量使用激素的不良反应，如面色潮红、情绪激动、入睡困难甚至心率增快等，告知患者随着药物减量不良反应相关症状也会减轻，停药

后症状消失，增加患者用药治疗的依从性。②用糖皮质激素时，观察患者有无呕吐、黑粪、胃部不适、水钠潴留、高血压、感染征象等不良反应，及时通知医生处理。③告知患者严格规范用药的重要性，严禁骤然停药、随意更改药物剂量，避免使病情加重。

心理护理 ①突然截瘫导致生活不能自理，患者易产生悲观、绝望、情绪急躁和焦虑等不良心理反应，加强沟通，及时了解患者的心理状况，介绍疾病的转归过程和预后，嘱其积极配合治疗。②指导家属在生活上给予体贴和关怀，帮助患者树立战胜疾病的信心。

肢体运动功能训练护理、排泄护理同神经系统疾病患者护理相关内容。

健康指导 ①指导患者坚持肢体被动运动，肌力开始恢复时做主动锻炼，促使瘫痪肢体功能恢复，锻炼时要加以保护，以防跌伤等意外。②鼓励患者进行日常生活锻炼，做力所能及的家务和工作。③进食清淡、易消化、营养丰富的饮食。④注意安全，防止受伤，避免受寒、疲劳等诱因。

护理评价 ①肢体运动功能是否恢复。②感知觉是否改善。③排泄功能是否改善或逐渐恢复。④患者及家属是否了解康复、护理相关的知识和技能。

（刘　岩）

jǐsuǐ shòuyā huànzhě hùlǐ

脊髓受压患者护理（nursing of patients with spinal compression）对脊髓受压患者脊髓水肿、坏死、变性、功能丧失等现存及潜在健康问题的发现及处理，为其提供相应的生理、心理、社会的照顾。

护理评估 包括以下几方面：

个人史 是否患肿瘤，近期相关的外伤史。

现病史 疼痛的部位、性质、程度，有无感觉异常如麻木、蚁走感、针刺感等，有无感觉减退或缺失、痛温觉障碍及其平面位置；运动障碍的程度，有无肢体痉挛性瘫痪，是否伴肌萎缩；是否有排尿困难、尿潴留、顽固性便秘、尿便失禁等括约肌功能障碍；是否伴肺炎、压疮、泌尿系统感染和肢体挛缩等并发症。

治疗经过 接受的检查及结果，如脑脊液动力学检查、脑脊液生化检查以及脊髓 MRI、脊柱 X 线平片、椎管造影、放射性核素扫描等检查；接受的治疗及疗效和不良反应。

主要护理问题 ①疼痛。②感知觉改变。③排泄异常。④躯体或肢体瘫痪。

护理措施 包括以下几方面：

疼痛护理 ①指导患者减少突然用力动作，如咳嗽、喷嚏等，避免用力时引起脑脊液压力一过性增高、神经根被牵拉加剧疼痛。②指导患者尽可能平卧，移动或搬运患者时，保持其躯体呈一直线，平行移动，避免脊椎屈曲。③遵医嘱应用镇咳药、镇痛药。④指导患者掌握分散注意力、放松心情的方法。

手术前后护理 ①做好术前备皮、禁食、肠道清洁及留置胃管、导尿管等准备，备好颈托，进行轴位翻身训练（头颈、胸腰及骶、尾、腿三部分同时相向、同速移动）。②术后轴位搬运患者。去枕平卧，高颈位手术者带颈托固定，翻身时保持头、颈、躯干呈直线，不得扭曲，以防加重脊髓损伤，甚至引起呼吸骤停。③术后观察肢体活动情况，是否

有感觉障碍平面的改变，有无肢体肌力较术前下降、感觉障碍平面上升或出现呼吸困难，发现异常及时报告医生并协助救治。④固定好引流袋的高度，观察记录引流液的颜色、量及性质，及时发现、报告引流袋的外漏情况，避免颅内压降低和感染发生。⑤定时对患者进行轴位翻身。

感觉障碍护理 ①输液时加强巡视观察，避免输液外渗时因患者感觉障碍而造成损伤加重。②足浴、洗手时，水温勿过热，以免造成烫伤，慎用冰袋降温，避免冻伤。

皮肤护理 ①保持皮肤清洁及床单位平整、清洁、干燥。②做好排便后会阴、肛周皮肤护理，使其保持清洁、干燥。③定时翻身，按摩骨突出和受压部位并垫棉垫，铺气垫床。

康复护理 ①尽早进行肢体康复训练，按摩瘫痪肢体，保持肢体关节良好功能位。②进行转移动作训练、坐位训练、站立训练、步行等。③进行日常生活活动训练。

排泄护理同神经系统疾病患者护理相关内容。

健康指导 ①指导患者和照顾者观察膀胱充盈及尿路感染的表现、感觉，及时发现和处理异常症状。②指导患者当肌力开始恢复时进行肢体肌肉力量锻炼，避免受伤，保证安全。③鼓励患者进行日常生活锻炼，做力所能及的家务和工作。④指导患者控制排尿，恢复膀胱功能。⑤注意休息，避免受凉、疲劳等诱因。

护理评价 ①疼痛是否减轻或消失。②感觉障碍是否减轻。③排泄异常是否缓解。④肢体功能有无改善。

（刘 岩）

zhōuqīxìng tānhuàn huànzhě hùlǐ

周期性瘫痪患者护理（nursing of patients with periodic paralysis） 对周期性瘫痪患者由于血钾代谢异常而反复发作的弛缓性瘫痪等现存及潜在健康问题的发现及处理，为其提供相应的生理、心理、社会的照顾。

护理评估 包括以下几方面：

个人及家族史 有无甲状腺功能亢进症；有无家族性周期性瘫痪病史。

现病史 肌无力特点、瘫痪程度、起始部位、瘫痪时间、发作频率、发作持续时间，是否伴肢体酸胀、针刺感；有无呼吸肌麻痹、心动过速或心动过缓、室性心律失常、血压升高等危及生命的表现；缺钾程度；发病前有无酗酒、饱餐、劳累、受凉、剧烈运动及情绪激动等诱发因素。

治疗经过 接受的检查及结果，如发作期血清钾检测、心电图检查、肌电图检查等；接受的治疗及疗效和不良反应。

主要护理问题 ①有意外伤害的危险。②生活自理能力下降。③恐惧。

护理措施 包括以下几方面：

病情观察 密切观察呼吸频率、节律、幅度变化，观察有无呼吸肌麻痹的症状和血氧饱和度变化，心电监护心率及心律的变化，注意血钾的监测以及病情转归。

安全护理 ①急性期发作时卧床休息，防坠床、防跌倒。②对病情严重者随时做好补钾、呼吸机辅助呼吸的准备。③告知患者防跌倒，活动有专人搀扶，床头悬挂"防跌倒"警示标识，防止意外摔伤。

生活护理 ①患者生活不能自理期间，协助患者进食、生活

起居、保持个人卫生。②协助患者取舒适体位，定时翻身，保持床单平整、清洁、干燥，必要时使用气垫床。

心理护理 ①对初次发病者，及时介绍疾病治疗方法与效果，告知患者此病经及时治疗症状可缓解甚至痊愈、不留后遗症，以缓解患者紧张、恐惧的心理状态。②多与患者及家属尤其是用呼吸机辅助呼吸的清醒患者沟通与心理安慰，介绍此病的医学知识，使患者对战胜疾病充满信心。

用药护理 ①遵医嘱正确使用药物，发作时给予10%氯化钾或10%枸橼酸钾。②重症患者静脉滴注含钾药物时，严格控制浓度和滴速，严禁静脉推注，避免因高钾血症导致心搏骤停。③补钾过程中密切观察瘫痪肌肉及低钾血症伴随症状的改善程度，监测呼吸、心率、心律、血压及意识等。④补钾期间监测血钾，动态观察、记录24小时尿量，观察有无少尿、无尿现象，避免高血钾症发生。⑤补钾期间禁止使用排钾保钠药及胰岛素、糖水，以免加重病情。

健康指导 ①指导患者避免诱发因素，起居有常，温寒适宜，避免过度劳累、剧烈活动、饱餐、酗酒、受凉、上呼吸道感染、精神因素等诱发因素的刺激，忌食浓缩高糖类饮食，少食多餐，限制钠盐的摄入。②指导患者多食富含钾的食物及水果，如柑橘、香蕉、橙汁、带茎蔬菜、玉米、大豆类、鱼、瘦肉等，忌食高钠类食物，限制钠盐，不要过量进食碳水化合物。③告知患者此病在夜间和清晨发病最多，如发现肢体无力、酸痛、感觉异常、口渴、出汗等症状时应及时就诊。

护理评价 ①有无意外伤害发生。②生活需要是否得到满足。③心理状态是否稳定。

（刘　岩）

jìnxíngxìng jīyíngyǎng bùliáng huànzhě hùlǐ

进行性肌营养不良患者护理

（nursing of patients with progressive muscular dystrophy） 对进行性肌营养不良患者缓慢进行性加重的对称性肌无力和肌萎缩等现存及潜在健康问题的发现及处理，为其提供相应的生理、心理、社会的照顾。

护理评估 包括以下几方面：

个人及家族史 发病年龄特征、饮食习惯、营养状况，近期有无感染；有无家族史。

现病史 肌无力和肌萎缩的部位、程度和进展情况，评估步态、行走能力、自理能力、吞咽功能、视觉、肢体及躯体随意运动受限和挛缩变形情况，有无心肌、呼吸肌受累危及生命表现。

治疗经过 接受的检查及结果，如血清酶学检测、肌电图检查、基因检测、肌肉活组织检查、心电图检查、超声心动图检查等；接受的治疗及疗效和不良反应。

主要护理问题 ①有意外伤害的危险。②躯体移动障碍。③生活自理能力缺陷。④肢体运动障碍。⑤吞咽障碍。⑥视觉障碍。

护理措施 包括以下几方面：

安全护理 ①患者行走姿势异常、易跌倒，在行走、上楼、由蹲位起立或活动时，要有专人搀扶保护，防止摔伤等意外发生，床头悬挂"防跌倒"警示标识。②为患者提供方便、安全的生活环境，移除病房、走廊内有碍患者行动的障碍物，在走廊、卫生间设安全扶手，地面保持干燥、平整。③床边加护栏，防止坠床。④上睑下垂、眼球运动障碍者，

生活起居有专人照顾。

生活护理 ①协助患者洗漱、进食、如厕、穿脱衣等生活起居。②保持床单位平整、清洁、干燥。③对长期卧床、不能自行翻身或翻身较少者，协助其采取舒适体位，定时翻身、垫气垫床，预防压疮。④加强患肢的被动活动，如按摩、推拿，防止肌萎缩。⑤保持个人卫生，做好基础护理可延长患者生存期、提高生命质量。

康复锻炼护理 尽早开始康复锻炼，以增强肌力、提高耐力。坚持被动牵拉肌肉，坚持行走和直立体位，以延缓脊柱侧弯形成。对卧床、躯体移动困难者，给予肢体功能位摆放，用夹板固定肢体，减轻肢体挛缩、关节畸形、足下垂、跟腱挛缩以及膝关节、肘关节、髋关节屈曲的发生。

视觉障碍护理 ①为患者创造方便活动环境，将日常生活用品放在熟悉的触手可及位置，将呼叫器置于患者手边等。②必要时协助患者生活起居。

心理护理 进行性肌营养不良易给患者和家属造成巨大心理压力和精神负担，应做好心理疏导。①建立良好护患关系，理解患者及家属的内心感受，耐心倾听，并及时给予安慰和鼓励，鼓励患者积极参与治疗、护理全过程。②帮助家属理性面对现实，鼓励他们带动患者适应社会交往、坚持适当娱乐活动，培养乐观、开朗性格。③鼓励患者看到机体恢复的变化，进行自我比较、自我评价，树立生活信心。

吞咽护理同神经系统疾病患者护理相关内容。

健康指导 ①此病的预防主要是检出携带者和产前诊断，对有家族史的孕妇，指导其进行产

前筛查,优生优育。②指导患者加强营养、合理搭配食物,避免过胖。③指导患者尽量从事日常生活和活动,延缓疾病进展。④适度锻炼,游泳是有效的练习,尽量避免过度劳累,防止继发感染。⑤告知家属物理疗法和矫形疗法可改善畸形和挛缩。⑥指导患儿家长不要中断对患儿的教育,以便将来可以从事坐式职业。

护理评价 ①有无意外伤害发生。②躯体移动障碍程度是否加重。③生活自理能力是否改善。④肢体运动障碍是否缓解。⑤吞咽功能是否改善。⑥视觉障碍是否影响正常生活。

(刘 岩)

zhòngzhèng jīwúlì huànzhě hùlǐ

重症肌无力患者护理 (nursing of patients with myasthenia gravis)

对重症肌无力患者上睑下垂、闭眼无力、复视、吞咽困难、饮水呛咳、构音障碍、极易疲劳、不能随意运动、甚至咳嗽无力、呼吸困难、呼吸肌麻痹等现存及潜在健康问题的发现及处理,为其提供相应的生理、心理、社会的照顾。

护理评估 包括以下几方面:

个人及家族史 近期有无感染、创伤史;有无家族史。

现病史 受累肌肉的部位、疲劳程度,有无肌无力加重情况;对活动量的耐受水平、吞咽功能、视觉、呼吸状况;病变是否累及呼吸肌及受累程度;有无过度疲劳、受寒、感染、创伤、激怒等诱发因素;有无胸腺瘤。

治疗经过 接受的检查及结果,如疲劳试验、抗胆碱酯酶药物试验、重复神经电刺激、单纤维肌电图检查、乙酰胆碱受体抗体(AchR-Ab)效价测定、胸腺CT检查、MRI等;接受的治疗及疗效和不良反应。

主要护理问题 ①换气功能障碍。②有误吸的危险。③活动无耐力。④呼吸机依赖。⑤生活自理能力缺陷。⑥恐惧、焦虑。

护理措施 包括以下几方面:

肌无力危象护理 ①评估患者的呼吸型态、呼吸频率、呼吸困难的程度,及时报告医生。②给予持续吸氧,持续监测血氧饱和度,定时监测动脉血气分析。③保持呼吸道通畅,及时清除呼吸道分泌物,预防因使用抗胆碱酯酶药出现分泌物增多和咳嗽无力而导致窒息发生。④备好急救药品新斯的明、阿托品及器材,包括气管切开包、气管插管、呼吸机、吸氧装置,随时做好气管内插管或气管切开术和呼吸机准备。⑤呼吸机辅助呼吸后,严格按气管内插管、气管切开术护理常规护理。⑥避免使用吗啡及镇静药。⑦严格无菌操作,避免医源性感染。

误吸预防护理 ①及时清除患者的口咽分泌物。②将患者进食时间安排在药物作用高峰期,以增加吞咽动作的力度。进食前休息30分钟,以利进食时增加咀嚼肌、吞咽肌力量。③进食时取坐位,进食后保持坐位30分钟,卧床者进食时和进食后抬高床头30°~40°。④将食物研碎、制成糊状,置于靠舌根部,少量喂入。⑤必要时鼻饲,证实胃管在胃内方可注入食物,进食速度要慢,以防反流、误吸。

活动护理 ①观察、评估患者对活动量的耐受水平,有无肌无力加重。②监测生命体征变化,出现呼吸及脉搏增快、出汗时,限制其活动量。③生活、行动困难时,给予必要帮助。④指导患者充分休息,避免劳累,降低骨骼肌活动后的疲劳程度。⑤根据病情逐渐增加活动量,以患者能够耐受为宜。

预防呼吸机依赖性护理 ①动态监测患者呼吸节律、血氧饱和度、自主呼吸状况,观察有无脱机指征,有脱机指征时及时报告医生,中止使用呼吸机。②患者呼吸节律规则、血氧饱和度正常时,延长呼吸机使用间歇期。

生活护理 ①评估患者进食、穿衣、如厕、沐浴、梳头、下床等日常生活能力。②对卧床或生活不能自理者,协助其洗漱、进食、如厕等。③对翻身困难者,铺气垫床,协助其翻身、叩背、按摩骨突出部位,预防压疮、坠积性肺炎。④加强口腔护理,及时清除食物残渣,保持口腔清洁。⑤对患者进行肢体按摩和功能训练,防止失用综合征发生。

心理护理 ①主动沟通,及时疏导患者心理问题,告知患者负面情绪对疾病有不良影响。②向患者讲解此病虽然复发与缓解交替,但不是持续进行性加重疾病,经过积极治疗临床症状消失、可恢复正常工作和生活,帮助患者树立生活的信心。③指导患者家属给予患者情感支持,使其感受到家庭的温暖、保持情绪稳定和良好心情。

营养护理 加强营养摄入,注意营养均衡,宜多食高蛋白、富含维生素、高纤维及富含钾、钙饮食,监测体重,了解患者营养状况。

用药护理 ①用糖皮质激素前,询问患者有无药物过敏史、结核病史、近期手术史、消化性溃疡史;用药后观察有无白内障、青光眼、高血压、精神症状、股骨头坏死、糖尿病、呕血、黑粪、腹痛等不良反应。用药期间,限制钠盐摄入，多食富含钾的食物如香蕉、柑橘。②应用抗胆碱酯酶药时，高度警惕胆碱能危象，如出现肌无力加重、瞳孔缩小、出汗、流涎、腹泻、肌束震颤等症状，立即停止用药，及时报告医生处理，不宜同时长期服用阿托品，以免掩盖中毒先兆。禁止用加重神经肌肉传递障碍的药物，如吗啡、催眠药、利多卡因、链霉素、卡那霉素、庆大霉素、磺胺类药物等。告知患者准确用药，从小剂量开始，逐渐调整至效果最好而不良反应最小的剂量。③合理安排用药时间，激素在餐后服用，以减少对消化道的刺激。抗胆碱酯酶药溴吡斯的明餐前30分钟服用，新斯的明餐前15分钟肌内注射。

健康指导 ①向患者介绍诱发重症肌无力危象的诱因，如过度疲劳、感染、受寒、强烈的精神刺激、妊娠、分娩、创伤及手术等。指导患者避免诱发因素刺激，注意休息，少去公共场所，避免呼吸道感染，注意保暖，保持心态平和。②在医生指导下坚持长期服药，不能擅自停药，以免诱发危象，告知患者激素、抗胆碱酯酶药用药时间。

护理评价 ①有无呼吸困难。②是否发生误吸。③活动耐力是否提高。④是否出现呼吸机依赖。⑤生活需要能否得到满足。⑥焦虑状态是否缓解。⑦是否掌握疾病相关知识。

（刘 岩）

diānxián huànzhě hùlǐ

癫痫患者护理（nursing of patients with epilepsy）

对癫痫患者运动、感觉、意识、行为障碍等现存及潜在健康问题的发现及处理，为其提供相应的生理、心理、社会的照顾。

护理评估 包括以下几方面：

个人及家族史 既往有无热性惊厥史、重度脑外伤、产伤、大脑性瘫痪、脑肿瘤、颅内感染、脑血管疾病、老年痴呆，有无某些药物、食物、农药中毒；有无癫痫家族史。

现病史 目前的症状、发作类型、严重程度、发作规律；患者运动、感觉、意识、行为和自主神经等功能障碍程度，以及瞳孔变化；抽搐部位、持续时间、间隔时间、次数等；发作时有无突然跌倒、口吐白沫、牙关紧闭、尿失禁，发病前有无情绪波动、惊吓、发热、失眠、疲劳、饥饿、饮酒、停药等诱因，以及发作停止后意识是否完全恢复，有无头痛、疲乏及行为异常。

治疗经过 接受的检查及结果，如脑电图、24小时脑电监测、视频脑电图、CT、MRI、单光子发射计算机断层成像、正电子发射断层扫描、脑血管造影等检查；接受的治疗及疗效和不良反应。

主要护理问题 ①短暂的呼吸道阻塞。②短暂的意识障碍。③有意外伤害的危险。④精神困扰。

护理措施 包括以下几方面：

病情观察 ①密切观察生命体征、意识状态和瞳孔变化，准确记录患者用药后的生命体征变化，尤其是呼吸频率、节律的改变，并给予针对性急救药物。②观察意识状态，观察患者癫痫发作后意识障碍是否加重、抽搐后意识障碍是否好转，及时报告医生。③观察有无先兆症状及发作的时间、频率、持续时间、伴随症状，总结发作规律和周期。

呼吸道护理 发现患者癫痫发作时，立即将患者取平卧位，头偏向一侧，解开衣领、衣扣，及时吸出口腔及气道分泌物，必要时行气管切开术。发现换气不足时，及时行人工呼吸；遵医嘱给予吸氧，增加血氧饱和度、减少脑细胞损害。

意外伤害预防护理 ①癫痫发作时立即取下义齿，及时使用牙垫、压舌板等置于上下臼齿之间，防咬伤舌及颊部。必要时用舌钳将舌拉出，防止舌后坠阻塞呼吸道。②肢体抽搐时，不可用暴力按压，适度扶住患者手足，以防自伤及碰伤，并远离硬物，以免骨折、脱臼、撞伤等。③癫痫持续状态、极度躁动或发作停止后意识恢复过程中有短暂躁动或精神运动性发作者，需专人看护，放置保护性床档，必要时给予约束带，避免患者在突然爆发冲动时自伤或伤人。移开床旁桌上的热水瓶、玻璃杯等危险物品，保持病室环境安全。

减少诱发因素 ①保持环境安静、室内光线柔和、避免过度劳累，保证患者充足睡眠和休息，避免精神刺激和情绪波动。②养成合理饮食、规律生活的习惯，饮食节制，进食清淡、无辛辣等刺激性的饮食，保持排便通畅，忌烟酒和过度兴奋性食物和药物，避免过度劳累、睡眠不足、情绪波动。③在医生指导下用药，避免不适当减药或停药，慎用诱发癫痫的药物，如青霉素类、喹诺酮类、链霉素等。④避免酒精中毒、中枢神经系统以及全身感染、缺氧、发热等。

用药护理 ①急救时，地西泮静脉注射或静脉滴注速度不能过快，以免抑制呼吸，应用异戊巴比妥注射时观察有无呼吸抑制和血压降低。②口服药须在医生指导下规范用药，指导患者坚持长期、规律治疗，不可任意减量、停药、换药或间断、不规律服药。③口服药从小剂量、单一药开始，逐渐增加剂量，停药要遵循缓慢、循序渐进原则，不可骤停、骤换，以免癫痫复发甚至诱发癫痫持续状态。④避免使用两种药物结构相同、不良反应相似的药物，如扑米酮不宜与苯巴比妥合用。⑤抗癫痫药不能停服，漏服应在下次补上。⑥缓释片不要研碎或嚼碎服用。⑦服抗癫痫药期间，在医生指导下补充维生素 D，预防维生素 D 缺乏性佝偻病。⑧观察抗癫痫药的疗效和不良反应，定时做血常规、尿常规和肝、肾功能的检查，并做血药浓度测定。

心理护理　癫痫患者长期反复发作，易产生自卑、悲观、焦虑、烦躁等心理反应。①加强沟通、开导、安慰、理解、尊重患者，建立良好的护患关系。②耐心讲解疾病相关知识，使患者了解自己所患疾病的基本知识及预后情况，增强战胜疾病的信心。③鼓励患者表达心理感受，指导患者面对现实，保持良好的心理状态，消除心理顾虑，以良好的情绪配合治疗和护理。④向家属介绍家庭支持对患者治疗及转归的重要性，使患者感受到家庭温暖，避免精神刺激，创造和谐、良好生活环境。

健康指导　①居住环境应安静、整洁，光线柔和、无刺激，最好不要放置棱角突出家具，不用刀、剪之类尖锐物品；除发作频繁、有明显精神症状者外，可参加适当体力锻炼和脑力劳动，以不感到疲劳为度；不从事危险性工作，如高空作业、火水旁作业、高压电机旁作业、接触危险化学品、驾驶等。②癫痫发作已控制者可结婚，能否生育需遵从

医生指导；患特发性癫痫且有家族史的女性患者，禁止生育；癫痫患者长期服药对胎儿有不良影响，避免治疗期间妊娠。③定期门诊复查，出现药物不良反应的预警体征时，及时就诊。

护理评价　①癫痫发作时，呼吸道是否保持通畅。②意识状态是否改善。③癫痫发作时是否发生意外伤害。④心理状况有无改善，有无自卑感，能否积极配合治疗和护理。

(刘　岩)

Pàjīnsēnbìng huànzhě hùlǐ

帕金森病患者护理（nursing of patients with Parkinson disease）

对帕金森病患者静止性震颤、运动迟缓、肌强直和步态异常等现存及潜在健康问题的发现及处理，为其提供相应的生理、心理、社会的照顾。

护理评估　包括以下几方面：

个人及家族史　发病年龄、教育程度，是否接触神经毒物（杀虫剂、除草剂、重金属等）；有无家族遗传史。

现病史　震颤与肌强直程度、运动功能障碍严重程度，以及吞咽功能、姿势步态、行走自如程度。

治疗经过　接受的检查及结果，如头颅 CT 检查、高效液相色谱法检测、基因检测、功能显像等；接受的治疗及疗效和不良反应，如抗胆碱药、抗组胺药、多巴胺受体激动剂、金刚烷胺等。

主要护理问题　①有受伤的危险。②运动障碍。③营养摄入不足。④便秘。⑤抑郁。

护理措施　包括以下几方面：

安全护理　①为患者提供方便、安全的生活环境，保持病房、居室、走廊地面干燥、平整、无障碍物，在走廊、卫生间设安全

扶手。②嘱患者不要自行使用刀、锥等锐器及易碎餐具，避免自伤。③针对患者具有站立或行走中身体突然后倾、跌倒的特点，应特别注意患者的身后保护，活动、做各项检查等外出时应有陪护，协助患者行走时不要强行拖拉，避免摔伤。④患者走动时应穿平跟鞋或布鞋，不穿拖鞋，衣裤、鞋子不宜过肥大，以免自己踩踏导致摔伤。

手术护理　①术前向患者介绍手术过程及术中如何配合，并进行预训练。②术后密切观察神志、瞳孔变化，有无高热、头痛、恶心、呕吐等症状，注意观察判断是否有脑功能障碍、脑水肿、颅内感染、颅内出血等并发症，发现异常现象及时报告医生。③术后指导患者进行床上肢体活动，如转腕、屈肘、抓物、转踝、肌肉舒缩等。④术后 1~2 日即鼓励患者无依托行走，并锻炼日常生活自理能力。

运动功能护理　①对已出现运动功能障碍，指导练习坐下、起立、翻身等基本动作，指导患者掌握上床、下床、翻身技巧，床边可装扶手或拉绳，必要时给予协助。②姿势步态训练。训练患者行走时身体直立，双眼平视，上下肢保持协同动作，迈步时尽量足尖先抬起、足跟先着地，加大步幅，并做左右转向和前后进退训练。③晚期患者做被动肌肉按摩，四肢各关节做最大范围屈伸、旋转等活动。

生活与并发症护理　①保持室内通风、整洁，适时增减衣物，避免受寒。②加强卧床患者皮肤护理，按时翻身、叩背，使用气垫或按摩床，按摩受压处，保持床单整洁、干燥，预防压疮、坠积性肺炎。③被动活动肢体，加

强肌肉、关节按摩，延缓或减轻骨关节并发症发生。④患者穿衣、进食、如厕困难时给予协助。

饮食护理 ①选择高热量、富含维生素、高纤维、低盐、低脂、适量优质蛋白质的易消化饮食，高蛋白饮食可降低左旋多巴类药物疗效，故不宜盲目给予过多蛋白质。②进食或饮水时保持坐位或半坐卧位，给患者充分的进食时间，不催促、打扰，避免噎食、呛咳、误吸。③进食前先将食物切成小块或将食物磨碎或制成糊状，便于患者咀嚼、吞咽，并以少食多餐为原则。④吞咽困难、饮水呛咳者，给予鼻饲饮食，并注意预防吸入性肺炎、窒息。⑤针灸刺激局部瘫痪的吞咽肌以恢复吞咽功能。

排泄护理 患者常无排便感觉，培养患者进食半小时后定时排便的习惯，多进食富含纤维素的食物，保证足够饮水量。

用药护理 ①指导患者遵医嘱按规定剂量、时间服药，复方多巴类药物宜在餐前半小时服用，服药前后不宜多食高蛋白饮食，以免影响药物吸收。②观察药物的疗效和不良反应。用左旋多巴制剂早期有食欲缺乏、恶心、呕吐、腹痛、直立性低血压、失眠等不良反应，宜进食时服药；抗胆碱药常有口干、视物模糊、少汗、便秘等不良反应，严重者可引起谵妄、幻觉、妄想等严重精神症状，发现异常及时请示医生，制订相应治疗方案。

心理护理 患者多伴抑郁，易产生自卑心理，不愿与他人交流。①在精神上给予关心、安慰，鼓励患者表达出焦虑、恐惧等情绪，耐心倾听患者的内心想法，尊重、理解患者的心理感受。②指导患者家属给予关心和支持，鼓励家属为其创造和谐、关爱的亲情关系氛围。

健康指导 ①指导患者遵医嘱用药，告知患者手术后仍需继续服药，不可擅自停药或增减剂量。②指导患者进行运动功能与日常生活能力锻炼，防止发生或减轻关节僵直、肢体挛缩。③鼓励轻症患者坚持适量劳动，延续个人兴趣爱好，如打高尔夫球、打网球、骑自行车等。④告知患者切忌过饱，以防过多的食物刺激胃肠壁内神经丛，引起迷走神经兴奋而诱发此病。

护理评价 ①是否发生危险。②运动障碍程度是否减轻。③营养状况是否良好。④排便是否正常。⑤抑郁状态是否改善。⑥能否正确认识疾病。

(刘 岩)

gāndòuzhuàng hébiànxìng huànzhě hùlǐ

肝豆状核变性患者护理（nursing of patients with hepatolenticular degeneration）

对肝豆状核变性患者进行性加重的肌张力改变、肢体震颤、肌强直等现存及潜在健康问题的发现及处理，为其提供相应的生理、心理、社会的照顾。

护理评估 包括以下几方面：

家族史 有无家族遗传史，家系同胞一代或隔代有无患此病者。

现病史 肢体、头部震颤及肌强直的情况、肢体挛缩程度，意识、神志、智能、肝肾功能状况，以及精神状态、性格变化，有无步态异常、吞咽困难、构音障碍。

治疗经过 接受的检查及结果，如肝超声检查、肝肾功能检查、头部 CT 及 MRI 检查、血清铜、铜蓝蛋白及尿铜测定、裂隙灯显微镜检查以及基因检测等；

接受的治疗及疗效和不良反应。

主要护理问题 ①肝功能损害。②运动障碍。③吞咽困难。④精神异常。

护理措施 包括以下几方面：

肝功能护理 ①观察肝功能损害程度是否加重，如有无黄疸加深、肝区痛、肝大、脾大、腹水、水肿。②病情轻者注意休息，合理膳食，保护肝脏，并督促其按时服药。③肝硬化伴腹水者，绝对卧床休息，限制钠盐摄入，观察和记录尿量和腹围的变化。④注意神志、精神改变，及时发现肝性昏迷的前兆症状，及时处理。

安全护理 ①对行走不稳、肢体抖动者，加强安全防护，防止意外。②对动作不自如者，谨防烫伤、跌伤、碰伤，活动时应有他人随行。③对精神、智能障碍者，避免单独行走或外出，防止走失，门、窗安防护栏，防止意外。

饮食护理 ①指导患者及家属选择低铜、富含铁、适量蛋白、高热量、高糖、富含维生素、低脂、易消化的食物，促进尿铜排泄。②避免食用含铜量多的食物，禁止摄入浓茶、咖啡等可兴奋神经系统的饮品。③避免使用铜制餐具或炊具，减少铜在肝脏中的沉积。⑥肝功能损害严重者限制蛋白质摄入，防止诱发肝性昏迷。

用药护理 ①指导患者及家属遵医嘱终生服药，不要自行停药、调整剂量，告知药物不良反应与用药注意事项。②首次用青霉胺前要做青霉素皮肤试验，阴性者方可服用，注意观察疗效和不良反应，出现异常时报告医生处理；使用青霉胺 6 个月内，监测白细胞数和分类、血红蛋白、血小板和尿常规。③二巯丙醇治疗应做深部肌内注射，避免疼痛、硬结或脓肿。④口服锌剂避免与面包、粗纤维等食物同服，服药后 1 小时内禁食，避免食物干扰锌的吸收。

心理护理　此病是遗传性疾病，患者往往情绪低落、心情紧张、焦虑、对治疗缺乏信心。①关心、体贴、尊重、理解患者，讲解此病的有关知识。②做好沟通，争取患者及家属的配合，使患者感到家庭和朋友的关爱、增强治病信心。

吞咽护理同神经系统疾病患者护理相关内容。

健康指导　①指导患者及家属忌食含铜高的食物和药物，避免使用含铜的餐具和炊具。②定期检测血清铜、尿铜和肝、肾功能，定期复查。③保持心态平衡，生活有规律，坚持适当运动锻炼。

护理评价　①肝功能损害的程度是否加重。②运动障碍程度是否日益加重。③吞咽功能是否改善。④精神心理状态是否良好，能否得到家属的心理安慰和支持。

(刘 岩)

tīngshénjīngqiàoliú huànzhě hùlǐ

听神经鞘瘤患者护理 (nursing of patients with neurilemmoma)

对听神经鞘瘤患者感音性耳聋、头痛、三叉神经痛等现存及潜在健康问题的发现及处理，为其提供相应的生理、心理、社会的照顾。

护理评估　包括以下几方面：

个人及家族史　有无头晕、耳鸣史；是否有肿瘤家族史。

现病史　有无耳鸣、耳聋、前庭反应减弱；有无角膜感觉迟钝；有无面肌轻度无力或面肌抽搐；有无同侧小脑性共济失调、步态不稳、眼球震颤，是否伴颅内压增高；有无后组脑神经受累，出现声嘶、吞咽困难、流涎、伸舌偏斜等症状；现有症状严重程度、发生部位、出现时间、病程进展。

治疗经过　接受的检查及结果，如神经耳科检查、听力检测、前庭功能检查、腰椎穿刺和脑脊液检查及 X 线平片、脑血管造影、CT、MRI 等检查；接受的治疗及疗效和不良反应。

主要护理问题　①潜在并发症：颅内压增高及脑疝。②清理呼吸道无效。③有受伤、误吸的危险。④缺乏听神经鞘瘤治疗、护理及康复相关知识。

护理措施　包括以下几方面：

术前护理　①向患者解释手术治疗的必要性、手术过程及配合要点，帮助其树立信心，指导其积极配合手术治疗，缓解焦虑情绪。②指导患者做深呼吸运动及有效的咳嗽排痰法。③遵医嘱备皮、配血、预防性使用抗生素，完善各项辅助检查；保障睡眠，术前若因头晕、头痛影响睡眠者，可遵医嘱予镇静治疗。

术后体位护理　麻醉未醒患者取去枕平卧位，头偏向健侧；意识清醒、血压平稳后，抬高床头 15°~30°；翻身时动作轻柔，避免因头颈部扭曲或震动使脑干移位导致呼吸、心搏骤停。

术后呼吸道护理　①定时翻身、拍背，以利痰液排出。②对痰多、黏稠者，可给予超声雾化吸入。③加强呼吸监测，肿瘤的影响造成后组脑神经损害，患者呼吸功能减退，吞咽反射减弱或消失，应及时清理呼吸道分泌物，术后患者床边备气管切开包，必要时行气管切开术。

术后病情观察　密切观察瞳孔、生命体征及有无剧烈头痛、频繁呕吐等颅内压增高症状，是否出现后组脑神经受损症状，出现异常及时报告医生处理。

术后饮食护理　伴面神经和三叉神经损伤发生周围性面瘫或感觉功能减退或丧失者，指导患者缓慢进食，食物不可过热，防止烫伤；出现声嘶、咽反射消失及吞咽困难者，手术后 3 日内禁食，通过静脉补充营养，3 日后试饮水，若仍有呛咳，给予鼻饲饮食，防止误吸。

眼部护理　伴面瘫、三叉神经损伤和角膜感觉减退或丧失、眼睑闭合不全者遵医嘱涂滴眼液和抗生素眼膏，并加油纱条或眼罩覆盖，必要时进行眼睑缝合，防止角膜溃疡。

听神经损伤护理　观察患者听力受损情况，伴听力受损、眩晕、进行性单侧听力减退伴耳鸣者，应加强沟通，用语言、表情、动作、姿势、态度和行为等多种方式与患者进行沟通，遵医嘱采取多种药物综合治疗，如增加营养神经和改善耳蜗微循环药物、血管扩张药、促进代谢的生物制品等，观察药物的疗效及不良反应。

安全护理　伴小脑性共济失调、步态不稳者应向患者及家属讲解预防跌倒相关知识，防止跌倒；伴面部感觉异常、面神经受损、眼睑不能闭合者，应注意防止发生角膜溃疡、面部烫伤、冻伤等；伴后组脑神经损害、吞咽困难者，应防止误吸。

健康指导　①指导面瘫患者保护面部和眼睛，预防面部烫伤、冻伤，遵医嘱及时用药、戴眼罩，预防角膜炎。②洗头时注意保护切口，防止感染。③遵医嘱定期门诊随访，如有不适立即就诊。

护理评价　①是否出现颅内压增高、脑疝等并发症，并发症能否得到及时发现及处理。②呼吸道是否通畅。③是否发生呛咳、误吸，是否发生角膜损伤。④是否掌握听神经鞘瘤治疗、护理及康复的相关知识。

（孙艳杰）

chuítǐxiànliú huànzhě hùlǐ

垂体腺瘤患者护理（nursing of patients with pituitary adenoma）

对垂体腺瘤患者内分泌紊乱等现存及潜在健康问题的发现及处理，为其提供相应的生理、心理、社会的照顾。

护理评估 包括以下几方面：

个人及家族史 有无内分泌系统疾病史；有无内分泌肿瘤等家族史。

现病史 目前症状，症状性质、程度、持续时间，如是否出现头痛、视力和视野受损、内分泌功能紊乱，是否出现面容改变（如额头变大、下颌突出、鼻大、唇厚）、手指增粗、食量增大、毛发增多、皮肤粗糙、色素沉着、手指麻木等；是否出现身体向心性肥胖、满月脸、水牛背、多血质、腹部与股部皮肤有紫纹等症状；是否出现甲状腺功能亢进症状；是否出现性功能减退、闭经、不育、溢乳、腋毛脱落、皮肤苍白细腻、皮下脂肪增多等症状；男性患者是否出现性欲减退、阳痿、乳腺增生、胡须稀少、生殖器官萎缩等症状。

治疗经过 接受的检查及结果，如 CT 或 MRI 检查、内分泌功能检查、不同激素含量测定等；接受的治疗及疗效和不良反应。

主要护理问题 ①潜在并发症：尿崩症、颅内出血等。②有体液不足、受伤的危险。③缺乏垂体腺瘤相关的治疗、护理及康复知识。

护理措施 包括以下几方面：

术前护理 ①告知诊疗计划及配合方法，消除患者恐惧、焦虑情绪。②对视力障碍者加强安全护理，防止意外。③遵医嘱补充营养，纠正水、电解质紊乱，提高手术耐受力。④经鼻蝶窦入路者术前剃胡须、剪鼻毛，加强口腔及鼻腔护理，保持排便通畅，开颅手术患者皮肤准备见颅内动脉瘤患者护理的术前护理。

术后体位护理 全身麻醉未清醒者取去枕平卧位、头偏向一侧，意识清醒、血压平稳后宜抬高床头 15°～30°；经鼻蝶窦入路者清醒后应取半坐卧位。

病情观察 ①观察生命体征、意识状态、瞳孔、肢体活动状况等。②注意观察术侧鼻腔有无渗液，指导患者不能挖鼻，避免颅内感染及脑脊液鼻漏。③若患者躁动，应先排除颅内压增高或膀胱充盈因素，必要时遵医嘱给予脱水剂和激素。④记录 24 小时出入量，监测血钾、血钠浓度，并发尿崩症患者表现为多尿、多饮、口渴、每日尿量>4000ml、尿比密<1.005，应遵医嘱给予神经垂体素治疗，并根据尿量调节用药剂量，补充钠、钾等电解质。⑤术后 24 小时内有并发颅内出血的可能，患者出现意识障碍、瞳孔及生命体征变化、视物模糊、视野缺损、伤口敷料渗血等提示有颅内出血可能，一旦发现，立即通知医生。⑥定时观察患者视力情况，如有视力障碍，应安慰患者并做好生活护理，加强巡视，注意患者安全，防止坠床、摔伤。

口腔护理 每日做口腔护理，保持口腔清洁，预防口腔伤口出现感染；用纱条填塞鼻腔止血时，患者只能张口呼吸，易造成口腔干燥，可用湿纱布盖于口唇外，保持口腔湿润。

营养护理 同颅内动静脉畸形患者护理相关内容。

健康指导 ①加强营养，进食高热量、高蛋白、高营养、易消化的食物，少食多餐。②注意休息，行动不便者需陪伴，以防跌伤。③有肢体功能障碍者，应指导患者及家属被动活动肢体，以减轻功能障碍，防止肌萎缩。④出院 3 个月或半年后定期复查，并长期随诊。

护理评价 ①是否出现尿崩症、颅内出血等并发症，并发症能否得到及时发现及处理。②能否避免发生跌倒等意外伤害。③是否掌握垂体腺瘤相关的治疗、护理及康复知识。

（孙艳杰）

xiāntiānxìng lúnèi zhǒngliú huànzhě hùlǐ

先天性颅内肿瘤患者护理（nursing of patients with congenital intracranial tumor）

对先天性颅内肿瘤患者颅内压增高等现存及潜在健康问题的发现及处理，为其提供相应的生理、心理、社会的照顾。

护理评估 包括以下几方面：

个人及家族史 生长发育等情况；是否有先天性肿瘤家族史。

现病史 目前症状，症状性质、程度、持续时间，有否头晕、头痛、恶心、呕吐、视盘水肿等颅内压增高症状；是否伴视力障碍、视野缺损、口渴、多饮、尿崩、肥胖和发育迟缓等内分泌功能障碍症状；是否伴记忆力下降、痴呆、抑郁、嗜睡、人格改变等精神障碍症状。

治疗经过 接受的检查及结果，如头颅 X 线平片检查、CT 检查、MRI 检查、血清内分泌激素测定、神经眼科检查等；接受的治疗及疗效和不良反应。

主要护理问题 ①疼痛。②有受伤的危险。③潜在并发症：颅内压增高及脑疝、颅内出血、感染、癫痫发作等。

护理措施 ①术前护理、术后休息与活动护理、术后病情观察同颅内动脉瘤患者护理相关内容。营养护理、镇痛及镇静护理、术后并发症护理同颅内动静脉畸形患者护理相关内容。②安全护理。视力障碍、行动不便者应设专人看护，注意病室安全，使用床栏，防止跌倒。

健康指导 ①加强营养，进食高热量、高蛋白、易消化的清淡饮食。②当视力明显减退、头痛加重或出现意识障碍时应及时就诊，出院 3 个月后按时复查。

护理评价 ①疼痛是否缓解。②能否避免跌倒。③是否出现并发症，并发症能否得到及时发现及处理。

(孙艳杰)

nǎomóliú huànzhě hùlǐ

脑膜瘤患者护理 （nursing of patients with meningioma）

对脑膜瘤患者颅内压增高症状等现存及潜在健康问题的发现及处理，为其提供相应的生理、心理、社会的照顾。

护理评估 包括以下几方面：

个人及家族史 有无颅脑外伤史；有无颅内肿瘤家族史。

现病史 是否出现头痛、呕吐、视力减退、复视或偏盲、全身性癫痫样抽搐或瘫痪，症状出现的时间、性质、持续时间、程度及病情进展等。

治疗经过 接受的检查及结果，如颅骨 X 线平片、CT、MRI、脑血管造影等检查；接受的治疗及疗效和不良反应。

主要护理问题 ①有窒息的危险。②潜在并发症：颅内压增高及脑疝、颅内出血、癫痫发作等。③缺乏脑膜瘤相关的治疗、护理及康复知识。

护理措施 包括以下几方面：

呼吸道护理 脑膜瘤常规手术后待患者完全清醒进行吸痰，证实咳嗽反射存在且反射较佳后，协助医生拔除气管插管，并严密监测呼吸和血氧饱和度，一旦患者有呼吸困难、憋气、青紫等应立刻协助医生再次行气管内插管，做好气管内插管护理。

病情观察 严密观察患者生命体征、意识状态、瞳孔、肢体活动状况等，如有异常及时通知医生处理。

术前护理同颅内动脉瘤患者护理相关内容。镇痛及镇静护理、营养护理、术后并发症护理同颅内动静脉畸形患者护理相关内容。引流管护理同脑胶质瘤患者护理相关内容。

健康指导 ①指导患者加强功能锻炼。失语者，鼓励家属与之交谈，让患者听音乐，刺激语言功能的恢复；偏瘫者，加强肢体功能锻炼；失明者，可在家里让患者采用特定方式适应环境，注意安全，防止并发症发生。②遵医嘱定期复查，脑血管疾病者应严格控制血压，避免再出血。

护理评价 ①呼吸道是否通畅。②是否出现颅内压增高、颅内出血、癫痫发作等并发症，并发症能否得到及时发现及处理。③患者及家属是否掌握脑膜瘤相关的治疗、护理及康复知识。

(孙艳杰)

nǎojiāozhìliú huànzhě hùlǐ

脑胶质瘤患者护理 （nursing of patients with glioma）

对脑胶质瘤患者头痛、呕吐、瘫痪等现存及潜在健康问题的发现及处理，为其提供相应的生理、心理、社会的照顾。

护理评估 包括以下几方面：

个人及家族史 生长、发育、劳动能力等情况；有无颅内肿瘤家族史。

现病史 是否出现头痛、呕吐，头痛、呕吐的性质、程度及持续时间；是否出现视力减退、复视或偏盲；是否出现失读、失写；是否出现全身性癫痫样抽搐或瘫痪，症状出现时间及进展情况。

治疗经过 接受的检查及结果，如腰椎穿刺、放射性核素扫描、CT、MRI、脑电图等检查；接受的治疗及疗效和不良反应。

主要护理问题 ①潜在并发症：颅内压增高及脑疝、颅内出血、中枢性高热、尿崩症、胃出血、顽固性呃逆、癫痫发作等。②有感染的危险。③缺乏与脑胶质瘤相关的治疗、护理及康复知识。

护理措施 包括以下几方面：

术前护理 ①同颅内动脉瘤患者护理相关内容。②因颅内压增高而频繁呕吐者遵医嘱补充营养，纠正水、电解质紊乱。

术后病情观察 密切观察意识状态、瞳孔、生命体征、肢体活动状况等，若发现患者出现意识障碍或意识障碍程度加重、瞳孔变化、"二慢一高"（即心率慢、呼吸慢、血压高）等脑水肿或脑疝症状，应立即通知医生。

引流管护理 ①妥善固定好引流袋，遵医嘱将引流袋放在规定位置，避免逆行感染。②保持引流管固定、在位、通畅，防止脱出、扭曲，观察引流量、引流液颜色及性状，如引流液颜色变化、引流量明显增加，及时报告医生处理。

营养护理、镇痛及镇静护理、

术后并发症护理同颅内动静脉畸形患者护理相关内容。

健康指导 ①指导患者及家属掌握自我护理的方法，加强瘫痪肢体功能锻炼。②指导患者控制不良情绪，保持心态平稳，避免情绪波动。③加强营养，合理饮食，戒烟、戒酒，不饮浓茶、咖啡。④严格遵医嘱按时服药，增强抵抗力。⑤定期门诊复查，预防肿瘤复发。

护理评价 ①是否出现并发症，并发症能否得到及时发现及处理。②是否出现感染。③是否掌握脑胶质瘤治疗、护理及康复的相关知识。

（孙艳杰）

zhuīguǎnnèi zhǒngliú huànzhě hùlǐ

椎管内肿瘤患者护理（nursing of patients with intraspinal tumor）

对椎管内肿瘤患者神经根性疼痛、感觉障碍、肢体活动障碍等现存及潜在健康问题的发现及处理，为其提供相应的生理、心理、社会的照顾。

护理评估 包括以下几方面：

个人及家族史 生长发育、劳动能力、生育史等情况；有无椎管内肿瘤等家族史。

现病史 神经根性疼痛的性质、程度、持续时间，是否伴受损脊髓平面以下感觉减退或感觉异常（麻木或蚁走感）；四肢肌力有无减弱，是否出现下肢无力，是否出现肌张力增高及病理反射阳性、马尾综合征、肌张力及腱反射低下等体征；排便是否正常。

治疗经过 接受的检查及结果，如脊柱 X 线平片、椎管造影、CT、MRI 等检查；接受的治疗及疗效和不良反应。

主要护理问题 ①清理呼吸道无效。②有皮肤完整性受损的危险。③活动无耐力。④缺乏椎

管内肿瘤手术前、术后相关的治疗及康复知识。

护理措施 包括以下几方面：

术前护理 ①向患者介绍治疗经过，解答患者疑问，消除其对手术的恐惧，指导患者配合治疗。②给予高营养、易消化食物，戒烟，练习深呼吸。③术前 1 日备皮、配血，术前 12 小时禁水、禁食，注意患者睡眠状况，必要时遵医嘱给予镇静药。④指导患者做俯卧位练习，帮助患者适应手术时体位，提高对手术的耐受；指导患者及家属轴位翻身配合及腰背肌锻炼方法，若为胸椎管内肿瘤，指导患者进行胸式深呼吸功能锻炼。⑤术后患者需卧床 3～4 周甚至更久，指导患者训练床上排尿便，以防止术后因麻醉、疼痛刺激、姿势和体位改变导致尿潴留及排便困难。

术后活动与休息护理 ①卧硬板床。②定时翻身，翻身时头、颈、躯干呈直线，即采用轴位翻身法。

呼吸道护理 ①及时清除呼吸道分泌物并保持呼吸道通畅。②指导患者有效咳嗽、深呼吸，气管切开术后患者应及时吸痰，痰液黏稠者多进行雾化吸入及气道湿化。③高位颈髓肿瘤者严密观察呼吸变化，防止窒息。④用呼吸机者应根据病情制订合理脱机计划。

病情观察 ①注意患者主诉，麻醉清醒后如患者背部及四肢疼痛难忍、感觉障碍平面上升、四肢肌力下降等，提示有可能出现术后血肿及水肿，应及时通知医生处理。②注意观察伤口有无渗血以及引流液的量、颜色及性状，如果引流液量多、颜色淡红或呈洗肉水样，立即报告医生进行处理，以便及时发现脑脊液漏。

③监测体温变化，遵医嘱应用抗生素，根据病情选择合适的降温措施并记录降温效果。

排泄护理 ①麻醉清醒后进食少量流质，术后 1 日可予营养丰富、高蛋白、易消化食物，多食富含纤维素的蔬菜及新鲜水果，多饮水，保持排便通畅。②对便失禁者保持局部干燥、清洁。③留置导尿管者定时更换尿袋、消毒尿道口，鼓励患者多饮水，发现尿液混浊、沉淀有结晶时应做膀胱冲洗；定时夹闭导尿管以训练膀胱反射功能。

安全护理 皮肤感觉障碍者，正确使用冰袋、热水袋，防止冻伤及烫伤。

功能锻炼护理 ①肢体功能障碍者，病情允许时，术后第 3 日可戴腰围下床活动，以利恢复双下肢功能。②手术范围大者 2 周后可佩戴胸腰背支架下床活动。③瘫痪患者肢体无法主动运动，应将肢体置功能位，每日按摩、被动活动肢体，防止关节僵硬、肌萎缩和下肢静脉血栓形成。

健康指导 ①出院后佩戴颈托、胸托 2～3 个月，注意翻身时保持头、颈、躯干呈直线，以免脊柱扭曲造成损伤。②肢体运动障碍者，加强功能锻炼，保持肢体功能位。③对截瘫患者，指导患者学会使用轮椅，鼓励其尽早参与社会活动。④长期卧床者指导其家属定时为其轴位翻身，保持床铺清洁、整齐、柔软、舒适，预防压疮发生，并协助患者进行肢体被动运动。⑤注意保护伤口，如有红、肿、热、痛及脓性分泌物及时就诊。⑥遵医嘱定期复诊。

护理评价 ①呼吸道是否通畅。②是否发生压疮。③肢体活动是否逐渐恢复，生活能否自理。④是否掌握椎管内肿瘤手术术前、

术后相关的治疗及康复知识。

(孙艳杰)

nǎonóngzhǒng huànzhě hùlǐ

脑脓肿患者护理 （nursing of patients with brain abscess）

对脑脓肿患者脑膜刺激征、发热等现存及潜在健康问题的发现及处理，为其提供相应的生理、心理、社会的照顾。

护理评估 包括以下几方面：

个人史 感染史，有无慢性中耳炎、乳突炎或脓毒症等病史，体内有无化脓性细菌感染灶。

现病史 是否出现头痛、呕吐、脑膜刺激征，是否有意识障碍及意识障碍程度；有否畏寒、发热症状，如有发热评估发热程度及热型；有无欣快、健忘等精神症状；有无对侧同向偏盲、偏瘫、感觉性失语或命名性失语（优势半球）；有无眼球震颤、癫痫发作等症状，症状出现的时间、诱发因素及疾病进展情况。

治疗经过 接受的检查及结果，如头颅 X 线平片、经颅多普勒超声、脑电图、腰椎穿刺和脑脊液检查、脑血管造影、CT、MRI 等检查；接受的手术治疗及疗效。

主要护理问题 ①体温过高。②潜在并发症：脑疝和感染。③营养失调：低于机体需要量。

护理措施 包括以下几方面：

病情观察 注意观察患者的神志、瞳孔、生命体征变化，若有头痛加剧、呕吐频繁、反应迟钝、意识障碍加重、瞳孔异常，应警惕脑疝的发生并及时通知医生。

高热护理 体温>38℃时给予冰袋、温水擦浴等降温处理；若体温>38.5℃且物理降温效果不佳，遵医嘱使用药物降温，注意观察用药后的反应，防止出汗过

多导致虚脱；若体温持续>39℃，遵医嘱使用冰毯机、冰帽等持续降温，定时测体温，做好记录；做好基础护理，保持口腔、皮肤清洁。

感染预防护理 开颅术后患者居住隔离房间，操作前后注意洗手，防止交叉感染；遵医嘱给予抗生素治疗。

引流管护理 保持引流管通畅，观察引流液的颜色、性质及引流量，发现异常及时报告医生。每日在无菌操作下更换引流袋，防止脓液外流。

饮食护理 给予富含蛋白质及维生素流质饮食或半流质饮食；必要时给予静脉输入高营养液改善患者全身营养状况，增强机体抵抗力。

健康指导 ①向患者及家属介绍脑脓肿相关知识，指导其积极治疗耳、鼻慢性炎症、胸部和其他部位感染性疾病。②指导患者及家属进行疾病的自我护理，加强功能锻炼，尽早恢复自理及工作能力。③自我监测病情，出现异常及时就诊。

护理评价 ①体温是否恢复正常。②是否出现脑疝、感染等并发症，并发症能否得到及时发现及处理。③营养状况是否改善。

(孙艳杰)

nǎojīshuǐ huànzhě hùlǐ

脑积水患者护理 （nursing of patients with hydrocephalus）

对脑积水患者脑室扩大、颅内压增高等现存及潜在健康问题的发现及处理，为其提供相应的生理、心理、社会的照顾。

护理评估 包括以下几方面：

个人史 有无先天畸形、感染、出血、肿瘤、遗传性代谢缺陷病、新生儿窒息、严重的维生素 A 缺乏病等病史。

现病史 婴幼儿患者是否伴头围明显增大，前囟隆起、张力增高，头皮静脉怒张，面颅明显小于头颅，颅缝增宽，颅骨变薄，叩诊"破壶音"，眼球下移呈"落日征"，头部抬起困难，下肢运动减少，偶有癫痫，继而视力减退，双下肢痉挛性瘫痪，晚期出现进行性脑萎缩、瘫痪及痴呆等症状；年长儿童及成人有否头痛、恶心、呕吐、视力障碍、智力发育障碍、运动功能障碍等。

治疗经过 接受的检查及结果，如头部 X 线或 CT、MRI、腰椎穿刺、脑室造影、经颅多普勒等检查；接受的治疗及疗效和不良反应。

主要护理问题 潜在并发症：颅内压增高及脑疝等。

护理措施 包括以下几方面：

病情观察 ①严密观察生命体征变化，特别是意识、瞳孔变化，有无脑疝发生及颅内压增高三联征，做好记录，记录出入量。②定时测量患儿头部，观察患儿有无恶心、呕吐等症状。

体位护理 颅内压增高时避免搬动，头下垫以软枕，头偏向一侧，床头抬高 15°～30°。

对症护理 癫痫发作时做好安全护理，并立即通知医生，遵医嘱给予镇静药；有缺氧指征时遵医嘱给予吸氧；高热时给予降温处理；颅内压增高危重患者做好抢救准备，必要时行气管切开术。

分流术后并发症护理 ①密切观察患者是否有颅内压增高临床表现，与患者交流，以观察有无精神异常变化，并定时按压分流泵，注意观察切口处和分流管经过的隧道有无积液的发生；有颅内压增高症状且按压分流泵有阻力、切口处有皮下积液，常表

明分流管堵塞，应及时通知医生处理。②密切观察患者腹部情况，如出现腹胀、腹痛、恶心、呕吐或食欲缺乏等脑脊液对腹膜的刺激所致症状，或由于腹腔端管周围炎性水肿出现腹膜刺激征（腹部压痛、反跳痛、腹肌紧张）等症状，应及时通知医生处理。③嘱患者避免头部剧烈活动，避免对分流管产生牵拉作用，密切观察腹腔端泵头处有无脱离或断裂。

健康指导 指导患者及家属进行病情的自我观察及护理、学会辨别分流术后分流功能异常，发现异常及时就诊。

护理评价 是否出现颅内压增高及脑疝等并发症，并发症能否得到及时发现及处理。

（孙艳杰）

lúnèiyā zēnggāo huànzhě hùlǐ

颅内压增高患者护理（nursing of patients with intracranial hypertension）

对颅内压增高患者头痛、呕吐和视盘水肿等现存及潜在健康问题的发现及处理，为其提供相应的生理、心理、社会的照顾。

护理评估 包括以下几方面：

个人史 有否脑水肿、脑积水、高碳酸血症、颅内血肿、脑肿瘤、脑脓肿、狭颅症、颅底凹陷症、大片凹陷性骨折等病史。

现病史 是否出现头痛、呕吐、视盘水肿三联征，是否伴有头晕、耳鸣、烦躁不安、嗜睡、癫痫发作、外展神经麻痹、复视等症状，头痛的部位、呕吐的性质及血压、脉搏、呼吸变化，症状出现时间、诱发因素及进展情况。

治疗经过 接受的检查及结果，如颅骨X线平片、CT、MRI、脑血管造影或数字减影血管造影

（DSA）、腰椎穿刺等检查；接受的治疗及疗效和不良反应。

主要护理问题 ①头痛。②潜在并发症：脑疝。

护理措施 包括以下几方面：

一般护理 ①患者取床头抬高15°～30°斜坡位，以利颅内静脉回流，减轻脑水肿。②低流量吸氧。③对昏迷患者建议早期开始营养治疗；神志清楚者给予普通饮食，但要限制钠盐摄入量。④密切观察意识状态、生命体征、瞳孔变化，警惕颅高压危象的发生，发现异常及时通知医生。

症状护理 ①高热。及时给予有效降温措施，因高热可使机体代谢率增高，加重脑缺氧。②头痛。适当应用镇痛药，但禁用吗啡、哌替啶，以免抑制呼吸中枢；避免头痛加重的因素，如咳嗽、喷嚏或弯腰、低头以及用力活动等。③躁动。寻找原因并及时处理，切忌强制约束。④呕吐。及时清理呕吐物，防止误吸，观察并记录呕吐物的量、性质。

用药护理 ①遵医嘱予以脱水剂，注意调节滴速，观察药物的疗效与不良反应。②遵医嘱给予肾上腺皮质激素，注意防止感染和应激性溃疡等并发症。③用肌肉松弛药并用呼吸机辅助呼吸者，应注意调节呼吸机参数，定时进行血气分析。

冬眠低温疗法护理 ①监测体温变化，降温速度以每小时下降1℃为宜，体温降至肛温31～34℃较理想。②冬眠降温期间不宜翻身或移动体位，以防发生直立性低血压。③严密观察生命体征变化，若脉搏>100次/分、收缩压<100mmHg，呼吸慢而不规则，应及时通知医生停药。④冬眠低温疗法时间一般为3～5日，停止治疗时先停用物理降温，再逐渐

停用冬眠药物，使其自然复温。

颅内压增高预防护理 ①保持病室安静，稳定患者情绪，清醒患者不要用力坐起或提重物。②保持呼吸道通畅，及时清除呼吸道分泌物，昏迷患者或排痰困难者，应配合医生及早行气管切开术；若患者呼吸减弱、潮气量不足，应使用呼吸机辅助呼吸，做好人工气道的护理。③积极预防并及时治疗感冒，预防咳嗽；便秘者可用缓泻药或低压小量灌肠通便，避免高压大量灌肠。④癫痫患者遵医嘱定时、定量给予抗癫痫药。一旦发作应及时通知医生，给予抗癫痫及降低颅内压处理。

健康指导 ①向患者介绍颅内压增高相关知识，指导患者出现原因不明的头痛症状进行性加重、经一般治疗无效或头部外伤后有剧烈头痛并伴有呕吐时，应及时就诊。②指导神经系统后遗症患者功能锻炼，如肌力训练、步态平衡训练、排尿功能训练等，最大限度恢复其生活能力。

护理评价 ①是否主诉疼痛减轻。②是否发生脑疝等并发症，并发症能否得到及时发现及处理。

（孙艳杰）

nǎoshàn huànzhě hùlǐ

脑疝患者护理（nursing of patients with brain hernia）

对脑疝患者意识障碍、呼吸骤停等现存及潜在健康问题的发现及处理，为其提供相应的生理、心理、社会的照顾。

护理评估 包括以下几方面：

个人史 有无颅内血肿，有无颅内肿瘤特别是位于一侧大脑半球的肿瘤和颅后窝肿瘤，有无颅内脓肿或颅内寄生虫病及其他各种慢性肉芽肿病等病史。

现病史 是否有剧烈头痛、

频繁呕吐、烦躁不安、意识障碍、两侧瞳孔不等大且直接及间接对光反射消失、高热、颈强直甚至呼吸骤停，剧烈头痛、频繁呕吐出现的时间、严重程度及进展情况。

治疗经过 接受的检查及结果，如 CT 等检查；接受的治疗及疗效和不良反应。

主要护理问题 ①意识障碍。②清理呼吸道无效。③潜在并发症：压疮、肺部感染等。

护理措施 包括以下几方面：

体位护理 ①术后 6 小时内去枕平卧，头偏向健侧，去骨瓣处向上。②术后 72 小时内取头高位半坐卧位，头部保持中位，避免前屈、过伸、侧转，以免影响脑部静脉回流。③昏迷患者头偏向一侧，防止舌后坠及呼吸道分泌物增多，造成窒息。

呼吸道护理 ①加强人工气道管理，做好气管内插管、气管切开术及撤机护理。②保持呼吸道通畅，定时更换体位，及时清除口腔、鼻腔及气道内分泌物或血液。③术后常规持续氧气吸入 3~5 日，定时进行动脉血气分析。④遵医嘱正确采集痰标本做细菌培养，为医生选用有效抗生素治疗提供依据。⑤减少探视，避免外源性呼吸道疾病传播引起交叉感染。

引流管护理 注意保持引流管通畅，详细记录引流液性质、颜色、量，防止引流管扭曲、受压。留置脑室引流管者严格掌握引流管的高度和流量，引流管高于穿刺点 15cm 为宜。

输液护理 严格控制输液量以及输液速度，成人每日补液量为 1500~2000ml，控制滴速于 20~30 滴/分，严格记录出入量，保持水、电解质、酸碱平衡。

高热护理 ①术后监测体温变化，2~3 日体温仍>38.5℃，应警惕颅内感染和肺部感染，通知医生处理并采取降温措施。②部分患者因下丘脑受损引起中枢性高热，应尽早用人工冬眠疗法，其护理同颅内压增高患者护理相关内容。

饮食护理 昏迷者应根据病情鼻饲牛奶、鸡蛋、果汁等流质，保证热量及营养的供给；清醒者术后第 2 日进食。

并发症护理 ①术后 6 小时患者如血压平稳即可轻翻身，以后每 2 小时一次，保持床铺干燥，减少局部皮肤受压状况。②及时吸痰，保持呼吸道通畅，观察痰液性状、量、颜色，必要时做细菌培养，以防治肺部感染。③颅脑损伤能反射性引起胃黏膜糜烂、溃疡，导致出血，早期遵医嘱应用抑酸药，并留置胃管，伤后 24 小时内禁食，以后可给易消化流质饮食，密切观察胃液颜色及排便情况，以便及早发现消化性溃疡出血并及时处理。④准确记录 24 小时出入量，昏迷者留置导尿管，定期更换引流袋、清洁会阴部，预防泌尿系统感染。⑤病情稳定后开始做简单的上下肢功能锻炼，如掌指伸展，病情允许后再做大幅度运动，如肢体伸展逐渐到坐立、行走，防止功能障碍。

健康指导 ①指导患者合理膳食，以高蛋白、富含维生素、低脂、易消化的食物（如鱼、瘦肉、鸡蛋、蔬菜、水果等）为宜，保持排便通畅，便秘时勿用力排便，可遵医嘱使用缓泻药等。②适当地进行户外活动，颅骨缺损者外出时戴帽，并有陪护，防止发生意外。③颅骨缺损修补一般需在脑外伤术后半年施行，指导患者按医嘱服药，不得擅自停

药，遵医嘱定期门诊随访。④指导患者及家属根据患者情况进行功能锻炼，恢复生活自理能力。

护理评价 ①意识状态是否改善。②呼吸道是否通畅。③是否发生压疮、肺部感染等并发症，并发症能否得到及时发现及处理。

（孙艳杰）

jǐsuǐ jǐmó péngchū huànzhě hùlǐ

脊髓脊膜膨出患者护理（nursing of patients with meningomyelocele） 对脊髓脊膜膨出患者感觉障碍、尿便失禁、肢体瘫痪等现存及潜在健康问题的发现及处理，为其提供相应的生理、心理、社会的照顾。

护理评估 包括以下几方面：

个人史 患儿母亲妊娠史，患儿出生后是否在腰骶部、颈后部或背部中线出现软性包块。

现病史 脊髓膨出物的大小、形态、颜色、位置、透亮度、囊壁破损感染情况；有否下肢瘫痪、会阴部有无感觉障碍及尿便失禁；肢体瘫痪程度及肌力和肌张力的情况；是否合并脑积水和脊柱侧弯等其他畸形。

治疗经过 接受的检查及结果，如脊柱 X 线平片、MRI 等检查；接受的治疗及疗效和不良反应。

主要护理问题 ①有感染的危险。②潜在并发症：脑脊液漏、颅内压增高。③缺乏脊髓脊膜膨出治疗、护理及康复相关知识。

护理措施 包括以下几方面：

术前护理 ①患儿采取侧卧位或仰卧位，避免囊肿受压，衣物应宽松、舒适。②膨出物距离肛门、会阴部较近者，做好肛周护理，便后用清水清洗臀部，翻身时避免拖、拉、推。③对已破溃及皮肤有糜烂者遵医嘱先对症治疗，创面结痂后再进行手术治疗。④清洁手术范围皮肤，膨出

部位备皮时动作轻柔，可将囊壁轻压向一侧，逐步剔除，注意将凹陷处剔除干净，切勿划伤皮肤。⑤增加蛋白质等营养物的摄入，改善营养状况以利术后康复。⑥每日练习俯卧，逐渐延长俯卧时间，以适应术后卧位。⑦脊髓脊膜膨出患者多系婴幼儿，围手术期处理有难度，术前应系统评价，提高患儿手术应激能力。

术后病情观察 ①患儿回病房后，给予低流量吸氧，监测生命体征，观察麻醉清醒程度、引流情况及切口敷料，观察双下肢活动情况、对刺激的反应和肌张力及有无恶心、呕吐等颅内压增高表现。②每日测量头围，并与术前进行比较，患儿出现面色苍白、烦躁、哭闹、呕吐、抽搐时，检查前囟张力，张力增高、头围增大是颅内压增高及脑积水表现，应立即报告医生，并将患儿侧卧位，抬高头部，必要时遵医嘱为患儿进行适当脱水治疗，降低颅内压。③切口处放置一小沙袋压迫，保持术区敷料干洁，观察伤口有无渗血、渗液，如发现敷料被淡红色或无色液体浸湿，应立即采取头低脚高俯卧位，伤口局部用无菌棉垫加压包扎或小沙袋压迫切口，减少脑脊液漏，并及时通知医生更换敷料。④观察手术部位以下肢体活动情况和尿便情况有无改变。

术后体位护理 患儿麻醉清醒前侧卧；清醒后生命体征平稳即取俯卧位或侧俯卧位，臀部略抬高；定时轴位翻身，定时更换卧位，做好记录。

切口感染护理 ①术后密切观察体温变化及伤口局部有无红肿、压痛。②保持切口清洁、干燥，每次便后用温水清洗，增加消毒、换药次数，发现污染及时

更换，并遵医嘱合理应用抗生素预防感染。③颈部有伤口敷料者注意勿被溢奶或呕吐物浸污，喂奶时及喂奶后侧卧，嘴边垫一小毛巾，浸湿后及时更换。

健康指导 ①指导家长长期坚持协助患儿进行功能锻炼，如为患儿进行肌肉按摩、协助患儿进行主动或被动下肢运动、扶助患儿行走等；术后伤口愈合较好、无其他并发症者，早期即可进行下肢屈伸训练，循序渐进，增加活动量。②遵医嘱定期复诊。

护理评价 ①是否发生感染。②是否出现颅内压增高、脑脊液漏等并发症，并发症能否得到及时发现及处理。③患儿家长是否掌握脊髓脊膜膨出治疗、护理、康复的相关知识。

（孙艳杰）

nǎomó péngchū huànzhě hùlǐ

脑膜膨出患者护理（nursing of patients with meningocele） 对脑膜膨出患者头部肿块、呼吸困难等现存及潜在健康问题的发现及处理，为其提供相应的生理、心理、社会的照顾。

护理评估 包括以下几方面：

个人史 患者母亲有否妊娠期感染、外伤或服用药物史。

现病史 颅骨缺损直径，颅骨中线部位，如枕部及鼻部等部位是否有肿块，肿块的大小、性质，是否随年龄增长而增大；若肿块位于鼻根部，有无呼吸困难、泪囊炎等症状；有无脑神经损害症状体征，是否合并脑发育不全、脑积水等其他脑畸形，有无肢体瘫痪、挛缩或抽搐等脑损害征象。

治疗经过 接受的检查及结果，如头部 X 线、头部 CT 或头部 MRI 等检查；接受的手术修补治疗及疗效和并发症。

主要护理问题 ①潜在并发

症：颅内压增高。②焦虑、恐惧、预感性悲哀。③缺乏脑膜膨出治疗、预防及康复的相关知识。

护理措施 包括以下几方面：

术前护理 ①告知患者及家属采用的治疗方法及配合要点，缓解其焦虑情绪。②术前行交叉配血，做抗生素皮肤试验；术前1日剃去头发，避免将膨出部位皮肤刮破；术前 12 小时禁食、禁水，若患者为小儿，禁食比较困难，术前 6 小时禁食。

术后体位护理 防止患者头部晃动，平卧位头偏向健侧，避免压迫伤口；神志清醒后将床头抬高 15°～30°。

病情观察 按时测量和记录体温、脉搏、呼吸、血压变化，严密观察神志和瞳孔改变，如有异常及时通知医生。

心理护理 患者清醒后及时给予心理安慰，对于小儿患者应指导父母用甜美微笑、和蔼语言、轻轻抚摸等与患儿交流，使患儿产生愉快感、满足感、安全感。

健康指导 ①妊娠早期避免各种创伤、感染、放射性照射或化学性损害等因素；一旦发现婴儿生后有头部膨出物，不要用膏药外敷消肿，以免肿物溃破引起脑膜炎，应立即接受医生的指导和治疗。②手术后患儿应避免过多哭闹、咳嗽，防止修补的脑膜破裂使颅内容物再膨出。

护理评价 ①是否出现颅内压增高的并发症，并发症能否得到及时发现及处理。②焦虑情绪是否缓解。③患者及家属能否复述脑膜膨出治疗、预防和康复相关的注意事项。

（孙艳杰）

yāozhuī chuāncìshù hùlǐ

腰椎穿刺术护理（nursing in lumbar puncture） 腰椎穿刺术是

自第3~4腰椎或第4~5腰椎间隙穿刺进针穿破硬脊膜到达蛛膜网下腔使脑脊液流出的技术。是神经科临床常用的检查方法之一。

目的 ①测定脑脊液压力。②注射给药，治疗中枢神经系统感染、恶性肿瘤和行蛛网膜下腔麻醉及脊椎麻醉。③留取脑脊液做生化、免疫学检查。④释放脑脊液，降低颅内压。

用物 一次性腰椎穿刺包。

操作方法 患者取弯腰侧卧位，操作者自腰2至骶1（以腰3~腰4为主）椎间隙穿刺，成人进针4~6cm（小儿3~4cm）时，抽出针芯流出脑脊液，测压和缓慢放液后（不超过3ml），放入针芯拔出穿刺针，穿刺点加压止血。

护理要点 包括以下几方面：

术前护理 ①评估患者的病情、身心状况、合作程度、是否曾做过腰椎穿刺术检查等。②向患者介绍腰椎穿刺术的目的、过程及注意事项，需要采取特殊体位。③术前嘱患者排空尿、便，在床上静卧15~30分钟。④备好急救药物，防止意外发生。

术中护理 ①协助患者取侧卧位，脊背靠近床沿，头颈部稍向下俯屈，双腿弯曲紧靠腹部。②医生连接好测压管后，让患者将两腿慢慢伸直，嘱患者全身放松、伸直头颈部、自然侧卧。③穿刺时严密观察意识、瞳孔、面色、呼吸及脉搏、血压等，如发现脑疝征象，应立即停止放液，通知医生处理。

术后护理 ①患者术后去枕平卧4~6小时。②颅内压低者多饮水，若出现头痛、头晕、恶心或呕吐，直立和行走后加重，提示有颅内压低的表现，可适当延长卧床时间，严重者遵医嘱给予静脉滴注5%葡萄糖注射液或生理盐水。③颅内压高者限制饮水，严格卧床，密切观察意识、瞳孔及生命体征变化；对有意识障碍者，出现昏迷程度加深或一侧瞳孔散大时，提示有脑疝形成，应及时通知医生，配合医生做好抢救准备。④观察有无腰椎穿刺术后头痛、脑疝、神经根痛等术后并发症的出现，出现异常立即报告医生处理。

健康指导 ①术后不要过早起床，防止引起低颅压性头痛，卧床期间不可抬高头部，可适当转动身体。②24小时内不要沐浴。③无局部麻醉反应可正常进餐。④第2日可去掉穿刺处纱布或贴膜。

护理评价 ①能否有效配合检查的进行。②生命体征是否平稳，有无颅内压增高、颅内压低等并发症的发生，并发症能否得到及时发现及处理。③是否掌握术后的饮食及康复知识。

(孙艳杰)

nǎoshì chuāncì yǐnliúshù hùlǐ

脑室穿刺引流术护理 (nursing in ventrical puncture and drainage)

脑室穿刺引流术是经颅骨钻孔或椎孔穿刺侧脑室，放置引流管，将脑脊液引流至体外的技术。是对颅内压增高疾病进行急救的措施和检查方法之一。

目的 ①严重颅内压增高或脑疝的减压。②颅脑术后脑室放气、放液、引流。③脑室出血穿刺引流。④给药。

用物 脑室穿刺包、消毒物品。

操作方法 患者取去枕仰卧位，按常规严格消毒穿刺处皮肤，麻醉，选择穿刺点进针，脑室穿刺针穿入脑皮质2~3cm后即拔出针芯，接压力表，当穿入脑室后感到阻力略减小、管内立即有脑脊液流出，记录初压；若一次穿刺后未流出脑脊液，拔出脑室穿刺针后酌情改变方向再次穿刺。放脑脊液时应缓慢，一般放至正常压力为止。

护理要点 包括以下几方面：

术前护理 ①评估患者病情、身心状况、合作程度、是否曾做过脑室穿刺术。②向患者介绍手术目的，说明术中注意事项，消除其思想顾虑，取得其配合。③做好术前准备，剃除头发、洗净。

术中护理 ①协助患者取仰卧位，配合医生操作。②在整个操作过程中，密切观察患者意识状态、生命体征变化以及肢体有无抽搐等情况，出现异常及时通知医生。

术后脑室外引流护理 ①监测生命体征、意识状态、瞳孔变化，注意观察引流液的量、性质、颜色及引流速度，并准确记录；如有异常及时报告医生并配合处理。②保持安静，减少头部的活动，对意识不清、躁动不安、有精神症状及小儿患者，应注意防止拔除引流管，必要时遵医嘱予约束带固定。③保持穿刺部位无菌，每日更换无菌纱布及引流袋，严格无菌操作，更换引流袋时应先夹闭引流管，注意伤口有无渗血，有无脑脊液流出，观察伤口有无感染征象，出现异常及时通知医生。④保持引流管固定、在位、通畅，不可扭曲、折叠和压迫，妥善固定，防止脱出，进行相关检查需要搬动患者时应夹闭引流管，防止体位改变引起不适，搬运患者时一定要缓慢，注意保护好头部及引流管；进行翻身等护理操作时必须先将引流管放置妥当，避免意外发生。⑤脑室引流袋，高于穿刺点10~15cm，保持正常引流速度。⑥脑室持续引流3~7日，停止引流前可将引流袋抬高或夹闭引流管，观察 24~48 小时，若患者无头痛、恶心、呕吐等不适，通知医生；拔管后注意伤口缝合及换药，密切观察术区敷料，防止出现颅内感染。

健康指导　嘱患者卧床休息和减少头部活动，如有严重的头痛、恶心和呕吐等不适及时通知医生。

护理评价　①能否有效配合手术的进行。②颅内压增高症状是否缓解，术后是否出现伤口或颅内感染。

（孙艳杰）

shùzì jiǎnyǐng quánnǎo xuèguǎn zàoyǐng hùlǐ

数字减影全脑血管造影护理

（nursing in digital subtraction angiography）　数字减影全脑血管造影是通过造影技术直观测定脑内血管狭窄的程度和范围、观察侧支循环情况的检查方法。

目的　①寻找缺血性或出血性脑血管疾病的病因。②了解头面部富血管性肿瘤血供情况，为手术方案提供参考。③观察颅内占位性病变血供及与邻近血管的关系。④头面部及颅内血管性疾病治疗后复查。⑤明确血管病变和周围解剖关系。

用物　导管、消毒物品。

操作方法　选择耻骨联合与髂前上棘连线中点、腹股沟韧带下 1~2cm 股动脉搏动最强点做穿刺点，消毒，局部麻醉；穿刺针与皮肤呈 30°~45° 角刺入股动脉，见到针尾喷出动脉血，将导丝送入血管 20cm 左右，撤出穿刺针，迅速沿导丝置入导管鞘，撤出导丝；在电视屏幕下将导管送入各个分支动脉；进入靶动脉后注入少量造影剂确认动脉后造影。

护理要点　包括以下几方面：

术前护理　①询问患者过敏史，做碘过敏试验。②清洁穿刺部位的皮肤，按外科术前要求准备皮肤并洗澡。③检查双侧足背动脉，测量小腿周径并记录。④检查前 4 小时禁食、禁水。⑤建立静脉通道，备好药品和物品。

术后护理　①平卧 8 小时，卧床 24 小时，卧床期间加强生活护理。②严密观察意识状态、瞳孔及生命体征变化，指导患者避免紧张、情绪激动、用力排便或剧烈活动，以免动脉压突然升高，引发再出血。③每 2 个小时观察双侧足背动脉搏动及肢体皮肤温度、颜色，注意穿刺部位有无出血和血肿并详细记录。④穿刺点用沙袋加压 6~8 小时，24 小时后拆除加压绷带。⑤术后 12~24 小时可出现脑血管痉挛，患者表现为头晕、头痛、呕吐、失语、短暂的意识障碍、肌力下降等，应加强病情观察，出现症状应及时通知医生处理。⑥无局部麻醉反应可正常进餐。

健康指导　①指导患者术后多饮水，促进造影剂排泄。②指导患者避免做增加腹压动作，以免穿刺点出血。

护理评价　①能否有效配合检查的进行。②生命体征是否平稳，有无术后并发症的发生。

（孙艳杰）

nǎoxuèguǎn jièrùxìng zhìliáo hùlǐ

脑血管介入性治疗护理（nursing in cerebral intravascular interventional therapy）　脑血管介入性治疗是在 X 线下经血管途径借助导引器械送特殊材料进入中枢神经系统的血管病变部位，治疗各种脑血管疾病的技术。

目的　治疗各种颅内动脉瘤、颅内动静脉畸形、颈动脉狭窄、颈动脉海绵窦瘘及其他脑血管疾病。

用物　导管、栓塞的材料、颅内专用支架、球囊等辅助材料。

操作方法　在 X 线电视监视下，将内径 2mm 的导引管经主动脉插入到供应颅脑的血管（颈动脉或椎动脉）内，然后通过导引管将内径 1mm 或更细的柔软微导管选择性地插入颅内有关动脉，直达病变部位，最后，再根据病变性质，用不同方法，如栓塞、注药、扩张等操作，达到治疗目的。

护理要点　包括以下几方面：

术前护理　①向患者及家属说明治疗目的、过程、配合要点，缓解其焦虑情绪。②遵医嘱做好各项化验检查，如血型、血常规、出凝血时间等。③备好微量泵、监护仪、甘露醇等仪器和药物。④建立静脉通道。⑤遵医嘱备皮、沐浴及更衣。⑥禁食、禁水。⑦特殊情况遵医嘱术前用药、留置导尿管或心电监护。

术中护理　①遵医嘱调节和记录给药时间、剂量、速度与浓度，根据患者血管情况及时更换所需器械、导管或导丝。②密切观察意识状态和瞳孔变化，若术中出现烦躁、意识障碍或意识障碍程度加重、一侧瞳孔散大等，常提示患者脑部血管栓塞或病变血管破裂，需立即通知医生抢救。③观察患者全身状况，如有无语言沟通障碍、肢体运动及感觉障碍，有无寒战、高热等不良反应，发现异常及时报告医生处理。④遵医嘱给予吸氧和实施心电监护。⑤保持各种管道通畅。⑥术中肝素化者应注意观察患者皮肤、黏膜有无出血倾向，监测凝血功能。

术后护理　①严密观察意识、瞳孔及生命体征变化，及早发现颅内压增高、脑血栓形成、颅内血管破裂出血、急性血管闭塞等并发症，密切观察四肢活动、语言状况及足背动脉搏动情况，并与术前比较，发现异常立即报告医生。②穿刺部位加压制动24小时，避免增加腹压的动作，观察有无出血及血肿。③使用抗凝剂过程中要注意监测凝血功能，注意有无皮肤、黏膜、消化道出血，有无发热、皮疹、哮喘、恶心、腹泻等药物不良反应。

健康指导　①指导患者术后避免情绪激动、精神紧张和剧烈运动，防止球囊或弹簧脱落、移位。②鼓励患者术后多饮水，促进造影剂排泄。

护理评价　①焦虑情绪是否缓解，能否有效配合手术的进行。②生命体征是否平稳，有无术后并发症的发生，并发症能否得到及时发现及处理。③是否掌握术后康复的相关知识。

（孙艳杰）

gāoyāyǎng liáofǎ hùlǐ

高压氧疗法护理（nursing in hyperbaric oxygen therapy）

高压氧疗法指在高压环境中呼吸纯氧气体的治疗方法。

目的　①增加血中氧溶解量。②增加血氧弥散距离。③加速侧支循环形成。④抑制厌氧菌生长。⑤增加放射线、化学药物对急性肿瘤的作用。⑥高气压物理作用。

用物　高压氧舱（空气加压舱）。

操作方法　患者进入高压氧舱用面罩式吸氧，压力为2.0ATA，过程为加压15分钟、稳压65分钟（吸氧30分钟、休息5分钟、再次吸氧30分钟）、减压20分钟（中间停止5分钟），总时间100分钟。

护理要点　包括以下几方面：

进舱前护理　①患者需经高压氧疗医生检查、诊断、确认有高压氧疗适应证并办理治疗卡，登记后方可进舱。②如患者有发热、感冒、鼻塞、出血倾向等则不能进舱。③进舱人员进舱前应排空尿便、更换全棉衣服、不得穿化纤衣服进舱。④严禁带入火柴、打火机、手机、手表、钢笔和发光电动玩具等易燃、易爆物品进舱。⑤指导初次进舱患者掌握捏鼻鼓气或吞咽动作进行有效调压。⑥在氧舱调压时，如有不适应及时向舱外报告，停止加压，待症状缓解后方可继续治疗。

舱内护理　①加压时，嘱患者做捏鼻鼓气、吞咽等动作，以调节中耳内气压，使之与舱内压力达到平衡状态。患者如出现耳部疼痛，应立即停止加压，症状缓解后继续，若症状无缓解，则协助患者减压出舱。②加压或减压过程中温度随之变化，注意及时给患者增减衣物。③注意观察输液患者有无不适反应，及时调节墨菲管液面高度。④及时清理昏迷患者的呼吸道分泌物，保持呼吸道畅通。⑤患者在舱内勿随意走动，勿乱动舱内医疗设备。⑥加压完毕后嘱患者戴好面罩保持正常呼吸。⑦根据患者情况遵医嘱选择相对应吸氧方式。

出舱后护理　①观察患者吸氧情况，以及对使用舱内设备的反应，如有问题报告医生处理。②打扫舱内卫生，清理吸引器并消毒，按消毒隔离常规对舱内进行空气消毒，预防交叉感染。③卧床患者出舱后及时更换体位。

健康指导　①告知患者出舱后可出现耳痛、闷胀、鼻出血等症状，休息后可好转。②若症状不减轻，考虑患者是否可继续进舱治疗，必要时用常压吸氧。③出舱后建议患者饮热水或用热水沐浴，以减少体内氮气吸收。

护理评价　①首次进舱的恐惧心理是否缓解，能否顺利并有效完成高压氧疗。②生命体征是否平稳。③有无并发症发生，并发症能否得到及时发现及处理。

（刘　岩）

jīngshén zhàng'ài huànzhě hùlǐ

精神障碍患者护理（nursing of patients with mental disorder）

对精神障碍患者现存及潜在健康问题的发现及处理，为其提供相应的生理、心理、社会的照顾。

常见症状及体征　包括以下几方面：

认知障碍　错觉、幻觉、感知综合障碍、思维联想障碍（如思维迟缓、思维中断、思维奔逸、思维贫乏、思维松散、思维破裂等）、思维逻辑障碍（如象征性思维、逻辑倒错、语词新作等）、思维内容障碍（妄想、强迫观念）、记忆力障碍（记忆增强、遗忘、错构、虚构等）、智能障碍、自知力缺乏等。

情感活动障碍　情感高涨、情感低落、焦虑、恐惧、情感淡漠、情感脆弱、情感倒错等。

意志行为活动异常　意志减退或增强、意向倒错、兴奋、冲动、木僵以及怪异的动作行为。

护理评估　包括以下几方面：

个人及家族史　①婴幼儿期。母亲妊娠、分娩情况以及个体发育过程中站立、独自走路、讲话的时间。②儿童期。哺育情况、同父母或养育者的关系、与同伴的关系，是否同母亲分离，有无梦魇、夜惊，有无显著的恐惧对象，有无热性惊厥史等。③青年期。与同伴及老师的关系、学习成绩如何，有无情绪及行为问题，性格特点（内向或外向），有无酗酒或药物滥用，月经初潮或遗精

患者细嚼慢咽。对电休克和无抽搐性电休克治疗术后患者，意识清醒 1~2 小时后，可指导患者少量进食；对进食自理能力缺陷、牙缺如或者锥体外系反应严重者，应密切观察，指导和（或）协助患者进食，或遵医嘱给予半流食或软食；对大口仓促进食、抢食者，可安排单独进餐，嘱其放慢进食速度；对情绪不稳者，劝其暂缓进食，待患者情绪稳定后再进食。

噎食急救护理　①发现患者噎食，立即呼救并记录时间。②立即掏出堵塞在患者口腔及咽喉部的食物，如无缓解则立即行海姆利希（Heimlich）手法（又称腹拳式冲击法）：护士站在患者身后，让患者背靠在自己胸前，护士双手从患者背后环抱患者，一手握拳，拳眼顶在患者的剑突下，另一手手掌按压在拳头上，连续、快速地向内、向上反复推压冲击 6~10 次，利用胸腔内气流压力将阻塞在咽喉和气管内的食物冲出。③如上述步骤无效，则立即做好环甲膜穿刺或者气管切开术和气管内插管准备。将患者仰卧平放，使头后仰、颈部伸直、肩下垫高，配合医生实施抢救。④抢救成功后遵医嘱给予进一步生命支持和监测，并完善相关记录。

健康指导　①指导患者和家属识别噎食发生的危险因素。②通过宣教帮助患者和家属掌握噎食的急救方法。

护理评价　①是否发生噎食。②患者和家属是否掌握防范噎食的知识和噎食急救方法。

（程　艮）

tūnshí yìwù huànzhě hùlǐ

吞食异物患者护理 （nursing of patients at risk of swallowing foreign bodies）　对有精神障碍的吞

食异物患者将异物吞食到消化道内等现存及潜在健康问题的发现及处理，为其提供相应的生理、心理、社会的照顾。

护理评估　包括以下几方面：

个人史　有否吞食异物既往史，是否存在意向倒错、命令性幻听、自杀或自伤企图、病理性象征性思维、智能障碍等容易引发吞食异物行为的精神症状，是否存在藏匿异物的行为，是否有活动性义齿。

现病史　吞食的异物种类、吞食时间、主要症状等。

主要护理问题　①有吞食异物的危险。②潜在并发症：消化道损伤。

护理措施　包括以下几方面：

吞食异物预防护理　病区环境简洁，物品存放安全、有序；病区内的危险物品（如体温表、剪刀、图钉、消毒剂等）存放在患者不能接触的区域，严格管理、定期清点；患者入院及外出返回病房时，防止携带或捡拾危险物品，做好安全检查；评估患者吞食异物风险，对于高风险的患者应做到一对一看护，必要时遵医嘱给予保护性约束。

吞食异物急救护理　①发现患者吞食异物后，首先稳定患者情绪，检查口腔及咽部是否被异物损伤，尽快了解所吞食异物的种类，必要时将其安置在重症监护治疗病房，并及时报告医生、护士长。②根据具体情况采取急救措施。若异物在咽喉部，应设法取出，并做好伤口处理；对吞食异物种类不明或吞食金属类异物者，遵医嘱进行 X 线或 B 超检查；吞食药物及其他有毒物质（如消毒剂、洗发液）者立即洗胃；若吞服的是较小的固体异物或较光滑的物品，遵医嘱联系营

养食堂给予韭菜等非可溶性膳食纤维饮食，促进异物排泄，并定时观察异物的排泄情况。③异物排出期间，密切观察患者的病情变化，特别是胃肠道症状，如有无黑粪、血便、呕血、胃部或腹部疼痛，有无四肢厥冷、出汗等紧急情况，及时报告医生，做好转院或抢救准备。

健康指导　①告知家属和患者病区物品管理的制度和细则。②提高患者和家属对吞食异物的认识，告知患者和家属吞食异物的后果。③告知患者和家属如出现吞食异物应及时寻求医务人员的帮助。

护理评价　①有吞食异物既往史的患者以及高风险的患者在住院期间是否发生吞食异物，发生后能否得到及时发现及处理。②能否避免吞食异物造成的消化道损伤。

（程　艮）

mùjiāng huànzhě hùlǐ

木僵患者护理 （nursing of patients with stupor）　对有精神障碍的木僵患者言语活动和动作行为处于完全抑制状态等现存及潜在健康问题的发现及处理，为其提供相应的生理、心理、社会的照顾。

护理评估　重点评估患者木僵诱因、皮肤完整性、营养状况、对言语及非言语沟通的反应、生命体征以及排泄情况、合作程度。

主要护理问题　①生活自理能力缺陷。②有感染的危险。③有冲动、暴力行为的危险。④不合作。⑤自我防护能力改变。⑥言语沟通障碍。⑦有失用综合征的危险。⑧有发生压疮的危险。

护理措施　包括以下几方面：

病情观察　①将患者安置在重症监护病房或单间，与其他患者分开，24 小时专人看护，保持

环境安静、舒适。②密切观察病情变化，警惕患者突然出现紧张性兴奋及其他行为（如冲动、伤人、毁物、捡食等），及时护理干预，严防意外，保护患者及其他患者的安全，详细记录病情变化并交班。

饮食护理 保证营养和水分摄入，协助进食、饮水，选择易消化、高膳食纤维、高热量食物，必要时应遵医嘱鼻饲混合奶、食糜或给予胃肠外营养，同时注意加强对尿便的观察和护理。

休息与活动护理 ①定时翻身，按摩骨突出部位，保持床单位平整、干燥、清洁，取舒适卧位。②协助患者坐起，正确拍背。③每日定时给患者进行肢体按摩、活动关节，防止肌萎缩和关节强直。④执行保护性医疗制度，态度和蔼、耐心，避免言语刺激，合理集中安排各项操作，动作轻柔，使患者舒适。每日为患者做好晨晚间护理，每日为患者做口腔护理。

心理护理 与患者保持沟通，询问其感觉与需求，鼓励患者用非言语方式表达感受与需求，取得患者的合作，也可通过触摸等非言语方式表达对患者的理解与关注。

健康指导 向患者及家属宣教翻身、拍背、肢体按摩的作用。

护理评价 ①基本的生理需求是否得到满足。②皮肤是否保持完整。③是否出现冲动、暴力行为。④患者的安全能否得到保障。⑤是否出现失用综合征。

（程 艮）

qìzhìxìng jīngshén zhàng'ài huànzhě hùlǐ

器质性精神障碍患者护理

(nursing of patients with organic mental disorder) 对器质性精神障碍患者注意障碍、记忆障碍、谵妄等现存及潜在健康问题的发现及处理，为其提供相应的生理、心理、社会的照顾。

护理评估 包括以下几方面：

家族史 两代三系亲属的健康状况，家庭成员中有无器质性精神障碍家族史。

现病史 器质性疾病的进展情况：主要症状表现、发展趋势、治疗情况、疗效以及预后等；是否存在神经系统症状，存在的阳性体征；精神症状：有无注意障碍，如注意狭窄、注意涣散、注意增强等；有无记忆障碍；有无智能障碍：如计算能力下降、抽象理解能力受损、丧失生活技能和以往的知识经验等；有无思维障碍：如思维不连贯、妄想、思维贫乏、持续言语等；有无情感障碍：如情感淡漠、抑郁、欣快等；有无意识障碍等。

治疗经过 接受的检查及结果，如 CT、MRI、B 超、血常规、肝肾功能等检查；接受的治疗及疗效和不良反应。

主要护理问题 ①突发/渐进性意识障碍。②睡眠型态紊乱。③生活自理能力缺陷。④营养失调：低于机体需要量。⑤排便异常：尿便失禁、便秘、尿潴留。⑥语言沟通障碍。⑦定向力障碍。⑧有暴力行为的危险：对自己、对他人。⑨自我防护能力改变。⑩有皮肤完整性受损的危险。

护理措施 包括以下几方面：

环境护理 ①维持适宜的温湿度，保持空气新鲜、光线充足。②尽量简化室内设施，设置防滑设施和扶手。③定期检查危险物品，如能伤害到患者的锐器或者易碎、易燃物品等，防止出现摔伤或自伤、自杀行为。

病情观察 观察生命体征、瞳孔变化、意识变化、器质性疾病的变化以及精神症状变化等。

对症护理 ①意识障碍。专人护理，控制患者活动范围，加用床档防止坠床，必要时使用约束器具等。②人格改变：维护患者的尊严、态度和蔼耐心、不与患者争辩及避免激惹患者等。③定向力障碍、言语沟通障碍。见精神疾病患者护理中的定向力障碍护理及言语沟通障碍护理。④兴奋状态。了解兴奋、躁动的原因，室内光线保持明亮，按医嘱使用镇静药等。⑤行为紊乱。减少患者单独外出的机会，提供宽敞、安全的活动环境，巧妙转移患者的注意力等。⑥幻觉妄想状态。密切观察患者的言行，控制患者的活动范围，适时进行自知力干预等。⑦心境障碍。改善患者的睡眠状态，协助患者料理日常生活，保证患者的安全，防范意外事件发生，加强沟通交流，鼓励患者抒发内心体验等。

用药护理 确保患者按医嘱服药，密切观察药物的疗效及不良反应。

生活自理能力下降护理同精神障碍患者护理相关内容。

健康指导 ①向患者及家属宣教器质性精神障碍的特点。②指导家属掌握患者所服药物名称、剂量、服药方法、常见不良反应等，指导家属督促患者遵医嘱用药，加强用药观察。③指导家属掌握观察病情变化方法，如发现患者情绪激动、抑郁、焦虑，或出现幻觉、妄想等症状应及时复查。④指导患者和家属进行简单康复训练。

护理评价 ①精神症状是否得到控制或缓解。②器质性病变是否得到明确的诊治。③基本生理需求是否得到满足。④睡眠是否改善。⑤排便功能是否恢复正常。⑥是否出现冲动行为导致的自伤或伤人的后果。⑦身体结构是否保持完整，是否出现感染、压疮、骨折等并发症。⑧是否出现严重的药物不良反应。⑨在恢复期，患者及家属是否掌握了康复方法。

（程 良）

jīngshén huóxìng wùzhì suǒzhì jīngshén zhàng'ài huànzhě hùlǐ

精神活性物质所致精神障碍患者护理（nursing of patients with mental disorder due to psychoactive substances）

对精神活性物质所致精神障碍患者中毒、生理与心理依赖、戒断综合征、情感障碍等现存及潜在健康问题的发现及处理，为其提供相应的生理、心理、社会的照顾。

护理评估 包括以下几方面：

个人及家族史 性格类型、既往健康状况、吸烟及饮酒史、外伤史、传染病史、过敏史以及两代三系有无同类疾病史；入院前进食情况与饮食喜好、排便情况、睡眠习惯。

现病史 使用精神活性物质的模式，包括种类、频率、数量、时间、方式等；躯体状况，包括营养状况和神经系统体征（如有无共济失调，有无震颤，肌力如何，是否存在病理反射）等；情绪状况；社会功能是否受到影响；出现了哪些戒断反应，有哪些精神障碍性症状。

治疗经过 接受的检查及结果，如尿吗啡含量测定等；接受的治疗及疗效和不良反应，如戒瘾治疗。

主要护理问题 ①与戒断综合征有关的急性意识障碍、感知觉改变。②营养失调：低于机体需要量。③吞咽障碍。④思维过程改变。⑤有暴力行为的危险：对自己或对他人。⑥焦虑。⑦个人应对无效。⑧社交障碍。⑨缺乏精神活性物质所致精神障碍康复相关知识。

护理措施 包括以下几方面：

饮食护理 ①关注患者饮食情况，患者因戒断出现胃肠道症状时（如厌食、呕吐、进食少），应给予易消化、营养丰富的半流质或流质饮食。②严重呕吐无法进食者，可遵医嘱进行胃肠外营养治疗。③对营养不良者应给予高蛋白、富含维生素、高热量、易消化的食物，少食多餐。④酒精所致精神及行为障碍者戒瘾治疗前期若出现吞咽困难，应给予流食或软食，以免造成噎食。⑤监测患者体重。

安全护理 ①意识障碍者，由专人陪伴，卧床时加床挡，以防坠床。②在探视时以及患者入院时应严格检查相关的物品，防止患者或其家属和朋友将毒品、酒、镇静催眠药等带入病房。

病情观察 密切观察生命体征、意识水平、瞳孔变化；关注四肢肌力及感觉、运动功能以及戒断症状程度，注意有无惊厥、震颤；密切观察和识别患者的躯体症状和戒断症状。

康复训练护理 指导患者在康复期进行体育锻炼、生活技能训练和人际沟通技能训练。

用药护理 遵医嘱给予替代药物，观察药物疗效及不良反应，及时与医生沟通。

暴力预防与处理 见暴力患者护理。

心理护理 ①与患者及家属共同识别家庭问题的所在，共同制订解决的计划。②与患者建立真诚、友善与信赖的人际关系，给予心理情绪支持，要对滥用者坦诚、守信的合理行为表示接受与认可，以区别其不被接受的行为，接纳滥用者可增加其自我价值感。③在沟通良好的前提下，指出成瘾行为所带来的不良后果，以引发患者改变行为意愿，帮助患者认识成瘾行为，克服治疗的焦虑与恐惧；患者同意改变时，护士可和患者共同制订行为契约，以书面方式记录并签字，在契约内容中强调患者在参加治疗期间必须完全戒除该成瘾物质，向患者传达其能控制自己的行为且采用正向的行为。④强调患者的自主性，强调患者的责任和承担责任的益处。向患者说明戒瘾治疗中，个体可能需要承受或忍耐一部分戒断症状带来的痛苦，鼓励患者理性面对。⑤应协助患者建立自尊。⑥指导患者通过绘画、运动、音乐等非破坏性的方式释放其面临责任、挫折时的压抑情感；或者利用集体讨论的方式帮助依赖者释放情感。

健康指导 ①帮助患者与家属了解精神活性物质所致精神障碍相关知识。②告知患者戒瘾治疗后一个月内再次滥用精神活性物质的概率最高，摆脱对精神活性物质的依赖是一项长期的任务，需要用数年、数十年甚至一辈子，杜绝侥幸心理。③若患者使用毒品，则应劝导患者设法与原来的毒友彻底断绝来往、脱离原先环境；并通过参与新的活动、建立新的联系、结交新的不吸毒的朋友，客观上减少接触毒品的机会。④指导家属观察患者是否再次使用精神活性物质，包括患者交友范围的变化；患者性格及行为发生的改变，如突然变得懒散、孤僻、自私或易激惹，有时对配偶或子女、父母都不关心，有意躲避家人等；生活规律改变；不明用途的经济支出增多；身体健康状况下降，如面色晦暗、无精打采、明显消瘦和营养不良、食欲缺乏、性欲减退、经常发生躯体感染、顽固性便秘等；示指和中指间皮肤颜色变黄，上肢或下肢皮肤上有条索和瘢痕，出现局部皮肤脓肿、感染或溃疡甚至坏疽；发现身边有精神活性物质或相关的器具，如注射器、锡纸、打火机、吸管；出现戒断综合征，如震颤、寒战、虚汗、无力、浑身疼痛等，出现异常应及时送患者就诊。

护理评价 ①急性意识障碍是否缓解。②营养状况是否改善。③是否发生危险、暴力行为。④有无噎食。⑤是否愿意接受戒瘾治疗方案，能否与医护人员共同配合完成戒瘾治疗。⑥能否克服人格缺陷、正常地与他人交往沟通、改善人际关系、建立正常的生活模式。⑦能否掌握物质滥用的有关知识、自愿杜绝各种精神活性物质。

(程 艮)

jīngshén fēnlièzhèng huànzhě hùlǐ

精神分裂症患者护理 (nursing of patients with schizophrania)

对精神分裂症患者个性改变及思维、情感、行为三者的分裂，精神活动与环境的不协调等现存及潜在健康问题的发现及处理，为其提供相应的生理、心理、社会的照顾。

护理评估 包括以下几方面：

个人及家族史 家庭有无类似疾病患者，近期有无重大创伤性事件，既往有无类似经历及就诊情况。

现病史 病情特点；有无工作、生活、学习、性格改变等；了解患者意识状态、外貌、自我照顾、生命体征、全身营养、睡眠、饮食、排泄等状况；有无生活懒散、疲倦感。精神状况评估：有无思维障碍及类型、特点；有无抑郁、焦虑、兴奋、易激惹及严重程度；有无冲动、伤人、自杀、自伤、外走的可能；有无幻觉、妄想，幻觉、妄想及其程度、频率、持续时间及对幻觉、妄想的反应；个人卫生、营养、睡眠、排泄等生理需要是否得到满足；自知力情况，以及是否合作。慢性期患者病情是否稳定，有无残留症状及其对患者的影响。

治疗经过 接受的精神检查、体格检查、量表检查及结果；接受的治疗及疗效和不良反应。

主要护理问题 ①有暴力行为的危险。②思维过程、感知改变。③不合作。④语言沟通障碍。⑤社交孤立。⑥生活自理能力下降。⑦睡眠型态紊乱。⑧营养失调：低于机体需要量。

护理措施 包括以下几方面：

幻觉状态护理 掌握幻觉的内容、频度，幻觉对患者思维、情绪、行为的影响；对命令性幻听者严防发生意外；对幻觉导致进食障碍者要注意营养支持。

妄想状态护理 急性期不与其争辩，表示理解、接纳，掌握妄想的内容及所涉及的范围，但避免强化症状，防止发生意外；动摇期引导患者认识，促进其转化，保证治疗，观察药物不良反应；恢复期观察自知力恢复的水平，做好健康教育。

兴奋状态护理 兴奋患者不同住一室，防止互相干扰；保护患者和自己的安全，不从正面护理患者；避免患者取得伤人的工具；不激怒患者；遵医嘱给予药物控制；必要时予以保护性约束。

木僵状态护理 见木僵患者护理。

用药护理 保证患者治疗，防止患者藏药；观察药物不良反应，及时发现，及时处理；注意观察疗效。

健康指导 ①向患者及家属告知精神分裂症易复发的特点，指导患者维持治疗，防止复发。②遵医嘱按时复查，服从治疗，坚持服药。③指导家属观察病情复发的表现，如无原因的睡眠障碍，无其他疾病情况下出现头晕、头痛、心悸、乏力，无故出现情绪低落或不稳，生活习惯改变、懒散、不愿起床、不讲卫生或特别爱清洁，自知力丧失；或突然认为自己病愈或不肯服药，注意力不集中，做事不能有始有终，原精神症状再现；或再次出现片段幻觉、妄想或被控制感，表现多疑如认为周围人对他不好。④避免精神刺激，正确对待及处理生活中的事件，适应并正确处理与已有关的社会因素；进一步恢复生活与社会功能。⑤保持合理而有规律的生活习惯，注意劳逸结合。

护理评价 ①患者及他人的安全是否得到保证。②病情是否进一步恢复，从而减少复发可能。③住院期间是否能配合治疗及护理。

(杨芳宇)

qínggǎn zhàng'ài huànzhě hùlǐ

情感障碍患者护理 (nursing of patients with affective disorder)

对情感障碍患者情感异常、认知行为改变等现存及潜在健康问题的发现及处理，为其提供相应的生理、心理、社会的照顾。

护理评估 包括以下几方面：

个人及家族史 个人成长发育史、特殊嗜好、既往健康史、生活及职业史、工作环境；亲属中是否有类似疾病发生。

现病史 此次发病的时间、

原因、有无相关诱因；目前主要症状及特点，包括病情和症状的严重性；认知模式是否歪曲；危险行为（包括自杀、自伤、冲动、伤人）的可能性，对住院治疗的态度等。

治疗经过 接受的检查及结果；接受的治疗及疗效，如目前用药的种类、剂量、用法、疗程、不良反应及依从性等。

主要护理问题 包括以下几方面：

抑郁状态护理问题 ①有自伤、自杀的危险。②生活自理能力下降。③营养失调：低于机体需要量。④睡眠型态紊乱。⑤个人应对无效。⑥情境性自我贬低。⑦焦虑。⑧思维障碍。

躁狂状态护理问题 ①有外伤、暴力行为的危险。②睡眠型态紊乱。③生活自理能力下降。④营养失调：低于机体需要量。⑤潜在并发症：锂盐中毒、电休克治疗并发症（如骨折）。⑥思维障碍。

护理措施 包括以下几方面：

安全护理 ①识别自杀征兆，妥善安排患者和保管危险物品。②在护理躁狂发作患者时应及时识别患者发生暴力行为先兆，如辱骂、情绪激动、挑剔、无理要求多等；提供安全、安静、宽敞的环境；了解暴力行为原因，稳定患者情绪，尽量满足其合理要求，若出现暴力行为，沉着、冷静地处理。

药物护理 遵医嘱用药，确保患者将当次药物全部服下，观察药物疗效和不良反应。

生活自理能力下降护理、心理护理同精神障碍患者护理相关内容。

健康指导 ①讲解疾病相关知识，说明维持治疗的重要性，指导其遵医嘱坚持治疗。②指导患者及家属识别复发前征兆，即睡眠、情绪、行为、能力改变。③嘱患者规律生活，培养积极的生活态度。

护理评价 ①异常情绪有无改善。②有无意外发生。③生理需求是否得到满足。④患者及家属是否掌握疾病的相关知识，能否坚持治疗、识别复发先兆。

(杨芳宇)

shénjīngzhèng huànzhě hùlǐ
神经症患者护理（nursing of patients with neurosis）

对神经症患者焦虑、强迫、疑病等现存及潜在健康问题的发现及处理，为其提供相应的生理、心理、社会的照顾。

护理评估 包括以下几方面：

个人史 个性特征、童年经历、近期生活事件、疾病对日常活动和社交活动的影响。

现病史 ①是否有焦虑症状或惊恐发作表现。是否有提心吊胆、惶恐不安的强烈内心体验；是否有心动过速等自主神经功能紊乱情况；有无突然出现的恐惧感。②有否恐怖症表现。恐怖的具体内容，惧怕程度，面对恐惧对象的具体表现，所惧怕事物可否追溯到现实刺激。③有否强迫症表现。强迫症状的内容、频度、规律如何；患者情绪，是否稳定，有无沮丧、烦躁、厌世等，强迫症状是否导致患者其他异常行为。④有否躯体形式障碍表现。有否感觉过敏、感觉异常、感觉缺失、皮肤不适等；患者所疑患何种疾病，行为有无异常，是否四处求医，是否服药。

治疗经过 接受的精神检查、体格检查、常规实验室检查及结果；接受的治疗及疗效和不良反应。

主要护理问题 ①焦虑。②恐惧。③社交障碍。④精神困扰。

护理措施 包括以下几方面：

安全护理 ①密切观察情绪变化，对有抑郁情绪及自杀、自伤倾向者，防范发生自杀、自伤的情况。②做好安全检查，避免患者接触环境中的危险物品和其他不安全因素。

症状护理 减轻精神症状或接受症状。①帮助患者注意症状之外的其他事情，终止负性和应激性思维。②指导患者学会放松技巧，如应用意向引导、深呼吸或其他放松技巧来逐步放松肌肉。③鼓励患者表达自己的情绪和不愉快感受，协助其识别和接受负性情绪及相关行为。④帮助患者矫正扭曲的认知，或改变各种不正确的看法，使其改善或消除适应不良的情绪和行为。⑤重建正确的疾病概念和对待疾病的态度。嘱患者顺其自然，接受症状；转移注意力，尽量忽视它；参加力所能及的劳动。

提高应对能力和社会功能 ①与患者共同探讨其压力来源及诱因，与患者制订压力应对方式。②肯定患者的能力和优势，以利于增强信心和减轻无助、无用感。③提供环境和机会让患者学习和训练新的应对技巧。④协助患者获得家庭理解和社会支持。⑤帮助患者改善自我照顾能力，协调患者提高对社会环境和家庭的适应能力。

健康指导 ①帮助配偶和亲友正确看待患者疾病，建立积极、关心、帮助的家庭气氛。②指导患者定期进行集体活动，如野餐、郊游、唱歌、打球等。③遇到危机事件时，及时找专业人员咨询或寻求帮助。④指导患者遵医嘱服药。

护理评价 ①情绪是否稳定，有无焦虑、恐惧、紧张等不良情绪。②安全和生理需求是否得到满足。③能否正确认识应激事件，是否掌握正确的应对方法。

(杨芳宇)

fēnlí（zhuǎnhuàn）xìng zhàng'ài huànzhě hùlǐ
分离（转换）性障碍患者护理
（nursing of patients with dissociative<conversion>disorder） 对分离（转换）性障碍患者受重大生活事件等因素而出现分离性遗忘、分离性木僵、出神与附体障碍、分离性运动障碍、分离性抽搐、分离性感觉麻木和感觉缺失等现存及潜在健康问题的发现及处理，为其提供相应的生理、心理、社会的照顾。

护理评估 包括以下几方面：

个人及家族史 健康状况、社会背景、职业、人际关系、性格、受教育程度；有无家族史、药物过敏史，有无重大躯体疾病，近期是否发生重大生活事件等。

现病史 感知觉有无异常，有否感觉过敏、感觉缺失、内感性不适等；有否躯体化症状，如胃肠道不适；是否发生过抽搐发作；情绪是否稳定，有无情感爆发；行为是否有表演性，有无异常行为，有无意识障碍，发作前有无诱发因素；家属对患者的态度如何。

治疗经过 接受的精神检查、体格检查（尤其是神经系统检查）及结果；接受的治疗及疗效，如药物治疗、心理治疗、物理治疗。

主要护理问题 ①有外伤的危险。②自我形象与自我认同紊乱。③感知觉改变。④有自伤的危险。⑤突发性意识障碍。

护理措施 包括以下几方面：

心理护理 ①建立良好护患关系，接纳患者的躯体症状，给予恰当关心和照顾，耐心倾听患者诉说和感受，保持中立态度。②观察病情变化，关注患者情绪变化，了解其内心体验，当患者出现情绪波动时，予以支持性心理护理。③鼓励和帮助患者寻找与症状出现的相关心理因素和生活事件，引导患者学会放松、调试心态的方法，减轻压力造成的焦虑情绪。

用药护理 遵医嘱用药，观察用药反应，出现药物不良反应及时上报医生处理。

症状护理 对情感爆发患者，护士需保持冷静，用降温技术稳定患者情绪；对躯体障碍患者加强基础护理，保证患者入量和营养，协助患者料理生活，以暗示法逐渐训练患者自身生活能力；对有抽搐症状患者，防止其受伤。

健康指导 ①向患者及家属介绍疾病的相关知识，告知家属对患者非适应性行为经常予以迁就或不适当的强化均不利于患者康复，指导家属掌握暗示治疗的原则和技巧。②营造温馨、和谐和民主的家庭气氛，不要给患者施加更大压力。③尊重、关心患者，但不能强化患者症状。

护理评价 ①是否发生意外。②对自身疾病是否了解和接受。③症状是否缓解。

(程 艮)

yìngjī xiāngguān zhàng'ài huànzhě hùlǐ
应激相关障碍患者护理
（nursing of patients with stress-related disorder） 对应激相关障碍患者易激惹、回避行为、适应障碍等现存及潜在健康问题的发现及处理，为其提供相应的生理、心理、社会的照顾。

护理评估 包括以下几方面：

个人及家族史 个人成长发育史、特殊嗜好、既往健康史、职业及生活史、工作环境；亲属中是否有类似疾病发生。

现病史 应激源的发生原因、种类、强度、持续时间、发生频率、当时情景，与患者切身利益关系是否密切、与疾病发生的关系等。精神状况包括感知觉症状，如有无幻觉、妄想等；情感状态，如有无抑郁、焦虑、恐惧、淡漠及意识状态等；行为有无现存或潜在冲动、伤人、自杀、自伤、木僵等行为，有无退缩和品行障碍行为。心理应对方式和认知：平时对压力事件的处理方式，处理压力事件所需时间及对应激事件的认识，对该疾病的态度。

治疗经过 接受的精神检查、体格检查、常规实验室检查及结果；接受的治疗及疗效和不良反应。

主要护理问题 ①创伤后综合征。②急性意识障碍。③有自杀、自伤、暴力行为的危险。④恐惧。⑤营养失调：低于机体需要量。⑥应对无效。⑦焦虑。

护理措施 包括以下几方面：

脱离应激源 帮助患者尽快消除精神因素或脱离引起精神创伤的环境；对患者康复后生活或工作方面给予指导，必要时可申请调换工作岗位，改善人际关系；建立新的生活规律等，以转移或消除应激源；提供安静、宽敞、温度适宜、色彩淡雅以及陈设简单、安全的环境，减少各种不良环境因素对患者的刺激和干扰。

安全护理 评估患者意识障碍程度，评估自杀、自伤、暴力行为的危险度；密切观察患者各种表现，注意有无自杀、自伤、暴力行为征兆出现；一旦发现患者有明显的自杀、自伤、暴力行为征兆，应立即采取措施，保证患者及周围人员安全。

基础护理　对于长期卧床、完全不能自理者，做好各项基础护理；避免发生长期卧床所致并发症如压疮、口腔溃疡等；患者病情开始缓解、意志行为逐步增强时，应鼓励自行料理个人卫生。

心理护理　①对急性期患者给予支持性心理护理，可使其情感得到释放与疏泄，使其情绪尽快稳定，避免因回避和否认而进一步加重损害。②帮助患者找到负性自动思维。通过提问、指导患者想象或角色扮演探寻其在负性情感反应和创伤之间起中介作用的歪曲认知，并要求患者归纳出其中的一般规律，自己找出认知上的错误。③指导患者通过对应激情景模拟想象、实践、排演等方法，帮助患者学会问题解决法、处理压力情景。

健康指导　①指导患者有意忽视挫折和精神痛苦，对创伤性事件不感知、不接触、不回忆。②重视自己的优点和成绩，以自己长处比他人短处。③降低自我期望值，使之更符合现实。④通过户外散步、运动、听音乐、看电视、与人交谈等方式，转移对应激源的注意力。⑤重新调整和建立社会支持，调动一切可以利用的社会支持资源，减轻应激反应、促进身心康复。

护理评价　①是否发生自杀、自伤、冲动伤人行为。②生理需求是否得到满足。③能否正确认识和应对应激事件。④是否学会调整和控制情绪。⑤适应能力是否改善。

（杨芳宇）

jìnshí zhàng'ài huànzhě hùlǐ
进食障碍患者护理（nursing of patients with eating disorder）
对进食障碍患者神经性厌食、神经性贪食和神经性呕吐等现存及潜在健康问题的发现及处理，提供相应的生理、心理、社会的照顾。

护理评估　包括以下几方面：

个人及家族史　有无精神障碍病史、有无吸烟、饮酒史；有无精神障碍家族史。

现病史　体重变化情况以及患者所认为的理想体重；对自身体形和自我概念的看法；饮食习惯和结构，包括种类、量、偏好以及对食物的认识；节食情况，包括开始时间等；催吐药、泻药及其他催吐方法使用情况；为减轻体重所进行的活动种类和活动量；情绪状况和有无自杀、自伤倾向。

治疗经过　接受的精神检查、心肺功能检查、营养状况检查及结果；接受的治疗及疗效和不良反应。

主要护理问题　①营养失调：低于机体需要量。②体液缺乏。③无效性否认。④自我形象改变。

护理措施　包括以下几方面：

营养及饮食护理　①尽快将患者转入专科医院，接受系统治疗。②根据患者的营养状况，与营养师和患者一起制订体重增加计划，鼓励其按计划进食。③对厌食严重者，进食、饮水从小量开始，逐步、缓慢增量，食物性质也从液体、半流质、软食、普食的顺序过渡。④如患者严重缺乏营养又拒绝进食，在劝其进食的基础上可辅以胃管鼻饲或胃肠外营养。⑤使用固定体重计每日定时测量体重，注意控制体重增加速度，以每周增加 0.5～1kg 为宜，过快易导致急性胃扩张和急性心力衰竭。⑥密切观察和记录生命体征、出入量、心电图、实验室检查结果（电解质、酸碱度、血清蛋白等）直至以上项目指标趋于平稳。⑦注意观察皮肤、黏膜完整性、色泽，出现异常及时向其主管医生汇报。

体象障碍护理　①与患者建立相互信任关系，使患者有被接纳感。②评估患者对肥胖的感受和态度，鼓励患者表达对自己体象的看法。③将患者实际的身体尺寸与其主观感受做对比，帮助其认识主观判断错误。④鼓励患者进行适当自身修饰，鼓励其总结自己的优点，尤其是身体形象的长处。⑤帮助患者认识"完美"是不现实的，并帮助其认识自己对"完美"的理解。⑥鼓励患者参与决策，增加患者对环境的控制感，并通过正向反馈如表扬、鼓励等，帮助患者学会接受现实的自己。

重建正常进食行为模式　①帮助患者正确理解体形与食物的关系。制订宣教计划帮助患者认识营养相关问题，如减肥、节食是增加暴食发生的因素及长期节食对认知功能的影响等，帮助患者建立正确的自我认识。②限制神经性厌食患者进食速度，要求不超过30分钟，保证进食速度；患者进餐时，护士应陪伴至餐后1小时，确保按量摄入食物，无呕吐发生；限制患者餐后异常行为，如长时间沐浴或其他过度活动等；对患者体重增加或主动进食，给予奖励。③对神经性贪食者可教授自控技术。定点就餐，有人在场时就餐；记录每次进食量，限制进食次数和进食量；想大量进食时，用散步、看电视或读书等方式分散注意力，限制进食次数；不称体重、不看食谱或热量一览表，以免因担心肥胖而节食；逐渐延长贪食-呕吐周期。

情绪护理和家庭干预护理

①注重对患者情绪反应的评估，如有无抑郁及有无自杀的危险和滥用药物情况，根据情况进行相应心理护理。②对患者家庭进行宣教，关注患者病情，并鼓励患者参与家庭治疗和集体治疗。③对必要的照顾技巧向家庭进行示范并提供练习机会；指导家庭与患者之间加强沟通。

健康指导 ①向患者传输体形美的正常标准和内涵。②向患者说明合理营养的必要性和过度消瘦的后果。③家庭对患者的教育管理方法，宜疏导而不是制约。

护理评价 ①营养状况是否改善。②是否重建正常进食行为模式。③情绪是否稳定。④是否能够正确认识合理营养的必要性、正确认识体形美的标准和内涵。

(杨芳宇)

shuìmián zhàng'ài huànzhě hùlǐ

睡眠障碍患者护理 (nursing of patients with sleep disorder) 对睡眠障碍患者失眠、嗜睡等现存及潜在健康问题的发现及处理，为其提供相应的生理、心理、社会的照顾。

护理评估 包括以下几方面：

个人及家族史 有无经常吸烟、饮酒、饮浓茶、饮咖啡习惯；有无精神障碍病史；有无家族史。

现病史 评估患者失眠发生时间，判断是一过性失眠、短期失眠还是慢性失眠；如为慢性失眠，应继续评估是否有好转的时候，以及好转或加重的原因；患者如何看待失眠，是否为此苦恼、焦虑，对生活带来多大影响；是否有白昼睡眠时间延长、觉醒时要想达到完全觉醒状态有困难；白天有否不可抗拒的短暂睡眠发作；睡眠过程或觉醒过程中是否发生异常现象。

治疗经过 接受的精神检查、多导睡眠图检查及结果；接受的治疗及疗效和不良反应。

主要护理问题 ①睡眠型态紊乱。②疲乏。③焦虑。④个人应对无效。⑤恐惧。

护理措施 包括以下几方面：

心理护理 ①建立良好护患关系，加强护患间的理解和沟通，了解患者深层次的心理问题。②运用支持性心理护理，帮助患者认识心理刺激、不良情绪对睡眠的影响，使患者学会自行调节情绪、正确面对心理因素、消除失眠诱因。③帮助其了解睡眠的基本知识，如睡眠的生理规律、睡眠质量的高低不在于睡眠时间的长短、失眠的原因和根源。④指导失眠患者减少在床上的非睡眠时间；对睡眠保持符合实际的期望；不把白天发生的不愉快归咎于失眠；不试图入睡；不给睡眠施加压力；不要悲观；学会承受睡眠缺失的后果。⑤引导患者认识睡眠，以正确态度对待失眠，消除对失眠的顾虑，解除心理负担、纠正恶性循环状态。⑥消除心理恐惧，进行详尽的健康宣教，帮助患者及家属认识本病的实质、特点及发生原因，以纠正其对本病的错误认识，消除恐惧心理，同时又要客观面对本病，做好终生带病生活的思想准备。

睡眠模式护理 重建规律、有质量的睡眠模式：①把床当作睡眠的专用场所。②感到想睡觉才上床，而不是一累就上床。③不在床上从事与睡眠无关的活动，如看书等；入睡困难或无法再入睡（无睡眠20分钟后）时立刻起床到另一房间，直到睡意袭来。④无论夜间睡眠质量如何，都必须按时起床。⑤避免白天睡觉。

安全护理 ①对睡行症患者，保证夜间睡眠环境安全，如门窗加锁，防止患者睡行时外出、走失。②清除环境障碍物，防止患者绊倒、摔伤。③收好各种危险物品，防止患者伤害自己和他人。④嗜睡、发作性睡眠患者避免从事可能因睡眠障碍而导致意外的各种工作或活动，如高空作业、驾驶、危险性操作等。

减少发作次数护理 ①帮助患者及家属认识、探索和避免疾病诱因，如睡眠不足、饮酒等。②建立生活的规律性，减少心理压力，避免过度疲劳和高度紧张，白天定时小睡；发作频繁者在医生指导下服用相应药物，也可减少发作。

健康指导 ①规律生活，包括三餐、睡眠、工作时间尽量固定。②睡前2个小时避免易兴奋活动，如看刺激、紧张电视节目、长久谈话、进食等，忌用浓茶、咖啡、巧克力、可乐等兴奋性饮食。③白天多在户外活动，接受光照。④用熟悉物品或习惯帮助入睡，如听音乐、用固定被褥。⑤指导患者使用睡前诱导放松方法，包括腹式呼吸、肌肉松弛法等，使患者学会有意识控制心理、生理活动，提高唤醒水平。⑥营造最佳的睡眠环境。避免光线过亮或直射脸部；维持适当温度和湿度；保持空气流通；避免噪声干扰；选择合适寝具。⑦遵医嘱正确应用镇静催眠药。

护理评价 ①是否重建了规律、有质量的睡眠模式。②是否对失眠有正确认识。③情绪是否稳定。④是否安全。⑤恐惧心理是否消除。

(杨芳宇)

jīngshén fāyù chíhuǎn huànzhě hùlǐ

精神发育迟缓患者护理 (nursing of patients with mental retardation) 对精神发育迟缓患者智

力低下、社会适应困难、注意力缺陷、易冲动、刻板、强迫行为等现存及潜在健康问题的发现及处理，为其提供相应的生理、心理、社会的照顾。

护理评估 包括以下几方面：

个人及家族史 其母围产期情况，有无难产；出生后发育情况；有无相关家族史。

现病史 有无言语障碍，了解其智力水平、生活自理能力；能否独立进食、洗漱、换衣、料理尿便，能否独立外出；情绪稳定性、表达能力及控制力是否正常，有无躯体畸形或缺陷，有无贪食、食欲缺乏、睡眠障碍；有无精神发育迟缓及程度。

治疗经过 接受的精神检查（尤其是智能方面的检查）、体格检查及结果；接受的治疗及疗效和不良反应。

主要护理问题 ①营养失调：与智能水平低下所致贪食、食欲减退及消化不良等有关。②有受伤的危险。③个人应对无效。④生活自理能力缺陷：如进食、沐浴、穿着修饰及如厕等。⑤语言沟通障碍。⑥社交障碍。

护理措施 包括以下几方面：

生活护理 ①对遗传性代谢缺陷病者，进行严格饮食控制。②保证患者有足够营养摄入。③督促患者养成良好生活习惯，按时起床、进食、梳洗、进行适当活动。④密切观察病情，保证患者居住环境安全。

心理护理 ①对患者充满爱心和同情心。②了解患者病情及家属对患者的态度、教育、训练情况等，与家属密切配合保证治疗方案的实施。③与医生合作做好心理治疗和行为治疗。

早期训练护理 ①帮助家属了解正常儿童心理发展规律，对患者的动作、行为、语言进行早期观察。②帮助家属判断患者与其他同龄人比较是否存在较大差异，尽早进行训练，包括动作训练、爬行训练、发音训练、认知活动训练。③帮助患者认识周围环境，多提问以激发思考。④训练患者必要生活技能，如洗脸、洗澡、如厕、穿衣服等。⑤训练自身保护及防御能力。

品德教育 ①注意患者的生理、心理特点，了解各人的缺陷，爱护和保护患者的自尊心，培养自信心和意志力。②把缺陷行为和不道德行为严格区分开，少批评和惩罚，多表扬和鼓励。

职业训练护理 ①进行适合患者的智力水平和动作发展水平的劳动技能训练。②注重现实性和适应性，重视安全教育，远离危险环境如高温、污染、毒品、交通险道等。③进行从进食、穿衣、扫地等，逐渐到步入社会生活服务的劳动技能培养，进行日常工具性能和使用方法教育。④根据患者心理、生理差异和疾病，了解各人的特点，进行职业选择指导。

用药护理 ①遵医嘱给予药物治疗，及时做好记录。②在无主诉的情况下，密切观察患者药物不良反应。③出现生命体征异常，应密切观察，及时报告医生，并做好详尽的记录与交班。

健康指导 ①指导家属学习相关知识，并制订训练计划和训练步骤。②家属要不断与孩子对话，注意让患者多与其他人交往。③语言矫正训练不要操之过急。④对患者要有耐心，进行坚持不懈地教育与训练，不断地反复进行。⑤训练原则是内容由浅入深，方法形象、生动、直观；每次内容少而精，同一内容多次重复，

反复强化；正性强化和负性强化相结合。

护理评价 ①生活自理能力、营养状况、情绪障碍、语言功能、病态行为是否改善。②家属对疾病的认知、对患者的态度、应对方法、家庭养育态度和方式等是否改善。

（杨芳宇）

xìnggōngnéng zhàng'ài huànzhě hùlǐ

性功能障碍患者护理（nursing of patients with sexual dysfunction） 对性功能障碍患者性欲减退等现存及潜在健康问题的发现及处理，为其提供相应的生理、心理、社会的照顾。

护理评估 包括以下几方面：

个人及家族史 童年生活经历及性创伤情况，对性的了解程度，接受性教育情况；家族史。

现病史 性生活类型和质量，既往和现有性问题及表现、程度、持续时间，对现存问题和潜在问题的感受，可能的影响因素，对性及性生活的认知水平。

治疗经过 接受的性心理检查、性功能检查及结果；接受的治疗及疗效和不良反应。

主要护理问题 ①无效性性生活型态。②性功能障碍。③焦虑。④个人应对无效。⑤缺乏性功能障碍防治的相关知识。

护理措施 包括以下几方面：

寻找诱发因素 ①探明患者家庭环境、出生及成长经历，找出引起其消极性态度如压抑、低自尊、内疚、恐惧或厌恶的原因，帮助患者确认影响其性功能因素。②了解患者用药史和药物不良反应，确认性功能障碍是否药物所致。

建立正确性认识护理 ①向患者讲解有关性解剖和性行为的基础知识，帮助患者正确认识和

理解，以降低无能感和焦虑程度。②帮助患者理解生活压力与性功能障碍的关系。③帮助患者认识其性欲降低源于心理因素，如不愉快的回忆或配偶的行为特征，如动作粗暴、缺乏修饰等，使患者能有意识地避免这些因素对性生活带来的负性影响。

建立正确性型态护理 ①与患者讨论如何改变其应对压力方式，以及解决问题方法。②帮助患者寻找增加性生活满意度的方法，如自慰、在性生活前采取沐浴或相互爱抚等增加性生活情趣技巧，以使患者降低对性生活的焦虑、恐惧，有效提高性欲或消除性交疼痛，必要时向患者提供相关学习资料；紧张不安者，不能有效参与性治疗时，可在治疗前向患者教授放松技巧。

健康指导 ①增加对性相关知识的了解。②增加配偶间的沟通交流。③积极治疗躯体疾病。④减少服用影响性功能药物。⑤寻找增加性生活满意度的方法，如自慰、规律的体育锻炼、增加社会活动等。

护理评价 ①是否能够确认与性功能障碍有关的压力源。②是否掌握有效的应对方式。③是否恢复满意的性生活。④是否正确认识和理解有关性和性功能的知识。

(杨芳宇)

pǐnxíng zhàng'ài huàn'ér hùlǐ

品行障碍患儿护理 （nursing of patients with conduct disorder）

对品行障碍患儿对立违抗性障碍、反社会性品行障碍等现存及潜在健康问题的发现及处理，为其提供相应的生理、心理、社会的照顾。

护理评估 包括以下几方面：

个人及家族史 对父母的态度及看法；有无相关家族史。

现病史 有否经常逃学、擅自离家出走、参与社会不良团伙、做坏事、反复欺负他人、经常挑起或参与斗殴等反社会性品行障碍的表现；有否不服从、违抗或挑衅行为等对立违抗性障碍表现。

治疗经过 接受的精神检查、生活和社会功能检查及结果；接受的治疗及疗效和不良反应。

主要护理问题 ①照顾者角色冲突。②遵守治疗方案无效。③有暴力行为的危险。④社交障碍。

护理措施 包括以下几方面：

针对家庭护理 ①帮助家庭协调和改善家庭成员之间关系，帮助家庭成员找到新的方法处理人际问题。②帮助其父母学会与子女交流、用正确方式对患儿进行教育。③指导家长做行为矫正，矫正患儿不良行为。

针对患儿护理 ①帮助患儿学会发现问题、分析原因、考虑后果，并找到解决问题的方法，减少不适当行为的出现。②用适当行为矫正方法对患儿进行行为矫正，逐渐减少和消除不良行为。③对患儿进行社交技能训练，增进伙伴关系，改善社交能力。

健康指导 ①指导家庭帮助和教育患儿通过社会学习逐步理解社会的规范、可接受的行为准则。②指导家庭改变原有的不正常的家庭关系或不正确的教育方法，使患儿得以顺利地逐渐完成社会化的过渡。③指导家庭关心和重视患儿的成长，耐心地帮助患儿学会自我控制。

护理评价 ①家庭是否能够采取正确的教育方法。②是否减少了反社会性行为或对立违抗性行为。③社会交往能力是否有所改善。

(杨芳宇)

értóng shàoniánqī qíngxù zhàng'ài huàn'ér hùlǐ

儿童少年期情绪障碍患儿护理 （nursing of patients with emotional disorders of childhood and adolescence）

对儿童少年期情绪障碍患儿焦虑、恐惧、强迫、抑郁、羞怯等现存及潜在健康问题的发现及处理，为其提供相应的生理、心理、社会的照顾。

护理评估 包括以下几方面：

个人及家族史 出生史、生长发育情况；有无家族史。

现病史 焦虑是否由于依恋对象分离和不明确的危险，或是因客观环境不足而表现过度情绪反应；患儿焦虑的程度及持续时间是否与环境不相称；患儿在人际交往和一般客观事物及情景方面是否产生过分的恐惧情绪；患儿对强迫行为是否有自我意识，表现出过度关注和紧张不安；患儿智力水平，对学习有无兴趣，有无学习困难。

治疗经过 接受的精神检查、心理量表检查、体格检查及结果；接受的治疗及疗效和不良反应。

主要护理问题 ①焦虑。②恐惧。③个人应对无效。④有父母不称职的危险。

护理措施 ①营造良好、温馨的安全环境，使患儿感到温暖、舒适、安全。②与患儿建立良好护患关系，态度和蔼、亲切，必要时给予非语言交流，如抚摸、牵手等。③让患儿主动诉说产生情绪障碍的原因，分析引起情绪障碍的各种因素，帮助其消除恐惧心理。④采取各种形式的松弛训练，加强心理护理，帮助消除各种不利因素。⑤培养患儿健全人格，增加与社会接触机会，并给予鼓励、支持以消除焦虑、恐惧的心理。⑥对强迫障碍患儿应分析其人格特征，帮助其提高自我评价、自我调节和自我控制能力。

健康指导 ①帮助患儿家属认识儿童期情绪障碍与家庭因素和不良养育方式有关。②指导家长与患儿建立良好人际关系，提供富于感情的环境，预测可能发生的情境，如可能发生变化提前告诉患儿。③指导家长鼓励患儿多参加集体活动，增进交谈，不在他人面前训斥子女，以免增加逆反心理。④嘱家长不以离别要挟患儿，对其惧怕上学不打骂和责怪。⑤嘱家长对患儿的微小进步给予充分肯定，对患儿不过分保护也不过分严格苛求。

护理评价 ①焦虑、恐惧情绪和强迫症状是否得到缓解，患儿是否能够上学。②社会功能是否有所好转。③父母是否能够正确掌握教育方法。④父母是否能够找出自身存在的问题，并认识到对患儿的影响。

（杨芳宇）

értóng gūdúzhèng huàn'ér hùlǐ

儿童孤独症患儿护理（nursing of patients with childhood autism）

对儿童孤独症患儿社会交往障碍、兴趣狭窄、行为方式刻板等现存及潜在健康问题的发现及处理，为其提供相应的生理、心理、社会的照顾。

护理评估 包括以下几方面：

个人史 精神状态、有无畸形和功能障碍、运动功能是否受限、协调性等情况，既往健康状况，是否比正常儿童易患某些疾病。

现病史 ①交往能力及技巧。观察有无主动回避与父母及他人的目光接触、对人情感淡漠、在家不追随父母、缺乏社交技巧、不会调整自己和他人以及与环境

的关系、对游戏缺乏兴趣和主动性等。②语言与非语言交流能力。着重从患儿有无言语发育迟缓的各种表现及语言的形式和运用方面评估。③兴趣与行为改变表现。有无兴趣狭窄、刻板、僵硬的行为方式，如坚持重复同样的生活常规，如每日吃同样的饭菜、出门走固定的路线、家里的物品摆放固定、玩同样的玩具或游戏。④对环境改变的适应能力。观察患儿对某些物品、玩具等的依恋情况，如果改变是否表现哭闹、焦虑不安或拒绝。⑤感知觉及运动功能。有无感知觉及运动功能异常，如对较强的声音刺激无反应或对痛觉反应迟钝造成患儿自伤、自残等。⑥生活自理能力。能否自行进食、如厕、穿衣等。

治疗经过 接受的精神检查（尤其是智能检查）、社会功能检查及结果；接受的治疗及疗效和不良反应。

主要护理问题 ①生活自理能力缺陷。②有自伤、暴力行为的危险。③语言沟通、社会交往障碍。

护理措施 包括以下几方面：

安全与生活护理 ①提供安全环境，保证营养供给和充足睡眠。②密切观察患儿病情变化。③患儿出现不可避免的暴力行为和自伤时，要及时保护，避免伤害自身及他人。④了解引起兴奋、冲动的原因，避免同样事情发生。

语言能力训练护理 ①根据患儿现有的语言水平，制订训练计划。②尽量使用简单明了的言语。③从认物、命名到表述，从简单音节到完整句子，循序渐进。④注意利用患儿的喜好进行强化和鼓励。⑤达到一定程度时，让其参加语言交流游戏，如文字接龙、猜词等。⑥创造语言环境，

把语言训练融入日常生活各个环境，在玩中学语言。

人际交往能力训练 ①指导患儿注视他人眼和脸。用手捧住患儿的头，面对面，追随他的目光叫着他的名字，直到他开始注视父母的眼睛或脸。②训练患儿用语言表达自己的意愿和用语言传递信息。③使患儿理解常见语言的含义，还可通过游戏逐步学习与他人交往，扩大交往范围。

生活自理训练护理 ①制订内容具体明确、由简至繁、切实可行、具有时间性的训练计划。②训练要细分具体步骤，如穿衣：披衣→穿袖→扣扣→翻衣领→整理。③根据患儿接受和掌握程度确定每日训练量。④训练的过程中，对每个微小进步都要及时给予言语、行动、表情或物质上的强化奖励和鼓励，直至患儿完全掌握。⑤记录患儿接受训练后的掌握程度。

行为矫正护理 ①孤独症患儿在以尖叫、发怒表达需求时，不要立即满足，应在完成指令行动后再满足需求。②患儿按指令完成每个训练动作时，应给予言语、行动和物质奖励，进行阳性强化。③对可造成身体伤害行为要及时采取转移注意力等方式制止，但对未造成个体伤害的行为不宜过多地纠正，以免加重患儿情绪不稳定、躁动不安等。

健康指导 ①注意孕产期保健，减少妊娠和分娩时异常情况发生。②指导家长提高对儿童孤独症的认知水平和警惕性，早期发现，及时医治。③父母采取积极、长期干预措施，改善患儿预后。④指导家长正视患儿病情，不为隐瞒患儿的病情而有意将患儿和外界隔离。⑤为患儿创造和谐的生长环境、与外界充分接触

的空间，使其逐步融入正常的社会生活。⑥不过分溺爱，以免不良行为形成。⑦欣赏患儿，用心夸奖患儿。

护理评价 ①生活需求能否得到满足。②是否发生自伤，是否发生暴力行为。③对周围人或事物的主动注意情况是否改善。④是否学会正确的发音。⑤与父母及周围人的交往能力和交往技巧是否得到改善。⑥行为问题是否得到矫正。⑦能否理解和运用姿势性语言和表情、动作表达自己的愿望。

(杨芳宇)

zhùyì quēxiàn zhàng'ài
[bànduōdòng] huàn'ér hùlǐ

注意缺陷障碍[伴多动]患儿护理 (nursing of children with attention deficit hyperactivity disorder)

对注意缺陷障碍[伴多动]患儿注意力集中困难、活动过度、冲动等现存及潜在健康问题的发现及处理，为其提供相应的生理、心理、社会的照顾。

护理评估 包括以下几方面：

个人及家族史 睡眠、排泄、精神状态等情况；有无家族史。

现病史 ①活动方式。与同年龄、同性别、同智龄儿童比较患儿的活动是否增多，观察在何种环境中活动增多，是否喜欢玩危险游戏、好冒险、易出事故。②注意力。注意力能否集中，是否主动注意削弱、被动注意增强，是否易受环境影响而分散，上课时能否专心听讲，做作业时能否全神贯注，有无学习困难，学习成绩是否下降。③情绪状态。自我控制能力是否差，有无情绪不稳、冲动、易激惹或反应迟钝、平淡等，有无情感脆弱，情绪是否易波动。④行为及适应能力。是否听从父母和老师的管教，有无干扰集体活动、打架、说谎、不守纪律等，能否适应学校环境。⑤交往状况。在无智力障碍的情况下是否与同龄儿童的交往情况及相处关系差，能否有耐心和同学游戏并遵守游戏规则。

治疗经过 接受的精神检查（尤其是注意力检查）、营养状况检查及结果；接受的治疗及疗效和不良反应。

主要护理问题 ①营养失调：低于机体需要量。②有自伤、暴力行为的危险。③社交孤立。

护理措施 包括以下几方面：

安全和生活护理 ①确保环境安全，病室中的物品应简化，防止患儿动作笨拙导致损伤。②防范患儿由于社交障碍和冲动行为，而遭到他人威胁与伤害。③规定合理的作息时间，培养生活规律，保证充分睡眠。从每件小事培养患儿专心习惯，如进食时不要看书。④组织患儿参加一些需要精力的活动，如登山、打球等，发泄多余精力。⑤对年龄较小或生活自理能力较差的患儿，做好晨晚间护理，注意冷暖，保证良好卫生状况。⑥密切观察情绪变化，出现意外征兆时及时控制，如避免激惹、给予正确引导，使患儿的愤怒与不满以正当方式发泄，必要时专人护理，控制活动区域，避免其接触危险物品。

心理护理 ①对患儿有爱心，建立良好护患关系，提高其自尊心及价值感，争取家长和老师主动配合。②遵医嘱进行心理治疗和行为治疗，使患儿学会社交技能。③为注意缺陷障碍[伴多动]儿童创造机会让其发扬优点，以获得长辈和同学表扬。④了解患儿的心理状态，有无心理应激或烦恼，做好心理护理，使其能正确认知和应对心理压力。

技能训练护理 ①注意力训练。通过游戏、比赛等形式训练注意力，使集中注意力的时间逐渐延长、注意力涣散逐渐改善，如循环式的造句游戏、接球游戏、特殊训练工具的使用。让患儿参加课堂学习，若参加时间逐渐延长，并能按要求去做、遵守课堂纪律，应及时给予阳性强化和鼓励。②社会交往训练。与患儿建立良好护患关系，关心患儿生活、感受及娱乐活动，在与患儿游戏中进行交谈，取得信任；根据患儿在社会交往中所出现的问题进行训导，掌握患儿的特长、兴趣，发挥其积极性，分配给患儿带有一定管理性质的任务，使其从中感到责任和约束，学习自我控制；参与具有合作性的游戏，必须遵守游戏规则。训练与他人合作、交往的能力，且逐渐延长交往时间；训练以阳性强化为主，不断地鼓励、支持患儿完成每项训练内容；训练持之以恒，做好家属宣传指导，使家属掌握训练基本技能。

家庭护理 ①向家长讲解注意缺陷障碍[伴多动]有关知识，消除家长的误解和疑虑。②帮助家长面对事实，认识注意缺陷障碍[伴多动]的儿童比正常儿童在培养、教育、指导和管理方面，要花费更多精力和时间，从实际出发，不过高要求。③帮助患儿消除可能的心理压力与烦恼。④告知家长平时与老师保持密切联系，随时了解在校情况，家长、老师及医护人员加强合作。

健康指导 ①按医嘱服药，不可自行滥用或自行停药。②严格管理，建立规矩，培养良好生活、学习习惯，不采取歧视、粗暴、打骂教育方式。③告知父母其态度对儿童治疗的结果影响极大，指导父母积极引导儿童。④坚持训练儿童的注意力及自我控制能力。⑤加强家庭、学校联系，共同教育。⑥向父母介绍相关知识，认识注意缺陷障碍［伴多动］不是儿童故意行为，是一种无法自控的病态，是一种慢性、长期的病态过程，不易自然痊愈，但可用药物及心理疗法治愈。

护理评价 ①能否控制冲动行为，不伤害自己和他人。②社会交往能力是否改善，生活自理能力是否提高。③家长是否掌握本病的有关知识，对疾病的认识和态度是否正确，是否掌握合理的教育方法。

（杨芳宇）

Ā'ěrcíhǎimòbìng huànzhě hùlǐ

阿尔茨海默病患者护理（nursing of patients with Alzheimer disease）

对阿尔茨海默病患者记忆力受损、人格改变、智能减退、幻觉、妄想等现存及潜在健康问题的发现及处理，为其提供相应的生理、心理、社会的照顾。

护理评估 包括以下几方面：

个人及家族史 吸烟史、饮酒史、药物过敏史、外伤史以及家族史等。

现病史 记忆力损害、智能受损、人格改变等程度，有无幻觉、妄想等精神症状，有无漫游行为等；生活自理能力情况，有无易激惹和暴力行为，睡眠规律，以及自我防护能力等。

治疗经过 接受的精神检查（尤其是智能检查）、生活和社会功能检查、头颅 MRI 检查及结果；接受的治疗及疗效和不良反应。

主要护理问题 ①记忆力受损。②生活自理能力下降。③判断力与抽象思维能力受损。④定向力障碍。⑤睡眠型态紊乱。

⑥自我防护能力下降。⑦有暴力行为的危险：针对他人。

护理措施 包括以下几方面：

唤醒记忆力护理 ①简化新的任务。②将治疗方案与患者日常生活习惯相结合。③使用记忆辅助工具如日历、记事本、提示条。④限制新信息传入。⑤环境布置要结合患者能力和需要。⑥尝试以做代说唤起患者记忆。⑦将患者置于熟悉环境中。⑧不要期望患者能自己完成一件事，要陪伴患者左右，支持其所付出的努力。

智力训练护理 ①尽量用公认权威人物的话来代替逻辑解释，提高患者的依从性。②连续监测患者的服药情况以及日常生活自理情况。③对患者无法做出的决定和判断不与其争执。④如患者失去知情同意能力，由律师或监护人做决定。⑤在实现同一目标时，限制患者选择，否则只会增加患者的迷惑。⑥期望要明确，要举例，指导要清晰、简洁。⑦交谈时说话要确切，不要用类比或比喻，最好以实物代替描述。⑧在教患者技能时，注重实际操作。

生活自理能力护理 ①根据自理能力和生活习惯，帮助患者固定生活习惯，训练日常生活的能力。②鼓励患者参与一些能唤起以往技能的活动，如跳舞、唱歌、看电影。③避免过冷、过热、便秘、饥饿、口渴、衣服过紧，保证躯体舒适感。

强化定向力护理 ①照顾者固定、治疗地点固定。②时间标识清楚，如使用挂钟、白天要敞开窗帘等；如患者要离开熟悉环境，要有专人陪伴；患者活动空间要保证安全和相对封闭。③用颜色标识患者的房间和床位，有患者姓名的标识要醒目，以便患

者识别。④如有条件，允许患者就餐固定座位。⑤在患者衣服里放救护卡（包括姓名、住址、家庭/子女联系电话、血型、年龄、所患疾病）。⑥让患者穿自己的衣服，请家属给患者准备一些常穿的衣服。⑦鼓励家人和朋友经常探望，鼓励家人带孩子探望，强化患者的自我定向。

避免暴力行为护理 ①维护患者尊严。②避免责骂和惩罚，接受患者对其行为结果不负责任。③避免冲突和威胁情景，不与患者争执。④帮助家属降低对患者态度上的负性改变。⑤患者出现暴力行为征兆时，及时转移其注意力，给予安抚并确定患者的问题，及时解决（见暴力患者护理）。⑥患者伤及自己或他人时，要注意保护。

加强自我防护能力护理 ①确保患者不能独自接触日常生活中的危险物品（如打火机、刀具、热水壶、危险药品等）。②设置防滑设施、床档、护围，谨防跌倒、坠床。③贵重物品由家人保管。④提供相对安全、封闭的居住环境。

健康指导 ①患者主要以记忆力减退、智能减退和人格改变为主，应主要照顾好日常生活，防止营养缺乏、感染、跌伤、骨折、压疮等。②指导家属了解患者所服药物的名称、剂量、服药方法、常见不良反应等。③指导家属掌握观察精神症状的方法，如发现患者情绪激动、抑郁、焦虑或出现幻觉、妄想等应及时复查。④指导家属掌握生活功能和社会功能训练方法，延缓病情进展速度。

护理评价 ①是否因生活自理能力下降而发生感染、压疮、骨折等并发症，并发症能否得到

及时发现及处理。②判断力、抽象思维能力、定向力障碍能否得到正确的护理。③是否因冲动行为导致自伤或伤人的不良后果。④患者及家属是否掌握帮助患者进一步恢复生活和社会功能的方法。

(程 艮)

jīngshén yàowù zhìliáo huànzhě hùlǐ

精神药物治疗患者护理 （nursing of patients treated with psychotropic drugs）

对使用精神药物治疗的患者拒绝服药或自行停药等现存及潜在健康问题的发现及处理，为其提供相应的生理、心理、社会的照顾。

护理评估 包括以下几方面：

药物依从性评估 对药物治疗的态度；有无拒绝服药、治疗等现象的发生；是否存在隐藏药物的想法或行为；对药物不良反应有无担心或恐惧；有无影响治疗依从性的精神症状，如被害妄想、命令性幻听、木僵等；对药物治疗的信念和关注；对坚持服药的信心；是否按时复诊。

躯体状况评估 既往史及诊治情况，目前身体、进食、营养、睡眠、排泄及基础代谢等状况，肢体活动状态。

精神状况评估 病程长短，是否接受过系统治疗，既往患病的症状表现、严重程度、持续时间，现病史。

药物不良反应评估 既往用药不良反应，对不良反应的耐受性、情绪变化及是否缓解，此次用药发生不良反应的可能性，拮抗药对缓解不良反应的效果，自我处理药物不良反应经验，哪些不良反应患者无法接受。

药物知识评估 对疾病和服用药物的关系是否了解，对所服药物作用的了解程度，对药物维持治疗重要性的认识，是否做好服药的准备，对坚持服药重要性的认识。

社会支持评估 亲属掌握精神药物知识情况，家庭支持力度，家庭成员是否有时间和精力照顾患者的治疗和生活，有无经济能力完成服药过程。

主要护理问题 ①不合作。②生活自理能力下降。③便秘。④睡眠型态改变：失眠、嗜睡。⑤有感染、外伤、暴力行为（对自己或他人）的危险。⑥焦虑。⑦知识缺乏（特定的）。

护理措施 包括以下几方面：

用药护理 ①发药时，确认患者将药物服下，警惕藏药；患者处于兴奋、冲动、意识障碍或者不合作时，应尽量劝说，如劝说无效且为非自愿住院，可遵医嘱强制给药，给药方式以肌内注射为宜，也可选择口崩片或水溶剂。②密切观察并及时处理药物不良反应，治疗期间密切观察用药后反应，尤其是对初次用药第一周及正处于加药过程中患者的病情观察，发现不良反应应及时报告医生并采取相应的护理措施；产生沮丧、悲观等负性情绪体验时，密切观察患者的言谈举止，严防意外事件，并予心理护理，消除不安和恐慌；出现激越、冲动、暴力行为时，见暴力患者护理；服用导致白细胞减少的精神药物者，应密切关注血常规检查结果，如低于正常范围，调至单人间，采取保护性隔离措施。③药物依从性干预。从健康信念模式的角度出发，应强调患者在治疗过程中的参与和责任，帮助患者客观分析服药利弊，纠正患者在服药过程中的错误认知，增强服药信心。

生活护理 维持基本生理需要，关注躯体状况，精神药物在人体内的浓度受体重影响，保证营养摄入是药物治疗顺利进行的基础。患者因饮食习惯改变或药物不良反应而出现食欲缺乏、恶心、呕吐时，可少食多餐；对吞咽困难者，可缓慢进餐或遵医嘱给予软食、流食，必要时行胃肠外营养。注意观察患者用药后的睡眠情况，保持皮肤清洁。

健康指导 ①建议用个体化方式对患者进行针对性宣教，包括其所用精神药物的作用、特点以及使用方式；与患者探讨出现的药物不良反应及缓解措施；结合以往治疗经历讲解疾病转归、复发以及巩固治疗的重要性，坚定长期用药的信心；嘱患者坚持随访，按时随访，在医护人员指导下用药，切不可擅自停药、减药。②用集体宣教或一对一宣教方式对家属进行健康教育，包括药物的不良反应及应对措施、巩固与维持治疗的重要性、定期随访及不可自行停药、减药或加药，指导家属安全地管理药物。

护理评价 ①能否积极配合治疗。②基本生理需求是否得到满足。③出现不良反应后是否得到及时发现及处理。④患者和家属是否掌握药物自我管理的方法。

(程 艮)

jīngshén zhàng'ài xīnlǐ hùlǐ

精神障碍心理护理 （psychological nursing of patients with mental disorder）

护理人员运用心理学理论与方法解决、疏导患者心理方面的情绪、认知与行为问题的措施。

目的 ①解决患者所面对的心理困难。②减少焦虑、抑郁、恐慌等精神症状。③改善患者的非适应行为。

用物 安静、舒适的治疗环境，其他用物视治疗方法而定。

操作方法 ①探索患者心理与行为问题的成因及相关因素。②制订并实施个体化治疗计划，促使患者在互动的治疗关系中产生理解、领悟、模仿及重建认知、情绪和行为的正常功能。③治疗目标达到时，为患者提出进一步训练的建议或应对病情复发时的处理对策。

护理要点 ①建立良好护患关系。干预过程中，对患者保持尊重、关心、共情和支持的态度，取得患者的信任，建立良好的治疗联盟，发现患者心理问题的细节，为患者提供有针对性的建议和分析。②耐心倾听患者诉说，运用解释、鼓励、安慰等方法，不可表露出厌烦、否定的对立情绪。③尊重患者的人格，防止一切不良因素给患者带来躯体和精神上的痛苦，切勿讨论患者的隐私。④采取个体化治疗的原则，根据患者的问题选择适合的干预方法。⑤在与患者交谈的过程中，要保持适当的目光接触，保持自然姿势，使用平静、友好和接纳的方式与患者进行交谈。⑥注意避免因言语暗示、解释含糊、指导失误等造成医源性问题，治疗过程中，与患者的对话内容事后应注意隐私保护。⑦鼓励患者分析、判断自己在认知、情感和行为方面存在的问题。

护理评价 ①是否建立了良好的护患关系。②患者及家属能否客观分析问题形成的原因。③患者能否发现和接受自己在认知、情感和行为方面存在的问题。④患者接受治疗后效果如何等。

（程 艮）

jīngshén zhàng'ài kāngfù hùlǐ

精神障碍康复护理（rehabilitation nursing for patients with mental disorder） 护理人员综合协调、最大限度地恢复和发展精神障碍患者的身体、心理、社会、职业、娱乐、教育和周围环境相适应方面的潜能，使其恢复、改善和增强生活、学习和劳动能力的措施。

目的 ①训练患者的心理社会功能。②改善患者的生活环境条件。③促进患者全面康复。④改善患者的生活质量。

用物 根据康复训练需求而定。

操作方法 ①建立康复信念。②训练社会技能。③训练学习行为。④训练职业行为。⑤放松训练。

护理措施 包括以下几方面：

生活行为康复训练 包括日常生活与活动技能训练、文娱体育活动训练、社会交往技能训练。①日常生活与活动技能训练。包括个人卫生、进食、衣着、排便、基本对话、空闲时间的安排、财物的管理等。着重训练患者日常生活的规律性及主动性，消除患者始动性缺乏行为，如患者可借助日常活动反馈表（表1）监督、管理自己的日常生活。②文娱体育活动训练。重点在于培养患者参与群体活动、扩大交往接触面的能力，达到提高生活情趣、促进身心健康的目的。具体方式有散步、早操、集体游戏、球类运动、欣赏音乐、观看戏剧、阅读报纸、舞蹈治疗、书法绘画等。③社会交往技能训练。旨在恢复和提高患者的社会交往能力，增加患者参与社会活动机会。训练从正确表达自身的感受起始，逐渐过渡到正确向他人寻求帮助以及在不同场合需要注意的礼仪等。训练常采用患者之间角色扮演或作业的方式（表2），提高患者言语和非言语表达的能力。

表1 日常活动反馈表

时间	计划的活动/打算	实际情况	感受
07：00～08：00			
08：00～09：00			
09：00～10：00			
10：00～11：00			
11：00～12：00			
12：00～13：00			
……			

表2 人际沟通作业表

日期	参与者	他/她说什么/做什么了？	你说什么/做什么了？	你有哪些感受？
星期一				
星期二				
星期三				
星期四				
星期五				
星期六				
星期日				

学习行为训练 包括一般性教育活动和家庭生活技能训练。①一般性教育活动。旨在帮助患者提高自身对疾病的认识和管理能力，具体包括症状自我管理训练（表3）、药物自我处置训练等。②家庭生活技能训练。包括家庭布置、清洗衣物、采购物品、家务料理、烹饪技术、财务管理、交通工具的使用等。

表3 症状自我管理记录表

1. 确定一项症状。
2. 该症状对你的生活有什么影响？
3. 过去你是如何应对这种症状的？
4. 解决这种症状有没有更好的办法，例如？
5. 谁可以帮助你更有效地应对这种症状？

工作行为康复训练 包括简单劳动作业、工艺制作活动、回归社会前职业训练等。

健康指导 ①让患者家属参与康复训练。②向患者及家属讲解康复训练的作用及意义，指导患者和家属掌握康复训练的方法。

护理评价 ①日常生活能力是否提高。②是否能够自我管理症状与药物。③是否能够承担原来的工作或者是否具备从事简单工作的能力等。

(程 艮)

wúchōuchùxìng diànxiūkè zhìliáo hùlǐ

无抽搐性电休克治疗护理
(nursing in modified electroconvulsive therapy) 无抽搐性电休克治疗是在电休克治疗前使用静脉麻醉药和肌肉松弛药对骨骼肌的神经肌肉接头进行选择性地阻断，使治疗过程中的痉挛明显减轻或消失的精神障碍物理治疗技术。

目的 ①治疗重度抑郁者。②治疗极度兴奋、躁动及精神分裂症紧张型木僵者。③治疗精神药

物治疗无效或对药物治疗不能耐受者。

用物 电休克治疗仪、麻醉药及肌松药、多功能监护仪。

操作方法 ①开通静脉通道，遵医嘱依次静脉注射阿托品、短效麻醉药、肌肉松弛药。②将涂有偶合剂的电极片紧贴于患者头部两颞侧。③将牙垫置入患者口中，用手紧托患者下颌，设定治疗参数后放电。

护理要点 包括以下几方面：

术前护理 ①向患者和家属解释，签署知情同意书，取得合作。②核对患者辅助检查结果是否符合治疗要求，并了解患者既往史、用药情况及目前躯体疾病状况，术前是否使用抗癫痫药及苯二氮䓬类镇静催眠药。治疗前测量体重。③监测生命体征。若体温>38℃、脉搏>130次/分、血压>160/110mmHg，及时报告医生。④术前6小时禁食、禁水，临近术前排空尿便，取出活动性义齿、发夹及各种饰物，解开领扣及腰带。⑤准备好必要的急救药物和器械。⑥准备治疗所需物品，如牙垫、偶合剂、电极片、胶布、安尔碘、酒精、棉签等。⑦确认电休克治疗仪、多功能监护仪、麻醉机处于工作状态。

术中护理 ①协助患者取仰卧位，监测血氧饱和度、心电图、脑电图等。②协助医生做好麻醉诱导，遵医嘱安全、顺序给药，安抚患者。③观察血氧饱和度变化，随时使用面罩加压给氧，使血氧饱和度保持在95%以上。④痉挛发作后，取出牙垫，使患者头向后仰，保持呼吸道通畅，直至患者自主呼吸恢复、呼吸频率均匀、血氧饱和度平稳。⑤待患者自主呼吸恢复并稳定后，取出静脉穿刺针，携带血氧、心电

监测仪，将患者转运至恢复室继续观察。

术后护理 ①协助患者卧床休息，观察患者呼吸、意识情况，直至呼吸平稳、意识完全恢复后解除血氧监测。②待患者完全清醒方可离开恢复室，起床时给予扶持，严防坠床、摔伤。③患者意识完全清醒后方可少量进食、饮水。④观察患者治疗后的不良反应，有无头痛、呕吐、背部及四肢疼痛、谵妄等，如有不适立即报告医生处理，如无不适经医生同意方可离开治疗室。

健康指导 ①告知门诊治疗的患者及家属，无抽搐性电休克治疗术后切勿驾驶或高空作业等，防止判断力和反应能力不灵敏而发生危险。②治疗后少数患者可能会出现较长时间的意识障碍，治疗全程要有人陪同、照顾，以免出现走失、摔伤、交通事故等意外。③治疗前须禁酒、禁烟，因酒精与麻醉药同时使用可能会导致严重问题，吸烟可使分泌物增多而增加治疗中窒息和吸入性肺炎的危险。

护理评价 ①是否合作。②症状是否改善。③术后是否出现误吸、体温升高、跌倒、坠床、头晕、头痛等术后并发症，并发症能否得到及时发现及处理。④患者与家属是否掌握术后注意事项。

(程 艮)

jīng lú cícìjī hùlǐ

经颅磁刺激护理（nursing in transcranial magnetic stimulation） 经颅磁刺激是利用时变磁场作用于大脑皮层特定区域，产生感应电流改变皮层神经细胞的动作电位，影响脑内代谢和神经电活动的生物刺激技术。

目的 ①检测运动诱发电位。②检测中枢运动传导时间。③检

间；患肢有无窦道形成，有无异味、流脓等；有无肌萎缩、关节僵硬、患肢增粗或畸形等体征。

治疗经过 接受的检查及结果，如血常规、X 线、CT、MRI 等检查；接受的治疗及疗效和不良反应。

主要护理问题 ①体温过高。②疼痛。③躯体移动障碍。

护理措施 包括以下几方面：

用药护理 ①遵医嘱使用抗生素。②注意药物配伍禁忌。③合理安排用药时间，观察疗效和不良反应。

术后病情观察 密切观察生命体征、神志等，若患者神志恍惚、面色苍白、血压下降、四肢厥冷、多汗，要警惕中毒性休克的发生；观察患肢末端的血液循环、感觉、运动情况，抬高 15°～30°。

伤口护理 ①观察伤口敷料有无渗血、渗液，如渗出较多应及时更换。②伤口引流护理见运动系统疾病患者护理中的引流管护理。

疼痛护理、功能障碍护理、并发症护理同运动系统疾病患者护理相关内容。

健康指导 ①出院后继续进行功能锻炼，直至关节恢复正常功能。②遵医嘱使用抗生素至体温正常后 2 周。③定期复诊，若伤口愈合后又出现红、肿、热、痛、流脓等情况应及时诊治。

护理评价 ①体温是否维持正常。②疼痛是否缓解。③活动能力是否恢复。

（宁 宁 李玲利）

gǔ yǔ guānjié jiéhé huànzhě hùlǐ

骨与关节结核患者护理（nursing of patients with bone and joint tuberculosis）

对骨与关节结核患者关节活动受限、姿势异常等现存及潜在健康问题的发现及处理，为其提供相应的生理、心理、社会的照顾。

护理评估 包括以下几方面：

个人史 有无结核病史等。

现病史 有否乏力、低热、盗汗、食欲缺乏、体重减轻；有无胸背或膝关节疼痛、髋部不适或隐痛，患肢是否出现无力或沉重感；脊柱结核患者有否姿势异常、脊柱后凸或侧弯形、脊柱活动受限、局部压痛和叩击痛、寒性脓肿和窦道等；髋关节结核者有否关节活动受限、跛行、寒性脓肿及窦道、病理性关节脱位、肌萎缩、畸形等；膝关节结核者膝关节是否呈梭形肿胀、屈曲畸形、关节半脱位、膝外翻畸形、患肢短缩畸形及浮髌试验阳性等。

治疗经过 接受的检查及结果，如血常规、X 线、CT、MRI 等检查；接受的治疗及疗效和不良反应。

主要护理问题 ①疼痛。②营养失调：低于机体需要量。③躯体移动障碍。

护理措施 包括以下几方面：

饮食护理 ①根据情况给予高蛋白、高热量、富含维生素、易消化食物。②每日饮水量以 1500～2000ml 为宜，以补充发热消耗的大量水分。③禁食者遵医嘱输液或经静脉补充营养。

用药护理 指导患者遵医嘱使用抗结核药，观察药物疗效及不良反应，如患者出现眩晕、口唇麻木、耳鸣、听力下降、肢端疼痛、恶心、胃部不适等，及时通知医生，调整用药方案。

体位护理 骨与脊柱结核者需卧床休息，缓解疼痛，预防瘫痪或瘫痪加重；对于病变处于静止期、脊柱不稳定者，可用支具保护。

术前护理 ①向患者和家属介绍手术相关知识、目的必要性及术前准备的意义。②遵医嘱做好术前准备。

术后护理 ①严密监测生命体征，加强病情观察。②颈椎结核并发咽后壁脓肿者可能有吞咽困难，应选择易消化、易吞咽饮食，进食速度不宜过快。③颈椎手术者应在颈部两旁用沙袋固定；脊柱手术后注意轴位翻身。④观察伤口有无渗血、渗液等异常情况。⑤观察患者四肢感觉及运动功能，并与术前情况对比，及时发现脊髓损伤等并发症，及时通知医生处理。⑥协助患者进行轴位翻身，指导患者主动运动，循序渐进地增加运动范围和运动量。

疼痛护理、皮肤护理同运动系统疾病患者护理相关内容。

健康指导 ①向患者及家属说明功能锻炼的重要意义和方法，指导患者进行功能锻炼。②指导患者出院后继续口服抗结核药，向其讲解用药方法、药物保存方法以及不良反应的观察，警惕肝、肾功能受损和周围神经炎的发生。③指导患者适当休息，定期随访，出现异常及时就诊。

护理评价 ①疼痛是否得到控制。②营养状况是否改善。③活动能力是否改善。④呼吸功能是否正常。⑤是否出现并发症，并发症能否得到及时发现及处理。

（宁 宁 李玲利）

jiānzhōuyán huànzhě hùlǐ

肩周炎患者护理（nursing of patients with periarthritis）

对肩周炎患者肩关节疼痛、活动受限等现存及潜在健康问题的发现及处理，为其提供相应的生理、心理、社会的照顾。

护理评估 包括以下几方面：

个人史 肩关节外伤史等，以及平时的活动习惯。

现病史 肩关节是否僵硬、有无疼痛感，肌力是否下降、关节活动范围是否减少，肩关节外展、外旋或后伸是否受限，肩关节首次发生疼痛时间，有无上肢固定过久等诱因。

治疗经过 接受的检查及结果，如 X 线等检查；接受的治疗及疗效和不良反应。

主要护理问题 ①舒适度的改变。②缺乏肩周炎预防和康复的相关知识。

护理措施 包括以下几方面：

体位护理 取仰卧位，枕高以一拳为宜，并在患肩下置一薄枕，使肩关节呈水平位；切勿患侧卧位，以免挤压患肩。

物理疗法护理 治疗前协助患者除去身上的金属物品、首饰等；有起搏器等植入式医疗器械患者忌用；使用红外线灯时注意距离，防止烫伤；电疗时电流量应从小剂量开始，逐渐加大；使用超声波时要用偶合剂。

功能锻炼护理 肩关节疼痛时，早期可用肩带保护，避免用患侧手提举重物，防止过多活动肩关节，可指导患者进行握拳、伸指、分合手指、腕屈伸环绕、前臂旋转、肘屈伸、耸肩等主动练习；疼痛减轻后可行持重摆动练习、肩部徒手操（包括肩外展、内收、前屈、后伸、外旋、内旋和环形运动等），或借助器械，如棍棒、毛巾、吊环等，以改善肩关节功能。

健康指导 ①注意天气变化，避免受寒。②注意保护肩关节，活动适度。

护理评价 ①疼痛是否缓解，肩部僵硬是否缓解。②患肢活动功能是否改善。③是否掌握疾病预防和康复的相关知识。

（宁宁 李玲利）

gǔguānjiéyán huànzhě hùlǐ

骨关节炎患者护理 （nursing of patients with osteoarthritis） 对骨关节炎患者疼痛、晨僵等现存及潜在健康问题的发现及处理，为其提供相应的生理、心理、社会的照顾。

护理评估 包括以下几方面：

个人及家族史 有无发生关节内创伤、关节或肢体畸形、骨软骨病、骨发育不良、骨无菌性坏死、感染性关节炎、内分泌紊乱、代谢紊乱等；有无骨关节炎等家族史。

现病史 指间关节（尤其是远端指间关节）、膝关节、第一跖趾关节、髋关节、脊柱等部位是否有疼痛、晨僵、关节功能障碍、首次发生疼痛的时间以及有无关节压痛、关节肿胀或关节畸形。

治疗经过 接受的检查及结果，如血常规、X 线、骨关节滑液性状等检查；接受的治疗及疗效和不良反应。

主要护理问题 ①舒适度的改变。②缺乏骨关节炎治疗及康复的相关知识。

护理措施 包括以下几方面：

休息与活动护理 关节受累时应限制活动量，急性期关节明显疼痛者应卧床休息。

用药护理 指导患者正确用药，坚持正规治疗，并注意观察药物的疗效及不良反应。

健康指导 ①向患者介绍疾病相关知识，指导患者避免诱因，肥胖者应减轻体重，保持标准体重。②指导患者掌握正确的关节活动锻炼方法，注意保护关节功能，减少关节负重运动，避免关节受到反复冲击力或扭力。③定期随访，遵医嘱服药，勿自行停

药或减量。

护理评价 ①疼痛是否减轻。②是否掌握骨关节炎治疗及康复的相关知识。

（宁宁 李玲利）

ruǎnzǔzhī sǔnshāng huànzhě hùlǐ

软组织损伤患者护理 （nursing of patients with soft tissue injury） 对软组织损伤患者疼痛、皮肤淤斑、局部血肿等现存及潜在健康问题的发现及处理，为其提供相应的生理、心理、社会的照顾。

护理评估 包括以下几方面：

个人史 有无扭伤、挫伤、碾压伤等病史，是否进行长期、反复、持续的姿势或职业动作等。

现病史 有无皮肤淤斑、局部血肿、特定部位压痛，首次发生疼痛时间、疼痛性质及严重程度等。

治疗经过 接受的检查及结果，如血常规、X 线、CT、MRI、心电图等检查；接受的治疗及疗效和不良反应。

主要护理问题 ①疼痛。②有感染的危险。③躯体移动障碍。④缺乏疾病预防和康复保健的相关知识。

护理措施 包括以下几方面：

疼痛护理 ①指导患者避免做引起疼痛的动作。②急性期应冷敷、抬高患肢、局部制动，慢性期应用物理疗法等。③疼痛剧烈时，可遵医嘱给予镇痛药。④康复期疼痛可采用口服抗炎镇痛药。⑤开放性损伤应做好术前准备。⑥疼痛影响活动者，协助患者做好生活护理。

感染控制护理 ①立即脱离有害环境，移去污染物。②尽早使用抗生素。③按无菌技术更换伤口敷料，并保持引流管通畅。④给予高营养饮食，提高机体抵

抗力，促进伤口愈合。

康复护理 ①急性软组织损伤者应早期做远端和近端关节、肌肉锻炼，防止肌萎缩及关节僵硬。②慢性软组织损伤者治疗期间坚持功能锻炼，循序渐进。

健康指导 ①急性软组织损伤者忌烟、酒，少吃甜食、油腻与辛辣等刺激性食物，多饮水。②养成良好卫生习惯，做到勤沐浴、勤洗手、勤剪指甲、勤换衣被。③保持皮肤干燥、汗腺通畅，防止机体发生化脓性感染。④尽量防止蚊虫叮咬，避免玻璃或其他锐器刺割伤，避免加重感染。⑤伴皮肤瘙痒者，要积极治疗，避免搔抓，切忌挤压排脓，以免炎症扩散。⑥积极治疗慢性损伤，纠正不良姿势及习惯，提高自我保护能力。⑦遵医嘱定期检查，发现异常及时就诊。

护理评价 ①疼痛是否减轻。②是否发生感染。③患者功能锻炼是否达到预期效果。④是否掌握疾病预防及康复保健等相关知识。

（宁　宁　李玲利）

guānjié tuōwèi huànzhě hùlǐ

关节脱位患者护理（nursing of patients with dislocation）

对关节脱位患者疼痛、肿胀、畸形或功能障碍等现存及潜在健康问题的发现及处理，为其提供相应的生理、心理、社会的照顾。

护理评估 包括以下几方面：

个人史 有无发生间接暴力所致的外伤、交通意外等。

现病史 是否有疼痛、肿胀、畸形或功能障碍，脱位发生的时间；是否合并神经或血管损伤；有无关节畸形、空虚感、弹性固定等特有体征；肩关节脱位患者是否有杜加斯征（Dugas sign）阳性；肘关节后脱位者有无前臂短

缩或肘后三角关系异常；髋关节前脱位患者有无外展、外旋、屈曲畸形等；髋关节后脱位患者有无患肢缩短、屈曲、内收、内旋畸形等。

治疗经过 接受的检查及结果，如 X 线、CT、MRI 等检查；接受的治疗及疗效和不良反应。

主要护理问题 ①疼痛。②肿胀。③躯体移动障碍。④潜在并发症：前臂缺血性坏死、关节僵硬、前臂旋转受限、骨化性肌炎、神经损伤、下肢深静脉血栓形成、股骨头坏死等。⑤缺乏关节脱位后功能锻炼相关知识。

护理措施 包括以下几方面：

患肢护理 保持关节中立位，移动患者时注意保护患肢，动作要轻柔，避免引起疼痛，观察患肢的血液循环、感觉、运动等情况。

肿胀护理 早期冷敷，减轻损伤部位的出血和水肿；48 小时后热敷，减轻肌肉痉挛；后期用物理疗法，改善血液循环，促进渗出液吸收。

肩关节脱位术后护理 用三角巾或前臂吊带固定患肩，避免前臂下垂，进行患肢抓握练习，促进血液循环，减轻水肿。

肘关节脱位术后护理 ①注重患者主诉，观察患肢末梢血液循环情况及感觉、运动情况，随时调整外固定装置的松紧度，警惕前臂缺血性坏死。②用石膏托将肘关节固定于 90°，前臂固定于旋前、旋后中间位，固定期间指导患者做伸指握拳等锻炼，同时在外固定保护下做肩、腕关节活动。③外固定去除后，练习肘关节屈伸、旋转及肘关节周围肌力，锻炼时应以主动锻炼为主，被动运动时应轻柔，以不引起剧烈疼痛为度。切忌粗暴，以免引起骨

化性肌炎而加重肘关节僵硬。

髋关节脱位术后护理 ①单纯髋关节前脱位、后脱位复位后，可用皮牵引固定 3~4 周，其中后脱位置于轻度外展位，前脱位置于内收、内旋、伸直位。②股骨头突入盆腔明显者，同时在大转子侧方和股骨髁上行纵向骨牵引，并将患肢外展。髋臼粉碎性骨折但股骨头未突入盆腔者，则在牵引下早期活动，以期用股骨头模造出适宜的髋臼，牵引持续 10~12 周。③及时更换敷料，保持伤口干燥。④观察患肢血运、感觉、运动恢复情况，注意神经、血管损伤。

疼痛护理同运动系统疾病患者护理相关内容。

健康指导 ①休息期间保持患肩制动 4 周。②固定期间进行前臂屈伸、手指抓握练习，股四头肌等长收缩、直腿抬高等活动，去除外固定，逐步活动肩、肘、髋等关节，逐渐增加活动量。③遵医嘱定期复诊，髋关节脱位至少观察 5 年，预防创伤后股骨头坏死。

护理评价 ①疼痛是否缓解。②肿胀是否缓解。③是否配合进行功能锻炼、逐渐恢复患肢功能。④是否出现前臂缺血性坏死、关节僵硬等并发症，并发症能否得到及时发现及处理。⑤髋关节脱位患者能否进行有效牵引。⑥能否掌握关节脱位后功能锻炼的相关知识。

（宁　宁　李玲利）

jǐngzhuībìng huànzhě hùlǐ

颈椎病患者护理（nursing of patients with cervical spondylosis）

对颈椎病患者疼痛、颈部活动受限、颈肌僵硬、眩晕、头痛等现存及潜在健康问题的发现及处理，为其提供相应的生理、

心理、社会的照顾。

护理评估 包括以下几方面：

个人史 有无发生颈部慢性劳损、颈部外伤、颈椎先天性畸形等病史。

现病史 有无颈枕部疼痛、颈部活动受限、颈肌僵硬、眩晕、头痛、视物模糊、耳鸣、上肢疼痛、麻木、手无力及尿便失禁、猝倒等症状；首次发生异常症状时间，有无突然转动颈部或颈部长期处于某一位置等诱因。

治疗经过 接受的检查及结果，如 X 线、CT、MRI 等检查；接受的治疗及疗效和不良反应。

主要护理问题 ①舒适度的改变。②自理能力下降。③缺乏疾病预防或功能锻炼知识。

护理措施 包括以下几方面：

颈部制动与固定护理 急性期遵医嘱指导患者佩戴颈托。

颈椎牵引护理 ①患者取坐位或平卧位。②患者头部向前微屈，并与身体垂直轴呈 15°~30°。③牵引重量从 3~4kg 开始，逐渐增加，至患者能感受的重量为宜。④每次牵引 15~30 分钟，每日 1~3 次，平卧位每次可长达 2 小时。⑤观察有无疼痛、麻木加重等不适，一般轻微不适应坚持 2~3 日即能适应。

物理疗法护理 治疗前协助患者去除身上的金属物品、首饰等；有起搏器等埋入式医疗器械患者忌用理疗；使用红外线灯时应注意距离，防止烫伤；使用电疗时，电流量从小剂量开始，逐渐增加；使用超声波时要用偶合剂。

运动疗法护理 指导患者用专门的颈椎病医疗体操进行康复锻炼，强化颈部肌肉，增强其功能运动，以保持颈椎有较好的稳定性。

手术治疗护理 ①做好术前准备。②术后密切观察呼吸频率、节律、血氧饱和度等变化，床旁常规准备气管切开包、无菌剪刀和负压吸痰装置。③患者回病房后，立即检查其上下肢感觉及运动情况，与术前比较，如有异常立即向医生汇报。④观察患者伤口及引流管情况，保持敷料干燥，如发现伤口有渗出、颈部有汗液、食物残渣等应及时更换敷料。⑤术后取平卧位，将小棉枕垫于颈后，头部两侧用沙袋制动，绝对防止颈部呈前屈位。

健康指导 ①指导患者保持正确姿势。坐位工作避免驼背、过度低头，尽量将书和眼睛保持平行；看书、写字、使用计算机、驾驶等持续时间不宜过长，一般工作 50~60 分钟后，做 1~2 分钟头颈部活动；行走要挺胸抬头，两眼平视前方；喝水、刮胡子、洗脸不要过分仰头；手工劳作不要过分低头，看电视时电视机应放在与眼睛同一水平面上，隔 30~60 分钟，做颈部活动 3~5 分钟。②避免外伤、落枕、受寒、过度劳累、强迫体位工作等不良诱因；有头颈部外伤应及时就诊。③日常生活中注意安全，防止因头晕跌倒。④结合个体体型，调整睡枕高度、枕芯软硬适度。

护理评价 ①疼痛等不适症状是否缓解。②颈部活动功能是否改善。③是否掌握了相关用药知识及健康预防知识。

（宁 宁 李玲利）

jǐzhù cèwān huànzhě hùlǐ

脊柱侧弯患者护理（nursing of patients with scoliosis） 对脊柱侧弯患者畸形等现存及潜在健康问题的发现及处理，为其提供相应的生理、心理、社会的照顾。

护理评估 包括以下几方面：

个人及家族史 有无可造成脊柱破坏而继发脊柱畸形的疾病（如结核等）；母亲的妊娠、分娩史。

现病史 脊柱畸形的程度、部位，双肩是否水平，腰部前屈 90° 时有无"剃刀背"畸形；观察脊柱是否存在活动障碍；观察全身皮肤有无色素病变、皮下肿块、脂肪瘤、血管瘤、黑痣以及异常毛发分布；判断有无脊髓发育性畸形；身材、身高与同龄人相比是否存在差异。

治疗经过 接受的检查及结果，如 X 线、CT、MRI、肺功能等检查；接受的治疗及疗效和不良反应。

主要护理问题 ①舒适度的改变。②清理呼吸道无效。③活动无耐力。④潜在并发症：感染、肺不张。

护理措施 包括以下几方面：

术前准备 ①根据患者的文化程度，进行针对性健康教育，解释手术治疗的必要性、效果及预后，指导患者积极配合治疗。②指导患者进行肺功能训练，训练患者做有效咳嗽、俯卧位深呼吸、最大程度吹气球、缩唇呼吸等。③根据患者肺功能情况进行爬楼梯训练，以增加肺活量、改善肺功能和减少术后呼吸系统并发症。④指导患者练习床上排尿便，避免术后体位改变引起的排便困难。⑤仔细评估双下肢感觉、运动、各种反射、尿便情况，并详细记录，指导患者听从医护人员的指令活动双下肢、足趾，以备术中唤醒和做相应的动作，及时发现异常反应。

术后护理 ①保持脊柱水平位。②术后以平卧位和非切口侧侧卧位为主，每 2~4 小时更换一次体位，避免侧弯骨隆突处的切口压疮。③侧卧幅度不宜超过

护理措施　包括以下几方面：

体位与功能锻炼护理　①手术当日取卧位或半坐卧位，患肢抬高，置于外展中立位，根据病情行踝关节屈伸活动及伸膝锻炼。②术后 1 日取坐位或半坐卧位，加强伸膝锻炼，同时可行屈髋和髋外展练习。③复查 X 线平片无异常后，遵医嘱下床活动。④指导患者术后早期使用助行器。⑤出院前指导使用拐杖。

深静脉血栓形成护理　①观察患肢血液循环。②鼓励做踝关节背伸、跖屈、伸膝运动。③遵医嘱给予抗凝血药。

并发症护理　①关节脱位。应正确搬运术后患者，指导患者正确进行功能锻炼，脱位后应立即卧床休息，及早行手法复位或切开复位术。②感染。观察患者伤口情况，监测体温变化情况，对急性感染，协助医生行扩创、置管冲洗、抗感染治疗，争取保留假体；对慢性感染则取出假体、冲洗引流，控制感染后再行二期手术治疗。

健康指导　①避免患肢内收及内旋、双腿交叉；不坐矮凳子、软沙发；排便时用坐便器，避免下蹲，防止关节脱位。②扶拐行走 4~6 周，继续进行伸膝、屈髋、髋外展练习，加强功能锻炼。③遵医嘱定期复查，如有不适尽快就诊。

护理评价　①是否出现关节脱位、感染、深静脉血栓形成等并发症，并发症能否得到及时发现及处理。②是否掌握股骨头缺血性坏死术后康复的相关知识。

（宁　宁　李玲利）

jǐsuǐ sǔnshāng huànzhě hùlǐ
脊髓损伤患者护理（nursing of patients with spinal cord injury）

对脊髓损伤患者疼痛、四肢感觉异常等现存及潜在健康问题的发现及处理，为其提供相应的生理、心理、社会的照顾。

护理评估　包括以下几方面：

个人史　受伤的时间、地点、原因和部位，受伤时的体位、症状和体征，暴力的性质、大小和方向等。

现病史　疼痛部位及严重程度，是否伴四肢感觉异常、运动功能损伤，肌力是否正常，尿便能否自控，是否伴意识障碍，症状出现的时间及与外伤的关系，症状严重程度等。

治疗经过　接受的检查及结果，如 X 线、CT、MRI、肌电图等检查；接受的治疗及疗效和不良反应；受伤后的现场处理、搬运方法、院外及急诊室急救情况。

主要护理问题　①躯体移动障碍。②自理能力缺陷。③潜在并发症：压疮、肺部感染、泌尿系统感染、下肢深静脉血栓形成。

护理措施　包括以下几方面：

体位护理　卧硬板床休息制动，仰卧位，颈部保持中立位；用轴位翻身的方法更换体位，避免加重脊髓损伤。

病情观察　严密观察生命体征（尤其是呼吸），记录 24 小时出入量。

功能锻炼护理　①鼓励患者尽最大限度地活动；通过扩胸运动、抗阻运动等锻炼上肢功能；非颈部损伤者，可进行颈部前屈、后仰、旋转等活动。②帮助瘫痪肢体行关节被动运动与肌肉按摩等，预防肢体失用综合征及深静脉血栓形成。③评估膀胱自主控尿能力，制订膀胱功能训练计划，拔除保留导尿管后，训练膀胱逼尿肌功能，鼓励患者自行排尿。脊髓损伤不能自行排尿者，可行间歇导尿法。

疼痛护理、并发症护理同运动系统疾病患者护理相关内容。

健康指导　①指导患者及家属遵医嘱坚持功能锻炼。②嘱患者遵医嘱定期复诊。

护理评价　①躯体功能是否改善，生活需求能否得到满足。②是否发生压疮、肺部感染等并发症，并发症能否得到及时发现及处理。

（宁　宁　李玲利）

gǔjīnmóshì zōnghézhèng huànzhě hùlǐ
骨筋膜室综合征患者护理（nursing of patients with osteofascial compartment syndrome）

对骨筋膜室综合征患者疼痛、运动和感觉障碍等现存及潜在健康问题的发现及处理，为其提供相应的生理、心理、社会的照顾。

护理评估　包括以下几方面：

个人史　有无外伤史、受伤经过，有无外伤或手术后敷料包扎过紧等。

现病史　疼痛的严重程度和性质，有无运动障碍、感觉障碍；患肢肿胀的严重程度，是否伴血管搏动减弱或消失。

治疗经过　接受的检查及结果，如骨筋膜间隔内压力测定、实验室检查等；接受的治疗及疗效和不良反应。

主要护理问题　①疼痛。②潜在并发症：有发生肢体血液循环障碍的危险。③潜在并发症：休克、酸中毒、肾衰竭等。

护理措施　包括以下几方面：

疼痛护理　①避免患肢抬高，以防动脉供血不足而加重血液循环障碍。②缓解疼痛措施见运动系统疾病患者护理的疼痛护理。

病情观察　①遵医嘱给予心电监护、吸氧，注意观察体温、血压、心率的变化及肢端循环情况，如有异常及时通知医生，及早治疗。②密切观察患肢端的血运、感觉、运动、皮肤温度及足背动脉搏动情况，若发现皮温降低、感觉麻木、发绀、疼痛持续加重等情况，应立即通知医生，采取相应急救措施。③切开减压术后，血液循环改善，大量坏死组织代谢产物和毒素进入血液循环，应加强生命体征的监护，记录 24 小时出入量，观察尿液颜色、性质，积极防治脱水、酸中毒、高钾血症、肾衰竭、心律不齐、休克等并发症。

健康指导 ①手术当日，保持患肢功能位，鼓励除患肢以外的关节任意活动，术后第 1 日起，开始行股四头肌等长收缩练习。②截肢术后残端保持伸直位，对残端进行拍打、按摩，提高残端皮肤的耐磨、耐压能力，有利于装配义肢。

护理评价 ①疼痛是否缓解。②肢体血液循环是否改善。③是否出现休克、酸中毒、肾衰竭等并发症，并发症能否得到及时发现及处理。

(宁 宁 李玲利)

gǔruǎngǔliú huànzhě hùlǐ

骨软骨瘤患者护理 (nursing of patients with osteochondroma)

对骨软骨瘤患者肿块、疼痛等现存及潜在健康问题的发现及处理，为其提供相应的生理、心理、社会的照顾。

护理评估 包括以下几方面：

家族史 有无肿瘤等家族史。

现病史 肿块发生的部位、大小、进展情况等，是否伴有疼痛、压迫等症状。

治疗经过 接受的检查及结果，如 X 线、CT、MRI 等检查；接受的治疗及疗效和不良反应。

主要护理问题 ①缺乏骨软

骨瘤康复的相关知识。②潜在并发症：出血、失用综合征等。

护理措施 包括以下几方面：

安全护理 加强患肢保护，以防跌倒、发生病理性骨折。

术后病情观察 ①检查敷料包扎松紧度、石膏固定是否妥当，观察肢体肿胀情况、远端皮肤温度及肢端血供、活动、动脉搏动情况，当肢端发凉、青紫、感觉减退、感觉麻木等要及时通知医生，采取处理措施。②包扎石膏患者观察石膏固定情况，注意石膏边缘皮肤有无受压。③密切观察生命体征，观察术后伤口敷料情况，若持续有较多新鲜血液渗出，或引流管持续有新鲜血液流出，应检查伤口，加压包扎伤口，遵医嘱使用止血药，当上述保守治疗无效、出血量大、考虑缝线滑脱时行再次手术。

功能锻炼护理 麻醉清醒后即可嘱患者开始手指、足趾活动，术后第 1 日指导患者开始肌肉等长收缩活动，禁止影响骨和肌肉稳定性的活动。术后 1~2 周，可做手术部位远端和近端关节活动，但不负重。

健康指导 ①鼓励患者继续进行功能锻炼，以防关节僵硬、肌萎缩；石膏固定者，指导患者观察肢端血运情况；下肢肿瘤患者应避免下床负重，以防发生病理性骨折，术后骨缺损大、行人工假体置换术、异体骨植骨的患者术后要注意保护患肢，不急于下床行走，后期患者站立及练习行走时，应有人在旁保护，并应教会患者拐杖的使用方法。②遵医嘱定期随访及复查。

护理评价 ①是否掌握骨软骨瘤康复相关知识。②是否出现骨筋膜室综合征、出血、失用综合征等并发症，并发症能否得到

及时发现及处理。

(宁 宁 李玲利)

gǔjùxìbāoliú huànzhě hùlǐ

骨巨细胞瘤患者护理 (nursing of patients with osteoclastoma)

对骨巨细胞瘤患者疼痛、肿胀、病理性骨折等现存及潜在健康问题的发现及处理，为其提供相应的生理、心理、社会的照顾。

护理评估 包括以下几方面：

个人及家族史 有无病理性骨折等病史，有无外伤史；有无骨肿瘤等家族史。

现病史 有无疼痛、肿胀、关节功能障碍，症状的性质、程度、持续时间；有无反复炎症、外伤等诱因。

治疗经过 接受的检查及结果，如 X 线、CT、MRI、放射性核素扫描及病理活检等检查；接受的治疗及疗效和不良反应。

主要护理问题 ①疼痛。②自我形象紊乱。③潜在并发症：肢体失用综合征、病理性骨折等。④缺乏骨巨细胞瘤术后康复相关知识。

护理措施 包括以下几方面：

安全护理 ①卧床休息，避免肢体负重。②防止跌倒，预防病理性骨折的发生。③加强巡视，预防患者的自杀倾向。

术后病情观察 ①密切观察患者生命体征。②密切观察伤口有无渗血、渗液，预防切口出血和感染。③严格进行管道护理，保持管道固定稳妥，防止管道脱落，维持各种管道通畅，并观察引流液性质、颜色及量等。

截肢术后护理 ①根据病情需要选择卧位，残端平放于床上，避免关节挛缩。②观察截肢伤口有无出血、渗血以及肢体残端皮肤的颜色、温度、肿胀等，保持

残端清洁、干燥。③做好伤口疼痛和患肢痛护理，必要时遵医嘱给予镇痛药，长期顽固性疼痛可行神经阻滞手术。④指导患者进行患肢功能锻炼，尽早进行残端拍打训练，防止神经萎缩，同时避免外伤。

疼痛护理同运动系统疾病患者护理相关内容。

健康指导 ①指导患者摄入高营养、高热量、高蛋白、富含维生素的易消化饮食，忌刺激性食物、易胀气食物、生冷饮食和烟酒。②坚持功能锻炼，循序渐进，持之以恒。③遵医嘱门诊随访及复查。

护理评价 ①疼痛是否缓解。②能否适应外形的改变。③是否出现肢体失用综合征、病理性骨折等并发症，并发症能否得到及时发现及处理。④是否掌握术后康复的相关知识。

（宁 宁 李玲利）

gǔròuliú huànzhě hùlǐ

骨肉瘤患者护理（nursing of patients with osteosarcoma）

对骨肉瘤患者间断性疼痛、体重减轻、恶病质等现存及潜在健康问题的发现及处理，为其提供相应的生理、心理、社会的照顾。

护理评估 包括以下几方面：

个人及家族史 有无病毒感染、放射性损伤等病史；有无骨肉瘤家族史。

现病史 有无疼痛，疼痛的部位、性质、严重程度及持续时间；是否伴体重减轻、恶病质等症状。

治疗经过 接受的检查及结果，如 X 线、CT、MRI、骨扫描等检查；接受的治疗及疗效和不良反应。

主要护理问题 ①疼痛。②自我形象紊乱。③缺乏骨肉瘤治疗

及康复的相关知识。④潜在并发症：切口感染、髋关节脱位、膀胱损伤、休克等。

护理措施 包括以下几方面：

化学治疗护理 ①定时监测血常规，观察有无牙龈出血、皮肤淤斑等。②应用化学治疗药前 30 分钟用镇吐药，忌油腻及辛辣食物，少食多餐。

放射治疗护理 ①保护皮肤，避免物理性和化学性刺激。②外出时避免日光直接照射。③剃胡须时避免剃破皮肤。④皮肤脱屑期切忌用手撕剥。

术后并发症护理 ①密切观察生命体征及尿量，遵医嘱补充足够的血容量，以防休克。②观察伤口情况，保持敷料清洁、干燥，出现渗血、渗液及红肿、疼痛、波动感等症状及时通知医生，遵医嘱予以抗生素治疗。③髋关节术后患者髋关节脱位预防措施见股骨头缺血性坏死患者护理中并发症护理。

安全护理、截肢术后护理同骨巨细胞瘤患者护理相关内容。疼痛护理同运动系统疾病患者护理相关内容。

健康指导 ①嘱患者进食高热量、高蛋白、富含维生素的易消化饮食，忌刺激性食物、易胀气食物、生冷食物和烟酒。②遵医嘱定期复查。

护理评价 ①疼痛是否缓解或消失。②能否适应外形的改变。③是否了解骨肉瘤治疗和康复的相关知识。④是否发生切口感染、髋关节脱位等并发症，并发症能否得到及时发现及处理。

（宁 宁 李玲利）

zhōuwéi shénjīng sǔnshāng huànzhě hùlǐ

周围神经损伤患者护理（nursing of patients with periphe-

ral nerve injury） 对周围神经损伤患者运动、感觉、自主神经功能障碍、肢体畸形、生理反射消失、神经痛等现存及潜在健康问题的发现及处理，为其提供相应的生理、心理、社会的照顾。

护理评估 包括以下几方面：

个人史 有无牵拉伤、切割伤等外伤史，以及受伤的部位和程度等。

现病史 有无伤口，伤口的范围、深度、软组织损伤情况，有无感染等；有无运动、感觉、自主神经功能障碍，功能障碍的部位、出现的时间、进展情况，相应的生理反射是否存在，是否伴随神经痛等不适。

治疗经过 接受的检查及结果，如神经干叩击试验、肌电图检查等；接受的治疗及疗效和不良反应。

主要护理问题 ①自理能力缺陷。②疼痛。③皮肤完整性受损。④有失用综合征的危险。⑤缺乏周围神经损伤康复的相关知识。

护理措施 包括以下几方面：

生活护理 ①做好晨、晚间护理，协助患者饮食、排便、翻身，使其感到舒适。②把患者平时需要的物品放在便于取放的位置以方便其生活，减少生活依赖性。

皮肤护理 发生有感觉功能障碍者，应注意保护患肢，以免烫伤或冻伤；经常用温水擦洗患肢，保持清洁，可给予按摩，促进血液循环。

康复护理 ①早期。目的是消除炎症和水肿、减少对神经的损伤、预防挛缩畸形的发生、为神经修复准备良好环境。方法是尽早去除致病因素，进行运动疗法，保持功能位，协助手的抓握、

放松功能、被动运动和推拿及主动运动。②恢复期。重点在于促进神经修复、增强肌力和促进感觉功能恢复。方法是由助力运动到主动运动再到抗阻运动循序渐进，即对固定的触觉或压力的反应，如先在直视下，用手指接触一些钝性物体，然后再闭眼练习，之后进行快速适应性感觉迁移的训练，即对移动物体的反应，让患者先在直视下，然后在闭眼时接触识别移动的物体。③后期。训练在直视下或闭眼时触摸各种形状、大小的物品，如硬币、纽扣、绒布、手表等日常用品，使患者能区分物品的大小、形状、重量、质地等。

疼痛护理同运动系统疾病患者护理相关内容。

健康指导 ①嘱患者不要随意取下或拆除外固定。②避免接触热、冷和锐器物品；避免使用小把柄工具；抓握物品不宜过度用力；经常检查手部皮肤有无受压征象。③出院后继续康复训练。④遵医嘱定期复诊。

护理评价 ①生活需求能否得到满足。②疼痛是否缓解。③是否发生冻伤、烧伤等。④肢体感觉、运动功能是否改善。⑤是否掌握功能锻炼的相关知识。

(宁 宁 李玲利)

bànyuèbǎn sǔnshāng huànzhě hùlǐ

半月板损伤患者护理（nursing of patients with meniscus injury）

对半月板损伤患者疼痛、肿胀等现存及潜在健康问题的发现及处理，为其提供相应的生理、心理、社会的照顾。

护理评估 包括以下几方面：

个人史 有无明确的外伤史，以及受伤部位和程度等。

现病史 膝关节间隙有无压痛、肿胀等症状，疼痛的性质及

严重程度；活动时关节间隙有无弹响或发生关节交锁等情况；首次发生疼痛的时间。

治疗经过 接受的检查及结果，如 X 线平片、关节造影、CT、MRI 等检查；接受的治疗及疗效和不良反应。

主要护理问题 ①躯体移动障碍。②疼痛。③潜在并发症：关节腔积血、感染、关节腔积液、深静脉血栓形成、神经损伤等。

护理措施 包括以下几方面：

体位护理 抬高患肢 15°~20°，膝后垫小软枕，膝关节屈曲 5°。

膝关节护理 膝关节用弹性绷带包扎，注意绷带的松紧程度及肢体末端的血运情况；观察局部渗血情况，可给膝关节两侧置冰袋冷敷。

康复护理 ①术后 1 周可进行轻度功能锻炼，以不疲劳为宜。②术后 2 周根据病情适当增加膝关节活动度，开始进行股四头肌抗阻力训练；踝部的抗阻力训练强度视患者情况由小到大逐渐增加。一般股四头肌肌力达 4 级以上可以扶拐下床行走。③术后 3~4 周鼓励患者做较强烈的功能锻炼，逐渐增加股四头肌抗阻力训练和踝部抗阻力训练强度，使患肢肌力和活动度完全恢复正常。④术后 2 个月开始全面的功能锻炼，如骑自行车、跑步、游泳等，但要避免剧烈运动。⑤坚持功能锻炼至损伤发生后 6 个月。

并发症护理 ①关节腔积血。注意患者疼痛主诉，观察膝关节肿胀情况，若出现膝关节疼痛进行性加重、肿胀明显、伤口敷料渗血增多，应立即通知医生，根据病情，协助医生在无菌条件下进行穿刺，抽出积血，加压包扎，膝关节两侧置冰袋冷敷。②感染。观察患者体温变化情况及伤口局

部情况，体温>38.5℃并持续升高伴伤口持续疼痛，膝部红、肿、热、痛，应通知医生检查伤口，根据病情一般给予关节穿刺涂片，判断伤口感染情况。③关节腔积液。若患者膝关节处有肿胀感、疼痛不明显、浮髌试验阳性，应通知医生穿刺抽吸。④深静脉血栓形成。若患者出现小腿后方疼痛、小腿及踝关节肿胀明显、患肢远端皮肤颜色青紫、皮肤温度降低、足背动脉搏动减弱，应立即通知医生行超声检查或患肢静脉造影确诊，并遵医嘱应用溶栓药物、持续低流量吸氧、抬高患肢 20°~30°、制动，注意患肢保暖。⑤神经损伤。密切观察病情、患者下肢的运动及感觉功能，出现异常立即通知医生处理。

疼痛护理、引流管护理同运动系统疾病患者护理相关内容。

健康指导 ①指导患者避免剧烈活动，以防再次受伤。②指导患者遵医嘱定期复查。

护理评价 ①膝关节运动功能是否改善。②疼痛是否缓解。③是否发生膝关节腔积血、感染、关节腔积液等并发症，并发症能否得到及时发现及处理。

(宁 宁 李玲利)

xījiāochā rèndài sǔnshāng huànzhě hùlǐ

膝交叉韧带损伤患者护理（nursing of patients with cruciate ligament of knee） 对膝交叉韧带损伤患者压痛、皮下淤斑、关节侧向活动受限等现存及潜在健康问题的发现及处理，为其提供相应的生理、心理、社会的照顾。

护理评估 包括以下几方面：

个人史 外伤史，如是否在运动时出现膝部突然扭伤等；评估患者的发病年龄、既往史、吸烟史、饮酒史、行走习惯等。

现病史　有无膝部疼痛、肿胀的情况及严重程度、进展情况；是否伴有局部压痛、皮下淤斑、关节侧向活动受限等，有无合并其他躯体损伤，损伤发生的时间，是否再次受伤。

治疗经过　接受的检查及结果，如 X 线平片、MRI、膝关节韧带稳定性等检查；接受的治疗及疗效和不良反应。

主要护理问题　①舒适度的改变。②躯体移动障碍。③潜在并发症：血管损伤、神经损伤及骨筋膜室综合征等。④缺乏膝交叉韧带损伤后功能锻炼的相关知识。

护理措施　包括以下几方面：

体位与活动护理　①韧带损伤早期患侧下肢制动、休息，禁止牵拉受伤韧带，抬高患肢15°～30°。②石膏固定膝关节于功能位，不固定踝关节，时间为4～6周。③石膏固定期间可以扶拐下床活动，注意正确使用拐杖，掌握好平衡，以防跌倒引起新的损伤。

并发症处理　①血管损伤。观察肢体疼痛情况，若整复固定或手术后1～3日未缓解，并出现剧烈疼痛且逐渐加重，同时伴有皮肤苍白、麻木等情况，应立即报告医生处理。②神经损伤。术后肢体位置摆放正确，取中立位，观察患肢的感觉、运动情况，如出现患肢感觉麻木、肿胀不适、运动异常等情况时，应警惕固定局部有腓总神经受压的危险，及时报告医生处理。③骨筋膜室综合征。术后包扎不宜过紧，抬高患肢，注意观察小腿肿胀情况和疼痛情况，如出现足背动脉搏动减弱、足趾肤色灰白、皮肤温度降低、患肢感觉异常或迟钝、小腿肌张力明显升高等骨筋膜室综合征表现，应及时报告医生处理。

功能锻炼护理　术后第1日可开始练习股四头肌等长收缩，通过股四头肌收缩和舒张，促进血液循环，减轻肿胀，为抬腿运动做好准备；术后第2日开始做抬腿运动。如果膝关节腔内积液消退，可做膝关节伸屈练习，不宜过早练习，以免加重膝关节腔内积液。

健康指导　①指导每日练习直腿抬高运动。踝关节屈伸，膝关节伸直，然后将腿抬高与床面成45°，维持10～30秒，最后将腿放下并放松。每组5～10次，每日3～5组并逐渐增加，如出现肌肉疼痛，应减少运动量。②在床侧进行屈膝功能锻炼。先用健侧腿托住手术一侧患侧腿，使身体坐起并移向床边，膝关节垂到床边可到达90°。再用健侧腿用力向后压，增加膝关节屈曲角度。③若出现关节肿胀和关节腔积液，应减少活动，暂时不要热敷。④指导患者加强腿部肌肉和膝关节的屈伸活动锻炼，坚持徒步行走以及马步站桩等，增强股四头肌的力量，提高膝关节的稳定性。⑤注意膝关节保暖，夜间抬高下肢。⑥遵医嘱定期复诊。

护理评价　①膝部疼痛是否减轻、肿胀是否消退。②行走是否恢复正常。③有无发生血管损伤、神经损伤、骨筋膜室综合征等并发症，并发症能否得到及时发现及处理。④是否掌握术后功能锻炼的知识。

（宁　宁　李玲利）

duànzhī huò duànzhǐ(zhǐ) zàizhí huànzhě hùlǐ

断肢或断指（趾）再植患者护理（nursing of patients with replantation of severed limb or finger）

对断肢或断指（趾）再植患者伤口肿胀、出血等现存及潜在健康问题的发现及处理，为其提供相应的生理、心理、社会的照顾。

护理评估　包括以下几方面：

个人史　全身情况、有无休克史；受伤的类型、再植时限等。

现病史　断肢或断指（趾）再植的局部情况，观察伤口肿胀、疼痛情况；患肢或断指（趾）的感觉和运动功能。

治疗经过　接受的检查及结果，如 X 线平片、血管造影等检查；接受的治疗及疗效和不良反应。

主要护理问题　①潜在并发症：低血容量性休克、急性肾衰竭、血管危象、血管痉挛等。②缺乏断肢或断指（趾）再植术后康复的相关知识。

护理措施　包括以下几方面：

环境护理　①病室宽敞、通风，室温20～25℃，湿度50%～60%。②空气定时消毒。③保持室内安静，谢绝探视。

体位与活动护理　①术后绝对平卧10～14日。②手术14日后，可逐步坐起，采取半坐卧位或坐位。③保持患肢功能位。

病情观察　①严密观察生命体征及伤口出血情况，遵医嘱补液，预防休克，出现异常及时通知医生处理。②留置导尿管，严密观察神志，有无水肿、恶心、呕吐、皮肤瘙痒以及有无尿路刺激征，了解肾功能情况，预防肾衰竭的发生。③观察局部血运情况，观察有无局部感染征象，严格遵医嘱予以抗痉挛、抗凝血、抗炎治疗，观察药物的疗效及不良反应，观察出血倾向等。

饮食护理　①全身麻醉清醒前禁食。②全身麻醉清醒后无恶心、呕吐即可给予普食；忌辛辣食物和烟酒。③使用抗凝血药期间宜进食软烂食物，忌油炸、坚硬食物。

功能锻炼护理 ①早期。手术第 1 日主动锻炼肢体远端如指、趾，并抬高患肢，每日 2~3 次；术后第 3 日开始，指导患者分别对患肢未被制动的所有关节做主动屈伸活动；除新缝合的肌肉、肌腱必须保持静止外，患肢其余所有肌肉尽早开始做等张收缩或等长收缩肌肉练习及适当的抗阻练习，并早期开始瘫痪肌肉的电刺激。②中期。5 周至 3 个月从术后组织愈合、外固定去除开始，到肢体功能基本康复或不能进一步恢复时为止，以主动运动为主，主动行各关节各方向的运动，主要进行掌指关节的主动运动，有伸屈、对掌、分指和握拳等动作。活动量与幅度由少到多、由小到大，并循序渐进地进行肌肉练习、作业疗法和物理疗法，可使用必要的支具，鼓励患者积极使用患肢进行日常家务活动锻炼及感觉功能训练。③晚期。术后 3 个月后，应根据患者的不同就业条件进行出院后的家庭指导及职业训练，进一步承受强度较大的主动训练，通过日常生活及工作，达到断肢或断指（趾）最佳功能康复。

健康指导 ①术后 3 个月内不能主动或被动吸烟，避免肢体冷、热刺激，以免引起肢体再循环障碍。②做好患肢保护，尽量避免肢体遭受意外的刺激，应避免碰伤、刺伤等。③再植肢体的神经恢复较慢，对冷、热刺激迟钝，应避免烫伤、冻伤。④遵医嘱进行功能锻炼。⑤遵医嘱定期复诊、随访，若有异常情况如突然剧烈疼痛，或肢体突然出现肿胀、苍白等变化时应立即就诊。

护理评价 ①是否出现休克、急性肾衰竭、血管危象等并发症，并发症能否得到及时发现及处理。②是否掌握断肢或断指（趾）再植术后康复锻炼的方法。

（宁 宁 李玲利）

qiānyǐnshù hùlǐ

牵引术护理 (nursing in traction)

牵引术是利用牵引力和反牵引力的原理，通过重力对患肢的牵拉作用来缓解骨折和脱位处软组织的紧张和挛缩的骨科常用的治疗方法。

目的 ①骨折、关节脱位后的复位及固定。②挛缩畸形肢体的矫正治疗。③有炎症肢体的制动。④解除肌肉痉挛。⑤骨科手术前、手术后的辅助治疗，用于消除肢体肿胀。

用物 皮牵引包括胶布、纱布绷带、扩张板、牵引绳或海绵牵引带等；骨牵引包括骨牵引器械包（骨圆针和克氏针、骨锤、手摇钻）、切开包、牵引弓、牵引床、牵引绳、重锤、牵引砝码、牵引架等。

操作方法 患者取平卧位，不能平卧者可取坐位或半坐卧位。胶布牵引及海绵牵引者用胶布或海绵带包裹需牵引的肢体（骨隆突处用纱布或棉花衬垫），扣上搭扣，安装牵引架，上重锤，悬离地面；骨牵引者局部皮肤消毒、局部麻醉，协助医生将克氏针穿入相应牵引部位，安装牵引弓，系上牵引绳，通过滑车加上牵引重量。

护理要点 包括以下几方面：

术前护理 ①向患者及家属说明牵引的目的、意义、步骤及注意事项。②做好术前检查。③了解药物过敏史。④观察皮肤有无损伤或炎症。⑤准备牵引用物。⑥摆好患者体位。

术中护理 ①观察呼吸、脉搏、血氧饱和度及有无出血。②协助医生完成牵引操作。

术后护理 ①维持有效牵引。牵引重量不可随意增减，保持牵引重锤悬空，牵引绳不应有其他外力作用。②密切观察肢端有无血液循环障碍、感觉和运动障碍、神经受损。③保持床单位整洁、干燥，骨隆突部位衬棉垫。④指导患者做深呼吸、有效咳嗽排痰。⑤每日注意伸屈踝关节，或者穿防旋鞋，以保持踝关节处于功能位，防止足下垂。⑥牵引期间指导患者做等长收缩，主动活动关节，按摩肌肉，以促进血液循环。

健康指导 ①向患者及家属说明牵引的原理和保持有效牵引的注意事项。②指导患者遵医嘱进行功能锻炼以促进康复。

护理评价 ①是否了解牵引的目的，能否有效配合。②皮肤是否保持完整。③肌肉是否出现挛缩，是否发生失用综合征。

（宁 宁 李玲利）

shígāo bēngdài gùdìng hùlǐ

石膏绷带固定护理 (nursing in plaster bandaging)

石膏绷带固定是利用无水硫酸钙吸水后的强塑性制造骨科患者所需要的石膏模型，固定骨折、制动肢体的技术。

目的 ①骨折复位后的固定。②关节损伤或脱位复位后的固定。③周围神经、血管、肌腱断裂或损伤修复术后的制动。④急性或慢性骨、关节炎症的局部制动。⑤畸形矫正术后矫形位置的维持和固定。

用物 石膏绷带、纱布绷带、衬垫。

操作方法 患肢取功能位，覆盖衬垫，浸透石膏，包扎石膏。

护理要点 包括以下几方面：

术前护理 ①向患者及家属说明石膏绷带固定的必要性。

②将肢体置于功能位。③清洁皮肤，但不需要备皮，若有伤口，则用无菌纱布、棉垫覆盖，避免用绷带环绕包扎或粘贴橡胶。④骨隆突处加衬垫（可用棉织套、棉垫等），保护软组织和固定着力点，预防压疮和四肢末端发生血液循环障碍。

术中护理 ①协助医生包扎石膏。②协助医生捏塑、包边、标记石膏。

术后护理 ①将患肢抬高，高于心脏水平约20cm，以促进血液和淋巴回流，预防或减轻肢体肿胀。②每日检查石膏周围皮肤，观察有无红肿、摩擦伤等。③石膏固定未干但需转运患者时，应用手掌托起石膏，避免用手指挤捏石膏，防止石膏凹陷。④石膏固定应宽松适度，观察患肢末端的血运情况，必要时立即拆除石膏，根据情况行肢体切开减压术。⑤身体用石膏固定者，应观察腹部情况；出现石膏管型综合征者应禁食，持续胃肠减压，遵医嘱补液，纠正水、电解质紊乱，并对呕吐严重者记录出入量。

健康指导 ①鼓励患者说出不适感受，及时发现问题。②不可在石膏表面放置重物，避免石膏断裂、变形，防止骨折端再次移位。③向患者及家属讲解功能锻炼的意义和方法，指导患者进行石膏固定部位肌肉的等长收缩及邻近关节的功能锻炼。④教会患者及家属避免石膏污染的知识与技巧，及时清理伤口分泌物等。⑤教会患者及家属识别肢体血液循环障碍的先兆表现，及时报告医生给予相应处理。

护理评价 ①是否了解石膏绷带固定的目的及意义，能否有效配合石膏绷带固定的进行。②是否发生石膏绷带固定后并发

症，并发症能否得到及时发现及处理。③是否掌握石膏绷带固定的健康指导要点及康复锻炼知识。

（宁　宁　李玲利）

guānjiéjìng jiǎnchá hùlǐ
关节镜检查护理（nursing in arthroscopy）

关节镜检查是利用关节镜对关节内结构进行全面检查、治疗的技术。

目的 诊断不明的关节病；探查并治疗关节腔内炎症、损伤情况。

用物 体位垫、约束带、搁手架、托脚架、电动止血带、吸引器、关节镜仪器、摄影录像系统、灌洗液、地西泮等。

操作方法 根据患者手术部位选择合适体位，消毒，铺巾，切开建立关节镜隧道，关节镜镜头安装于镜头导管内，连接光源线、冲洗管、吸引器，检查关节病变。

护理要点 包括以下几方面：

术前护理 ①按骨科手术常规备皮。②检查前3日内禁止使用非甾体类解热镇痛药，尤其是阿司匹林类药物。③指导患者进行恰当的股四头肌等长收缩训练等以加强肌力。④备好急救物品。

术中护理 ①根据患者手术部位选择合适体位。②将关节镜仪器置于患者右侧，静脉输液装置及冲洗袋置于患者左侧，以便手术医生操作。③根据手术方式，器械护士准备所需器械；做好术中配合。④检查过程中，巡回护士应保持冲洗液的连续性及负压吸引通畅，避免引起手术视野不清。⑤观察病情变化，出现异常及时通知医生处理。

术后护理 ①根据医嘱正确留存送检标本。②关节镜设备的保养与清洁、消毒、灭菌。③术后卧床休息，逐步增加活动，伤

口缝线一般在术后2周拆除。

健康指导 ①鼓励患者麻醉苏醒后先做直腿抬高和一定范围的关节活动训练，再循序渐进地进行抗阻力训练。②一般术后膝关节渗出减少和感觉良好时，应逐步进行活动。

护理评价 ①是否了解关节镜检查的目的及意义。②是否掌握关节镜检查的健康指导要点及康复锻炼知识。

（宁　宁　李玲利）

guānjié chuāncìshù hùlǐ
关节穿刺术护理（nursing in arthrocentesis）

关节穿刺术是通过对关节腔穿刺进行关节检查、治疗的技术。

目的 ①协助明确临床诊断。②向关节腔内注入空气或碘水造影或注射药物（如玻璃酸钠等）治疗。③抽出积血，减少关节粘连或感染的发生。

用物 5ml及10ml注射器、2%利多卡因等。

操作方法 患者取仰卧位，不能平卧者，可取坐位或半坐卧位。从髌骨下角髌韧带外侧垂直刺入，入腔后稍向中线偏斜，切忌偏向外侧，并进行相应的检查和治疗。

护理要点 包括以下几方面：

术前护理 ①保持穿刺部位皮肤清洁。②穿刺前应充分放松穿刺关节，暴露穿刺部位，范围应包括穿刺点周围10~15cm大小的区域。③穿刺前嘱患者进食以避免低血糖引起晕针。④询问患者药物过敏史，并于穿刺前告知医生。

术中护理 ①选定穿刺点，做好标记。②局部消毒、铺巾，操作者应戴无菌手套，根据需要在穿刺部位浸润麻醉。③协助医生进行穿刺，一般选用10ml注射

器，迅速进针，轻轻抽吸，同时将针向前推进直到可抽出关节液。④穿刺过程中观察生命体征及反应，若出现心悸不适、大汗、面色苍白、血压下降等，应通知医生并遵医嘱对症处理。⑤根据病情需要遵医嘱送检关节液或治疗性抽出关节液。⑥关节穿刺完成后，穿刺点予以无菌棉球、胶布加压。

术后护理 ①观察穿刺局部疼痛和肿胀，轻度或中度疼痛、肿胀无需特殊治疗，一般 2~3 日后症状消失。如穿刺后关节持续红肿、发热、疼痛明显加重，则应及时通知医生，谨防关节内感染。②观察有无过敏反应。③穿刺完毕后休息 20 分钟左右，无不适方可离开。

健康指导 ①关节穿刺完毕后嘱患者按压消毒棉球或纱布数分钟，以达到止血目的，如存在凝血功能障碍则应根据情况延长按压时间。②若患者注射玻璃酸钠等药物，注射完毕后交代患者需大范围屈伸活动关节，使药液分布均匀，但 24 小时内避免剧烈活动。

护理评价 ①是否了解关节穿刺术的目的及意义，能否有效配合关节穿刺术的进行。②有无并发症的发生，并发症能否得到及时发现及处理。③是否掌握关节穿刺术的健康指导要点及康复锻炼知识。

（宁 宁 李玲利）

chíxù bèidòng yùndòng hùlǐ

持续被动运动护理（nursing in continuous passive motion） 持续被动运动（continuous passive motion，CPM）是利用关节持续被动活动仪对关节进行持续被动运动的方法。

目的 ①防治四肢关节挛缩，促进组织修复。②改善局部血液循环，促进关节面和软组织的康复。③促进肢体功能更早恢复。

用物 关节持续被动活动仪，电插板，治疗巾，卷尺。

操作方法 患者取平卧位，不能平卧者，可取坐位或半坐卧位。测量患肢长度，用治疗巾包裹肢体，置于关节持续被动活动仪上，调整使用角度、速度，打开开关，启动关节持续被动活动仪。

护理要点 包括以下几方面：

运动前护理 ①观察病情变化。②评估患肢关节活动度。③评估患者合作程度。④其他准备。包括护士准备（洗手、着装整洁、戴口罩及帽等）以及环境准备（注意患者隐私保护等）。

运动中护理 ①协助患者采取平卧位，不能平卧者可取坐位或半坐卧位。②向患者解释关节持续被动活动仪的使用目的及注意事项。③接通电源，试机是否正常。④测量患肢长度，并用治疗巾包裹，置于关节持续被动活动仪上，并妥善固定。⑤根据病情调整角度、速度，打开开关，启动关节持续被动活动仪。⑥注重患者主诉，评估患者的耐受程度，及时调整关节持续被动活动仪的角度、速度等。

运动后护理 ①观察患肢伤口敷料有无渗出及肢端感觉、运动情况。②关节持续被动活动仪复位到零度，关闭开关及电源。③整理床单位，协助患者取舒适体位。

健康指导 告知患者及家属在仪器使用过程中不可随意调节开关、角度及速度，以免引起不适。

护理评价 ①是否了解持续被动运动的目的及意义，能否有效配合操作的进行。②使用关节持续被动活动仪的过程中及使用后有无不适。

（宁 宁 李玲利）

chuánrǎnbìng huànzhě hùlǐ

传染病患者护理（nursing of patients with communicable disease） 对传染病患者现存及潜在健康问题的发现及处理，为其提供相应的生理、心理、社会的照顾。

常见症状 发热、皮疹及毒血症症状。

护理评估 包括以下几方面：

个人及家族史 年龄、性别、出生地、居住地、生活及卫生习惯、传染病接触史、家庭或集体发病情况、既往传染病史、预防接种史等。此外，还应根据每个传染病的流行特征重点询问相关项目。

现病史 生命体征、精神状态、神志等一般情况，此次发病时间、目前主要症状和体征，此次发病的缓急、症状严重程度等；发热患者发热的过程、热型、持续时间、伴随症状；出疹患者皮疹出现的时间、顺序、部位、形态、持续时间和进展情况，有无伴随症状；有毒血症症状者，除发热外还应评估是否出现疲乏、全身不适、厌食及肌肉、关节和骨骼疼痛，甚至意识障碍、谵妄、脑膜刺激征、中毒性脑病、呼吸衰竭及休克等；是否出现肝、肾功能改变。

治疗经过 接受的检查及结果，如血液、粪、尿常规检查和血生化检查、病原学检查、分子生物学检测及免疫学检查等；接受的治疗及疗效和不良反应。

心理社会状况 对所患传染病的认识程度、心理状态、有无顾虑等；对隔离的认识及心理反应；观察患者是否有因隔离造成的不良心理反应，如孤独、约束感、被遗弃感等。

护理措施 包括以下几方面：

隔离护理 ①接触传播的隔离预防。肠道感染、多重耐药菌感染和皮肤感染等患者在标准防护的基础上，还应采用接触传播的隔离预防。居住单人隔离房间，无条件时感染同种病原体的患者可安置于一室；限制患者的活动范围，减少转运，如确需转运，应采取有效防护措施，减少对其他患者、医务人员和环境表面的污染。②空气传播的隔离预防。接触确诊或可疑感染了经空气传播的疾病，如结核、水痘、麻疹、流行性出血热等，在标准预防的基础上，还应采用空气传播的隔离与预防。患者单间安置、通风良好，无条件时感染同种病原体的患者可安置于一室；患者病情容许时，应戴医用外科口罩；严格空气消毒。③飞沫传播的隔离预防。接触确诊或可疑感染了经飞沫传播的疾病，如百日咳、白喉、流行性腮腺炎等疾病，在标准预防的基础上，还应用飞沫传播的隔离预防。患者居住单人隔离病房，无条件时相同病原体感染者可安置于一室；应限制患者活动范围，减少转运；患者病情容许时，可戴医用外科口罩外出；患者之间、患者与探视者之间相隔距离在1m以上；加强通风，或进行空气消毒。

发热护理 ①发热时卧床休息，病室保持适宜温湿度，定期通风换气。②给予高热量、高蛋白、富含维生素的流质或半流质饮食，保证充足的液体摄入。③注意发热的过程、热型、持续时间和伴随症状，严密监测患者的生命体征。④根据疾病的特点和相关的禁忌证选择适合的降温措施。中枢神经系统传染病，如流行性乙型脑炎和流行性脑脊髓膜炎患者高热时宜选择冰帽、冰袋冷敷头部或大动脉走行处；高热、烦躁伴四肢肢端灼热者宜选择25%~50%酒精擦浴；流行性出血热患者禁用酒精擦浴降温，以免加重毛细血管扩张；高热伴寒战、四肢肢端厥冷者宜用32~35℃温水擦浴，中毒性疾病患者可用冷（温）盐水灌肠，高热伴惊厥者可遵医嘱用冬眠疗法和亚冬眠疗法。⑤高热患者大量出汗时，应及时用温水擦拭，更换湿的床单和衣服。⑥进行口腔护理，预防口腔感染。

出疹护理 ①患者卧床休息，保持环境干净、整洁，勤更换衣被。②避免辛辣等刺激性饮食。③观察皮疹的形态、大小有无变化，有无融合或合并感染，出疹的进展及消退情况。观察皮疹消退后脱屑、脱皮、结痂和色素沉着情况。④每日用温水清洁皮肤，保持皮肤清洁、干燥，禁用肥皂水清洁皮肤；口腔黏膜出疹者遵医嘱用漱口溶液漱口，进食后清洁口腔；溃疡者遵医嘱局部用药，避免过冷、过热的饮食，鼓励用吸管；眼结膜充血、水肿者，保护眼睛，保持局部清洁，防止继发感染。

健康指导 ①向患者讲解所患疾病的传播途径、消毒和隔离要求，指导患者入住传染病区时仅携带必需生活用品，住院期间不得互串病室，不可随意外出，外出检查需采取一定的消毒隔离措施并由工作人员陪同，对慢性传染病患者应详细向其讲解居家隔离措施。②向患者及家属详细讲解所患疾病的相关知识，介绍防护方法和预防接种要求。

护理评价 ①是否正确隔离，是否掌握隔离的相关知识并配合治疗和护理。②体温是否恢复正常，皮疹是否消退，有无皮肤、黏膜损害。

（王 颖）

liúxíngxìng gǎnmào huànzhě hùlǐ

流行性感冒患者护理（nursing of patients with influenza）对流行性感冒患者急起高热、全身酸痛、乏力、头痛等现存及潜在健康问题的发现及处理，为其提供相应的生理、心理、社会的照顾。

护理评估 包括以下几方面：

个人史 近期是否去过人员密集的地区，是否接触过有上呼吸道感染症状的人群。

现病史 发热、头痛、乏力和全身酸痛等症状的性质、程度和持续时间。肺炎型流行性感冒患者发绀程度以及有无咳嗽、咳痰，咳痰的性质、时间、诱因、节律、音色、痰液的性状、颜色、黏稠度、气味和量等；胃肠型流行性感冒患者恶心、呕吐、腹泻、腹痛等症状的性质、程度和持续时间；中毒型流行性感冒患者的意识状态，儿童患者有无抽搐和脑膜刺激征等。

治疗经过 接受检查及结果，如白细胞计数及分类和胸部X线等检查；接受的治疗及疗效和不良反应。

主要护理问题 ①体温过高。②营养失调：低于机体需要量。③潜在并发症：继发性细菌性上呼吸道感染、继发性细菌性肺炎、肺外并发症等。

护理措施 包括以下几方面：

隔离护理 用飞沫和接触传播的隔离预防，隔离至体温正常后2日或病后7日。病房应进行空气消毒，开窗通风换气，每次通风时间30分钟以上。

饮食护理 发热期应摄入足够的水分，每日饮水2000ml以上；给予易消化、营养丰富的流质或半流质饮食；呕吐或腹泻严重者，应遵医嘱静脉补充营养。

症状护理 ①观察体温变化，用物理方法降温，如冰袋冷敷、温水或酒精擦浴等；高热烦躁者可遵医嘱应用解热镇静药，高热显著、呕吐剧烈者应予适当补液。②鼓励患者将痰咳出，咳嗽时应遮掩口鼻，以防病毒扩散。

用药护理 ①遵医嘱用药，注意观察药物的疗效与不良反应。②M₂离子通道阻断药有口干、头晕、失眠、激动和共济失调等不良反应，老年人及有血管硬化者慎用，孕妇及有癫痫史者禁用，流感病毒对此药极易产生耐药性，不宜广泛用于流行性感冒预防。③儿童患者避免用阿司匹林及水杨酸制剂，以免诱发瑞氏综合征。

健康指导 ①流行季节尽可能减少公众集会，房间通风换气，保持清洁。②注意锻炼身体，合理饮食，增强机体抵抗力，注意保暖。③65 岁以上老人、严重心肺疾病患者及慢性肾病、糖尿病、免疫缺陷病患者、接受激素及免疫抑制剂治疗者和医疗机构工作者等重点人群可在每年流行性感冒流行前接种疫苗。④对鸡蛋或疫苗中其他成分过敏者、吉兰-巴雷综合征患者、妊娠 3 个月内的孕妇、急性感染性疾病患者及严重过敏体质者不宜接种疫苗。

护理评价 ①体温是否维持在正常范围内。②营养状况是否良好。③能否正确咳出痰液。

（王 颖）

yánzhòng jíxìng hūxī zōnghézhēng huànzhě hùlǐ

严重急性呼吸综合征患者护理（nursing of patients with severe acute respiratory syndrome）

对严重急性呼吸综合征患者发热、头痛、乏力、肌肉酸痛、干咳、胸闷及快速进展的呼吸衰竭等现存及潜在健康问题的发现及处理，为其提供相应的生理、心理、社会的照顾。严重急性呼吸综合征（severe acute respiratory synclrome，SARS）又称重症急性呼吸综合征。曾称传染性非典型肺炎，简称非典。

护理评估 包括以下几方面：

个人史 与发病者有无密切接触史，是否属群体发病者之一，有无明确传染他人的证据；发病前 2 周内是否到过或居住于报告有严重急性呼吸综合征患者出现的区域。

现病史 有无发热、头痛、乏力、肌肉酸痛等症状，症状的性质、持续时间和程度；有无咳嗽、咳痰、气促和呼吸困难等症状；免疫反应低下者，呼吸道症状与体征不一致，应注意体温、呼吸、血压、脉搏、意识的变化。

治疗经过 接受的检查及结果，如白细胞计数及分类和胸部 X 线等检查；接受的治疗及疗效和不良反应。

主要护理问题 ①体温过高。②营养失调：低于机体需要量。③清理呼吸道无效。④焦虑。⑤缺乏严重急性呼吸综合征疾病预防、治疗和康复的相关知识。⑥潜在并发症：应激性溃疡等。

护理措施 包括以下几方面：

隔离护理 ①采用飞沫和接触传播的隔离预防。②医护人员与患者密切接触时，要做好个人防护，病房内的空气和各种物体表面应按规定进行消毒处理，避免出现交叉感染。③患者体温正常 7 日以上、呼吸系统症状明显改善、X 线胸片显示有明显吸收时可解除隔离。

饮食护理 ①对高热及呼吸困难者给予营养丰富的流质或半流质饮食；不能进食者静脉补充能量及营养物质。②轻症或恢复期者鼓励进食高蛋白、富含维生素、高碳水化合物且易消化的饮食。③鼓励患者多饮水，维持电解质平衡。

呼吸困难护理 ①观察呼吸的频率、节律和幅度，加强血气分析和血氧饱和度的监测。②轻度缺氧可给予鼻导管吸氧或面罩吸氧。③如氧流量 3~5 L/min 条件下，动脉血氧饱和度<93%，或呼吸频率>30 次/分，应及时通知医生，根据病情选择不同形式的呼吸机辅助呼吸。

用药护理 ①遵医嘱用药，注意观察药物的疗效及不良反应。②注意药物的适应证和禁忌证。儿童忌用阿司匹林、慎用糖皮质激素。大剂量糖皮质激素治疗，应注意有无血糖增高、血压升高、血钾过低、肾功能受损、消化道出血、继发感染等不良反应。

并发症护理 ①严密监测病情，注意患者的排尿、排便情况，是否出现水肿、黄疸等肝、肾功能损害的症状，遵医嘱及时处理。②广谱抗生素和大剂量糖皮质激素导致菌群失调，可出现腹泻加重并可导致应激性溃疡，注意观察排便情况和水、电解质平衡情况。

发热护理同传染病患者护理相关内容。咳嗽咳痰护理同呼吸系统疾病患者护理相关内容。

健康指导 ①保持良好个人卫生习惯，喷嚏、咳嗽和清洁鼻腔后要洗手，不要共用毛巾。②均衡饮食，适量运动，充分休息，避免吸烟，防寒保暖，增强机体抵抗力。③定时开窗通风，经常清洗空调隔尘网，保持室内空气新鲜。④探视高热不退或肺炎患者时应戴医用口罩。⑤避免前往空气流通不畅、人员密集的公共场所。⑥适当服用抗病毒和预防流行性感冒类药物，出现发热等异常症状应及时就诊。

护理评价 ①体温是否维持在正常范围内。②营养状况有无改善。③痰液能否有效咳出。④血氧饱和度是否维持在正常范围内。⑤是否掌握严重急性呼吸综合征预防、治疗和康复的相关知识。⑥是否出现并发症，并发症能否得到及时发现及处理。

（王　颖）

rénqínliúgǎn huànzhě hùlǐ

人禽流感患者护理（nursing of patients with human avian influenza） 对人禽流感患者发热、流涕、咳嗽、咽痛、头痛、肌肉酸痛及毒血症、感染性休克、多器官功能衰竭等现存及潜在健康问题的发现及处理，为其提供相应的生理、心理、社会的照顾。

护理评估 包括以下几方面：

个人及家族史 发病前 1 周内，是否到过禽流感流行地区，有无病禽、死禽及其分泌物、排泄物接触史，是否与人禽流感患者有密切接触史；有无高危职业史，如从事饲养、贩卖、屠宰、加工家禽的职业。

现病史 发热、头痛、乏力和全身酸痛等症状的性质、程度和持续时间。评估 H_7N_7 亚型患者的结膜炎症状；H_9N_2 亚型患者的上呼吸道感染症状；H_5N_1 和 H_7N_9 亚型患者有无重症肺炎临床表现，是否出现呼吸困难、咳血痰，有无急性呼吸窘迫综合征、毒血症、感染性休克，甚至多器官功能衰竭等并发症。

治疗经过 接受的检查及结果，如白细胞计数及分类、血生化检查、病原学及相关检测和胸部 X 线检查等；接受的治疗及疗效和不良反应。

主要护理问题 ①体温过高。②营养失调：低于机体需要量。③潜在并发症：急性呼吸窘迫综合征、肺出血、多器官功能衰竭、休克、瑞氏综合征等。

护理措施 包括以下几方面：

隔离护理 采用飞沫和接触隔离预防，隔离至体温正常后 2 日或病后 7 日；但 H_7N_9 亚型患者应隔离至临床症状基本消失，且呼吸道标本人感染 H_7N_9 禽流感病毒核酸检测连续 2 次阴性。病房应进行空气消毒，开窗通风换气，每次通风时间在 30 分钟以上。

休息与活动护理 重症患者应绝对卧床。

重症人禽流感患者的观察及护理 人禽流感患者呼吸困难、明显低氧血症和休克或多器官功能障碍综合征，可能为重症人禽流感，应及时报告医生并做好抢救准备。

饮食护理、用药护理同流行性感冒患者护理相关内容。

健康指导 ①不自行宰杀家禽，避免直接接触活禽类或其粪便，尤其是病（死）禽，若不慎接触，应尽快用肥皂清洗双手；不吃生或半熟的禽肉、蛋类等食品，一定要烧熟煮透；不购买未经检疫的禽肉制品。②注意饮食卫生，做到生熟分开，避免交叉污染，加工处理生禽肉、蛋类后要彻底洗手；对病（死）禽，注意不要自行处理，应及时报告卫生、农业、林业等部门；注意避免接触有流感样症状（发热、咳嗽、流涕等）或肺炎等呼吸道疾病患者，一旦出现发热、咳嗽等急性呼吸道感染症状，应尽快就诊。

护理评价 ①体温是否维持在正常范围内。②营养状况是否良好。③是否出现并发症，并发症能否得到及时发现及处理。

（王　颖）

bìngdúxìng gānyán huànzhě hùlǐ

病毒性肝炎患者护理（nursing of patients with viral hepatitis） 对病毒性肝炎患者疲乏、食欲缺乏、肝大、肝功能异常等现存及潜在健康问题的发现及处理，为其提供相应的生理、心理、社会的照顾。

护理评估 包括以下几方面：

个人及家族史 有无病毒性肝炎的接触史，甲型病毒性肝炎和戊型病毒性肝炎患者有无食用不洁食物，乙型病毒性肝炎和丙型病毒性肝炎患者是否用过血液或血液制品；家庭中其他成员有无肝炎病史或肝炎病毒携带史。

现病史 生命体征变化和肝功能的情况，消化道症状、黄疸、尿的色和量；重型肝炎患者的精神和意识状况，有无皮肤、黏膜及腔道出血，有无腹水、腹痛、腹部压痛及反跳痛等。

治疗经过 接受的检查及结果，如病原学检查、生化检查及凝血酶原时间、血小板计数、血红蛋白、尿常规、血清钾、血清钠等测定；接受的治疗及疗效和不良反应。

主要护理问题 ①活动无耐力。②营养失调：低于机体需要量。③皮肤完整性受损。④潜在并发症：出血、肝性脑病、肝肾综合征、感染。

护理措施 包括以下几方面：

隔离护理 ①接触传播的隔离预防同传染病患者护理相关内容。②甲型病毒性肝炎和戊型病毒性肝炎患者隔离期为自发病起不少于 3 周，乙型病毒性肝炎、丙型病毒性肝炎及丁型病毒性肝炎患者隔离至肝功能正常，并且 HBV-DNA、HCV-RNA、HDV-RNA 转阴。

休息与活动护理 ①急性肝炎、重型肝炎、慢性肝炎活动期应卧床休息，以减轻肝脏负担。②症状好转、黄疸消退、肝功能改善后，逐渐增加活动量，以不感到疲劳为度。③肝功能正常后可恢复日常活动及工作。

饮食护理 ①肝炎急性期患者应进食清淡、富含维生素的食物，蛋白质每千克体重 1.0~1.5g，保证足够热量。②慢性肝炎患者适当增加蛋白质摄入量，每日每千克体重 1.5~2.0g，蛋白质以鱼类、蛋类、乳制品、大豆及其制品等优质蛋白为主。③血氨水平升高、有肝性脑病倾向及症状时，给予低蛋白饮食（每日每千克体重<0.5g），严重肝性脑病时严格限制蛋白质的摄入量，随着肝性脑病改善，应尽早逐步增加蛋白质的摄入。④腹水、少尿者应低盐或无盐饮食，每日摄入食盐≤2g，每日进水量≤1000ml。

皮肤护理 ①观察黄疸程度及皮肤瘙痒程度。②帮助患者修剪指甲，嘱患者不要用力搔抓以免抓破皮肤引起感染和皮下出血。③忌用刺激性强的清洁剂，可用温水清洗皮肤，必要时用止痒水。

腹水护理 ①观察腹胀程度，评估腹水量。②避免进食牛奶和豆制品等产气食物。③协助患者更换卧位，鼓励患者在床上做肢体伸屈活动。④大量腹水患者取半坐卧位，限制水、钠摄入量，定期测量患者的体重、尿量和腹围，加强皮肤护理，避免压疮。

用药护理 ①做好用药指导及观察。②严密监测各种不良反应，干扰素的不良反应较多，最初治疗的 1~2 周可出现流感样症状，也可出现疲乏、体重减轻、脱发和中度骨髓抑制，偶有明显中性粒细胞或血小板减少，有的患者可有焦虑、易激动、抑郁和自杀倾向等心理问题，出现异常立即通知医生处理。③对使用拉米夫定治疗者，应观察有无耐药现象。

并发症护理 ①肝性脑病。观察并记录患者的生命体征、瞳孔大小、对光反射、意识状态及行为表现，如有异常应及时报告医生、及时处理；烦躁不安或抽搐者可遵医嘱注射镇静药；保持排便通畅，必要时予以生理盐水或弱酸性溶液灌肠和导泻，控制上消化道出血，及时清除肠道内积存血液、食物和其他含氮物质，但禁用肥皂水灌肠。②出血。注意观察牙龈出血、皮肤淤斑等早期出血征象，出现异常及时通知医生处理；刷牙后有出血可用水漱口或棉签擦洗；鼻出血者可遵医嘱用 0.1%肾上腺素棉球压迫止血或给予吸收性明胶海绵填塞鼻道止血；局部穿刺、注射后应压迫止血 10~15 分钟；遵医嘱使用维生素 K、凝血因子复合物或输新鲜全血以补充凝血因子。③肝肾综合征。注意观察患者尿量，准确记录出入量，定期测量腹围、体重，观察患者有无水肿、腹水，监测尿常规、尿比密及尿钠、血尿素氮、血肌酐及血清钾、钠；遵医嘱使用利尿药，观察利尿的效果及有无血钾和电解质紊乱。④感染。密切观察生命体征，注意血常规变化及相关症状和体征；保持室内清洁，定时通风，重型肝炎患者做好病房物体表面和空气定期消毒；加强口腔护理，早晚和进食后清洁口腔，真菌感染者可遵医嘱选择 3%碳酸氢钠液漱口；做好皮肤护理，防止皮肤、肺部感染。

健康指导 ①育龄期妇女在疾病的活动期注意避孕。②规律生活，劳逸结合。③指导慢性肝炎患者及家属在家里采取相应隔离措施，如不共用剃须刀等洗漱用品，患者的血液污染床单和衣物应浸泡在漂白剂里 30 分钟，接触 HBV 感染患者体液、血液的易感者尽早注射乙型肝炎免疫球蛋白。④指导患者遵医嘱用药，定期复查肝功能、B 超和病毒复制指标等。⑤对乙型肝炎表面抗原（HBsAg）阳性母亲的新生儿应在出生后 24 小时内尽早注射乙型肝炎免疫球蛋白和乙肝疫苗。⑥乙型肝炎抗体阴性者应接种乙肝疫苗。

护理评价 ①能否按计划进行活动和休息。②能否保证热量和营养的供给。③皮肤是否保持完整。④是否出现肝性脑病、出血、肝肾综合征等并发症，并发症能否得到及时发现及处理。

（王　颖）

liúxíngxìng chūxuèrè huànzhě hùlǐ

流行性出血热患者护理（nursing of patients with epidemic hemorrhagic fever）　对流行性出血热患者发热、充血、出血、低血压休克、急性肾衰竭等现存及潜在健康问题的发现及处理，为其提供相应的生理、心理、社会的照顾。

护理评估　包括以下几方面：

个人史　是否在流行季节去过流行地区，有无与鼠直接或间接接触史，近 3 日至 2 个月内有无进入疫区史。

现病史　是否出现充血、渗出及出血等症状及症状严重程度；是否出现皮肤淤斑，淤斑的分布、范围及有无破溃出血等；是否出现呕血、咯血、便血，出血的量、性质及持续时间，有无血压进行性下降、脉搏细速、出冷汗、尿少等低血压休克的表现。

治疗经过 接受的检查及结果，如血小板和凝血酶原时间、尿常规、血生化等检查；接受的治疗及疗效和不良反应。

主要护理问题 ①组织灌注无效。②体温过高。③营养失调：低于机体需要量。④体液过多。

护理措施 包括以下几方面：

隔离护理 ①实行空气和接触传播的隔离预防。②患者症状完全消失后解除隔离。

休息与活动护理 早期绝对卧床，禁止随意搬动患者；低血压休克期将患者置于休克体位，注意保暖。

饮食护理 ①高热期宜进食易消化、高热量饮食，可给予米粥、细面条、藕粉、蛋汤等，呕吐严重时可禁食。②出血时禁食生、冷、硬食物，进食易消化、少渣食物，出现黑粪者，给予高热量流质饮食，必要时禁食。③有肝脏损害患者，以清淡、高蛋白饮食及少食多餐为宜。④少尿期患者应控制钠盐与蛋白质摄入，蛋白质<20g/d，食盐<2g/d，给予高碳水化合物、富含维生素的饮食，不食富含钾的食物，如柑橘、香蕉、牛奶及豆类等，遵循"量出为入，宁少勿多"的原则。⑤尿量增多时，口服补液，予以营养丰富、易消化食物，多食含钾丰富食物，如香蕉、柑橘等，进食困难者可静脉补液及补充适量补钾和钠盐。

发热护理 ①发热患者应绝对卧床休息，采用温水擦浴及冰袋冷敷等物理降温措施。②禁用解热镇痛药，避免大汗诱发休克；

为减少对皮肤的刺激、避免加重血管扩张诱发皮下出血，禁用酒精擦浴。③严格记录患者出入量，保证液体的补给。

休克护理 ①密切观察意识、呼吸、血压及四肢温湿度、皮肤颜色、尿量变化。②迅速建立有效的静脉通道，保证液体入量，遵医嘱给予血管活性药物、强心药、升压药，注意滴速调节，注意观察药物效果并及时记录。③注意卧位舒适，必要时可取休克体位，注意保暖。④给予30%~50%乙醇湿化吸氧，以降低肺泡内泡沫的表面张力，增强肺泡的通气和换气功能。

肾衰竭护理 ①每30分钟监测生命体征，少尿者密切观察尿量、尿比密及尿中有无纤维蛋白膜样物，记录24小时出入量，注意少尿的持续时间，结合每日尿常规检查评估肾功能。②遵医嘱输注高渗葡萄糖溶液，减少蛋白质的分解，严格控制输液速度与量，限制总入量。③密切观察氮质血症、水电解质紊乱和酸碱平衡失调、严重出血、贫血、低蛋白血症、肾性脑病、心力衰竭等并发症表现。

用药护理 ①遵医嘱使用药物。②观察药物的疗效及不良反应，大剂量呋塞米可引起耳毒性，如耳鸣、眩晕、听力下降，严重者可耳聋，用药过程中应定时检查患者的听力。③使用碱性药物时应密切观察有无液体外渗，防止外渗造成组织坏死。

健康指导 出院后仍应休息1~3个月；规律生活，保证足够的睡眠，逐渐增加活动量。

护理评价 ①休克能否得到及时处理，生命体征是否平稳。②体温能否维持在正常范围。③营养状况是否良好，是否出现氮

质血症、水电解质紊乱等并发症，并发症能否得到及时发现及处理。

（王　颖）

huòdéxìng miǎnyì quēxiàn zōnghézhēng huànzhě hùlǐ

获得性免疫缺陷综合征患者护理（nursing of patients with acquired immune deficiency syndrome）

对获得性免疫缺陷综合征（俗称艾滋病）患者发热、体重减轻、机会性感染等现存及潜在健康问题的发现及处理，为其提供相应的生理、心理、社会的照顾。

护理评估 包括以下几方面：

个人及家族史 有无人类免疫缺陷病毒（human immunodeficiency virus，HIV）接触史，如配偶、性伴侣是否感染HIV，有无静脉吸毒史，是否输注过未经HIV抗体检测的血液和用过受HIV污染的血液制品，是否为HIV抗体阳性者所生子女，高危人群有无职业暴露史。

现病史 有无持续1个月以上的发热、盗汗、腹泻，有无体重减轻10%以上，有无记忆力减退、精神淡漠、性格改变、头痛、癫痫及痴呆等神经精神症状，有无除腹股沟以外持续性全身性淋巴结肿大，有无原虫、真菌、结核分枝杆菌和病毒等反复感染史，有无卡波西肉瘤和非霍奇金淋巴瘤等疾病。

治疗经过 接受的检查及结果，如HIV抗体检查、病毒载量测定、白细胞计数和CD4+ T淋巴细胞计数等；接受抗病毒治疗及疗效、服药的依从性。

主要护理问题 ①体温过高。②腹泻。③营养失调：低于机体需要量。④皮肤完整性受损。⑤恐惧。⑥潜在并发症：感染。

⑦患者及家属缺乏艾滋病预防相关知识。

护理措施 包括以下几方面：

隔离护理 ①实行接触传播的隔离预防。②被患者血液、体液、排泄物污染的一切物品应严格消毒。

饮食护理 进食高热量、高蛋白、富含维生素的食物，保持良好的营养状况；对正常进食有困难者可少食多餐、大量饮水、服用适量维生素片；恶心和呕吐时可进食流质食物。

腹泻护理 ①评估患者营养和脱水状况。②指导患者进食少渣、高热量的流质或半流质饮食，少食多餐，多饮水。③遵医嘱采集粪便标本，及时送检。④保持肛周皮肤干燥，必要时涂用护肤膏。

恶心呕吐护理 ①评估恶心发作的时间、持续时间及严重程度，并观察呕吐物性质和颜色。②进食前30分钟服用镇吐药；少食多餐，缓慢进食，两餐之间饮用流质饮料。③呕吐后协助患者清除呕吐物，保持口腔卫生。

皮肤护理 ①维持充足水分及营养。②按需要协助患者更换姿势和活动身体。③提供适当的床、褥或其他减轻压力的卧具；按规定时间为长期卧床患者翻身。④进行皮肤清洁护理。⑤经常更换被服和睡衣。⑥观察皮肤溃烂的位置、范围、特点和气味。⑦嘱患者不要搔抓皮肤，避免留长指甲以防抓伤皮肤。⑧患卡波西肉瘤者，清洁患处皮肤，暴露伤口，保持皮肤干燥；协助医生用纱布包扎、引流伤口。

口腔护理 口腔溃疡者行口腔护理；遵医嘱局部用药。

用药护理 ①在抗病毒治疗之前与患者充分交流，使其了解抗病毒治疗的必要性、治疗后可能出现的不适、依从性的重要性。②指导患者遵医嘱服用抗病毒药，密切观察药物的骨髓抑制、胰腺炎、重症皮疹、高脂血症、肝功能损害等不良反应。③服药后必须定期复诊，加强病情的自我监测，发生任何不适时应及时与医生联系。④帮助患者寻求家属或朋友的支持，以提高患者的依从性。

心理护理 患者会产生一系列的心理反应，如震惊、否认、愤怒、恐惧、寂寞、沮丧等。应根据患者不同心理状态给予相应护理措施。护士应对患者表示信任和接受，多倾听他们说出自己内心的感受，帮助患者重拾生活信心；尊重患者的意愿对其病情进行保密；在患者同意的情况下，积极为患者争取家庭或重要关系人员支持，指导其正确认识疾病、关心患者，为患者提供必要的支持。

健康指导 ①指导做好家庭隔离和消毒。避免接触被患者血液、体液污染的物品和患者的排泄物；患者生活和卫生用具，如牙刷、剃须刀等应单独使用；其他被患者血液、体液、排泄物污染的物品应严格消毒；指导患者正确使用安全套，进行安全性行为。②指导患者注意个人卫生，养成良好生活及卫生习惯。③预防感染，特别是机会性感染，一旦发生感染应给予重视、积极治疗，以免产生严重并发症。④定期复诊，接受抗病毒治疗者应定期接受指导和观察病情变化情况等。⑤加强艾滋病预防宣传，不吸毒、不共用针具、进行安全性行为；对感染HIV的孕妇应采取干预措施以降低母婴传播危险。对HIV感染者或艾滋病患者的配偶、性接触者、与其共用注射器的静脉药物依赖者及他们所生的子女，进行医学检查和HIV检测。

护理评价 ①各种症状是否缓解。②营养状况是否良好。③能否正确面对疾病、积极配合治疗、预防感染。④患者及家属是否掌握HIV消毒、隔离及艾滋病预防的相关知识，避免发生交叉感染。

(王 颖)

liúxíngxìng yǐxíng nǎoyán huànzhě hùlǐ
流行性乙型脑炎患者护理 (nursing of patients with epidemic encephalitis type B) 对流行性乙型脑炎患者高热、意识障碍、抽搐、呼吸衰竭等现存及潜在健康问题的发现及处理，为其提供相应的生理、心理、社会的照顾。

护理评估 包括以下几方面：

个人史 发病是否符合本病的发病季节，有无家畜、家禽和鸟类接触史。

现病史 体温、意识状态，惊厥发作先兆、发作次数、每次发作持续时间、每次抽搐部位和方式，呼吸节律、速率，有无呼吸衰竭，有无头痛、喷射性呕吐等颅内压增高及脑疝的先兆。

治疗经过 接受的检查及结果，如血清学检查、病原学和脑脊液检查等；接受的治疗及疗效和不良反应。

主要护理问题 ①体温过高。②有窒息的危险。③有受伤的危险。④气体交换受损。⑤潜在并发症：颅内压增高、脑疝。

护理措施 包括以下几方面：

隔离护理 在有防蚊设备的室内隔离至体温正常。

休息与活动护理 ①卧床休息至体温正常后1周。②体温正常后2周内避免体力活动。③避免瘫痪肢体受压，将瘫痪的肢体置于舒适的功能位。④保持病室环境安静、光线柔和，防止声音和强光刺激患者，有计划地集中安排各种检查、治疗及护理操作，以利于患者休息，避免诱发惊厥或抽搐。

饮食护理　①初期及极期应给予清淡的流质饮食，给予如西瓜汁、绿豆汤、菜汤、牛奶等食物；高热期应以碳水化合物为主。②昏迷及有吞咽困难者给予鼻饲或静脉输液，保证每日入量1500~2000ml，并注意电解质平衡。③恢复期应逐渐增加有营养、高热量的饮食。

抽搐护理　①积极处理原发病因，因呼吸道分泌物阻塞引起的抽搐，应及时给予吸痰、吸氧，并加大氧流量以迅速改善脑组织缺氧；高热所致者，在积极降温的同时遵医嘱给予镇静药。②按医嘱使用抗惊厥药。③惊厥或抽搐发作时注意防止窒息及外伤。

呼吸衰竭护理　①应及时、彻底吸痰，并加强翻身、拍背引流等，防止呼吸道阻塞。②遵医嘱使用药物雾化以稀释痰液，吸氧。③必要时协助医生进行气管内插管，应用人工呼吸机，做好人工气道的护理。

意识障碍护理　①密切观察生命体征、昏迷程度的变化、瞳孔变化、角膜反射、压眶反应等，出现异常及时通知医生。②患者取仰卧位，头偏向一侧，待病情好转后可酌情采取侧卧位。③保持呼吸道通畅，持续氧气吸入。④遵医嘱予以补液，维持水、电解质平衡及营养的需要。⑤做好基础护理，预防压疮及感染。

心理护理　①患者意识障碍恢复初期，思维能力及接受外界刺激能力较差，易哭、易激动，应避免不良刺激，使患者保持安静，帮助患者适应环境，直至恢复正常。②对躯体活动受限或有语言障碍的患者，应以高度责任心、同情心给予关心与照顾，并鼓励患者积极治疗，持之以恒，使残疾降低到最低程度。

恢复期及后遗症护理　①恢复期患者应加强营养、防止继发感染。②对精神、神经后遗症者，应给予积极、耐心的护理，从生活上关心、照顾患者，鼓励并指导患者进行功能锻炼，帮助其尽快康复。

发热护理同传染病患者护理相关内容。

健康指导　①做好疾病预防，在流行季节前进行疫苗接种；大力开展防蚊、灭蚊，消灭蚊虫滋生地；流行季节用驱蚊剂和蚊帐等避免蚊虫叮咬；10岁以下儿童和初进入流行区人员应进行疫苗接种。②对有后遗症者，应向患者及家属讲述积极治疗的意义；指导协助患者进行肢体功能锻炼、语言训练等，促进患者康复。

护理评价　①体温是否正常。②呼吸道是否保持通畅。③身体有无受伤。④是否发生并发症，并发症能否得到及时发现及处理。

（王　颖）

dēnggérè huànzhě hùlǐ

登革热患者护理（nursing of patients with dengue fever）　对登革热患者全身肌肉、骨及关节痛、高热、极度疲乏、皮疹、出血倾向和淋巴结肿大等现存及潜在健康问题的发现及处理，为其提供相应的生理、心理、社会的照顾。

护理评估　包括以下几方面：

个人史　发病是否在登革热流行的季节，是否在流行区或去过流行区。

现病史　体温、脉搏；头痛、背痛、肌肉和关节疼痛、眼眶痛、眼球后痛的程度、持续时间、性质；颜面、眼结膜有无充血及程度，颈及胸部皮肤有无潮红；全身淋巴结肿大情况；皮疹部位、出现时间及性状，有无出血倾向。

治疗经过　接受的检查及结果，如白细胞总数、中性粒细胞和淋巴细胞分类计数测定和血清学检查等；接受的治疗及疗效和不良反应。

主要护理问题　①体温过高。②疼痛。③皮肤完整性受损。④有出血的危险。

护理措施　包括以下几方面：

隔离护理　防蚊隔离至体温降至正常。接触者实行15日医学观察，在家治疗者在隔离期内，不要离家走动，以防传播。

休息与活动护理　早期卧床休息，恢复期不宜过早活动；体温正常、血小板计数恢复正常、无出血倾向方可适当活动。

饮食护理　发热期予以高蛋白、富含维生素、高糖、易消化和吸收的流质、半流质饮食，多饮水；腹泻、频繁呕吐、不能进食、潜在血容量不足者，可静脉补液。恢复期可增加营养供给。

发热护理　发热伴出血症状明显者应避免酒精擦浴；物理降温效果不明显时，遵医嘱加用药物降温，加强巡视，防止虚脱。

疼痛护理　疼痛患者应卧床休息，保持环境安静、舒适；个别疼痛剧烈者，可遵医嘱适量用镇痛药。

皮肤护理　①有瘙痒、灼热感者用冰敷或冷毛巾湿敷，勿搔抓。②避免穿紧身衣、过度用力擤鼻涕，避免刮脸、跌倒等引起损伤。

出血护理同血液系统疾病患者护理相关内容。

健康指导 ①指导患者及家属改善卫生环境，消灭伊蚊滋生地，做好个人防护。②介绍疾病的基本知识，如主要临床表现、治疗措施，并告知本病普遍预后良好。

护理评价 ①体温是否维持在正常范围内。②疼痛是否减轻，皮肤完整性是否受损。③是否发生出血。

（王 颖）

kuángquǎnbìng huànzhě hùlǐ

狂犬病患者护理 （nursing of patients with rabies）

对狂犬病患者恐水、怕风、恐惧不安、咽肌痉挛、进行性瘫痪、呼吸和循环衰竭等现存及潜在健康问题的发现及处理，为其提供相应的生理、心理、社会的照顾。

护理评估 包括以下几方面：

个人史 有无犬类接触史及犬病动物咬伤史。

现病史 被犬病动物咬伤局部有无麻木、发痒、刺痛或虫爬、蚁走感等感觉异常，对水、声、光、风等刺激的反应；精神状态和神志状态；痉挛发作的时间、次数、程度；有无脱水，有无呼吸、循环衰竭。

治疗经过 接受的检查及结果，如血及脑脊液常规检查、病原学检查等；接受的治疗及疗效和不良反应。

主要护理问题 ①皮肤完整性受损。②有受伤的危险。③低效性呼吸型态。

护理措施 包括以下几方面：

隔离护理 实行接触传播隔离预防，将患者置于单间病房。

休息与活动护理 ①将患者置于安静、避光的单人房间，卧床休息。②避免一切不必要刺激，如水、声、光、风，适当遮蔽液体，操作中不提及"水"。③有计划地安排并简化医疗、护理操作。④必要时床档保护，防止痉挛发作时受伤。

饮食护理 选择容易吞咽的软食，供给足够的热量、蛋白质和维生素。必要时遵医嘱给予鼻饲或静脉补充营养。

发热护理 发热时用冰袋降温，不用酒精或温水擦浴，以免刺激患者引起咽喉肌痉挛及抽搐发作。

安全护理 兴奋、狂躁者应遵医嘱及时评估镇静药的疗效，保证镇静药的使用剂量和时间；必要时加用约束带，定时检查约束带的松紧程度。

呼吸衰竭护理 ①患者痉挛时应立即给氧。②密切观察呼吸频率及节律，保持呼吸道通畅，及时清理呼吸道分泌物，必要时行气管切开术。

健康指导 ①预防野犬、野猫咬伤，对家犬、家猫，应做好登记及预防接种。咬过人的家犬、家猫应隔离观察10日，确定为非狂犬病者可解除隔离。②人被咬伤后应及时进行伤口清创，并及时接种疫苗。③凡被犬或其他可疑动物咬伤、抓伤者、医护人员皮肤破损处被狂犬病患者唾液沾污者均需做暴露后的预防。④兽医、山洞探险者及狂犬病毒研究、管理人员应进行暴露前预防。

护理评价 ①有无受伤。②能否维持正常的呼吸型态。

（王 颖）

shānghán huànzhě hùlǐ

伤寒患者护理 （nursing of patients with typhoid fever）

对伤寒患者持续发热、玫瑰疹、相对缓脉、脾大、全身中毒症状及白细胞减少等现存及潜在健康问题的发现及处理，为其提供相应的生理、心理、社会的照顾。

护理评估 包括以下几方面：

个人史 发病是否在发病季节，有无伤寒接触史，是否来自伤寒流行区域，有无进食不洁饮食等。

现病史 发热持续时间、程度、热型及高热时的伴随症状，有无腹痛、腹泻、腹胀、便秘等消化道症状，有无相对缓脉，有无玫瑰疹，有无耳鸣、听力下降、表情淡漠、反应迟钝、谵妄、昏迷、脑膜刺激征等神经中毒症状，有无脾大。

治疗经过 接受的检查及结果，如白细胞总数及分类计数测定、细菌培养、肝功能和肾功能测定、心电图检查等；接受的治疗及疗效和不良反应。

主要护理问题 ①体温过高。②舒适度的改变。③营养失调：低于机体需要量。④排便异常。⑤潜在并发症：肠穿孔、肠出血。

护理措施 包括以下几方面：

隔离护理 实施接触传播隔离预防至症状消失后5日起，粪便培养每周1次、连续2次阴性为止。

休息与活动护理 发热期应绝对卧床，恢复期无并发症者可逐渐增加活动量。

饮食护理 ①急性期患者应给予营养丰富、易消化流质或无渣半流质饮食，少食多餐。出现腹胀、腹泻时，应减少糖及脂肪类摄入，少吃或不吃牛奶类产气食物。禁忌生、冷、硬的食物摄入，呕吐或腹泻严重者，应遵医嘱静脉补充营养。②退热后可进食高热量、高蛋白和富含维生素、无渣半流质或软食。③恢复期可根据情况逐渐改为少渣软食，如无特殊禁忌逐渐过渡到普食。

肠道护理 ①便秘者应保证至少两日1次排便，如便秘可用开塞露或低压盐水灌肠，禁用泻药或高压灌肠；指导患者勿过度用力排便，防止并发症的发生。②腹泻患者给予少渣、低脂饮食；避免用抑制肠蠕动药物导致肠胀气。③腹胀者给予低糖饮食，减少或停止易产气食物（如牛奶等）摄入；低钾血症者可提供高钾的饮食及水果，如橘汁、香蕉等，遵医嘱口服或静脉补钾；中毒性肠麻痹者给予松节油腹部热敷、肛管排气，忌用新斯的明及腹部按摩，以免诱发肠穿孔、肠出血。

用药护理 遵医嘱给予抗生素治疗，观察药物的疗效及不良反应。用氯霉素治疗者定期检查血常规，以免导致再生障碍性贫血危险。

并发症护理 ①肠出血。指导患者避免多渣饮食或过量饮食，避免活动过度、用力排便，禁止治疗性灌肠等；观察血压、脉搏、神志变化及便血情况，出现异常及时通知医生；肠出血时严格卧床休息，禁食或进少量流质；静脉补液，注意水、电解质平衡，遵医嘱给予止血药；观察出血量，必要时遵医嘱输血；经积极治疗仍出血不止者，应考虑手术治疗。②肠穿孔。单纯性穿孔应禁食、胃肠减压；密切观察，注意有无感染性休克发生，出现异常及时通知医生；伴腹膜炎者做好术前准备，遵医嘱给予足量抗菌药物以控制腹膜炎。

发热护理同传染病患者护理相关内容。

健康指导 ①患者在发热期进食营养丰富、易消化流质或无渣半流质饮食，严禁进食生、冷、硬食物。恢复期可根据情况逐渐改为少渣软食。②向患者讲解肠出血和肠穿孔的诱因、表现。如有腹痛、腹胀、便秘、腹泻等不

适及时告知医护人员，以便及时处理。③向患者及家属讲解隔离的重要性及隔离的基本知识，指导患者及家属对患者进行正确的隔离；应养成良好个人卫生习惯，注意饮食、饮水卫生及粪便管理、消灭苍蝇等，不吃生冷不洁的食物，加强患者及带菌者管理。④流行地区对老人、儿童及免疫力低下者等易感人群接种疫苗。

护理评价 ①发热能否得到及时处理。②体温是否维持在正常范围内。③不适症状是否减轻或消失。④胃肠道症状是否得到缓解。⑤是否出现肠出血、肠穿孔等并发症，并发症能否得到及时发现及处理。

（王 颖）

xìjūnxìng shíwù zhòngdú huànzhě hùlǐ
细菌性食物中毒患者护理
（nursing of patients with bacterial food poisoning） 对细菌性食物中毒患者腹痛、恶心、呕吐、腹泻、眼肌及咽肌麻痹等现存及潜在健康问题的发现及处理，为其提供相应的生理、心理、社会的照顾。

护理评估 包括以下几方面：

个人史 有无进食可疑被污染食物史，同食者在短期内是否集体发病。

现病史 生命体征及出入量；是否出现恶心、呕吐，呕吐物的量、性状；是否出现腹泻，粪便的颜色、性状及量，有无脱水征；腹泻是否伴腹痛，腹痛的出现时间、持续时间、性质；神经型食物中毒患者应评估患者中枢神经系统症状，如吞咽及呼吸情况，有无肌肉麻痹，有无抗毒素血清反应等。

治疗经过 接受的检查及结果，如血清电解质、酸碱平衡等测定；接受的治疗及疗效，神经

型食物中毒患者是否接受过抗毒素治疗，有无抗毒素血清反应。

主要护理问题 ①腹泻。②腹痛。③有体液不足、窒息的危险。④营养失调：低于机体需要量。

护理措施 包括以下几方面：

隔离护理 ①采用接触传播隔离预防，病室设防蝇设备等。②备专用餐具和便器，餐具用后消毒，患者排泄物、呕吐物和剩余食物应消毒后排放。

休息与活动护理 急性期应卧床休息，对肉毒中毒型患者可遵医嘱予适当镇静药，以避免瘫痪加重。

饮食护理 ①急性期应根据病情和医嘱，酌情给予禁食、流质、半流质或软食，呕吐停止后给予流质或半流质饮食。②吞咽困难者宜用鼻饲及静脉注射。

腹泻护理 ①腹泻不伴呕吐者应多喝汤、水，少量多次。②做好肛门周围皮肤清洁。③遵医嘱应用止泻药，注意观察排便情况，腹泻得到控制时及时停药。

腹痛护理 ①应观察疼痛部位、性质、持续时间。②痉挛性腹痛者，腹部可给予热水袋保温，以缓解腹痛。③必要时遵医嘱给予解痉药，并注意观察疗效及不良反应。

神经型食物中毒护理 ①对神经型食物中毒眼肌瘫痪致视物模糊、复视、上睑下垂者，协助生活护理，防止跌伤、坠床等意外发生。②吞咽困难者进食时注意力要集中，注意流质饮食浓稠度，避免呛咳。③咽肌麻痹症状者应保持呼吸道通畅，及时吸出口腔分泌物或痰液，必要时行气管切开术。④遵医嘱给予多价抗毒素血清治疗，应进行皮肤敏感试验，过敏者先行脱敏处理。

健康指导 ①向患者及家属

讲解疾病的致病原因、传播途径，说明消毒隔离的重要性及隔离的基本知识。②加强个人卫生，养成餐前便后洗手的习惯，定期消灭苍蝇，改善环境卫生，不进食生、冷、不洁、变质、腐烂、过夜食物。③加强体育锻炼，增强机体免疫力。

护理评价 ①腹泻是否逐渐减轻或消失，排便是否正常。②腹痛是否缓解。③有无脱水、电解质紊乱和酸碱平衡失调等并发症，并发症能否得到及时发现及处理。④是否发生窒息。

(王 颖)

xìjūnxìng lìjí huànzhě hùlǐ

细菌性痢疾患者护理 （nursing of patients with bacillary dysentery）

对细菌性痢疾患者腹痛、腹泻、里急后重、排黏液脓血便、全身中毒症状、感染性休克和中毒性脑病等现存及潜在健康问题的发现及处理，为其提供相应的生理、心理、社会的照顾。

护理评估 包括以下几方面：

个人史 有无不洁饮食史，有无与细菌性痢疾患者密切接触史。

现病史 生命体征、神志、意识，排便次数、性状、量和颜色的变化；有无脱水征；有无发热，发热的严重程度及热型；有无腹痛，腹痛性质、严重程度、持续时间、加重或缓解因素，是否伴里急后重、恶心、呕吐。

治疗经过 接受的检查及结果，如粪常规和培养等检查；接受的治疗及疗效和不良反应，评估患者使用的抗生素及疗效。

主要护理问题 ①腹泻。②腹痛。③体温过高。④潜在并发症：休克、呼吸衰竭。

护理措施 包括以下几方面：

隔离护理 ①同细菌性食物中毒患者护理相关内容。②症状消失后隔日一次粪便培养，连续2次阴性，可解除隔离。③密切接触者医学观察7日。

休息与活动护理 腹泻频繁、全身症状明显者应卧床休息，症状较轻或缓解后可适当活动。

饮食护理 ①能进食者给予少渣、富含维生素、易消化、少纤维素、低脂的流质、半流质饮食；避免辛辣、生冷、硬的食物；多饮水及含钾、钠高的果汁及饮料。②不能进食者遵医嘱静脉补液。

中毒型细菌性痢疾护理 中毒型细菌性痢疾以2~7岁儿童多见，在其发病24小时内应严密观察体温、脉搏、呼吸、血压、瞳孔、面色、皮肤、精神状态、神志及末梢循环的变化。突发畏寒、高热、全身中毒症状严重，甚至出现嗜睡、惊厥及抽搐、循环和呼吸衰竭时应立即通知医生，做好抢救准备。

腹泻护理、腹痛护理、健康指导 同细菌性食物中毒患者护理相关内容。

护理评价 ①排便次数是否减少，粪便是否正常。②腹痛是否缓解。③体温能否降至正常范围。④是否发生中毒型细菌性痢疾，中毒型细菌性痢疾能否得到及时发现及处理。

(王 颖)

huòluàn huànzhě hùlǐ

霍乱患者护理 （nursing of patients with cholera）

对霍乱患者剧烈腹泻、呕吐、脱水、肌肉痉挛、循环衰竭伴严重电解质紊乱和酸碱平衡失调等现存及潜在健康问题的发现及处理，为其提供相应的生理、心理、社会的照顾。

护理评估 包括以下几方面：

个人史 是否到过霍乱流行地区，有无霍乱接触史。

现病史 生命体征、神志、皮肤黏膜颜色及弹性；呕吐的严重程度，呕吐物的量、性质；排便的次数、量、性状和颜色；有无血压下降、脉搏细速、面色苍白、出冷汗、少尿等休克征象；有无肾衰竭症状。

治疗经过 接受的检查及结果，如血常规、尿常规、粪常规、粪便涂片染色、粪便动力试验和制动试验等检查；接受的治疗及疗效和不良反应。

主要护理问题 ①腹泻。②体液不足。③潜在并发症：急性肺水肿、低钾综合征。

护理措施 包括以下几方面：

隔离护理 ①同细菌性食物中毒患者护理的相关内容。②症状消失后6日，隔日粪便培养1次，连续3次培养阴性可解除隔离。③做好解释工作，谢绝家属探视。④密切接触者需医学观察5日，留粪便培养并服药预防，连续3次粪便培养阴性可解除隔离。

休息与活动护理 卧床休息，限制活动，床边排便，减少患者体力消耗；恢复期可适当增加活动量。

饮食护理 吐泻剧烈时禁食；待吐泻缓解后，给予易消化、温热、低脂的流质饮食，如果汁、淡盐水、稀饭等。

静脉通道建立 用较粗针头选择易于固定的较大血管，必要时建立多条静脉通道。

用药护理 ①遵医嘱大量、快速输液。②对输注的液体进行适当加温。③在输液过程中，应经常观察脉搏及血压，并注意患者有无烦躁、胸闷、心悸、气促等情况。④如脉搏突然加快，脉率≥100次/分，伴气促，应警惕急性肺水肿的发生，及时通知医生，做好抢救准备。⑤患者循环有好转但诉四肢无力、腹中积气、脉律不齐者，应考虑有无低钾综合征，遵医嘱补钾。

健康指导同细菌性食物中毒患者护理的相关内容。

护理评价 ①排便次数是否减少，粪便性状是否正常。②有无脱水表现，皮肤弹性是否正常。③是否出现急性肺水肿、低钾血症等并发症，并发症能否得到及时发现及处理。

（王 颖）

bùshìjūnbìng huànzhě hùlǐ

布氏菌病患者护理（nursing of patients with Brucellosis）

对布氏菌病患者长期发热、多汗、关节疼痛、肝大、脾大及淋巴结肿大和慢性感染等现存及潜在健康问题的发现及处理，为其提供相应的生理、心理、社会的照顾。

护理评估 包括以下几方面：

个人史 是否去过流行区，有无羊、猪、牛等家畜或其皮毛接触史，是否曾饮用未消毒的羊奶、牛奶。

现病史 有无发热，发热的严重程度、热型及持续时间；是否伴多汗，出汗情况；有无神经和关节疼痛，疼痛的部位、性质、程度及持续时间；有无睾丸红肿、疼痛。

治疗经过 接受的检查及结果，如血常规、血培养、骨髓培养、骨关节 X 线等检查；接受的治疗及疗效和不良反应，如抗生素的种类及疗效。

主要护理问题 ①体温过高。②疼痛。

护理措施 包括以下几方面：

休息与活动护理 ①急性期发热患者应卧床休息，注意保持环境安静，病情缓解后可进行日常活动。②慢性期患者应注意劳逸结合，适当参加一些力所能及的劳动，做关节无负荷运动，减轻对骨关节的压力，增强关节周围肌肉力量，注意经常更换姿势，避免久坐、久站，避免某个部位关节长期处于负重状态。

饮食护理 指导患者多饮水，多进食高热量、高蛋白和富含 B 族维生素和维生素 C 的易消化食物。

疼痛护理 ①关节疼痛者注意疼痛关节保暖，用支架托起被子防止受压；协助患者翻身、按摩，防止关节强直、受压和肌肉挛缩。②睾丸肿大者，用"丁"字吊带托扶阴囊，局部热敷。

用药护理 ①遵医嘱给予利福平、四环素、链霉素等药物，做好用药指导。②观察药物的疗效及不良反应，如利福平可引起肝损害，可使分泌物、排泄物变成橘黄色，服药前应提前告知患者，以免引起恐惧感；四环素类可引起胃肠道反应及皮疹，应指导餐后服药；链霉素可引起听神经损害，应注意观察患者听力。

发热护理同传染病患者护理相关内容。一般不用解热镇痛药，以免虚脱。

健康指导 ①向患者及家属介绍疾病相关知识，指导其防苍蝇及蜱叮咬，接触病畜或其阴道分泌物、排泄物、娩出物时戴手套、口罩预防感染。②说明隔离对于疾病预防的重要性，指导家属及患者采取正确的隔离方法，患者用物予煮沸消毒。③指导患者进行适当的关节无负荷活动，增强关节周围肌肉的力量；注意关节保暖，避免受寒，尽量不要在潮湿的环境中长期工作，缓解关节疼痛。

护理评价 ①体温是否维持在正常范围内。②疼痛是否缓解。

（王 颖）

liúxíngxìng nǎojǐsuǐmóyán huànzhě hùlǐ

流行性脑脊髓膜炎患者护理（nursing of patients with epidemic cerebrospinal meningitis）

对流行性脑脊髓膜炎患者突发高热、剧烈头痛、频繁呕吐、皮肤黏膜淤点、淤斑、颈强直、感染性休克、脑实质损害等现存及潜在健康问题的发现及处理，为其提供相应的生理、心理、社会的照顾。

护理评估 包括以下几方面：

个人史 是否在发病季节内发病，1 周内是否有流行性脑脊髓膜炎（简称流脑）患者密切接触史，居住地有无流脑的发生或流行，是否接种过流脑疫苗。

现病史 评估患者生命体征、面色、瞳孔大小、神志变化；有无头痛，头痛的程度、性质、持续时间；是否伴呕吐，呕吐的性质、次数及呕吐物的量、性状；是否出现淤点，淤点的形状、大小、分布特点、出现顺序等；尿量有无变化；有无休克表现。

治疗经过 接受的检查及结果，如血常规检查、脑脊液检查及细菌学检查等；接受的治疗及疗效和不良反应。

主要护理问题 ①体温过高。②组织灌注无效。③营养失调：低于机体需要量。④皮肤完整性受损。⑤潜在并发症：惊厥、脑疝、呼吸衰竭。

护理措施 包括以下几方面：

隔离护理 ①采用飞沫传播和接触传播的隔离预防。②症状消失后 3 日、但不少于发病后 7 日可解除隔离。

休息与活动护理 卧床休息，保持病室清洁、安静。发现休克早期症状立即将患者置于平卧位或休克体位、保暖；呕吐时，患者头偏向一侧；颅内压增高的患者需抬高头部。

饮食护理 给予营养丰富、清淡、易消化的流质或半流质饮食，协助患者进食。呕吐频繁或不能进食者，遵医嘱补液；昏迷者予以鼻饲。

病情监测 密切观察生命体征、皮肤温度、颜色、尿量，给予吸氧，保持呼吸道通畅，迅速建立静脉通道，备齐各种抢救药品和器材，出现异常及时通知医生，并配合抢救，及时送检血、尿标本，做好抢救记录。

用药护理 ①遵医嘱给予磺胺类、氯霉素等药物。②做好用药指导，观察药物的疗效及不良反应。服用磺胺药者应同时服用等量碳酸氢钠，鼓励患者多饮水，观察尿量及性状，使用氯霉素时应注意观察血常规，有无皮疹、胃肠道反应及精神症状等。

发热及出疹护理同传染病患者护理相关内容。

健康指导 ①向患者及家属耐心讲解隔离消毒的重要性及具体方法，患者用过的毛巾应严格消毒；严格执行探视及陪护制度，陪护或探视者应戴口罩。②流行期间注意环境和个人卫生，保持室内通风。流行期间避免大型集会或集体活动，尽量避免携带儿童到人员密集的公共场所，外出应戴口罩。③流行季节前15岁以下儿童应进行脑膜炎球菌A群多糖菌苗接种。

护理评价 ①体温是否维持在正常范围。②能否维持有效的循环血量，有无休克等并发症，并发症能否得到及时发现及处理。③营养状况是否改善，皮肤有无破损、感染。

(王　颖)

pòshāngfēng huànzhě hùlǐ

破伤风患者护理 （nursing of patients with tetanus） 对破伤风

患者全身骨骼肌强直性痉挛、角弓反张、牙关紧闭等现存及潜在健康问题的发现及处理，为其提供相应的生理、心理、社会的照顾。

护理评估 包括以下几方面：

个人史 近期是否有外伤史、深部组织感染史，近期有无分娩史和破伤风抗毒素接种史。

现病史 是否有张口困难、牙关紧闭、苦笑面容、角弓反张和颈强直等肌紧张性收缩的情况，阵发性痉挛的发作次数、持续时间及诱因，有无尿潴留，有无窒息、心力衰竭等并发症。

治疗经过 接受的检查及结果，如血常规、痰培养等检查；是否注射过破伤风抗毒素及使用量，使用抗生素的种类及疗效和不良反应。

主要护理问题 ①有窒息、受伤的危险。②营养失调：低于机体需要量。

护理措施 包括以下几方面：

隔离护理 患者应住隔离病房，减少一切刺激，保持安静，室内光线柔和、温度适宜，医务人员各种动作包括走路、说话都要轻巧、低声，治疗及护理操作尽量集中。

饮食护理 给予高热量、高蛋白和富含维生素的流质饮食，不能经口进食者可给予鼻饲，应在用镇静药、痉挛减轻时插鼻饲管。入量不足者可静脉补液，注意补充维生素，必要时可采用中心静脉肠外营养。

局部伤口处理 应在用抗毒素和镇静药后进行伤口处理，可外敷湿纱布，不宜缝合或包扎。

安全护理 ①患者阵发性痉挛发作时应做好保护，防止坠床、骨折、舌咬伤和窒息，对抽搐频繁、药物又不易控制者，应尽早

做好气管切开术准备工作，抽搐严重者常规留置导尿管并做好相关护理。②呼吸道有感染者或分泌物多者应在痉挛控制后协助翻身、叩背，必要时吸痰。

用药护理 ①遵医嘱破伤风抗毒素治疗，治疗前进行皮肤过敏试验。②遵医嘱给予镇静药和解痉药，注意评估镇静药和解痉药的效果，并严密观察呼吸、血压。

健康指导 伤口及深部感染应正确处理并及时注射破伤风抗毒素，科学接生，按计划接种破伤风类毒素。

护理评价 ①呼吸道是否通畅。②是否发生舌咬伤、骨折及坠床等损伤。③营养状况是否改善。

(王　颖)

gōuduānluóxuántǐbìng huànzhě hùlǐ

钩端螺旋体病患者护理 （nursing of patients with leptospirosis） 对钩端螺旋体病患者早期钩端螺旋体败血症、中期器官损伤、后期各种变态反应后发症等现存及潜在健康问题的发现及处理，为其提供相应的生理、心理、社会的照顾。

护理评估 包括以下几方面：

个人史 是否去过流行地区，发病是否在流行季节；近期（20天内）有无接触疫水或接触病畜史。

现病史 生命体征，皮肤黏膜有无出血点、淤斑，有无鼻出血、呕血、便血、血尿，有无突然面色苍白、烦躁不安、呼吸和心率加快、肺部湿啰音、咳血痰等肺出血的先兆表现。

治疗经过 接受的检查及结果，如白细胞总数及分类计数、病原学、肝功能及肾功能等检查；使用抗生素的种类及疗效和不良

反应。

主要护理问题 ①体温过高。②疼痛。③潜在并发症：肺出血。

护理措施 包括以下几方面：

隔离护理 患者可不隔离，疫水接触者医学观察2周。

休息与活动护理 卧床休息，不宜搬动患者，以免加重疼痛、诱发大出血。

饮食护理 给予高碳水化合物、富含维生素的流质或半流质饮食。

疼痛护理 ①肌肉疼痛者卧床休息，局部热敷。②明显头痛伴全身肌肉疼痛者可遵医嘱给予镇静药。

发热护理 物理降温，必要时遵医嘱借助药物降温，体温骤降时注意保暖并注意防止虚脱。

用药护理 ①遵医嘱给予青霉素治疗。②用药后加强监护；一旦发生赫氏反应，应立即通知医生，做好抢救准备。

并发症护理 ①并发肺出血时，患者表现极度烦躁、气促、发绀、窒息感和恐惧感、呼吸与心率显著加快、咯血，出现这些症状应立即通知医生，备好急救药物及吸引器、气管切开包，让患者绝对静卧，必要时遵医嘱用镇静药，给予氧气吸入，保持呼吸道通畅。②为防止加重肺水肿，应控制输液速度，加强生命体征的观察。

健康指导 ①避免过度劳累，加强营养。②加强病情的自我监测，如有视力障碍、发音不清、肢体运动障碍，可能是钩体病后发症，应及时就诊。

护理评价 ①体温能否维持在正常范围。②疼痛是否缓解。③是否出现肺出血等并发症，并发症能否得到及时发现及处理。

（王　颖）

nuèjí huànzhě hùlǐ

疟疾患者护理（nursing of patients with malaria） 对疟疾患者周期性寒战、发热、头痛、出汗、贫血、脾大等现存及潜在健康问题的发现及处理，为其提供相应的生理、心理、社会的照顾。

护理评估 包括以下几方面：

个人史 有无在疟疾流行区居住或旅行史，近年有无疟疾发作史或近期是否曾接受过输血。

现病史 生命体征，尤应注意观察发热的程度、伴随症状及变化规律；注意观察面色；是否出现疲乏，疲乏的程度；有无头痛及意识的变化；尿液颜色、尿量有无变化。

治疗经过 接受的检查及结果，如血常规、疟原虫等检查；接受的治疗及疗效和不良反应。

主要护理问题 ①体温过高。②活动无耐力。③潜在并发症：黑尿热。

护理措施 包括以下几方面：

隔离护理 病房备纱窗、纱门、蚊帐等防蚊设施。

休息与活动护理 患者绝对卧床，减少体力消耗，协助患者进食、洗漱、如厕。

饮食护理 给予高热量、高蛋白、易消化的流质、半流质饮食；注意补充水分。

用药护理 ①遵医嘱给予氯喹、奎宁等药物治疗。②做好用药指导，观察药物的疗效及不良反应。氯喹的不良反应包括头晕、头痛、视物模糊、食欲缺乏、腹痛、腹泻、皮肤瘙痒、耳鸣、烦躁等，反应大多较轻，停药后可自行消失，孕妇禁用。奎宁常有耳鸣、头痛、恶心、呕吐、视力和听力减退等不良反应，严重者产生暂时性耳聋，停药后常可恢复；大剂量服用时可直接损害神

经组织并收缩视网膜血管；月经期、哺乳期妇女应慎用，孕妇禁用。

并发症护理 注意观察生命体征及排尿情况，并发黑尿热时，患者表现为急起寒战、高热、腰痛、酱油样尿、急性贫血、黄疸，严重者发生急性肾衰竭，出现这些症状应立即通知医生，遵医嘱立即停用可能诱发溶血的药物，严格记录24小时出入量，保证尿量每日不少于1000ml。

发热护理同传染病患者护理相关内容。

健康指导 ①隔离治疗疟疾患者，防蚊、灭蚊，严密观察带疟原虫者。②进入疟区，特别是流行季节，在高疟区必须服药预防，一般自进入疟区前2周开始服药，持续到离开疟区6～8周。③曾到疟疾流行区旅游者，3年内不可献血。

护理评价 ①体温能否控制在正常范围。②日常生活需求能否得到满足。③是否出现黑尿热等并发症，并发症能否得到及时发现及处理。

（王　颖）

āmǐbābìng huànzhě hùlǐ

阿米巴病患者护理（nursing of patients with amebiasis） 对阿米巴病患者腹痛、腹泻、排暗红色带腥臭味粪便等现存及潜在健康问题的发现及处理，为其提供相应的生理、心理、社会的照顾。

护理评估 包括以下几方面：

个人史 发病前有无不洁饮食史，有无与慢性腹泻患者密切接触史。

现病史 生命体征、腹泻次数、粪便量和性质、有无脱水表现，腹痛的部位、性质及持续时间等。

治疗经过 接受的检查及结果，如血常规检查、粪便检查、免疫学试验和结肠镜检查等；接受的治疗及疗效和不良反应。

主要护理问题 ①腹泻。②腹痛。③营养失调：低于机体需要量。④潜在并发症：肠出血、肠穿孔、阑尾炎和阿米巴肝脓肿。

护理措施 包括以下几方面：

隔离护理 ①接触传播隔离预防，室内应有防蝇及洗手设备，备专用餐具、便器，使用过的餐具、便器严格消毒。②症状消失后连续3次粪便检查溶组织内阿米巴滋养体及包囊阴性可解除隔离。

休息与活动护理 轻型患者无需卧床，有全身中毒症状及显著肠道症状者应卧床休息。

饮食护理 急性期应给予易消化流质或半流质饮食，避免刺激性及粗纤维食物，慢性期患者给予高热量、高蛋白、富含维生素的食物，腹泻严重时适当补液；忌饮酒、暴饮暴食。

粪便标本采集与送检 ①及时采集新鲜粪便标本，挑选血液、黏液部分及时送检。②天气寒冷时指导患者将粪便存于用温水冲洗过的便盆中送检，以防滋养体死亡。

用药护理 ①遵医嘱使用抗阿米巴药物。②做好用药指导，观察药物疗效及不良反应，如恶心、腹痛、腹泻、皮炎等。

并发症护理 ①密切观察生命体征的变化，观察粪便性状改变，若出现血便或血水样便，应警惕肠出血，应立即通知医生，遵医嘱使用止血药，做好输血及抢救准备。②观察腹痛变化，若出现突然腹痛加重，伴腹肌紧张、压痛、反跳痛，应警惕急性肠穿孔，应立即通知医生，并遵医嘱

采取抢救措施。

健康指导 ①宣讲加强饮食管理和注意个人卫生对预防阿米巴病的重要意义。②指导患者正确留取粪便标本，出院后每月复查粪便一次，连续留检3次，以决定是否需重复治疗。

护理评价 ①腹泻是否缓解，腹痛是否减轻。②营养状况是否改善。③是否发生肠出血、肠穿孔等并发症，并发症能否得到及时发现及处理。

(王 颖)

Rìběn xuèxīchóngbìng huànzhě hùlǐ

日本血吸虫病患者护理 (nursing of patients with schistosomiasis Japanica)

对日本血吸虫病患者发热、腹痛、腹泻或脓血便、肝大合并压痛、肝硬化、巨脾和腹水等现存及潜在健康问题的发现及处理，为其提供相应的生理、心理、社会的照顾。

护理评估 包括以下几方面：

个人史 是否来自疫区，发病是否在发病季节，有无疫水接触史。

现病史 发热的程度及热型，有无腹痛、腹泻及排便的次数、颜色、性质，有无黄疸、腹水和出血等症状。

治疗经过 接受的检查及结果，如血常规、粪常规、肝功能和肝影像学等检查；接受的治疗及疗效和不良反应。

主要护理问题 ①体温过高。②营养失调：低于机体需要量。③腹泻。④潜在并发症：腹水、上消化道出血、肝性脑病。

护理措施 包括以下几方面：

休息与活动护理 急性期患者应卧床休息；慢性期患者可适当活动，应避免劳累；肝硬化失代偿期患者应卧床休息为主。

饮食护理 急性期给予高热

量、高蛋白、富含维生素、易消化饮食，供给足量的水分。对于慢性期患者可给予营养丰富、易消化食物，少食多餐，避免进食粗、硬、过热、刺激性及高纤维食物。晚期伴腹水者应进食低盐、高蛋白饮食并控制水分摄入量。

用药护理 遵医嘱用药，观察药物的疗效与不良反应。

发热护理同传染病患者护理相关内容。腹泻护理同细菌性食物中毒患者护理相关内容。并发症（肝硬化、上消化道出血、腹水等）护理同消化系统疾病患者护理相关内容。

健康指导 ①尽量避免与疫水接触，严禁在疫水中游泳、戏水，接触疫水时应穿防护衣裤并涂擦防护剂。②指导患者避免使用肝毒性药物，避免饮酒；加强病情的自我监测，出院后发现并发症应及时就诊。

护理评价 ①体温是否下降。②营养状况是否改善。③腹泻是否得到有效控制，有无相关并发症发生，并发症能否得到及时发现及处理。

(王 颖)

gōuchóngbìng huànzhě hùlǐ

钩虫病患者护理 (nursing of patients with ancylostomiasis)

对钩虫病患者贫血、营养不良、胃肠功能失调等现存及潜在健康问题的发现及处理，为其提供相应的生理、心理、社会的照顾。

护理评估 包括以下几方面：

个人史 是否在流行区，有无赤足下田史，有无钩蚴性皮炎史。

现病史 有无食欲缺乏、消化不良、腹泻、消瘦和乏力等症状，贫血的严重程度、是否影响日常生活，有无异食癖，有无黑粪、呕血等消化道出血症状。

治疗经过　接受的检查及结果，如血常规检查、骨髓检查和粪便检查等；接受的治疗及疗效和不良反应。

主要护理问题　①营养失调：低于机体需要量。②活动无耐力。

护理措施　包括以下几方面：

休息与活动护理　严重贫血者应卧床休息，生活不能自理者应加强生活护理。

饮食护理　应给予高蛋白、高热量、富含维生素、易消化及富含铁的饮食。驱虫期间给予半流质饮食，忌用油腻及粗纤维食物。

用药护理　①遵医嘱给予驱虫药物及铁剂。②做好用药指导，观察药物的疗效与不良反应。

健康指导　①养成良好卫生习惯，餐前便后要洗手，不随意排便，防止污染，不吃不卫生的蔬菜，注意局部皮肤防护，尽量避免赤足与污染土壤密切接触。②进食营养丰富、易消化的含铁食物，如豆腐、猪血、瘦肉、猪肝、鱼及新鲜蔬菜，少吃辛辣、油腻食物。③遵医嘱定期复查，判断疗效。

护理评价　①营养状况是否改善。②贫血症状是否改善。③活动耐力是否提高。

（王　颖）

chángtāochóngbìng huànzhě hùlǐ
肠绦虫病患者护理（nursing of patients with intestinal taeniasis）

对肠绦虫病患者恶心、呕吐、腹泻、肠梗阻等现存及潜在健康问题的发现及处理，为其提供相应的生理、心理、社会的照顾。

护理评估　包括以下几方面：

个人史　有无生食或半生食猪肉或牛肉史，是否去过疫区。

现病史　有无恶心、呕吐、腹泻等症状，症状的严重程度；有无肠梗阻、肠出血等症状。

治疗经过　接受的检查及结果，如血常规检查、虫卵检查、妊娠节片检查等；接受的驱虫治疗及疗效和不良反应。

主要护理问题　①营养失调：低于机体需要量。②缺乏肠绦虫病预防和康复的相关知识。

护理措施　包括以下几方面：

休息与饮食护理　肠绦虫病患者驱虫治疗时需住院治疗，服药期间应严格卧床休息；出现呕吐时暂禁食。

驱虫护理　①遵医嘱给予阿苯达唑及吡喹酮等驱虫药物。②驱猪肉绦虫者在使用驱虫药物前应遵医嘱使用镇吐药，以免虫卵反流入胃。③保持排便通畅，必要时服用泻药。④观察患者排便情况及驱虫效果，确保虫体完整排出，切忌拉断；留取24小时粪便，寻找虫体和头节。

心理护理　驱虫治疗需要反复数个疗程，做好患者的心理护理，以减轻焦虑和恐惧的情绪。

健康指导　①向患者及家属介绍有关绦虫病知识，指导患者养成良好卫生习惯，不吃"米猪肉"，不吃生或半生猪肉、牛肉，厨房刀具与砧板应生熟分开。②指导患者加强病情的自我监测，治疗后应观察3个月，发现排节片或虫卵者应立即复诊、复治。

护理评价　①驱虫治疗是否有效。②营养状况是否改善。③是否掌握肠绦虫病预防及康复的相关知识。

（王　颖）

nángwěiyòubìng huànzhě hùlǐ
囊尾蚴病患者护理（nursing of patients with cysticercosis）

对囊尾蚴病患者皮下结节、肌无力、癫痫等现存及潜在健康问题的发现及处理，为其提供相应的生理、心理、社会的照顾。

护理评估　包括以下几方面：

个人史　有无进食"米猪肉"史，是否食用过生或半生的肉类。

现病史　皮下及肌肉囊尾蚴病患者应评估皮下结节的部位、数目及局部表现，有无肌肉软弱无力等；脑囊尾蚴病患者应评估有无癫痫先兆及癫痫发作情况，有无颅内压增高表现；眼囊尾蚴病患者应评估有无葡萄膜炎、严重视网膜炎、脉络膜炎、化脓性全眼球炎、视网膜脱离、白内障等表现。

治疗经过　接受的检查及结果，如粪便检查、血常规检查、脑脊液检查、病原学检查和头颅MRI及CT检查等；接受的治疗及疗效和不良反应。

主要护理问题　①有受伤的危险。②恐惧。③潜在并发症：脑疝、癫痫等。

护理措施　包括以下几方面：

休息护理　服药期间应严格卧床休息，特别是有癫痫、颅内压增高、精神异常者，应严格卧床休息。

用药护理　①遵医嘱给予阿苯达唑及吡喹酮等药物治疗。②做好用药指导，观察药物疗效及不良反应，个别患者可出现过敏性休克及脑疝等，应加强监护，密切观察生命体征及颅内压增高征象。

癫痫护理　①观察生命体征及病情，注意有无窒息、惊厥表现。②病房安静、光线弱，尽量减少对患者的刺激。③保持呼吸道通畅，必要时遵医嘱给予持续吸氧。④专人守护，设置床档，必要时约束患者。⑤遵医嘱给予镇静药。

颅内压增高护理　①观察生

命体征，注意病情变化。②保持病室安静，稳定患者情绪。③嘱患者不要用力坐起或提重物。④患者取床头抬高 15°～30° 卧位，昏迷患者取侧卧位。⑤持续或间断吸氧，保持呼吸道通畅，昏迷患者或排痰困难者，应配合医生及早行气管切开术。⑥遵医嘱给予脱水治疗及冬眠低温治疗，监测病情变化，观察治疗的效果及不良反应。⑦出现剧烈头痛、频繁呕吐、意识障碍、两侧瞳孔不等大、对光反射迟钝、肢体自主活动减少或消失、血压波动、呼吸不规则等脑疝症状，应及时通知医生处理，做好眼、口腔及皮肤护理，防止压疮。

健康指导　①向患者及家属介绍有关囊尾蚴病知识，指导患者自我监测，如有头痛、头晕、抽搐等表现，应及时报告医生。②指导患者遵医嘱用药；有癫痫发作者，应坚持服抗癫痫药，控制症状后逐渐减量，维持 1～2 年才能停药。③脑囊尾蚴病患者应避免高空作业，以免发生意外。

护理评价　①是否受伤。②恐惧情绪是否缓解。③是否发生癫痫、脑疝等并发症，并发症能否得到及时发现及处理。

（王　颖）

yàngchóngbìng huànzhě hùlǐ

恙虫病患者护理 （nursing of patients with tsutsugamushi disease）

对恙虫病患者发热、叮咬处有焦痂或溃疡、淋巴结肿大及皮疹等现存及潜在的健康问题的发现及处理，为其提供相应的生理、心理、社会的照顾。

护理评估　包括以下几方面：

个人史　是否在流行的季节发病，发病前 3 周内有无流行地区野外活动史。

现病史　发热程度及热型，皮肤焦痂与溃疡的部位、大小、形状及是否继发感染，皮疹的性质、形态、分布及消长情况，有无淋巴结肿大等表现。

治疗经过　接受的检查及结果，如血常规和血清免疫学等检查；接受的治疗及疗效和不良反应。

主要护理问题　①体温过高。②皮肤完整性受损。③潜在并发症：中毒性心肌炎、中毒性肝炎、支气管肺炎、急性肾功能不全等。

护理措施　包括以下几方面：

饮食护理　以碳水化合物为主，进食富含维生素的流质或半流质饮食，少食多餐，补充水分。

并发症护理　①监测生命体征，观察病情变化。②出现心率快、心音弱、心律失常等心肌炎的表现，应通知医生，严格控制补液量和补液速度；呼吸困难者取半卧位，吸氧，并指导患者绝对卧床休息。③出现咳嗽、胸痛等肺炎表现应遵医嘱雾化吸入祛痰，协助排痰，取痰标本送检，做好口腔护理，遵医嘱给予抗感染治疗。

出疹及发热护理同传染病患者护理相关内容。

健康指导　告知患者尽量减少到野生环境活动，野外作业时应束紧袖领及裤脚口，并在袖口、领口、皮肤外露部位涂擦防虫剂。

护理评价　①体温是否降至正常，皮疹是否消退，焦痂及溃疡是否愈合，有无继发感染。②是否发生并发症，并发症能否得到及时发现及处理。

（王　颖）

huíchóngbìng huànzhě hùlǐ

蛔虫病患者护理 （nursing of patients with ascariasis）

对蛔虫病患者腹痛、肠道功能紊乱、胆道蛔虫病、蛔虫性肠梗阻等现存及潜在健康问题的发现及处理，为其提供相应的生理、心理、社会的照顾。

护理评估　包括以下几方面：

个人史　居住地蛔虫病流行情况及既往蛔虫感染史，有无生食蔬菜和瓜果史，儿童是否有地上爬行和吸吮手指史等。

现病史　有无腹痛及腹痛的部位、性质、发作时间、伴随症状、诱发及缓解原因，有无食欲缺乏、体重减轻和贫血表现，是否排出过蛔虫。

治疗经过　接受的检查及结果，如血常规和病原学等检查；接受的治疗及疗效和不良反应。

主要护理问题　①腹痛。②营养失调：低于机体需要量。③潜在并发症：胆道蛔虫病、肠梗阻。

护理措施　包括以下几方面：

休息护理　患者腹痛时应卧床休息。

饮食护理　营养较差患儿应给予营养丰富、易消化食物。驱虫期间不宜进食过多油腻食物。并发胆道蛔虫病者给予低脂、易消化流质或半流质饮食，有肠道梗阻或严重呕吐者应禁食。

腹痛护理　腹痛时热敷局部或用手轻揉腹部以减轻腹痛，必要时按医嘱使用解痉镇痛药，如发热患者腹痛不缓解或小儿突然哭闹不休、烦躁、辗转不安或伴黄疸、高热不退等并发症表现，应及时报告医生。

用药护理　①遵医嘱给予驱虫药物。②做好用药指导，观察药物疗效及不良反应，驱虫药物应于空腹或睡前一次性顿服，服药后 1～3 日内观察排虫情况，以了解驱虫效果并复查粪便，如仍有蛔虫卵，间隔 1 周再服驱虫药物。

健康指导　养成良好卫生习

惯，不随地排尿便，不生食蔬菜和瓜果；应定期复查。

护理评价 ①腹痛是否缓解。②营养状况是否改善。③有无胆道蛔虫病、肠梗阻等并发症发生，并发症能否得到及时发现及处理。

（王 颖）

náochóngbìng huànzhě hùlǐ
蛲虫病患者护理（nursing of patients with enterobiasis）

对蛲虫病患者肛门周围、会阴部瘙痒等现存及潜在健康问题的发现及处理，为其提供相应的生理、心理、社会的照顾。

护理评估 包括以下几方面：

个人史 居住地蛲虫病流行情况及既往蛲虫感染史，是否有生食蔬菜、瓜果和吸吮手指史。

现病史 有无睡眠不安、夜惊和磨牙等表现，有无食欲缺乏、腹痛和恶心等消化道症状，肛门或会阴部周围皮肤有无搔抓所致破溃，有无尿频、尿急、尿痛与遗尿等侵入尿道的表现，有无阴道分泌物增多和下腹部疼痛等侵入生殖道的表现。

治疗经过 接受的检查及结果，如成虫检查和用棉签法及透明纸法进行虫卵检查等；接受的治疗及疗效和不良反应。

主要护理问题 有皮肤完整性受损的危险。

护理措施 包括以下几方面：

饮食护理 驱虫期间不宜进食过多油腻食物。

皮肤护理 对肛门和会阴部瘙痒者，每晚临睡前用热水清洗肛门并涂以2%氯化氨基汞软膏。如患者为小儿，家长应随时为患儿剪短指甲，睡觉时不要穿开裆裤。

用药护理 遵医嘱给予驱虫药物，做好用药指导，观察药物疗效及不良反应。驱虫药物应于空腹或睡前一次性顿服，服药后7~14日重复检查，对阳性者再行治疗一次。

健康指导 ①指导患者及家属保持环境卫生，对衣服、被褥、玩具、座椅等进行消毒；内衣、被单、床单尤其是内裤洗前要先用开水烫煮，以杀死虫卵。②注意个人卫生，餐前便后洗手，经常剪指甲，纠正患儿吸吮手指的坏习惯。

护理评价 皮肤完整性是否受损。

（王 颖）

yùnchǎnfù hùlǐ
孕产妇护理（nursing of pregnant women）

对妇女在妊娠期、分娩期及产褥期出现的恶心、呕吐、下肢痉挛、贫血、阴道出血、恶露、乳头皲裂、乳房胀痛等现存及潜在健康问题的发现及处理，为其提供相应的生理、心理、社会的照顾。

常见症状及体征 恶心、呕吐、白带增多、水肿、便秘、下肢及外阴静脉曲张、下肢痉挛、贫血、阴道出血、恶露、乳头皲裂、乳房胀痛、乳头平坦及凹陷。

护理评估 包括以下几方面：

个人及家族史 年龄、身高、体重、营养状况以及过敏史、月经史、孕产史、婚育史；孕产妇既往健康史，有无妇科疾病及相关的疾病史，有无腹部手术史；父母、兄弟姐妹是否有高血压、糖尿病等遗传性疾病。

现病史 此次妊娠经过，末次月经时间，早孕反应出现的时间、严重程度；胎动开始时间；乳房情况，有无乳房胀痛、乳头凹陷等情况；有无阴道出血；有无妊娠并发症及合并症；骨盆各径线的测量值、胎先露、胎心是否正常等；孕产妇在妊娠早期是否用药；有无病毒感染史；分娩过程中产妇的子宫收缩情况、宫颈扩张、胎头下降情况以及胎心和羊水情况；产后产妇会阴情况、恶露情况及新生儿喂养情况等。

治疗经过 接受的检查及结果，如胎心监护、B超、血常规和尿常规等检查；接受的治疗及疗效和不良反应。

心理社会状况 对此次妊娠的态度；孕产妇与家人、他人的关系是否融洽，精神状况、社会支持系统是否完好。

护理措施 包括以下几方面：

孕吐护理 ①避免空腹，少食多餐。②清晨宜缓慢起床，避免突然起身。③两餐之间进食液体，宜进食清淡、易消化且无特殊气味的食物，忌油炸食物。④妊娠12周后仍呕吐，甚至影响孕妇身体健康时，需住院治疗。

白带增多护理 ①保持外阴部清洁，每日用流动清水清洗外阴。②穿透气性好的棉质内裤，并经常更换。③分泌物过多可使用卫生巾，注意经常更换以保持清洁。

水肿护理 ①睡觉时采取左侧卧位，适当垫高下肢。②避免久站。③适当限制对盐的摄入，但不必限制水分。

排便护理 ①养成每日定时排便的习惯。②多吃水果、蔬菜等粗纤维食物，适当增加饮水量。③注意适当活动。④未经医生允许不可随意使用粪便软化剂或缓泻药。

下肢及外阴静脉曲张护理 ①避免两腿交叉或长时间站立、行走。②穿弹力裤或弹力袜。③会阴部有静脉曲张者，可于臀下垫枕，抬高髋部休息。

下肢痉挛护理 ①增加高钙食物摄入。②避免腿部疲劳、受寒，伸腿时避免趾尖伸向前，走路时足跟先着地。③指导孕妇发生下肢肌肉痉挛时，背屈肢体或站直前倾以伸展痉挛的肌肉，或局部热敷、按摩，直至痉挛消失。④必要时遵医嘱口服钙剂。

贫血护理 ①适当增加含铁食物的摄入，如动物肝脏、瘦肉、蛋黄、豆类等。②必要时遵医嘱补充铁剂。

阴道出血护理 ①密切注意孕产妇妊娠期、产时、产后出血的时间、出血量、性质及严重程度。②严密监测生命体征，观察皮肤颜色和温度，子宫底的高度及收缩情况，防止隐性出血的可能，精确记录产妇出入量及阴道出血量，掌握病情动态变化。③注意观察休克的临床表现，若有皮肤湿冷、口唇苍白伴脉搏细速、血压下降，应立即建立静脉通道，通知医生，做好抢救准备；必要时遵医嘱做好手术准备。④嘱产妇注意休息，大量出血者应绝对卧床休息。⑤每日行会阴冲洗，保持外阴清洁和干燥，监测体温变化，必要时遵医嘱给予抗生素治疗。

疼痛护理 ①鼓励产妇向医护人员叙述疼痛的部位、程度，转移其注意力。②加强宣教，帮助产妇在产前做好充分心理准备。③指导产妇掌握有效呼吸和放松的方法。④在宫缩间歇期放松休息，以恢复体力、减轻疼痛。⑤必要时遵医嘱给予镇痛药或麻醉药。⑥如宫缩不强、未破膜，鼓励在室内适当活动。⑦临产后鼓励每2~4小时排尿一次。

恶露护理 ①每日用流动清水冲洗或擦洗会阴部，水肿者可予以湿热敷，水肿24小时内可冷敷，如遇切口感染或愈合不佳，可在产后7~10日高锰酸钾坐浴。②观察恶露的量和性质，观察子宫底位置和软硬度，子宫复旧情况。③产后当日禁用热水袋外敷腹部，以防子宫肌肉松弛造成出血过多。

乳头皲裂护理 ①指导产妇取正确、舒适且松弛的喂哺姿势，哺乳前湿热敷乳房和乳头3~5分钟，同时按摩乳房，挤出少量乳汁使乳晕变软。②先用损伤轻的乳房哺乳，以减轻对另一侧乳房的吸吮力。③使乳头和大部分乳晕含吮在婴儿口内。④增加哺喂次数，缩短哺喂时间。⑤哺喂后，挤出少许乳汁涂在乳头和乳晕上，短暂暴露并使乳头干燥。⑥疼痛严重时可用乳头罩间接哺喂或用吸乳器将乳汁吸出。

乳房胀痛护理 ①尽早哺乳。②哺乳前湿热敷乳房，使乳腺管通畅。③从乳房边缘向乳头中心按摩乳房，使乳腺管通畅。④佩戴合适乳罩，扶托乳房，减少胀痛。⑤轻度乳腺炎患者在哺乳前湿热敷乳房并按摩乳房，轻轻拍打和抖动乳房，哺乳时先哺健侧乳房。⑥每次哺乳应充分地吸空乳房，在哺乳的同时按摩患侧乳房。⑦增加哺喂次数，每次哺喂至少20分钟。

乳头平坦及凹陷护理 ①指导进行乳头伸展练习。将两指平行地放在乳头两侧，慢慢地由乳头向两侧外方拉开，牵拉乳晕皮肤及皮下组织，使乳头向外突出。随后将两拇指分别放在乳头上、下侧，由乳头向上、下纵向拉开，此练习重复多次。②指导进行乳头牵拉练习。用一手托乳房，另一手的拇指和中指、示指抓住乳头向外牵拉。③从妊娠7个月起佩戴乳头罩。④在婴儿饥饿时，先吸吮平坦的一侧。

健康指导 ①指导孕妇识别异常征象，出现阴道出血、妊娠3个月后仍持续出现呕吐、腹部疼痛、头痛、胸闷、气短、心悸等症状应及时就诊。②孕妇一般可坚持日常工作，妊娠28周后宜适当减少工作量，避免长时间站立或重体力劳动；接触射线或有毒物质的工作人员，妊娠期应予调离。③每日保持8小时睡眠，午休1~2小时，卧床时应左侧卧位。④适量运动，可进行散步等有氧运动，但注意避免到人员密集、空气不佳的公共场所。⑤指导孕妇每日早、中、晚各数1小时胎动，每小时胎动数应不少于3次，12小时内胎动累计数不得少于10次，发现异常及时就诊。⑥妊娠期应慎用药物，但若病情需要，必须在医生指导下用药。⑦妊娠前3个月及最后3个月避免性生活，以防流产、早产及感染。⑧临近预产期的孕妇，如出现阴道血性分泌物及规律宫缩则为临产，应尽快就诊；若阴道突然大量液体流出，嘱孕妇尽量平卧，并送医院，以防脐带脱垂危及胎儿生命。⑨产后42日复诊，产后6周内禁止性生活。

护理评价 ①不适症状是否缓解。②是否掌握围产期相关知识。

（秦 瑛）

rènshēnqī hùlǐ
妊娠期护理（pregnancy care）

对妊娠期妇女由于妊娠而出现恶心、呕吐、贫血、阴道出血等现存及潜在健康问题的发现及处理，为其提供相应的生理、心理、社会的照顾。

护理评估 包括以下几方面：

个人及家族史 年龄、职业、结婚年龄、配偶健康情况；有无吸烟、饮酒嗜好等；孕产史，有无流产史、早产、死胎、死产史；

化，如有异常，及时通知医生。②保持会阴部清洁，勤换会阴垫，每日消毒液擦洗会阴，便后清洗外阴。③遵医嘱在破膜12小时后使用抗生素预防感染。

生活护理 绝对卧床休息，护士要经常巡视，做好生活护理，满足基本生活需要。

健康指导 ①妊娠期注意加强营养和休息，避免过度劳累及增加腹压的体力劳动，妊娠期后3个月禁止性生活，避免因此产生的机械性刺激。②定期做产前检查，宫颈功能不全者应卧床休息。③指导孕妇及家属一旦发生胎膜早破，应立即平卧，抬高臀部，尽快将孕妇送往医院。

护理评价 ①分娩是否顺利。②是否发生感染。

（秦 瑛）

yángshuǐliàng yìcháng huànzhě hùlǐ

羊水量异常患者护理（nursing of abnormal amniotic fluid volume） 对羊水量过多或过少的孕妇腹部胀痛、腰酸、胎动异常等现存及潜在健康问题的发现及处理，为其提供相应的生理、心理、社会的照顾。

护理评估 包括以下几方面：

个人及家族史 生育史、用药史，有无妊娠期高血压疾病、妊娠期糖尿病等妊娠并发症和合并症，有无畸胎史或家族史等。

现病史 羊水过多者有无子宫增大，有无腹部胀痛、腰酸、行动不便等，子宫是否大于妊娠月份，有无胎位检查不清、胎心音遥远或听不清；羊水过少者有无胎动异常，是否伴有疼痛，腹部检查有无子宫底高度及腹围异常，临产后阴道检查时是否出现前羊膜囊不明显、胎膜与胎儿先露部紧贴等症状。

治疗经过 接受的检查及结果，如B超等检查；接受的治疗及疗效和不良反应。

主要护理问题 ①有受伤的危险。②低效性呼吸型态。③舒适度的改变。④焦虑。

护理措施 包括以下几方面：

防治并发症 ①测量子宫底的高度、腹围、体重，协助进行B超检查，监测羊水量变化。②羊水过多者嘱其多卧床休息，避免增加腹压的动作，若胎膜破裂，嘱孕妇平卧，抬高臀部，防止脐带脱垂。

羊水过多护理 ①给予低盐饮食，多食蔬菜、水果，保持排便通畅。②指导孕妇左侧卧位休息，若急性羊水过多有压迫症状者可取半坐卧位，改善呼吸困难症状。③胎儿无畸形、压迫症状严重、妊娠未满37周者，协助医生在B超监测下行羊膜腔穿刺术放羊水，改善压迫症状。

羊水过少护理 ①预防护理：应定期系统的产前检查，早发现、早诊断、早治疗，妊娠37～40周计划分娩。②病情观察：孕妇是否在胎动时常感到腹痛，检查腹围、宫高、子宫敏感性。③对症处理：一旦发现胎儿畸形，应尽早终止妊娠。妊娠足月，应及时终止妊娠，根据孕妇情况，选择合适分娩方式。妊娠未足月，胎肺未成熟，行增加羊水治疗，以延长孕周。

终止妊娠 ①一旦发现胎儿畸形，应尽早终止妊娠。②羊水过多者通常采用人工破膜引产，严密监测孕妇血压及心率变化，同时注意阴道出血及子宫底高度变化，及早发现胎盘早剥。③羊水过少者，妊娠足月应尽早终止妊娠；妊娠未足月者，行增加羊水的治疗，尽量延长孕周。

健康指导 ①对育龄期妇女应加强优生优育宣传，指导其定期进行产前检查，及时发现并处理妊娠合并症和妊娠并发症。②加强妊娠期宣传，使孕妇及家属认识到羊水过多、羊水过少的危害性。

护理评价 ①新生儿是否顺利娩出。②产妇的舒适度是否提高。

（秦 瑛）

tāi'ér yìcháng huànzhě hùlǐ

胎儿异常患者护理（nursing of fetal abnormality） 对胎儿异常的孕妇头盆不称、胎头下降停滞、子宫破裂、产后出血等现存及潜在健康问题的发现及处理，为其提供相应的生理、心理、社会的照顾。

护理评估 包括以下几方面：

个人及家族史 既往分娩情况，有无头盆不称、糖尿病病史；有无分娩巨大胎儿、畸形儿等家族史。

现病史 子宫及腹围增长是否正常，待产过程中产程进展、胎头下降等情况。

治疗经过 接受的检查及结果，如B超检查、阴道检查、羊水检查等；接受的治疗及疗效和不良反应。

主要护理问题 潜在并发症：新生儿受伤、子宫破裂、产后出血。

护理措施 主要是潜在并发症护理：①定期产前检查，及早发现，及早治疗或终止妊娠。②加强产前检查，估计巨大胎儿、可能存在头盆不称者应提前入院待产。③经阴道试产者，严密检查子宫收缩、产程进展和胎心变化。宫口开全后，协助阴道分娩，做好新生儿窒息的抢救准备。④明显头盆不称或产程进展受阻者，及时协助行剖宫产术，以防子宫破裂。⑤胎儿娩出后遵医嘱使用子宫收缩药，观察子宫收缩和阴道出血量，预防产妇出血。

健康指导 ①产前检查发现有巨大胎儿倾向者，适当节制饮食。胎儿体重明显偏大者注意孕妇合并糖尿病的可能。②向孕妇解释胎儿发育异常相关知识，使产妇能理解并配合处理方案。

护理评价 ①新生儿是否安全娩出。②产妇是否发生子宫破裂、产后出血等并发症。

(秦 瑛)

rènshēnqī gāoxuèyā jíbìng huànzhě hùlǐ

妊娠期高血压疾病患者护理

（nursing of patients with gestational hypertension） 对妊娠期高血压疾病患者高血压、水肿、蛋白尿、抽搐、昏迷等现存及潜在健康问题的发现及处理，为其提供相应的生理、心理、社会的照顾。

护理评估 包括以下几方面：

个人及家族史 既往有无原发性高血压、慢性肾炎及糖尿病等病史；有无高血压或妊娠期高血压疾病的家族史。

现病史 此次妊娠周数、血压变化情况，有无体重增加、水肿、蛋白尿等症状，是否出现抽搐、昏迷等情况。水肿者，应评估水肿的部位及程度；蛋白尿者，应评估蛋白尿出现时间及尿蛋白量，有无头晕、视物模糊、胸闷、恶心、呕吐等自觉症状；抽搐与昏迷者，应评估发作状态、频率、持续时间、间隔时间、神志状况及有无唇、舌咬伤、摔伤甚至骨折、窒息或吸入性肺炎。

治疗经过 接受的检查及结果，如血常规、尿常规、24 小时尿蛋白、眼底、B 超等检查；接受的治疗及疗效和不良反应。

主要护理问题 ①体液过多。②有受伤的危险。③潜在并发症：急性肾衰竭、胎盘早剥、弥散性血管内凝血。④缺乏妊娠期高血压疾病治疗及保健相关知识。

护理措施 包括以下几方面：

水肿护理 记录液体出入量，测量腹围及体重，观察水肿变化；嘱患者摄入足够的蛋白质，水肿严重者适当限制食盐摄入；注意休息，取左侧卧位，抬高下肢，以增加静脉回流；遵医嘱使用清蛋白及血浆，并使用利尿药，增加尿量，减轻水肿。

母儿受伤预防护理 ①发生子痫者协助医生控制抽搐，备好开口器或纱布包裹的压舌板，遵医嘱正确用药；减少刺激，以免诱发抽搐。②监测胎心音，必要时行胎心监护，及时发现胎儿缺氧并纠正。③经过治疗后应适时终止妊娠，产后 24 小时至 5 日内仍有发生子痫的可能，应该继续加强观察及防治。

并发症护理 观察生命体征，尤其是血压变化；观察有无腹痛或阴道出血，并注意腹壁的紧张度；严格记录 24 小时液体出入量，进行肾功能检查及血液检查等，出现异常及时通知医生予以处理。

用药护理 遵医嘱用药，做好用药护理。给予硫酸镁时应监测有无硫酸镁中毒症状，观察膝反射、呼吸、尿量情况，若出现膝反射消失、呼吸<16 次/分、尿量每<600ml/24h 或<25ml/h，应遵医嘱静脉推注 10% 葡萄糖酸钙注射液

健康指导 ①孕妇应多注意休息，减轻工作量，保证每日睡眠 10 个小时，取左侧卧位。②指导孕妇计数胎动，自测宫底高度，检查高血压疾病的自觉症状，发

现异常及时就诊。③指导孕妇合理饮食，减少过量脂肪和盐的摄入，增加蛋白质、维生素以及富含铁、钙、锌、镁等微量元素的食物及新鲜蔬果的摄入。④加强产褥期卫生宣教，告知孕妇本病有复发的可能，出院后要复查血压、尿蛋白，有异常及时就诊。⑤避孕 1~2 年，再次妊娠时应到高危妊娠门诊检查，接受产前检查和妊娠期保健指导。

护理评价 ①水肿是否缓解。②母儿有无受伤。③是否发生急性肾衰竭、胎盘早剥等并发症，并发症能否得到及时发现及处理。④是否掌握妊娠期高血压疾病治疗及保健的相关知识。

(秦 瑛)

rènshēn gānnèi dǎnzhī yūjīzhèng huànzhě hùlǐ

妊娠肝内胆汁淤积症患者护理

（nursing of patients with intrahepatic cholestasis of pregnancy） 对妊娠肝内胆汁淤积症患者瘙痒、黄疸等现存及潜在的健康问题的发现及处理，为其提供相应的生理、心理、社会的照顾。

护理评估 包括以下几方面：

个人及家族史 有无妊娠肝内胆汁淤积症的家族史及高危因素。

现病史 有无黄疸，出现的时间、程度及部位；瘙痒出现的时间、持续性、部位及程度，瘙痒常起始于妊娠 28 周左右，甚至更早，瘙痒的程度不一，常呈持续性，昼轻夜重，一般从手掌或脚掌开始蔓延，可遍及全身，但不会累及黏膜。

治疗经过 接受的检查及结果，如血清胆汁酸测定、肝功能测定等；接受的治疗及疗效和不良反应。

主要护理问题 ①有受伤的

危险。②舒适度的改变。

护理措施 包括以下几方面：

宫内监测 孕妇卧床休息，左侧卧位，吸氧，指导孕妇自数胎动，发现异常及时通知医生，并协助处理。严密监测胎心变化，必要时行胎心电子监护。

用药护理 遵医嘱用药，在药物治疗过程中，应密切观察孕妇瘙痒症状是否得到缓解或消失，及时了解胆汁酸、肝功能的恢复情况，并注意观察药物的不良反应。

产后出血护理 遵医嘱使用缩宫素和维生素 K_1，积极有效地进行产后子宫按摩，促进子宫收缩，改善凝血功能，减少产后出血。

健康指导 ①做好健康宣教，教会孕妇自我监测，如感不适，及时就诊。②鼓励产妇按时进食，进食高蛋白、富含维生素、低脂、易消化的食物，少食刺激性食物。③指导产妇注意休息，避免重体力劳动。

护理评价 ①母婴是否安全。②舒适度是否提高。

（秦瑛）

rènshēn hébìng xīnzàngbìng huànzhě hùlǐ

妊娠合并心脏病患者护理

（nursing of pregnant patients with heart disease） 对妊娠合并心脏病患者胸闷、心悸、呼吸困难、水肿等现存及潜在健康问题的发现及处理，为其提供相应的生理、心理、社会的照顾。

护理评估 包括以下几方面：

个人史 既往心脏病病史、风湿热病史；有无增加心脏负荷、诱发心力衰竭的潜在因素，如贫血、感染、便秘、过度焦虑等。

现病史 妊娠周数，有无活动后胸闷、气急及心悸；有无呼吸困难、咳嗽、咳粉红色泡沫痰、心悸、头晕、疲倦等左心衰竭的症状；有无腹胀、食欲缺乏、恶心、呕吐、下肢水肿、颈静脉怒张等右心衰竭的症状。

治疗经过 接受的检查及结果，如心电图等检查；接受的治疗及疗效和不良反应。

主要护理问题 ①潜在并发症：心力衰竭、胎儿窘迫。②活动无耐力。③有感染的危险。

护理措施 包括以下几方面：

妊娠期护理 ①凡不宜妊娠的心脏病孕妇，应在妊娠12周前行人工流产。②定期产前检查，妊娠20周前，每2周行产前检查一次；20周后，应每周一次产前检查；妊娠期经过顺利者，应在妊娠36~38周提前住院待产，防止心力衰竭的发生。③积极治疗心力衰竭的诱因，如上呼吸道感染、贫血、心律失常及妊娠期高血压疾病等。

分娩期护理 ①第一产程协助实施心电监护，密切观察生命体征；宫缩时，指导孕妇做深呼吸运动或腹部按摩，减轻不适感，必要时高浓度面罩吸氧，对宫缩疼痛反应较强烈者，宫口开大3cm后，遵医嘱予镇痛药、强心药，并观察用药的反应。密切监测胎儿宫内情况，注意胎动和胎心的变化，出现异常者，及时报告医生。②尽量缩短第二产程，避免孕妇屏气用力，必要时行会阴侧切术及阴道助产术，减轻心脏负担。严密观察胎儿宫内情况，做好新生儿抢救的准备。③胎儿娩出后，立即在腹部放置1~2kg沙袋持续压迫24小时，以防腹压骤降而诱发心力衰竭，遵医嘱立即予镇静药、缩宫素等，禁用麦角新碱，以免静脉压增高而诱发心力衰竭。出血较多时，遵医嘱予输血、输液，严格控制输血、输液速度。④对剖宫产术患者，术前遵医嘱用药以改善患者的心脏功能，术中、术后严格控制输液量和速度，注意心脏功能的评估。

产褥期护理 ①产褥早期，尤其是产后72小时内应密切观察生命体征及心功能变化，防止心力衰竭发生。②产后24小时内应绝对卧床，病情轻者，产后24小时根据心功能情况，适当下床活动。③保持外阴部清洁，预防感染，特别是预防感染性心内膜炎发生，产后应继续遵医嘱给予抗生素1周或更长时间。④心功能 I~II 级者可母乳喂养，但应避免劳累；心功能 III 级或以上者不宜哺乳，应及时退奶，指导家属进行人工喂养。

健康指导 ①根据心脏病类型、病变程度、心功能状况，判断是否适宜妊娠；对不宜妊娠者，告知患者采取有效措施，严格避孕。②做好健康教育，指导其避免心力衰竭诱因，早期识别心力衰竭，出现异常及时就诊。③指导患者正确哺乳，不宜哺乳者应及时退奶。④不宜再妊娠者需做绝育术，如有心力衰竭，病情稳定后再行绝育术。

护理评价 ①是否出现心力衰竭。②胎儿是否顺利娩出。③活动耐力是否提高。④是否发生感染。

（秦瑛）

rènshēnqī tángniàobìng huànzhě hùlǐ

妊娠期糖尿病患者护理

（nursing of patients with gestational diabetes mellitus） 对妊娠期糖尿病患者血糖水平增高、视物模糊、呼吸有烂苹果味、低血糖、感染等现存及潜在健康问题的发现及处理，为其提供相应的生理、心理、社会的照顾。

护理评估 包括以下几方面：

个人及家族史 有无不明原因的死产、死胎、巨大胎儿、畸形儿、新生儿死亡等分娩史；有无糖尿病家族史。

现病史 妊娠期有无多饮、多食、多尿的症状及出现的时间；有无低血糖症状，如头晕、心悸、饥饿；有无恶心、呕吐、视物模糊、呼吸增快、呼吸有烂苹果味等。

治疗经过 接受的检查及结果，如血糖测定、B 超检查等；接受的治疗及疗效和不良反应。

主要护理问题 ①营养失调：高于机体需要量。②有受伤的危险。③潜在并发症：酮症酸中毒、低血糖、感染。④缺乏妊娠期糖尿病治疗及保健相关知识。

护理措施 包括以下几方面：

血糖控制护理 ①积极控制饮食，使整个妊娠期体重增加控制在 10～20kg。②指导患者进行适当运动。③必要时根据孕妇血糖情况，遵医嘱应用胰岛素调节血糖水平，注意防止低血糖或酮症酸中毒。④定期产前检查，监测血糖，并加强对胎儿的监护。

围生儿受伤预防护理 ①妊娠期 B 超检查和胎心电子监护，监测胎儿宫内情况。②选择适宜时机终止妊娠。③新生儿出生后无论体重多少均按早产儿护理，出生后检测新生儿血糖，按医嘱给予葡萄糖水，预防新生儿低血糖。④鼓励患者尽早开奶，积极预防新生儿产伤、低血钙和高胆红素血症等。

感染预防护理 嘱孕妇每日清洁会阴部，观察体温、恶露、子宫复旧和伤口情况，必要时使用抗生素，预防感染。

低血糖及酮症酸中毒护理 同糖尿病患者护理相关内容。

健康指导 ①指导患者产后继续血糖监测。②对母婴暂时分离者，应及时提供心理支持，教会产妇保持泌乳量，帮助建立喂哺婴儿的自信心。③防止感染的发生，指导做好产褥期的康复及产后随访。

护理评价 ①体重能否得到合理控制。②胎儿是否安全娩出。③是否发生感染。④是否掌握妊娠期糖尿病治疗及保健的相关知识。

（秦　瑛）

rènshēn hébìng jíxìng bìngdúxìng gānyán huànzhě hùlǐ

妊娠合并急性病毒性肝炎患者护理 (nursing of pregnant patients with acute viral hepatitis)

对妊娠合并急性病毒性肝炎患者肝功能受损、黄疸等现存及潜在健康问题的发现及处理，为其提供相应的生理、心理、社会的照顾。

护理评估 包括以下几方面：

个人及家族史 有无病毒性肝炎患者密切接触史，或输血、注射血液制品史及当地病毒性肝炎流行史；家族中有无肝炎患者。

现病史 有无不明原因的恶心、呕吐、食欲缺乏、厌油腻、腹胀等消化道症状，有无皮肤及巩膜黄染的体征。

治疗经过 接受的检查及结果，如肝功能等检查；接受的治疗及疗效和不良反应。

主要护理问题 ①营养失调：低于机体需要量。②有感染的危险。③潜在并发症：产后出血。

护理措施 包括以下几方面：

妊娠期护理 ①孕妇适当休息，补充营养，摄入高蛋白、富含维生素、含足够碳水化合物、低脂饮食，并遵医嘱给予保肝药。

②定期检查肝功能。③定期高危妊娠门诊产前检查，如发现孕妇皮肤、巩膜黄染加深、皮肤瘙痒等症状应及时就诊。④定期行 B 超检查和胎心监护，指导患者自测胎动并做好自我监护。

分娩期护理 ①安排在隔离待产室和产房分娩。②严密观察产程进展，监测凝血功能，注意有无出血倾向，遵医嘱给予止血药，备好新鲜血，以防产程中及产后大出血。③宫口开全后阴道助产，缩短第二产程，减少产妇体力消耗。④掌握严格的接产技术，减少产道的损伤，仔细检查胎盘的完整性，防止胎盘、胎膜残留，产后遵医嘱应用较大剂量的缩宫素静脉滴注，加强子宫收缩，防止产后出血。

产褥期护理 ①观察子宫收缩及阴道出血情况，监测生命体征，产后 24 小时阴道出血>500ml 应遵医嘱及早补充血容量。②保证产妇足够的休息和睡眠，继续保肝治疗。③给予床单位隔离。④产后不宜哺乳者，做好解释工作，行人工喂养。⑤出生 6 小时内为新生儿接种高效价免疫球蛋白和乙肝疫苗。⑥产后严格避孕，嘱产妇定期检查肝功能，防止发展为慢性肝炎。

健康指导 ①定期妊娠期检查肝炎病毒抗原抗体系统，提高肝炎病毒的检出率，预防母婴传播。②患病毒性肝炎者必须避孕，肝炎痊愈后至少半年、最好 2 年后在医生指导下妊娠为宜。③加强营养，摄入富含蛋白质、碳水化合物和维生素的食物，遵医嘱按时服药，勿滥用可能对肝脏有损害的药物。④实施适当家庭隔离。⑤提倡生殖健康，注意围产期保健，重视高危人群的疫苗接种。

护理评价 ①营养状况是否改善。②有无感染。③有无产后出血。④产后出血能否得到及时发现及处理。

（秦 瑛）

rènshēn hébìng quētiěxìng pínxuè huànzhě hùlǐ

妊娠合并缺铁性贫血患者护理

（nursing of pregnant patients with iron-deficiency anemia） 对妊娠合并缺铁性贫血患者疲倦、头晕、心悸、食欲缺乏等现存及潜在健康问题的发现及处理，为其提供相应的生理、心理、社会的照顾。

护理评估 包括以下几方面：

个人史 有无月经过多等慢性失血性疾病史，有无长期偏食，此次妊娠是否出现早孕呕吐、胃肠功能紊乱导致的营养不良，是否为多胎妊娠等。

现病史 妊娠时间，有无疲倦、乏力、脱发、指甲异常等；有无皮肤黏膜苍白、毛发干燥等；有无头晕、心悸、气短等严重贫血；症状出现时间。

治疗经过 接受的检查及结果，如血常规、心电图等检查；接受的治疗及疗效和不良反应。

主要护理问题 ①营养失调：低于机体需要量。②活动无耐力。③缺乏妊娠合并缺铁性贫血保健的相关知识。

护理措施 包括以下几方面：

饮食护理 指导患者摄取高蛋白、富含维生素、富含铁的食物，如瘦肉、猪肝、豆制品及新鲜蔬菜等。

用药护理 妊娠4个月后遵医嘱补充铁剂，指导患者餐后或餐中服用；重度贫血、严重胃肠道反应不能口服铁剂者，可遵医嘱深部肌内注射铁剂；血红蛋白<60g/L、临近预产期或短期内准备剖宫产者，遵医嘱少量多次输血以纠正贫血。

休息与活动护理 增加休息时间，在能耐受的情况下，适当活动。

产程护理 ①临产后积极配血，遵医嘱用药，尽量减少出血。②观察产程进展，阴道助产以缩短第二产程。③预防产后出血，前肩娩出时，遵医嘱静脉滴注缩宫素，出血多时，予以输血。④产程中严格无菌操作，产后或术后用消毒液冲洗会阴，遵医嘱使用抗生素，预防感染。⑤监测胎儿情况，发现异常，及时报告医生。

健康指导 ①加强妊娠期健康咨询，纠正不良饮食习惯，进食富含铁和维生素C的食物，避免偏食。②向孕妇及家属解释妊娠期间服用铁剂对母儿的重要意义及相关知识，指导正确服药；可与维生素C同服，避免与牛奶、咖啡、蛋类、植物纤维同服；液体铁剂用吸管服用；服用铁剂后排黑粪属正常现象；服用铁剂便秘者，不能随意使用泻药或停药；用药期间忌茶水。③定期产后随访。

护理评价 ①营养状况是否提高，活动耐力是否提高。②是否掌握妊娠合并缺铁性贫血保健的相关知识。

（秦 瑛）

rènshēn hébìng jiǎzhuàngxiàn gōngnéng kàngjìnzhèng huànzhě hùlǐ

妊娠合并甲状腺功能亢进症患者护理

（nursing of pregnant patients with hyperthyroidism） 对妊娠合并甲状腺功能亢进症患者心悸、体重下降、甲状腺肿大、突眼、甲状腺危象等现存及潜在健康问题的发现及处理，为其提供相应的生理、心理、社会的照顾。

护理评估 包括以下几方面：

个人史 既往的健康状况，有无甲状腺功能异常的病史。

现病史 有无乏力、怕热、多汗、皮肤潮热、易激惹、失眠、心悸、气短、心律失常、食欲亢进、腹泻、多食、消瘦等高代谢症状；观察甲状腺有无肿大；观察有无眼球突出、畏光、流泪；典型患者以高代谢综合征、甲状腺肿大、眼球突出为主要临床表现。

治疗经过 接受的检查及结果，如甲状腺功能、B超等检查；接受的治疗及疗效和不良反应。

主要护理问题 ①营养失调：低于机体需要量。②潜在并发症：甲状腺危象。③个人应对无效。

护理措施 包括以下几方面：

休息与活动护理 妊娠期应适当休息，减少活动，保持安静，以免体力消耗。

饮食护理 ①补充足够热量和营养物质，给予高碳水化合物、高蛋白、富含维生素和矿物质饮食及足够水分。②用无碘盐，忌食海藻类、鱿鱼等含碘量高的海产品，忌食生冷食物，避免摄入酒、咖啡、浓茶等饮品。③减少粗纤维食物摄入。

眼部护理 指导患者护眼，白天给予抗生素滴眼液湿润眼部，外出戴有色眼镜，以防风沙、日光、异物侵害；睡前涂抗生素眼膏，眼睑不能闭合者覆盖纱布或眼罩；每日做眼球运动以锻炼眼肌、改善眼肌功能。

用药护理 指导患者妊娠期遵医嘱按时、按量用药，不可自行减量或停药。

甲状腺危象护理 严密观察病情及生命体征，遵医嘱给予低流量氧气吸入；绝对卧床，避免不良刺激；遵医嘱给予物理降温、镇静药；开放静脉通道，予以静脉输液以纠正脱水及电解质紊乱，补充血容量；准确记录液体出入量及特护记录；昏迷患者加强口腔及皮肤护理。

心理护理　向患者及家属讲解甲状腺功能亢进症相关知识，避免精神紧张和注意力过度集中，以免加重病情；鼓励患者加强自我调控，减少应激现象发生；甲状腺功能亢进症孕妇易激惹，家属应多给予关心、理解和支持，以促进母婴身心健康。

健康指导　①指导患者掌握饮食原则和要求。②保证睡眠充足，避免剧烈活动。③讲解服用药物对患者及胎儿的重要性，指导产妇遵医嘱坚持服药。④指导产妇遵医嘱定期进行甲状腺功能的检查及门诊随访。

护理评价　①营养状况是否改善。②是否出现甲状腺危象，甲状腺危象能否得到及时发现及处理。③是否掌握妊娠期合并甲状腺功能亢进症的相关知识并做好自身调节。

（秦瑛）

chǎndào yìcháng huànzhě hùlǐ

产道异常患者护理（nursing of birth canal abnormality）　对产道异常产妇头盆不称、不协调性子宫收缩过强、先兆子宫破裂等现存及潜在健康问题的发现及处理，为其提供相应的生理、心理、社会的照顾。

护理评估　包括以下几方面：

个人史　是否患过佝偻病、脊髓灰质炎、结核病等，既往分娩史。

现病史　体形、步态，有无脊柱及髋关节畸形，米氏菱形窝是否对称等；有无外阴、阴道、宫颈异常及骨盆狭窄等；胎儿有无胎位异常、头盆不称等现象。

治疗经过　接受的检查及结果，如腹部检查、骨盆测量、B超检查等，以便根据病情选择合适的分娩方式。

主要护理问题　潜在并发症：子宫破裂、胎儿窘迫、新生儿产伤。

护理措施　①密切观察产妇产程进展情况，及早发现宫缩乏力、不协调性子宫收缩过强及先兆子宫破裂等情况。②有明显头盆不称、不能经阴道分娩者，按医嘱做好剖宫产术术前准备。③密切监测胎心，及时发现胎儿窘迫。④观察先露下降情况及胎位是否异常，根据胎位指导孕妇以适当体位纠正胎位异常。⑤胎儿娩出后遵医嘱及时注射大剂量子宫收缩药，并使用抗生素预防感染。⑥胎头在产道压迫时间过长或经手术助产的新生儿应按产伤处理，严密观察颅内出血或其他损伤的征象。

健康指导　重视产前检查，发现骨盆异常，及早进行产前指导，并提前入院待产。

护理评价　①子宫破裂等并发症能否得到及时发现及处理。②胎儿能否安全娩出。③新生儿有无颅内出血或其他损伤的发生。

（秦瑛）

chǎnlì yìcháng huànzhě hùlǐ

产力异常患者护理（nursing of abnormal uterine action）　对产力异常产妇产程延长或急产、子宫破裂、产后出血等现存及潜在健康问题的发现及处理，为其提供相应的生理、心理、社会的照顾。

护理评估　包括以下几方面：

个人史　既往史，尤其是妊娠史和分娩史；评估产妇的产前检查情况。

现病史　临产时间，子宫收缩节律性、对称性、极性及强度，腹痛的部位、时间、持续性。

治疗经过　接受的检查及结果，如胎位、宫颈扩张和胎先露部下降情况等检查；评估产妇子宫收缩药的使用情况及阴道操作史。

主要护理问题　①疲乏。②潜在并发症：胎儿受损、产后出血、子宫破裂。③疼痛。

护理措施　包括以下几方面：

宫缩乏力护理　①协调性宫缩乏力可遵医嘱行人工破膜和（或）子宫收缩药静脉滴注。②不协调性宫缩乏力应遵医嘱给予镇静药，异常宫缩未纠正、产程无进展或出现胎儿窘迫者，应遵医嘱做剖宫产术或阴道助产准备，做好新生儿窒息抢救准备。③胎儿前肩娩出时，遵医嘱肌内注射子宫收缩药，娩出胎盘后，正确按摩子宫。④指导产妇运用放松技巧，如按摩腹部或腰骶部、深呼吸以缓解疼痛；必要时遵医嘱给予镇痛药；提供心理支持，解除孕妇思想顾虑和恐惧心理。

子宫收缩过强护理　①消除诱因，临产后吸氧、禁止灌肠、左侧卧位以利于胎盘血液灌注。②监测宫缩、宫颈扩张、胎头下降情况，了解产程进展，谨慎使用宫缩剂。③监测胎心及产妇生命体征变化，及早发现分娩异常情况，通知医生处理。④对于急产者，做好接产及新生儿的抢救准备，仔细检查有无产道的损伤，若有撕裂及时缝合，未消毒者给予破伤风抗毒素。⑤产后严密观察阴道出血情况，及时处理宫缩乏力。

健康指导　①加强产前教育，让孕妇及家属了解分娩过程，避免精神紧张。②有急产史者应提前住院。③临产后指导孕妇正确休息、用力。

护理评价　①胎儿是否安全娩出。②疼痛是否缓解。③子宫破裂等并发症能否得到及时发现及处理。④产后出血能否得到有效控制。

（秦　瑛）

chǎnhòu chūxuè huànzhě hùlǐ

产后出血患者护理（nursing of postpartum hemorrhage）　对产后出血患者阴道出血、失血性休克、弥散性血管内凝血等现存及潜在健康问题的发现及处理，为其提供相应的生理、心理、社会的照顾。

护理评估　包括以下几方面：

个人史　年龄、孕次、产次、胎儿大小，有无流产、早产、难产、死胎史；产妇凝血功能是否正常，妊娠前有无出血性疾病、妊娠期高血压疾病、胎盘早剥、多胎妊娠、羊水过多，有无多次流产史及产后出血史等；此次分娩经过，有无宫缩乏力、胎盘滞留、软产道裂伤、产程延长、难产及过量使用镇静药或助产操作不当等情况。

现病史　阴道出血的时间、速度、出血量、颜色及子宫收缩的情况；阴道壁有无血肿及软产道裂伤；观察胎盘母体面有无缺损或胎膜有无缺损，边缘是否有断裂的血管；有无面色苍白、出冷汗、口渴、心悸、头晕、脉搏细弱及血压下降等失血性休克表现。

治疗经过　接受的检查及结果，如血常规、出血时间、凝血时间、凝血酶原时间及纤维蛋白原等检查；接受的治疗及疗效和不良反应。

主要护理问题　①组织灌注量的改变。②潜在并发症：失血性休克。③有感染的危险。

护理措施　包括以下几方面：

产后出血预防护理　①做好妊娠前及妊娠期保健，不宜妊娠者及时在早孕时终止妊娠，对有出血倾向或有产后出血史的产妇应及时治疗。②对多孕、多产及多次宫腔手术者、高龄初产妇、低龄产妇或合并糖尿病、血液病者应及时治疗，并提前住院待产。③正确处理产程，第一产程密切观察产程进展，必要时给予镇静药以保证产妇的休息；第二产程严格执行无菌技术，指导产妇正确使用腹压，适时、适度做会阴侧切，胎头、胎肩娩出要慢，胎肩娩出后立即遵医嘱给予缩宫素；第三产程胎盘未剥离前，不可过早牵拉脐带或按摩、挤压子宫，待胎盘剥离征象出现后，及时协助胎盘娩出，并仔细检查胎盘、胎膜是否完整。④胎盘娩出后2小时内仍有产后出血的可能，应监测阴道出血量。⑤仔细评估出血量，监测生命体征，及早补充血容量。

产后出血控制护理　①密切观察子宫收缩、阴道出血及会阴伤口情况，定时监测生命体征；督促产妇及时排空膀胱。②产后宫缩乏力者可节律性按摩子宫底，遵医嘱肌内注射或静脉推注子宫收缩药、纱布条填塞子宫腔，并加强出血情况观察。③软产道裂伤者及时准确地修补、缝合裂伤。④胎盘因素造成出血者，应及时取出残留胎盘，植入性胎盘应配合医生做子宫次全切除术。⑤凝血功能障碍者针对不同病因、疾病种类进行护理，必要时切除子宫。⑥指导产妇早期哺乳，刺激子宫收缩，减少阴道出血量。

出血性休克急救护理　①严密观察并详细记录产妇的意识状态、皮肤颜色、血压、脉搏、呼吸及尿量。②发现休克征象，立即建立两条静脉通道，通知医生。③遵医嘱给予输液、输血，补充血容量。④为产妇提供安静环境，保持平卧、吸氧、保暖。

感染预防护理　①各项检查及手术操作应严格无菌操作，防止病原体入侵。②监测体温变化，观察恶露及会阴伤口情况，发现异常及时报告医生处理。③保持会阴部清洁、干燥。④遵医嘱应用抗生素预防感染。

健康指导　①加强妊娠期保健，注意营养，定期进行产前检查。②教会产妇按摩子宫及进行会阴伤口的自我护理，告知产后子宫复旧及恶露的变化情况，发现异常，及时就诊。③指导产妇进行母乳喂养的方法，促进宫缩，减少出血。

护理评价　①产后出血能否得到有效的控制。②是否出现失血性休克，出血性休克能否得到及时发现与处理。③有无感染发生。

（秦　瑛）

zǐgōng pòliè huànzhě hùlǐ

子宫破裂患者护理（nursing of uterine rupture）　对子宫破裂产妇疼痛、血尿、胎心率改变、休克等现存及潜在健康问题的发现及处理，为其提供相应的生理、心理、社会的照顾。

护理评估　包括以下几方面：

个人史　产次，妊娠子宫有无外伤、子宫手术瘢痕愈合不良等情况；此次分娩的过程，有无胎先露下降受阻，是否滥用宫缩剂。

现病史　腹痛的部位、性质、时间、持续性及疼痛性质变化等；观察有无血尿；观察产妇有无面色苍白、出冷汗、脉搏细速、呼吸急促、血压下降等休克征象；子宫破裂发生时间，破裂前是否出现病理性缩复环；胎儿情况，能否在腹壁下清楚地扪及胎体，胎动和胎心是否存在。

治疗经过　接受的检查及结果，如腹部检查、血常规检查、尿常规检查、B超检查等；接受的治疗及疗效和不良反应。

主要护理问题　①疼痛。②组织灌注量改变。③潜在并发症：出血性休克。④预感性悲哀。

护理措施　包括以下几方面：

子宫破裂预防护理　①加强产前检查，丰富妊娠期保健知识的健康教育内容。②有剖宫产手术史或子宫肌瘤剔除史者，提前入院待产。③遵医嘱使用子宫收缩药，准确掌握小剂量、低浓度的引产剂量及适应证，认真执行"三查七对"原则。④加强巡视和监护，观察宫缩情况，注重产妇主诉，及时发现先兆子宫破裂，尤其是试产产妇及产程延长、造成梗阻性难产者。

急救护理　①对先兆子宫破裂者，立即停用子宫收缩药，即刻给予面罩高浓度氧气，遵医嘱给药，抑制宫缩。②做好剖宫产术术前准备及新生儿抢救。③快速开放两条静脉补液途径，可给予胶体溶液，以补充血容量，备全血。④监测生命体征变化，准确记录液体出入量。⑤子宫破裂确诊，应立即抢救，行剖宫产术。

感染预防护理　①各项检查及手术操作应严格无菌操作，防止病原体入侵。②监测体温变化，观察恶露及会阴伤口情况，发现异常及时报告医生处理。③保持会阴部清洁、干燥，防止逆行感染。④遵医嘱应用抗生素预防感染。

心理护理　①向产妇及家属解释子宫破裂治疗计划，以解除恐惧情绪。②若胎儿死亡，协助产妇及家属度过悲伤期，表示同情及理解。③加强与产妇交流，

劝说其尽快转变情绪，以助情绪稳定。

乳房护理　若新生儿因窒息转至儿科，指导产妇做好乳房护理，保持泌乳量，为母乳喂养做准备；如新生儿死亡，协助产妇退奶。

健康指导　①加强妊娠期保健，宣传孕产妇保健知识，强化产前检查意识；妊娠期发现胎位异常时应在妊娠30周后结合孕妇具体情况进行纠正。有高危因素者，应在预产期前2周入院待产。②指导产妇产褥期注意休养及合理膳食，增加营养，尽快恢复。③产后42日复诊，再次妊娠，应在产科高危妊娠门诊检查。

护理评价　①血容量是否及时得到补充。②是否出现出血性休克，出血性休克能否得到及时发现及处理。③能否接受子宫破裂的现实。

（秦瑛）

yángshuǐ shuānsè huànzhě hùlǐ

羊水栓塞患者护理（nursing of amniotic fluid embolism）　对羊水栓塞患者肺栓塞、休克、弥散性血管内凝血、急性肾衰竭、猝死等现存及潜在健康问题的发现及处理，为其提供相应的生理、心理、社会的照顾。

护理评估　包括以下几方面：

个人史　分娩过程，有无宫缩过强，强直性子宫收缩或高张性宫缩乏力时是否有使用缩宫素的情况；有无胎膜早破、人工破膜，有无前置胎盘、胎盘早剥、急产、子宫破裂及剖宫产史。

现病史　有无寒战、呛咳、气急、烦躁、发绀、呼吸困难、心率加快、抽搐、昏迷、血压下降等症状；有无出血，出血的部位、性状。

治疗经过　接受的检查及结

果，如心电图检查、X线检查、血常规检查、出血及凝血时间测定、凝血酶原时间及纤维蛋白原测定等；接受的治疗及疗效和不良反应。

主要护理问题　①气体交换受损。②组织灌注量的改变。③恐惧。

护理措施　主要是急救护理：①观察生命体征和产程进展，发现产妇出现呼吸困难、发绀、胸闷、憋气等，应及时汇报医生。②立即停用缩宫素，遵医嘱给予正压给氧，取半坐卧位或抬高头肩部卧位，减轻肺水肿，改善脑缺氧。③迅速建立并保持两条静脉通道通畅，遵医嘱及时输入新鲜全血及胶体溶液，补充血容量。④严格记录液体出入量，注意观察尿量变化，及早发现肾衰竭。⑤有序安排抢救过程，陪伴产妇，减少恐惧心理。

健康指导　①向痊愈出院产妇讲解保健知识，增加营养，产后42日复诊。②对仍有生育愿望的妇女，指导采用合适的避孕方法，待身体状态完好的情况下，到产科门诊咨询后可再次妊娠。

护理评价　①呼吸困难症状是否缓解，能否维持有效的循环功能。②恐惧心理是否缓解。

（秦瑛）

tāi'ér jiǒngpò huànzhě hùlǐ

胎儿窘迫患者护理（nursing of fetal distress）　对胎儿窘迫患者胎心异常、胎动异常等现存及潜在健康问题的发现及处理，为其提供相应的生理、心理、社会的照顾。

护理评估　包括以下几方面：

个人史　妊娠前有无急慢性内科疾病，有无妊娠合并症，妊娠期有无并发症及妊娠期感染史；有无胎儿畸形，胎盘功能的情况。

病的信心。同时，鼓励家属给予患者关怀和支持。

健康指导 ①指导患者选择松紧适宜的棉质内裤，每日用温开水清洗会阴部并更换内裤。②采取健康的生活方式，避免不洁性行为，生殖器炎症治疗期间禁止性生活。③阴道大量出血者应补充高蛋白、高热量及富含铁的食物，以增强体质，避免刺激性食物，避免饮酒。④指导患者遵医嘱定期复查，疾病治愈后应每年复查一次；出现异常阴道出血、下腹部肿块伴急性疼痛时应立即就诊，并记录症状出现的时间及伴随症状，以便医生做出判断。

护理评价 ①阴道出血是否缓解或停止。②白带是否恢复正常。③疼痛是否缓解。④是否掌握疾病防治相关知识。⑤贫血、休克等并发症能否得到及时发现及处理。

（薄海欣）

wàiyīnyán huànzhě hùlǐ

外阴炎患者护理（nursing of patients with vulvitis） 对外阴炎患者外阴皮肤瘙痒、疼痛、红肿等现存及潜在健康问题的发现及处理，为其提供相应的生理、心理、社会的照顾。

护理评估 包括以下几方面：

个人及孕产史 年龄、排泄等情况；有无糖尿病、尿瘘、粪瘘等病史，月经情况、生育情况及近期有无妇科手术史。

现病史 有无外阴瘙痒、肿痛的症状，外阴部皮肤是否粗糙或伴有溃疡和湿疹等症状，是否伴有白带颜色、性状、量的改变。

治疗经过 接受的检查及结果，如阴道分泌物检查、妇科检查、血糖检测等；接受的治疗及疗效和不良反应。

主要护理问题 ①舒适度的改变。②缺乏外阴炎治疗、护理和康复等方面的知识。

护理措施 包括以下几方面：

皮肤护理 ①保持外阴部清洁、干燥，消除局部刺激来源。②局部严禁搔抓，避免使用刺激性药物或清洗液。

饮食护理 减少辛辣食物摄入。

坐浴护理 ①指导患者遵医嘱坐浴，包括液体的配制、温度、坐浴时间及注意事项。②若有溃疡者可遵医嘱用抗生素涂抹。③坐浴时要使会阴部浸没于溶液中，月经期停止坐浴及盆浴。

健康指导 ①指导患者注意个人卫生，勤换内裤，保持外阴清洁、干燥。②指导患者做好经期、妊娠期、分娩期及产褥期卫生。③指导患者建立健康的饮食习惯，少进辛辣食物，勿饮酒。④外阴溃破者要预防继发感染，使用柔软的无菌会阴垫，减少摩擦和混合感染机会。⑤对尿瘘、粪瘘患者及糖尿病患者加强生活指导，注意个人卫生，便后及时清洗会阴，勤更换内裤。

护理评价 ①瘙痒、疼痛是否缓解。②皮肤情况是否改善。③对外阴炎的治疗、护理和康复知识是否了解。

（薄海欣）

yīndàoyán huànzhě hùlǐ

阴道炎患者护理（nursing of patients with vaginitis） 对阴道炎患者阴道分泌物增多及外阴瘙痒等现存及潜在健康问题的发现及处理，为其提供相应的生理、心理、社会的照顾。

护理评估 包括以下几方面：

个人及孕产史 年龄、精神状态等情况；卫生习惯，有无性生活不洁史；是否去过公共浴池或游泳池等；有无糖尿病，是否长期用激素或抗生素；有无妇科手术史，了解患者的孕产史。

现病史 目前症状，症状的性质、严重程度、持续时间；是否伴夜间阴道灼热、疼痛、性交痛等；是否伴阴道分泌物增多，分泌物的性状及气味是否正常；是否伴阴道黏膜的改变；是否伴尿频、尿痛及血尿等。

治疗经过 接受的检查及结果，如阴道 pH 值、阴道分泌物涂片及培养等检查；接受的治疗及疗效和不良反应。

主要护理问题 ①舒适度的改变。②睡眠型态改变。③有皮肤、黏膜完整性受损的危险。④自我形象紊乱。⑤性生活型态改变。

护理措施 包括以下几方面：

瘙痒护理 指导患者遵医嘱正确用药，积极控制症状；外阴瘙痒时不可用力搔抓及用热水烫洗或用刺激性药物，以免加重感染。

标本留取 ①遵医嘱正确采集白带标本。②指导患者取分泌物前 24~48 小时避免性交、阴道灌洗或局部用药。③分泌物取出后应及时送检；滴虫阴道炎患者白带标本送检过程中注意保暖，以免影响滴虫活动力。④滴虫阴道炎患者接受治疗后每次月经后复查白带，若 3 次检查均阴性，可认为治愈。⑤假丝酵母菌阴道炎治疗后应在月经前复查白带，连续 2 个月经周期，经过 3~7 日复查化验均为阴性，可认为治愈。

饮食指导 忌辛辣等刺激性食物，限烟、戒酒。

心理护理 患者常因害羞而畏惧就诊、影响治疗，应向患者解释彻底治愈的重要性；伴异味者向患者解释异味由疾病引起，坚持治疗可缓解。

用药护理 ①指导患者遵医嘱用药，说明各种阴道药物的用法，遵循阴道冲洗或坐浴后再阴道上药的原则。②局部用药前后注意清洁双手，月经期间禁止坐浴、阴道冲洗及阴道用药。③观察药物的疗效及不良反应，使用对肝脏有损害的药物时应监测肝功能。④哺乳者用药期间及用药后24小时之内不宜哺乳。

健康指导 ①注意个人卫生，选择棉质且通透性好的内裤，勤换内裤，保持外阴清洁、干燥；勿自行阴道冲洗，便后擦拭应遵循从前到后的顺序，防止粪便污染外阴。②洗浴用具专人使用，用过的内裤、盆及毛巾均应用开水烫洗，滴虫阴道炎患者内裤可用开水煮开5~10分钟消毒并置阳光下暴晒。③向患者讲解易感因素和传播途径，积极治疗原发疾病，去除长期服用抗生素等诱因，避免到不正规浴池和游泳池等场所活动。④治疗期间禁止性生活，应鼓励性伴侣同时治疗。⑤指导患者遵医嘱坚持正规治疗，定期复查。

护理评价 ①外阴瘙痒是否缓解。②是否掌握疾病预防、治疗的相关知识。

（薄海欣）

jíxìng gōngjǐngyán huànzhě hùlǐ

急性宫颈炎患者护理 （nursing of patients with acute cervicitis）

对急性宫颈炎患者腹痛伴发热、阴道分泌物增多、外阴瘙痒、性交后出血等现存及潜在健康问题的发现及处理，为其提供相应的生理、心理、社会的照顾。

护理评估 包括以下几方面：

个人及孕产史 月经情况、生育情况；有无性生活紊乱史；

有无感染性流产、产褥感染、宫颈损伤或阴道异物并发感染等；有无妇科手术史。

现病史 有无阴道分泌物增多，分泌物的颜色、性状是否正常；外阴是否瘙痒；有无月经量增多、月经间期出血、性交后出血等症状；是否伴有腰骶部不适及下坠感、体温升高等。

治疗经过 接受的检查及结果，如宫颈分泌物涂片检查和妇科检查等；接受的治疗及疗效和不良反应。

主要护理问题 ①舒适度的改变。②焦虑。③缺乏疾病及护理的相关知识。

护理措施 包括以下几方面：

对症护理 高热者给予物理降温、酒精或温水擦浴，也可给予冰袋降温，定时监测体温、脉搏、血压。严重的腰骶部疼痛可遵医嘱服用镇痛药。

用药护理 ①指导患者遵医嘱及时、足量、规范用药。②观察药物治疗的效果及不良反应。③急性淋病奈瑟菌性宫颈炎同时治疗性伴侣。

健康指导 ①鼓励患者积极配合治疗和护理，以防向慢性盆腔炎发展。②做好月经期、妊娠期及产褥期的卫生宣教。③指导性生活卫生，减少性传播疾病，月经期禁止性生活。④鼓励患者坚持体育锻炼，以增强体质和免疫能力。

护理评价 ①舒适度是否提高。②焦虑程度是否缓解。③对疾病相关知识是否了解。

（薄海欣）

mànxìng gōngjǐngyán huànzhě hùlǐ

慢性宫颈炎患者护理 （nursing of patients with chronic cervicitis）

对慢性宫颈炎患者白带增多或血性白带、腰骶部疼痛等现存及

潜在健康问题的发现及处理，为其提供相应的生理、心理、社会的照顾。

护理评估 包括以下几方面：

个人及孕产史 妇科手术史；有无急性宫颈炎史、急性盆腔炎史；孕产史，有无不孕史。

现病史 阴道分泌物情况，有无阴道分泌物增多，分泌物的量、性质、颜色及气味；有无血性白带或性交后出血；有无腰骶部不适，如腰骶部疼痛、盆腔下坠痛等，并在月经期、排便或性交时加重。

治疗经过 接受的检查及结果，如宫颈分泌物涂片检查和妇科检查等；接受的治疗及疗效和不良反应。

主要护理问题 ①舒适度的改变。②缺乏慢性宫颈炎治疗、护理及康复的相关知识。

护理措施 包括以下几方面：

物理疗法护理 ①治疗应在月经干净后3~7日内进行，有急性生殖器炎症者禁用物理疗法。②告知患者治疗术后1~2周脱痂时可有少许出血；创面未完全愈合期间（术后4~8周）禁止盆浴、性交和阴道冲洗，以免发生大出血和感染，治疗后定期复查。

手术治疗护理 有宫颈息肉者可行息肉摘除术：①术前告知患者手术目的、部位、方法、术中的配合及术后注意事项。②术后注意卧床休息，观察出血情况，如出血多应及时就诊。③术后遵医嘱用药，预防感染。

健康指导 ①加强公共卫生教育，积极宣传预防感染的重要性，提高公众对生殖道感染的重视，对生殖道感染性疾病，应及时治疗。②指导患者保持良好个人卫生习惯，增加营养，积极锻炼身体。③各种物理疗法术后均

会出现阴道分泌物增多，甚至有大量水样排液，应勤换卫生垫，保持外阴清洁，以防发生感染。④遵医嘱定期复查。

护理评价 ①舒适度是否提高。②是否掌握慢性宫颈炎的治疗、护理和康复的相关知识。

（薄海欣）

pénqiāngyán huànzhě hùlǐ

盆腔炎患者护理（nursing of patients with pelvic inflammatory disease） 对盆腔炎患者腹部胀痛、发热、乏力、食欲缺乏、腰骶部酸胀等现存及潜在健康问题的发现及处理，为其提供相应的生理、心理、社会的照顾。

护理评估 包括以下几方面：

个人及孕产史 身体状况、孕产史、月经史和性生活史等，近期有无宫腔手术史。

现病史 腹痛的部位、性质、程度、持续时间，是否伴腹胀、恶心、呕吐、腹泻等；是否伴寒战、高热、头痛、食欲缺乏等；有无下腹部压痛、反跳痛及肌紧张、肠鸣音减弱或消失等症状；宫颈口有无大量脓性分泌物；有无穹隆明显触痛，宫颈充血、水肿、举痛明显等症状；月经量是否正常，月经是否规律。

治疗经过 接受的检查及结果，如血常规、尿常规、宫颈口分泌物及后穹隆穿刺物、B超等检查；接受的治疗及疗效和不良反应。

主要护理问题 ①高热。②舒适度的改变。③缺乏盆腔炎治疗、护理及康复的相关知识。

护理措施 包括以下几方面：

发热护理 严密监测病情变化，观察患者体温、热型及伴随症状等，定时测量体温、脉搏和呼吸；遵医嘱给予物理降温、药物降温等治疗，出汗后及时更换衣裤，保持内衣清洁、干燥，避免受凉。

饮食护理 ①给予高蛋白、高热量、富含维生素、易消化流质或半流质饮食。②注意多饮水，纠正电解质紊乱及酸碱平衡失调，遵医嘱必要时补液。③饮食宜清淡、易消化、富有营养。④忌食生冷、油腻、辛辣食物。

用药护理 ①遵医嘱静脉给予足量抗生素，观察药物疗效及不良反应。②指导患者遵医嘱用药，确保疗效。③疼痛严重者可遵医嘱给予镇静药和镇痛药，注意观察用药后效果。

感染控制护理 ①协助患者保持半坐卧位，以局限脓液、减少炎症扩散。②月经期禁止性生活、热敷或按摩腹部、阴道灌洗及不必要的妇科检查，防止炎症扩散。③严格执行无菌操作，防止医源性感染。

健康指导 ①向患者介绍有关盆腔炎的知识，指导患者保持良好个人卫生习惯，保持外阴清洁，勤换内裤，注意月经期、妊娠期及产褥期的卫生，月经期禁止性生活。②鼓励患者坚持参加适当的体育锻炼，以增强体质和免疫能力。③指导患者坚持治疗，定期随访。

护理评价 ①体温是否正常。②对盆腔炎的治疗、护理和康复的相关知识是否了解。

（薄海欣）

gōngnéng shītiáoxìng zǐgōng chūxuè huànzhě hùlǐ

功能失调性子宫出血患者护理（nursing of patients with dysfunctional uterine bleeding） 对功能失调性子宫出血患者异常子宫出血等现存及潜在健康问题的发现及处理，为其提供相应的生理、心理、社会的照顾。

护理评估 包括以下几方面：

个人史 年龄、月经史、发病前有无停经史、婚育史、避孕措施、激素类药物使用史；有无意外事件、精神紧张、焦虑、过度劳累、气候和环境骤变等对下丘脑-垂体-性腺轴不良刺激情况；有无与生殖系统有关的全身性疾病，如肝病、血液病以及高血压、甲状腺功能亢进症等代谢性疾病。

现病史 评估患者异常子宫出血的持续时间、出血性状、出血量、月经期长短、发病时间及经过，是否伴面色苍白、贫血等全身症状。

治疗经过 接受的检查及结果，如超声检查、基础体温测定、激素水平测定、宫颈细胞学检查、宫颈黏液结晶检查、阴道脱落细胞涂片检查、血常规检查等；接受的治疗及疗效和不良反应。

主要护理问题 ①活动无耐力。②有感染的危险。③缺乏功能失调性子宫出血治疗及康复相关知识。

护理措施 包括以下几方面：

阴道出血护理 同妇科疾病患者护理的相关内容，并指导患者进行病情的自我观察，若治疗期间出现不规则阴道出血，及时就诊、汇报值班护士或医生。

用药护理 遵医嘱给予性激素治疗，并严格执行性激素给药的护理措施：①按时、按量准确给药，不随意停药或漏药，以避免造成意外的阴道出血。②止血后遵医嘱开始减量，逐渐递减。③停药3~7日会发生撤药性出血，观察患者的出血情况，量多时给予一般止血药，必要时输血，如发生失血性休克，积极配合医生进行抗休克治疗。④观察药物的疗效及不良反应，若出现过敏反应，及时通知医生采取措施。

⑤出血期可遵医嘱使用促凝血、抗纤溶药物，促进止血。

健康指导 ①指导患者遵医嘱按时、按量准确服药。②告知患者不宜频繁使用大剂量雌激素止血，存在血液高凝状态或有血栓性疾病者禁用。③出血者应卧床休息，避免过度劳累、剧烈运动，防止摔伤。④加强营养，青春期患者可多食猪肝、禽肉，更年期患者可多食鱼虾、新鲜水果和蔬菜等低胆固醇、含铁多的食物。⑤保持外阴清洁，每日用流动清水进行冲洗，勤换内裤、卫生巾或卫生垫，以防逆行感染。⑥遵医嘱按时随诊。

护理评价 ①能否遵医嘱用药并补充营养、逐渐增加活动量。②是否出现感染。③是否了解功能失调性子宫出血的治疗及康复相关知识。

（薄海欣）

juéjīngqī zōnghézhēng huànzhě hùlǐ
绝经期综合征患者护理（nursing of patients with menopausal syndrome） 对绝经期综合征患者月经周期不规则、月经量时多时少、不定时的潮热、出汗等现存及潜在健康问题的发现及处理，为其提供相应的生理、心理、社会的照顾。

护理评估 包括以下几方面：

个人及家族史 年龄、月经史、绝经年龄、婚育史，有无子宫和（或）卵巢切除史；有无心血管疾病、肿瘤等家族史。

现病史 有无潮热、出汗、易激惹、多疑、不能自我控制等症状；有无外阴瘙痒、阴道干燥疼痛、性交困难、子宫脱垂、膀胱直肠膨出、排尿困难、尿急、压力性尿失禁、反复发作的尿路感染等泌尿生殖系统症状；有无血压升高、心悸等心血管疾病症状；有无腰背及四肢疼痛、驼背、易骨折等骨质疏松症的表现；有无肥胖、体重增加、水肿、高脂血症、血糖升高等代谢改变。

治疗经过 接受的检查及结果，如超声检查、心电图检查、激素水平测定、影像学检查等；接受的治疗及疗效和不良反应。

主要护理问题 ①自我形象紊乱。②有受伤的危险。

护理措施 包括以下几方面：

心理护理 ①加强宣教，帮助患者正确认识围绝经期，注意自我调节和控制。②鼓励患者多与家人和同事沟通，取得他们的理解，多参加一些社会活动，以建立良好人际关系和社会支持。③培养广泛兴趣爱好，保持心情舒畅、精神乐观。

用药护理 指导患者遵医嘱正确用药，观察药物的疗效及不良反应：①用药期间的异常出血多为突破性出血，应注意准确用药，必要时行诊断性刮宫术排除子宫内膜病变。②雌激素剂量过大可引起乳房胀、白带多、头痛、水肿、色素沉着，遵医嘱酌情减量，减少不良反应。③孕激素可有抑郁、易激惹、乳房疼痛、水肿等不良反应，极少数甚至不耐受孕激素，需遵医嘱改变孕激素的种类。④长期使用雌激素需加用孕激素，以降低子宫内膜癌等发生的危险性。⑤雌孕激素联合治疗应定期随诊，进行乳腺癌的检查。

健康指导 ①指导患者规律生活，保证充足休息和睡眠；避免过于激动而引发潮热。②注意饮食调节，少食调味重、辛辣的食物。③增加户外活动、日照机会。④饮食中注意钙的补充，绝经后的妇女每日应补充钙剂，食物中如豆制品、虾皮、芝麻等含钙丰富又易吸收，补充钙剂应在睡前服用以利于吸收，避免酗酒、嗜烟和过度饮用咖啡或浓茶等。⑤围绝经期易发生各种慢性疾病，应及早预防，每年进行一次健康体检，尤其是妇科和乳腺检查。

护理评价 ①能否正确对待围绝经期、重新建立起快乐的生活观。②能否掌握骨质疏松症预防的相关知识。

（薄海欣）

zǐgōng nèimó yìwèizhèng huànzhě hùlǐ
子宫内膜异位症患者护理（nursing of patients with endometriosis） 对子宫内膜异位症患者继发性与渐进性加重痛经等现存及潜在健康问题的发现及处理，为其提供相应的生理、心理、社会的照顾。

护理评估 包括以下几方面：

个人及孕产史 年龄、月经史、婚育史；是否伴月经量增多或月经期延长、不孕等病史。

现病史 痛经症状和程度，疼痛部位，是否向阴道、会阴、肛门或股部放射；疼痛是否于月经期前1～2日开始、月经期第1日最严重、持续至月经期后逐渐消退；痛经是否呈进行性加重；是否出现腹痛、腹泻和便秘，甚至有周期性少量便血等肠子宫内膜异位症症状。

治疗经过 接受的检查及结果，如B超检查、血清CA125值测定和妇科检查等；接受的治疗及疗效和不良反应。

主要护理问题 ①疼痛。②缺乏子宫内膜异位症治疗及康复相关知识。

护理措施 包括以下几方面：

疼痛护理 遵医嘱给予镇痛药，缓解疼痛。

用药护理 遵医嘱用假孕疗法或假绝经疗法，做好用药指导：

①治疗过程需要长期用药。②用药早期会出现一些不良反应，2~3个月后减轻，治疗停止后恢复正常，患者应遵医嘱坚持用药，不要随便停药或减药。

手术护理 围手术期护理见妇科肿瘤手术患者护理的护理措施，其中需注意：①腹壁及外阴子宫内膜异位症在皮肤准备时，应注意动作轻柔，以防划破病灶包块。②深部子宫内膜异位症者（术前怀疑累及直肠），肠道准备应充分，必要时需清洁灌肠。③腹壁子宫内膜异位症患者为减轻伤口张力应保持屈膝位；伤口较大者应绝对卧床3~4日。④会阴部子宫内膜异位症者，应注意饮食及排便护理，防止粪便干燥，术后应保持伤口处皮肤干燥，并且于排便后给予会阴冲洗。

健康指导 ①指导患者月经期尽量避免过度或过强体育、舞蹈活动，避免月经期及月经刚净时进行性生活。②对实施保留生育功能手术者，应指导其术后半年至一年内妊娠。③对实施切除子宫保留卵巢者，应指导其术后服用3~6个月孕激素，以防复发。

护理评价 ①疼痛是否缓解。②是否掌握子宫内膜异位症治疗及康复的相关知识。

（薄海欣）

pútáotāi huànzhě hùlǐ

葡萄胎患者护理（nursing of patients with hydatidiform mole） 对葡萄胎患者停经后阴道出血、腹痛等现存及潜在健康问题的发现及处理，为其提供相应的生理、心理、社会的照顾。

护理评估 包括以下几方面：

个人及家族史 年龄、月经史及孕产史，询问患者及家族既往病史，包括滋养细胞疾病史。

现病史 是否有停经后阴道不规则出血，并伴小葡萄状物质排出，如有出血应评估出血的量、性质、时间；此次妊娠有无剧吐反应和腹痛症状。

治疗经过 接受的检查及结果，如肿瘤标志物检测和B超检查等；接受的治疗及疗效和不良反应。

主要护理问题 ①潜在并发症：出血。②功能障碍性悲哀。③有感染的危险。④缺乏葡萄胎治疗及康复的相关知识。

护理措施 包括以下几方面：

阴道出血护理 严密观察腹痛及阴道出血情况，阴道出血者要绝对卧床，保留会阴垫，随时观察出血量及性质，发现水疱状组织要送病理检查，出现异常情况及时通知医生。出血过多时要注意监测血压、脉搏、呼吸。

感染预防护理 保持阴道清洁、干燥，每日冲洗会阴。监测体温及血常规变化，及时发现感染征象。

清宫术护理 一经确诊立即行清宫术，为防止术中大出血，术前建立有效的静脉通道，备血，准备好抢救措施。术前协助患者排空膀胱，术中严密观察患者一般情况，注意有无面色苍白、出冷汗、口唇发绀表现，及时测量血压、脉搏，防止出血性休克发生。术后注意观察阴道出血及腹痛情况。

心理护理 葡萄胎患者均为育龄期女性，渴望生育，应告知患者治愈2年后可正常妊娠，消除患者紧张、焦虑心理，使其能主动配合治疗。

健康指导 ①进食高蛋白、富含维生素、易消化食物，注意休息，保证充足的睡眠，适当活动。②保持外阴清洁，刮宫术后禁止性生活及盆浴1个月。③坚持避孕1~2年，宜选安全套及阴道隔膜。④葡萄胎有10%~20%恶变可能，要定期随访，早期发现恶变倾向；如出现不规则阴道出血、咯血等异常症状应及时就诊。

护理评价 ①出血是否停止，大出血能否得到及时发现及处理。②是否发生感染。③是否掌握葡萄胎治疗及康复的相关知识。

（薄海欣）

rènshēn zīyǎng xìbāo zhǒngliú huànzhě hùlǐ

妊娠滋养细胞肿瘤患者护理（nursing of patients with gestational trophoblastic neoplasia） 对妊娠滋养细胞肿瘤患者阴道出血、子宫不均匀增大、腹痛以及肺部、阴道、宫颈、肝、脑等部位转移灶等现存及潜在健康问题的发现及处理，为其提供相应的生理、心理、社会的照顾。妊娠滋养细胞肿瘤包括侵蚀性葡萄胎和绒毛膜癌。

护理评估 包括以下几方面：

个人及家族史 年龄，有无清宫史、流产史、足月产或异位妊娠史及家族史。

现病史 有无阴道持续出血或不规则出血，出血量如何；是否伴咯血、腹痛、腹部包块、头痛、呕吐、抽搐、偏瘫及昏迷等症状。

治疗经过 接受的检查及结果，如血β-人绒毛膜促性腺激素、B超、X线、CT、MRI及子宫动脉造影术等检查；接受的治疗及疗效和不良反应。

主要护理问题 ①潜在并发症：出血、血栓。②有受伤的危险。③有感染的危险。

护理措施 包括以下几方面：

肺转移护理 ①密切观察患者有无咯血、胸闷、胸痛等。

②呼吸困难者嘱半坐卧位，遵医嘱间断吸氧。③患者出现血胸时需保持安静，避免剧烈活动，出血多、症状严重时可协助医生做胸腔穿刺。④注意观察体温、脉搏、呼吸的变化，及早发现肺部感染征象。

脑转移护理 ①脑转移者置于单间并设专人护理，避光，以防强光刺激引起紧张、头痛而加重病情。②随时观察病情变化，认真倾听患者诉说，及早发现异常状况，并及时通知医生。③抽搐者应安置床档，防止发生意外，抽搐时应预防舌咬伤，保持呼吸道通畅，定时吸痰，有义齿者取下义齿；抽搐后，患者常有恶心、呕吐，应使其去枕平卧，头偏向一侧，尿便失禁者给予留置导尿管，定时翻身叩背，做好口腔及皮肤护理，防止肺部并发症。④偏瘫者要定时翻身，防止压疮。⑤腰椎穿刺者做好腰椎穿刺术护理。术前疑有颅内压增高或体温升高者禁行腰椎穿刺术。

阴道转移护理 ①做好大出血抢救准备，加强病情监测，注意血压、脉搏变化，及早发现出血。②阴道转移结节未破溃者应卧床休息，活动时勿用力过猛，以免摩擦引起结节破溃出血。③减少一切增加腹压因素，如出现恶心、呕吐、咳嗽时及时给予有效处理，便秘者给予缓泻药。④严禁行阴道冲洗，避免不必要的阴道检查及盆腔检查，如必须检查要先做指诊。⑤发现患者阴道大出血时，立即用双拳压迫腹主动脉，建立有效静脉通道，通知医生抢救。⑥阴道填塞纱条者需绝对卧床休息，做好生活护理，填塞后阴道内张力增加压迫直肠使患者常有便意，做好解释工作，避免患者反复坐起排便；严密观

察填塞纱条有无渗血，保留会阴垫，估计出血量；阴道填塞期间需留置导尿管，保持外阴清洁。每日用消毒剂或无菌生理盐水擦洗外阴，排便后亦应擦洗。阴道填塞纱条24小时更换一次，第一次填塞纱条亦不应超过36小时；更换纱条应在抢救措施准备好的情况下进行。⑦观察体温变化，发现异常及时通知医生，必要时遵医嘱使用抗生素。

子宫动脉栓塞术护理 ①术前1日按手术常规准备会阴部皮肤，做碘过敏试验，术日晨禁食、禁水，遵医嘱给予镇吐药，并留置导尿管。②患者返回病室前应备好床单位、电源、动脉输液泵及液体，注意安装正确。③患者返回病室时，护士应主动向医生询问动脉造影及插管情况，测量血压，观察穿刺部位及皮肤有无渗血、皮下淤血、足背动脉搏动情况及双下肢温度、颜色是否正常。④遵医嘱下肢制动，教会患者轴位翻身及床上排尿的方法，防止导管移位。⑤化学治疗（化疗）过程中严格按医嘱给药，加强巡视，观察足背动脉搏动情况及下肢温度、颜色，若两侧足背动脉搏动有差异、栓塞侧下肢皮肤温度低、颜色异常，应立即报告医生。⑥穿刺部位隔日换药，换药时严格无菌操作，动作轻柔，以免使导管脱出，同时观察穿刺局部有无感染征象。⑦穿刺部位加压包扎24小时，继续卧床24小时，并继续观察双下肢皮肤的温度、颜色及足背动脉搏动情况。

化疗护理 ①每次化疗前，准确测量身高、体重。②遵医嘱严格用药，保证剂量准确，避免药物的浪费。③保护血管，选择较粗直、易固定的血管，加强巡视，发现渗漏，及时处理。多疗

程化疗者建议采用PICC或输液港。④注意观察化学治疗药不良反应并做好相应护理，尤其是骨髓抑制、胃肠毒性、肾损害等。⑤保持空气流通，限制探视人员，预防感染。⑥饮食清淡，注意补充营养。

健康指导 ①进食高蛋白、富含维生素、易消化的食物，注意休息，保证充足的睡眠，适当活动。②保持外阴清洁。③指导患者做好避孕。④出院后严密随访。

护理评价 ①是否出现出血、血栓等并发症，并发症能否得到及时发现及处理。②体温是否正常，有无感染征象。

（薄海欣）

tāipán bùwèi zīyǎng xìbāo zhǒngliú huànzhě hùlǐ

胎盘部位滋养细胞肿瘤患者护理 (nursing of patients with placental site trophoblastic tumor)

对胎盘部位滋养细胞肿瘤患者停经后不规则阴道出血或月经过多等现存及潜在健康问题的发现及处理，为其提供相应的生理、心理、社会的照顾。

护理评估 包括以下几方面：

个人史 年龄、月经史、发病前有无停经史、婚育史。

现病史 异常子宫出血表现、出血持续时间、出血性状、出血量、月经期长短、发病时间及经过。

治疗经过 接受的检查及结果，如超声检查、血β-人绒毛膜促性腺激素（β-HCG）测定、人胎盘催乳素（HPL）测定等；接受的治疗及疗效和不良反应。

主要护理问题 ①出血。②有感染的危险。③缺乏胎盘部位滋养细胞肿瘤治疗和康复相关知识。

护理措施 包括以下几方面：

化学治疗（化疗）护理　严格遵医嘱用药，注意观察化学治疗药的不良反应并做好相应护理。

手术护理　手术是首选治疗方案，手术范围是全子宫及双附件切除。年轻妇女若病灶局限于子宫、卵巢外观正常应保留卵巢。围手术期护理见妇科肿瘤手术患者护理的护理措施。

阴道出血护理、感染预防护理、清宫术护理同葡萄胎患者护理相关内容。

健康指导　①鼓励患者坚持治疗，严格随诊。②随访期间应严格避孕，一般在化疗停止后超过12个月才可妊娠。

护理评价　①出血是否缓解。②有无感染。③是否掌握胎盘部位滋养细胞肿瘤治疗及康复的相关知识。

（薄海欣）

fùkē zhǒngliú shǒushù huànzhě hùlǐ

妇科肿瘤手术患者护理（nursing of patients undergoing gynecological tumor surgery）　对接受妇科肿瘤手术患者围手术期疼痛、出血、感染等现存及潜在健康问题的发现及处理，为其提供相应的生理、心理、社会的照顾。

护理评估　包括以下几方面：

个人史　年龄、月经史、婚育史、手术史、慢性病病史、药物过敏史等。

现病史　主要症状，拟行手术时间、手术名称，有无手术禁忌证。

治疗经过　接受的检查及结果，如X线胸片、B超（肝、胆、胰、脾、盆腔）、心电图、血型以及肝肾功能、凝血功能等检查；接受的治疗及疗效和不良反应。

主要护理问题　①焦虑。②缺乏自身疾病和手术相关的知识。③睡眠型态紊乱。④疼痛。⑤有

出血的危险。⑥有感染的危险。⑦舒适度的改变。

护理措施　包括以下几方面：

心理护理　深入了解患者的病情及思想状况，进行针对性术前宣教，耐心解答患者提问，还可安排与接受同样手术而且完全康复的病友交谈，消除患者的顾虑、恐惧及不安。

术前护理　①术前1日备皮，上至剑突下，下至股内侧上1/3，两侧达腋中线。清洁脐部。②根据病情需要遵医嘱在术前3日进行肠道准备。③术前1日冲洗、消毒阴道，早晚各1次，行开腹子宫切除及肿瘤细胞减灭术者于第2次冲洗阴道后在子宫颈及穹隆处做手术标记，有阴道出血及未婚者不做阴道冲洗。④术前1日遵医嘱准备抗生素及止血药，做好青霉素类药物皮肤试验。⑤手术前晚遵医嘱给予镇静药，以保证患者充分的休息与睡眠。⑥术前嘱患者沐浴、剪指甲，并准备好术后所需物品，手术当日取下义齿、发卡、手表等。

术后护理　①患者回到病房后，护士应评估患者的意识状态、呼吸情况、生命体征、皮肤颜色、伤口敷料、引流管情况及静脉输液情况等。②全身麻醉未清醒者应去枕平卧，头偏向一侧，稍垫高一侧肩部和胸部，避免误吸；硬膜外麻醉者，去枕平卧6~8小时。③术后24小时内观察生命体征，必要时给予心电监护。④遵医嘱术后24小时内用哌替啶等镇痛药或镇痛泵充分镇痛，保证患者得到充分休息。若48小时后疼痛仍未缓解应注意是否出现切口血肿、感染等异常。⑤观察有无出血征象，如腹部伤口有无渗血、阴道出血情况，有引流者应观察引流液的量、颜色、性质有无异

常等，发现异常及时通知医生。⑥观察术后排尿情况，通常于术后24小时拔除导尿管。拔除导尿管后嘱患者适量饮水，尽早排尿。⑦导尿管保持通畅，勿压、勿折，密切观察尿的颜色、性质、量。若发生异常情况应及时通知医生处理。⑧手术后第1日进食流食，遵医嘱予以静脉补液；第2日进食半流食，第3日进食普食。⑨鼓励患者术后早期活动，以促进肠蠕动的恢复、预防血栓；在恢复排气之前不要食用豆制品、奶制品、甜食及油腻等容易产气食物，以免增加肠道内积气。

健康指导　①术后多食富含维生素、蛋白质、纤维素的食物，如瘦肉、蛋类、鱼类，注意粗细搭配。②伤口拆线一周可淋浴，一周内用温水擦身，注意个人卫生，勤换内衣裤。③子宫全切术后患者及阴道手术后患者应禁性生活及盆浴3个月；子宫肌瘤剔除、卵巢囊肿剔除术后1个月禁止性生活及盆浴。④伤口拆线后，若伤口出现疼痛、红肿、硬结、渗血、渗液，且伴有体温升高，应及时就诊。⑤手术后1~2周，阴道可有少量粉红色分泌物，为阴道残端肠线溶化所致，属正常现象。若为血性分泌物，量如月经，并伴有发热，应及时到医院就诊。⑥遵医嘱定期复诊。

护理评价　①焦虑情绪是否缓解。②是否掌握手术及术后康复的相关知识。③睡眠型态是否正常。④术后疼痛能否得到有效控制。⑤是否发生感染。

（薄海欣）

zǐgōngjǐng'ái huànzhě hùlǐ

子宫颈癌患者护理（nursing of patients with cervical cancer）　对子宫颈癌患者阴道出血、阴道排液、晚期出现持续的腰骶部或坐

骨神经痛等现存及潜在健康问题的发现及处理，为其提供相应的生理、心理、社会的照顾。

护理评估 包括以下几方面：

个人及家族史 婚育史、性生活史，特别是高危异性性接触史；有无家族遗传史等。

现病史 有无阴道出血，年轻患者常表现为接触性出血，老年患者常为绝经后不规则阴道出血；有无阴道排液增多，排出液体的性质、量，是否为白色或血性、稀薄如水样或米泔样并伴腥臭味，晚期因癌组织破溃、组织坏死、继发感染时，有大量脓性或米泔样恶臭白带；有无尿频、尿急、肛门坠胀、粪便干结、里急后重、下肢肿痛等症状；是否出现消瘦、发热、恶病质等。

治疗经过 接受的检查及结果，如宫颈刮片细胞学检查、阴道镜检查、子宫颈管活组织检查等；接受的治疗及疗效和不良反应。

主要护理问题 ①焦虑。②缺乏子宫颈癌治疗及康复相关知识。③自我形象紊乱。

护理措施 包括以下几方面：

术前护理 妇科肿瘤手术患者护理相关内容。

术后护理 ①严密监测生命体征，观察阴道出血情况，保持腹部和阴道引流管通畅，观察引流液性状和量，及时发现腹腔内出血情况。②术后保留导尿管 7～10 日，做好导尿管护理，预防感染。③手术后 7～10 日开始化学治疗（化疗）或放射治疗（放疗），可能会延迟腹部伤口愈合，因此伤口拆线要延迟。④一般用顺铂为主的化疗方案，如顺铂加氟尿嘧啶的 PF 方案，或用放疗加单纯顺铂增敏方案。

放疗护理 ①治疗前向患者和家属介绍有关放疗知识、治疗中可能出现的不良反应及需要配合的事项，消除患者恐惧。②放疗前排空膀胱，减少反应；会阴部备皮、阴道冲洗，预防阴道、盆腔感染及粘连。③患者取膀胱截石位，护士协助医生放置阴道盒与宫腔管，将患者推入治疗间，连接好阴道盒与宫腔管和后装治疗机。④治疗结束后取出填塞纱布并核对数目，观察阴道有无渗血和出血，如有出血应用无菌纱布填塞止血，无出血者可做阴道冲洗。⑤观察膀胱功能，注意患者排尿情况，如排尿困难超过 4 个小时需留置导尿。应鼓励患者多饮水。⑥放疗可引起骨髓抑制，要注意预防感染和出血，嘱患者注意个人卫生，避免剧烈运动。若白细胞数 $<4 \times 10^9/L$、血小板数 $<10 \times 10^9/L$，应暂停放疗，遵医嘱给予升血药物，必要时少量输血，采取保护性隔离。⑦盆腹腔放疗常出现食欲缺乏、恶心、呕吐、腹痛、腹胀、腹泻等，严重者亦会出现肠穿孔或大出血。反应轻者对症给予流食或半流食，口服维生素 B_6、10% 复方樟脑酊等，避免进食粗纤维食物；严重者应暂停放疗，及时输液，纠正水、电解质紊乱，注意观察粪便性状。⑧外照射容易造成皮肤损伤。干性皮肤反应表现为皮肤瘙痒、色素沉着及脱皮，但无渗出物，此时应给予保护性措施，用无刺激性软膏如维生素 AD 软膏或羊毛脂涂擦；湿性皮肤反应表现为照射区皮肤湿疹、水疱，严重时可糜烂、破溃，因此要注意放疗区域皮肤的清洁、干燥，避免衣物摩擦，如有水疱可涂 2% 甲紫，如已经破溃，可停止放疗，局部敷以抗生素药物，促进痊愈。护士要随时观察患者皮肤的颜色、结构和皮肤的完整性，嘱患者勿搔抓皮肤，做好皮肤保护，避免日晒、摩擦、热敷、粘贴胶布，避免使用刺激性的肥皂和化妆品。

心理护理 护士要帮助患者和家属正确认识生殖器官丧失带来的身体和心理问题，寻找适宜的性满足方式；鼓励患者正确、积极面对放化疗的不良反应，树立战胜疾病的信心，坚持治疗；鼓励患者参加社会活动，完成角色转变，重新回归家庭和社会。

化疗护理同妊娠滋养细胞肿瘤患者护理相关内容。

健康指导 ①指导有家族史或高危因素患者定期进行子宫颈癌筛查，降低子宫颈癌患病率和死亡率。②积极治疗宫颈癌前病变，预防子宫颈癌。③安排好休息和活动时间，劳逸结合，心情愉快，建立正常的家庭生活和社会活动。

护理评价 ①焦虑情绪是否缓解。②是否掌握子宫颈癌治疗及康复的相关知识。③能否正确面对生殖器官丧失，建立正常的家庭生活和社会活动。

(薄海欣)

zǐgōng jīliú huànzhě hùlǐ

子宫肌瘤患者护理（nursing of patients with myoma of uterus）

对子宫肌瘤患者月经紊乱、贫血等现存及潜在健康问题的发现及处理，为其提供相应的生理、心理、社会的照顾。

护理评估 包括以下几方面：

个人史 月经史、婚育史，有无不孕史及流产史，有无长期使用雌激素等诱发因素。

现病史 有无月经增多、月经频率增加及月经期时间延长，或不规则阴道出血，是否伴贫血；有无下腹部包块及压迫症状，有无下腹部坠胀、腰背酸痛症状；白带是否改变；有无继发贫血情况，如全身乏力、面色苍白、气短、心悸等症状。

治疗经过　接受的检查及结果，如 B 超、分段诊刮病理、血常规等检查；接受的治疗及疗效和不良反应。

主要护理问题　①缺乏子宫肌瘤治疗及康复相关知识。②自我形象紊乱。

护理措施　包括以下几方面：

心理护理　了解患者焦虑原因及所承受的心理压力，向其讲解生殖系统解剖和生理知识，说明子宫切除不会影响性生活或改变女性特征；子宫肌瘤剔除术后妊娠率可达 60%，缓解患者焦虑情绪，使患者以良好心态积极地面对手术。

用药护理　促性腺激素释放激素类似物（GnRH-a）是治疗子宫肌瘤的重要辅助药物，接受药物治疗者应遵医嘱用药，观察药物的疗效及不良反应，并指导患者定期复查。

手术护理同妇科肿瘤手术患者护理相关内容。

健康指导　①根据自身情况适当地活动、锻炼，要注意劳逸结合，逐步恢复自理能力。②恢复期要多食用富含维生素、蛋白质、纤维素的食物，如瘦肉、蛋类和水果、蔬菜等，以尽快恢复身体功能。③3 个月内禁止性生活及盆浴，性功能尚未恢复时，配偶应考虑用其他方式与其进行性交流，如拥抱、爱抚等。④子宫肌瘤剔除术后 3 年的复发率为 30%，因此年轻未生育的患者应在 3 年内尽快妊娠。⑤不具手术指征未行手术者，应遵医嘱严格随诊。

护理评价　①是否掌握子宫肌瘤治疗及康复相关知识。②是否能够正确面对子宫切除或子宫肌瘤剔除术等手术、建立正常的家庭关系及生活型态。

（薄海欣）

zǐgōngnèimó'ái huànzhě hùlǐ
子宫内膜癌患者护理（nursing of patients with carcinoma of endometrium）

对子宫内膜癌患者绝经后阴道出血、阴道排液、下腹部疼痛等现存及潜在健康问题的发现及处理，为其提供相应的生理、心理、社会的照顾。

护理评估　包括以下几方面：

个人及家族史　年龄、月经史、婚育史、家族史；有无高危因素，如肥胖、未孕、晚绝经、糖尿病、高血压及其他心血管疾病等。

现病史　绝经后阴道出血发生的时间、频率、出血量，有无阴道排液及异常分泌物等。

治疗经过　接受的检查及结果，如子宫内膜活检、超声、MRI、CT 以及宫腔镜等检查；接受的治疗及疗效和不良反应。

主要护理问题　①焦虑。②缺乏子宫内膜癌治疗及康复相关知识。

护理措施　包括以下几方面：

用药护理　指导患者遵医嘱用药，治疗中注意观察药物不良反应，包括水钠潴留、水肿、药物性肝炎，停药后会逐渐好转；部分药物可能导致类似更年期综合征的反应，如潮热、畏寒等，少数患者还可出现阴道出血、恶心、呕吐，出现这些症状应及时就诊。

心理护理　向患者及家属讲解疾病和治疗的相关知识，鼓励患者家属给予支持，让患者以良好心态积极面对手术；放射治疗（放疗）后患者出现性功能障碍，应积极做好患者配偶的教育及指导，取得配偶的理解，帮助患者重建自信心。

放疗护理同子宫颈癌患者护理相关内容。

健康指导　①大力宣传科普防癌知识，40 岁以上妇女每年接受一次妇科检查，注意子宫内膜癌的高危因素，积极治疗高血压、糖尿病。②绝经后出现阴道出血，不论出血量多少、持续时间多长，都应及时就诊、早期诊断、早期治疗。③患者治疗后遵医嘱定期复诊。④使用激素替代治疗的患者应在医生指导下用药，并进行医疗监督。

护理评价　①焦虑情绪是否缓解。②是否掌握子宫内膜癌治疗及康复的相关知识。

（薄海欣）

luǎncháo'ái huànzhě hùlǐ
卵巢癌患者护理（nursing of patients with ovarian cancer）

对卵巢癌患者腹部肿块、腹痛、腹胀、恶病质等现存及潜在健康问题的发现及处理，为其提供相应的生理、心理、社会的照顾。

护理评估　包括以下几方面：

个人及家族史　年龄、婚育史；是否有肿瘤家族史等。

现病史　有无腹痛、腹胀和腹部包块，是否自觉腹围增大或出现粪便干结、不畅、尿急、尿频或排尿便困难等；有无胃肠道反应，如食欲缺乏，甚至不能进食、消瘦、体重减轻等恶病质现象；在腹股沟、腋下或锁骨上窝是否可触及肿大的淋巴结。

治疗经过　接受的检查及结果，如妇科检查、肿瘤标志物（CA125）测定、细胞学检查、超声检查、放射学检查、腹腔镜检查等；接受的治疗及疗效和不良反应。

主要护理问题 ①缺乏卵巢癌治疗及康复的相关知识。②营养失调：低于机体需要量。

护理措施 包括以下几方面：

营养支持护理 ①给予清淡、易消化饮食，少食多餐。②根据病情和需要选择不同的营养支持方法，卵巢癌晚期患者常并发肠梗阻，只能选择全肠外营养支持。

引流管护理 卵巢癌术后的导尿管、引流管、胃管的护理非常重要。要保持其通畅，观察其颜色、量、性质，出现异常及时报告医生，给予处理。

手术护理同妇科肿瘤手术患者护理相关内容。化疗护理同妊娠滋养细胞肿瘤患者护理相关内容。

健康指导 ①加强妇女防癌知识普及宣传，加强妇女防癌意识和防癌普查自觉行为。适龄妇女每年做常规妇科检查，早期发现、早期诊断、早期治疗。②手术后坚持化学治疗，坚持随诊。③指导家属学习各种护理技术，如调整肠造口术者的饮食结构、保持造口的清洁、回肠代膀胱患者造口和尿袋的护理知识等。

护理评价 ①是否掌握卵巢癌治疗及康复的相关知识，能否以积极的心态面对现实。②营养状况是否良好。

（薄海欣）

wàiyīn'ái huànzhě hùlǐ

外阴癌患者护理（nursing of patients with carcinoma of vulva） 对外阴癌患者外阴瘙痒等现存及潜在健康问题的发现及处理，为其提供相应的生理、心理、社会的照顾。

护理评估 包括以下几方面：

个人史 年龄、绝经史及有无其他疾病史，如高血压、糖尿病、冠状动脉性心脏病等。

现病史 是否有长期外阴瘙痒、外阴营养不良或溃疡、白色病变等，外阴病灶分泌物的量、性状及有无臭味，是否影响尿便。

治疗经过 接受的检查及结果，如组织活检病理学检查、巴氏涂片检查等；接受的治疗及疗效和不良反应。

主要护理问题 ①有感染的危险。②组织完整性受损。③缺乏外阴癌治疗及康复相关知识。

护理措施 包括以下几方面：

术前皮肤护理 多数外阴癌患者局部病灶存在溃疡，脓性分泌物较多，术前 3~5 日给予坐浴，保持外阴清洁；外阴及双侧腹股沟备皮；备皮动作轻柔，以防损伤局部病变组织。

肠道及阴道护理 见妇科肿瘤手术患者护理术前护理。

术后伤口护理 手术后外阴及腹股沟伤口加压包扎 24 小时，沙袋压迫 4~8 小时，注意观察伤口敷料有无渗血。手术后第 2 日即用支架支起盖被；保持局部清洁，每日消毒液擦洗，擦洗后用冷风吹伤口；排便后及时擦洗外阴部。

导尿管护理 一般 5~7 日后拔除导尿管，保持导尿管通畅、无污染，保留导尿管期间鼓励患者多饮水，观察尿的颜色、性质及量。

健康指导 ①养成良好的卫生习惯，不滥用药物，内裤和卫生用品保持干净、舒适。②注意外阴部的各种不适，如瘙痒、疼痛、破溃、出血等，有症状及时就诊；注意外阴部的硬结、肿物，沐浴时，可用小镜子，或请配偶帮助查看，出现任何异常都要及时就诊，不要随意抠抓。③外阴癌手术后遵医嘱坚持放射治疗和（或）化学治疗，按时随诊。

护理评价 ①伤口是否感染，是否愈合良好。②是否掌握外阴癌治疗及康复的相关知识。

（薄海欣）

wàiyīn-yīndào shǒushù huànzhě hùlǐ

外阴阴道手术患者护理（nursing of patients undergoing vulvar and vaginal operation） 对接受外阴阴道手术患者疼痛、感染等现存及潜在健康问题的发现及处理，为其提供相应的生理、心理、社会的照顾。

护理评估 包括以下几方面：

个人及家族史 月经史、婚育史、手术史、既往内科病史、药物史、药物过敏史及家族史。

现病史 所患疾病的临床表现、接受的手术类型、对疾病及手术方式的看法及认识。

治疗经过 接受的检查及结果，如胸片、B 超、心电图以及肝肾功能、凝血功能等检查；接受的治疗及疗效和不良反应。

主要护理问题 ①焦虑。②缺乏疾病及手术相关知识。③潜在并发症：出血。④有感染的危险。

护理措施 包括以下几方面：

心理护理 术前主动与患者交谈，了解患者对手术的看法；向患者讲解手术前后注意事项、手术麻醉选择及手术方式；帮助患者消除紧张心理，树立战胜疾病信心，以良好心态接受手术。

术前皮肤护理 备皮范围上至耻骨联合上 10cm，下至会阴及肛门周围，两侧达股内侧上 1/3。

术前肠道护理 术前 3 日进食半流食；术前 2 日进食流食；术前 1 日禁食，术前 1 日给予清洁灌肠。

术前阴道护理 术前 3 日用消毒溶液冲洗阴道，必要时用 1:5000 高锰酸钾溶液坐浴。

术前膀胱护理 去手术室前排空膀胱，将无菌导尿管带入手术室，手术结束后使用。

术后出血护理 ①监测生命体征，注意观察有无出血的征象。②阴道内放置纱卷压迫止血者，取出纱卷前后应观察阴道出血情况。③带引流者保持引流管通畅，注意观察引流液的量、颜色、性质，警惕发生内出血或休克的可能。

导尿管护理 导尿管可保留48～72小时，期间应鼓励患者多饮水，以稀释尿液起到自行冲洗膀胱作用，保持导尿管通畅，观察尿色、尿量。拔除导尿管后，嘱患者适量饮水。

感染预防护理 观察伤口愈合情况，每日冲洗外阴，排便后及时冲洗，保持外阴清洁、干燥。

饮食护理 手术后遵医嘱给予患者少渣饮食，控制首次粪便排出的时间而为伤口提供愈合时间，防止感染。同时应嘱患者注意粪便情况，防止干结，以防腹压过高影响伤口愈合，必要时给予缓泻药。

健康指导 ①保持环境安静、舒适，定时通风。②拆线后2～3日可淋浴，平时可用温水擦洗。③手术后1～2周阴道可有少量粉红色分泌物，此为阴道残端肠线溶化所致，为正常现象，若为血性分泌物，量如月经，并伴发热，应及时就诊。④遵医嘱术后6周复诊。

护理评价 ①焦虑情绪是否缓解。②是否掌握疾病及手术相关知识。③是否出现出血现象，出血等并发症能否得到及时发现及处理。④是否发生感染。

（薄海欣）

wàiyīn-yīndào chuāngshāng huànzhě hùlǐ

外阴阴道创伤患者护理（nursing of patients with vulvar and vaginal trauma） 对外阴阴道创

伤患者外阴肿胀、阴道出血、外阴出血以及局部红、肿、热、痛等现存及潜在健康问题的发现及处理，为其提供相应的生理、心理、社会的照顾。

护理评估 包括以下几方面：

个人史 年龄、生育史等情况，有无外阴、阴道手术史以及外伤史。

现病史 目前症状，症状的性质、持续时间及严重程度。

治疗经过 接受的检查及结果，如外阴部、处女膜、阴道、宫颈等检查以及B超检查等；接受的治疗及疗效和不良反应。

主要护理问题 ①疼痛。②缺乏疾病治疗与预后相关知识。

护理措施 主要是外阴护理：①冲洗外阴皮肤，清洁创面，备齐用物，配合医生检查，年幼患儿避免损伤处女膜。②遵医嘱喷洒利多卡因于外阴或滴入阴道内，以减轻疼痛。③外阴血肿范围不大者，给予局部冷敷，观察肿块变化，遵医嘱应用止血药、抗感染药；遵医嘱给予局部物理疗法或药物坐浴。④若血肿持续增大者，需在静脉麻醉下行血肿切开、结扎、止血、缝合术，放置纱布、丁字带压迫止血者12～24小时取出，注意观察伤口情况、出血状况及生命体征。⑤血肿术后留置导尿管，保持会阴伤口清洁、干燥，行会阴擦洗。⑥伴裂伤、贯通伤者，裂伤较浅者，可在局部麻醉下局部压迫止血；裂伤较深、较长者，需在静脉麻醉下行修补术。

健康指导 ①加强青春期保健教育，进行卫生知识宣教，指导适当体育锻炼，避免不当运动引起的外阴阴道创伤。②出现外伤后及时就诊，以免延误病情。③治疗期间保持会阴部清洁、干

燥，避免穿紧身裤，定期随诊复查。

护理评价 ①疼痛及焦虑程度是否减轻。②是否了解疾病相关知识并积极配合治疗。

（薄海欣）

chǔnǚmó bìsuǒ huànzhě hùlǐ

处女膜闭锁患者护理（nursing of patients with imperforate hymen） 对处女膜闭锁患者青春期无月经来潮、周期性腹痛等现存及潜在健康问题的发现及处理，为其提供相应的生理、心理、社会的照顾。

护理评估 包括以下几方面：

个人及家族史 年龄、月经史；父母有无近亲结婚史，有无生殖道畸形家族史。

现病史 有无月经来潮；有无周期性腹痛，腹痛是否呈进行性加重。

治疗经过 接受的检查及结果，如妇科检查、B超检查等；接受的治疗及疗效和不良反应。

主要护理问题 ①疼痛。②焦虑。

护理措施 包括以下几方面：

疼痛护理 行手术治疗前可遵医嘱给予镇痛药治疗，并应尽早手术以彻底缓解疼痛。

心理护理 该病患者均为青春期女性，由于担心生殖系统的发育异常对以后生活的影响，易产生紧张、焦虑情绪，应做好疾病相关知识的宣教，讲解手术方法和术后注意事项，鼓励患者树立治疗信心，必要时取得家长的配合，共同参与。

手术护理 术前、术后护理常规见外阴阴道手术患者护理的护理措施。术后护理应注意观察阴道引流是否通畅；为防止经血引起逆行感染，术后应抬高床头并及早下床活动。

健康指导 注意观察月经期

出血情况，遵医嘱定期复查，注意外阴部清洁，防止感染发生。

护理评价 ①腹痛是否缓解。②焦虑情绪是否缓解。

（薄海欣）

xiāntiānxìng wúyīndào huànzhě hùlǐ

先天性无阴道患者护理（nursing of patients with congenital absence of vagina）

对先天性无阴道患者无月经来潮、性生活困难等现存及潜在健康问题的发现及处理，为其提供相应的生理、心理、社会的照顾。

护理评估 包括以下几方面：

个人及家族史 年龄；父母有无近亲结婚史，有无生殖道畸形家族史。

现病史 有无月经来潮或性生活困难；有无周期性腹痛，或腹痛进行性加重。

治疗经过 接受的检查及结果，如 B 超检查、妇科检查等；接受的治疗及疗效和不良反应。

主要护理问题 ①疼痛。②焦虑。

护理措施 疼痛护理、心理护理同处女膜闭锁患者护理相关内容。手术护理：①子宫正常者应在月经来潮后选择人工阴道成形术，无子宫或有痕迹子宫者应在婚前6个月行人工阴道成形术。②根据患者手术方式准备手术用品，行羊膜法术前与产科联系备好羊膜，皮瓣法术前应做好股部供皮区皮肤护理；其余措施见外阴阴道手术患者护理相关护理措施。③术后卧床休息，软模具及导尿管均留置一周，并遵医嘱使用抗生素，每日行阴道冲洗，并更换消毒模具。④患者拆线取出软模具、更换硬模具后常有剧烈疼痛，必要时可遵医嘱给予镇痛药。⑤嘱患者多吃蔬菜和水果，以防便秘致腹压增加引起疼痛。

健康指导 ①指导患者及家属正确使用模具，定期更换与消毒。②强调正确使用模具的重要性，指导患者遵医嘱坚持使用模具，避免造成瘢痕粘连、阴道塌陷变短。③术后半年伤口痊愈后，方可开始性生活；未婚者需继续放置数月之久。④遵医嘱术后定期复查。

护理评价 ①周期性腹痛是否得到缓解。②焦虑情绪是否缓解。

（薄海欣）

niàolòu huànzhě hùlǐ

尿瘘患者护理（nursing of patients with urinary fistula）

对尿瘘患者尿液自阴道排出等现存及潜在健康问题的发现及处理，为其提供相应的生理、心理、社会的照顾。

护理评估 包括以下几方面：

个人史 既往健康史，特别是分娩方式，有无助产或产程延长的情况，有无妇科手术史、泌尿科手术史、生殖道肿瘤，有无放置子宫托和阴道异物等。

现病史 有无持续性漏尿、体位性漏尿，有无自主排尿；了解漏尿发生的时间，坏死型尿瘘多在产后及手术后 3~7 日出现，手术直接损伤者术后即开始，放射性损伤所致漏尿发生时间晚；有无外阴部瘙痒和烧灼痛等局部刺激表现；外阴是否呈湿疹、丘疹样皮炎改变，是否伴有尿频、尿急、尿痛及下腹部不适等尿路感染症状。

治疗经过 接受的检查及结果，如亚甲蓝试验、靛胭脂试验、膀胱尿道镜和输尿管镜检查、静脉肾盂造影、肾图检查等；接受的治疗及疗效和不良反应。

主要护理问题 ①排尿异常。②皮肤完整性受损。③社交障碍。

护理措施 包括以下几方面：

心理护理 理解患者心理感受，主动与患者交谈，避免因不良异味而疏远患者；告知患者和家属通过手术能使该病痊愈，使患者和家属对治疗充满信心、配合手术。

体位护理 对妇科手术所致小漏孔的尿瘘患者应留置导尿管，并保持正确的体位，使瘘孔高于尿液平面，促使小瘘孔自行愈合。

饮水护理 鼓励患者多饮水，一般每日饮水不少于 3000ml，必要时按医嘱静脉输液，以保证液体入量达到稀释尿液、自身冲洗膀胱的目的，减少酸性尿液对皮肤的刺激，缓解和预防外阴皮炎。

术前准备 除按一般外阴阴道手术患者的准备以外，应积极控制外阴炎症：①术前 3~5 日每日遵医嘱用1∶5000高锰酸钾坐浴。②外阴部有湿疹者，可在坐浴后行红外线照射，保持局部干燥，待痊愈后再行手术。③对老年妇女或闭经者遵医嘱术前 15 日给予雌激素药物，促进阴道上皮增生。④有尿路感染者应先控制感染后再手术。⑤按医嘱使用抗生素抗感染治疗。⑥创伤型新鲜清洁尿瘘一经发现立即手术修补，坏死型尿瘘或瘘孔伴感染者应等3~6个月再行手术。结核或肿瘤放射治疗所致的尿瘘应在病情稳定 1 年后择期手术。

术后护理 ①术后留置导尿管或耻骨上膀胱造口10~14 日，保持导尿管通畅，做好导尿管护理，预防感染。②根据患者瘘孔的位置决定体位，膀胱阴道瘘瘘孔在膀胱后底部者，应取俯卧位；瘘孔在侧面者应健侧卧位，使瘘孔居于高位，减少尿液对修补伤口处的浸泡。③术后患者每日补液不少于 3000ml，每日行会阴冲洗，防止发生尿路感染。④积极预防咳嗽、便秘，并尽量避免下蹲等增加腹压的动作，避免导尿管脱落、影响伤口的愈合。⑤绝经患者术后继续服用雌激素 1 个月。

健康指导　①指导患者出院后遵医嘱继续服用抗生素或雌激素药物。②3 个月内禁止性生活及重体力劳动。③尿瘘修补手术成功者妊娠后应加强妊娠期保健，原则上行剖宫产术结束分娩。

护理评价　①排尿型态是否正常。②阴部皮疹是否消失。③能否正确看待疾病、恢复正常社交。

（薄海欣）

zǐgōng tuōchuí huànzhě hùlǐ
子宫脱垂患者护理（nursing of patients with uterine prolapse）对子宫脱垂患者异物自阴道脱出、腰背酸痛、排尿异常等现存及潜在健康问题的发现及处理，为其提供相应的生理、心理、社会的照顾。

护理评估　包括以下几方面：

个人史　分娩情况，有无慢性咳嗽或长期便秘等慢性疾病史；是否从事长期站立或重体力的工作。

现病史　有无疼痛及异物脱出感，是否伴下坠感及腰骶部疼痛；长期站立和行走有无症状加重；站立时外阴有无脱出物，能否还纳，有无痛感；有无排便异常，是否需指压阴道帮助排泄。

治疗经过　接受的检查及结果，如指压试验、尿流动力学测定、残余尿量测定等；接受的治疗及疗效和不良反应。

主要护理问题　①舒适度的改变。②皮肤完整性受损。

护理措施　包括以下几方面：

常规护理　伴溃疡者应遵医嘱予外用药物治疗，并多卧床休息，溃疡面愈合后方可手术。

子宫托护理　对不宜手术者可遵医嘱放置子宫托，并指导患者正确使用：①放托。将手洗净，患者蹲下，两腿分开，一手握托柄，使托盘呈倾斜位进入阴道口，然后将托柄边向内推边向前旋转，直至托盘到达子宫颈。②取托。以手指捏住托柄，上下左右轻轻摇动，负压消除后，向后外方向牵拉，即可自阴道内滑出。③子宫托型号以放置后不脱出又无不适感为宜。④子宫托应在每日清晨起床后放入，每晚睡前取出，并洗净放置于清洁杯内备用，保持子宫托和阴道清洁。⑤放置子宫托后应每 3~6 个月复查。

手术护理　见外阴阴道手术患者护理的护理措施。若患者咳嗽，应待治愈后方可手术，以免术后咳嗽增加腹压、影响伤口愈合，术后每日进行缩肛练习，锻炼盆底肌肉。

健康指导　患者应加强营养，适当安排休息和工作，避免重体力劳动及提重物，保持排便通畅，积极治疗慢性咳嗽，并遵医嘱定期随诊。

护理评价　①舒适度是否提高。②阴道黏膜是否发生溃疡。

（薄海欣）

yālìxìng niàoshījìn huànzhě hùlǐ
压力性尿失禁患者护理（nursing of patients with stress incontinence）对压力性尿失禁患者尿液不自主流出等现存及潜在健康问题的发现及处理，为其提供相应的生理、心理、社会的照顾。

护理评估　包括以下几方面：

个人史　年龄以及孕产史、阴道或尿道手术史、骨盆内手术史等。

现病史　溢尿程度，根据症状分为轻、中、重度，轻度仅咳嗽和喷嚏时发生，中度日常活动时发生，重度站立时发生；患者白天和晚上排尿次数、有无尿路感染等。

治疗经过　接受的检查及结果，如诱发试验、超声检查、棉签倾斜试验、X 线透视下排尿期膀胱尿道造影、尿流动力学检查等；接受的治疗及疗效和不良反应。

主要护理问题　①舒适度的改变。②焦虑。

护理措施　包括以下几方面：

盆底肌肉张力护理　适用于轻、中度患者，指导患者有意识地对盆底肌肉进行重复、选择性地自主收缩和放松，以恢复衰弱的盆底肌，加强控尿能力。也可遵医嘱进行生物反馈、电刺激治疗、雌激素治疗等方法，做好治疗的配合及护理。

围手术期护理　①与医生配合完善术前相关检查。②因老年患者居多，术后应严密监测生命体征及做好内科合并症护理。③术后第 2 日晨拔除导尿管，但行阴道前壁修补术者需保留导尿管 48~72 小时。④拔除导尿管后，嘱患者适量饮水，尽早排尿。4 小时仍未排尿者需评估原因并通知医生，遵医嘱置导尿管。排出尿液者，于当日下午行 B 超下剩余尿量测定，<200ml 为合格，不合格者需重新留置导尿管。⑤预防感染，遵医嘱使用抗生素，每日冲洗会阴。

健康指导　指导患者加强盆底肌锻炼，适当安排休息和工作，避免重体力劳动及提重物，注意保持排便通畅，积极治疗慢性咳嗽，遵医嘱定期复查。

护理评价　①尿失禁得到改善。②焦虑情绪是否缓解。

（薄海欣）

búyùnzhèng fùnǚ hùlǐ
不孕症妇女护理（nursing of women with infertility）对不孕症

妇女现存及潜在健康问题的发现及处理，为其提供相应的生理、心理、社会的照顾。

护理评估 包括以下几方面：

个人及家族史 年龄、体重、婚育史、妊娠史、月经史；手术史和既往史，有无生殖器官炎症、结核或其他内分泌系统疾病；夫妻双方有无遗传病、传染病病史。

现病史 夫妻性生活情况，有无避孕，避孕方法及时间。

治疗经过 接受的检查及结果，如妇科检查、子宫输卵管造影、腹腔镜输卵管检查、基础体温测定、精液检查等；接受的治疗及疗效和不良反应。

主要护理问题 ①缺乏不孕症相关知识。②焦虑。③自我形象紊乱。

护理措施 包括以下几方面：

心理护理 加强与患者沟通，介绍不孕症相关知识及治疗方法，帮助其正确看待不孕症，减轻思想压力，同时说明长期处于过度的紧张、压抑之中也可造成不孕症；做好患者家属工作，鼓励其支持与理解患者；鼓励配偶接受诊疗，寻找不孕症的原因。

用药护理 遵医嘱用药，定期监测，避免不良反应发生。指导患者及家属治疗期间若出现异常、不适，需及时就诊或汇报值班护士或医生。

健康指导 ①加强体育锻炼，增强体质，增进健康，肥胖者需增强运动、注意减肥。②养成良好生活习惯，戒烟、不嗜酒，切忌吸毒和不规律生活。③指导患者远离噪声、高热、缺氧环境，避免接触射线和有毒物质。④合理饮食，避免营养不良，保证微量元素、维生素摄入量。⑤缓解紧张精神，保持稳定情绪，维持和谐夫妻关系。⑥加强性知识宣传和指导，掌握最易受孕日期，选择最佳受孕时机。

护理评价 ①是否掌握不孕症相关知识。②焦虑情绪是否缓解。③能否正确看待不孕症并积极配合治疗。

（薄海欣）

jìhuà shēngyù fùnǚ hùlǐ

计划生育妇女护理 （nursing of women receiving family planning services） 对计划生育妇女现存及潜在健康问题的发现及处理，为其提供相应的生理、心理、社会的照顾。

护理评估 包括以下几方面：

个人史 年龄、月经史、孕产史、婚育史；有无原因不明异常阴道出血，了解有无各种计划生育措施禁忌，受术者有无较严重全身急慢性疾病。

现病史 对计划生育措施的了解程度、已经采取的计划生育措施；避孕失败者应评估发生时间及原因等。

治疗经过 评估患者接受的检查及结果，如 B 超、阴道分泌物、血常规、尿常规、妇科等检查。

主要护理问题 ①缺乏计划生育的相关常识。②有感染的危险。

护理措施 ①宫内节育器放置和取出术、人工流产术等，受术者于术后稍加休息即可回家休息；指导妇女如出现阴道出血增多、持续时间长、腹部疼痛加重等情况，应及时就诊；放置或取出宫内节育器者术后禁止性生活2周，人工流产术后禁止性生活3周。②输卵管结扎术后受术者应休息3~4周，禁止性生活1个月，经腹腔镜手术者术后卧床4小时左右即可下床活动，注意观察有无腹痛、腹腔内出血或脏器损伤征象。③早孕行钳刮术后应休息3~4周，注意保持外阴部清洁，1个月内禁止性生活和盆浴，术后1个月应复查，如果出现腹痛、阴道出血多等情况，及时就诊。④指导妇女采用工具避孕或药物避孕，学会不良反应的自我观察及一般的处理措施。

健康指导 ①介绍各种计划生育措施主要使用方法、适应证、不良反应和并发症的主要处理方法，嘱其根据自身情况及时就诊。②介绍各种计划生育措施失败的补救措施，强调各种补救措施都会对身体有伤害，应避免过多使用。

护理评价 ①是否掌握计划生育相关知识。②是否发生感染。

（薄海欣）

bìyùn fāngfǎ hùlǐ

避孕方法护理 （nursing in contraception mothods） 避孕方法是采用药物、器具或利用生殖生理的自然规律达到避孕目的的方法。包括宫内节育器 （intra uterine device，IUD）、甾体激素避孕药、外用避孕药具、免疫避孕等。

护理评估 包括以下几方面：

个人史 年龄、月经史、孕产史；有无原因不明的异常阴道出血；有无生殖器官炎症、肿瘤、畸形；有无性传播疾病、子宫颈内口松弛及重度撕裂和重度狭窄、重度子宫脱垂等；有无较严重的全身急慢性疾病。

现病史 有无妊娠或可疑妊娠、避孕方式选择及对相应避孕知识了解。

治疗经过 接受的检查及结果，如妇科检查、心功能检查、甲状腺功能检查、乳腺检查以及肝、肾功能检查等。

主要护理问题 ①缺乏避孕的相关知识。②有感染的危险。

现异常及时就诊。

护理评价 ①是否出现出血、皮下积液、组织坏死等并发症，并发症能否得到有效的预防。②能否正确面对自身形象的改变、正确佩戴义乳。③是否掌握乳腺癌治疗、护理及康复的相关知识。

（薄海欣 罗永琳）

shēngzhídào xìbāoxué jiǎnchá hùlǐ

生殖道细胞学检查护理（nursing in genital tract cytological examination）

生殖道细胞学检查是通过检查生殖道脱落细胞反映生理病理的变化、体内性激素的水平或协助诊断生殖器不同部位的恶性肿瘤的技术。包括阴道涂片、宫颈刮片、宫颈管涂片、宫腔吸片、局部印片等技术。

目的 ①阴道涂片。了解卵巢或胎盘功能。②宫颈刮片。筛查早期子宫颈癌。③宫颈管涂片。了解绝经后宫颈管情况，筛查可疑宫颈管癌。④宫腔吸片。协助诊断宫腔内恶性病变。⑤局部印片。诊断外阴阴道的可疑病灶。

用物 一般妇科检查用物、载玻片、吸管、滴管、宫颈刮板及固定液。

操作方法 ①宫颈刮片。用阴道窥器暴露子宫颈，用无菌干棉球轻轻拭去阴道分泌物，用木质刮板在宫颈外口鳞-柱状交接部，以宫颈外口为圆心轻轻刮取一周，取出做涂片。②阴道涂片。用刮片取阴道侧壁上1/3处分泌物及细胞做涂片，涂片要薄而均匀并用95%的酒精固定，注意棉签不要接触阴道口。③宫颈管涂片。先将子宫颈表面的分泌物拭净，以吸管轻轻放入宫颈口内，吸出宫颈管内分泌物，制成涂片；也可用浸湿生理盐水棉签伸入宫颈管内，轻轻旋转一周取出做涂片。④宫腔吸片。行妇科检查，

明确子宫位置，消毒外阴、阴道及宫颈口，将吸管轻轻放入子宫底部，上下左右移动吸取标本并制成涂片，取出吸管时停止抽吸。⑤局部印片。用清洁玻片直接贴按病灶处做涂片。

护理要点 ①指导患者检查前24小时内禁止性生活、阴道冲洗。②操作过程中，注意保护患者隐私，观察患者反应，解决不适。③协助医生妥善处理每份涂片标本，贴好化验单，切勿混淆。

健康指导 向受检者介绍检查的目的和意义。

护理评价 ①取片过程是否顺利。②涂片是否有效。

（薄海欣）

gōngjǐng huójiǎn hùlǐ

宫颈活检护理（nursing in cervical biopsy）

宫颈活检是在宫颈病变处或可疑部位取小部分组织做病理学检查的技术。

目的 诊断宫颈病变。

用物 妇科术前准备包、活检钳、病理瓶。

操作方法 患者取截石位，用阴道窥器暴露子宫颈，用干棉球擦净宫颈黏液及分泌物，局部消毒。用活检钳在宫颈外口鳞-柱状上皮交界处或肉眼糜烂较深或特殊病变处取材，可疑子宫颈癌患者可在宫颈3、6、9、12点位置4点取材，若已确诊为子宫颈癌，可做单点取材。

护理要点 ①消毒阴道，并用无菌生理盐水冲净、擦干，尤其注意擦净宫颈黏液及分泌物。②关闭门窗，协助患者取截石位。③消毒外阴，并用无菌生理盐水冲净。④协助医生进行局部麻醉用药，配合医生操作。⑤观察有无特殊不适，注意倾听诉说，有异常及时通知医生，采取措施。⑥操作后阴道内置无菌带尾棉球

压迫止血，12小时后嘱患者自行取出。⑦协助医生进行标本固定，并及时送检。⑧观察患者有无不适，清理用物。

健康指导 ①向受检者介绍检查的目的和意义。②指导患者保持会阴清洁。③1个月内禁止性生活及盆浴。

护理评价 ①活检过程是否顺利。②有无不适。③阴道出血是否停止。

（薄海欣）

jīng yīndào hòuqiónglóng chuāncìshù hùlǐ

经阴道后穹隆穿刺术护理（nursing in culdocentesis）

经阴道后穹隆穿刺术是经阴道后穹隆抽取直肠子宫陷凹内积血、积液、积脓的技术。

目的 ①辅助诊断异位妊娠、卵泡破裂等所引起的内出血。②辅助诊断盆腔炎性疾病。③取卵。

用物 阴道窥器、宫颈钳、腰椎穿刺针、注射器。

操作方法 患者排空膀胱，取截石位，常规消毒外阴及阴道，铺无菌孔巾。阴道检查了解子宫、附件情况，注意后穹隆是否膨隆。暴露宫颈及阴道后穹隆，再次消毒。用宫颈钳夹持宫颈后唇向前牵拉，充分暴露阴道后穹隆；用穿刺针于后穹隆处穿刺，穿过阴道壁，有落空感后，立即抽吸，拔出针管后用棉球压迫穿刺点，血止后取出阴道窥器。

护理要点 ①协助患者取截石位，做好外阴及阴道消毒。②穿刺过程注意观察生命体征，注意患者的面色、口唇及意识，同时注意腹痛情况，发现异常及时通知医生处理。③协助医生操作，穿刺结束后根据病情遵医嘱送检标本。

健康指导 ①向受检者介绍

检查的目的和意义。②指导患者保持会阴清洁，注意观察阴道出血情况。

护理评价　①能否配合穿刺的顺利进行。②穿刺过程中有无不适。

（薄海欣）

zhěnduànxìng guāgōng hùlǐ

诊断性刮宫护理（nursing in diagnostic dilatation and curettage）

诊断性刮宫是指刮取宫腔内组织以诊断宫腔疾病的方法。其分为一般诊断性刮宫和分段诊断性刮宫。

目的　获取宫腔内容物（子宫内膜和其他组织）做病理检查辅助诊断。

用物　无菌刮宫包、电动吸引器、标本处理容器、病理瓶。

操作方法　①一般诊断性刮宫。患者排尿后取截石位，外阴、阴道常规消毒，铺无菌孔巾；做双合诊，了解子宫大小、位置，用阴道窥器暴露子宫颈，再次消毒子宫颈与宫颈管，钳夹宫颈前唇或后唇，探查子宫方向及宫腔深度。阴道后穹隆处放置盐水纱布，用特制诊断性刮匙由内向外沿子宫腔四壁及两侧子宫角有次序地将内膜刮出，取下纱布上的全部组织固定于10%甲醛溶液或95%乙醇，送病理检查。②分段诊断性刮宫。常规消毒后首先刮宫颈内口以下的子宫颈管组织，然后按一般诊断性刮宫处置，将子宫颈管及宫腔组织分开固定送检。

护理要点　包括以下几方面：

术前护理　①协助完善术前相关化验及各项检查，配血。了解患者既往史、现病史、目前状况、过敏史、月经史、婚育史。②备齐手术用物。③指导术前4小时禁食、禁水，术前排空膀胱。

④协助患者取截石位。⑤消毒外阴和阴道，用无菌生理盐水冲净。若有阴道出血者，单纯清洗外阴。

术中护理　①建立静脉通道，遵医嘱给予哌替啶、异丙嗪等药物。②严格执行无菌技术操作，配合医生手术。③指导患者尽量放松，深吸气，不可移动臀部。④密切观察患者反应，倾听患者诉说，监测生命体征，如出现面色苍白、出冷汗，立即报告医生，暂停操作，并给予吸氧，待异常情况排除后方可继续。

术后护理　①清理用物，协助医生正确留取标本并及时送检。②将患者安全送回病房，嘱患者卧床休息并禁食、禁水4～6小时。③加强巡视，监测生命体征，密切观察患者的面色、腹痛、子宫收缩情况及阴道有无出血及其性状，出现异常及时通知医生。④遵医嘱给予预防性抗生素治疗。⑤保持外阴清洁，预防性外阴冲洗并指导患者勤换内裤、卫生巾或卫生垫，及时更换被污染的被服。⑥鼓励受术者尽早取半坐卧位或下床活动，排除宫腔内积血。⑦术后2周内禁止盆浴和性生活。

健康指导　向受检者介绍检查目的和意义。

护理评价　①是否能够有效配合检查的进行。②生命体征是否平稳。③是否能够掌握术后的饮食及康复知识。

（薄海欣）

shūluǎnguǎn tōngchàng jiǎnchá hùlǐ

输卵管通畅检查护理（nursing in tubal patency test）

输卵管通畅检查包括输卵管通液术及输卵管造影术。输卵管通液术是通过向子宫腔内注入液体，根据注液阻力大小、有无回流和患者的感觉判断输卵管是否畅通的方法。输卵管造影术是向子宫腔及输卵

管内注入造影剂，根据造影剂在输卵管及盆腔内的显影情况，了解输卵管是否畅通的方法。

目的　检查输卵管是否畅通；了解子宫和输卵管的形态及输卵管的阻塞部位。

用物　阴道窥器、宫颈钳、长弯钳、宫颈导管、20ml注射器、压力表、Y形管、液体或造影剂等。

操作方法　患者取截石位，外阴、阴道、宫颈常规消毒，铺无菌巾，双合诊了解子宫的位置及大小；放置阴道窥器充分暴露子宫颈，再次消毒阴道穹隆部及子宫颈，以宫颈钳钳夹宫颈前唇；沿宫腔方向植入宫颈导管，并使其与宫颈外口紧密相贴；注入液体或造影剂，测量液体的压力或通过造影剂进行显影。

护理要点　包括以下几方面：

术前护理　①了解患者既往史、现病史、目前状况、过敏史、月经史、婚育史。②协助完善术前相关化验及检查。③准备用物，遵医嘱术前30分钟肌内注射阿托品。④输卵管造影者术前行碘过敏试验，便秘者做肠道准备。⑤排空膀胱，协助患者取截石位。

术中护理　①消毒外阴、阴道，用无菌生理盐水冲净，注意水温以接近体温为宜，避免液体过冷造成输卵管痉挛。②观察患者有无下腹部疼痛及程度，出现异常及时通知医生。③行输卵管造影者注意观察患者有无咳嗽等不适，警惕有无油栓的发生，出现异常立即停止手术操作，取头低脚高位。

术后护理　①遵医嘱预防性服用抗生素。②行输卵管造影者分别于每次造影前行阴道冲洗。

健康指导　①手术日期选择在月经干净后3～7日，术前禁止

性生活。②行输卵管造影者术前进食富含纤维素饮食，防止便秘。③手术后2周内禁止盆浴和性生活。

护理评价 ①能否配合检查的进行。②生命体征是否平稳，术中有无并发症发生。③是否能够掌握术后康复知识。

（薄海欣）

gōngqiāngjìng jiǎnchá hùlǐ

宫腔镜检查护理（nursing in hysteroscopy）

宫腔镜检查是借助宫腔镜，直接观察子宫腔及子宫颈管，进行子宫腔及子宫颈管疾病检查和治疗的技术。

目的 确诊或辅助诊断子宫腔及子宫颈管病变；治疗子宫腔及子宫颈管病变。

用物 宫腔镜检查系统。

操作方法 患者取截石位，常规冲洗消毒外阴、阴道，用阴道窥器暴露子宫颈，钳夹子宫颈，探针探清子宫腔深度及屈度，扩张子宫颈；向子宫腔内冲入膨宫液，将宫腔镜插入子宫腔。

护理要点 包括以下几方面：

术前护理 ①了解患者既往史、现病史、目前状况、过敏史、月经史、婚育史。②完善术前相关化验及检查，配血。③术前1日消毒外阴和阴道。④肠道准备。⑤剃净阴毛，并指导患者清洁、沐浴。

术中护理 ①备齐用物，关闭门窗，调节室温。②协助患者取截石位。③严格测定出入子宫腔液体。④测定生命体征，严密观察有无过度水化综合征（肺水肿、低钠血症等）倾向，出现异常及时通知医生，必要时终止手术。

术后护理 ①严密监测生命体征变化，观察面色、意识，给予持续低流量的氧气吸入。②注意阴道出血量及性状，阴道出血量多时，遵医嘱给予缩宫素或止血药。③加强巡视，注意有无过度水化综合征倾向，必要时遵医嘱给予利尿、纠正水电解质紊乱及酸碱平衡失调。④每日行外阴冲洗，保持清洁，防止逆行感染。⑤遵医嘱给予预防性抗生素治疗，防止感染。

健康指导 ①检查时间以月经干净后3~7日为宜，术前3日禁止性生活。②如在门诊行宫腔镜检查，术后需留院观察30分钟，无不适反应方可离开。③术后4小时进普食，注意进食富含粗纤维、高蛋白、富含维生素的饮食。④术后4小时可酌情下床活动。⑤1个月内禁止盆浴和性生活。⑥遵医嘱按时随访。

护理评价 ①能否配合检查的有效进行。②生命体征是否平稳，有无术后并发症发生。③是否能够掌握术后的饮食及康复知识。

（薄海欣）

fùqiāngjìng jiǎnchá hùlǐ

腹腔镜检查护理（nursing in laparoscopy）

腹腔镜检查是借助腹腔镜，在密闭的盆腔、腹腔内进行检查或治疗的技术。

目的 ①确诊腹腔、盆腔疾病。②治疗腹腔、盆腔疾病。

用物 腹腔镜检查系统。

操作方法 人工气腹，放置腹腔套管，放置举宫器，盆腔探查。

护理要点 包括以下几方面：

术前护理 ①完善术前相关检查和化验，并做好配血。②术前1日消毒外阴和阴道，有阴道出血者，不行阴道冲洗。③剃除阴毛，体毛粗重者需剃体毛，重点清洁脐窝；若为腹腔镜检查只需清洁脐窝。④术前1日行肠道准备，术前1日晚餐忌食产气饮食，禁食、禁水12小时，若为腹腔镜检查术前4小时禁食、禁水。⑤术前摘除活动性义齿及饰品等，排空尿便。

术中护理 ①协助患者取截石位，上肩托起，注意松紧度、位置适宜。②建立静脉通道，遵医嘱给药。③消毒外阴和阴道。④建立人工气腹后，协助患者取头低脚高位。⑤配合手术进程，随时补充气体。⑥严密观察血压、脉搏，尤其是呼吸，发现异常及时通知医生，采取措施。

术后护理 ①密切监测生命体征变化，注意阴道出血的量及性状，观察伤口渗血、渗液情况，出现异常及时通知医生处理。②遵医嘱给予持续低流量吸氧3~4小时。③遵医嘱给予预防性抗生素。④鼓励患者尽早活动，防止粘连。⑤保持外阴清洁、干燥，防止逆行感染。⑥腹腔镜检查术后6小时可饮水，手术后当天可拔除导尿管。

健康指导 ①手术当日可进行床上自主翻身活动，术后第1日即可下床活动。②手术后第1日可进半流食，术后第2日进普食，以粗纤维、高蛋白、富含维生素饮食为主，排气前及排气不畅时禁食产气食物。③指导患者取膝胸卧位以缓解气腹引起的腹胀。④遵医嘱定时随访，注意观察阴道出血量及性状，出现不适，及时就诊。⑤1个月内禁止盆浴和性生活。

护理评价 ①能否配合检查的有效进行。②生命体征是否平稳。③是否能够掌握术后的饮食及康复知识。

（薄海欣）

fǔzhù shēngzhí jìshù hùlǐ

辅助生殖技术护理（nursing in assisted reproductive techniques）

辅助生殖技术是帮助不孕患者

妊娠的技术，包括人工授精、体外受精和胚胎移植、配子输卵管移植等技术。

护理评估 包括以下几方面：

个人及家族史 年龄、体重、婚育史、月经史、手术史和既往史，有无生殖器官炎症、结核或其他内分泌系统疾病；夫妻双方有无遗传病、传染病病史。

现病史 评估患者的婚育情况、对生育的需求、对辅助生殖技术的认识及了解。

治疗经过 评估患者接受的检查及结果，如妇科检查、子宫输卵管造影术、基础体温测定、配偶精液检查等。

主要护理问题 ①有出血的危险。②有感染的危险。③缺乏辅助生殖技术的相关知识。

护理措施 包括以下几方面：

心理护理 辅助生殖技术可帮助不孕患者妊娠，但其中异源精子、卵子是非夫妻双方的精卵结合，引起伦理学和法律上的问题。需加强与患者的沟通，了解其对辅助生殖的需求及看法，受者夫妇及赠者夫妇双方签字，明确规定儿女抚养教育义务及相关权利后方可施行。

宫内人工授精护理 ①术前护理。确定女方年龄<40岁、有排卵且黄体期≥12日、输卵管通畅；男方禁欲后3天手淫方法取精液。在无菌操作下洗涤精液，去除精浆的异性蛋白及前列腺素。②术中配合。协助女方取截石位。消毒外阴、阴道，用无菌生理盐水擦拭子宫颈，干棉球吸净阴道内过多的液体。缓慢注入精液，保留1分钟，缓慢取出导管。③术后女方抬高臀部，卧床休息30分钟，遵医嘱给予β-人绒毛膜促性腺激素（β-HCG）或黄体酮支持黄体。术后14~16日后查尿β-HCG妊娠试验。

体外受精和胚胎移植护理 包括以下几方面：

采卵护理 ①术前护理。术前2日消毒外阴、阴道，同时遵医嘱给予抗生素口服，术前1日晚行肠道准备；术前6小时禁食、禁水，术前排空膀胱。②术中配合。协助患者取截石位，遵医嘱给予盐酸哌替啶50mg静脉注射，外阴、阴道消毒后，再用无菌生理盐水冲净、擦干，穿刺针、试管及任何接触卵泡液的器械均用培养液冲洗；吸出的卵泡液需立即保温；观察患者反应，若出现晕厥、出汗、面色苍白、脉搏减弱、血压下降，可给予阿托品肌内注射。患者取平卧位，必要时静脉输液。③术后护理。阴道内置消毒纱布2块，压迫阴道穿刺部位出血处，于术后第2日清晨取出。取卵后2~6小时，按50 000~100 000精子/卵子的密度进行体外受精。

胚胎移植护理 ①术前护理。术前1日晚行肠道准备，术前排空膀胱。②术中配合。协助患者取截石位。外阴、阴道先消毒后用无菌生理盐水冲净、擦干；之后再用培养液擦拭子宫颈、穹隆，尽量去除子宫颈管内的黏液。注入胚胎，等待1分钟后，再将导管缓慢退出，在显微镜下检查胚胎有无带出，特别注意导管边上的黏液部分。③术后护理。患者仰卧、臀部抬高，子宫前屈者可取俯卧位，以使注入的胚胎停留在子宫腔的上方；静卧3~6小时可如厕；遵医嘱注射人绒毛膜促性腺激素及黄体酮，B超可见胎囊后再逐步减量，术后14日后查尿β-HCG妊娠试验，如阴性则停止注射黄体酮。

卵巢过度刺激综合征护理是辅助生殖技术常见的并发症，重点在于预防：①每日记录24小时出入量，测腹围、称体重。②监测血常规、电解质、凝血功能、肝肾功能的变化，测β-HCG值了解胚胎情况。③遵医嘱使用不含钾的溶液，每日补液2000~3000ml。④观察尿量，少尿者及时通知医生并遵医嘱给药。⑤大量胸腔积液、腹腔积液时需配合医生在无菌操作下给予抽吸。⑥监测生命体征，若出现呼吸困难等症状，监测血氧饱和度。⑦出现剧烈恶心、呕吐难进食水者，遵医嘱给予肠外营养。⑧疑有感染时，遵医嘱行抗炎治疗；出现囊肿扭转时，需及时通知医生并做好手术准备。

健康指导 ①辅助生殖技术多胎发生率增加，若双胎、三胎可继续妊娠，孕妇需注意休息，加强营养，四胎以上应考虑选择性地减胎。②若有子宫肌瘤、宫腔息肉、宫腔粘连、子宫纵隔、阴道横隔、阴道纵隔、阴道斜隔、卵巢囊肿等需先行手术治疗。③为保证治疗的成功率，患者必须在医生的指导下用药，遵医嘱决定治疗时间。④适当活动，遵医嘱按时随访，监测血β-HCG值以了解胚胎情况。

护理评价 ①阴道出血是否停止。②有无感染。③是否掌握辅助生殖技术的相关知识。

（薄海欣）

érkē jíbìng huàn'ér hùlǐ

儿科疾病患儿护理（nursing of children with pediatric disease）

对儿科疾病患儿现存及潜在健康问题的发现及处理，为其提供相应的生理、心理、社会的照顾。

常见症状及体征 儿科疾病涉及的症状、体征较多，最常见的有发热、咳嗽、呕吐、腹痛、腹泻等。

护理评估 包括以下几方面：

个人及家族史 年龄、出生体重、喂养方式、既往健康史、传染病病史、手术史、外伤史、药物过敏史、生活及学习情况、家庭经济状况等；评估患儿的家族史。

现病史 目前主要症状、严重程度、发病缓急、有无其他临床表现等。发热患儿发热的程度、类型、有无伴随症状和体征；咳嗽患儿评估咳嗽的性质、时间与规律、音色、伴随症状等；呕吐患儿评估呕吐的方式、次数、量、呕吐内容物、出现时间与饮食的关系；腹痛患儿注意疼痛的部位、程度、性质及伴随症状；腹泻患儿评估开始出现腹泻的时间，排便次数、性状、量、色及其他伴随症状与体征。

治疗经过 接受的检查及结果，如血常规、便常规、血生化、B超等检查，接受的治疗及疗效和不良反应等。

心理社会状况 患儿及家属的心理状况，有无紧张、焦虑、恐惧等不良心理反应，患儿家属对疾病的认识及态度等。

护理措施 包括以下几方面：

发热护理 ①注意卧床休息，尤其是急性发热期。②保持室内通风和空气新鲜，衣被不可过厚，小婴儿可以用解包散热。③加强皮肤护理，保持皮肤清洁，勤换衣物。④补充足够水分以防止脱水，必要时遵医嘱补液。加强营养，给予清淡、易消化的流质或半流质饮食。加强口腔护理。⑤采取适当降温措施，包括物理降温和药物降温。物理降温方法有冰袋、冰枕降温法及温水擦浴法、冰盐水灌肠等。体温>38.5℃需遵医嘱给予降温药物，若患儿有热性惊厥史，需遵医嘱及时用药。新生儿不宜使用退热药。⑥密切观察病情。每4小时测量体温1次，并记录，超高热或有惊厥史的患儿需1~2小时测量1次。采取降温措施后30分钟复测体温，同时观察有无体温骤降的情况，有无面色苍白、大汗淋漓、四肢厥冷等表现，若出现上述表现应及时通知医生，给予保暖、饮温开水等措施，严重者静脉补液。

咳嗽护理 ①密切观察患儿咳嗽特点，若患儿突发剧烈呛咳，注意是否为异物吸入，若患儿咳嗽为"空、空"犬吠样声，伴声嘶，有脓痰，考虑是否为咽喉炎或喉头水肿，需要及时就诊。②注意休息，保持居室内空气新鲜，保持适合的室温与湿度，避免花粉、烟尘刺激。减少户外剧烈活动，避免逗留公共场所，必要时戴口罩。③饮食宜清淡、易消化，多饮水，多食用新鲜蔬菜及水果，补充维生素。④咳嗽时应停止喂哺或进食，小婴儿避免喂得过饱，以防误吸。⑤保持口腔清洁，提高患儿舒适度，婴幼儿可进食后喂适量温开水。⑥咳嗽伴咳痰患儿慎用镇咳药，以免造成痰液积聚和病情恶化，应遵医嘱用药。

呕吐护理 ①防止窒息，患儿呕吐时立即给予侧卧位，以防呕吐物误吸引起窒息或吸入性肺炎，彻底清除患儿口鼻内呕吐物，必要时床旁备用吸引器。②密切观察并记录呕吐的次数、量、性状及伴随症状。③饮食护理。呕吐较轻者可少量多次进食易消化的流食或半流食；呕吐严重者暂禁食，若患儿出现脱水应遵医嘱进行补液，待呕吐停止或减轻后再给予少量、较稠的流食或易消化的食物，逐步过渡到正常饮食。④指导患儿家长掌握正确喂养的方法，新生儿、婴儿哺乳不宜过急，哺乳后应竖立抱起，轻拍其背至打嗝，并予右侧卧位。

腹痛护理 ①密切观察病情。器质性疾病疼痛常固定，一般在脐周以外。非器质性疾病腹痛常在脐周或部位不清楚；疼痛程度可以借助表情、哭闹、面色及姿势进行判断；注意观察疼痛性质，如绞痛、持续性钝痛或阵发性加剧；伴随症状是诊断的重要依据，注意观察伴随症状的情况，如肠梗阻时多伴频繁呕吐、多种疾病常伴粪便性状及排气改变、肝胆疾病可在腹痛时出现黄疸等。②腹痛剧烈时应禁食、禁水、卧床休息，密切观察并警惕大出血、休克等发生。③对诊断不明确的患儿，禁止用热水袋或镇痛药、解痉药，以防掩盖病情。④给予恰当心理护理，鼓励患儿表达疼痛体验，用与其交谈、听音乐等方式转移患儿注意力，可有效缓解疼痛。

腹泻护理 ①合理喂养，调整饮食。轻型患儿不必禁食，可少量多次给予高营养、易消化食物，母乳喂养的患儿继续母乳喂养，暂停辅食；人工喂养的患儿给予等量米汤或改为稀释牛奶、脱脂牛奶，已添加辅食的婴幼儿暂停不易消化的高脂食物，随着病情好转逐渐过渡到正常饮食。重症患儿有严重呕吐者需禁食，病毒性肠炎患儿不宜进食蔗糖并暂停乳类食物摄入。②感染性腹泻患儿注意床旁隔离，防止交叉感染，正确消毒及处理用物。③密切观察并记录患儿排便的次数、量及性状，有无脱水及其他伴随症状，遵医嘱收集粪便送检。④对症处理。做好患儿臀部护理，选用柔软棉质尿布并勤更换，便后用温水清洗臀部并擦干，局部皮肤发红处涂以 5%鞣酸软膏等，促进局部血液循环，预防臀红发生。患儿腹泻导致腹痛且病因明确时可轻揉腹部以缓解疼痛，明显腹胀时可采取肛管排气、针灸等方法。⑤遵医嘱用药。微生态制剂服用时应与口服抗生素间隔1小时以上；应用抗菌药物时，应遵医嘱根据便培养结果和药敏结果进行调整。出现脱水情况的患儿遵医嘱进行口服或静脉补液（见小儿补液疗法护理）。

健康指导 ①指导患儿家长合理喂养，宣传母乳喂养的优点，向患儿家长讲解添加辅食的顺序及注意事项。②指导患儿家长及患儿注意培养良好饮食卫生习惯，避免去人员密集的场所，预防呼吸道、肠道感染，预防交叉感染。③告知患儿家长注意气候变化，避免受凉或过热，增强体质，按时预防接种。④告知家长相关症状护理及并发症的观察要点。

护理评价 ①体温是否降至正常。②咳嗽是否减轻。③呕吐是否缓解。④腹痛是否缓解或消失。⑤腹泻是否好转。⑥是否掌握疾病防护的相关知识。⑦并发症能否得到及时发现及处理。

(张琳琪)

zhùyuàn huàn'ér hùlǐ

住院患儿护理 (nursing of the hospitalized children)

对住院患儿现存及潜在健康问题的发现及处理，为其提供相应的生理、心理、社会的照顾。

婴儿期患儿护理 婴儿期住院患儿的主要反应是分离性焦虑，表现为哭闹不止、寻找亲人、避开和（或）拒绝陌生人等。护理重点：①尽量减少患儿与父母的分离，多与患儿接触，呼唤患儿乳名，拉近与患儿的距离。②多给予患儿抚摸、微笑，提供适当

的颜色、声音等感知觉刺激，协助进行全身或局部的动作训练，维持患儿正常发育。③向患儿家长了解患儿住院前的生活习惯，以利于更亲近的护理。

幼儿期患儿护理 幼儿住院后主要表现为心理反应的 3 个阶段：反抗、失望和否认。护理重点：①鼓励父母陪伴及照顾患儿，尽量固定护理人员对患儿进行连续、全面的护理。②以患儿能理解的语言与患儿沟通，了解患儿的需要和表达的方式。③允许患儿表达自己的情绪，适当接受患儿的退化行为。④提供与患儿发育相适应的活动机会，创造条件鼓励患儿自主表达。

学龄前期患儿护理 该阶段患儿可有恐惧心理，源于不习惯陌生环境、不理解疾病与住院、惧怕因住院破坏了身体的完整性等。护理重点：①鼓励家长参与治疗和护理，关心、尊重并熟悉患儿，减轻其陌生感。②根据患儿的病情组织适当的活动，借机向患儿通俗地解释疾病、治疗目的及方法，减轻患儿对疾病的恐惧。③病情允许时鼓励患儿参与自我照顾，帮助其树立战胜疾病的信心。

学龄期患儿护理 学龄期患儿常因住院与学校及同学分离而感到孤独，并担心学业问题，且常存在对疾病的焦虑、害羞、对家庭的内疚等表现。护理重点：①根据患儿需要，以患儿可理解的语言告知疾病及住院的知识，解除其疑虑。②与患儿及家长共同制订学习计划，病情允许时，鼓励患儿尽快恢复学习，协助患儿与同学保持联系。③护理操作时，注重对患儿的尊重。④鼓励患儿自我护理。

青春期患儿护理 该期患儿

住院后心理适应能力较强，较有个性，但情绪易波动。护理重点：①运用沟通技巧建立良好护患关系，增加患儿安全感，使其表达自我情绪。②与患儿及家长结合病情共同制订学习、生活计划，以减少患儿对该方面担忧。③对长期住院的患儿，需要及时告知治疗变化，鼓励其树立积极的应对方式。④治疗和护理过程中为患儿提供部分选择权，强化患儿的自理能力。

(张琳琪)

xiǎo'ér bǔyè liáofǎ hùlǐ

小儿补液疗法护理 (nursing in pediatric fluid replacement therapy)

对接受补液疗法的患儿体液不足、低血压等现存及潜在健康问题的发现及处理，为其提供相应的生理、心理、社会的照顾。

护理评估 包括以下几方面：

个人史 年龄、营养状况，有无营养不良、重度腹泻、出血等病史。

现病史 有无头痛、头晕、口渴、少尿、无尿甚至休克等症状，有无皮肤弹性差、囟门凹陷、眼窝内陷等临床体征；脱水的时间及程度。

治疗经过 接受的检查及结果，如血钠浓度、血浆渗透压等测定；接受的治疗及疗效和不良反应。

主要护理问题 ①体液不足。②营养失调：低于机体需要量。③有电解质紊乱的危险。④缺乏补液相关知识。

护理措施 包括以下几方面：

补液原则 遵医嘱补液，补液过程中遵循以下原则："三定"（定量、定性、定速），"三先"（先盐后糖、先浓后淡、先快后慢）及"三补"（见尿补钾、见酸补碱、见惊补钙）。

补液方案 熟悉补液种类，向患儿及家长说明补液目的及方案，获得配合。补液总量包括累积损失量、继续损失量及生理需要量：①开始输液的8~12小时内补足累积损失量，即补充发病后至补液时所损失的水和电解质量，补液量根据脱水严重程度度而定。补液量：轻度脱水50ml/kg，中度脱水50~100ml/kg，重度脱水100~120ml/kg，实际应用时一般先按上述量的2/3量给予；补液成分根据脱水性质决定，通常对低渗性脱水补2/3张含钠液，等渗性脱水补1/2张含钠液，高渗性脱水补1/5~1/3张含钠液。若临床判断脱水性质有困难，可先按等渗性脱水处理；重度脱水或有循环衰竭者，于30~60分钟内静脉推注或快速静脉滴入2∶1等张含钠液（2份生理盐水加1份1.4%碳酸氢钠）20ml/kg以扩充血容量、改善血液循环及肾功能，总量不超过300ml。②用1/3~1/2张含钠液，按实际损失量补充继续损失量，于24小时内静脉缓慢滴入。③口服补充生理需要量（60~80ml/kg，钠、钾、氯各需1~2mmol/kg），口服困难者，给予生理维持液（1/5张含钠液加0.15%氯化钾），于24小时内均匀滴入。

口服补液盐（ORS）液护理 ①轻中度脱水但无严重呕吐者遵医嘱服用。②服用期间应嘱患儿照常饮水，防止高钠血症。③如患儿眼睑出现水肿，应停止服用，改用开水。④新生儿或心功能不全、肾功能不全、休克及明显腹胀者不宜用口服补液。

出入量记录 24小时液体入量包括静脉输液量、口服液体量及食物中含水量；出量包括尿量、呕吐量、排便丢失的水分量和不显性失水量。严格记录24小时出入量，判断患儿水、电解质平衡情况。

特殊情况下补液疗法护理 ①营养不良者体液总量相对较多，腹泻时多为低渗性脱水，脱水程度易高估，应遵医嘱适当减少补液量，为补充热量、纠正低蛋白血症，可遵医嘱静脉滴注10%~15%葡萄糖溶液、少量多次输血浆，并及时补充钾、钙、镁等。②急性感染者常出现高渗性脱水和代谢性酸中毒，应注意补充热量，可遵医嘱静脉滴注葡萄糖溶液3~5g/（kg·d）或1/4张溶液，防止酮症酸中毒。呕吐、腹泻等引起的严重酸中毒可遵医嘱用5%碳酸氢钠溶液纠正。③新生儿脱水时注意观察血钾变化，出生后10日内如有明显缺钾，应注意肾功能及尿量情况，每日补钾总量为2~3mmol/kg，浓度不超过0.15%，滴入速度宜慢，新生儿补液速度除急需扩充血容量外，全日量应在14小时内匀速滴入。

健康指导 ①告知患儿家长原发疾病导致脱水原因，积极预防原发病。②教会患儿家长记录出入量方法及注意事项。③告知家长不同补液类型注意事项。④治疗期间保证营养，积极预防感染。

护理评价 ①是否达到体液的平衡。②营养状况是否改善。③是否发生水、电解质紊乱，发生后能否得到及时发现及处理。④患儿及家长是否知晓补液相关知识。

（张琳琪）

xiǎo'ér yòngyào hùlǐ

小儿用药护理（nursing in pediatric medication） 对接受药物治疗的患儿现存及潜在健康问题的发现及处理，为其提供相应的生理、心理、社会的照顾。

护理评估 包括以下几方面：

个人及家族史 年龄、家族成员有无药物过敏史。

现病史 此次用药期间的起病情况及患病表现，目前所用药品的名称、剂量、用法、疗程、用药途径、效果及有无不良反应。

治疗经过 开始用药的时间、用药种类及用药方案、有无辅助治疗等。

主要护理问题 ①缺乏用药相关知识。②潜在并发症：发生药物不良反应。

护理措施 包括以下几方面：

口服给药护理 ①遵医嘱给药。②鼓励和训练患儿直接服药，婴儿可用滴管或去掉针头的注射器给药，若用小药匙喂药，则从婴儿口角处顺口颊慢慢倒入药液，待药液咽下后再将药匙拿开，以防患儿将药液吐出。③不要让婴儿平卧或在其哭闹时给药，喂药时最好抱起或抬高头部，以防呛咳。婴儿喂药应在喂奶前或两次喂奶间进行，以免因服药时呕吐导致误吸。④药不应混于奶中哺喂。

注射给药护理 ①根据病情遵医嘱注射药物。②肌内注射一般选择臀大肌外上方，对不合作、哭闹的婴幼儿，应采取"三快"注射技术，防止发生意外。③静脉推注多用于抢救，推注速度要慢并密切观察，防止外渗。④静脉滴注中观察患儿表现，是否出现输液反应，并根据年龄、病情调控滴速，保持静脉通畅。

外用给药护理 遵医嘱使用，并根据不同部位对患儿手部进行适当约束，以免因抓挠而误入口、眼导致意外。

其他给药护理 雾化吸入需要有人在旁照顾。

常见药物用药护理　①抗生素。严格遵医嘱用药，掌握用药适应证，通常用一种抗生素为宜；注意观察药物不良反应，如链霉素、卡那霉素、庆大霉素等，应注意观察听神经、肾损伤，发现异常及时通知医生。②镇静药。遵医嘱使用，用时需注意呼吸情况，防止呼吸抑制。③镇咳、祛痰、平喘药。遵医嘱使用祛痰药或雾化吸入法，必要时配合体位引流排痰，一般不用镇咳药；新生儿、小婴儿慎用氨茶碱平喘，注意观察有无精神兴奋、惊厥等。④退热药。发热患儿遵医嘱服用对乙酰氨基酚，用药时注意观察体温变化和出汗情况，及时补充液体。⑤肾上腺皮质激素。严格遵医嘱使用；指导患者不能随意减量或停药，注意药物疗效及不良反应；水痘患儿禁止使用，防止病情加重。

健康指导　①告知家长患儿用药的特点及特殊性。②指导家长及患儿严格遵医嘱正确用药，并告知家长用药期间的注意事项。③有针对性地合理应用抗生素，预防二重感染。

护理评价　①是否依从医嘱用药。②患儿家长是否了解药物的用法及注意事项。

（张琳琪）

xiǎo'ér téngtòng hùlǐ
小儿疼痛护理（nursing of children suffering from pain）
对疼痛患儿现存及潜在健康问题的发现及处理，为其提供相应的生理、心理、社会的照顾。

护理评估　包括以下几方面：

个人史　既往有无疼痛及对疼痛的反应、缓解疼痛的方法等。

现病史　疼痛部位，能否明确或局限；疼痛发作间歇性还是持续性、持续时间、有无周期性或规律性；疼痛的性质及严重程度；患儿和家长描述疼痛的习惯、表达方式，如小儿常用哭泣、面部表情和身体动作等非语言形式表达；是否伴呕吐、便秘、发热等症状；是否影响休息、食欲、活动等；疼痛加重及缓解因素；患儿父母如何评价疼痛及对疼痛的应对方式等。

治疗经过　接受的检查及结果；接受的治疗及疗效和不良反应。

主要护理问题　疼痛。

护理措施　包括以下几方面：

疼痛护理　①询问患儿及家长，进行疼痛的系统化评估。②相信家长及患儿对疾病的陈述及对治疗的反应。③选择合适的疼痛控制方法。④及时采取减轻疼痛措施。⑤鼓舞患儿及家长的意志，使他们在治疗中有最大自主权。

用药护理　①按医嘱给予镇痛药，按体重计算剂量，如需通过静脉或自控镇痛泵予阿片类药物，需注意滴速和注射部位。备好镇痛药的拮抗药，防止并发症。②监测生命体征及用药反应，如呼吸抑制，观察镇痛药的其他不良反应，如镇静、恶心、呕吐、瘙痒、便秘等。③经常评估患儿的疼痛水平，判断镇痛药的疗效。

非用药护理　①尽可能让家长陪伴，给予鼓励和心理支持。②让患儿沉浸于唱歌、听音乐、看电视、做游戏等各种活动中，以转移其对疼痛和焦虑的注意力。③抚摸患儿，降低疼痛的感觉。④指导患儿用放松技术来减轻肌肉紧张，例如有规律地呼吸等，以减轻疼痛。⑤在急性损伤24小时内用冷敷，损伤后期可用热敷，缓解疼痛，注意冷热敷的温度、使用时间及禁忌证等。

健康指导　①告知家长及患儿疼痛的原因及正确处理方法。②指导家长及时治疗原发病。③采用药物镇痛时，严格遵医嘱用药，注意药物所致不良反应。

护理评价　疼痛是否缓解。

（张琳琪）

xīnshēng'ér jíbìng hùlǐ
新生儿疾病护理（nursing of newborns diseased）
对新生儿疾病现存及潜在健康问题的发现及处理，为其提供相应的生理、心理、社会的照顾。

常见症状及体征　腹泻、肠胀气、发热与体温不升、抽搐、呼吸暂停、营养不良等。

护理评估　包括以下几方面：

个人及家族史　胎龄、体重、产程史、围生期健康情况；出生后身体状况，有无先天性畸形、先天性疾病；母亲妊娠史、分娩史；父母健康状况，家庭成员中有无遗传性疾病。

现病史　生命体征、精神状态、营养状况等一般健康状况，重点评估呼吸是否困难，有无发绀；有无溢乳和呕吐等；有无颅内出血、脑膜炎、胆红素脑病及脑发育畸形；有无脱水热，有无新生儿寒冷损伤综合征。

治疗经过　接受的检查及结果，如血常规、血培养、血生化、影像学等检查；接受的治疗及疗效和不良反应。

心理社会状况　家长有无焦虑、恐惧、悲观、绝望等心理症状，社会支持系统是否完好。

护理措施　包括以下几方面：

呼吸道护理　①新生儿娩出后，开始呼吸前，应迅速清除口腔、鼻腔的黏液及羊水，保持呼吸道通畅。②保持适宜体位，一般取右侧卧位，仰卧避免颈部前屈或过度后仰；俯卧位应专人看

及出生后的情况。

现病史 有无发热或体温不升、气促、鼻翼扇动、发绀、拒奶、吐沫、吸气性三凹征；有无双肺细湿啰音，有无点头样呼吸困难、呼吸暂停。

治疗经过 接受的检查及结果，主要为血常规、胸部 X 线、病原学等检查；接受的治疗及疗效和不良反应。

主要护理问题 ①清理呼吸道无效。②气体交换受损。③体温调节无效。④营养失调：低于机体需要量。⑤有感染的危险。

护理措施 呼吸道护理同新生儿缺氧缺血性脑病护理相关内容。氧疗护理同新生儿肺透明膜病护理相关内容。体温护理、感染预防护理同早产儿护理相关内容。营养支持护理同新生儿疾病护理相关内容。

健康指导 ①指导家长注意给患儿保暖，合理喂养。②向家长介绍有关育儿知识。

护理评价 ①缺氧症状是否缓解。②体温是否正常。③营养状况是否改善。

(杨军华)

xīnshēng'ér bàixuèzhèng hùlǐ
新生儿败血症护理（nursing of neonatal septicemia）
对败血症的新生儿体温异常、呼吸异常、病理性黄疸等现存及潜在健康问题的发现及处理，为其提供相应的生理、心理、社会的照顾。

护理评估 包括以下几方面：

个人史 母亲妊娠史；母亲妊娠期身体状况，如妊娠期有无感染等疾病，产程是否顺利；患儿免疫系统功能是否完善，出生后有无感染等情况。

现病史 有无体温异常、呼吸急促、吸气性三凹征、呼吸暂停、呼吸困难，是否伴黄疸加重

或减退后又复现、弥散性血管内凝血、呕血、便血或肺出血。

治疗经过 接受的检查及结果，主要为血常规、胸部 X 线、病原学等检查；接受的治疗及疗效和不良反应。

主要护理问题 ①体温调节无效。②营养失调：低于机体需要量。

护理措施 包括以下几方面：

感染控制护理 及时、准确处理脐炎、脓疱疮等，促进皮肤病灶早日痊愈，防止感染蔓延扩散；遵医嘱使用药物，注意观察药物的疗效及不良反应。

病情观察 加强巡视，如出现面色发灰、哭声低弱、脑性尖叫、呕吐频繁、四肢厥冷、脉搏细弱、皮肤出血点等症状时，及时与医生取得联系，积极处理，做好抢救准备。

营养支持护理、体温不升护理同新生儿疾病护理相关内容，体温过高时，用打开包被等物理方法或多喂水降低体温，不宜用退热药。

健康指导 ①向家长介绍保暖、皮肤护理、防感染等知识。②注意保持脐部干燥，避免尿液浸湿。③加强喂养，发现问题及时诊治。

护理评价 ①体温是否正常。②营养状况是否改善。

(杨军华)

xīnshēng'ér pòshāngfēng hùlǐ
新生儿破伤风护理（nursing of tetanus neonatorum）
对破伤风的新生儿牙关紧闭、苦笑面容、全身肌肉强直性痉挛等现存及潜在健康问题的发现及处理，为其提供相应的生理、心理、社会的照顾。

护理评估 包括以下几方面：

个人史 母亲生产史，接生

时有无使用未经严格消毒的剪刀剪断脐带，或接生者双手不洁，或出生后不注意脐部清洁、消毒等情况。

现病史 有无哭闹、口张不大、牙关紧闭、面肌紧张、口角上牵、苦笑面容、呈角弓反张状，呼吸肌和喉肌痉挛可引起青紫、窒息；发作时有无诱因，如轻微刺激（强光、风吹、声响以及震动等）。

治疗经过 接受的检查及结果，主要为血清学检查等；接受的治疗及疗效和不良反应。

主要护理问题 ①有窒息、感染的危险。②喂养困难。

护理措施 包括以下几方面：

呼吸道护理 控制痉挛，保持呼吸道通畅。置患儿于安静房间，避免对流风、声、光刺激，戴黑布眼罩；尽早使用破伤风抗毒素，各项治疗护理操作应尽量在镇静药发挥最大作用时集中进行，动作应轻柔、敏捷；患儿取侧卧位，及时吸痰，缺氧者遵医嘱给予持续低流量鼻导管吸氧，有抽搐、发绀者给予气囊加压呼吸。

脐部护理 应保持脐部清洁、干燥，用过的敷料和棉签应焚烧。

营养支持护理 早期予静脉营养保证机体需要。病情允许时可鼻饲喂养，病情好转后撤去喂养管，可用奶瓶喂养，以训练患儿的吸吮力及吞咽能力。

感染预防护理 加强皮肤护理，注意保持患儿耳后、颈部、腋下、肘部、手掌、腹股沟等皮肤皱襞处的清洁、干燥，防止继发感染；定时翻身、更换内衣，保护臀部皮肤，及时更换尿布，防止红臀发生；对禁食患儿，每日做好口腔护理，以防口腔炎的发生。

健康指导 向家长介绍有关育儿的知识，指导家长做好脐部护理。

护理评价 ①呼吸道是否通畅。②喂养是否顺利。③有无继发感染的发生。

（杨军华）

xīnshēng'ér huángdǎn hùlǐ

新生儿黄疸护理（nursing of newborns with neonatal jaundice）

对黄疸的新生儿皮肤、黏膜及巩膜黄疸、胆红素脑病等现存及潜在健康问题的发现及处理，为其提供相应的生理、心理、社会的照顾。

护理评估 包括以下几方面：

个人及家族史 胎龄、分娩方式、母婴血型、体重、喂养及保暖情况；有无感染、新生儿溶血病、胆道闭锁；有无家族遗传病。

现病史 新生儿大小，黄疸出现时间、黄疸分类、严重程度、持续时间；是否伴缺氧、胎粪延迟排出、脱水、酸中毒、头颅血肿或颅内出血及厌食、呕吐、不哭、疲倦、肝脾大等；体温变化及粪便颜色。

治疗经过 接受的检查及结果，如血清总胆红素测定、血常规检查、血型测定等；接受的治疗及疗效和不良反应。

主要护理问题 ①潜在并发症：胆红素脑病。②有皮肤完整性受损的危险。

护理措施 包括以下几方面：

胆红素脑病预防护理 ①合理喂养，尽早开奶，刺激肠蠕动以促进胎粪排出，减少胆红素肠肝循环。②注意保暖，避免低体温时游离脂肪酸水平过高而与胆红素竞争和清蛋白的结合。

皮肤护理 ①遵医嘱使用蓝光照射，入蓝光箱前清洁皮肤，戴眼罩，双手戴小手套、双足套袜，注意松紧适度，定期观察局部皮肤的情况，防止皮肤损伤。②光疗期间如过热易出现红臀，及时更换尿布，防止红臀。③做好脐部皮肤护理，预防皮肤感染。

病情观察 ①密切观察生命体征的变化，观察皮肤颜色。②观察排尿便次数、量及性质，如存在胎粪延迟排出，应予灌肠，促进粪便排出。③观察有无胆红素脑病早期征象，如精神反应差、吸吮无力、肌张力减退及呼吸暂停和心动过缓等，一旦出现征象及时通知医生。

健康指导 ①对出生后出院早的新生儿，应向家长和社区交代，出现重症或进展快的黄疸应及时就诊。②对窒息患儿、母婴血型不合者及其他易发生重症黄疸的高危儿，出生后进行胆红素监测。③并发胆红素脑病留后遗症患儿，及时给予正确的康复治疗和护理指导。

护理评价 ①黄疸是否消退。②是否出现胆红素脑病。③皮肤是否有破损。

（杨军华）

xīnshēng'ér hánlěng sǔnshāng zōnghézhēng hùlǐ

新生儿寒冷损伤综合征护理（nursing of newborns with coldinjury syndrome）

对寒冷损伤综合征的新生儿皮肤和皮下脂肪变硬和水肿、低体温、多器官功能损害等现存及潜在健康问题的发现及处理，为其提供相应的生理、心理、社会的照顾。

护理评估 包括以下几方面：

个人史 出生时有无环境温度偏低、保暖不够病史；是否源于早产、感染、窒息等因素。

现病史 有无肢体自发动作少，有无皮肤先为深红色、后转暗红色、严重者伴苍白或青紫等表现；有无四肢和躯干冰冷，有无皮肤和皮下组织先水肿、以后变硬、严重者似硬橡皮；有无并发休克、弥散性血管内凝血、急性肾衰竭和肺出血等。

治疗经过 接受的检查及结果，如血气分析、X线胸片等检查；接受的治疗及疗效和不良反应。

主要护理问题 ①体温过低。②营养失调：低于机体需要量。③有感染的危险。

护理措施 包括以下几方面：

复温护理 提高环境温度（减少散热或外加热），以恢复和保持正常体温：①肛温>30℃提示产热较好，患儿置于已预热至中性温度暖箱，一般6~12小时内恢复正常体温。②肛温<30℃，以箱温高于小儿体温1~2℃的暖箱进行外加热，每小时提高箱温1~1.5℃，箱温不超过34℃，12~24小时内恢复正常体温，后根据患儿体温调整暖箱温度。③无上述条件者，可用温水浴、热水袋、电热毯或母亲怀抱等方式，但要防止烫伤。

液体供给护理 遵医嘱用输液泵，严格控制补液速度，每小时记录输入量及速度，并根据病情加以调节；因低温时心、肾功能减低，输液量不宜过多；对低血糖小儿适当提高葡萄糖输入量。

营养支持护理同新生儿疾病护理相关内容。感染预防护理同早产儿护理相关内容。

健康指导 向家长解答病情，以取得其最佳配合，同时介绍相关保暖、喂养、预防感染、预防接种等育儿知识。鼓励母乳喂养，保证足够的热量。

护理评价 ①体温是否恢复。②是否能够获得所需的营养及水分。③是否发生感染。

（杨军华）

xīnshēng'ér huàisǐxìng xiǎocháng-
jiéchángyán hùlǐ

新生儿坏死性小肠结肠炎护理

（nursing of newborns with neo-natal necrotizing enterocolitis） 对坏死性小肠结肠炎的新生儿腹胀、呕吐、便血、肠道充气、肠壁囊样积气等现存及潜在健康问题的发现及处理，为其提供相应的生理、心理、社会的照顾。

护理评估 包括以下几方面：

个人史 胎龄、喂养情况，出生时是否有新生儿窒息、缺氧、呼吸窘迫、低体重等病史；有无严重感染等因素。

现病史 是否有呼吸暂停、心动过缓、嗜睡等症状；是否出现胃潴留、腹胀、呕吐、腹泻及血便；是否出现休克、弥散性血管内凝血、肠穿孔和腹膜炎等。

治疗经过 接受的检查及结果，如腹部 X 线、血常规和血气分析等检查；接受的治疗及疗效和不良反应。

主要护理问题 ①体温过高。②腹胀。③腹泻。

护理措施 包括以下几方面：

体温护理 监测体温，根据结果遵医嘱给予相应物理降温或药物降温。

腹胀、腹痛、腹泻护理 ①立即禁食，腹胀明显者需要胃肠减压，并观察腹胀消退情况及引流液颜色、性状、量，正确记录引流液的总量。②观察有无呕吐，并及时清除呕吐物，保持皮肤及床单位清洁，记录呕吐次数及呕吐物的性质、量，做好口腔护理。③观察并记录排便次数、性状、颜色及量，是否为洗肉水样或果酱样，有无坏死脱落的肠黏膜，遵医嘱留取标本及时送检；每次

便后用温水洗净，保持臀部皮肤清洁、干燥。④遵医嘱给予抗生素控制感染。

液体补充与营养支持护理 ①禁食期间遵医嘱给予静脉输液以补充营养及水分，待腹胀、呕吐消失、肠鸣音恢复后逐渐恢复饮食；开始进食时，先试喂5%糖水，2~3 次后如无呕吐及腹胀，可开始喂奶，以母乳为最好，宜从少量开始。如人工喂养，开始从1:1浓度开始，初为每次 3~5ml，每次增加 1~2ml，如能耐受，逐渐缓慢增加浓度及奶量，在调整饮食期间继续观察腹胀及大便情况，发现异常及时告知医生处理。②遵医嘱补液，纠正水、电解质紊乱，保持输液通畅，合理安排滴速，准确记录24小时出入量。

健康指导 向家长解释病情，以取得最佳配合，同时介绍有关饮食控制、皮肤和口腔卫生等护理知识。

护理评价 ①体温是否正常。②腹胀、腹泻是否得到控制。③脱水及电解质紊乱是否得到纠正。

（杨军华）

xīnshēng'ér tángdàixiè wěnluàn hùlǐ

新生儿糖代谢紊乱护理（nur-sing of newborns with neonatal glucose metabolism disorder） 对糖代谢紊乱的新生儿出生后出现低血糖、高血糖、嗜睡、昏迷、呼吸不规则、多尿、体重减轻、惊厥等现存及潜在健康问题的发现及处理，为其提供相应的生理、心理、社会的照顾。新生儿糖代谢紊乱护理包括新生儿低血糖护理和新生儿高血糖护理。

（杨军华）

xīnshēng'ér dīxuètáng hùlǐ

新生儿低血糖护理（nursing of children with neonatal hypoglyce-mia） 对低血糖的新生儿肌张力

低、多汗、苍白、呼吸不规则、青紫等现存及潜在健康问题的发现及处理，为其提供相应的生理、心理、社会的照顾。

护理评估 包括以下几方面：

个人及家族史 胎龄，有无感染、寒冷损伤、先天性内分泌和代谢缺陷因素；母亲是否患糖尿病；产程中有无窒息、缺氧史，有无骤停输注葡萄糖液体等。

现病史 有无面色苍白、多汗、哭闹等，有无出现嗜睡、昏迷、呼吸不规则或呼吸暂停，评估全血血糖值。

治疗经过 接受的检查及结果，如纸片法测定血糖、血胰岛素、胰升糖素、生长激素及皮质激素等检查；接受的治疗及疗效和不良反应。

主要护理问题 ①营养失调：低于机体需要量。②潜在并发症：呼吸暂停。

护理措施 包括以下几方面：

喂养护理 生后能进食者应尽早喂养，根据病情给予10%葡萄糖溶液或吸吮母乳。早产儿尽快建立静脉通道，保证葡萄糖输入。输入过程中注意血糖的监测，随时调整速度，防止高血糖的发生。

病情观察 新生儿低血糖多无症状，但严重者可出现惊厥、尖叫。密切观察有无震颤、多汗、呼吸暂停等，并及时处理。

足跟部护理 多次采血监测血糖要注意无菌操作，防止采血部位感染。

健康指导 ①指导家长合理喂养，保证糖的摄入量。②关注新生儿的精神状态、哭声、肤色及肌张力，及时发现，尽早处理。

护理评价 ①喂养后是否出现低血糖。②是否出现呼吸暂停。

（杨军华）

xīnshēng'ér gāoxuètáng hùlǐ

新生儿高血糖护理 （nursing of newborns with neonatal hyperglycemia）

对高血糖的新生儿口渴、烦躁、糖尿、多尿、体重减轻等现存及潜在健康问题的发现及处理，为其提供相应的生理、心理、社会的照顾。

护理评估 包括以下几方面：

个人史 胎龄，有无窒息、感染、寒冷等应激状态因素，有无输注葡萄糖浓度过高、治疗呼吸暂停曾使用氨茶碱等。

现病史 有无口渴、烦躁、糖尿、多尿、体重减轻、惊厥等，评估全血血糖值。

治疗经过 接受的检查及结果，如纸片法测定血糖等；接受的治疗及疗效和不良反应。

主要护理问题 ①有体液不足的危险。②有皮肤完整性受损的危险。

护理措施 包括以下几方面：

血糖维持护理 严格控制输注葡萄糖的量及速度，监测血糖变化。

病情观察 注意体重和尿量的变化，及时补充电解质溶液，纠正电解质紊乱。

臀部护理 勤换尿布，保持会阴部清洁、干燥。

健康指导 ①指导家长合理喂养，重视血糖的监测。②关注新生儿的生长发育状况。

护理评价 ①出入量是否平衡。②皮肤是否完整、良好。

（杨军华）

yíngyǎng zhàng'ài jíbìng huàn'ér hùlǐ

营养障碍疾病患儿护理 （nursing of children with nutritional disorder）

对营养障碍疾病患儿生长发育异常甚至危及生命等现存及潜在健康问题的发现及处理，为其提供相应的生理、心理、社会的照顾。

常见症状及体征 体重减轻、消瘦、生长发育迟缓、肥胖、腹泻、电解质紊乱。

护理评估 包括以下几方面：

个人及家族史 年龄、性别、教育程度、喂养史、饮食习惯、营养状况、生长发育情况、家庭经济状况；药物过敏史、疫苗接种史、既往急性或慢性疾病史、母亲妊娠和生产史；有无先天发育异常；有无家族史等。

现病史 目前主要症状、体征、发病时间、诱因、身高、体重、精神状态、皮下脂肪厚度及脂肪分布。体重减轻、消瘦者有无肌张力降低、水肿、电解质紊乱等伴随症状；肥胖者外生殖器、智力发育情况，血压是否正常，心脏受累的症状和体征；维生素D缺乏病者骨骼改变、精神神经症状，有无惊厥、手足搐搦发作；锌缺乏患儿有无味觉减退、生长迟缓、毛发稀黄、反复口腔溃疡。

治疗经过 接受的检查及结果；接受的治疗及疗效和不良反应，目前用药情况及依从性等。

心理社会状况 有无紧张、焦虑等心理症状；家庭成员对疾病的态度、关注和认识程度等。

主要护理问题 ①营养失调：低于或高于机体需要量。②有感染的危险。③潜在并发症：惊厥、腹泻。④焦虑。⑤缺乏营养障碍疾病的防治与护理等知识。

护理措施 包括以下几方面：

消瘦护理 ①消除病因，指导家长掌握喂养方式。②根据患儿病情轻重及消化功能循序渐进地调整饮食种类及量。③遵医嘱给予药物促进消化，必要时给予静脉营养治疗。④观察治疗效果，每周测量体重，每月测量身高，并详细记录。

肥胖护理 ①限制热量摄入，补充适量矿物质和维生素以保证生长发育的需要。②循序渐进地增加运动量，鼓励患儿持之以恒。③教育患儿自觉接受治疗，增加自我控制能力。④观察治疗效果，每周测量体重，并详细记录。

心理护理 态度亲切和蔼，耐心倾听患儿及家长的诉说，鼓励患儿表达内心感受，讲解疾病相关知识，树立战胜疾病的信心。

健康指导 ①向家长介绍营养障碍的常见原因及预防方法，教导家长为患儿提供平衡膳食，纠正患儿挑食、偏食及其他不良饮食习惯。②指导患儿进行适当户外活动和体育锻炼，保持一定运动量，促进新陈代谢，减少不良刺激，保证患儿精神愉快、睡眠充足。③指导家长做好生长发育监测，定期为患儿进行健康体检及评估。

护理评价 ①营养状况是否改善。②是否出现感染、惊厥、腹泻等并发症，并发症能否得到及时发现及处理。③焦虑情绪是否缓解。④是否掌握疾病防治、护理等相关知识。

（吴心怡）

xiǎo'ér dànbáizhì-néngliàng yíngyǎng bùliáng hùlǐ

小儿蛋白质-能量营养不良护理 （nursing of children with protein-energy malnutrition）

对蛋白质-能量营养不良患儿体重减轻、皮下脂肪减少或消失、皮下水肿并常伴有各个器官系统不同程度的功能紊乱等现存及潜在健康问题的发现及处理，为其提供相应的生理、心理、社会的照顾。

护理评估 包括以下几方面：

个人史 年龄、性别、身高、体重、喂养史、饮食习惯、生长发育情况、家庭经济状况、睡眠、

药物降温，并观察药物疗效。

用药护理　涂药前先清洗口腔，将纱布或干棉球垫于颊黏膜腮腺管管口处或舌系带两侧隔断唾液，再用干棉球将病变部黏膜表面吸干净后方能涂药。涂药后嘱患儿闭口10分钟后取出隔离唾液的纱布或棉球，嘱患儿不可立即漱口、饮水或进食，婴儿不易配合，可直接涂药。

健康指导　①指导家长做好清洁、消毒工作，食具专用，哺乳妇女勤换内衣、喂奶前后应清洗乳头。②养成良好的卫生习惯，不吮指，进食后漱口。

护理评价　①炎症是否好转。②疼痛是否减轻。③体温是否降至正常。

（张琳琪）

小儿胃食管反流护理（nursing of children with gastroesophageal reflux）

xiǎo'ér wèi-shíguǎn fǎnliú hùlǐ

对胃食管反流患儿反酸、呕吐、吞咽疼痛、肺炎、生长发育不良及食管狭窄、出血、穿孔等现存及潜在健康问题的发现及处理，为其提供相应的生理、心理、社会的照顾。

护理评估　包括以下几方面：

个人史　年龄、性别、居住地、家庭经济状况、饮食习惯、营养状况、睡眠、排泄、精神状态、生长发育等情况，有无慢性咳嗽、吸入性肺炎、窒息等病史。

现病史　有无反酸、呕吐等症状，是否伴吞咽疼痛、贫血、肺炎、咽喉炎、口腔溃疡、生长发育不良、出血等症状，首次发生反酸的时间，发病以来呕吐的次数、量、呕吐物性质以及伴随症状。

治疗经过　接受的检查及结果，如X线钡剂造影、内镜等检查；接受的治疗及疗效，用药的种类、剂量、用法、不良反应及依从性等。

主要护理问题　①有误吸的危险。②营养不良。

护理措施　包括以下几方面：

体位护理　新生儿和小婴儿体位以前倾俯卧位为最佳，上身抬高30°。年长儿在清醒状态下最佳体位为直立位和坐位，睡眠时保持右侧卧位，将床头抬高20~30cm，以促进胃排空，减少反流频率及反流物误吸。

饮食护理　少食多餐，婴儿增加喂奶次数，人工喂养儿可在牛奶中加入淀粉类食物或进食谷类食物。严重反流及生长发育迟缓患儿可管饲喂养，减少呕吐和持续缓冲胃酸。年长儿以高蛋白、低脂饮食为主，睡前2小时不予进食，保持胃处于非充盈状态，避免食用降低食管下括约肌张力和增加胃酸分泌的食物，如酸性饮料、高脂饮食、巧克力和辛辣食物。

用药护理　遵医嘱给予促胃肠动力药、抗酸药和抑酸药、黏膜保护剂等。观察药物疗效和不良反应，注意用法、用量，不能吞服时应将药片研碎；促胃肠动力药应餐前半小时及睡前口服；抑酸药在进餐时与睡前服用效果最好。

并发症护理　如内科治疗无效，出现食管狭窄、出血、穿孔等并发症，需手术治疗。术前做好各项检查和营养支持，术后根据手术方式做好术后护理，应保持胃肠减压管通畅，做好引流管护理，注意观察有否腹部切口裂开、穿孔、大出血等并发症。

口腔护理同小儿口炎护理相关内容。

健康指导　①指导家长辨别患儿有无发绀，评估患儿反应状况和对喂养是否耐受，新生儿每日监测体重。②指导患儿家长遵医嘱定期复查。

护理评价　①是否发生误吸。②营养状况是否改善。

（张琳琪）

小儿腹泻护理（nursing of children with diarrhea）

xiǎo'ér fùxiè hùlǐ

对腹泻患儿排便次数增多、粪便性状改变、呕吐、脱水、酸碱平衡失调、电解质紊乱等现存及潜在健康问题的发现及处理，为其提供相应的生理、心理、社会的照顾。

护理评估　包括以下几方面：

个人史　年龄、性别、居住地、家族经济状况、饮食习惯、营养状况、睡眠、排泄、精神状态等情况，喂养史，腹泻史，有无饮食不当及肠内、肠外感染史，有无其他疾病及长期使用抗生素史。

现病史　有无食欲缺乏、呕吐、排便次数增多、稀水样或蛋花样便，是否伴发热、烦躁不安、精神萎靡、嗜睡甚至昏迷、休克等全身中毒症状，以及脱水、酸碱平衡失调及电解质紊乱。

治疗经过　接受的检查及结果，如粪常规、血生化等检查；接受的治疗及疗效，用药的种类、剂量、用法、不良反应及依从性等。

主要护理问题　①体液不足。②有皮肤完整性受损的危险。③营养不良。④体温过高。

护理措施　包括以下几方面：

饮食护理　①应根据患儿情况合理调整饮食，呕吐严重者可禁食4~6小时（不禁水），好转后尽早恢复喂养；母乳喂养者继续母乳喂养，缩短每次哺乳时间，少量多次喂哺，暂停辅食；人工喂养者可喂稀释牛奶或米汤、脱脂奶等，腹泻次数减少后给予半流质饮食，如粥、面条。②病毒性肠炎多继发双糖酶（主要是乳糖酶）缺乏，应暂停乳类喂养，改为豆浆、去乳糖配方奶粉等，以减轻腹泻症状、缩短病程。③饮食调整原则为由少到多、由稀到稠、逐渐过渡到正常饮食，调整速度与时间取决于患儿对饮食的耐受情况。

感染预防护理 同小儿口炎护理相关内容。禁食者每日口腔护理 2 次，体温过高者应多饮水，给予头部冰袋冷敷等物理降温措施，必要时遵医嘱给予药物降温。

病情观察 ①监测生命体征，动态了解患儿病情，详细记录出入量、精神状态，为进一步治疗提供依据。②观察并记录排便次数、性状及量，正确收集粪便送检。③观察脱水情况，注意患儿精神状态和口渴程度、皮肤黏膜干燥程度、眼窝及前囟凹陷程度、尿量、呕吐及腹泻次数和量等，比较治疗前后的变化，判定脱水是否改善。④观察有无酸中毒表现，若出现呼吸深长、精神萎靡、口唇呈樱桃红、昏睡或昏迷等酸中毒表现，应监测 pH 值及二氧化碳结合力，遵医嘱准备碱性液，配合医生抢救。⑤观察有无低钾血症表现，注意精神、腹胀情况，监测心音、心律、腱反射等。⑥腹痛时可用热水袋敷腹部或用手轻揉腹部，明显腹胀者，采取肛管排气、针灸等。

口服补液护理 轻、中度脱水但不伴明显周围循环衰竭者，多采用世界卫生组织推荐的口服补液盐（ORS），按说明正确配制，超过 24 小时未用完应弃去。2 岁以下患儿每 1~2 分钟喂 5ml，稍大患儿可用杯少量多次饮用；如有呕吐，休息 10 分钟后再喂，

每 2~3 分钟喂 5ml，4~6 小时服完。应注意：①服用期间应让患儿照常饮水，防止高钠血症。②如患儿出现眼睑水肿，应停止服用，改饮白开水。

静脉补液护理 ①输液前全面了解患儿病情，熟悉所输液体的组成、张力、配制方法。②输液中按先快后慢、先浓后淡、先盐后糖、见尿补钾的原则。③严格掌握输液速度，使用输液泵控制速度。④观察补液效果。准确记录第一次排尿时间，若补液合理，3~4 小时应排尿，表明血容量恢复；若 24 小时患儿皮肤弹性及前囟、眼窝凹陷恢复，说明脱水已纠正；若仅是尿量多而脱水未纠正，可能是输入的液体中葡萄糖比例过高；若补液后患儿出现眼睑水肿，可能是电解质溶液比例过高，应及时通知医生调整补液。⑤准确记录 24 小时出入量，婴幼儿尿便不易收集，可用称尿布法计算排出量。

用药护理 ①水样便腹泻患儿多为病毒及非侵袭性细菌感染所致，可选用黏膜保护剂或微生态制剂。微生态制剂如活菌制剂，服用时应与口服抗生素至少间隔 1 小时。②黏液、脓血便患儿多为侵袭性细菌感染所致，根据粪便培养和药敏结果选用抗菌药物。

皮肤护理 保持臀部及会阴部皮肤的清洁、干爽，患儿每次排便后，都要用温水清洗臀部，避免用毛巾直接擦洗，然后用柔软的毛巾或纸巾轻轻吸干。清洁后，可涂收敛药，以预防臀红发生。如使用尿布，应选择柔软、吸水性好的棉织品，勤更换。兜尿布时，松紧要合适，包裹过紧影响患儿活动，包裹过松会使尿便外溢。出现臀红时采取措施：①暴露臀部及会阴，保持皮肤干

燥。②局部用红外线灯或鹅颈灯照射，每次照射时间 15~20 分钟，每日 2~3 次，照射时严格掌握灯与臀部距离，一般 35~45cm，要严格交接班，防止烫伤。③臀部照射后，酌情涂润肤油或药膏，使用棉签在皮肤上轻轻滚动涂药，不可上下刷抹。

健康指导 ①嘱家长注意饮食卫生，应保证食物新鲜、餐具清洁。②气候变化时避免腹部受寒；教育儿童餐前便后洗手；加强体育锻炼，适当户外活动；避免长期应用广谱抗生素。③可选用口服疫苗。

护理评价 ①腹泻次数是否减少直至停止。②脱水、电解质紊乱是否得到纠正，体重是否恢复正常。③体温是否正常。④皮肤是否完整。

（张琳琪）

xiǎo'ér chángtàodié hùlǐ

小儿肠套叠护理（nursing of children with intussusception） 对肠套叠患儿腹痛、呕吐、血便、腹部肿块等现存及潜在健康问题的发现及处理，为其提供相应的生理、心理、社会的照顾。

护理评估 包括以下几方面：

个人史 年龄、性别、居住地、家庭经济状况、饮食习惯、营养状况、睡眠、排泄、精神状态等情况，有无肠炎、病毒感染等病史，既往有无肠套叠病史。

现病史 有无腹痛、呕吐、血便等症状，是否伴严重腹胀、压痛、肠鸣音减弱、精神萎靡、反应迟钝、嗜睡甚至休克等症状，首次呕吐及血便时间，有无饮食及环境改变等诱因。

治疗经过 接受的检查及结果，如腹部 X 线、钡剂或空气灌肠、B 超、血常规等检查；接受的治疗及疗效和不良反应。

主要护理问题 ①疼痛。②营养不良。

护理措施 包括以下几方面：

病情观察 观察生命体征、精神状态、面色、排便、腹部症状和体征；定期巡视、观察，如患儿出现哭闹、手足乱动、面色苍白、拒食、异常痛苦，以及之后全身松弛、安静或入睡等表现，及时报告医生。肠套叠灌肠复位后也应密切观察，注意有无症状再现，防止复发或迟发肠坏死。

饮食护理 禁食、禁水，对病情危重急需手术者，可给予胃肠减压或洗胃。空气灌肠治疗后口服药用炭片 2g，6~8 小时排出的粪便内含有炭剂，证实肠道通畅，再逐步恢复饮食。手术治疗患儿术后排气后逐步恢复饮食。

用药护理 急性肠套叠患儿，多有脱水及电解质紊乱，尽快开放静脉通道补液，改善微循环；对有休克表现者，要积极采取有效的综合措施紧急抢救。

伤口护理 注意保持伤口敷料清洁，避免被尿便污染。对于肠切除、肠吻合术后患儿，可适当使用腹带保护伤口。使用腹带时，要注意松紧度，不宜包扎过紧，以免影响呼吸。

健康指导 ①向家长及患儿说明出院后饮食要有规律，进食易消化、刺激性小的食物，少食多餐，切忌暴饮暴食。②婴幼儿可先暂缓添加辅食，以后可根据年龄及体重逐渐达到其饮食需要量。③近期内避免到公共场所，以防感冒、咳嗽、哭闹、便秘、腹泻导致腹压增高，造成伤口裂开。④肠切除术后患儿，注意有无肠粘连、肠梗阻症状，如呕吐、腹痛等。⑤出院后应避免剧烈活动，观察有无呕吐、腹痛、便血等肠套叠再次发生的症状，出现不适症状及时就诊。

护理评价 ①腹痛症状是否缓解。②体重是否恢复。

（张琳琪）

小儿先天性巨结肠护理

xiǎo'ér xiāntiānxìng jùjiécháng hùlǐ

小儿先天性巨结肠护理（nursing of children with congenital megacolon） 对先天性巨结肠患儿顽固性便秘、呕吐、腹胀等现存及潜在健康问题的发现及处理，为其提供相应的生理、心理、社会的照顾。

护理评估 包括以下几方面：

个人及家族史 年龄、性别、居住地、家庭经济状况、饮食习惯、营养状况、睡眠、排泄、精神状态等情况，有无生长发育迟缓；家族中有无类似疾病。

现病史 有无顽固性便秘、呕吐、腹胀等临床表现，是否伴消瘦、贫血等体征，出现腹胀、便秘的时间、进展情况及家长对患儿排便异常的应对措施。

治疗经过 接受的检查及结果，如 X 线及钡剂灌肠检查、肛管直肠测压、直肠壁组织病理学检查等；接受的治疗及疗效和不良反应。

主要护理问题 ①便秘。②营养不良。

护理措施 包括以下几方面：

饮食护理 纠正水、电解质紊乱，改善营养不良。入院后进食无渣、高热量、高蛋白饮食，少食多餐，低蛋白血症者遵医嘱给予营养支持。

病情观察 观察精神、营养状况及进食状况，认真做好记录和交接班。术后常规监测生命体征，随时发现病情变化。保持胃肠减压管通畅，观察引流液量及性质。观察腹部体征变化，注意有无腹胀、伤口渗血、裂开等。

排便护理 术前结肠灌洗以帮助患儿排便、解除梗阻；患儿术后排便次数增加，为防止粪便刺激肛门周围皮肤，用生理盐水棉球随时清洁肛门，保持干燥及清洁。扩肛是治疗和预防术后肛门狭窄的重要手段，通常要持续 3~6 个月，做好患儿及家长的思想工作，并指导其掌握家庭扩肛方法和操作要点。加强患儿排便自控能力训练，养成良好排便习惯，每日早上按时排空直肠粪便，从一日数次逐步过渡到一日 1~2 次。

并发症护理 小肠结肠炎是先天性巨结肠的常见并发症，一旦出现高热、排便次数增多，粪便稀水样、味腥而恶臭等症状，应及时报告医生处理。

健康指导 ①培养良好饮食习惯，包括定时进食、不挑食、不吃零食、细嚼慢咽等。②密切观察饮食与排便次数的关系，尽量减少排便次数。③术后如排便变细，或又出现便秘现象，应及时来院复查、就诊，进一步学习或矫正扩肛的方法。

护理评价 ①便秘是否缓解。②营养状况是否改善。

（张琳琪）

小儿先天性胆道疾病护理

xiǎo'ér xiāntiānxìng dǎndào jíbìng hùlǐ

小儿先天性胆道疾病护理（nursing of children with congenital biliary disease） 对先天性胆道疾病患儿黄疸进行性加重、腹部膨隆、腹痛、肝脾大等现存及潜在健康问题的发现及处理，为其提供相应的生理、心理、社会的照顾。

护理评估 包括以下几方面：

个人及家族史 年龄、性别、饮食习惯、营养状况、睡眠、排泄、精神状态等情况，有无生长发育迟缓；家族中有无类似疾病发生。

现病史 有无腹痛、腹部包

块和黄疸等临床表现，是否伴恶心、呕吐、肝脾大、畏寒、发热，出现黄疸时间、进展情况及腹痛性质。

治疗经过　接受的检查及结果，如肝功能、B超、胆管造影等检查；接受的治疗及疗效，目前用药的种类、剂量、用法、不良反应及依从性等。

主要护理问题　①营养不良。②生长发育迟缓。③疼痛。④有感染的危险。

护理措施　包括以下几方面：

饮食护理　给予低脂饮食，鼓励家长按需要调整喂养方式，如少量多次、间歇喂养等，保证热量摄入，必要时给予静脉营养支持。术后禁食、持续胃肠减压，待肠蠕动恢复后停止胃肠减压，术后72小时开始给予流质饮食，4~5日后可进食半流质饮食，给予低脂、高蛋白、富含维生素、易消化的饮食，忌油炸、油腻食物。

病情观察　监测生命体征，观察有无感染征象，如体温升高等。观察腹痛性质、程度，有无恶心、呕吐。观察患儿皮肤、巩膜有无黄染现象，黄染的消长情况，检查皮肤、黏膜有无出血点等出血倾向及皮肤瘙痒情况。观察患儿尿便颜色，黄疸时，粪便颜色变浅，甚至呈灰白色，尿颜色加深。

皮肤护理　保持皮肤清洁，保持床单位及被服干燥、清洁和平整。如皮肤瘙痒，可适当涂抹润肤霜或收敛药、保护剂。剪短指甲，避免搔抓，防止皮肤抓伤。

感染预防护理　胆总管囊肿伴轻度感染时，用广谱抗生素输液1~2周以控制感染。如有高热，需做好高热护理。术后继续应用广谱抗生素控制感染。有肝脏损害者，应保肝治疗，给予维生素B、维生素C、维生素K等。

腹痛护理　严重时可按医嘱给予解痉、镇痛药物。如患儿囊肿巨大，则必须制动，要求患儿卧床休息，避免剧烈运动和磕碰，以免引起囊肿破裂。

引流管护理　术后需留置腹腔引流管，观察腹腔引流液的性质与量，如无特殊，在术后3~5日拔除引流管，如有少量胆汁漏出，应适当延长腹腔引流管留置时间。应确保引流管固定牢固、引流通畅。给予患儿适当约束，防止引流管脱出。一旦发生导管脱出，应立即报告，不可试行重新置入，防止损伤吻合口或脏器，导致出血、感染或吻合口瘘。

并发症护理　胆瘘及腹部切口裂开是术后主要的并发症，术后高度腹胀导致腹压过高是切口裂开的直接原因，多发生在术后3~7日。如患儿突然哭闹不安、全腹紧张、压痛、切口有胃肠液、胆汁样液体溢出，应警惕胆瘘、肠瘘，立即报告医生。持续胃管减压、肛管减压、腹带保护等是减轻腹部伤口裂开的有效方法。

健康指导　①根据小儿的实际消化能力和病情，逐步增加饮食，不能操之过急，逐步重新建立正常的饮食制度。②出院后近期避免剧烈活动，如有腹痛、发热、黄疸、呕吐等不适症状，需及时就诊。

护理评价　①疼痛是否缓解。②营养状况是否改善。③黄疸是否减轻或消退。④术后伤口有无感染。

（张琳琪）

xiǎo'ér xiāntiānxìng zhícháng-gāngguǎn jīxíng hùlǐ

小儿先天性直肠肛管畸形护理

（nursing of children with congenital anorectal malformation）　对先天性直肠肛管畸形患儿先天性直肠闭锁、肛门发育不全等现存及潜在健康问题的发现及处理，为其提供相应的生理、心理、社会的照顾。

护理评估　包括以下几方面：

个人及家族史　年龄、性别、饮食、营养状况、排便、精神状态等情况；母亲妊娠期有无病毒感染、接触化学物质以及营养不良等因素；家族中有无类似疾病。

现病史　正常肛门位置有无肛门，会阴部、女性阴道前庭、男性尿道有无瘘口，排尿时有无粪便排出，有无腹胀、呕吐等临床表现，是否伴肠梗阻症状，出生后有无胎粪排出及排出时间，是否伴其他器官畸形。

治疗经过　接受的检查及结果，如X线、B超、CT等检查；接受的治疗及疗效和不良反应。

主要护理问题　①舒适度的改变。②营养不良。③有感染的危险。

护理措施　包括以下几方面：

病情观察　观察患儿精神状态、营养状况及排便、腹胀情况，并认真做好记录和交接班。会阴肛门成形术后常规监测生命体征，保持胃肠减压管通畅，观察引流液量及性质。观察肛门排便、排气情况，有无渗血、红肿、脓性分泌物等感染症状。

并发症护理　会阴肛门成形术后切口瘢痕挛缩，可致肛门狭窄，需定期扩肛。一般于手术后2周开始，每日1次，每次5~10分钟；术后4~6个月，每周2~3次，每次5~10分钟。使用扩肛器，由细到粗，循序渐进。

饮食护理、排便护理同小儿先天性巨结肠护理相关内容。

健康指导　术后如粪便变细或出现便秘，应及时复查。

护理评价　①能否正常排便。

增加富含可溶性纤维的饮食。③大量蛋白尿期间蛋白摄入量不宜过多，以控制在每日 2g/kg 为宜。④重度水肿、高血压、尿少时限制钠、水的入量，给予无盐或低盐饮食，病情缓解后不必长期限盐。

感染预防护理 ①避免到人员密集公共场所。②做好保护性隔离，与感染性患儿分室收治，病房每日进行空气消毒，减少探视人数，预防交叉感染。③做好会阴部清洁，防止尿路感染。④严重水肿者避免肌内注射，防止药液外渗致局部潮湿、糜烂或感染。⑤注意监测体温、血常规等，发现异常及时通知医生进行处理。

皮肤护理 ①注意保持皮肤清洁、干燥，及时更换内衣。②保持床单位清洁、整齐、被褥松软，卧床患儿经常翻身。③水肿严重时，臀部和四肢受压部位垫软垫；水肿阴囊可用棉垫或吊带托起，局部保持干燥，有渗出者垫消毒敷料，皮肤破损处可涂碘伏预防感染。

用药护理 ①激素治疗期间注意每日尿量、尿蛋白变化及血浆蛋白恢复等情况，注意观察激素不良反应，如库欣综合征、高血压、消化道溃疡、骨质疏松症等。②用利尿药时注意观察尿量，定期查血钾、血钠，出现尿量过多应及时与医生联系，防止加重血容量不足而出现低血容量性休克或静脉血栓形成。③用免疫抑制剂治疗时，注意白细胞减少、脱发、胃肠道反应及出血性膀胱炎等，用药期间多饮水，定期查血常规。④用肝素抗凝和溶栓时注意监测凝血时间及凝血酶原时间。

健康指导 ①指导家长学会用试纸监测尿蛋白变化，监测病情变化。②注意保护患儿，预防感染。③向应用激素造成外形改变的患儿及家长说明体形改变原因及停药后会好转，指导其正确对待外在形象的变化、坚持治疗。④遵医嘱定期复查。

护理评价 ①水肿是否逐渐消退。②体重是否控制在正常范围内。③有无感染。④皮肤是否完整。⑤能否正确看待外形变化并积极配合治疗。

（张琳琪）

小儿尿路感染护理

xiǎo'ér niàolù gǎnrǎn hùlǐ

小儿尿路感染护理（nursing of children with urinary tract infection） 对尿路感染患儿脓尿和（或）菌尿、尿路刺激征、发热、腰痛等现存及潜在健康问题的发现及处理，为其提供相应的生理、心理、社会的照顾。

护理评估 包括以下几方面：

个人史 有无泌尿系统畸形、膀胱输尿管反流等先天发育异常史，有无会阴清洁不良、留置导尿管等易感因素，有无泌尿系统邻近组织感染史。

现病史 有无尿路刺激征，如尿频、尿急、尿痛、尿线中断、排尿哭闹、夜间遗尿等；有无发热、体温不升（新生儿）、腰痛、腹泻、黄疸、嗜睡等伴随症状。

治疗经过 接受的检查及结果，如尿常规、尿细菌培养、血常规、血生化、影像学等检查；接受的治疗及疗效和不良反应。

主要护理问题 ①体温过高。②排尿异常。

护理措施 包括以下几方面：

饮食护理 ①发热患儿宜给予流质或半流质饮食。②食物要易消化且含足够热量、丰富的蛋白质和维生素，以增加机体抵抗力。③鼓励患儿大量饮水，必要时静脉输液，通过增加尿量起到冲洗尿道的作用，同时降低肾髓质及乳头部组织的渗透压，不利于细菌生长繁殖。

发热护理 ①监测体温变化，每 4 小时一次，准确记录。②6 个月以下患儿以物理降温为主，体温>38.5℃时，遵医嘱给予药物降温。③降温 30 分钟后测体温并记录。

感染预防护理同小儿原发性肾病综合征护理相关内容。排尿异常护理同泌尿系统疾病患儿护理相关内容。

健康指导 ①向患儿及家长解释本病的护理和预防知识，注意个人卫生，尤其是会阴部清洁，3%硼酸坐浴，每日 2 次。②女婴清洗外阴时自前向后擦洗，避免肠道细菌污染尿道，男婴注意清洗包皮污垢，防止引起上行感染。③及时发现男婴包茎、女婴处女膜伞、蛲虫侵入尿道等情况，需及时处理。④指导患儿按时服药，定期复查。

护理评价 ①体温是否降至正常。②尿路刺激征等症状是否减轻或消失。

（张琳琪）

小儿尿道下裂护理

xiǎo'ér niàodàoxiàliè hùlǐ

小儿尿道下裂护理（nursing of children with hypospadias） 对尿道下裂患儿尿道口异位、阴茎下弯、包皮的异常分布等现存及潜在健康问题的发现及处理，为其提供相应的生理、心理、社会的照顾。

护理评估 包括以下几方面：

个人及家族史 母亲妊娠期有无外源性雌激素接触和使用史；有无尿道下裂家族史。

现病史 尿道口的位置，有无阴茎下弯，是否伴腹股沟斜疝、睾丸下降不全等畸形。

治疗经过 接受的检查及结

果，如尿常规、尿细菌培养、影像学等检查；接受的治疗及疗效和不良反应。

主要护理问题 ①疼痛。②有感染的危险。③便秘。

护理措施 包括以下几方面：

饮食护理 鼓励患儿多饮水，多食粗纤维及高蛋白、富含维生素的食物，如蔬菜、水果等。保持排便通畅，避免用力排便引起伤口出血及尿液经尿道口外溢。

伤口护理 ①术后取仰卧位卧床休息，床上使用支被架，必要时遵医嘱使用镇静药或进行约束，减少对阴茎局部的摩擦刺激。②观察龟头血运情况，注意有无发绀、肿胀。③术后3~5日如伤口无出血倾向，可打开并拆除阴茎伤口敷料，暴露切口，保持伤口清洁、干燥，并遵医嘱表面外涂抗生素软膏保护伤口。

导尿管护理 尿道下裂术后常规留置导尿管，注意保持引流管的通畅，防止脱落和扭曲、受压，经常巡视患儿，观察和记录引流情况，包括尿量及尿液性质。术后7~10日拔除导尿管，观察排尿情况。嘱患儿多饮水，增加排尿量，以起到自净作用。

疼痛护理 遵医嘱给予口服解痉药，解除尿路刺激征。对于青春期患儿，为防止阴茎勃起引起的渗血和疼痛，遵医嘱给予雌激素。

健康指导 ①教会家长观察患儿的排尿情况，观察有无尿瘘、尿道狭窄、尿道憩室、阴茎下弯等症状。②3个月内避免阴茎外伤，防止伤口裂开。③遵医嘱定期复查。

护理评价 ①术后患儿疼痛是否缓解。②是否发生感染。③有无便秘。

（张琳琪）

xiǎo'ér yǐngāozhèng hùlǐ

小儿隐睾症护理（nursing of children with cryptorchidism）

对隐睾症患儿睾丸未能按照正常的发育过程从腰部腹膜后经腹股沟管下降达阴囊底部，致患侧阴囊明显发育不良等现存及潜在健康问题的发现及处理，为其提供相应的生理、心理、社会的照顾。

护理评估 包括以下几方面：

个人史 年龄，是否经过激素治疗，患儿家长发现患儿阴囊空虚的时间。

现病史 阴囊是否空虚，能否扪及睾丸，隐睾症发生是双侧还是单侧，是否能在腹股沟处扪及睾丸，如果能将扪及的睾丸逐渐推入阴囊内，松手之后，睾丸是否又回缩到腹股沟处。

治疗经过 接受的检查及结果，如B超、CT、腹腔镜等检查；接受的治疗及疗效和不良反应。

主要护理问题 ①疼痛。②有感染的危险。

护理措施 包括以下几方面：

体位护理 手术后麻醉清醒前去枕平卧，头偏向一侧，防止吸入呕吐物引起窒息。清醒后卧床休息1~2日，防止血肿及外伤。阴囊水肿明显者适当延长卧床时间，避免水肿加剧。

伤口护理 术后观察腹股沟、阴囊伤口有无出血，观察阴囊血液循环情况，发现出血、红肿等情况应立即报告医生；红肿明显时可遵医嘱用抗炎软膏外涂伤口周围皮肤，尽量平卧，防止体位性水肿发生；保持会阴部清洁，避免尿便污染伤口。

疼痛护理 通过给患儿讲故事、听音乐、用有吸引力的玩具分散其注意力而减轻疼痛，必要时遵医嘱给予药物镇痛并观察效果。

并发症护理 ①术前指导患儿保护好腹股沟或耻骨结节，避免睾丸外伤。②加强患儿病情观察，注重患儿诉说，如发现患侧腹股沟处出现疼痛性肿块，又无明显胃肠道症状，应考虑睾丸扭转，应及时手术；术后若出现睾丸突然增大、有坠胀感、质地变硬等，要警惕恶变的可能，特别是6岁以后手术患儿，应该及时治疗。

健康指导 ①指导患儿定期复查，了解睾丸发育情况。②指导患儿及家长定期检查睾丸，如有睾丸回缩、恶变应及时就诊。

护理评价 ①术后患儿疼痛是否缓解。②伤口有无感染、水肿。

（张琳琪）

xiǎo'ér bāojīng hùlǐ

小儿包茎护理（nursing of children with phimosis）

对包茎患儿排尿困难、尿线细、排尿时间延长、包皮隆起等现存及潜在健康问题的发现及处理，为其提供相应的生理、心理、社会的照顾。

护理评估 包括以下几方面：

个人史 年龄，有无包皮炎及损伤史，有无包皮口人工扩张史。

现病史 包皮口大小及包皮口周围皮肤厚度、颜色，有无包皮垢、炎症；有无排尿困难、疼痛、尿线细、排尿时间延长等。

治疗经过 接受的治疗及疗效和不良反应。

主要护理问题 ①疼痛。②有感染的危险。③排尿障碍。

护理措施 包括以下几方面：

体位护理 手术后麻醉清醒前取平卧头侧位，防止吸入呕吐物引起窒息。卧床休息1~2日，床上用支被架，防止盖被触碰伤口。

伤口护理 注意观察伤口有无出血及水肿，观察龟头血液循环情况；术后部分患儿发生龟头水肿，一般48小时达高峰，然后逐渐消退；随时清洁分泌物，每日用硼酸水浸泡，预防伤口感染。

排尿护理 用诱导、按摩、热敷等方法促进排尿。

疼痛护理同小儿尿道下裂护理相关内容。

健康指导 ①指导患儿家长1周内遵医嘱使止痒、消毒洗剂浸泡阴茎。②伤口愈合前适当限制活动，禁止盆浴。③指导患儿定期复诊，发现龟头水肿明显、伤口出血等情况及时就诊。

护理评价 ①术后疼痛是否缓解。②伤口有无感染、水肿，排尿型态是否正常。

（张琳琪）

xuèyè xìtǒng jíbìng huàn'ér hùlǐ

血液系统疾病患儿护理（nursing of children with hematological disease） 对血液系统疾病患儿现存及潜在健康问题的发现及处理，为其提供相应的生理、心理、社会的照顾。

常见症状及体征 贫血、出血、发热。

护理评估 包括以下几方面：

个人及家族史 饮食习惯、既往健康情况、传染病病史、手术史、外伤史、药物过敏史、疫苗接种史；其母亲孕产期状况，患儿亲属中有无类似疾病。

现病史 目前主要症状、体征及发病时间和诱因。贫血者应观察皮肤、黏膜、甲床颜色，是否伴乏力、头晕、心率增快；溶血者观察有无发热、恶心、腰背痛、黄疸、血红蛋白尿、少尿、无尿等，有无服药、进食蚕豆、接触樟脑丸等诱因；出血者评估

出血部位、出血量及持续时间，是否伴头晕、口渴、面色苍白、血压下降、出冷汗等休克症状。

治疗经过 接受的检查及结果，如血常规、骨髓象、铁代谢等检查；接受的治疗及疗效和不良反应。

心理社会状况 有无恐惧、焦虑、自卑等不良心理反应；家长对疾病的态度、关心程度。

护理措施 包括以下几方面：

发热护理 ①监测体温变化，高热者及时采取降温措施，避免用酒精擦浴。②病室整洁，空气流通，避免交叉感染。③观察皮肤、黏膜等有无红肿、破溃、疼痛等，发现异常及时通知医生处理。④做好皮肤护理，出汗后及时清洁皮肤，更换衣被。⑤给予清淡、易消化的流食或半流食，鼓励患儿多饮水，必要时遵医嘱静脉补液。

心理护理 鼓励患儿表达内心感受，加倍关心患儿，对恢复期患儿应认真安排活动，如做游戏、看电视等。

贫血护理同小儿贫血护理相关内容。出血护理同小儿特发性血小板减少性紫癜护理相关内容。

健康指导 ①合理安排膳食，保证能量及营养物质摄入。②指导患儿及家长识别出血征象及压迫止血的方法。③加强患儿保护，避免感染。④遵医嘱服药，定期门诊复查。

护理评价 ①营养状况是否改善，贫血症状是否缓解。②出血是否停止。③体温是否正常。

（吴心怡）

xiǎo'ér pínxuè hùlǐ

小儿贫血护理（nursing of children with anemia） 对贫血患儿皮肤、黏膜苍白或苍黄、疲乏无力、精神萎靡、食欲缺乏等现存

及潜在健康问题的发现及处理，为其提供相应的生理、心理、社会的照顾。

护理评估 包括以下几方面：

个人及家族史 是否为早产儿、多胎儿，其母孕产期状况；有无偏食、挑食，是否及时添加辅食，添加辅食的种类、方法，有无消化道溃疡或畸形、慢性肾病、反复鼻出血、长期腹泻、钩虫病、严重急慢性感染等病史；有无体重增长过快、对鲜牛奶过敏；有无贫血家族史。

现病史 有无面色、皮肤黏膜苍白或苍黄、毛发枯黄、营养不良及生长发育迟缓等症状，有无乏力、头晕、心悸、耳鸣、黑矇、腹胀、便秘、腹泻、口腔炎、舌乳头萎缩、异食癖、注意力不集中、智力及动作发育落后甚至倒退现象；有无手足对称性麻木、感觉障碍；有无血压增高、呼吸增快、肝大、脾大、淋巴结肿大、心脏扩大和充血性心力衰竭，是否伴高热、寒战、恶心、少尿、无尿、黄疸、腹痛及腰背痛、血红蛋白尿或胆红素尿、酸中毒；有无头颅变大、额部隆起、颧骨增高、鼻梁塌陷、两眼距增宽等珠蛋白生成障碍性贫血特殊面容；起病急缓、初次发病时间；有无感染、外伤性大出血、服用蚕豆制品及对造血系统有不良影响的药物、接触樟脑丸等诱因。

治疗经过 接受的检查及结果，如血常规、骨髓象、铁代谢等检查；接受的治疗及疗效和不良反应。

主要护理问题 ①营养失调：低于机体需要量。②活动无耐力。③有感染的危险。④有受伤的危险。⑤潜在并发症：心力衰竭。

护理措施 包括以下几方面：

休息与活动护理 ①轻、中

度贫血患儿应规律生活，进行适合自身状态、力所能及的活动，限制危险性、活动量大的活动，防止出现意外。②对烦躁、激动患儿要耐心看护、陪伴，避免激惹。③对全身震颤、抽搐患儿限制活动，用牙垫防舌咬伤，必要时遵医嘱应用镇静药。④严重贫血者采取半坐卧位休息，吸氧。

饮食护理 ①倡导合理母乳喂养，及时添加含铁或维生素 B_{12} 及叶酸丰富的辅食，如动物肝、瘦肉、血、蛋黄、黄豆、海产品、黑木耳、绿叶蔬菜等。②用鲜牛奶喂养须先加热处理，早产儿应该提早（约2月龄）给予铁剂。③培养良好饮食习惯，纠正偏食。④震颤严重不能吞咽者鼻饲。

用药护理 遵医嘱用铁剂、维生素 B_{12}、叶酸、激素等，做好用药指导，观察药物疗效及不良反应。①口服铁剂最好在两餐间服用，减少胃肠道反应，用吸管将药液吸至舌根部咽下，服用后漱口，避免空腹服用，铁剂不宜与牛奶、钙剂、浓茶同服，以免影响铁的吸收，可同时服用维生素C；注射铁剂应深部肌内注射，抽药和注射用不同针头，以防铁剂渗入皮下组织，首次注射右旋糖酐铁后应观察1小时，警惕过敏反应。②遵医嘱补充维生素 B_{12} 和叶酸，可同时口服维生素 C，单纯维生素 B_{12} 缺乏时，不宜加用叶酸，以免加重神经、精神症状。③糖皮质激素应与鱼肝油和钙剂一同服用，该药可诱发高血压、消化性溃疡、毛发增多、骨质疏松症及感染等，观察及预防不良反应。

感染预防护理 ①严格无菌操作。②限制探视人数及探视时间，每日定时开窗通风，注意保暖，防止受寒。③保持口腔清洁，

晨起、睡前刷牙，用软毛牙刷，餐后温开水或盐水漱口。④不吃不洁食物，注意保持皮肤清洁，保持被褥整洁、干燥。⑤监测生命体征及外周血常规变化，发现异常及时处理。

并发症护理 ①对急性溶血性贫血患儿，要立即建立静脉通道，留取血液、尿液等标本，密切观察患儿尿量及尿色变化。②严格记录24小时出入量。③对重度贫血患儿要密切注意心率、呼吸、面色、尿量等变化，若出现心悸、气促、肝脏增大、呼吸困难等心力衰竭的症状和体征，应及时通知医生。

健康指导 ①合理安排日常活动，逐渐增加活动时间，增强体质。②预防感染，注意个人卫生，避免到人员密集的公共场所。③避免服用可诱发溶血的各种食物和药物，如葡萄糖-6-磷酸脱氢酶缺乏症患儿应注意避免食用蚕豆及其制品，忌服有氧化作用的药物。

护理评价 ①营养状况是否改善。②是否能进行适当的活动。③是否发生感染。④是否发生心力衰竭等并发症，并发症能否得到及时发现及处理。

(吴心怡)

xiǎo'ér tèfāxìng xuèxiǎobǎn jiǎnshǎoxìng zǐdiàn hùlǐ

小儿特发性血小板减少性紫癜护理（nursing of children with idiopathic thrombocytopenic purpura）

对特发性血小板减少性紫癜患儿自发性皮肤黏膜出血、血小板减少等现存及潜在健康问题的发现及处理，为其提供相应的生理、心理、社会的照顾。

护理评估 包括以下几方面：

个人及家族史 既往疾病史；有无出血、贫血等家族史。

现病史 有无发热，发热的

严重程度及热型；有无皮肤黏膜出血及出血点、淤斑、紫癜、皮下血肿，出血的位置、面积，有无鼻出血、牙龈出血、呕血、便血、血尿，是否伴贫血，有无头痛、嗜睡、昏迷、抽搐等颅内出血的表现；发病前1~3周有无急性病毒感染史，近期有无预防接种史；慢性型患儿第一次出血的时间，反复发作出血的频率。

治疗经过 接受的检查及结果，如血常规、骨髓象、血小板相关抗体测定（PAIgG）等检查；接受的治疗及疗效和不良反应。

主要护理问题 ①出血。②有感染的危险。

护理措施 包括以下几方面：

出血护理 ①密切观察皮肤出血点、淤斑的变化。②监测生命体征，观察并记录神志、面色、呼吸、脉搏、血压的变化，注意有无出血倾向，出现异常及时通知医生处理，如患儿出现心悸、头晕、脉搏细速、手足湿冷、血压下降，提示可能存在失血性休克；如患儿出现嗜睡或烦躁、头痛、喷射性呕吐、甚至惊厥、昏迷等，提示颅内出血；呼吸变慢或不规则、双侧瞳孔不等大、对光反射迟钝或消失，提示可能合并脑疝；消化道大出血患儿常出现恶心、呕血及便血。③外周血小板<$50×10^9$/L 时减少活动，注意休息；<$20×10^9$/L 时绝对卧床休息，加强安全防护，防止外伤，如跌倒、碰撞、利器损伤等，有创操作后穿刺处需按压10~15分钟，并注意观察穿刺部位有无出血或渗血。④鼻黏膜出血可局部冷敷，或用1:1000肾上腺素浸润纱布填塞鼻，出血量大时给予凡士林油纱条或明胶海绵做后鼻孔填塞止血，填塞的时间一般不超过72小时。⑤呕血时，将头偏向

一侧，及时清理呕吐物，做好口腔护理；大出血时迅速建立两条有效的静脉通道，遵医嘱输入止血药、晶体液及胶体液，监测患儿出入量、神志及生命体征变化。⑥给予高蛋白、高热量、富含维生素、易消化的少渣软食或半流质食物，避免辛辣、坚硬、粗糙、带刺食物。⑦保持排便通畅，排便时不可用力过大，以免腹压增高诱发颅内出血，必要时用开塞露等协助排便。

皮肤黏膜护理　①保持皮肤清洁，每日用温水擦洗、更换纯棉内衣和内裤，保持床单位平整、清洁、干燥。②保持病室温湿度适宜，早晚用液状石蜡涂鼻，剪指甲，指导患儿不玩尖锐玩具。③进行护理操作，如粘贴心电监护的电极片时尽可能避开淤点、淤斑处。

用药护理　遵医嘱使用肾上腺皮质激素和大剂量丙种球蛋白，观察疗效和不良反应。

感染预防护理同小儿贫血护理相关内容。

健康指导　①遵医嘱坚持正规治疗，不得擅自减量、停药。②服用激素期间不与感染者接触，减少去公共场合的机会，激素类药物可能引起满月脸、水牛背、多毛等身体外观改变，停药后可恢复正常。③每1~2周复查血常规，监测血小板恢复情况，如出现皮肤黏膜淤点、淤斑、鼻出血、黑粪等病情变化及时就诊。④指导患儿及家长压迫止血的方法。⑤指导患儿用软毛牙刷刷牙，不挖鼻孔，禁止服用易引起血小板减少的药物，如磺胺药、阿司匹林等解热镇痛药。

护理评价　①出血是否停止。②感染是否得到控制。

（吴心怡）

xiǎo'ér xuèyǒubìng hùlǐ

小儿血友病护理（nursing of children with hemophilia）　对血友病患儿凝血功能障碍、自发性关节和组织出血以及出血所致的畸形等现存及潜在健康问题的发现及处理，为其提供相应的生理、心理、社会的照顾。

护理评估　包括以下几方面：

个人及家族史　有无自发性出血史或自幼轻微外伤后较难止血现象，有无反复关节出血、肿痛；母亲家族男性成员有无异常出血疾病史。

现病史　出血的部位、出血量及性状；有无呕血、便血、血尿等；是否伴头晕、口渴、面色苍白、胸闷、心悸、血压下降、出冷汗等休克症状；出血前有无轻微不适、酸胀等先兆表现，有无疼痛、肿胀发热及活动受限等症状以及症状的性质、严重程度、持续时间；有无关节畸形及关节畸形的程度。

治疗经过　接受的检查及结果，如血常规等检查；接受的治疗及疗效和不良反应。

主要护理问题　①出血。②躯体移动障碍。③疼痛。

护理措施　包括以下几方面：

出血护理　同小儿特发性血小板减少性紫癜护理相关内容；遵医嘱输注凝血因子，观察药物疗效和不良反应，注意有无发热、寒战、头痛等。

关节护理　①出血的关节或肌肉可用冰敷以控制肿胀、缓解疼痛、减轻炎症，冰敷时间一般为10~15分钟，每两小时一次。②出血的关节用弹性绷带"8"字形包扎，用石膏托或夹板固定关节，抬高并保持功能位，固定时间不宜过长，一般为2~3日，注意观察远端肢体血运情况。③关

节出血停止、肿痛消失后逐渐增加活动量，进行康复训练。

健康指导　①注意居家环境安全，避免伤害，选择游泳等适宜活动，避免拳击等剧烈运动。②保持口腔清洁，用软毛牙刷刷牙，餐后漱口。③避免挖鼻孔，可用液状石蜡涂抹鼻腔，或用温湿毛巾捂鼻保持鼻腔湿润。④避免肌内注射，预防接种前尽可能注射凝血因子，用小号注射针头进行皮下注射，注射后按压10~15分钟或弹性绷带包扎24小时。⑤禁用抗凝血药及抑制血小板功能的药物，如阿司匹林等。

护理评价　①出血是否停止或减轻。②是否能进行适当的活动。③疼痛是否缓解。

（吴心怡）

shénjīng xìtǒng jíbìng huàn'ér hùlǐ

神经系统疾病患儿护理（nursing of children with nervous system disease）　对神经系统疾病患儿现存及潜在健康问题的发现及处理，为其提供相应的生理、心理、社会的照顾。

常见症状及体征　发热、惊厥、嗜睡、意识改变、昏迷、痉挛发作、颅内压增高、运动功能障碍如双侧瘫或偏瘫、意识障碍等，有时可伴呼吸肌麻痹、呼吸困难、发绀等。

护理评估　包括以下几方面：

个人及家族史　年龄、性别、既往健康史、传染病病史、手术史、外伤史、用药史、药物过敏史；家庭成员中是否有类似疾病发生。

现病史　有无发热、惊厥、嗜睡、意识改变、昏迷、痉挛发作、颅内压增高、运动功能障碍如双侧瘫或偏瘫、意识障碍。先天性脑积水患儿应观察头颅是否进行性增大，有无颅内压增高等；化脓性脑膜炎患儿有无全身中毒

症状、颅内压增高、脑疝、有无脑膜刺激征如颈强直等；病毒性脑炎或脑膜炎患儿有无惊厥、全身发作、惊厥持续状态；癫痫患儿有无强直阵挛发作、失神发作、肌阵挛发作、失张力发作及痉挛等；大脑性瘫痪患儿有无双侧瘫或偏瘫，有无智能缺损和痉挛发作；急性感染性多神经根炎患儿有无运动障碍。

治疗经过　接受的检查及结果，如血常规、血培养、脑脊液检查、头颅 CT 等检查；接受的治疗及疗效和不良反应。

心理社会状况　家长及年长儿有无焦虑、恐惧、悲观、绝望等心理症状，与他人的关系是否融洽，社会支持系统是否完好。

护理措施　包括以下几方面：

高热护理　①密切监测体温变化，体温 ≥38.5℃ 时应对症治疗，用降温措施，如头部冷湿敷、冰袋冷敷，在颈部、腋下及腹股沟处放置冰袋，或冷盐水灌肠。②注意保证患儿摄入充足水分。③及时更换汗湿衣服，保持口腔及皮肤清洁。

惊厥护理　①注意吸痰、吸氧，避免反复刺激，各种护理操作尽量集中进行。②一旦出现抽搐，为患儿安置合理的体位，及时告知并建议医生合理选用抗惊厥药，注意给药方式及速度，并随时准备好吸痰器及急救药品。防止抽搐时咬伤舌及舌后坠。③遵医嘱给予亚冬眠治疗，并观察药物疗效及不良反应。

降低颅内压护理　①观察神志、瞳孔的变化，防止脑疝发生。一旦出现脑疝并引起呼吸衰竭，应立即报告医生抢救。②遵医嘱及时给予脱水剂降低颅内压，并注意电解质及酸碱平衡。脱水利尿用 20% 甘露醇，在 15～30 分钟内静脉推注，用甘露醇 30 分钟后给予呋塞米静脉入壶。③及时巡视患儿，特别防止药液外渗。

呼吸功能护理　①保持呼吸道通畅，痉挛发作时立即使患儿平卧、头偏向一侧，防止窒息；将缠有纱布的压舌板放入口腔，防舌咬伤；必要时用吸引器吸出痰液。②鼓励患儿咳嗽，用翻身拍背、体位引流等方法。③呼吸困难者给予低流量氧气吸入。必要时做好气管内插管、机械通气的准备。④对已进行机械通气的患儿，定时拍背、雾化、吸痰。

安全护理　①痉挛发作时要注意患儿安全，移开床周围可能导致受伤的物品，拉好床档，专人看护。②意识恢复后仍要加强保护措施。③平日注意适当活动和休息，避免情绪紧张、受凉或感染等。

肢体功能护理　保持肢体功能位，帮助患儿做肢体被动运动，并鼓励、指导、督促患儿自主活动，加强对自理生活能力的训练。

饮食护理　①保证足够热量摄入，给予高热量、清淡、易消化流质或半流质饮食。②频繁呕吐不能进食者，应注意观察呕吐情况并采取静脉补液的方式，维持水电解质平衡。

心理护理　耐心倾听患儿家长的诉说，鼓励其说出自己内心的想法；鼓励家长关爱患儿，促进早日康复。

健康指导　①避免相关诱发因素，养成良好生活习惯。②遵医嘱定期复查，出现异常情况应及时就诊。

护理评价　①体温是否正常。②呼吸道是否通畅。③是否出现损伤。④有无肢体功能失用。⑤是否保持营养均衡。

（杨军华）

xiǎo'ér xiāntiānxìng nǎojīshuǐ hùlǐ

小儿先天性脑积水护理（nursing of children with congenital hydrocephalus）　对先天性脑积水患儿频繁呕吐、烦躁不安、食欲缺乏等现存及潜在健康问题的发现及处理，为其提供相应的生理、心理、社会的照顾。

护理评估　包括以下几方面：

个人及家族史　有无颅内感染、出血、颅内肿瘤、外伤病史，有无先天性畸形如中脑导水管狭窄及闭塞、小脑扁桃体下疝及第四脑室正中孔或外侧孔闭锁以及家族史等。

现病史　有无头颅进行性增大，头颅增大程度；是否伴两眼球转动、斜视或震颤，肢体是否呈现痉挛性瘫痪；有无颅内压增高表现，如反复呕吐、抓头、哭叫甚至嗜睡等。了解首次发生脑积水年龄、持续时间等。

治疗经过　接受的检查及结果，如头颅平片、超声、CT、MRI 等检查；接受的治疗及疗效和不良反应。

主要护理问题　①潜在并发症：颅内压增高。②有受伤的危险。③有感染的危险。

护理措施　包括以下几方面：

并发症及外伤护理　观察生命体征，注意血压、脉搏、呼吸、呕吐情况；颅内压增高时避免搬动，头下垫软枕，头偏向一侧并抬高 15°～30°，昏迷时注意保护角膜，注意保护受压皮肤，预防压疮；抽搐发作护理见神经系统疾病患儿护理中的惊厥护理。

感染预防护理　避免接触患有传染病和急性感染性疾病人员，注意保暖，室温保持在 18～21℃，湿度 55% 为宜，定时通风换气，保持病房空气流通。可适当安排室外活动和体育锻炼。

健康指导 ①指导家长协助患儿做功能训练，以主动运动为主。②向家长介绍康复治疗原则及避免受伤的有关知识。

护理评价 ①是否发生颅内压增高，颅内压增高能否得到及时发现及处理。②是否发生外伤。③是否发生感染。

（杨军华）

xiǎo'ér huànóngxìng nǎomóyán hùlǐ

小儿化脓性脑膜炎护理（nursing of children with purulent meningitis）

对化脓性脑膜炎患儿发热、头痛、呕吐、惊厥、昏迷、脑膜刺激征阳性、脑脊液呈化脓性改变等现存及潜在健康问题的发现及处理，为其提供相应的生理、心理、社会的照顾。

护理评估 包括以下几方面：

个人史 年龄，有无头颅外伤史，有无先天性的神经或皮肤缺陷病史；有无上呼吸道、皮肤或胃肠道感染等诱因。

现病史 是否有全身中毒症状，如体温升高、意识改变、嗜睡甚至惊厥、昏迷；有无颅内压增高表现如喷射性呕吐，有无颈强直等脑膜刺激征典型表现，严重者是否出现脑疝；月龄3个月以下患儿颅缝及囟门是否饱满。

治疗经过 接受的检查及结果，如血常规、血培养、脑脊液、头颅CT等检查；接受的治疗及疗效和不良反应。

主要护理问题 ①体温过高。②潜在并发症：颅内压增高。③有受伤的危险。④营养失调：低于机体需要量。

护理措施 包括以下几方面：

病情观察 监测生命体征及面色、神志、囟门及瞳孔等变化，发现异常及时通知医生：①意识障碍、囟门及瞳孔改变、躁动不安、频繁呕吐、四肢肌张力增高

等，应注意惊厥发作先兆。②呼吸节律不规则、瞳孔忽大忽小或两侧不等大、对光反射迟钝、血压升高，应注意脑疝及呼吸衰竭的存在。③发热不退、前囟饱满、颅缝裂开、呕吐不止、频繁惊厥，应考虑有颅内压增高等并发症存在。

用药护理 了解各种用药的使用要求及不良反应，做好用药护理；抗生素类药物做到现用现配；静脉输液速度不宜过快，以免加重脑水肿；保护好血管，保证静脉输液通畅；记录24小时的出入量。

高热护理、安全护理、呼吸功能护理、饮食护理同神经系统疾病患儿护理相关内容。

健康指导 恢复期患儿应尽早进行功能训练，向家长介绍康复综合治疗，物理疗法（PT）包括体育疗法、运动疗法等；作业疗法（OT）包括功能训练、心理治疗、职业训练及日常生活训练方面的作业疗法，目的是使患儿能适应个人生活、家庭生活及社会生活的环境。另外有语言训练、按摩、针灸、水疗等。指导家长根据不同情况给予相应的护理，以减少后遗症的发生。

护理评价 ①体温是否正常。②是否发生颅内压增高等并发症，并发症能否得到及时发现及处理。③是否出现损伤。④营养状况是否良好。

（杨军华）

xiǎo'ér bìngdúxìng nǎoyán-nǎomóyán hùlǐ

小儿病毒性脑炎脑膜炎护理（nursing of children with viral encephalitis and meningitis）

对病毒性脑炎脑膜炎患儿进食障碍、惊厥、运动功能障碍、精神障碍等现存及潜在健康问题的发现及

处理，为其提供相应的生理、心理、社会的照顾。

护理评估 包括以下几方面：

个人史 年龄、居住环境、营养状况，近1~3周有无呼吸道及消化道感染，有无接触动物或被昆虫叮咬史、流行病病史及预防接种史等。

现病史 有无烦躁不安；有无易激惹；有无意识障碍，如表情淡漠、嗜睡、神志不清、谵妄、昏迷；有无惊厥，如全身性发作、惊厥持续状态；有无颅内压增高，如头痛、呕吐、脑疝；有无运动功能障碍，如偏瘫或出现不自主动作；有无精神障碍，如幻觉、失语、定向力障碍等精神情绪异常；症状出现的时间及严重程度。

治疗经过 接受的检查及结果，如脑脊液检查、病毒学检查、脑电图检查等；接受的治疗及疗效和不良反应。

主要护理问题 ①体温过高。②急性意识障碍。③躯体移动障碍。④潜在并发症：颅内压增高。

护理措施 包括以下几方面：

精神异常护理 ①向患儿介绍环境，以减轻其不安与焦虑情绪。②逐渐纠正患儿的错误概念和定向力错误。③如患儿有幻觉，询问幻觉的内容，以便采取适当的措施。④专人看护，床档保护。

昏迷护理 ①平卧位，一侧背部稍垫高，头偏向一侧；上半身可抬高20°~30°；每2小时翻身一次，轻拍背部促进排痰，防止坠积性肺炎，动作宜轻柔，防止诱发脑疝。②密切观察瞳孔及呼吸变化，及早发现脑疝及呼吸骤停。③保持呼吸道通畅、给氧，如有痰液堵塞，立即气管内插管吸痰，必要时做气管切开术或使用人工呼吸机。④对昏迷或吞咽困难的患儿，应尽早给予鼻饲，

保证补充足够热量。⑤保持镇静，必要时遵医嘱使用镇静药。

瘫痪护理 ①卧床期间协助患儿洗漱、进食、排尿便及个人卫生等。②做好皮肤护理，协助患儿翻身，适当使用气垫等，预防压疮。③保持瘫痪肢体于功能位。④病情稳定后，督促患儿进行肢体的被动或主动功能锻炼，活动时要循序渐进，加强保护措施，预防碰伤。

高热护理同神经系统疾病患儿护理相关内容。

健康指导 向家长介绍康复治疗原则，恢复期患儿应进行功能训练，以减少后遗症的发生。

护理评价 ①体温是否正常，意识障碍及躯体移动障碍是否得到缓解。②是否发生颅内压增高等并发症，并发症能否得到及时发现及处理。

(杨军华)

xiǎo'ér diānxián fāzuò hùlǐ

小儿癫痫发作护理 (nursing of children with epileptic attack)

对癫痫发作患儿意识、运动、感觉、精神或自主神经功能障碍等现存及潜在健康问题的发现及处理，为其提供相应的生理、心理、社会的照顾。

护理评估 包括以下几方面：

个人及家族史 有无先天性脑发育畸形、神经皮肤综合征、遗传代谢病、围生期脑损伤、营养代谢障碍及内分泌系统疾病、脑血管疾病、外伤史及癫痫的家族史等。

现病史 目前症状、性质、严重程度、持续时间，是否伴局灶性发作，如面部或四肢部分抽动、无意识丧失，发作时间在10~20秒，有无精神行为异常；有无全身发作，如强直阵挛发作、失神发作、肌阵挛发作、失张力

发作及痉挛等症状，特别是是否出现癫痫持续状态，即一次癫痫发作持续30分钟以上，或反复发作达30分钟以上，期间意识不能恢复者。了解首次发生癫痫发作的年龄、持续时间，有无感染、发热、睡眠不足及一过性代谢紊乱等诱因。

治疗经过 接受的检查及结果，如影像学检查、脑电图检查等；接受的治疗及疗效和不良反应。

主要护理问题 ①有窒息的危险。②有受伤的危险。

护理措施 包括以下几方面：

发作处理 ①发作时立即使患儿平卧、头偏向一侧，松解衣领，有舌后坠者可用舌钳将舌拉出。②用缠有纱布的压舌板压舌，以防舌被咬伤。③保持呼吸道通畅，必要时用吸引器吸出痰液，防止造成误吸，准备好开口器和气管内插管物品。④癫痫持续状态者，应置于重症监护治疗病房监护，建立静脉通道，以便及时用药。⑤大发作停止后，出现精神异常或昏睡者，要注意安全，并密切观察病情变化，昏迷患儿护理同小儿病毒性脑炎脑膜炎护理相关内容。

病情观察 ①观察癫痫患儿发作时伴随的症状、持续时间、生命体征变化、瞳孔大小、对光反射及神志改变。②观察有无呼吸急促、发绀，监测动脉血气分析及结果，及时发现酸中毒表现，通知医生处理。③监测生命体征，注意观察有无循环衰竭征象，做好抢救的准备。

安全护理同神经系统疾病患儿护理相关内容。

健康指导 ①指导加强围生期保健。去除导致癫痫发作及发生的各种因素，如胎儿宫内窘迫。

②指导家长合理安排患儿的生活和学习，避免情绪激动、受寒、感染，禁止游泳和登高运动。③坚持用药，不可擅自停药，用药期间定期检查血常规、肝功能、肾功能。④指导患儿家长学习癫痫发作时的紧急护理措施。

护理评价 ①是否发生窒息。②有无外伤。

(杨军华)

xiǎo'ér dànǎoxìng tānhuàn hùlǐ

小儿大脑性瘫痪护理 (nursing of children with cerebral palsy)

对大脑性瘫痪患儿智力低下、癫痫、姿势异常、肢体抽搐以及视觉、听觉、语言功能障碍等现存及潜在健康问题的发现及处理，为其提供相应的生理、心理、社会的照顾。

护理评估 包括以下几方面：

个人史 有无胚胎期脑发育畸形，有无感染、出血、外伤史，有无早产、出生低体重、缺氧、窒息、新生儿黄疸等；其母有无妊娠早期重症感染。

现病史 有无双侧瘫或偏瘫；有无痉挛发作；有无不自主运动或小脑共济失调；有无异常姿势，如头和四肢不能保持在中线位上，呈现角弓反张、四肢痉挛。了解首次发生异常姿势的年龄、持续时间，有无先天畸形或合并癫痫等。

治疗经过 接受的检查及结果，如影像学检查、脑电图检查等；接受的治疗及疗效和不良反应。

主要护理问题 ①生长发育改变。②有失用综合征的危险。③营养失调：低于机体需要量。

护理措施 包括以下几方面：

自理能力培养 根据年龄训练适当日常生活动作，如循序渐进地进行进食、穿衣、洗漱、如

厕等训练，鼓励患儿参加集体活动，调动其积极性，克服自卑、孤独心理。

功能训练护理 ①教给患儿身体活动的方法，使其掌握正常运动功能；注意从简到繁、从易到难。②对瘫痪的肢体应保持功能位，并进行被动或主动运动，促进肌肉、关节活动和改善肌张力，可配合推拿、按摩、针刺及物理疗法，纠正异常姿势。③对语言障碍的患儿应按正常小儿语言发育的规律进行训练，平时要给患儿丰富的语言刺激，鼓励患儿发声、矫正发声异常。④对独立进食困难患儿应进行饮食训练。

饮食护理 ①需供给高热量、高蛋白及富含维生素、易消化食物。②喂食时应保持患儿头处于中线位，防止误吸，喂食时，切勿在患儿牙齿紧咬情况下将匙强行抽出。③如患儿进食热量无法保证，可鼻饲。

健康指导 ①针对所处年龄阶段有重点地训练，如婴儿期促进正常发育、幼儿期防止畸形等。②把握训练时机，取得患儿合作，时间不宜过长，内容不要单一。

护理评价 ①生长发育是否正常，语言、活动等功能是否恢复，生活能否自理。②营养状况有无改善。

（杨军华）

xiǎo'ér jíxìng gǎnrǎnxìng duōshénjīnggēnyán hùlǐ

小儿急性感染性多神经根炎护理（nursing of children with acute infectious polyradiculitis）

对急性感染性多神经根炎患儿多发性对称性周围性瘫痪、轻微感觉障碍、呼吸肌麻痹、脑神经受损等现存及潜在健康问题的发现及处理，为其提供相应的生理、心理、社会的照顾。

护理评估 包括以下几方面：

个人及家庭史 年龄、疫苗接种史、居住环境等；有无明确的呼吸道感染、肠道感染史，有无病毒、支原体感染史等；家族中有无免疫遗传病病史。

现病史 有无运动障碍、脑神经损害、感觉障碍、自主神经功能障碍、呼吸肌麻痹等症状，了解首次发生运动障碍的年龄、持续时间，起病是否较急；发病前有无持续数日的上呼吸道、胃肠道或其他部位感染等诱因。

治疗经过 接受的检查及结果，如脑脊液检查等；接受的治疗及疗效和不良反应。

主要护理问题 ①躯体移动障碍。②低效性呼吸型态。③营养失调：低于机体需要量。

护理措施 包括以下几方面：

肢体功能恢复护理 ①保持肢体功能位，防止发生足下垂、爪形手等。②帮助患儿做肢体被动运动，轻柔、缓慢地进行按摩，幅度由小到大，由大关节到小关节，注意安全。③恢复期鼓励、指导、督促患儿自主活动，加强对自理生活能力的训练，强度适中、循序渐进、持之以恒。

营养支持护理 提供高热量、高蛋白及富含维生素、易消化食物，少食多餐。根据患儿吞咽和咀嚼能力，选择流质或半流质饮食，防止误吸，不能经口进食者给予鼻饲，必要时遵医嘱进行肠外营养。

呼吸功能护理同神经系统疾病患儿护理相关内容。

健康指导 指导家长对卧床患儿定时翻身、更换体位、按摩受压部位等。教会家长帮助患儿训练的方法，急性期患儿肢体做被动锻炼，恢复期患儿坚持瘫痪肢体的主动运动锻炼。

护理评价 ①运动障碍是否有所缓解。②呼吸功能有无改善。③营养状况是否改善。

（杨军华）

nèifēnmì xìtǒng yǔ dàixièxìng jíbìng huàn'ér hùlǐ

内分泌系统与代谢性疾病患儿护理（nursing of children with endocrine system disease and metabolic disease）

对内分泌系统与代谢性疾病患儿现存及潜在健康问题的发现及处理，为其提供相应的生理、心理、社会的照顾。

常见症状及体征 生长发育迟缓、智能发育低下、多饮、多尿。

护理评估 包括以下几方面：

个人及家族史 年龄、性别、居住地、生长发育状况、喂养史、智力水平，有无特殊体态、面容；患儿家族成员中有无近亲结婚及类似疾病，患儿母亲妊娠期的饮食习惯及用药史。

现病史 此次发病的时间、原因、有无相关诱因、目前的主要症状、体征及其特点。生长落后患儿应评估出生时身高、体重及身体各部比例是否正常，以及生长速度减慢开始的时间；智力低下患儿应了解其母亲的生产史及新生儿期有无异常，有无特殊面容、体态；多饮、多尿患儿应评估尿量、尿色、尿比密，有无多食、体重减轻。

治疗经过 接受的检查及结果，如血常规检查、骨龄测定、新生儿疾病筛查、影像学检查等；接受的治疗及疗效和不良反应。

心理社会状况 有无恐惧、紧张、焦虑等心理症状，以及家长的态度、关心程度。

护理措施 包括以下几方面：

发育迟缓护理 ①监测生长发育指标并做好记录。②根据智能及生长发育评价，选择恰当的玩具、音乐、图画、语言、按摩、体操和全身运动进行训练。③指导喂养方法，保证营养供给。④遵医嘱合理用药。

智能低下护理　①加强生活护理。②加强行为训练，使其掌握基本生活技能，提高自理能力。③加强安全照顾及教育，防止意外伤害。

多饮多尿护理　①准确记录24小时出入量，观察有无脱水。②监测体重变化。③保证休息，给予低盐、高热量、富含维生素饮食，根据需要提供饮水。④对遗尿小儿，夜间定时唤醒排尿，婴幼儿勤换尿布。⑤勤换内裤，保持外阴部清洁、干燥，防止逆行感染。

心理护理　鼓励患儿及家长诉说内心感受，提供社会交往机会，树立正向自我概念。

健康指导　①鼓励早诊断、早治疗。②指导家长监测生长发育指标及血糖、尿糖。③强调坚持用药、行为及智力训练、饮食管理的重要性，指导患儿及家长坚持遵医嘱治疗，定期复查。

护理评价　①营养状况是否得到改善。②生长发育状况是否改善。③智力水平是否有所提高。

(吴心怡)

xiǎo'ér xiāntiānxìng jiǎzhuàngxiàn gōngnéng jiǎntuìzhèng hùlǐ

小儿先天性甲状腺功能减退症护理 (nursing of children with congenital hypothyroidism)　对先天性甲状腺功能减退症患儿智能发育低下、生长发育迟缓、基础代谢率减低等现存及潜在健康问题的发现及处理，为其提供相应的生理、心理、社会的照顾。

护理评估　包括以下几方面：

个人及家族史　年龄、身高、体重、头围、喂养史、睡眠、食欲、活动等情况，有无生后喂养困难、哭声低、安静少动、智力低下、生长发育落后；母亲妊娠期是否服用过抗甲状腺药或饮食中缺碘，家族中有无类似疾病。

现病史　有无皮肤苍白、毛发稀少、面部黏液水肿、眼距宽、鼻梁宽平、舌大而宽厚且常伸出口外等症状，身材是否矮小，智力是否低下，有无表情呆板、动作发育迟缓等表现，有无低体温、惧寒、脉搏及呼吸缓慢、心音低钝等体征；是否伴腹胀、便秘、共济失调、痉挛性瘫痪。

治疗经过　接受的检查及结果，如血常规检查、骨龄测定、新生儿疾病筛查、影像学检查等；接受的治疗及疗效和不良反应。

主要护理问题　①体温过低。②营养失调：低于机体需要量。③便秘。④生长发育迟缓。

护理措施　包括以下几方面：

保暖护理　室内温度适宜，适时增减衣服。

加强营养护理　①指导家长掌握喂养方法，对吸吮困难、吞咽缓慢者耐心喂养，必要时用滴管或鼻饲。②供给高蛋白、富含维生素、富含钙及铁的食物以保证生长发育所需。

排便护理　①保证摄入充足液体。②多吃水果、粗纤维蔬菜。③适当增加活动量，促进肠蠕动。④养成定时排便的习惯。⑤按摩腹部，必要时采用缓泻药、软化剂或灌肠。

用药护理　遵医嘱用药，做好用药护理：①甲状腺制剂作用缓慢，用药1周左右方达最佳疗效，服药后密切观察患儿食欲、活动量及排便情况。②定期监测体温、脉搏、生长曲线、智商、骨龄等，随时调整剂量。③密切

观察患儿有无发热、多汗、体重减轻、呕吐、腹泻等症状，发现异常及时报告医生。④坚持服药，定期复诊。

发育迟缓护理同内分泌系统与代谢性疾病患儿护理相关内容。

健康指导　①宣传新生儿疾病筛查的重要性，强调早期诊断、早期治疗。②强调坚持终生用药的必要性，指导患儿及家长掌握药物服用方法及疗效观察方法。

护理评价　①体温是否正常。②营养状况是否改善，体重是否增加。③排便是否顺畅。④智力是否提高，能否掌握基本生活技能。

(吴心怡)

xiǎo'ér shēngzhǎng jīsù quēfáxìng zhūrúzhèng hùlǐ

小儿生长激素缺乏性侏儒症护理 (nursing of children with growth hormone deficiency dwarfism)　对生长激素缺乏性侏儒症患儿生长发育障碍、身材矮小以及性腺、甲状腺和肾上腺皮质功能低下等现存及潜在健康问题的发现及处理，为其提供相应的生理、心理、社会的照顾。

护理评估　包括以下几方面：

个人及家族史　年龄、性别、喂养史等情况，有无难产史、颅脑肿瘤、颅内感染、颅脑放射性损伤或外伤等；母亲妊娠期的饮食习惯及用药史，有无生长发育迟缓家族史。

现病史　智力、身高及身体上部量、下部量；有无幼稚面容、手足较小、皮下脂肪丰满、出牙及囟门闭合明显延迟、恒牙排列不整、发音高尖、男童阴茎较小、骨龄较实际年龄落后2年以上等表现；是否伴有食欲缺乏、不爱活动、低血糖、头痛、呕吐、视野缺损等。

常规、肝功能、肾功能。②用激素期间注意观察库欣综合征、高血压、感染、消化道溃疡、骨质疏松症等表现，遵医嘱补充维生素 D 及钙剂。③用免疫抑制剂时注意观察有无白细胞减少、胃肠道反应、脱发及出血性膀胱炎，注意监测血常规变化，鼓励患儿多饮水。

发热护理同结缔组织病患儿护理相关内容。

健康指导 ①鼓励患儿多参与力所能及的活动。②定期门诊复查，坚持用药。③指导患儿及家长学会观察病情、预防感染及疾病复发的方法。

护理评价 ①体温是否恢复正常。②是否能进行适当的活动。③关节疼痛是否减轻或消失。

（吴心怡）

xiǎo'ér guòmǐnxìng zǐdiàn hùlǐ

小儿过敏性紫癜护理（nursing of children with anaphylactoid purpura）

对过敏性紫癜患儿皮肤紫癜、关节肿痛、腹痛、便血、血尿、蛋白尿等现存及潜在健康问题的发现及处理，为其提供相应的生理、心理、社会的照顾。

护理评估 包括以下几方面：

个人及家族史 过敏史，近期有无上呼吸道感染；父母、兄弟姐妹有无家族遗传病病史。

现病史 是否出现皮肤紫癜、阵发性腹痛、恶心、呕吐、便血、关节疼痛、活动受限、血尿、蛋白尿及管型尿，是否伴低热、乏力、精神萎靡、食欲缺乏等全身症状，有无合并肠套叠、肠梗阻、肠穿孔、出血坏死性肠炎、颅内出血等严重并发症，初次出现症状的时间，有无接触诱发本病的变应原。

治疗经过 接受的检查及结果，如血清学检测、毛细血管脆性试验、粪便隐血试验等；接受的治疗及疗效和不良反应。

主要护理问题 ①皮肤完整性受损。②疼痛。③潜在并发症：消化道出血、紫癜性肾炎。

护理措施 包括以下几方面：

皮肤护理 ①保持皮肤清洁，发生破溃及时处理。②给予宽松、柔软的棉质服装。③避免接触可能的变应原。④每日中药泡洗。

疼痛护理 ①观察关节疼痛程度。②局部湿热敷镇痛，用放松、分散注意力等技巧控制疼痛。③遵医嘱用药物镇痛。

并发症护理 ①观察有无腹痛、便血，有无面色苍白、皮肤湿冷、脉搏微弱、血压下降等失血性休克的表现。②发生消化道出血时，卧床休息，给予无渣流食，出血量多时禁食、静脉补充营养。③观察尿量及尿液性状，正确留取尿液标本，记录 24 小时出入量，监测血压变化，如出现血尿、蛋白尿和管型尿，伴血压增高及水肿，提示紫癜性肾炎，应及时通知医生处理，并按肾炎护理。

健康指导 ①注意休息，尽量避免接触各种可能的变应原。②指导家长学会观察病情、预防感染及合理调配饮食。③坚持正规用药，定期门诊复查。

护理评价 ①皮肤是否完整。②关节疼痛、腹痛是否减轻或消失。③是否发生消化道出血、紫癜性肾炎等并发症，并发症能否得到及时发现及处理。

（吴心怡）

xiǎo'ér Chuānqíbìng hùlǐ

小儿川崎病护理（nursing of children with Kawasaki disease）

对川崎病患儿急性发热、皮疹、皮肤黏膜病损、淋巴结肿大等现存及潜在健康问题的发现及处理，为其提供相应的生理、心理、社会的照顾。

护理评估 包括以下几方面：

个人及家族史 药物过敏史，近期是否服用特殊饮食，是否接触过传染病患者，有无病毒感染；有无家族遗传病病史。

现病史 有无发热、颈部淋巴结肿大、皮下小结、环形红斑；四肢关节有无红肿、疼痛；口唇有无干红、皲裂、出血及结痂，口腔及咽部黏膜是否充血，有无杨梅舌；球结膜是否充血，有无脓性分泌物；手足皮肤是否出现硬性水肿、掌跖红斑、指趾端膜状脱皮；是否出现心脏杂音、心律不齐、心脏扩大。

治疗经过 接受的检查及结果，如血清学检测、心电图检查、超声心动图检查、脑脊液检查等；接受的治疗及疗效和不良反应。

主要护理问题 ①体温过高。②皮肤完整性受损。③潜在并发症：心脏受损。

护理措施 包括以下几方面：

皮肤黏膜护理 ①加强皮肤黏膜护理，衣被清洁、质地柔软，剪短指甲，嘱患儿勿抓挠患处。②每日给予口腔护理，鼓励患儿早晚及餐后含漱，干裂处涂无菌液状石蜡或润唇膏。③每日用生理盐水洗眼，必要时遵医嘱涂眼膏，保持眼部清洁。④指、趾端及口唇半脱的痂皮用消毒剪刀剪除，切忌强行撕脱。

并发症护理 ①给予心电监测，密切观察心率、心律变化，发现异常及时报告医生。②遵医嘱给予保护心肌的药物。③已形成巨大冠状动脉瘤、血栓的患儿，备好抢救药品及设备，必要时配合医生溶栓。

用药护理 遵医嘱给药，做好用药指导，观察药物疗效及不良反应：①指导患儿遵医嘱用药，避免自行增减药量。②阿司匹林可引起胃肠道反应、肝功能损害及出血，应餐后服用。③静脉注射丙种球蛋白时应观察有无过敏反应，一旦发生及时报告医生。④溶栓期间监测有无出血，有创操作后延长按压时间。

发热护理同结缔组织病患儿护理相关内容。

健康指导 ①指导患儿及家属坚持正规治疗。②注意休息，定期带患儿复查。③遗留冠状动脉狭窄可实施外科治疗。

护理评价 ①体温是否恢复正常。②皮肤、黏膜是否完整。③是否发生心脏受损等并发症，并发症能否得到及时发现及处理。

（吴心怡）

yíchuánbìng huàn'ér hùlǐ

遗传病患儿护理（nursing of children with genetic disease） 对遗传病患儿现存及潜在健康问题的发现及处理，为其提供相应的生理、心理、社会的照顾。

常见症状及体征 身体和智力发育迟缓、特殊面容、精神行为异常、惊厥、多发畸形、反复呕吐、低血糖和肝大等。

护理评估 包括以下几方面：

家族史 家族成员中有无近亲结婚、遗传病病史，患儿母亲妊娠前或妊娠期有无射线接触史、服用致畸药物史、感染性疾病病史、产前检查情况。

现病史 有无智力和生长发育迟缓、多发畸形，尿液及汗液是否存在特殊气味，有无肝脾大、低血糖、惊厥等表现。

治疗经过 接受的检查及结果，如染色体核型检查、血液检查、尿液检查、B超检查、心电图检查、脑电图检查等；接受的治疗及疗效和不良反应。

心理社会状况 患儿及家长有无焦虑、恐慌等不良心理反应，患儿及家长对此类疾病防治知识、认识程度。

护理措施 包括以下几方面：

智能发育迟缓护理 ①告知家长患儿疾病情况及所处智能水平，并向家长介绍训练患儿各项能力的知识。②加强患儿生活护理，协助患儿日常生活，培养患儿独立生活能力，包括进食、饮水、穿衣、排尿便的能力训练，以及安排适当集体活动等。③遵医嘱按照代谢缺陷种类调整饮食、补充营养。④进行动作训练，包括抬头、翻身、坐、站、走等动作和平衡能力训练，训练手、脑协调能力。⑤培养患儿认知、语言交流能力，使其逐渐主动模仿学习。⑥注意患儿环境安全问题，防止意外伤害或感染。

惊厥护理 ①出现惊厥时，立即将患儿平卧，松解领扣，头偏向一侧，使口腔分泌物易流出，以免引起窒息，出现窒息时应立即吸出呼吸道分泌物，施行人工呼吸。②用缠有纱布的压舌板放入口腔上、下齿之间，以防舌被咬伤。③保持环境安静，减少对患儿的刺激，惊厥发作避免将患儿抱起或高声呼叫。④若惊厥发作时间较长，应给予吸氧，以减轻脑缺氧。⑤惊厥发作时，禁忌任何饮食，包括饮水。待惊厥停止、神志清醒后根据病情适当给以流质或半流质饮食。⑥遵医嘱根据疾病种类及引发惊厥的原因给药。

呕吐护理 ①呕吐严重时，呕吐物可能从鼻腔喷出，应立即将鼻腔中的异物清除，保持呼吸道畅通。②短暂禁食4～6小时，包括开水、牛奶等，症状改善后再逐步给予适当饮食。③保持口

腔清洁，对年龄小的患儿，可用湿纱布蘸温水清洁口腔，年龄较大者用温开水漱口。④必要时遵医嘱补液。

心理护理 安慰患儿与家长，与其进行良好沟通，向其解释疾病的治疗、预后等相关知识，鼓励其增强战胜疾病的信心。

健康指导 ①开展妊娠前遗传咨询，宣传妊娠前咨询、产前诊断、出生缺陷监测和新生儿筛查等预防方法。②早诊断、早治疗，部分疾病通过及时有效的饮食控制、药物调节、活动训练等治疗方法，可改善和控制症状。

护理评价 ①智能是否受到影响或有无改善。②惊厥、呕吐等症状能否得到良好的控制。

（张琳琪）

xiǎo'ér Tángshì zōnghézhēng hùlǐ

小儿唐氏综合征护理（nursing of children with Down syndrome） 对唐氏综合征患儿智能低下、特殊面容、身体发育迟缓等现存及潜在健康问题的发现及处理，为其提供相应的生理、心理、社会的照顾。

护理评估 包括以下几方面：

个人及家族史 年龄、营养状况、家庭经济状况等；患儿父母是否近亲结婚、母亲妊娠年龄，母亲妊娠期是否接触射线、化学物质及是否患病毒感染性疾病；家族成员有无类似疾病。

现病史 有无特殊面容（表情呆滞、眼距宽、眼裂小、外眦上斜、内眦赘皮、鼻梁低平、耳小异形、唇舌大、张口伸舌、流涎不止、颈短宽等），有无通贯手等表现；测量患儿身高、体重、头围大小，有无生长落后体征；有无智力低下；是否伴其他部位或器官畸形。

治疗经过 接受的检查及结

果，如染色体核型检查、血液检查、尿液检查、B超检查、心电图检查、脑电图检查等；接受的治疗及疗效和不良反应。

主要护理问题　①自理能力缺陷。②焦虑（家长）。

护理措施　智能发育迟缓护理同遗传病患儿护理相关内容。家庭支持护理：①患儿家长常难以接受并容易出现忧伤、自责，应及时给予其心理支持，协助其正确面对。②提供有关患儿养育、训练、家庭照顾的知识，使家长尽快适应疾病带来的影响。

健康指导　①进行遗传咨询，对35岁以上妇女，受孕后可用绒毛取样、羊膜穿刺术等做产前诊断。②注意筛查发现易位染色体携带者，子代有唐氏综合征者，或姨表姐妹中有此病患者，应及早检查子亲代染色体核型。③妇女妊娠期应保持心情愉快、情绪稳定，不服用对蛋白质有影响的药物，避免接受X线照射或过量放射性物质，预防各种细菌和病毒感染性疾病。

护理评价　①是否能逐步自理生活、从事简单劳动。②家长是否能达到良好的心理适应，并掌握对患儿进行教育、训练的技巧。

（张琳琦）

xiǎo'ér běnbǐngtóngniàozhèng hùlǐ

小儿苯丙酮尿症护理（nursing of children with phenyl ketonuria）

对苯丙酮尿症患儿智力低下、惊厥等现存及潜在健康问题的发现及处理，为其提供相应的生理、心理、社会的照顾。

护理评估　包括以下几方面：

个人及家族史　年龄、喂养情况、饮食结构、营养状况；父母是否近亲婚配，母亲妊娠期是否足月，围生期有无异常；家族中有无智力低下或类似疾病患者。

现病史　对外界的反应能力，有无表情呆滞、兴奋不安、过度活动、易激惹等；评估体格、语言、运动发育情况，毛发、皮肤、虹膜色泽是否逐渐变浅；新生儿期有无出现呕吐、喂养困难、尿及汗液特殊鼠尿味；神经系统有无阳性体征。

治疗经过　接受的检查及结果，如血、尿苯丙氨酸浓度等检查；接受的治疗及疗效和不良反应。

主要护理问题　①生长发育改变。②有皮肤完整性受损的危险。③焦虑（家长）。

护理措施　包括以下几方面：

饮食护理　①给予低苯丙氨酸饮食，原则是既能保证生长发育和体内代谢的最低需要，又能使血中苯丙氨酸浓度维持在0.12~0.6mmol/L（2~10mg/dl）。②婴儿可喂特制低苯丙氨酸奶粉，幼儿添加辅食时应以淀粉类、蔬菜和水果等低蛋白食物为主，忌食用肉、蛋、豆类等蛋白质含量高的食物。③根据年龄定期随访血中苯丙氨酸浓度，同时注意生长发育情况，饮食控制应至少持续到青春期以后。

皮肤护理　①勤换尿布和衣物，保持皮肤干燥，对皮肤皱褶处特别是腋下、腹股沟处应保持清洁，有湿疹时应及时处理。②剪短指甲或戴防护手套，预防抓伤皮肤。③每次便后用温水冲洗，局部给予鞣酸软膏涂抹，瘙痒处可用炉甘石擦洗。

智能发育迟缓护理、惊厥护理同遗传病患儿护理相关内容。

健康指导　①告知家长此病的发病机制、护理措施及预后状态，减轻其不良心理反应。②宣传优生优育知识，推行新生儿筛

查。③强调饮食控制与患儿智力和体格发育的关系，协助其制订完善的家庭饮食计划。④早干预、早治疗，从3个月以前开始，超过1岁开始治疗虽可改善惊厥症状，但智力低下不可逆转。

护理评价　①体格和智能发展是否改善。②皮肤是否干燥、完整。③家长是否能够顺利进入心理适应期。④是否熟练掌握饮食控制治疗的方法。

（张琳琦）

xiǎo'ér tángyuánzhùjīzhèng hùlǐ

小儿糖原贮积症护理（nursing of children with glycogen storage disease）

对糖原贮积症患儿肝大、肾大、肌张力降低或肌痉挛、低血糖、乳酸血症等现存及潜在健康问题的发现及处理，为其提供相应的生理、心理、社会的照顾。

护理评估　包括以下几方面：

个人及家族史　年龄、饮食习惯、营养状况；母亲妊娠前期、妊娠中期有无服药；父母双方及其家庭成员的健康状况、既往病史及治疗情况，尤其是有无先天畸形病史、遗传病病史和近亲婚配史等。

现病史　是否出现低血糖、酸中毒、呼吸困难和惊厥等，有无腹泻、鼻出血等表现，有无生长发育迟缓、腹部膨隆、肝大等体征。

治疗经过　接受的检查及结果，如血常规、血生化、X线、B超等检查；接受的治疗及疗效和不良反应。

心理社会状况　家长有无焦虑等不良心理反应；家长对疾病相关知识的了解及认识。

主要护理问题　①活动无耐力。②生长发育迟缓。③有感染的危险。④有受伤的危险。

护理措施 包括以下几方面：

饮食护理 ①给予患儿高蛋白、低脂、富含维生素和无机盐，但总热量不宜过高的食物。常选各种谷类、瘦肉、蛋、鱼、蔬菜等食用；乳类应根据患儿年龄和病情灵活掌握；忌食糖果、甜点等含糖量高的食物。②坚持少食多餐，两餐之间和夜间应加1~2次淀粉类食物，根据不同年龄和血糖浓度及时调整食物种类，保证必要营养物质的供给。

用药护理 遵医嘱使用碳酸氢钠纠正酸中毒，禁用乳酸钠，用药时应避免外溢，防止引起组织坏死。

健康指导 ①告知并指导家长协助患儿坚持适当锻炼、增强体质，但避免剧烈运动，以防低血糖的发生。②避免患儿与感染者接触，一旦发现患儿有感染征象及时给予治疗，以免诱发低血糖和酸中毒。③注意将婴儿置于安全的环境中，避免磕碰、坠床，能够行走的患儿应注意避免各种创伤而引起骨折和出血。

护理评价 ①低血糖是否缓解，能否进行适当的体育锻炼。②体格和智能发展是否改善。③是否发生感染和受伤。

(张琳琪)

yùndòng xìtǒng jīxíng huàn'ér hùlǐ

运动系统畸形患儿护理 (nursing of children with deformities of locomotor system)

对运动系统畸形患儿现存及潜在健康问题的发现及处理，为其提供相应的生理、心理、社会的照顾。

常见症状及体征 颈部肿块、头颈歪斜、脊柱侧弯、足踝部畸形、关节脱位、功能障碍。

护理评估 包括以下几方面：

个人及家族史 年龄、母亲妊娠史、家长发现患儿畸形的时间、有无合并其他先天畸形，以及对生活、学习、生长发育有无影响；有无家族史。

现病史 先天性斜颈者颈部肿块的部位、形状、质地，是否可触及条索状肌肉，面部是否已出现不对称畸形；先天性脊柱侧弯者侧弯角度，有无双肩不等高、肋骨及胸廓畸形、骨盆倾斜等症状；发育性髋关节脱位者一侧还是双侧脱位、半脱位还是全脱位；先天性马蹄内翻足者单侧还是双侧，骨骼有无改变。

治疗经过 接受的检查及结果，如B超、X线等检查；接受的治疗及疗效和不良反应。

心理社会状况 患儿及家长的心理状况，有无紧张、焦虑、恐惧等心理症状；了解家庭成员对疾病的态度、关心和认识程度等。

护理措施 包括以下几方面：

体位护理 ①术前牵引应保持正确体位，不可随意更换，经常观察肢端血液循环情况。②术后按照功能恢复要求，取相应卧位，每2小时翻身一次，注意翻身角度，避免引起骨折及错位。

石膏护理 ①保持石膏干燥、清洁。②若石膏未干，搬动患儿时避免用手指，以免将石膏压出凹痕，使石膏下软组织受压而发生压伤或坏死。③不要与硬物碰撞以免损坏石膏。④石膏边缘应清洁、光滑，若患儿诉石膏内某部疼痛，应报告医生处理。⑤观察固定肢体趾端的颜色、温度，如发现肢体血运障碍应报告医生。

疼痛护理 ①对需手法复位的患儿应注意动作轻柔、缓慢，根据患儿的接受情况循序渐进，不可强行复位。②手术后观察患儿疼痛发生的时间、性质，通过给患儿讲故事、听音乐、用有吸引力的玩具分散其注意力而减轻疼痛，必要时遵医嘱使用镇痛泵，并观察其效果。③咳嗽、深呼吸时用手轻压伤口。

康复训练 术后卧床时间较长，应鼓励和帮助患儿进行功能训练，防止关节僵硬、肌张力下降等并发症；鼓励患儿咳嗽、深呼吸，预防坠积性肺炎；需康复训练者，应在支具或石膏拆除后，让患儿在保护下做功能锻炼，循序渐进地增加活动量。

心理护理 与患儿及家长进行良好沟通，向其解释疾病治疗、护理、预后等相关知识，介绍治愈的病例，鼓励其树立战胜疾病的信心。

健康指导 出院后遵医嘱坚持康复训练，逐渐增加活动量，根据病情和复诊结果逐渐下床活动，争取早日恢复功能；遵医嘱定期复查。

护理评价 ①疼痛是否缓解。②运动功能是否恢复正常。

(张琳琪)

xiǎo'ér xiāntiānxìng xiéjǐng hùlǐ

小儿先天性斜颈护理 (nursing of children with congenital torticollis)

对先天性斜颈患儿颈部歪斜、头部偏向患侧、下颌转向健侧等现存及潜在健康问题的发现及处理，为其提供相应的生理、心理、社会的照顾。

护理评估 包括以下几方面：

个人史 有无宫内感染史、难产史及臀位产史，有无合并其他先天畸形。

现病史 斜颈的严重程度；有无颈部肿块，肿块的部位、形状、质地，颈部是否可触及条索状肌肉，面部是否已出现不对称畸形。

治疗经过 接受的检查及结果，如B超、X线等检查；接受的治疗及疗效和不良反应。

主要护理问题 ①运动障碍。②自我形象紊乱。③疼痛。

护理措施 包括以下几方面：

手法复位护理 一般在出生2周后即可开始：①用拇指轻轻按摩患儿患侧胸锁乳突肌肿块部位。②将患儿下颌转向患侧，头处于正中位，一手固定患侧肩部勿使其上升，另一手将头颅推向对侧。

体位护理 ①患儿卧床时应使其健侧靠近墙壁，以吸引患儿将颏部转向患侧。②哺乳时，母亲应在患侧，使患儿颏部向患侧旋转以有效地牵伸胸锁乳突肌。③若手法复位失败、畸形明显、年龄在1岁半以上则采取手术治疗，手术麻醉清醒后取仰卧位，用沙袋压住伤口止血，并将头偏向健侧。

疼痛护理、石膏护理同运动系统畸形患儿护理相关内容。注意观察患儿呼吸及进食情况，防止颈部石膏或伤口压迫气管引起窒息，或压迫食管引起进食困难。

健康指导 ①指导患儿家长学习非手术疗法，如手法复位及体位护理具体方法，并坚持不懈。②手术治疗后，嘱家长在患儿拆除石膏后注意帮助患儿克服术前头向患侧偏斜的习惯。③术后6个月复查，如出现石膏内某部疼痛、颈部肿块等情况及时就诊。

护理评价 ①斜颈是否缓解。②疼痛是否缓解。

(张琳琪)

xiǎo'ér xiāntiānxìng jǐzhù cèwān hùlǐ
小儿先天性脊柱侧弯护理
（nursing of children with congenital scoliosis） 对先天性脊柱侧弯患儿双肩不等高、胸廓畸形、骨盆倾斜、髋部向一侧突出、脊柱侧弯等现存及潜在健康问题的发现及处理，为其提供相应的生理、心理、社会的照顾。

护理评估 包括以下几方面：

个人及家族史 年龄、身高等情况，家长发现患儿畸形的时间，对生活、学习有无影响；有无家族史。

现病史 脊柱侧弯角度，有无双肩不等高、肋骨及胸廓畸形、骨盆倾斜、髋部向一侧突出或脊柱侧弯等症状，是否伴消瘦、腰背部疼痛，是否影响心肺功能，是否伴泌尿生殖系统畸形。

治疗经过 接受的检查及结果，如X线检查、CT检查、MRI检查等；接受的治疗及疗效和不良反应。

主要护理问题 ①有皮肤完整性受损的危险。②疼痛。③运动障碍。

护理措施 包括以下几方面：

牵引护理 ①头部枕颌牵引。牵引绳应与颈椎纵轴在一条直线，四头带兜住下颌和枕部，使吊带环分开，以免压迫器官和血管。牵引时头部保持中立位，不要左右摆动。牵引重量应从轻至重逐渐加大，观察患儿有无头痛、头晕、恶心、呕吐、腹痛、下肢麻木等。②股骨髁上牵引。经常检查牵引绳方向、滑轮位置是否移位，注意观察患儿有无神经麻痹、血液循环障碍。

皮肤护理 ①头部枕颌牵引的患儿进食、饮水时擦净下颌，并按摩受压处，防止下颌潮湿或摩擦刺激导致皮肤受损。②股骨髁上牵引患儿，每2小时用75%酒精清洁消毒克氏针孔一次，保持针孔清洁。③经常按摩受压皮肤，有明显后凸者，用卧位垫适当悬空突出部位，避免压伤皮肤。

疼痛护理 同运动系统畸形患儿护理相关内容；术后常规使用镇痛泵，通常保留48~72小时，停药后24小时内仍应密切监测患儿的呼吸状况和血氧浓度。

体位护理 ①手术后，待患儿清醒、生命体征平稳后，取左右侧交替卧位，每2小时轴位翻身一次，注意翻身角度不可超过60°，避免由于脊柱负重增大而引起关节突骨折。②喂食时，不能随意搬动患儿头部或随意扭动躯干部。③患儿排便时，不可过度抬高下肢，避免椎体错位。

健康指导 ①出院时患儿要佩戴矫形支具背心，保护植入器械。支具背心佩戴时间一般为6~12个月。回家后继续卧床1个月，每2~4小时翻身一次，翻身时要保持躯干纵轴方向无扭动。②卧床期间四肢及躯干可做静态收缩运动，防止肌萎缩。③1个月后，可以逐渐增加起坐及下床活动，应嘱咐患儿及家长注意安全，下床活动后，应避免奔跑、儿童之间打闹，以防摔伤、支具断裂或脱钩。④出院后定期随访、复查，如突然出现背部疼痛及皮下露出物（脱钩、断杠），及时到医院复诊。

护理评价 ①是否发生压疮。②疼痛是否缓解。③运动功能是否恢复。

(张琳琪)

xiǎo'ér fāyùxìng kuānguānjié tuōwèi hùlǐ
小儿发育性髋关节脱位护理
（nursing of children with developmental dislocation of the hip） 对发育性髋关节脱位患儿股骨半脱位或全脱位、步态跛行等现存及潜在健康问题的发现及处理，为其提供相应的生理、心理、社会的照顾。

护理评估 包括以下几方面：

个人及家族史 母亲妊娠史、家长发现患儿畸形的时间、有无合并其他先天畸形；有无家族史。

现病史 行走时是否晃动或如"鸭步"左右摇摆，是否伴腰椎前突、臀部后突等表现，双下肢是否等长，股纹、臀纹是否对称，会阴部有无增宽。

治疗经过 接受的检查及结果，如 X 线检查、B 超检查、弹出试验（Barlow 试验）等；接受的治疗及疗效和不良反应。

主要护理问题 ①躯体活动障碍。②疼痛。③有皮肤完整性受损的危险。

护理措施 包括以下几方面：

体位护理 ①6 个月以下婴儿，宜使用外展支具；6 个月以上患儿手法复位后石膏固定或手术切开复位再用"人"字石膏固定。②固定期间应使患儿髋关节固定在外展、屈曲、外旋位，避免过度外展髋关节，以防止发生股骨头缺血性坏死。③指导患儿及家长勿随意去除固定装置。

皮肤护理 ①对各种外固定器具，一经固定稳妥，及时检查对皮肤、肢体有无摩擦、卡压等现象，发现异常，及时通知医生处理。②倾听患儿啼哭及幼儿主诉，注意观察血液循环情况，检查外固定装置，预防压疮发生。③注意皮肤清洁，定期为患儿擦浴，对支具固定的部位，应小心、仔细擦洗，并观察有无皮肤破损。

功能训练 入院后要协助患儿养成在床上排尿便的习惯。支具或石膏拆除后，让患儿在保护下做功能锻炼，先练习股四头肌，使患肢股四头肌紧绷，然后慢慢升起、屈髋。患儿开始怕痛不敢活动，要循序渐进地增加活动量，防止关节僵硬、肌张力下降等并发症。

石膏护理、疼痛护理同运动系统畸形患儿护理相关内容。

健康指导 ①辅助患儿做有规律的功能练习，逐渐增加活动量，根据病情和复诊结果逐渐下床活动，争取早日恢复功能。②保持石膏干燥、清洁，长期潮湿的石膏会引起皮肤浸软、破溃甚至感染，必须及时更换。③鼓励患儿活动固定范围以外的关节，防止肌萎缩。④术后遵医嘱定期复查。

护理评价 ①运动功能是否恢复。②疼痛是否缓解。③皮肤是否完整。

(张琳琪)

xiǎo'ér xiāntiānxìng mǎtí nèifānzú hùlǐ

小儿先天性马蹄内翻足护理

（nursing of children with congenital talipes equinovarus） 对先天性马蹄内翻足患儿马蹄样足下垂、足内翻、足前部内收、跖屈等现存及潜在健康问题的发现及处理，为其提供相应的生理、心理、社会的照顾。

护理评估 包括以下几方面：

个人及家族史 母亲妊娠史，有无宫内胎位不正和压力过高；有无家族史。

现病史 有无马蹄样足下垂、足内翻、足前部内收、跖屈等畸形表现，畸形的程度、分型及行走的步态，是否伴有跟腱挛缩、高弓足等畸形。

治疗经过 接受的检查及结果；接受的治疗及疗效和不良反应。

主要护理问题 ①躯体活动障碍。②疼痛。

护理措施 包括以下几方面：

矫形护理 对 6 月龄内患儿，宜用手法矫正，矫正前禁食 4 小时，动作轻柔，不可急于求成、用力过猛，防止损伤骨骺及软组织，注意防止造成皮肤损伤。手法矫正后应注意用棉花、绷带将足部维持在矫形过正位，包扎切

忌过紧，注意经常检查足趾血液循环情况。疗程一般为 1~2 年。

器具护理 手法矫正和按摩治疗后，应用器具固定，做好相应的护理：①矫形靴套。将足维持在矫形过的位置，使用时注意靴套内应有柔软的衬垫，靴套不宜过紧。每晚用温热水足浴，足浴后坚持按摩 15~20 分钟后再穿矫形靴套；若穿矫形靴套后患儿哭闹，应注意检查肢端血液循环及皮肤有无压疮。②夹板。使用时注意经常检查固定双足的位置有无移动，双足外展角度应保持在 45°。③矫形鞋。鞋内应衬有松软的衬垫，衬垫外侧高于内侧 10~15cm，穿矫形鞋期间，坚持每晚用温热水足浴并进行足部按摩。

石膏护理、疼痛护理同运动系统畸形患儿护理相关内容。

健康指导 ①指导患儿家长熟练掌握手法矫正方法，并明确矫形器具的使用方法和意义。②指导患儿家长畸形矫正后应继续按摩和功能锻炼，并按时复查。矫正后的最初半年内每月复查一次，半年后若无复发倾向可每 3 个月复查一次，坚持复查 1 年以上。③足二关节或三关节融合术后开始走平路时一般无不适，但在坎坷不平的路面上行走或上下楼梯时则感到别扭，上述现象是正常的，经过一段时间锻炼后可恢复正常。

护理评价 ①运动功能是否恢复。②疼痛是否缓解。

(张琳琪)

chuánrǎnbìng huàn'ér hùlǐ

传染病患儿护理（nursing of children with infectious disease） 对传染病患儿现存及潜在健康问题的发现及处理，为其提供相应的生理、心理、社会的照顾。

常见症状及体征 发热、皮疹、腹泻、疼痛、惊厥。

护理评估 包括以下几方面：

个人及家族史 年龄、性别、发病季节、居住环境、当地疾病流行情况、疫苗接种史、传染病接触史、不洁饮食史；家庭成员中有无传染病。

现病史 主要症状、体征、发病时间、诱因。有皮疹者评估皮疹的形态、颜色、出疹时间、顺序、分布、皮疹消退情况，近期是否服用易发疹的药物、糖皮质激素及免疫抑制剂；咳嗽者询问咳嗽程度、有无进行性加剧；腹泻者评估粪便的性质、颜色、次数、量，有无脱水征及休克表现。

治疗经过 接受的检查及结果；接受的治疗及疗效和不良反应。

心理社会状况 有无恐惧、紧张、焦虑等心理症状；了解家长的态度、关心程度。

护理措施 包括以下几方面：

发热护理 ①监测体温变化，观察热型，实施物理降温后观察疗效，慎用退热药，必要时遵医嘱给予亚冬眠疗法。②卧床休息至皮疹消退及体温正常。③给予高热量、高蛋白、富含维生素、清淡、易消化的半流食或流食，少食多餐，鼓励多饮水以促进毒素排泄，不能进食者给予鼻饲。④保持口腔及皮肤清洁。

皮疹护理 ①保持床单整洁、干燥。②保持皮肤清洁，剪短指甲，嘱患儿勿搔抓皮肤。③皮肤瘙痒时可用温水洗浴或局部涂抹炉甘石洗剂，皮疹破溃继发感染时局部用抗生素软膏。

腹泻护理 ①记录24小时出入量，观察有无脱水、酸中毒、休克等表现，出现异常及时通知医生处理。②排便后及时清洗，勤换尿布。③及时采集粪便标本送检。④根据情况实行床旁隔离。

疼痛护理 ①了解疼痛的部位、性质、严重程度。②避免局部刺激和受压；根据病因给予局部冷热敷减轻疼痛。局部热敷温度应适宜，防止烫伤。③严重者遵医嘱给予解热镇痛药、镇静药缓解全身肌肉痉挛不适和疼痛。④对烦躁不安者加强安全防护措施。

惊厥护理 ①协助患儿取侧卧位，保持呼吸道通畅，及时清除口腔和鼻腔分泌物，上下臼齿间置牙垫。②遵医嘱给予吸氧。③建立静脉通道应用抗惊厥药。④观察生命体征，备好急救药品及设备。

心理护理 患儿常常需单独隔离，容易产生孤独、紧张、恐惧心理，应耐心听取患儿内心感受，加倍关心患儿，对恢复期患儿应安排适宜的活动如游戏、看电视等。

健康指导 ①教育患儿及家长传染期间自觉隔离。②传染病流行期间不带易感儿童到公共场所。③按时预防接种。④指导患儿家长进行隔离消毒、皮肤护理等。

护理评价 ①体温是否正常。②皮疹是否消退。③腹泻是否缓解，是否发生脱水、酸中毒等。④疼痛是否缓解。⑤是否发生惊厥，惊厥能否得到及时、有效的处理。

（吴心怡）

xiǎo'ér mázhěn hùlǐ

小儿麻疹护理（nursing of children with measles）

对麻疹患儿发热、咳嗽、流涕、结膜炎、口腔麻疹黏膜斑、全身斑丘疹等现存及潜在健康问题的发现及处理，为其提供相应的生理、心理、社会的照顾。

护理评估 包括以下几方面：

个人及家族史 麻疹疫苗初种、复种时间及麻疹接触史，近期有无接受主动或被动免疫；亲属传染病接触情况。

现病史 有无中度以上发热，是否伴头痛、喷嚏、流涕、咽部充血等卡他症状；有无眼结膜充血、流泪、畏光及眼睑水肿；是否出现麻疹黏膜斑，即口腔两侧颊黏膜靠近第一磨牙处 $0.5\sim1mm$ 大小的白色小点，周围有红晕；是否出现皮疹，皮疹是否在发热 $3\sim4$ 日后按耳后、发际、颈部、颜面部、躯干、四肢，最后到手掌、足底的顺序出现；皮疹是否为略高出皮肤的斑丘疹，颜色从浅红色、鲜红色到暗红色，数量由少渐多、密集而融合成片，压之褪色；疹间有无正常皮肤；出疹时全身毒血症症状是否加重，退疹后是否有色素沉着及细小脱屑；有无并发肺炎、喉炎或皮疹骤退、四肢冰冷、血压下降等循环衰竭表现。

治疗经过 接受的检查及结果，如分泌物免疫荧光染色、血清学检测等；接受的治疗及疗效和不良反应。

主要护理问题 ①体温过高。②皮肤完整性受损。③潜在并发症：肺炎、喉炎。

护理措施 包括以下几方面：

控制传播 ①隔离时间至出疹后5日，有并发症者延长至出疹后10日；对密切接触的易感儿，应隔离3周，若接触患儿后接受过免疫制剂者则延至4周。②房间用紫外线消毒或开窗通风换气，衣物、书籍、玩具在阳光下暴晒，医护人员接触患儿前后要洗手、更换隔离衣。

发热护理 出疹期不宜用药物或物理方法强行降温,禁止用酒精擦浴、冷敷。

休息护理 卧床休息至皮疹消退、体温正常。保持室内空气新鲜、温湿度适宜。

饮食护理 饮食以清淡、易消化、营养丰富的流食、半流食为宜,少量多餐。鼓励患者多饮水。恢复期应注意补充高蛋白、高热量及富含维生素的食物。

眼部及口腔护理 ①保持口腔、眼、耳、鼻部清洁。②用生理盐水清洗双眼,再滴抗生素滴眼液,同时服用维生素A。③鼓励患儿多饮开水,餐后用生理盐水或温开水含漱。④注意防止眼泪及呕吐物流入耳道。⑤及时清除鼻痂,保持鼻腔通畅。

并发症护理 密切监测病情变化,如患儿出现高热不退、咳嗽加剧、呼吸困难及肺部细湿啰音应注意是否合并肺炎;如出现声嘶、气促、吸气性呼吸困难、三凹征等应按喉炎护理;出现抽搐、嗜睡、脑膜刺激征是脑炎的表现,应及时处理。

皮疹护理同传染病患儿护理相关内容。

健康指导 ①疾病流行期间避免到人员密集的公共场所。②为家长示范皮肤黏膜及五官护理方法。③指导患儿隔离期间不要与外人接触。

护理评价 ①体温是否恢复正常。②皮疹是否消退。③是否发生肺炎、喉炎、脑炎等并发症,并发症能否得到及时发现及处理。

(吴心怡)

xiǎo'ér shuǐdòu hùlǐ

小儿水痘护理(nursing of children with varicella)

对水痘患儿皮肤、黏膜相继出现并同时存在斑疹、丘疹、疱疹和结痂等现存

及潜在健康问题的发现及处理,为其提供相应的生理、心理、社会的照顾。

护理评估 包括以下几方面:

个人及家族史 传染病病史、疫苗接种史,有无水痘接触史;患儿亲属有无类似疾病。

现病史 有无全身不适、乏力、咽痛、咳嗽等症状;有无皮疹,皮疹是否于发热1~2日出现,是否按照红色斑疹、丘疹、疱疹、水疱(疱液先透明后混浊、易破溃)、瘙痒,而后结痂的顺序演变,是否连续、分批出现,同一部位是否可见不同性状皮疹,且呈向心性分布;口腔、咽、眼结膜、生殖器有无皮疹,是否破溃、疼痛;近期是否用易发疹的药物、糖皮质激素及免疫抑制剂。

治疗经过 接受的检查及结果,如血清学检测等;接受的治疗及疗效和不良反应。

主要护理问题 ①皮肤完整性受损。②体温过高。

护理措施 包括以下几方面:

控制传播 ①无并发症患儿可家庭隔离治疗,至疱疹全部结痂或出疹后7日。②托幼机构中发现水痘患儿应检疫3周。③肿瘤或免疫功能低下患儿,接触水痘后72小时内可给予水痘-带状疱疹免疫球蛋白或恢复期血清肌内注射。

皮疹护理 指导患儿避免用激素类药物,同传染病患儿护理相关内容。

发热护理同传染病患儿护理相关内容。

健康指导 ①疾病流行期避免到人员密集的公共场所。②隔离期注意休息,饮食宜清淡,少食多餐。③为家长示范皮肤护理、口腔护理方法。④指导患儿隔离期间不要与外人接触。

护理评价 ①皮疹是否消退。②体温是否恢复正常。

(吴心怡)

xiǎo'ér liúxíngxìng sāixiànyán hùlǐ

小儿流行性腮腺炎护理(nursing of children with mumps)

对流行性腮腺炎患儿腮腺非化脓性肿胀和疼痛等现存及潜在健康问题的发现及处理,为其提供相应的生理、心理、社会的照顾。

护理评估 包括以下几方面:

个人及家族史 年龄、发病季节、营养状况、传染病病史、腮腺炎疫苗接种史、腮腺炎患者接触史,有无反复腮腺肿大的情况;患儿亲属中有无类似疾病。

现病史 有无发热、头痛、乏力、肌痛、厌食等前驱症状;腮腺是否肿大,是一侧累及对侧还是双侧同时肿大,肿大是否以耳垂为中心;有无周围组织水肿、灼热、疼痛和感觉过敏;张口、咀嚼、进食酸性食物时胀痛是否加剧;体温增高的程度、持续时间与腮腺肿大程度有无关系。

治疗经过 接受的检查及结果,如血清学检测、脑脊液检查等;接受的治疗及疗效和不良反应。

主要护理问题 ①疼痛。②体温过高。③潜在并发症:脑膜脑炎、睾丸炎、胰腺炎。

护理措施 包括以下几方面:

控制传播 ①隔离期至腮腺肿大消退后3日。②密切接触者观察3周。③对患儿的呼吸道分泌物及污染物品进行消毒。④接种腮腺炎减毒活疫苗。

疼痛护理 遵医嘱局部冷敷、用茶水或食醋调和如意金黄散,或用紫金锭碾碎后加醋调和成糊状敷于患处,其他措施同传染病患儿护理相关内容。

并发症护理 ①脑膜脑炎多

数于腮腺肿大后 1 周左右发生，患儿可出现持续高热、头痛、呕吐、颈强直、惊厥和昏迷，应密切观察，一旦发生及时通知医生，并遵医嘱采取脱水治疗。②观察睾丸有无肿大、触痛、睾丸鞘膜积液和阴囊皮肤水肿等症状，睾丸炎可用丁字带托起阴囊，局部间歇冷敷以减轻疼痛。③胰腺炎常发生于腮腺肿胀数日后，如发现患儿中上腹剧痛、压痛和肌紧张，伴发热、寒战、呕吐、腹胀等应立即报告医生，禁食、补液。

发热护理同传染病患儿护理相关内容。

健康指导 ①疾病流行期间患儿避免到人员密集的公共场所。②教会家长掌握消毒隔离、镇痛、用药护理及病情观察要点。③隔离期间指导患儿注意休息。

护理评价 ①疼痛是否缓解。②体温是否正常。③是否发生脑膜脑炎、睾丸炎、胰腺炎等并发症，并发症能否得到及时发现及处理。

（吴心怡）

xiǎo'ér jǐsuǐhuīzhìyán hùlǐ

小儿脊髓灰质炎护理（nursing of children with poliomyelitis） 对脊髓灰质炎患儿发热、咽痛、肢体疼痛、弛缓性麻痹等现存及潜在健康问题的发现及处理，为其提供相应的生理、心理、社会的照顾。

护理评估 包括以下几方面：

个人及家族史 脊髓灰质炎疫苗服用情况、有无不洁饮食史、是否去过疫区；亲属中有无类似疾病发生。

现病史 有无发热，体温是否呈双峰热型，是否伴乏力、咽痛、流涕、咳嗽等上呼吸道感染症状，有无恶心、呕吐、腹泻等消化道症状，有无感觉过敏、颈背部肌肉酸痛、小婴儿拒抱或年长儿出现三脚架征（患儿坐起时需用两手后撑如三脚架，以支持体位）、吻膝试验阳性（患儿坐起、屈颈时唇不能接触膝部）、头下垂征（将手置于患儿肩下，抬起其躯干时，患儿头与躯干不平行）等异常体征；是否出现呼吸不规则或呼吸暂停等症状，患儿是否出现瘫痪，瘫痪出现的时间、进展程度及伴随症状。

治疗经过 接受的检查及结果，如血清学检测、脑脊液检查等；接受的治疗及疗效和不良反应。

主要护理问题 ①体温过高。②疼痛。③躯体移动障碍。④清理呼吸道无效。

护理措施 包括以下几方面：

瘫痪护理 ①长期卧床者保持床单位平整、无渣屑，皮肤清洁、干燥，定时更换体位，可采用气垫床、防压疮敷料以减轻受压部位及骨隆突处的压力。②用辅助器材保持患肢于功能位，防止足下垂或足外翻。③观察尿便情况，有便秘或尿潴留时，给予灌肠或导尿。④帮助恢复期患儿进行肢体主动或被动功能训练，促进功能最大限度的恢复，防止关节挛缩畸形。

呼吸道护理 ①密切观察呼吸频率、节律及幅度，注意有无咳嗽无力、呼吸频率及节律改变、发绀、吸气时上腹内凹，必要时给氧。②保持呼吸道通畅，取头低位（床尾抬高 20°～30°）以免唾液、食物、呕吐物等吸入，昏迷者取侧卧位或平卧位且头偏向一侧以防止误吸，出现呼吸肌麻痹者遵医嘱及早给氧，必要时配合医生行机械通气辅助呼吸。③定时雾化、翻身拍背、吸痰。

控制传播 ①确诊后立即向当地疾病控制中心报告，隔离患儿至病后 40 日，密切接触者医学观察 20 日。②患儿的分泌物、排泄物用漂白粉消毒，衣物、被褥在日光下暴晒。③对密切接触、未服用疫苗的 5 岁以下小儿及免疫缺陷儿童注射丙种球蛋白。④口服脊髓灰质炎减毒活疫苗糖丸预防发病。

发热护理、疼痛护理同传染病患儿护理的相关内容。

健康指导 ①指导患儿家长定期进行预防接种。②对瘫痪肢体尚未完全恢复的患儿，应指导家长做好日常生活护理和瘫痪肢体康复运动，提高安全意识，防止意外发生。③恢复期和后遗症期需加强营养，避免继发感染，坚持患肢的主动与被动锻炼，可用按摩及物理疗法促进康复，若有肢体畸形，可实施手术矫正。④帮助患儿建立健康心理，使其及早融入社会，以获得更广泛的支持与帮助。

护理评价 ①体温是否恢复正常。②疼痛是否缓解。③呼吸道是否通畅。④肢体运动功能是否最大限度地恢复。

（吴心怡）

xiǎo'ér liúxíngxìng yǐxíng nǎoyán hùlǐ

小儿流行性乙型脑炎护理（nursing of children with epidemic encephalitis type B） 对流行性乙型脑炎患儿高热、惊厥、意识障碍、呼吸衰竭等现存及潜在健康问题的发现及处理，为其提供相应的生理、心理、社会的照顾。

护理评估 包括以下几方面：

个人及家族史 发病季节、居住环境，是否去过疫区，有无蚊虫叮咬史，流行性乙型脑炎疫苗初种、复种时间；患儿亲属有无类似疾病。

现病史 起病缓急，有无发

热、头痛、恶心、呕吐、嗜睡及颈强直等表现，有无意识障碍、惊厥、呼吸衰竭、颅内压增高等脑实质受损症状，有无语言或意识障碍、肢体瘫痪等后遗症表现。

治疗经过 接受的检查及结果，如血清学检测、脑脊液检查、脑电图检查等；接受的治疗及疗效和不良反应。

主要护理问题 ①体温过高。②躯体移动障碍。③潜在并发症：惊厥、呼吸衰竭。

护理措施 ①发热护理同传染病患儿护理相关内容。②惊厥与意识障碍护理见小儿惊厥护理。③瘫痪护理、呼吸道护理同小儿脊髓灰质炎护理相关内容。

健康指导 ①耐心喂养，改善营养状况。②指导家长对患儿进行功能锻炼。

护理评价 ①体温、意识是否恢复正常。②肢体运动功能是否恢复。③是否发生惊厥、呼吸衰竭等并发症，并发症能否得到及时发现及处理。

(吴心怡)

xiǎo'ér zhòngdúxíng xìjūnxìng lìjí hùlǐ

小儿中毒型细菌性痢疾护理

（nursing of children with bacillary dysentery） 对中毒型细菌性痢疾患儿高热、反复惊厥、意识障碍、呼吸衰竭等现存及潜在健康问题的发现及处理，为其提供相应的生理、心理、社会的照顾。

护理评估 包括以下几方面：

个人及家族史 年龄、发病季节、营养状况、家庭卫生状况，有无不洁饮食史、痢疾患者接触史；亲属有无类似疾病。

现病史 起病缓急，有无突然高热、惊厥、面色苍白、肢端厥冷、皮肤发花、脉搏细速、呼吸增快、血压降低、少尿或无尿等休克表现，有无嗜睡、惊厥、

昏迷、双侧瞳孔不等大、对光反射迟钝或消失及呼吸加深、加快、节律不齐等表现。

治疗经过 接受的检查及结果，如血常规、粪常规、大便细菌培养等检查；接受的治疗及疗效和不良反应。

主要护理问题 ①体温过高。②组织灌注量的改变。③腹泻。④潜在并发症：脑水肿、呼吸衰竭。

护理措施 包括以下几方面：

发热护理 同传染病患儿护理相关内容；必要时遵医嘱采用水合氯醛灌肠以镇静、止惊，或用生理盐水灌肠，以清除肠道内容物，直至肠道清洗液澄清为止。

休克护理 ①取平卧位，注意保暖，密切观察病情变化。②建立静脉通道，根据医嘱调节输液速度，保证药物准确输入。③记录出入量，监测尿量变化。④每15~30分钟监测一次生命体征，密切观察面色、肢端肤色等。

腹泻护理 ①观察排便次数、性状及量，严格记录24小时出入量，以防脱水。②及时、准确采集粪便标本送检，为提高阳性率应采集黏液脓血部分送检。③保证营养供给，给予易消化的流质或半流质饮食，多饮水以促进毒素排出。④采取肠道隔离至临床症状消失后1周或3次粪便培养阴性。

并发症护理 ①密切观察生命体征、尿量和抽搐情况，及时发现异常。②遵医嘱用药控制惊厥、降低颅内压。③备好抢救物品，做好人工呼吸、气管内插管、气管切开术准备，若出现呼吸衰竭及早配合医生行机械通气治疗。

健康指导 ①指导患儿养成良好卫生习惯，避免不洁饮食。②加强饮食、饮水及粪便管理，

保持家庭卫生。③指导家长掌握餐具、玩具等的消毒方法。

护理评价 ①体温是否正常。②是否发生休克。③腹泻是否缓解。④是否发生脑水肿、呼吸衰竭等并发症，并发症能否得到及时发现及处理。

(吴心怡)

xiǎo'ér shǒu-zú-kǒubìng hùlǐ

小儿手足口病护理

（nursing of children with hand-foot-mouth disease） 对手足口病患儿发热和手、足、口腔等部位发生斑丘疹或疱疹等现存及潜在健康问题的发现及处理，为其提供相应的生理、心理、社会的照顾。

护理评估 包括以下几方面：

个人史 年龄、居住环境、卫生习惯、有无手足口病接触史；了解患儿的托幼机构或学校有无类似疾病报告。

现病史 起病缓急，有无发热及热型和热程，是否伴咳嗽、流涕、恶心、呕吐；发热后1~2日口腔黏膜、舌、扁桃体有无疱疹，疱疹破溃后是否形成溃疡，有无疼痛、烦躁、哭闹、流涎、拒食等表现；手掌、足底、臀部有无斑丘疹、疱疹，疱疹是否呈圆形或椭圆形扁平凸起，其内有无混浊液体；皮疹是否在5日左右由红变暗，愈合后不留瘢痕或色素沉着；有无肌阵挛、脑膜炎、脑炎、急性弛缓性麻痹、肺水肿、循环障碍的表现。

治疗过程 接受的检查及结果，如血常规检查、病毒分离、核酸检测、血清学检查、脑脊液检查、MRI检查等；接受的治疗及疗效和不良反应。

主要护理问题 ①体温过高。②皮肤、黏膜完整性受损。③潜在并发症：惊厥、循环衰竭、呼吸衰竭。

护理措施 包括以下几方面：

控制传播 ①避免接触其他儿童，隔离时间至出疹后14日。②房间用紫外线消毒或开窗通风换气，患儿物品在阳光下暴晒消毒。③接触患儿前后洗手。

皮肤黏膜护理 ①口腔护理。遵医嘱给予口内涂药，进食前后用生理盐水或温开水漱口。②给予柔软、清洁、宽大、干燥的服装，保证床单位平整。③剪指甲，必要时约束患儿双手以防止其抓破皮肤。④操作时动作轻柔，以防擦破皮疹。⑤保持臀部清洁、干燥，防止继发感染。⑥斑丘疹或疱疹破裂时遵医嘱及时处理。⑦饮食宜清淡、无刺激性，且温度不宜过高。

并发症护理 ①密切监测患儿生命体征。②发现患儿出现精神差、嗜睡、头痛、呕吐、易惊、面色苍白、呼吸困难、脉搏浅速、四肢发凉、指（趾）发绀等异常表现及时报告医生。③保证静脉通道通畅，留置胃管、导尿管（禁止压迫膀胱排尿），严格记录24小时出入量。④保持呼吸道通畅，做好气道管理。

发热护理同传染病患儿护理相关内容。

健康指导 ①告知患儿家长患儿的餐具、玩具、衣被等用品应定期消毒。②培养患儿良好卫生习惯。③指导家长对患儿进行口腔和皮肤护理。

护理评价 ①患儿体温是否恢复正常。②皮肤黏膜是否恢复完整。③是否发生惊厥、循环衰竭、呼吸衰竭等并发症，并发症能否得到及时发现及处理。

（杨军华）

 jí-wēi-zhòngzhèng huàn'ér hùlǐ

急危重症患儿护理（nursing of critically ill children）对急危重症

患儿现存及潜在健康问题的发现及处理，为其提供相应的生理、心理、社会的照顾。

常见症状及体征 发热、惊厥、头痛、喷射性呕吐、意识障碍、呼吸衰竭、心力衰竭、肾衰竭等。

护理评估 包括以下几方面：

个人及家族史 年龄、居住环境、既往健康史、传染病病史、手术史、外伤史、药物过敏史；患儿家属中是否有类似疾病发生。

现病史 有无意识丧失、强直性和阵挛性抽搐、眼球固定、面色青紫；有无头痛、喷射性呕吐、意识障碍；有无呼吸衰竭、心力衰竭及肾衰竭等。

治疗经过 接受的检查及结果，如血常规、血生化、影像学等检查；接受的治疗及疗效和不良反应。

心理社会状况 家长及年长儿有无焦虑、恐惧、悲观、绝望等心理症状，与他人的关系是否融洽，社会支持系统是否完好。

护理措施 包括以下几方面：

高热护理 密切监测体温变化，体温≥38.5℃时遵医嘱用正确、合理的降温措施，如头部冷湿敷、冰袋冷敷，在颈部、腋下及腹股沟处放置冰袋，或冷盐水灌肠；注意保证患儿摄入充足水分。

惊厥护理 就地抢救，立即将患儿平卧，松解领扣，头偏向一侧，清除患儿口腔和鼻腔分泌物、呕吐物等，保证气道通畅；将舌轻轻向外牵拉，防止舌后坠阻塞呼吸道造成呼吸不畅；若出现窒息，应立即施行人工呼吸，按医嘱给予抗惊厥药，观察并记录患儿用药后的反应。

头痛护理 ①保持身心安静，减轻头痛。②头部冷敷也可缓解

血管扩张引起的头痛。③观察头痛性质、程度的变化，是否伴其他症状或体征，如出现呕吐、视力减退、肢体抽搐或瘫痪，及时通知医生处理。④熟悉颅内压增高的主要表现为头痛、喷射性呕吐、视盘水肿。

喷射性呕吐护理 ①保持呼吸道通畅，视病情给予侧卧。呕吐时，严防口腔分泌物及胃内容物吸入气道引起窒息及吸入性肺炎。②将患儿头部抬高15°~30°，以利颅内血液回流。③记录呕吐物的量、颜色及呕吐频率，评估患儿体液丢失情况，及时给予补充。④遵医嘱采取降低颅内压的措施，迅速降低颅内压，防止脑水肿、脑疝的发生，床旁备好急救物品及药品，以便随时使用。

感染预防护理 尽量将患儿安置在单间，严格执行无菌操作，加强皮肤护理及口腔护理，保持皮肤清洁，定时翻身、拍背，保持呼吸道通畅。

病情观察 ①密切观察病情变化，注意生命特征、意识及瞳孔变化，若出现脑水肿早期症状应尽早处理，按医嘱给予脱水剂。②用呼吸机辅助通气的过程中，观察皮肤及口唇颜色、末梢循环、肢体温度、尿量和意识变化，并做好24小时连续监测。昏迷患儿还需观察瞳孔、肌张力、腱反射、受压部位有无压疮发生，有感染征象及时处理。③急性肾衰竭常以心力衰竭、心律不齐、感染、水电解质紊乱等为主要死亡原因，应及时发现其早期变化，警惕心力衰竭及呼吸骤停等合并症的发生。

心理护理 耐心倾听家长的表达，鼓励其说出自己内心的想法，帮助患儿树立战胜疾病信心；鼓励家长关爱患儿，促进早日

康复。

健康指导 ①避免诱发因素，养成良好生活习惯。②发病期间注意积极治疗及休息，积极预防感染，增强机体免疫力。③遵医嘱坚持用药，勿自行增减或停用药物。④遵医嘱定期复查，出现异常情况及时就诊。

护理评价 ①体温是否正常。②惊厥发作能否得到及时处理，有无缺氧症状。③头痛、喷射性呕吐等症状是否缓解。④有无意识障碍、呼吸衰竭、心力衰竭、肾衰竭等并发症发生，并发症能否得到及时发现及处理。

(杨军华)

xiǎo'ér jīngjué hùlǐ

小儿惊厥护理（nursing of children with convulsion）

对惊厥患儿突然出现的全身或局部肌群呈强直性和阵挛性抽搐、意识障碍等现存及潜在健康问题的发现及处理，为其提供相应的生理、心理、社会的照顾。

护理评估 包括以下几方面：

个人及家庭史 有无颅外感染，有无突发性高热、近期感染史、既往发作史及家族史等。

现病史 发作时表现，如突然意识丧失、面部及四肢肌肉呈强直性和阵挛性抽搐、眼球固定、口吐白沫、牙关紧闭、面色青紫等；新生儿有无局限性抽搐、双眼凝视、眼球固定或斜视、眼睑抽动，首次发生惊厥的年龄、持续时间，在同一疾病过程中的发作次数，有无高热等诱因。

治疗经过 接受的检查及结果，如血常规、脑脊液、脑电图、CT等检查；接受的治疗及疗效和不良反应。

主要护理问题 ①意识障碍。②有窒息的危险。③有受伤的危险。④体温过高。

护理措施 包括以下几方面：

外伤预防护理 ①用缠有纱布的压舌板放入口腔内上、下臼齿之间，以防咬伤舌。②将纱布放在患儿手中和腋下，防止皮肤摩擦受损。③拉上床档，防止坠床，床栏杆处放置棉垫，同时移开床周围可能伤害患儿的物品，以防发作时受伤。④保持环境安静，减少对患儿的刺激，预防惊厥再次发作。

病情观察 ①密切观察病情变化，注意生命特征、意识及瞳孔变化；若出现脑水肿早期症状应尽早处理，按医嘱给予脱水剂。②观察记录开始时间、发作次数、持续时间、抽搐部位、两眼有无凝视或斜视、尿便有无失禁及解痉后有无嗜睡现象等，协助医生进行诊断及处理。

惊厥护理、高热护理同急危重症患儿护理相关内容。

健康指导 ①介绍疾病有关知识，指导患儿家长避免再次发作的措施，如控制体温、避免刺激等，并指导家长观察后遗症。②向家长介绍惊厥发作的紧急处理及避免受伤的有关知识。

护理评价 ①是否出现窒息。②是否发生外伤。③体温是否恢复正常。④是否发生脑水肿等并发症，并发症能否得到及时发现及处理。

(杨军华)

xiǎo'ér jíxìng lúnèiyā zēnggāo hùlǐ

小儿急性颅内压增高护理（nursing of children with acute intracranial hypertension）

对急性颅内压增高患儿头痛、喷射性呕吐、意识障碍等现存及潜在健康问题的发现及处理，为其提供相应的生理、心理、社会的照顾。

护理评估 包括以下几方面：

个人及家族史 有无感染史、颅脑损伤史；有无脑炎、败血症、中毒、癫痫等诱因；有无脑血管畸形、脑肿瘤等家族史。

现病史 有无头痛、喷射性呕吐、意识障碍、前囟隆起、落日眼、视物模糊、失明、瞳孔大小不等，对光反射是否存在，是否昏迷，有无呼吸节律不规则甚至骤停。

治疗经过 接受的检查及结果，如血常规、尿常规、粪常规、脑部B超、头颅X线平片、腰椎穿刺测脑脊液压力、CT及眼底等检查；接受的治疗及疗效和不良反应。

主要护理问题 ①头痛。②有窒息的危险。③潜在并发症：脑疝。

护理措施 包括以下几方面：

颅内压护理 ①严格卧床休息，保持安静，头部抬高15°~30°。②避免不必要的搬动，以免诱发脑疝。③检查或治疗时不可猛力转头、翻身、按压腹部及肝。④加强病情观察，若出现脑疝前驱症状，以平卧、头部稍低为宜，保持头部稳定。

呼吸道护理 ①根据病情需选择不同方式供氧，注意呼吸道畅通。②监测血氧情况，保证血氧分压维持在正常范围，备好呼吸器，必要时协助医生行人工辅助通气。

用药护理 遵医嘱用药，做好用药护理：①应用20%甘露醇应在15~30分钟内静脉推注或快速滴入，注射过快可产生一过性头痛加重、视物模糊、眩晕及注射部位疼痛；注射过慢将影响脱水效果；避免药物外漏，以防组织坏死。②静脉使用镇静药时速度要慢，以免抑制呼吸，注意观察用药的疗效及不良反应。③大剂量氯丙嗪注射可使气道分泌物增多，需注意吸痰，以防呼吸道阻塞。

病情观察 定时监测血压、呼吸、脉搏、体温、瞳孔、肌张力及有无惊厥、意识状态改变等，记录液体出入量，观察病情变化，及时通知医生，并配合抢救。

健康指导 向家长说明保持安静的重要性及头肩抬高的意义，指导家长积极配合治疗。

护理评价 ①头痛是否缓解。②气道是否通畅。③有无脑疝并发症的发生。

(杨军华)

xiǎo'ér jíxìng hūxī shuāijié hùlǐ

小儿急性呼吸衰竭护理（nursing of children with acute respiratory failure）

对急性呼吸衰竭患儿低氧血症、高碳酸血症、发绀、呼吸困难等现存及潜在健康问题的发现及处理，为其提供相应的生理、心理、社会的照顾。

护理评估 包括以下几方面：

个人及家族史 有无呼吸中枢病变，如颅内感染、颅内出血、脑损伤等；有无呼吸器官的病变，如急性喉炎、肺炎、哮喘等；有无中毒、重症肌无力等情况；有无先天性遗传代谢性疾病、肿瘤等家族史。

现病史 有无呼吸节律和频率的改变，有无呼吸困难；血氧情况；若发绀伴全身脏器功能障碍，$PaO_2 < 50mmHg$，$PaCO_2$ 正常，为 I 型呼吸衰竭（低氧血症性呼吸衰竭），常见于呼吸衰竭早期；若皮肤潮红、高碳酸血症、瞳孔缩小、肢体颤动、惊厥、昏迷，$PaO_2 < 50mmHg$，$PaCO_2 > 50mmHg$，为 II 型呼吸衰竭（高碳酸血症性呼吸衰竭），常见于呼吸衰竭晚期。

治疗经过 接受的检查及结果，如血气分析等检查；接受的治疗及疗效和不良反应。

主要护理问题 ①气体交换受损。②清理呼吸道无效。③低效性呼吸型态。④有感染的危险。

护理措施 包括以下几方面：

呼吸道护理 ①协助患儿翻身、拍背，以更换体位、进行咳嗽。②遵医嘱给予雾化吸入，如出现心悸、喘憋、心率增快，立即停止雾化吸入，遵医嘱予以吸氧。③必要时予以吸痰，严格执行无菌操作，气管内与口腔内的吸痰管应严格分开，动作应轻柔；吸痰前应充分吸氧，负压不宜过大，吸引时间不宜过长。④当吸氧浓度达 60%，PaO_2 仍达不到 60mmHg 时，应协助医生及时建立人工气道，进行机械通气；观察患儿的胸廓起伏、神态、面色、周围循环等，观察有无堵管或脱管现象；做好管道护理，加强口腔护理。

氧疗护理 遵医嘱调节氧浓度，氧浓度不宜过高，吸氧时间不宜过长；经常检查鼻导管是否通畅，避免被分泌物堵塞导管造成假性吸氧，每周更换一次。

用药护理 遵医嘱用药，观察药物的疗效及不良反应，使用呼吸中枢兴奋药物后，应观察患儿有无烦躁不安、反射增强、局部肌肉抽搐等表现，发现异常及时报告医生处理。

健康指导 ①向家长介绍呼吸衰竭的病因、诱因及防治措施。②向家长及患儿做好解释工作，指导其积极配合治疗。

护理评价 ①气道是否通畅。②有无缺氧症状。

(杨军华)

xiǎo'ér chōngxuèxìng xīnlì shuāijié hùlǐ

小儿充血性心力衰竭护理（nursing of children with congestive heart failure）

对充血性心力衰竭患儿呼吸困难、端坐呼吸、咳粉红色泡沫痰、心率增快、心脏扩大、颈静脉怒张、下肢及身体的下垂部位水肿等现存及潜在健康问题的发现及处理，为其提供相应的生理、心理、社会的照顾。

护理评估 包括以下几方面：

个人史 有无先天性心血管畸形，如室间隔缺损、完全性大血管转位、主动脉缩窄及动脉导管未闭及心内膜垫缺损；有无川崎病、风湿热、心肌病、急性链球菌感染所引起的感染性心肌炎等病史；有无感染、贫血及营养不良、心律失常、停用洋地黄过早或洋地黄过量等诱因。

现病史 有无左心衰竭即肺循环淤血的表现，如呼吸困难、气促、端坐呼吸、咳粉红色泡沫痰、肺部可闻及湿性啰音或哮鸣音；有无右心衰竭即体循环淤血的表现，如心率增快、心音低钝、心脏扩大、有奔马律及颈静脉怒张或肝颈静脉反流征阳性、肝脏在短期内迅速增大、下肢及身体下垂部位水肿等；评价心功能状态：I 级仅有心脏病体征，无症状，活动不受限；II 级活动量较大时出现症状，活动轻度受限；III 级活动稍多即出现症状，活动明显受限；IV 级安静休息时即有症状，活动完全受限。

治疗经过 接受的检查及结果，如 X 线检查、心电图检查、超声心动图检查等；接受的治疗及疗效和不良反应。

主要护理问题 ①心排血量减少。②体液过多。③气体交换受损。

护理措施 包括以下几方面：

休息与体位护理 卧床休息，取半坐卧位或坐位。

心脏负荷护理 ①减少刺激，

避免烦躁、哭闹，必要时按医嘱用镇静药。②控制输液速度，一般以每小时不超过 5ml/kg 为宜。③帮助患儿翻身，保持排便通畅，必要时给予甘油栓或开塞露通便，尽量避免患儿用力。

氧疗护理　急性心力衰竭导致呼吸困难和有发绀时应及时给予吸氧。急性肺水肿患儿吸氧时可用 20%~30% 酒精湿化。

喂养护理　①限制钠和水的入量，低盐饮食。②给予易消化、营养丰富的食物。③喂食过程中可适当休息，注意少食多餐，奶瓶喂养者奶嘴开孔稍大，以免吸吮费力，但需注意勿使患儿呛咳。④呼吸困难者用滴管喂养，必要时可鼻饲。

病情观察　24 小时连续监测呼吸、脉搏、血压、尿量、肢体温度及精神状态等，并详细记录，以评估心功能。

用药护理　遵医嘱用药，观察用药的疗效及不良反应：①应用强心苷时注意给药方法、剂量，静脉注射速度要慢（不少于 5 分钟），密切观察是否出现心律失常、恶心、呕吐、腹痛、腹泻、头痛、头晕、视物模糊、色视等，每次用药前应先测脉搏，若发现脉率缓慢（年长儿<70 次/分，婴幼儿<90 次/分）或脉律不齐，应报告医生并暂停用药；不与其他药液混合注射，用药后 1~2 小时要监测心率和心律，并注意心力衰竭表现是否改善。②宜在清晨或上午给予利尿药，定时测体重，记录尿量，观察水肿的变化；用药期间进食富含钾的食物。③用血管扩张药时严密监测心率和血压变化，根据血压随时调整滴液速度，避免血压过度下降。药液要现用现配，整个输液系统遮光（用黑纸或铝箔包裹），避免药液外漏。

健康指导　①向家长介绍心力衰竭的病因、诱因及防治措施，指导患儿避免情绪激动、过度活动。②指导年长儿掌握自我监测脉搏的方法，指导家长掌握家庭护理方法。

护理评价　①心功能是否改善。②水肿是否缓解。③呼吸困难是否缓解。

（杨军华）

xiǎo'ér jíxìng shènshuāijié hùlǐ

小儿急性肾衰竭护理 （nursing of children with acute renal failure）

对急性肾衰竭患儿氮质血症、水和电解质代谢紊乱等现存及潜在健康问题的发现及处理，为其提供相应的生理、心理、社会的照顾。

护理评估　包括以下几方面：

个人史　有无血容量减少，如腹泻、外科手术大出血、烧伤，有无肾脏疾病如急性肾炎、溶血尿毒症综合征等；有无尿路结石、先天性尿道畸形、肾结核、肿瘤压迫输尿管等病史；新生儿有无败血症、严重溶血，婴儿有无重症感染、先天畸形，年长儿有无肾炎、休克等诱因。

现病史　有无肾衰竭症状及分期：①少尿期。水、钠潴留及全身水肿、心力衰竭等，伴高钾血症、高磷血症、高镁血症和低钠血症、低钙血症、低氯血症等电解质紊乱，呼吸、唇色改变伴心律不齐；食欲缺乏、意识障碍、抽搐、昏迷；易合并呼吸道及尿路感染。②多尿期。大量排尿，伴脱水、低钠血症及低钾血症。③恢复期。多尿期后肾功能逐渐恢复，血尿素氮及肌酐逐渐恢复正常。不伴少尿，血尿素氮、血肌酐迅速升高者为非少尿型肾衰竭。

治疗经过　接受的检查及结果，如尿液、血生化、肾影像学等检查；接受的治疗及疗效和不良反应。

主要护理问题　①体液过多。②营养失调：低于机体需要量。③有感染的危险。

护理措施　包括以下几方面：

液体入量护理　控制液体入量，坚持"量出为入"原则，准确记录 24 小时出入量，包括口服和静脉输入的液量、尿量、异常丢失量；每日监测体重，了解有无水肿加重；按医嘱应用利尿药及透析治疗。

营养支持护理　少尿期限制水、盐、钾、磷、蛋白质入量，供给足够的热量；不能进食者经静脉补充营养；透析治疗时因丢失大量蛋白，不需限制蛋白质入量，长期透析时可输血浆、水解蛋白、氨基酸等。

休息与活动护理　少尿期、多尿期均应卧床休息，恢复期逐渐增加活动。

感染预防护理同急危重症患儿护理相关内容。

健康指导　①指导家长在恢复期给患儿加强营养，以增强体质。②注意个人卫生，注意保暖，防止受凉。③慎用氨基糖苷类抗生素等对肾脏有损害的药物，学会家庭护理方法。

护理评价　①水肿是否缓解。②营养是否均衡，能否保证机体的需要量。③是否发生感染。

（杨军华）

èxìng zhǒngliú huàn'ér hùlǐ

恶性肿瘤患儿护理 （nursing of children with malignant tumor）

对恶性肿瘤患儿现存及潜在健康问题的发现及处理，为其提供相应的生理、心理、社会的照顾。

常见症状及体征　发热、疼

痛、营养不良、肿块。

护理评估 包括以下几方面：

个人及家族史 年龄、性别、饮食习惯、生长发育情况、既往病史；有无恶性肿瘤疾病家族史。

现病史 发病时间、原因、有无相关诱因；有无发热及发热程度、热型；是否出现肿块，肿块的大小、位置及活动度，是否伴疼痛及压迫症状；疼痛的部位、性质、严重程度等。

治疗经过 评估患儿接受的检查及结果；接受的治疗及疗效和不良反应。

心理社会状况 有无焦虑、恐惧、悲观等心理症状，家长的态度、关心程度。

护理措施 包括以下几方面：

发热护理 ①监测体温变化，发热者及时给予物理或药物降温。②卧床休息。③体温骤降或伴有大汗者，及时更换潮湿衣物和被单。④加强口腔、皮肤护理。⑤指导患儿进食易消化的饮食，鼓励患儿多饮水。

饮食护理 给予高蛋白、高热量、富含维生素、清淡、易消化食物，少食多餐。

疼痛护理 ①创造舒适、安静环境。②一旦发生突然、剧烈的疼痛及时报告医生。③遵医嘱给予镇痛措施，观察药物的疗效及不良反应。

肿块护理 ①观察肿块的大小、质地、活动度及压迫症状，及时发现肿块破裂等急症。②如患儿突然出现剧烈疼痛、呼吸困难、面色苍白，密切监测生命体征，必要时做好术前准备。③操作时动作轻柔，避免用力按压肿块。

化学治疗（化疗）护理 遵医嘱用化学治疗药，注意观察药物疗效及不良反应：①多柔比星、柔红霉素可引起充血性心力衰竭

和严重的心肌病变，化疗时需监测心电图变化，注意观察有无气短、胸闷、心律不齐、颈静脉怒张、下肢水肿等表现。②用氮芥、环磷酰胺等烷化剂时注意有无食欲缺乏、恶心、呕吐、腹痛、腹泻等消化道反应，大剂量环磷酰胺可引起出血性膀胱炎、肾功能损害等，用药时注意给予患儿多饮水，按医嘱给予水化疗法。③用长春新碱可引起腹胀，甚至肠麻痹，应在睡前按医嘱服用促进肠蠕动的药物。

心理护理 患儿容易产生孤独、紧张、恐惧心理，应耐心听取患儿的内心感受，加倍关心患儿，应认真安排活动如游戏、看电视等。

健康指导 ①指导家长给予清淡、易消化饮食，注意营养均衡，餐具定期消毒，多饮水，保持口腔清洁。②避免剧烈活动，尽量少到公共场所，及时添加衣物，预防感冒和传染病。③遵医嘱定期复查及化疗，如出现腹部肿块、腹胀、恶心、呕吐、排尿困难等要及时就诊。

护理评价 ①体温是否正常。②疼痛是否缓解。③营养状况有无改善。

（吴心怡）

xiǎo'ér jíxìng báixuèbìng hùlǐ

小儿急性白血病护理（nursing of children with acute leukemia）

对急性白血病患儿发热、贫血、出血、肝脾大、淋巴结肿大等现存及潜在健康问题的发现及处理，为其提供相应的生理、心理、社会的照顾。

护理评估 包括以下几方面：

个人及家族史 年龄、性别、居住地、家庭经济状况、饮食习惯、生长发育及营养状况，有无病毒感染史、化学物质及电离辐

射接触史；有无血液系统恶性肿瘤家族史。

现病史 发病时间、原因、有无相关的诱因，有无发热、出血、贫血，有无肝大、脾大、淋巴结肿大、皮肤结节。

治疗经过 接受的检查及结果，如血常规、骨髓细胞学、组织化学染色等检查；接受的治疗及疗效和不良反应，目前用药情况及依从性等。

主要护理问题 ①活动无耐力。②口腔黏膜改变。③有感染的危险。④潜在并发症：出血。⑤营养失调：低于机体需要量。

护理措施 包括以下几方面：

基础护理 ①有乏力、发热、贫血、血小板计数低时卧床休息，病情好转后逐渐增加活动量。②晨起、睡前用软毛牙刷刷牙或用棉球擦洗口腔，进食后用生理盐水漱口，一旦发生口腔黏膜炎，给予口腔护理，根据口腔 pH 值及具体情况选用漱口液及药物涂抹，疼痛时可用 2% 利多卡因含漱。③注意个人卫生，勤换内衣，女性患儿注意经期卫生。④协助患儿多饮水。⑤化学治疗（化疗）期间，加强肛周护理。

感染预防护理 ①与其他疾病患儿分室居住，病室清洁、空气流通，限制陪护及探视人数。②粒细胞减少及免疫功能明显低下者，置于单间或层流洁净病房。③密切监测体温、血常规变化，及时发现感染的早期表现。④检查口腔及咽喉部有无溃疡、肿胀、发红、疼痛，评估皮肤有无破损，外阴、肛周有无异常改变。⑤严格执行无菌操作。

出血护理 ①观察患儿有无新鲜出血点，有无鼻腔、牙龈出血，有无颅内压增高的表现。②嘱患儿不要挖耳、挖鼻，禁止

剔牙，避免外伤。③避免应用阿司匹林或含阿司匹林的药物、抗凝血药。④血小板<20×10⁹/L时，尽量避免肌内注射，不可避免的有创操作后压迫注射部位10~15分钟。⑤鼻腔少量出血时可冷敷头部、局部压迫止血，出血较多时请耳鼻喉科医生会诊。⑥牙龈出血可用冷盐水含漱，或用无菌纱布、明胶海绵压迫止血。⑦消化道出血者，密切监测血压、心率、呼吸，迅速建立双静脉通道，确保液体入量，观察有无失血性休克。⑧注意观察颅内出血患儿神志、瞳孔变化，保持安静，绝对卧床，避免搬动。

用药护理 ①密切观察药物的毒性反应。②准确计算液体出入量，合理安排输液顺序，每班详细记录输入液体的量及剩余液体量，做好床头交接。③激素类药物多为口服给药，应避免患儿因担心出现库欣综合征等不良反应而将药物丢弃。④为防止胃肠道反应可在化疗前给予镇吐药。⑤制订静脉治疗计划，合理选择静脉，输注化学治疗药尽可能采用中心静脉导管，输注过程中勤巡视，一旦发现药液外渗，立即停止输液，进行相应处理。

饮食护理 ①膳食合理搭配，给予高蛋白、富含维生素、高纤维饮食，忌食辛辣等刺激性食物。②注意饮食卫生，餐具定时消毒，水果洗净、去皮后再食用，不要食用隔夜或变质食物。③化疗期间少食多餐，给予清淡、易消化饮食；用左旋门冬酰胺酶化疗期间，给予低脂饮食。④鼓励患儿多饮水，以促进尿酸排出，预防大量白血病细胞破坏引起的高尿酸血症。

健康指导 ①保持居室内空气新鲜。②预防各种意外伤害。

③白细胞数低时避免到人员密集的公共场所。④适当进行身体锻炼，循序渐进地增加活动量。⑤遵医嘱服药，定期复诊，如有不适及时到医院就诊。

护理评价 ①疲乏、无力感是否消失。②口腔黏膜是否完整。③并发症能否得到及时发现及有效处理。④营养状况是否改善。

(吴心怡)

xiǎo'ér línbāliú hùlǐ

小儿淋巴瘤护理 (nursing of children with lymphoma)

对淋巴瘤患儿无痛性、进行性淋巴结肿大以及肿物引起的压迫症状和肿瘤转移至各个脏器等现存及潜在健康问题的发现及处理，为其提供相应的生理、心理、社会的照顾。

护理评估 包括以下几方面：

个人及家族史 年龄、性别、居住地、家庭经济状况、饮食习惯、生长发育状况；有无病毒感染、免疫功能下降、染色体异常；亲属中有无类似疾病发生。

现病史 有无淋巴结肿大、盗汗、体重减轻、发热、贫血、腹痛、排便不畅、呼吸困难等症状，是否合并肠梗阻、肾盂积水、腹水、肠套叠、消化道出血、肠穿孔、骨破坏等。

治疗经过 接受的检查及结果；接受的治疗及疗效和不良反应，目前用药的情况及依从性等。

主要护理问题 ①活动无耐力。②有感染的危险。③出血。④潜在并发症：急性肾衰竭。⑤潜在并发症：呼吸道梗阻。

护理措施 包括以下几方面：

休息及体位护理 ①有呼吸困难、贫血、血小板减少时，嘱患儿卧床休息。②出现气道梗阻、压迫呼吸等症状时根据瘤灶部位取半坐卧位、坐位或患侧卧位。

③骨骼受侵患儿用保护性护具固定。④病情好转后逐渐增加活动量，注意安全，避免跌倒及磕碰。

感染预防护理 ①保护性隔离，室内清洁，空气流通。②监测体温变化。③严格无菌操作。④观察口腔黏膜情况，出现口腔溃疡时加强护理。⑤保持会阴部清洁，排便后及睡前温水坐浴。⑥卧床者加强皮肤护理，预防压疮。

出血护理 ①观察皮肤黏膜有无出血点，有无鼻腔、牙龈出血及颅内出血表现。②每日用液状石蜡湿润鼻腔，以防止鼻黏膜干燥、出血。③保持排便通畅。④防止外伤。⑤遵医嘱给予止血药、血小板。

并发症护理 ①密切观察生命体征，如患儿出现口周和甲床发绀、胸闷、气促、喘憋等症状，遵医嘱给予氧气吸入，监测血氧饱和度。②观察有无高尿酸血症、高钾血症、高磷血症和低钙血症的表现，一旦发现立即给予心电监护，记录24小时出入量，如出现肌肉抽搐、手足搐搦，立即给予吸氧、松开衣领，取平卧位且头偏向一侧，保持呼吸道通畅，避免窒息。

健康指导 ①给予高蛋白、高热量、富含维生素的饮食，注意饮食卫生。②遵医嘱服药，按时复诊，出现病情变化随时就诊。③加强自我保护，避免感染其他疾病。

护理评价 ①疲乏是否缓解。②出血是否停止。③并发症能否得到及时发现及有效处理。

(吴心怡)

xiǎo'ér shènmǔxìbāoliú hùlǐ

小儿肾母细胞瘤护理 (nursing of children with nephroblastoma)

对肾母细胞瘤患儿上腹部或腰

炎患者的毛巾最好每日用开水烫，置阳光下暴晒，眼药要单独使用。

康复护理 指导患者使用助视器，缓解低视力，改善生活质量。

视力障碍护理同眼部疾病患者护理相关内容。术前护理经检查确诊需手术者，见眼部疾病患者护理的术前准备及心理护理。

健康指导 ①加强妊娠期保健指导，围产期要定期体检。②教儿童学会看视力表，每年检查1次视力，如有远视应尽早戴镜，以预防或矫正弱视。③教育儿童在阅读、写字保持正确的姿势，不躺在床上看书，不在太阳直射下或光线昏暗处看书，白天看电视，屋内光线亮度应均匀，不要太暗，晚上看电视，开柔和小灯。电视机摆放要与眼睛在同一水平线。④防止眼外伤，儿童应有专人看护，劳动场所如有进溅物，要戴防护眼镜预防眼外伤。⑤预防、治疗高血压、糖尿病以减少眼部并发症；青光眼、白内障要及早治疗。⑥暴露于强紫外线环境或从事电焊等工作者，应戴能吸收紫外线的防护眼镜，接触激光者配戴能抵抗辐射的防护眼镜。⑦在有毒物质环境中工作，应戴防护装置进行封闭式操作，一旦污染及时冲洗。⑧食用富含维生素A、维生素C、维生素E的食物，如新鲜水果和深绿色蔬菜，预防儿童低视力、白内障及老年性黄斑变性等眼病。

护理评价 ①视力是否有所提高。②有无受伤。③生活需求能否得到满足。④是否掌握低视力防治的相关知识。

（朱 为）

jiǎnxiànyán huànzhě hùlǐ

睑腺炎患者护理（nursing of patients with hordeolum） 对睑腺炎

患者眼睑局限性充血、水肿、疼痛、硬结、脓点等现存及潜在健康问题的发现及处理，为其提供相应的生理、心理、社会的照顾。

护理评估 包括以下几方面：

个人史 卫生习惯，有无糖尿病病史，有无睑腺炎反复发作史。

现病史 眼睑局部有无微痒不适或局部红肿、硬结、触痛、脓点，有无局限性充血、水肿、疼痛，睑结膜面有无黄色脓点，出现眼睑不适的时间。

治疗经过 接受的检查及结果，如裂隙灯检查等；接受的治疗及疗效和不良反应。

主要护理问题 疼痛。

护理措施 包括以下几方面：

眼部护理 早期睑腺炎行局部热敷；形成脓肿者如未溃破或虽溃破但排脓不畅应切开排脓；内睑腺炎在结膜面切开，外睑腺炎在皮肤面切开，如脓肿较大，还需放置引流条。

用药护理 遵医嘱严格使用抗生素滴眼液，以控制感染。

健康指导 ①脓肿尚未形成时不宜切开，更不能挤压排脓，否则可使感染扩散，引起眼睑蜂窝织炎，甚至败血症或海绵窦栓塞。②指导患者眼部热敷方法。取一口杯，杯口用毛巾围一筒状，患眼靠近毛巾处，使热气集中熏于眼部，温度以能接受为度；也可用热水袋灌40℃左右温水，外包以毛巾，敷于患眼。③讲究眼部卫生，不用不洁手揉眼。④糖尿病患者积极控制血糖。

护理评价 ①疼痛是否减轻。②炎症是否消退。

（朱 为）

jiǎnbǎnxiàn nángzhǒng huànzhě hùlǐ

睑板腺囊肿患者护理（nursing of patients with chalazion） 对睑

板腺囊肿患者眼睑皮下肿块、疼痛、硬结等现存及潜在健康问题的发现及处理，为其提供相应的生理、心理、社会的照顾。

护理评估 包括以下几方面：

个人史 皮肤是否为油性，有无反复发作史。

现病史 眼睑皮下肿块的形状、大小，单个发生还是多个交替出现，是否与皮肤粘连，有无疼痛、压痛，肿块的颜色，排出内容物的性质等症状；首次发生肿块的时间，有无进食过多油腻饮食。

治疗经过 接受的检查及结果，如裂隙灯显微镜检查等；接受的治疗及疗效和不良反应。

主要护理问题 有感染的可能。

护理措施 包括以下几方面：

眼部护理 ①较小囊肿可予局部热敷，严格按医嘱要求涂眼药促进吸收。②较大囊肿需手术切除；有继发感染时，应先控制感染后再行手术。③术前冲洗结膜囊，术后眼垫包扎1~2日。

饮食护理 进食清淡、易消化食物，多进食蔬菜、水果，少食高脂饮食，多饮水。

健康指导 ①油脂皮肤患者清洁皮肤，洗脸时注意选择适宜个人皮肤的洁面用品，保持睑板腺开口通畅；尽量不要用浓厚的油彩化妆，如非用不可，要尽快、尽量彻底地清洁皮肤，尤其是眼睑部位要注意清洁，保持眼睑腺通畅。②中老年人应警惕睑板腺癌的可能，出现睑板腺囊肿应及时就诊，并做常规病理检查。

护理评价 是否出现感染。

（朱 为）

jiǎnyuányán huànzhě hùlǐ

睑缘炎患者护理（nursing of patients with blepharitis） 对睑缘炎

患者眼睑睑缘变形、灼热等现存及潜在健康问题的发现及处理，为其提供相应的生理、心理、社会的照顾。

护理评估 包括以下几方面：

个人史 有无异物刺激等病史。

现病史 有无局部灼热及不适感，睫毛根部及周围是否附着灰黄色糠皮样硬而脆的蛋白鳞屑；睑缘是否变形、肥厚而外翻、不能紧贴眼球，有无溢泪现象；有无灼热、干涩、刺痒感，红肿的睑缘上是否出现水疱样湿疹、糜烂、渗出黏液或脓液，干结后成黄色痂皮，粘于睫毛根部，将睫毛粘成束状；晨起时有无上下睑缘黏着、眼难睁开。首次发生睑缘炎时间，有无疲劳、体弱、屈光不正等发病的诱因。

治疗经过 接受的检查及结果，如细菌培养、药物敏感性试验等；接受的治疗及疗效和不良反应。

主要护理问题 ①舒适度的改变。②眼睑黏膜改变。

护理措施 包括以下几方面：

用药护理 ①眼局部用药时首先持棉签将痂皮轻轻拭去，挤压出睑板腺内的过剩分泌物，清洗后，遵医嘱用抗生素涂擦睑缘，持续至愈后 2 周。②溃疡性睑缘炎治疗前须拔除患有毛囊炎的睫毛，遵医嘱于溃疡面涂 1%硝酸银溶液，切忌入结膜囊。③严格遵医嘱局部及全身用药。

饮食护理 进食清淡、易消化的食物，多食入青菜、水果，控制高脂、高胆固醇食物摄入，保证蛋白质摄入。

眼部护理 保持眼部清洁、干燥，及时去除分泌物，洗脸要彻底，遇有风沙、烟尘污染要及时清洗，必要时清水冲眼。尽量避免眼部用油彩化妆。为减少异物刺激，外出时可戴有色眼镜。

健康指导 ①注意锻炼身体，如有贫血要注意补充营养，提高机体抵抗力。②保持眼部清洁，自感眼部不适要及时检查和治疗。

护理评价 ①舒适度是否有所提高。②眼睑黏膜改变是否缓解。

（朱 为）

xiāntiānxìng yǎnjiǎn yìcháng huànzhě hùlǐ

先天性眼睑异常患者护理
（nursing of patients with congenital eyelid anomalies） 对先天性眼睑异常患者角膜刺激症状、角膜溃疡、睑外翻等现存及潜在健康问题的发现及处理，为其提供相应的生理、心理、社会的照顾。

护理评估 包括以下几方面：

个人及家族史 有无先天性睑内翻、先天性青光眼等疾病，有无其他先天畸形；家族中有无类似疾病患者。

现病史 倒睫程度，单根还是数根；有无角膜刺激症状，如眼痛、流泪和异物感，结膜有无充血，有无角膜溃疡；眼睑有无向外翻转，结膜、角膜有无暴露；泪点有无外翻；有无眼痛、结膜充血、肥厚或角膜干燥、粗糙；有无眼睑闭合不全，有无结膜和角膜干燥、角质化及上皮剥脱、暴露性角膜炎，有无视力减退等。

治疗经过 接受的检查及结果，如眼科检查等；接受的治疗及疗效和不良反应。

主要护理问题 ①舒适度的改变。②自我形象紊乱。

护理措施 包括以下几方面：

用药护理 ①严格按医嘱用抗生素滴眼液，防止角膜炎、结膜炎的发生。②眼睑闭合不全者，遵医嘱结膜囊内涂大量抗生素眼膏，再以眼垫遮盖；严重眼睑闭合不全者，可用眼罩盖眼，周围空隙用胶布密封，或戴软性角膜接触镜；也可配合医生行暂时性睑缘缝合术。

角膜、结膜护理 ①少数倒睫可用镊子拔除，但拔除后多可再生长，而且再长出睫毛后角膜刺激症状更明显，可用电解睫毛毛囊的方法破坏倒睫睫毛毛囊，以防止其再生长。②如睑内翻症状明显，可用胶布法或缝线法在眼睑皮肤面牵引，使睑缘向外复位。③睑外翻患者擦拭泪液时，用手帕由下眼睑向上擦拭，以免向下擦拭加重睑外翻。

眼部卫生护理 不要用手揉眼，毛巾要严格专用、消毒，避免交叉感染。避免与他人毛巾接触，要放在阳光照射、通风处。

术前准备 常规外眼准备，同眼部疾病患者护理相关内容，上睑下垂需剃眉毛，瘢痕性睑外翻要清洁皮肤，检查皮肤有无破损、炎症，术前冲洗结膜囊，遵医嘱滴滴眼液。

病情观察 了解眼睑闭合状态、角膜暴露程度及穹隆部结膜脱垂等情况，观察植皮部位的血运及温度，保持局部创口干燥。

健康指导 指导患者学习滴眼液使用方法，白天滴滴眼液，外出时戴墨镜保护角膜，夜间结膜囊内涂抗生素眼膏。

护理评价 ①舒适度是否提高。②外观是否得以改善。

（朱 为）

jiémóyán huànzhě hùlǐ

结膜炎患者护理
（nursing of patients with conjunctivitis） 对结膜炎患者眼痒、眼痛、干涩、异物感、视疲劳等现存及潜在健康问题的发现及处理，为其提供相应的生理、心理、社会的照顾。

护理评估 包括以下几方面：

个人史 有无过敏史，有无结膜炎病史。

现病史 有无眼痒、眼痛、干涩、异物感及视疲劳等症状，是否伴有畏光、流泪；眼睑有无水肿，睑结膜和球结膜无充血，球结膜有无水肿、出血；是否伴分泌物，分泌物的性质和量；耳前淋巴结有无肿大；发生眼部不适时间，有无接触化学药品、有害气体、工业粉尘等，有无到公共场所游泳、洗浴等诱因。

治疗经过 接受的检查及结果，如细菌培养等；接受的治疗及疗效和不良反应。

主要护理问题 ①有传播感染的危险。②疼痛。③有角膜溃疡的危险。

护理措施 包括以下几方面：

感染预防护理 ①立即对患者实行隔离治疗，洗脸时最好用流动水，毛巾置日光照射、通风处，使用过的医疗器皿单独消毒、专人使用，患者用过的敷料要烧毁。②养成良好卫生习惯。勿用手揉眼，对淋菌性尿道炎患者，嘱其排尿后手勿触眼，手要彻底消毒。

用药护理 ①清除分泌物，冲洗时将头偏向患侧以防分泌物流入健眼。②遵医嘱用生理盐水或抗生素溶液冲洗结膜囊内分泌物。③遵医嘱滴眼药，直至分泌物涂片找不到淋球菌，随后酌情减量，睡前涂抗生素眼膏。

并发症护理 ①监测刺激症状、分泌物、结膜充血、视力等变化，如刺激症状加重、睫状出血、角膜混浊、视力受损等情况出现，及时报告医生尽早处理。②观察沙眼愈后有无睑内翻及倒睫、睑球粘连、眼干等情况。

饮食护理 忌食葱、蒜、韭菜、辣椒、羊肉等辛辣刺激性食物。

健康指导 ①传染性结膜炎可造成流行性感染，避免到人员密集场所，认真洗手，不用手或衣袖拭眼。②如为变应性结膜炎，应立即停用或避免接触致敏药物或食物。③指导患者不要到公共浴室、游泳池活动。④淋菌性尿道炎孕妇必须在产前治愈，婴儿出生后，立即滴抗生素滴眼液于结膜囊内。

护理评价 ①有无交叉感染的发生。②疼痛是否缓解。③是否出现角膜溃疡。

（朱 为）

yìzhuàng nǔròu huànzhě hùlǐ
翼状胬肉患者护理（nursing of patients with pterygium）

对翼状胬肉患者视物模糊、角膜充血等现存及潜在健康问题的发现及处理，为其提供相应的生理、心理、社会的照顾。

护理评估 包括以下几方面：

个人史 有无慢性结膜炎类似病史，有无眼病、外伤史及手术史，有无吸烟、饮酒史。

现病史 有无视力减退、减退程度，眼球运动是否正常，角膜是否清晰，有无灰白色浸润、充血，首次发现视力减退时间，有无风沙、灰尘、日光等长期刺激等诱因。

治疗经过 接受的检查及结果，如裂隙灯显微镜检查、视功能检查、角膜曲率测量等；接受的治疗及疗效和不良反应。

主要护理问题 ①疼痛。②视物模糊。

护理措施 包括以下几方面：

术前准备 术前常规检查血常规、尿便常规、肝肾功能、出凝血时间、心电图等。术前清洗泪道，冲洗结膜囊。

疼痛护理 术后3日内眼部疼痛明显，可在室内放轻松的音乐转移患者注意力，必要时遵医嘱口服镇痛药。

用药护理 术后严格遵医嘱用滴眼液，也可遵医嘱用激光或放射治疗抑制复发。

感染预防护理 ①术后保持敷料干燥、清洁，及时更换。②滴眼药前洗手，眼药瓶口不能触及眼睛，避免交叉感染。③嘱患者勿用手揉眼睛。④毛巾应置阳光照射、通风处。

饮食护理 ①避免烟酒，避免食用辛辣等刺激性食物。②多进食富含维生素的食物。

健康指导 ①外出时戴墨镜，尽量避免风沙、日光长期刺激，不要在烟尘环境活动。积极治疗慢性结膜炎。②向患者介绍翼状胬肉相关知识，指导患者积极治疗，小而静止的翼状胬肉无需治疗，较小的进展性胬肉可局部滴药抑制其生长，生长较快或侵及瞳孔区妨碍视力的较大胬肉应行手术治疗。

护理评价 ①疼痛是否缓解。②视物是否清晰。

（朱 为）

jiémó gānzàozhèng huànzhě hùlǐ
结膜干燥症患者护理（nursing of patients with xerosis of conjunctiva）

对结膜干燥症患者眼干、眼红、畏光、视物模糊等现存及潜在健康问题的发现及处理，为其提供相应的生理、心理、社会的照顾。

护理评估 包括以下几方面：

个人史 有无严重沙眼，有无结膜烧伤，泪腺功能是否正常，有无类风湿关节炎、红斑狼疮、睑板腺功能障碍等慢性病史，有无吸烟、饮酒史。

现病史 有无眼干、眼红、

畏光、视物模糊等症状，症状发生的时间、严重程度；是否伴烧灼感、异物感、易疲劳、不能耐受烟尘刺激的环境等症状；首次发生眼干时间。

治疗经过 接受的检查及结果，如泪膜破裂时间、荧光素染色等检查；接受的治疗及疗效和不良反应。

主要护理问题 舒适度的改变。

护理措施 包括以下几方面：

一般护理 减少诱发因素。避免长时间用电脑，少接触空调及烟尘环境。

眼部护理 ①指导患者每日用热水熏蒸眼部、用热毛巾热敷、闭眼用示指与中指指腹轻轻按摩眼球、用清水清洗眼。②室内放置加湿器，使室内空气湿润。

用药护理 ①指导患者遵医嘱用人工泪液，对严重角结膜干燥症患者避免用含防腐剂的人工泪液。遵医嘱用促泪液分泌药。②遵医嘱指导患者配戴硅胶眼罩、湿房镜、治疗性角膜接触镜等，重症结膜干燥症不宜配戴角膜接触镜。

健康指导 ①向患者介绍结膜干燥症相关知识，说明结膜干燥症发展演变将影响视力，指导患者及时检查和治疗。②长期使用电脑者，注意休息，每1个小时适当活动全身，瞭望远处绿色植物。③定期检查眼睛，及时矫正屈光不正。

护理评价 舒适度是否有所提高。

(朱 为)

gǒngmóyán huànzhě hùlǐ

巩膜炎患者护理（nursing of patients with scleritis） 对巩膜炎患者视力减退、眼痛、巩膜充血和肿胀等现存及潜在健康问题的发现及处理，为其提供相应的生理、心理、社会的照顾。

护理评估 包括以下几方面：

个人及家族史 有无风湿性关节炎、系统性红斑狼疮、结节性动脉炎等结缔组织病，有无吸烟史、饮酒史、过敏史及家族史。

现病史 有无眼部疼痛、疼痛程度，结膜及前部巩膜有无充血肿胀，巩膜颜色，有无视力减退、减退程度，发生症状时间，有无患感染性疾病等诱因。

治疗经过 接受的检查及结果，如 B 超、CT、MRI 等检查；接受的治疗及疗效和不良反应。

主要护理问题 ①疼痛。②感知改变。

护理措施 包括以下几方面：

用药护理 ①遵医嘱局部用滴眼液，禁用结膜下注射，以防巩膜穿孔。②用阿托品散瞳时，注意压迫泪囊 3～5 分钟，防止药液通过泪道和鼻腔黏膜吸收而发生中毒。

病情观察 ①观察视力变化、有无视疲劳。表层巩膜炎视力无影响，深层巩膜炎可损害视功能。②观察疼痛性质，如为剧烈疼痛并向周围放射，病变可能累及赤道后方及视神经周围巩膜，应通知医生仔细检查、及时处理，否则视力会明显减退。③观察眼压，眼压增高达到 40mmHg 以上可形成巩膜葡萄肿。

饮食护理 避免食入辛辣等刺激性饮食，避免过敏性食物，戒烟、戒酒。进食高蛋白、富含维生素、低脂、粗纤维饮食，多食水果。

视力障碍护理同眼部疾病患者护理相关内容。

健康指导 ①出现眼痛、视力减退、结膜出血等不良症状要及时就诊，积极治疗。②遵医嘱

定期复查。③护眼，减少强光刺激，出门戴有色眼镜。避免用眼过度。④提高机体抵抗力，防止过度疲劳，尽量避免感冒。

护理评价 ①疼痛是否缓解。②视力有无改善。

(朱 为)

jiǎomóyán huànzhě hùlǐ

角膜炎患者护理（nursing of patients with keratitis） 对角膜炎患者视力减退、畏光、剧烈疼痛、流泪等现存及潜在健康问题的发现及处理，为其提供相应的生理、心理、社会的照顾。

护理评估 包括以下几方面：

个人史 有无慢性泪囊炎，有无吸烟、饮酒史。

现病史 有无剧烈疼痛、畏光、流泪等角膜刺激症状，是否伴视力减退，减退程度；眼睑有无肿胀、有无分泌物，分泌物的颜色、性质，是否伴发热，眼睑、口角、鼻前庭皮肤有无疱疹；有无外伤史，有无感冒、发热、疲劳、严重精神刺激等致机体抵抗力下降等情况。

治疗经过 接受的检查及结果，如细菌培养、药物敏感性试验等；接受的治疗及疗效和不良反应。

主要护理问题 ①疼痛。②感知改变。

护理措施 包括以下几方面：

用药护理 ①遵医嘱及时滴眼药，若用两种以上眼药，至少间隔 5 分钟，避免相互冲洗而降低药效。②重症角膜溃疡患者遵医嘱用 1%阿托品散瞳后，指压泪囊区 3～5 分钟，避免药物经鼻黏膜吸收引起中毒。

眼部护理 ①热敷。②遵医嘱在洗净眼部分泌物和局部用药后，应用消毒眼垫包盖。③伴泪囊炎者用生理盐水冲洗泪囊。

④铜绿假单胞菌性角膜溃疡者遵医嘱用冲洗液冲洗结膜囊。

生活护理 保持环境安静，眼垫遮盖，避免光线刺激，协助其进食、打开水等基础护理。

感染预防护理 严格执行消毒隔离制度，换药、上眼药注意无菌操作，避免交叉感染，药品及器械应专人、专眼专用。

并发症预防护理 ①诊疗过程中切勿挤压眼球。对深部角膜溃疡后弹性层膨出者，应局部包扎。指导患者勿用手揉眼，勿用力咳嗽、喷嚏、做屏气动作，保持排便通畅，避免便秘，以防增加腹压。②暴露性角膜炎者可用纱垫遮盖，轻症者频滴人工泪液及抗生素滴眼液，晚间用抗生素眼膏预防感染；必要时可行睑缘缝合术以保护角膜。③泪囊炎者每日用生理盐水及抗生素冲洗泪道。

饮食护理 补充多种维生素，高蛋白饮食。

健康指导 ①避免角膜外伤，一旦发生立即就诊。②及时处理睑内翻、倒睫、沙眼及慢性泪囊炎等，以防损伤角膜。③加强营养，预防感冒，积极治疗原发病，以防病毒性角膜炎复发。

护理评价 ①疼痛是否缓解。②视力是否恢复。

（朱 为）

báinèizhàng huànzhě hùlǐ

白内障患者护理（nursing of patients with cataract） 对白内障患者晶体混浊、视力减退、对比敏感度下降、屈光改变、视野缺损等现存及潜在健康问题的发现及处理，为其提供相应的生理、心理、社会的照顾。

护理评估 包括以下几方面：

个人史 有无外伤史，有无糖尿病、高血压，有无药物中毒史。

现病史 视力减退的程度、屈光改变程度、对比敏感度下降是否明显，有无单眼复视或视物显多症，是否出现眩光及色觉改变，是否出现视野缺损。

治疗经过 接受的检查及结果，如视力、视野、瞳孔、裂隙灯显微镜等检查，以及眼压测定、房角检查、眼B超检查、视觉诱发电位检查、角膜曲率测量等；接受的治疗及疗效和不良反应。

主要护理问题 ①感知改变。②有人工晶体移位的可能。

护理措施 包括以下几方面：

饮食护理 ①术日晨进食清淡饮食。②术后当日给予半流质饮食，以后可进食普食。③指导患者进食含丰富维生素的蔬菜、水果及适量蛋白质的食物。忌烟酒及辛辣食物。

术前准备 ①术前指导患者练习眼球向上、下、左、右转动，以便术中配合。②练习呼吸调整。③指导患者用手指压迫人中穴、张口呼吸及用舌尖抵上腭的方法控制咳嗽和喷嚏。④做好术前常规准备，见眼部疾病患者护理。⑤术前晚遵医嘱给予镇静药，术前遵医嘱充分散瞳。

感染预防护理 ①遵医嘱术后1个月内用抗生素和可的松滴眼液。②术眼换药，严格无菌操作，换药时要观察眼局部反应情况等。

术后康复护理 ①术后按手术类型采用仰卧位或健侧卧位。②行人工晶体植入术后卧床2小时后可下床活动，指导患者术后第1次下床行走要避免跌倒，避免低头及头部晃动，控制咳嗽、喷嚏、呕吐；避免用力挤眼，不揉、按压术眼，不用力排便，避免大声说笑；严禁突然翻身和坐起。③术后第2日，视力逐渐恢复，但仍要禁止洗脸、洗发、沐浴，2周后可沐浴。④术后3~6个月避免重体力劳动、剧烈运动、低头作业，不能用力擦眼或碰撞术眼。

视力障碍护理同眼部疾病患者护理相关内容。

健康指导 ①外出时戴深色眼镜或有檐帽，避免紫外线损伤。②避免腹泻或长时间大量出汗而引起脱水、代谢紊乱，产生异常的化学物质，损害晶体，引起白内障或加剧病情。③注意补充足够的维生素C。④避免过量吸烟、饮酒，避免过量食用锌及牛奶。⑤糖尿病患者有效控制血糖，监测血糖变化。

护理评价 ①视力有无提高。②是否出现人工晶体移位。

（朱 为）

qīngguāngyǎn huànzhě hùlǐ

青光眼患者护理（nursing of patients with glaucoma） 对青光眼患者视盘挛缩和凹陷、视野缺损、视力减退等现存及潜在健康问题的发现及处理，为其提供相应的生理、心理、社会的照顾。

护理评估 包括以下几方面：

个人及家族史 有无视网膜血管性疾病，有无眼部手术史、外伤史，眼局部与全身有无用糖皮质激素，有无吸烟、饮酒史；有无青光眼家族史。

现病史 有无突然发作剧烈的眼球胀痛、雾视、虹视等症状，是否伴头痛，是否出现视力急剧减退、视野缩小，是否伴轻度睫状充血、眼睑水肿、角膜水肿，视盘是否出现凹陷和萎缩，瞳孔是否散大，对光反射是否消失，休息后是否可缓解，有无情绪激动、过度疲劳、看电视、看电影、外伤、手术、使用缩瞳药等诱因。

治疗经过　接受的检查及结果，如 24 小时眼压测定以及视野、眼 B 超等检查；接受的治疗及疗效和不良反应。

主要护理问题　①疼痛。②感知改变。③自理能力缺陷。

护理措施　包括以下几方面：

用药护理　①遵医嘱术前 12 小时用缩瞳药，操作要轻柔，切勿压迫眼球；发作期应频繁滴眼，使用时注意观察瞳孔和眼压，瞳孔缩小后可减少滴眼次数，滴眼后用棉球压迫泪囊片刻，避免吸收中毒；注意观察有无恶心、呕吐、流涎、出汗、腹痛、肌肉抽搐等中毒反应，若出现立即报告医生停用缩瞳药，反应严重者可用阿托品解毒。②遵医嘱给予碳酸酐酶抑制药，注意口周及四肢末端麻木、针刺感等神经末梢反应和少尿、血尿、结石等泌尿系统不良反应；指导患者配合口服碳酸氢钠缓解泌尿系统反应；若出现神经末梢反应，应通知医生，并遵医嘱口服维生素 B_6 缓解。③遵医嘱使用高渗药物，口服甘油盐水前要将药杯放入温水中加温，减少恶心、呕吐、腹部不适等反应，服药后尽量少饮水；有心、肺、肾功能不全者，要严密观察血压、脉搏及呼吸变化，以防发生意外；用药后嘱患者平卧休息，缓解头痛、恶心等颅内压降低的症状。④如出现眼胀痛突然加剧、烦躁不安、恶心、呕吐等，应遵医嘱给予镇痛、镇吐、镇静、催眠药物；认真观察病情，稳定患者情绪；勿用地西泮，禁用肾上腺素、颠茄类药物，以免瞳孔散大、睫状肌紧张致眼压升高。

休息与活动护理　①急性发作期要卧床休息，枕头适当垫高。②术后 24 小时绝对卧床。③前房有出血者取半坐卧位或高枕位。

饮食护理　①进食清淡、易消化食物，忌刺激性食物，戒烟酒、咖啡、浓茶。②控制饮水量，指导患者一次饮水量不宜过多，最好在 300ml 以下。

眼球按摩护理　指导患者做眼球按摩，保持滤过泡充盈、滤道畅通，促进房水排出：示指和拇指指腹置上睑，眼向下看，手指由上向下轻轻做半圆形按摩，稍加压，注意按摩时先慢后快，勿用力过强，以患者能忍受为度，一般按摩后有眼红反应。

视力障碍护理同眼部疾病患者护理相关内容。

健康指导　①避免诱发因素，不要过久阅读，不要关灯看电视，不要在暗处长时间停留，不要长时间目视屏幕，衣领、腰带不宜过紧，睡眠时枕头适当垫高，避免用力排便、咳嗽、喷嚏及长时间低头、弯腰等动作，勿压迫眼球。②积极治疗内眼疾病，防止因眼压增高而导致继发性青光眼。③一旦出现眼胀痛、雾视、虹视、视力急剧减退、视野缺损等改变，应立即就诊。④青光眼伴视力明显减退者，多用听觉、触觉、残余视力，训练患者判断方向、距离及防止跌伤、碰伤的方法。⑤青光眼术后患者保持情绪稳定，严格遵医嘱用药，术后患者眼压 3～4 个月之后才能稳定，遵医嘱定期复查，测眼压、检查眼底、复查视野。⑥40 岁以上有青光眼家族史者要定期检查。

护理评价　①疼痛是否缓解。②视力是否改善。③生活需求能否得到满足。

（朱　为）

pútáomóyán huànzhě hùlǐ
葡萄膜炎患者护理（nursing of patients with uveitis）　对葡萄膜炎患者视力减退、眼红、疼痛、畏光、流泪等现存及潜在健康问题的发现及处理，为其提供相应的生理、心理、社会的照顾。

护理评估　包括以下几方面：

个人史　有无风湿免疫性疾病、结核病、结节病等慢性疾病史，有无遗传性免疫缺陷病。

现病史　有无眼红、眼痛、畏光、流泪，疼痛的程度、性质；是否出现视力减退，减退程度；瞳孔有无缩小、对光反射是否迟钝或消失；发生眼红、疼痛时间，有无外伤、手术、感染等诱因。

治疗经过　接受的检查及结果，如血常规、红细胞沉降率、肠道内镜等检查；接受的治疗及疗效和不良反应。

主要护理问题　①疼痛。②感知改变。

护理措施　包括以下几方面：

用药护理　①遵医嘱给予散瞳治疗、局部和全身用糖皮质激素和非甾体抗炎药。②观察药物的不良反应，尤其有糖尿病等慢性疾病患者，用糖皮质激素时应注意观察血压、血糖、电解质变化。

疼痛护理　观察疼痛程度，必要时遵医嘱口服镇痛药，观察镇痛效果及不良反应等。

病情观察　①密切观察视力、瞳孔、眼压等变化，老人、前房浅患者要警惕散瞳后房角堵塞，引起青光眼发作。②观察局部炎症情况，局部炎症反应严重者可热敷，用毛巾围住热水杯口，眼靠近毛巾直接熏蒸。

饮食护理　进食高蛋白、富含维生素、低脂、粗纤维的饮食。

健康指导　①嘱患者注意休息，合理用眼。阿托品散瞳，瞳孔要 10～14 日才能恢复，外出时可戴有色眼镜，忌烟酒。②严格遵医嘱滴药，点散瞳药后要压迫泪囊部，防止药液通过泪道和鼻腔黏膜吸收而发生中毒。③积极治疗原发病。④定期复查，如有视力改变、突然眼胀痛、眼红等应及时就诊。⑤长期用激素者要定期检查眼压，以防激素性青光眼。

护理评价　①疼痛是否缓解。②视力是否改善。

（朱　为）

bōlítǐ jīxuè huànzhě hùlǐ

玻璃体积血患者护理（nursing of patients with vitreous hemorrhage）

对玻璃体积血患者视力急剧减退、飘动黑影等现存及潜在健康问题的发现及处理，为其提供相应的生理、心理、社会的照顾。

护理评估　包括以下几方面：

个人史　有无糖尿病、高血压、视网膜病变及眼外伤史，有无吸烟、饮酒史。

现病史　眼前有无出现飘动黑影，玻璃体内有无细小混浊点或飘浮物，是否有大量红细胞或鲜血，视力急剧减退的程度，眼前出现飘浮物时间。

治疗经过　接受的检查及结果，如眼底检查、电生理检查等；接受的治疗及疗效和不良反应。

主要护理问题　①感知改变。②自理能力缺陷。

护理措施　包括以下几方面：

眼部护理　眼局部热敷；大量或反复出血时嘱患者半坐卧位休息，包扎双眼，减少眼球运动。

用药护理　严格按医嘱用药，尽快止血，促进出血的吸收，防止机化牵拉视网膜，引起视网膜脱离。

感染预防护理　严格执行消毒隔离制度，换药、上眼药注意无菌操作，避免交叉感染，药品及器械应专人、专眼专用。

生活护理　①预防上呼吸道感染，防止感冒、咳嗽。②指导患者进食富含纤维素的食物，避免粪便干燥，以防用力排便引起眼压增高、出血。

术后护理　①术后即可下床活动，但活动量要少，动作要轻柔，不要做过伸、低头动作。②指导患者进食清淡、易消化、高蛋白、富含维生素的饮食，促进伤口愈合。

健康指导　①出血时注意休息，以免加重出血。②积极治疗原发病，避免反复出血造成严重后果。

护理评价　①视力是否提高。②自理能力是否提高。

（朱　为）

niánlíng xiāngguānxìng huángbān biànxìng huànzhě hùlǐ

年龄相关性黄斑变性患者护理（nursing of patients with age-related macular degeneration）

对年龄相关性黄斑变性患者视力低下、视物变形、视野中心暗点等现存及潜在健康问题的发现及处理，为其提供相应的生理、心理、社会的照顾。年龄相关性黄斑变性又称老年性黄斑变性。

护理评估　包括以下几方面：

个人及家族史　年龄、职业，有无慢性光损伤，有无高血压、心血管疾病、免疫系统疾病，有无眼外伤或手术史，有无吸烟、饮酒史；有无视网膜疾病家族史。

现病史　视力是呈双眼对称性缓慢下降，还是一眼突然发生视力障碍；视物有无变形，视野中心有无暗点等；视力改变严重程度，首次发生视力减退时间。

治疗经过　接受的检查及结果，如视力和视野检查、裂隙灯显微镜检查、眼底检查、眼底荧光血管造影检查等；接受的治疗及疗效和不良反应。

主要护理问题　①感知改变。②有发生意外伤害的危险。

护理措施　包括以下几方面：

饮食护理　清淡饮食，粗细粮搭配，多吃绿叶蔬菜、葡萄、胡萝卜、玉米、枸杞子等，适当补充叶黄素，忌食辛辣、油腻食物。

术前准备　术前遵医嘱滴散瞳药，充分散瞳，同眼部疾病患者护理相关内容。

术后护理　①告知患者激光能量较强，术后可能出现短暂黑矇，避免紧张、焦虑。②休息30分钟待恢复后再离开。③治疗前用散瞳药会出现视物模糊，患者应有人陪同，不要驾驶，勿用力咳嗽，勿用手揉眼睛。④多饮水，保持排便通畅。⑤术后遵医嘱局部滴用抗生素滴眼液，观察局部有无不良过敏反应如结膜红、痒、水肿。⑥遵医嘱使用维生素类营养视神经、改善微循环的药物。

视力障碍护理同眼部疾病患者护理相关内容。

健康指导　①老人一旦发现有视力减退、视物变形、视野中心有暗点等症状，应立即就诊。当一眼已患黄斑变性，应动态监测健眼。②有黄斑变性家族史者、电焊工等慢性光损害者、常年慢性腹泻造成营养障碍者、吸烟者、各种急慢性中毒患者、甲状腺功能亢进症等自身免疫性疾病患者、心血管疾病患者为黄斑变性的高危人群，应经常检查眼底。③在强光下活动应戴遮光眼镜。

护理评价　①视力是否恢复。②有无发生意外。

（朱　为）

shìwǎngmó dòngmài zǔsè huànzhě hùlǐ

视网膜动脉阻塞患者护理（nursing of patients with retinal artery occlusion）

对视网膜动脉阻

塞患者视力减退、瞳孔散大、对光反射迟钝、视野缺如或消失等现存及潜在健康问题的发现及处理，为其提供相应的生理、心理、社会的照顾。

护理评估 包括以下几方面：

个人及家族史 有无高血压、糖尿病、动脉粥样硬化、动脉炎等慢性疾病史，有无吸烟、饮酒史；有无高血压等家族史。

现病史 视力减退、瞳孔散大程度，对光反射迟钝还是消失，视野缺如部位，发生症状时间，有无情绪激动等诱因。

治疗经过 接受的检查及结果，如荧光素眼底血管造影、电生理检查、视野检查等；接受的治疗及疗效和不良反应。

主要护理问题 ①感知改变。②自理能力缺陷。

护理措施 包括以下几方面：

用药护理 ①遵医嘱及时给予95%氧与5%二氧化碳混合气体吸入48小时；高压氧治疗。②严格按医嘱给予降低眼压、促使血管扩张、改善微循环、促进代谢、营养神经等药物。③患侧颞浅动脉旁皮下注射时位置要正确，避免刺破血管。

病情观察 ①密切观察患者视功能、眼底、眼压、血压和血糖变化。②溶栓期间要密切观察有无出血征象，如发现有皮下出血、便血等倾向应立即通知医生停药。③用降眼压药时要观察肾功能。④每日观察眼压，眼压增高时除遵医嘱用药物治疗外，还可反复按摩眼球，以改善眼部灌注，防止视神经受损。

饮食护理 进食富含维生素、高蛋白、低脂、粗纤维的饮食，多食水果，多饮水，控制饮食总量。

视力障碍护理同眼部疾病患者护理相关内容。

健康指导 ①积极治疗，视网膜中央动脉阻塞，如在发病后1.5小时内经积极抢救，视力恢复尚佳。②老人应控制血压、动脉粥样硬化，避免情绪激动，定期体检，家中需常备血管扩张药，一旦出现视力突然减退等表现，应在呼叫急救车的同时立即用血管扩张药，争取抢救时间。③患高血压、糖尿病、动脉粥样硬化者应积极治疗原发疾病。

护理评价 ①视力是否恢复。②生活需求能否得到满足。

(朱 为)

shìwǎngmó jìngmài zǔsè huànzhě hùlǐ

视网膜静脉阻塞患者护理

（nursing of patients with retinal vein occlusion） 对视网膜静脉阻塞患者视力减退、光感消失、视盘淤血、水肿等现存及潜在健康问题的发现及处理，为其提供相应的生理、心理、社会的照顾。

护理评估 包括以下几方面：

个人史 有无高血压、动脉粥样硬化、糖尿病、贫血、红细胞增多症、血小板异常、心功能不全等慢性病史，有无吸烟、饮酒史。

现病史 有无视力减退，减退程度；有无视盘淤血、水肿；视力减退时间，有无情绪激动等诱因。

治疗经过 接受的检查及结果，如荧光素眼底血管造影、眼多普勒彩色超声检查等；接受的治疗及疗效和不良反应。

主要护理问题 ①感知改变。②自理能力缺陷。

护理措施 包括以下几方面：

用药护理 ①遵医嘱用纤溶制剂、抗凝血药、抑制凝血酶原合成药、血管扩张药、蛇毒制剂等药物。②密切观察病情变化，

定时检查纤维蛋白原及凝血酶原时间，低于正常时及时处理，以免引起出血。

病情观察 每日检查视力，如出现视力突然减退或部分视野缺损盘，应注意视盘充血、水肿、局部渗出性视网膜脱离、黄斑出血等情况发生，及时通知医生处理。

饮食护理 指导患者进食低脂、低胆固醇、粗纤维饮食，多食蔬菜、水果。

视力障碍护理同眼部疾病患者护理相关内容。

健康指导 ①积极治疗高血压、动脉粥样硬化、糖尿病等原发病，遵医嘱服药，加强血压监测，坚持锻炼，控制血压。②防止长时间保持同一姿势，尤其是电脑前工作者最好在1小时左右站起活动10分钟，促进血液循环。③遵医嘱定期行眼底血管检查，清晨起床时发现视物模糊要及时到医院检查。

护理评价 ①视力有无提高。②生活需求能否得到满足。

(朱 为)

tángniàobìngxìng shìwǎngmó bìngbiàn huànzhě hùlǐ

糖尿病性视网膜病变患者护理

（nursing of patients with diabetic retinopathy） 对糖尿病性视网膜病变患者视力障碍、视物变形、眼前黑影飘动等现存及潜在健康问题的发现及处理，为其提供相应的生理、心理、社会的照顾。

护理评估 包括以下几方面：

个人及家族史 患糖尿病时间、血糖控制情况；有无高血压、心脏病、动脉粥样硬化等合并症，有无吸烟、饮酒史；有无糖尿病家族史。

现病史 视力障碍程度、视物有无变形、眼前有无黑影飘动

等症状，首次发生视物模糊时间；有无精神受刺激，有无手术、外伤、妊娠、肥胖和感染等诱发或加重因素。

治疗经过　接受的检查及结果，如眼底荧光血管造影、眼B超检查等；接受的治疗及疗效和不良反应。

主要护理问题　①感知改变。②有并发视网膜脱离的危险。

护理措施　包括以下几方面：

卧位与休息护理　①有出血及视网膜脱离者应卧床休息，包扎双眼，减少眼球运动。②卧床姿势以裂孔部位处于最低位为原则，如裂孔位于颞侧应行患眼侧卧位；裂孔位于下方行半坐卧位；裂孔位于鼻侧取健眼侧卧位。③行玻璃体切割术者术后取平卧位，术后2小时即可下床活动。④视网膜病变合并牵拉性或孔源性视网膜脱离者，术中玻璃体内注入硅油或气体者术后需采取俯卧位，术后第1日可下床活动，活动时要注意低头，术中注入硅油术后取俯卧位，活动时低头需3周时间，玻璃体内注气体者应尽可能长时间保持俯卧位，直到气泡内充填效应消失；俯卧位时胸前垫一长条软枕，气体吸收一半以上后少量活动，避免气泡在眼内滚动太多，牵拉玻璃体及视网膜，造成视网膜脱离。

病情观察　①术后2周内均要密切观察眼压的变化。②术后2周内监测血糖控制情况。③预防上呼吸道感染，避免咳嗽、喷嚏影响伤口愈合。④指导患者早期遵医嘱定期行眼底荧光血管造影，一旦出现大面积缺血区，应行视网膜光凝术，避免发生新生血管。

用药护理　严格遵医嘱用药，积极治疗糖尿病、高血压、心脏病等疾病，观察药物的疗效及不良反应，若出现食欲缺乏、恶心、乏力，要报告医生及时进行检查、调整用药。

饮食护理　①在总热量确定前提下，适当提高糖类含量，增加粗粮摄入量。②保证摄入足够优质蛋白质，如瘦肉、鱼、虾、蛋、乳类，糖尿病肾病患者应限制蛋白质的摄入。③低脂饮食，宜摄入植物性脂肪。多进富含纤维素的食物，多食蔬菜。

健康指导　①严格控制血糖、血压、血脂、体重，戒烟酒，坚持正规治疗，但应注意血糖不要降低过快，防视网膜血管自动调节能力降低而加重病情。②确诊糖尿病时即行眼部检查，第1次检查后，无糖尿病性视网膜病变者应每年检查一次，轻度视网膜病变者6~12个月检查一次，中、重度患者3~6个月检查一次。指导患者加强自我监测病情，包括记录血糖、尿糖及糖化血红蛋白检测的日期、时间和数值。③选择合理的锻炼方式，可行快速步行法：步行5000~7000m/h，30~60分/次，运动时最高心率应控制在120次/分以下。

护理评价　①视力是否提高。②是否出现视网膜脱离等并发症，并发症能否得到及时发现及处理。

（朱 为）

gāoxuèyāxìng shìwǎngmó bìngbiàn huànzhě hùlǐ

高血压性视网膜病变患者护理（nursing of patients with hypertensive retinopathy）

对高血压性视网膜病变患者视力减退等现存及潜在健康问题的发现及处理，为其提供相应的生理、心理、社会的照顾。

护理评估　包括以下几方面：

个人及家族史　高血压患病时间、严重程度、血压控制情况，是否伴发或并发心脏病、动脉粥样硬化、糖尿病等慢性疾病；有无高血压家族史。

现病史　视力减退、眼底改变程度，小动脉有无痉挛性收缩、变细、硬化，有无视网膜出血、水肿、渗出；发现视力减退时间，有无情绪激动或过度劳累等诱因。

治疗经过　接受的检查及结果，如眼底荧光血管造影、眼B超检查等；接受的治疗及疗效和不良反应。

主要护理问题　感知改变。

护理措施　包括以下几方面：

用药护理　①遵医嘱按时服降压药，控制血压在正常范围。②遵医嘱服用营养视网膜、减轻视网膜水肿、扩张血管、促进渗血和出血吸收的药物，服药同时监测血压。

饮食护理　进食低盐、低脂、低胆固醇饮食，限制蛋白质的摄入；主食粗细粮搭配，多食用粗粮，多食蔬菜、水果，多饮水。

眼部护理同眼部疾病患者护理相关内容。

健康指导　①养成良好作息习惯，不要熬夜，戒烟、限酒。②坚持锻炼身体，增加血管弹性，降低血压，防止骨质疏松症，运动方式根据自身情况选择动静结合的有氧运动，将风险降低，如走路、游泳、打太极拳，忌剧烈运动。③严格遵医嘱服药，定期检查眼底。

护理评价　视力是否有所提高。

（朱 为）

shìwǎngmó tuōlí huànzhě hùlǐ

视网膜脱离患者护理（nursing of patients with retinal detachment）

对视网膜脱离患者视力减退、视物变形等现存及潜在健康问题的发现及处理，为其提供相应的生理、心理、社会的照顾。

护理评估 包括以下几方面：

个人史 有无葡萄膜炎症病史，有无糖尿病、高血压病史，有无高度近视，有无吸烟、饮酒史。

现病史 眼前有无遮挡物感；有无视物变形；有无视力减退及其程度等；首次发生眼前飘浮物的时间；有无剧烈运动、碰撞等诱因。

治疗经过 接受的检查及结果，如眼B超检查、眼底荧光血管造影等；接受的治疗及疗效和不良反应。

主要护理问题 ①感知改变。②自理能力缺陷。

护理措施 包括以下几方面：

术前护理 ①向患者介绍病房环境及障碍物标志，常用物品置于随手可取位置。②协助患者进食、排便、洗漱。③指导患者练习术后可能采取的卧位。④术前3日遵医嘱给予抗生素滴眼，协助患者完成术前常规检查，如心电图、X线胸片等检查。

术后卧位与休息护理 ①术后双眼包扎，绝对卧床，必要时用沙袋固定头部。②术中玻璃体内注入硅油或气体者术后取俯卧位，术后第1日可下床活动，活动时要注意低头。术中注入硅油者，活动时低头需3周时间，玻璃体内注入气体者应尽可能长时间保持俯卧位，直到气泡内充填效应消失。③对不适应俯卧睡眠者应给予镇静药，使患者在特定体位下仍能全身放松。④协助俯卧位患者垫以气垫、膨松棉枕，两条布卷平行放在双侧胸部侧前方，使胸腹部中间悬空；每1~2小时更换一次体位，保护患者肘部皮肤；术后2周可渐恢复日常起居活动。

术后饮食护理 术后饮食无禁忌，避免一次性大量进食，以防胃肠道不适、呕吐等引起术眼出血；嘱患者多食水果、蔬菜，保持排便通畅。

健康指导 ①注意合理用眼，切勿疲劳；近视眼患者要护眼，注意眼休息，定时做眼保健操。②对初次发现飞蚊症、玻璃体混浊者应仔细检查，平时注意避免外伤。③糖尿病患者出现视网膜病变的人群，应严格控制血糖。④半年内切勿做跳、跑、蹦等剧烈活动，避免从事重体力劳动和低头持重物。⑤定期复诊，经常观察视力、视野等视功能变化。

护理评价 ①视力是否提高。②生活需求能否得到满足。

(朱 为)

yǎnqiú dùncuòshāng huànzhě hùlǐ

眼球钝挫伤患者护理（nursing of patients with ocular blunt trauma） 对眼挫伤患者视力减退、结膜下出血、眼内容物脱出等现存及潜在健康问题的发现及处理，为其提供相应的生理、心理、社会的照顾。

护理评估 包括以下几方面：

个人史 外伤史。

现病史 眼睑有无水肿、出血或血肿，有无结膜下出血，皮肤是否受损，视力有无受损，是否伴刺激症状，疼痛程度，眼内容物有无脱出，眼睑皮下有无气肿，有无捻发音等；受伤的因素、环境、时间。

治疗经过 接受的检查及结果，如X线、CT、B超等检查；接受的治疗及疗效和不良反应。

主要护理问题 ①疼痛。②感知改变。

护理措施 包括以下几方面：

眼部护理 ①轻度挫伤遵医嘱采取预防感染措施，单纯结膜、角膜出血或水肿，数日内可自行吸收。②眶内出血多者用加压绷带包扎。③血肿早期应冷敷，1~2日后改为热敷。④出现皮下气肿者禁止擤鼻，指导患者将涕吸入口中排出。

体位护理 患者闭眼卧床休息，减少眼球运动；少量前房积血患者取半坐卧位，双眼包扎，出血可吸收。

用药护理 ①结膜挫伤者遵医嘱涂眼膏，避免睑球粘连，每日用无菌玻璃棒分离数次，亦可放置隔离膜。②遵医嘱用甘露醇、乙酰唑胺降眼压，注意观察肾功能的变化。③遵医嘱使用散瞳药，注意患者安全，避免意外伤害。

病情观察 ①眼眶挫伤者密切观察生命体征的变化，排除颅脑损伤。②晶状体挫伤者监测双眼视力、眼痛、眼压等变化，及早发现葡萄膜炎、继发性青光眼、视网膜脱离等并发症。③观察伤口有无分泌物、出血、感染、溃疡愈合等情况。④眶内容物摘除术后，注意观察有无神经系统症状。⑤术后换药时，观察有无视力减退、上睑下垂及眼球运动障碍。

健康指导 ①对视力减退者，指导患者进行生活自理，提高自我保护能力，避免出现意外损伤。②指导患者、家属进行自我监测，如出现眼痛加剧、视力改变、虹视、健眼视力急剧减退等，应及时就诊。③指导患者卧床休息，避免做增加眼球压力的动作，如弯腰低头、提重物等，衣领不宜过紧。④教会患者正确的滴眼药方法，避免交叉感染，防止散瞳、缩瞳药液经泪道进入鼻腔吸收引起中毒反应。⑤定期门诊复查。⑥指导家长避免让儿童玩危险玩具，避免燃放烟花爆竹。

护理评价 ①疼痛是否缓解。

②视力是否改善。

（朱 为）

yǎnqiú chuāntōngshāng huànzhě hùlǐ

眼球穿通伤患者护理（nursing of patients with perforating injury of eyeball）

对眼球穿通伤患者视力减退、眼内容物脱出等现存及潜在健康问题的发现及处理，为其提供相应的生理、心理、社会的照顾。

护理评估 包括以下几方面：

个人史 有无糖尿病、高血压、心脏病等慢性疾病史，有无外伤史、手术史、吸烟史、饮酒史。

现病史 疼痛性质、严重程度，是否伴刺激症状及其严重程度；是否伴眼内容物脱出，脱出内容物的完整程度；视力是否减退及减退程度，是否伴瞳孔变形、晶状体混浊等；外伤的时间、环境，锐器物的性质。

治疗经过 接受的检查及结果，如 CT、B 超等检查；接受的治疗及疗效和不良反应。

主要护理问题 ①疼痛。②有感染的危险。③自理能力缺陷。

护理措施 包括以下几方面：

眼部护理 ①检查与治疗时，让伤者自行睁眼，不能睁眼时应轻轻地拉开眼睑，切不可压迫眼球。②患眼不能睁开时，先滴表面麻醉药，用开睑器张开睑裂。初步了解受伤部位及伤口情况后，先以生理盐水棉球清洁眼睑及周围皮肤，不宜冲洗和涂眼膏，可滴抗生素滴眼液。③以消毒纱布覆盖伤眼或包扎双眼。

术前准备 ①遵医嘱在表面麻醉下用庆大霉素稀释液冲洗伤口，做好伤口的清洁保护。②术前禁忌剪睫毛和结膜囊冲洗。

休息与活动护理 ①有前房出血者取半坐卧位并双眼包扎，可借重力使血液下沉。②常用水杯等物品置于患者触手可及的位置，协助进食、如厕，减少患者头部活动，勿挤眼、揉眼、咳嗽、用力擤鼻和低头弯腰。

并发症护理 ①密切观察病情变化，如出现眼部剧烈疼痛，要考虑是否有眼压增高、眼内出血、继发性青光眼等，要及时报告医生处理。②大量眼内容物脱出的眼球在伤口缝合后往往仍存在低眼压，一旦发现应及时通知医生，注入消毒空气或注入不膨胀的长效惰性气体，恢复眼压。③如剧烈眼痛、刺激症状加重、视力严重减退，甚至无光感、球结膜高度水肿或角膜水肿、混浊，可能有眼内炎发生，要及时报告医生处理。

用药护理 ①严格遵医嘱给予全身和局部用药，严格遵守给药时间，保持药物在血液中的浓度。②滴眼药时严格无菌操作，防止交叉感染。③观察用药后有无不良反应。

健康指导 ①双眼包扎，限制眼球活动，预防前房再出血。②受伤眼发生不明原因的眼部充血或视力减退及疼痛，要及时向医护人员反映。③指导患者滴眼药方法，避免交叉感染，预防药物通过泪道经鼻黏膜吸收引起中毒反应。

护理评价 ①疼痛是否缓解。②是否发生感染。③生活需求能否得到满足。

（朱 为）

yǎnyìwùshāng huànzhě hùlǐ

眼异物伤患者护理（nursing of patients with intraocular foreign body injury）

对眼异物伤患者视力减退、角膜刺激症状等现存及潜在健康问题的发现及处理，为其提供相应的生理、心理、社会的照顾。

护理评估 包括以下几方面：

现病史 角膜刺激症状严重程度、疼痛程度、视力受损程度；受伤因素、时间、环境，异物性质。

治疗经过 接受的检查及结果，如 CT、B 超等检查；接受的治疗及疗效和不良反应。

主要护理问题 ①疼痛。②有感染的可能。

护理措施 包括以下几方面：

眼球表面异物护理 ①患者取平卧位或坐位，轻拉患眼眼睑看到眼球表面的异物，用生理盐水或滴眼液冲洗，同时嘱患者转动眼球；或用生理盐水浸湿的无菌棉签将异物轻轻拭去。②取出异物后，遵医嘱局部给予抗生素滴眼液滴眼。③检查时勿挤压眼球，以免造成进一步损伤和感染。

角膜异物护理 ①用滴眼液或生理盐水冲洗，或在严格无菌的情况下用异物针剔除；若角膜异物细小，可借助放大镜或裂隙灯显微镜将其剔除。②角膜异物剔除术后，用抗生素滴眼液滴眼，并于次日复诊。③若为角膜深层异物，可借助电磁铁将其取出，剔除异物后涂抗生素眼膏，外敷纱布包扎。

眼球内异物护理 若异物较大且部分穿透角膜进入前房，应做好内眼术前准备，无菌条件下切开取出异物，遵医嘱在患眼涂抗生素眼膏，盖无菌眼垫，预防感染。

眼卫生护理 ①眼表面异物清除后，嘱患者闭眼休息。②角膜异物取出后最好包扎患眼，防止眼表面麻醉药作用尚未消失，角膜知觉减退，再次进入异物，或角膜创面暴露于空气中增加感染机会。③毛巾要单独使用，最好煮沸后使用，使用后晾置于通风处。

用药护理　严格遵医嘱滴眼药，滴眼药前洗手以防止交叉感染，滴眼药时勿压迫眼球。角膜和眼内异物者要遵医嘱注射破伤风抗毒素。

并发症护理　密切观察病情变化，监测眼压、眼部分泌物和体温的变化，避免发生交感性眼炎，一旦发生要严格注意消毒隔离。

健康指导　①一旦眼内有异物，嘱患者切忌揉搓眼睛，以免损伤角膜。②教会患者滴眼药、涂眼膏的方法。③异物取出后注意休息，促进眼角膜上皮愈合。

护理评价　①疼痛是否缓解。②是否发生感染。

(朱　为)

yǎnhuàxuéshāng huànzhě hùlǐ

眼化学伤患者护理（nursing of patients with ocular chemical burns）　对眼化学伤患者视力减退、结膜充血、角膜混浊、刺痛、畏光、流泪、眼睑痉挛等现存及潜在健康问题的发现及处理，为其提供相应的生理、心理、社会的照顾。

护理评估　包括以下几方面：

个人史　有无糖尿病、心脏病、高血压等慢性疾病史，有无吸烟、饮酒史。

现病史　有无眼睑皮肤潮红和轻度水肿、结膜充血、角膜混浊，是否伴刺痛、畏光、流泪、眼睑痉挛、视力减退；有无眼睑深部糜烂、结膜高度水肿、苍白、甚至坏死；角膜上皮有无脱落、有无灰白色混浊、溃疡、穿孔、前房积脓等症状；致伤物的性质、浓度、致伤的原因、接触时间；是否接受过急救处理。

治疗经过　接受的检查及结果，如 B 超、CT 等检查；接受的治疗及疗效和不良反应。

主要护理问题　①疼痛。②有睑球粘连的危险。

护理措施　包括以下几方面：

急救护理　于结膜囊内滴表面麻醉药，再用生理盐水冲洗，酸烧伤用 2%碳酸氢钠溶液进一步冲洗；未经初步冲洗，禁止用碱性溶液去试图中和，以免产热加重病情。碱性化学伤用 2%~3%硼酸液或 1%醋酸液冲洗，其中石灰伤可用 0.37%依地酸二钠液冲洗。

用药护理　①遵医嘱局部和全身用抗生素控制感染。②遵医嘱局部或全身应用糖皮质激素，以抑制炎症反应和新生血管形成。③为防止虹膜后粘连，遵医嘱每日用 0.5%~1%阿托品扩瞳。④为预防睑球粘连，可用玻璃棒涂抗生素眼膏放入穹隆部，并嘱患者转动眼球，使药膏均匀分布于眼球。

生活护理　较重的眼化学伤患者要卧床休息，协助患者生活护理。

饮食护理　给予高蛋白、富含维生素饮食。

健康指导　①向患者说明化学伤的预后。一般轻中度烧伤，治疗及时、得当者，未发生角膜溃疡者，可基本恢复；重度酸性烧伤及中重度碱性烧伤者，愈后可遗留瘢痕，产生睑球粘连、角膜血管翳、虹膜后粘连等并发症和后遗症，视功能严重损害甚至失明；角膜化学烧伤严重者晚期病程可达数月至 1 年，严重烧伤尚可使眼睑瘢痕畸形，指导患者及家属增强防范意识。②普及化学伤应急处理措施。立即用清水冲洗、去除致伤物，冲洗时要翻转上下眼睑，并令患者做眼球上

下、左右转动，充分暴露上下穹隆，彻底冲洗，至少冲洗 30 分钟；结膜囊冲洗时，尽快清除存留于结膜囊内的固体化学物质。③指导从事化学工作人员掌握基本防护知识，严格操作规程，增强防护意识。

护理评价　①疼痛是否缓解。②有无发生睑球粘连。

(朱　为)

yǎnbù èxìng zhǒngliú huànzhě hùlǐ

眼部恶性肿瘤患者护理（nursing of patients with ocular malignant tumor）　对眼部恶性肿瘤患者视力减退、视物变形、远处转移等现存及潜在健康问题的发现及处理，为其提供相应的生理、心理、社会的照顾。

护理评估　包括以下几方面：

个人及家族史　有无慢性眼部疾病史，有无长期化学物品接触史，有无吸烟、饮酒史；有无眼部肿瘤家族史。

现病史　肿瘤的形状、大小、颜色，界限是否清楚，了解肿瘤侵袭部位，是否破坏眼睑、眼球，是否到达颅内；有无视物变形或视力减退、剧烈眼痛和头痛等继发性青光眼症状；有无远处转移，如耳前及颌下淋巴组织、巩膜外、视神经、肝、肺、肾和脑等组织；首次发现不适时间；有无接触化学物质、吸烟、饮酒等诱因。

治疗经过　接受的检查及结果，如 CT、MRI 等检查；接受的治疗及疗效和不良反应。

主要护理问题　①疼痛。②感知改变。③自理能力缺陷。

护理措施　包括以下几方面：

并发症护理　①术后观察血压、脉搏、呼吸、体温变化，观察有无神经系统症状，观察有无视力减退、上睑下垂及眼球运动障碍，发现异常及时通知医生。

②放射治疗（放疗）期间嘱患者定期查血常规，如白细胞数降低，要暂时停止放疗及化学治疗（化疗），避免出入公共场所，防止上呼吸道感染；白细胞数<1×10^9/L时，应行一般保护性隔离；骨髓严重抑制时，需行无菌性保护隔离；如血小板减少，要密切观察出血倾向，注意有无皮肤淤斑、牙龈出血、鼻出血、便血、血尿等，嘱患者注意保护皮肤、黏膜，剪指甲、刷牙避免损伤；如出现贫血，遵医嘱给予药物治疗，帮助患者进行营养评估，制订适合患者的营养膳食方案。③化疗患者要观察有无肾功能损害，认真记录出入量，如水摄入量足够、尿量仍减少，应报告医生，并遵医嘱应用利尿药。④观察恶心、呕吐等化疗的胃肠道反应，治疗前可遵医嘱使用镇吐药，注意给予无刺激、清淡、易消化饮食，鼓励患者少食多餐，严重恶心、呕吐者，应输液补充水和电解质。⑤观察有无眼干等反应，必要时遵医嘱滴用人工泪液，以保护角膜。

放疗护理 ①告知患者眼部肿瘤放疗前首先要定位，需固定体位，不要紧张、乱动，尤其是患儿，避免自行移动影响定位的准确性；治疗时也同样要保持定位时的体位，重复性越高，治疗的精确度越高。②放疗后，需在治疗室停留15~30分钟。

皮肤护理 ①保持眼部照射部位清洁、干燥，清洗时应轻柔，勿用力，避免使用肥皂；局部不得涂碘酒、酒精等刺激性用品，避免阳光直接照射。②忌用手搔抓或剥皮，若皮肤反应严重，局部可涂促进皮肤修复药物，不必包扎。

视力障碍护理、眼部护理同眼部疾病患者护理相关内容。

健康指导 ①遵医嘱定期检查。②对具有高风险的家族成员应定期随访观察。③开展遗传咨询。

护理评价 ①疼痛是否有所缓解。②视力是否改善。③生活需求能否得到满足。

（朱 为）

jiémónáng chōngxǐfǎ hùlǐ
结膜囊冲洗法护理（nursing in conjunctival sac irrigation） 结膜囊冲洗法是根据病情及治疗目的选择适宜的冲洗液，对结膜囊进行清洁处理的方法。

目的 清除结膜囊内分泌物、细小异物、眼酸碱化学烧伤物质，眼特殊检查及术前常规清洁术区。

用物 玻璃洗眼壶、玻璃受水器、干消毒棉球、生理盐水冲洗液。

操作方法 患者取仰卧位或坐位，头稍后仰并向冲洗眼倾斜，嘱患者自持受水器紧贴于冲洗眼一侧面颊部；操作者左手撑开眼睑，右手持洗眼壶距眼球3~5cm，先以少量冲洗液在颊部皮肤试洗，再移向眼部冲洗，嘱患者转动眼球，由内向外反复冲洗，以便冲洗结膜囊各部；冲洗完毕，用消毒干棉球擦净皮肤，取下受水器。

护理要点 包括以下几方面：

操作前护理 ①评估化学烧伤的物质、损伤程度、感染程度，分泌物的颜色、量，有无药物过敏史。②向患者解释结膜囊冲洗目的，说明在冲洗过程中需要患者配合的工作。③向患者解释冲洗为无损伤操作，解除其焦虑情绪。

操作中护理 ①冲洗液温度以32~37℃为宜，冲洗速度要适中。②冲洗液不可直接冲洗角膜，在手背感觉温度适宜后再予冲洗。③深层角膜溃疡及眼球穿通伤患者切勿冲洗。④患传染性眼病者，冲洗液勿流至健眼。⑤洗眼壶不可触及眼睑、睫毛，避免交叉感染。

操作后护理 ①冲洗完毕患者即可活动。②冲洗器皿立即进行清洁、消毒，用过的敷料要焚烧处理，感染性眼病患者的冲洗物品要单独使用，避免交叉感染。

健康指导 酸碱化学伤要迅速冲洗，因地制宜，可用自来水反复冲洗，争取时间，力将损伤降到最小。

护理评价 ①冲洗是否彻底。②传染性眼病冲洗时是否污染健眼。

（朱 为）

lèidào chōngxǐfǎ hùlǐ
泪道冲洗法护理（nursing in lacrimal passage irrigation） 泪道冲洗法是通过将液体注入泪道疏通其不同部位阻塞的技术。

目的 ①诊断及治疗泪道疾病。②泪道及内眼手术前的常规准备。③泪道注入抗生素治疗慢性泪囊炎。

用物 注射器、泪道冲洗针头、泪点扩张器、受水器、1%丁卡因滴眼液、生理盐水、抗生素药液、消毒棉签及棉球。

操作方法 患者取坐位或仰卧位，自持受水器紧贴于患眼侧颧骨突下方（坐位）或颞侧（卧位）。操作者用消毒棉签挤压泪囊区，排出泪囊内黏液和脓液，用1%丁卡因滴眼液滴眼，连续滴用3次，每次间隔3分钟。嘱患者头部微后仰，并向上固视。操作者以左手拇指轻轻拉开下睑内眦部，充分暴露下泪小点，用泪道扩张器扩张泪小点后，右手持冲洗针头垂直插入泪小点深1~2mm后，再将针头转为水平向鼻侧进入泪小点 3～5mm，缓慢注入冲洗液。若冲洗液顺利进入鼻腔或咽部表示泪道通畅，冲洗液从上泪小点流出为泪道狭窄或阻塞，若有黏液或脓液自上泪小点流出，则为慢性泪囊炎。

护理要点　包括以下几方面：

冲洗前护理　①评估患者有无高血压、心脏病，有无鼻部外伤史，有无麻醉药过敏史。②向患者解释冲洗的目的，说明冲洗大概过程、需要的体位。

冲洗中护理　①泪点狭窄者，用泪道扩张器扩大泪点后再进行冲洗；慢性泪囊炎者，冲洗前先挤压泪囊部，排出分泌物后再冲洗。②冲洗泪道时动作要轻巧、准确，如进针有阻力，切不能猛力强行推进，以免损伤泪道。③更换探针时，直径应由细开始逐渐变粗。④注入冲洗液时，如出现皮下肿胀，可能为针头误入皮下，应停止冲洗，以防发生蜂窝织炎。

冲洗后护理　①冲洗后滴抗生素滴眼液，并详细记录冲洗结果。②嘱患者休息片刻后无不适方可离开。③泪道冲洗针头及扩张器冲洗、消毒。

健康指导　①嘱患者勿用手揉眼。②指导患者遵医嘱滴入抗生素。

护理评价　①能否有效配合冲洗的进行。②冲洗过程是否顺利。

(朱 为)

jiémóxià zhùshèfǎ hùlǐ

结膜下注射法护理（nursing in subconjunctival injection）

结膜下注射法是使药物经结膜、结膜下血液循环吸收进入眼内，或经角膜缘扩散到角膜基质的方法。

目的　将药液注射于结膜下疏松组织，直接经结膜及结膜下的血液循环进入眼内，用于治疗眼化学烧伤早期、角膜炎、前部炎症等各种眼病，也用于眼部手术的局部浸润麻醉。

用物　1～2ml 注射器、4～6号注射针头、药液、0.5%～1%丁卡因滴眼液、抗生素滴眼液、消毒棉签、纱布、胶布等。

操作方法　患者取坐位或仰卧位，患眼结膜囊内滴 0.5%～1%丁卡因滴眼液 3 次（每次间隔 3～5 分钟），分泌物较多的患者可先用生理盐水冲洗结膜囊；操作者以左手拇指、示指分开上下眼睑并固定于相应眶缘处，在靠近穹隆部球结膜上方注射时，嘱患者眼球向鼻下方转动并固视，以暴露注射部位，右手持注射器，在角膜缘 6mm 以外的颞上方球结膜进针；在靠近穹隆部球结膜下方注射时，嘱患者眼球向上转并固视，在角膜缘下方近穹隆部球结膜进针。进针角度与眼球壁呈 5°～15°，挑起结膜刺入球结膜下并缓慢注入药液，此时可见药液的小泡隆起，注射量一般为每次 0.1～0.5ml。注射完毕，拔出针头，滴抗生素滴眼液，并纱布遮盖方可离开。

护理要点　包括以下几方面：

注射前护理　①评估患者的年龄、精神状态。②向患者解释需要其配合的要点，如固视某一点、眼不要随意转动。③治疗前"三查七对"确认后询问药物过敏史，必要时做皮肤试验，核对眼别。

注射中护理　①进针后注射器针头斜面朝向巩膜，刺入方向平行于角膜缘，并嘱患者勿转动眼球，以免划伤角膜。②对不合作或眼球震颤患者，可用开睑器开睑及固定镊固定眼球后再注射。③多次注射者，应更换位置，以免形成瘢痕。④刺激性强并易造成局部坏死的药物，忌做结膜下注射。⑤注射时不要用力过猛，尽量避开血管，避免损伤角膜、巩膜。

注射后护理　嘱患者闭目休息片刻后方可离开。

健康指导　向患者解释治疗的目的，说明注射的方法和过程。

护理评价　①能否有效配合治疗的进行。②治疗是否顺利进行。

(朱 为)

ěr-bí-yānhóu jíbìng huànzhě hùlǐ

耳鼻咽喉疾病患者护理（nursing of patients with otorhinolaryngologic disease）

对耳鼻咽喉疾病患者现存及潜在健康问题的发现及处理，为其提供相应的生理、心理、社会的照顾。

常见症状及体征　眩晕、耳聋、耳鸣、鼓膜充血、鼓膜穿孔、鼓室积液；鼻塞、鼻溢液、鼻出血、嗅觉障碍及鼻黏膜充血、肿胀、干燥；咽喉痛、声嘶、呼吸困难、咽部黏膜充血肿胀、扁桃体肥大等。

护理评估　包括以下几方面：

个人及家族史　年龄、性别、教育程度、婚姻状况、职业及生活、工作环境以及避孕史、生育史、用药史、过敏史、家族史、手术史、外伤史、既往的健康状况。

现病史　此次发病的时间、原因，有无诱发因素，目前的主要症状、体征及特点，如耳科疾病患者有无眩晕、耳鸣、耳聋等；鼻部疾病患者有无鼻塞、流涕、嗅觉障碍等；咽喉部疾病患者有无咽喉疼痛、声嘶、呼吸困难等；疾病起病缓急、性质、伴随症状、发展过程。

治疗经过　接受的检查及结

果；接受的治疗及疗效和不良反应。

心理社会状况 有无焦虑、恐惧、悲观、绝望等情绪，与家人、他人的关系是否融洽，社会支持系统是否完好。

护理措施 包括以下几方面：

眩晕护理 ①嘱患者卧床休息，以平卧位为主。尽量减少头部活动，下床活动应有人协助，检查时应有专人陪同，避免跌倒。②密切观察病情变化，眩晕发作时注意观察有无伴随症状，如有无眼震、呕吐、耳聋、耳鸣、旋转性眩晕、位置性眩晕等。③眩晕患者暂禁食，避免进食引起呕吐。④呕吐时及时清理干净呕吐物，保持清洁、无异味。⑤遵医嘱用药，耳内滴药时应使药液接近体温，以免引起眩晕。⑥疾病发作期要注意休息，缓解期应按时作息。

疼痛护理 ①向患者讲解疼痛的原因、治疗方法、护理措施的意义等。②咽喉部疼痛与肿胀者给予温凉、富含维生素的流质饮食，并嘱患者多饮水。③剧烈疼痛者根据疼痛部位给予冰敷，如咽喉部手术后可口含冰块。④咽喉、鼻腔肿胀者给予雾化吸入，每日4次。

耳聋与耳鸣护理 ①用患者熟悉的交谈方式与患者交流，面对患者，使其能看到口型及表情。②患者做专项检查、外出活动时要有专人陪同，指导患者佩戴助听器，避免车辆等物体的袭击。③用图解、幻灯等多种方式做好健康指导。④耳鸣患者给予安静、舒适的睡眠环境，合理安排治疗、护理时间，尽量保证患者7~8小时睡眠。教会患者促进睡眠、避免兴奋的方法，如睡前避免饮用含兴奋剂的饮料、避免进行剧烈

的体能活动，以及睡前热水足浴、热水沐浴、按摩头及背部、缓慢深呼吸、听舒缓的音乐放松等。⑤与患者交谈时控制音量，声音不可过高或过低。

失声与声嘶护理 ①讲解不能发声的原因，鼓励患者积极检查、治疗原发病。②帮助喉全切除术患者树立信心、建立沟通渠道，开始可用文字表达，逐渐练习用气发声，以后也可用电子喉。③遵医嘱用药，炎症患者雾化吸入每日2次，必要时喉部喷药；肿瘤或其他疾病患者根据病情做相应治疗、护理措施；声带小结的患者注意禁声。④急性喉炎、上呼吸道感染、妇女月经期与妊娠期、青年变声期不宜多用发声器官，儿童不宜大声喊叫，注意保护发声器官。

呼吸困难护理 ①密切监测生命体征。急性会厌炎、急性喉炎、睡眠呼吸暂停综合征等疾病都可出现呼吸困难，尤其是咽喉部疾病起病急、发展快，要密切观察呼吸节律、频率、幅度、血氧饱和度。②遵医嘱给予患者半坐卧位，持续低流量给氧。③遵医嘱给予雾化吸入，以促进水肿消退。④咽部水肿影响呼吸者，应立即抬下颌，帮助患者打开呼吸道，必要时协助医生做气管内插管或气管切开术，并做好气管内插管或气管切开术患者护理。⑤及时吸出痰液，保持呼吸道通畅。

心理护理 热情接待患者，耐心倾听、主动询问患者，解答疾病相关知识，鼓励其树立信心、积极主动参与治疗，同时做好家属工作，共同完成患者的治疗和康复。

健康指导 ①讲解不同疾病的相关诱发因素，使患者培养良

好的生活习惯、主动避免疾病诱因。②坚持每日锻炼身体，做到劳逸结合，提高机体抵抗力。③室内定时通风，发现有鼻塞、流涕、咽喉痛等应及时治疗，尤其是出现咽喉痛时不要延误病情。④职业用嗓音者要学会正确用嗓、运用正确的发声方法，了解自己的音域范围，控制用嗓音的时间和一次连续发声的时间。⑤指导患者遵医嘱用药，勿自行增减或停用药物。⑥遵医嘱定期复查，出现异常情况及时就诊。

护理评价 ①眩晕症状是否好转。②眩晕期间是否出现安全意外。③疼痛是否缓解。④耳聋、失声患者能否有效地沟通。⑤是否发生呼吸困难等症状，呼吸困难能否得到及时发现及处理。⑥焦虑、恐惧情绪是否缓解或消除。⑦是否了解耳鼻咽喉疾病的治疗、护理及康复的等相关知识。

（朱 为）

bíchūxuè huànzhě hùlǐ

鼻出血患者护理（nursing of patients with epistaxis） 对鼻出血患者出血、面色苍白、出冷汗，甚至休克等现存及潜在健康问题的发现及处理，为其提供相应的生理、心理、社会的照顾。

护理评估 包括以下几方面：

个人史 有无高血压、动脉硬化等疾病，有无血液病、鼻腔肿瘤等慢性疾病史，有无吸烟、饮酒史。

现病史 出血量多少，单侧还是双侧出血，是否伴血压、脉搏、呼吸异常，面色是否苍白，有无出虚汗、尿量减少等休克体征；首次发生出血时间，有无鼻外伤、急性药物中毒、便秘等诱因。

治疗经过 接受的检查及结果，如出凝血时间、血小板计数、

毛细血管脆性试验等检查；接受的治疗及疗效和不良反应。

主要护理问题 ①有失血性休克的危险。②有感染的危险。③有窒息的危险。④缺乏鼻出血治疗、护理及康复的相关知识。

护理措施 包括以下几方面：

紧急止血护理 ①用拇指压迫出血侧鼻翼，观察出血是否停止，若出血停止，则继续压迫10~15分钟，并冷敷前额及后颈部。②如仍出血可在出血点放置止血棉片5分钟至2小时。③若继续出血，应通知医生，用药物进行局部止血。④对出血量大、出血部位不明或渗血面较大、经以上处理仍然出血不止者可用填塞法，并记录填塞时间，填塞物一般在24~48小时内取出，如预测填塞时间需5~6日，用碘仿或抗生素油膏纱条作为填塞材料。⑤对老年患者或有心血管系统、呼吸系统功能下降者，可予面罩给氧，避免缺氧造成脑或心肌损害。

病情观察 ①密切观察血压、脉搏、呼吸、体温变化；观察出血量，必要时遵医嘱给予患者吸氧，建立静脉通道，予以补液。②记录出血量，嘱患者将鼻部出血吐出，不要将其咽下，以利观察出血量，及时发现有无活动性出血，预防出血性休克。③对意识不清者，观察有无频繁吞咽动作，怀疑有出血者行口咽部检查，判断出血是否经咽部进入胃内。④对老年患者注意观察心率、呼吸、意识变化，以免发生心、肺、脑功能损伤。⑤重视患者诉说，主诉出现头部发热、发胀或其他不适时，应立即测血压，并报告医生，提前做好出血处理准备。⑥对大出血患者做好抢救准备，并备好吸痰器。⑦对外伤引起的

鼻出血，要注意观察有无颅脑损伤症状。⑧后鼻孔填塞物不可留置太久，一般不超过72小时，加强病情观察，预防颅骨骨髓炎、脑膜炎、中耳炎、鼻窦感染。

用药护理 ①遵医嘱按时、按量给予抗生素，保证有效血药浓度。②鼻腔填塞要遵医嘱滴液状石蜡使鼻腔纱条润滑，避免与组织发生粘连。③便秘患者给予口服液状石蜡；避免用力排便引起再次出血。

体位护理 鼻出血患者应采取半坐卧位；出血性休克患者应采取平卧位。

心理护理 安慰患者，以缓解患者恐惧情绪，避免因血压增高加重出血，必要时遵医嘱给予镇静药。

饮食护理 进食高热量、高蛋白、粗纤维、易消化食物，多进食新鲜蔬菜、水果。鼻腔填塞者可进食流质饮食，多饮水。

健康指导 ①指导患者查找出血诱因并主动避免诱因。血压高者应遵医嘱降压，保持血压稳定。白血病患者避免挖鼻。②避免激动，学会调节情绪。③室内放置加湿器保持空气湿润。

护理评价 ①出血是否停止。②是否引起休克、感染、窒息等并发症，并发症能否得到及时发现及处理。③是否了解鼻出血的治疗、护理及康复等相关知识，并积极预防鼻出血。

(朱 为)

bíqiāng yánxìng jíbìng huànzhě hùlí

鼻腔炎性疾病患者护理（nursing of patients with nasal inflammation） 对鼻腔炎性疾病患者喷嚏、鼻塞、耳鸣、嗅觉减退等现存及潜在健康问题的发现及处理，为其提供相应的生理、心理、社会的照顾。

护理评估 包括以下几方面：

个人史 急性鼻炎患者有无贫血、变应性鼻炎等慢性疾病史，近期有无病毒、细菌急性感染史，有无吸烟、饮酒史。慢性鼻炎患者有无鼻中隔偏曲或鼻腔粘连、慢性化脓性鼻窦炎、慢性扁桃体炎、慢性喉炎等使鼻黏膜长期受刺激的因素；有无长期滴用血管收缩药；有无长期受有害气体和粉尘刺激，有无维生素缺乏、内分泌紊乱、贫血、糖尿病、结核等慢性疾病史，有无吸烟、饮酒史。

现病史 鼻内有无灼热、鼻痒、喷嚏；有无鼻塞，鼻塞的程度，性质是间歇性、交替性还是持续性；有无分泌物，分泌物的量、颜色及性状。急性鼻炎患者是否伴嗅觉减退及闭塞性鼻音，是否伴全身不适、发热和头痛等症状及其严重程度，是否发生惊厥等；慢性鼻炎患者有无耳鸣、嗅觉减退，有无头痛、头晕、失眠、精神萎靡等不适症状及其发生时间，有无过度疲劳、机体抵抗力下降、鼻黏膜受损、季节变化等诱因。

治疗经过 接受的检查及结果，如鼻镜、分泌性细胞学等检查；接受的治疗及疗效和不良反应。

主要护理问题 ①舒适度的改变。②食欲缺乏。③缺乏急性鼻炎治疗、护理及康复的相关知识。

护理措施 包括以下几方面：

用药护理 ①遵医嘱给予患者口服解热镇痛药。②对于鼻塞严重的患者，遵医嘱给予患者在鼻腔内使用血管收缩药，使鼻黏膜消肿，但不可长期应用，以免引起萎缩性鼻炎。③遵医嘱给予鼻腔雾化吸入，减轻鼻黏膜水肿，

改善通气引流。④慢性鼻炎患者可用生理盐水冲洗鼻腔，消除鼻腔黏稠分泌物，增加黏膜对药物的敏感性。

饮食护理 多饮水，进食清淡、易消化的食物，勿进食辛辣、油腻食物，多食入新鲜蔬菜及水果。

慢性鼻炎手术护理 见鼻腔鼻窦良性肿瘤患者护理的术前准备及术后护理。

健康指导 ①积极治疗急性鼻炎、鼻中隔偏曲、鼻息肉、鼻窦炎等疾病。②患病期间要注意休息，保持居室空气流通，可用1份食醋兑2份水在室内加热熏蒸。③掌握正确的擤鼻方法，擤鼻时压住一侧鼻翼擤出，或吸至咽部吐出。不正确的擤鼻可引起鼻窦炎、中耳炎等并发症。④提倡冷水洗脸，也可用冷水冲鼻防止感冒，洗热水浴避免寒冷刺激。⑤养成良好生活习惯，经常进行户外锻炼、戒烟酒等增强体质。⑥感冒流行期间，避免到人员密集的公共场所，必要时戴口罩防止交叉感染。

护理评价 ①舒适度是否得以提高。②是否掌握正确擤鼻的方法。③是否学会滴鼻的方法。④是否掌握预防急性鼻炎的相关知识。

（朱 为）

bíxīròu huànzhě hùlǐ

鼻息肉患者护理（nursing of patients with nasal polyp） 对鼻息肉患者鼻塞、嗅觉减退等现存及潜在健康问题的发现及处理，为其提供相应的生理、心理、社会的照顾。

护理评估 包括以下几方面：

个人史 有无鼻腔、鼻窦的变态反应和慢性炎症。

现病史 有无持续性鼻塞、嗅觉减退或消失，有无鼻根部增宽、双眼分离过远，有无闭塞性鼻音、打鼾等。

治疗经过 接受的检查及结果，如鼻镜检查、CT检查、组织病理学检查等；接受的治疗及疗效和不良反应。

主要护理问题 ①舒适度的改变。②有出血的危险。③缺乏鼻息肉的治疗、护理及康复的相关知识。

护理措施 包括以下几方面：

术前指导 ①嘱患者戒烟、戒酒，避免受寒，防止感冒。②教会患者控制咳嗽、喷嚏的方法：压住人中穴、舌尖抵住上腭深吸气，随后立即张口呼吸。③术前按鼻腔手术常规准备，用生理盐水冲洗鼻腔。④血压高的患者，术前要控制血压，避免术中及术后出血，长期服用降压药的患者，术日晨继续服用。⑤局部麻醉患者可进少量食物，全身麻醉患者按全身麻醉护理常规准备。

用药护理 ①指导患者按时用药，并做好用药护理。②用黏液促排剂者不得随意停药。③鼻息肉初发期可遵医嘱予以激素治疗，阻止息肉生长。④有明显变态反应因素者可遵医嘱用皮质激素及抗组胺药。⑤减充血剂不得长期使用，避免引起药物性鼻炎。

饮食护理 ①术后因鼻腔填塞影响吞咽，给予半流质、清淡饮食。②餐后漱口，保持口腔清洁。

术后护理、病情观察、健康指导同鼻窦炎患者护理相关内容。

护理评价 ①鼻塞是否得以改善。②有无出血等并发症。③能否熟练掌握鼻腔冲洗的方法。④能否了解鼻息肉的治疗、护理及康复的相关知识。⑤能否定期复查。

（朱 为）

bízhōnggé piānqū huànzhě hùlǐ

鼻中隔偏曲患者护理（nursing of patients with deviation of nasal septum） 对鼻中隔偏曲患者鼻塞、鼻出血、头痛等现存及潜在健康问题的发现及处理，为其提供相应的生理、心理、社会的照顾。

护理评估 包括以下几方面：

个人史 鼻腔有无肿瘤、息肉，有无鼻腔外伤史、手术史。

现病史 有无鼻塞及其程度、单侧还是双侧；有无鼻出血及其程度、发生时间及频率，有无诱因，是否常发生在偏曲侧；有无头痛，头痛的性质、严重程度、持续时间等；有无继发鼻窦炎的临床症状。

治疗经过 接受的检查及结果，如鼻镜、鼻内镜、CT等检查；接受的治疗及疗效和不良反应。

主要护理问题 ①舒适度的改变。②疼痛。③缺乏鼻中隔偏曲治疗、护理及康复的相关知识。

护理措施 包括以下几方面：

术前护理 同鼻腔炎性疾病患者护理相关内容。

术后护理 术后取半坐卧位，6～8小时内鼻背部置冰袋冷敷，可止血、镇痛。睡觉时将头抬高，餐后漱口，保持口腔清洁。术后24小时抽出填塞物，5～7日内禁止剧烈咳嗽、喷嚏及擤鼻，以免填塞物移位，引起出血。

病情观察 ①注意病情变化，倾听患者主诉，若出现鼻腔干燥、疼痛、结痂、瘙痒、出血或头痛，要警惕鼻中隔穿孔发生。②嘱患者将分泌物吐出，不得咽下，观察分泌物的量及颜色，量多、鲜红要及时报告医生给予处置。

③如有单侧或双侧持续性鼻塞且逐渐加重、前额部痛伴鼻梁部发胀，可能出现鼻中隔血肿，及时报告医生处理。④严密监测体温，若出现头痛、寒战、发热、鼻塞、鼻中隔红肿、触痛、有波动感、鼻梁部红肿及压痛、术后3日体温仍持续增高，有感染的可能，要及时报告医生处理，必要时遵医嘱用药。

鼻腔护理 ①术后鼻腔填塞避免填塞时间过长、压迫过紧，防止黏膜血液循环障碍。②及早清除鼻中隔结痂，以防再次结痂引致痂下感染，防止鼻中隔穿孔的发生。③术后换药抽出纱条时要缓慢，确认无出血时方可回病房。④拔除纱条后，有些患者会感觉鼻通气过度，可将棉球放置在患者前鼻孔，遮挡住部分气流。⑤拔除纱条后，遵医嘱鼻腔内滴润滑剂等药物。

健康指导 ①向患者介绍鼻中隔偏曲的相关知识，指导患者积极治疗。②养成良好的卫生习惯，不要用手挖鼻，多饮水，多食入蔬菜、水果、粗纤维的食物，保持大便通畅。

护理评价 ①鼻塞、鼻出血症状是否缓解。②术后疼痛是否得到有效控制。③是否掌握鼻中隔偏曲的治疗、护理及康复等相关知识。

(朱 为)

bídòuyán huànzhě hùlǐ
鼻窦炎患者护理（nursing of patients with sinusitis） 对鼻窦炎患者脓涕、头痛、嗅觉减退或消失等现存及潜在健康问题的发现及处理，为其提供相应的生理、心理、社会的照顾。

护理评估 包括以下几方面：

个人史 有无贫血、糖尿病、结核、鼻中隔偏曲、鼻甲肥大、鼻腔肿瘤等慢性疾病史，有无变态反应性鼻窦炎等各种引起鼻塞和鼻窦通气、引流受阻的疾病，有无吸烟、饮酒史。

现病史 有无鼻塞、流脓涕等症状，脓涕的颜色、有无腐臭味；是否伴有嗅觉障碍、鼻出血；有无局部疼痛和头痛；有无鼻涕向后流入咽喉部引起的咽痒、咳嗽、咳痰和恶心等症状；是否伴畏寒、发热、精神萎靡和嗜睡等全身症状；首次出现急性鼻窦炎的时间；有无身体过度疲劳、受寒、营养不良、维生素缺乏、睡眠不佳、情绪抑郁、鼻炎反复发作、鼻腔内填塞物留置过久、冲洗鼻腔压力过大、游泳方法不正确、外伤等诱发因素。

治疗经过 接受的检查及结果，如上颌窦X线片、鼻窦CT、鼻窦MRI、上颌窦内镜、血常规等检查；接受的治疗及疗效和不良反应。

主要护理问题 ①舒适度的改变。②潜在并发症：术后出血、感染。③缺乏鼻窦炎治疗、护理及康复的相关知识。

护理措施 包括以下几方面：

用药护理 ①遵医嘱在鼻内使用减充血剂和皮质激素，解除鼻腔鼻窦引流和通气障碍，做好药物使用的指导及观察，注意减充血剂不得长期应用，避免发生药物性鼻炎。②遵医嘱按时、按量给予抗生素，注意观察有无不良反应。③遵医嘱给予口服强力稀化黏素，促进分泌物稀化，促进黏膜纤毛功能恢复，向患者讲解药物的作用并使其积极配合治疗。

引流护理 ①局部热敷、红外线照射或短波透热，可减轻疼痛、促进分泌物引流及加速炎症消退。②用海水（专用鼻腔冲洗液）或生理盐水冲洗鼻腔，可清除鼻腔内分泌物、改善窦口引流、增加药物的敏感性，避免形成痂皮，促进伤口愈合。③根据炎症窦口部位，选择适宜体位，使患病窦口处于低位，促进鼻窦内分泌物引流，减轻刺激症状。④鼻腔雾化吸入，稀化分泌物，减轻水肿，促进分泌物排出。

术前准备 做好常规术前护理，冲洗鼻腔，清洁口腔、刷牙，检查上磨牙龋齿情况。

术后护理 ①24~48小时取出鼻腔填塞物，并行鼻腔冲洗。②遵医嘱用激素和稀释鼻腔分泌物的药物，减轻术腔水肿，促进鼻腔分泌物排出。③术后取半坐卧位，利于鼻腔分泌物引流。④鼻背部置冰袋6小时，可减少出血及疼痛。⑤嘱患者少量多次饮水，缓解张口呼吸导致的口腔干燥。⑥加强口腔护理，保持口腔清洁，一周内不刷牙。

病情观察 ①观察患者术后是否出血及其颜色和性状，术后手术部位有少量出血并逐渐减少、颜色逐渐变浅属正常现象，若出血多、颜色鲜红要及时报告医生处理。②术后嘱患者将分泌物吐出，勿咽下，以利于观察出血情况。③观察患者术后体温，警惕感染的发生。若术后3日体温仍在38℃以上，应及时报告医生，并遵医嘱采取相应措施。

饮食护理 指导患者进食清淡、易消化、半流质饮食，多食蔬菜、水果，避免食入刺激性食物，保持排便通畅。

健康指导 ①指导患者遵医嘱定期复查。术后1个月内每周复查一次，1~3个月内2周复查一次，3个月后1个月复查一次。②指导患者正确地进行鼻腔冲洗及喷鼻。③指导患者保持室内环境清洁，室内温度维持在 22 ~ 24℃，湿度 50%~60%，注意通风换气，预防感冒，加强身体锻炼，戒烟酒。④告知患者半年内禁止游泳，预防感染。⑤指导患者养成良好习惯，忌挖鼻及用力擤鼻，有过敏史的患者注意切断变应原。

护理评价 ①症状是否缓解，舒适度是否提高。②是否出现术后出血、感染等并发症，并发症能否得到及时发现及处理。③是否掌握正确的洗鼻方法。④是否清楚复查的意义，能否掌握治疗、护理及康复的相关知识。

（朱 为）

bíqiāng-bídòu liángxìng zhǒngliú huànzhě hùlǐ

鼻腔鼻窦良性肿瘤患者护理

（nursing of patients with benign nasal and sinus tumor） 对鼻腔鼻窦良性肿瘤患者鼻塞、鼻出血、鼻中隔偏曲、嗅觉减退等现存及潜在健康问题的发现及处理，为其提供相应的生理、心理、社会的照顾。

护理评估 包括以下几方面：

个人及家族史 有无长期接触有毒物质，有无慢性鼻窦炎、鼻腔鼻窦创伤、内分泌紊乱等慢性疾病史，有无变态反应性疾病史，有无吸烟、饮酒史；有无肿瘤家族史。

现病史 有无单侧鼻塞、黏脓涕或血涕、反复鼻出血、贫血、鼻中隔偏曲、嗅觉减退、甚至嗅觉丧失，有无耳闷、耳鸣、听力下降等分泌性中耳炎症状，有无面部畸形、眼球移位、复视和头痛等症状；首次出现以上症状的时间，有无创伤等诱因。

治疗经过 接受的检查及结果，如鼻窦内镜、X 线、CT、MRI 等检查；接受的治疗及疗效和不良反应。

主要护理问题 ①舒适度的改变。②有出血、感染的危险。③缺乏鼻腔鼻窦良性肿瘤治疗、护理及康复的相关知识。

护理措施 包括以下几方面：

术前准备 术前常规备皮，清洁皮肤；术前 2 ~ 3 日冲洗鼻腔，术日晨漱口液漱口，全身麻醉患者按全身麻醉护理常规予以准备。

术后护理 ①嘱全身麻醉者清醒后半坐卧位，以利于引流，嘱患者将分泌物吐出，不得咽下，以免延误病情。②前额部置冰袋 6 小时，可减少出血、镇痛。③密切监测血压、脉搏、呼吸、心率的变化。④观察鼻部分泌物的颜色、量、性状，若分泌物量逐渐增多、呈鲜红色，及时通知医生处理。⑤术后 24 小时解除外敷料，创腔引流条可放置 1 周左右，观察引流液颜色，视无活动性出血时再抽出。⑥监测体温，若术后 3 日仍呈增高趋势，要检查是否有感染，若有感染、发热提前抽出引流条。⑦术后给予漱口液漱口，进食后漱口，保持口腔清洁。⑧术后 24 小时内有头痛、流泪等不适，解除敷料，以减轻痛苦。

血管造影及瘤体供血动脉栓塞术术前准备 监测生命体征，观察有无高血压、发热等，双侧腹股沟备皮，做碘过敏试验。

血管造影术术后护理 ①绝对卧床 24 小时，取仰卧位，穿刺点用沙袋持续压迫 12 小时。②严密观察血压、脉搏、肢体血运情况，每 30 分钟测一次足背动脉搏动，观察皮肤的颜色、温度、感觉及肢体运动情况。③观察体温变化，体温升高但小于 38℃，可能是栓塞剂引起，对症处理，2~7 日即可恢复；轻微头痛是局部

短暂缺血引起，如头痛剧烈要报告医生行 CT 检查，如无颅内栓塞可给予热敷。

饮食护理 术后给予流质或半流质饮食，避免辛辣等刺激性食物。

健康指导 ①嘱血管瘤患者避免做剧烈活动，避免用力咳嗽、喷嚏，不得用力擤鼻，嘱其多饮水、防止粪便干燥，以防用力引起小血管破裂出血。②遵医嘱定期复查，及时清除鼻腔分泌物、痂皮，保持引流通畅，促进上皮增长。③积极治疗鼻炎、鼻窦炎，避免挖鼻，减少上呼吸道感染。

护理评价 ①舒适度是否有所提高。②术后是否出现出血、感染等并发症，并发症能否得到及时发现及处理。③能否了解鼻腔鼻窦良性肿瘤的治疗、护理及康复等相关知识。

（朱 为）

bíwàishāng huànzhě hùlǐ

鼻外伤患者护理

（nursing of patients with nasal trauma） 对鼻外伤患者鼻部肿胀、出血、鼻塞、疼痛等现存及潜在健康问题的发现及处理，为其提供相应的生理、心理、社会的照顾。

护理评估 包括以下几方面：

个人史 外伤史、受伤部位、冲撞的力度及角度等。

现病史 有无外鼻肿胀、鼻出血、鼻塞、鼻部疼痛、头痛、头晕；有无外鼻畸形，如外鼻歪斜或塌陷、外鼻平坦；鼻部和眼睑部有无淤斑；外鼻有无捻发音；有无张口困难、不能咀嚼、咬合错位、牙痛；有无呼吸困难、出血、休克、昏迷、窒息、脑脊液鼻漏等症状；外伤的时间，是直接暴力还是间接暴力，是撞击还是跌伤或钝物打击等直接因素。

治疗经过 接受的检查及结

果，如前鼻镜、X 线、CT 等检查；接受的治疗及疗效和不良反应。

主要护理问题 ①疼痛。②有畸形的可能。③缺乏鼻外伤治疗、护理及康复相关知识。

护理措施 包括以下几方面：

病情观察 ①有无颅脑损伤和脑脊液鼻漏等现象。②生命体征变化，监测血压、脉搏、呼吸。③如出现呼吸困难，应先行气管内插管或行气管切开术，保证呼吸道通畅，及时吸除呼吸道分泌物。④如出血较多，出现血压低、脉搏细弱，要迅速建立静脉通道并补血、补液，纠正失血性休克。

对症护理 ①填塞纱条可在48~72 小时取出，填塞物取出后，每日清除鼻腔内痂皮，并用血管收缩药滴入或喷入，以收缩鼻黏膜、改善通气，防止鼻腔粘连及感染。②开放性鼻外伤立即用生理盐水彻底冲洗创面，清除创口内的污物及坏死组织，伤口内用3%过氧化氢溶液冲洗，周围油污可用乙醚等脂溶剂拭除，清创时检查伤口深度及组织缺损情况并止血。③对伤后 24 小时内的伤口进行缝合，对伤后 24 小时以上者，应给予引流、勤换药，患处给予抗生素溶液湿敷，促进肉芽生长。④遵医嘱用抗生素及破伤风抗毒素，疼痛剧烈可适当应用镇静药或镇痛药。⑤根据患者情况，选择适宜的手术治疗时间，鼻中隔血肿和脓肿必须早期手术清除，以免发生软骨坏死。骨折导致外鼻畸形者，须在肿胀发生前或消退后进行手术复位，但最好在受伤后2~3 小时内或 10 日内进行，骨折超过 2 周者，有时需行开放式复位。如伴上牙槽骨骨折，复位后应行牙间固定。

复位后护理 ①复位后协助患者取半坐卧位。②24 小时内给予鼻面部冰敷，以减轻肿胀和疼痛，减少出血，24 小时以后改为热敷，促进肿胀吸收及淤血消退。③有脑脊液鼻漏者，同颅骨骨折患者护理的脑脊液漏通道护理。④漱口液漱口，进食后及时漱口，保证口腔清洁。

饮食护理 复位后可进食温凉软食，咬合困难者进食流质饮食，勿进食辛辣等刺激性食物。

健康指导 ①鼻骨骨折复位后 1 个月内切勿碰撞、压迫、手捏鼻部，洗脸时用毛巾擦拭面颊，避免触摸、受压等影响创伤愈合的动作，不宜戴较重的眼镜。②睡眠时取仰卧位，以保持复位后位置，预防骨折片移位。③鼻黏膜有撕裂伤并有皮下气肿者，应禁止擤鼻。

护理评价 ①疼痛是否缓解。②外伤部位复位是否良好。③能否了解骨折复位后的注意事项并配合术后康复。

(朱 为)

bíyān'ái huànzhě hùlǐ

鼻咽癌患者护理 (nursing of patients with nasopharyngeal carcinoma) 对鼻咽癌患者鼻塞、耳鸣、涕中带血等现存及潜在健康问题的发现及处理，为其提供相应的生理、心理、社会的照顾。

护理评估 包括以下几方面：

个人及家族史 有无鼻腔慢性炎症，是否长期接触有毒物质，有无吸烟、饮酒史；有无肿瘤家族史。

现病史 有无涕中带血、鼻塞、一侧耳鸣、耳闭及听力下降，鼓室有无积液；颈部淋巴结有无肿大；是否伴头痛；有无面部麻木、眼外肌麻痹、复视、上睑下垂、眼球固定或失明；有无软腭麻痹、吞咽困难、声嘶、耸肩无力、伸舌偏斜和呼吸困难等症状；有无肺、肝、骨等肿瘤转移相应症状。

治疗经过 接受的检查及结果，如间接后鼻镜、内镜、EB 病毒血清学、X 线、CT、纤维电鼻咽镜、B 超、活组织病理学等检查；接受的治疗及疗效和不良反应。

主要护理问题 ①口腔黏膜改变。②营养失调：低于机体需要量。③自我形象紊乱。④张口困难。⑤缺乏鼻咽癌治疗、护理及康复的相关知识。

护理措施 包括以下几方面：

张口训练护理 指导患者进行张口训练：从放射治疗（放疗）开始，进行张口训练，每日张口叩齿 200 次，并按摩颞颌关节，缓解放射治疗造成的颞颌关节功能障碍引起张口受限。

口腔护理 ①积极治疗口腔疾病，放疗后应尽量避免拔牙，并保持每年洁齿一次。②重视放射治疗后口腔护理，用软毛牙刷刷牙；餐后及时漱口，漱口时交替进行鼓腮和吸吮动作，以清除松动的牙垢。③出现口腔溃疡可遵医嘱用药。④口腔溃疡疼痛影响进食者，可用 2%利多卡因局部喷涂或含漱镇痛。

鼻腔黏膜护理 ①放疗后用油剂与收缩鼻腔黏膜药交替滴鼻或喷鼻，保持鼻腔黏膜湿润，减少渗出、水肿。②生理盐水冲洗鼻腔，清除肿瘤表面脱落的坏死组织，以预防感染并增强癌细胞对射线的敏感性，鼻咽部出血者禁忌鼻腔冲洗。③不可用力擤鼻，防止出血和感染。

皮肤护理 ①保持放疗区皮肤清洁，避免局部涂抹或敷贴刺激性化学药物、清洁剂、化妆品等，避免冷风刺激和烈日暴晒，避免热敷、搔抓等不良刺激因素。②如局部出现瘙痒可遵医嘱抹护肤膏。③皮肤红、出现水疱，可局部使用促进表皮生长的药物，皮肤出现破溃可暂停放疗，并注意预防感染。

饮食护理 ①放疗期间饮食营养要均衡，不挑食，多吃水果、蔬菜。②口腔出现溃疡进食疼痛者可改为半流质饮食或软食，进食困难者可进行鼻饲或静脉补充营养。③放疗前几日，禁食任何可能导致唾液分泌增加的食物或饮料，如辣椒、带酸味的水果、西红柿、醋、橙汁、苹果汁等，防止唾液分泌增多，引发放射性腮腺炎。

健康指导 ①治疗后终生随诊，如放疗后局部或颈部淋巴结有肿瘤残存，或怀疑骨、肺、肝等部位转移，或严重早期放射性损伤需密切观察者。②教会患者在两次复查间隔中进行自查，注意有无异常感觉和表现，如颈部有无肿块、有无异常固定的骨压痛点且进行性加重、是否再次出现原发肿瘤的症状，发现异常应及时就诊。

护理评价 ①放疗期间皮肤是否有破溃。②营养状况能否支持放疗。③口腔、鼻腔黏膜破溃程度如何，是否得到良好的护理。④是否出现张口受限。⑤是否了解鼻咽癌的治疗、护理及康复等相关知识。

（朱 为）

biǎntáotǐyán huànzhě hùlǐ

扁桃体炎患者护理（nursing of patients with tonsillitis） 对扁桃体炎患者咽痛、畏寒、发热等现存及潜在健康问题的发现及处理，为其提供相应的生理、心理、社会的照顾。

护理评估 包括以下几方面：

个人史 既往扁桃体炎发作史，是否患猩红热、麻疹、流行性感冒、白喉等疾病，有无血液病、高血压、心脏病等慢性疾病，有无长期吸烟、饮酒史。

现病史 有无咽痛及其程度，是否放射至耳部；是否伴畏寒、发热、头痛、食欲缺乏、四肢乏力、腰酸不适等症状。小儿扁桃体炎有无高热抽搐、呕吐及昏睡，有无下颌下淋巴结肿大，有无呼吸不畅、打鼾、吞咽或言语共鸣障碍、乏力、低热等症状。慢性扁桃体炎患者是否有易感冒、咽干、咽痒、咽部异物感、刺激性咳嗽等症状，扁桃体隐窝是否见干酪样腐败物滞留，有无口臭；首次发生急性扁桃体炎的时间、发作频率，有无过度疲劳、机体抵抗力降低、受寒等发病诱因，是否接触其他急性扁桃体炎患者。

治疗经过 接受的检查及结果，如间接喉镜、血常规、红细胞沉降率、细胞学、心电图等检查；接受的治疗及疗效和不良反应。

主要护理问题 ①发热。②潜在并发症：出血、感染。③缺乏扁桃体炎治疗、护理及康复的相关知识。

护理措施 包括以下几方面：

高热护理 ①卧床休息，遵医嘱给予抗生素及糖皮质激素，可服用解热镇痛药。②头部置冰袋，温水擦浴，多饮水。③室内空气要流通，室内温度保持在24~26℃，湿度保持在60%左右。由于此病有一定的传染性，要采取隔离措施。

病情观察 ①急性扁桃体炎症3日后，发热仍持续不退或加重，体温≥39℃，咽痛加剧，吞咽时尤甚，放射至耳及颈部，能为扁桃体周炎或扁桃体周脓肿，

要及时到医院处理。②患者颌下区及下颌角后方肿胀，起病急、有畏寒、低热、伴吸入性呼吸困难可能为咽旁脓肿、咽后脓肿，要立即处理。

术前准备 ①向患者讲解手术相关的注意事项。②术前2周要停用激素及水杨酸制剂。③术前3日给予抗生素，防止感冒、咳嗽。④全身麻醉患者按全身麻醉护理，局部麻醉术前3~4小时内不进食。⑤术前30分钟遵医嘱皮下注射阿托品，以减少唾液分泌。

术后护理 ①观察分泌物的量、颜色、性状，术后嘱患者将口中分泌物吐出，勿咽下，观察出血量及颜色，出血量逐渐增多、颜色鲜红，要及时报告医生迅速止血。对全身麻醉未清醒者尤其是小儿，应观察有无频繁吞咽动作，如发现要及时报告，并做好止血准备。②监测体温变化，术后3日体温突然升高或持续在38℃以上，咽腭弓、舌腭弓肿胀明显，扁桃体隐窝假膜污秽或无膜生长，患者咽痛加剧，下颌下淋巴结肿大、疼痛，应遵医嘱及时应用抗生素。③全身麻醉者术后平卧，头偏向一侧，清醒后取半坐卧位。④给予患者颈部冰袋冷敷6小时镇痛，同时口含冰块镇痛、止血。⑤告知患者术后24小时内疼痛明显，吞咽时加重，可放射到耳部，1周左右疼痛会逐渐消退。

术后康复锻炼护理 术后第1日鼓励患者用语言表达意愿，术后1周左右鼓励患者做适当口腔运动，如咀嚼、吞咽、张口，刻意朗读、讲话，以防瘢痕形成。

饮食护理 ①急性扁桃体炎患者进食流质饮食，食物中注意添加青菜汁，保持排便通畅。

②慢性扁桃体炎患者全身麻醉术后 6 小时可进食冷流食，2～3 日后进食半流食，如面片、菜粥等，7 日后进食普食，要求软而不烫，避免生硬、过热、刺激性食物。

口腔护理 术前用漱口液漱口，术后第 2 日开始漱口，漱口时不要用力过猛，防止因痂皮脱落出血。

健康指导 ①向患者介绍扁桃体炎相关知识，指导患者及时就诊，扁桃体炎反复发作、扁桃体过度肥大引起吞咽和呼吸困难者应尽早行手术治疗；扁桃体炎引起邻近器官疾病，或全身性疾病如肾炎、关节炎、心肌炎、风湿热等，待其病情稳定后可行手术治疗。②加强体能锻炼，提高机体抵抗力，预防感冒，注意劳逸结合，但术后 2 周内不要做剧烈运动。③注意个人及饮食卫生，不食变质食物，厨房生熟食物的盛放用具要严格区分，术后坚持用温盐水漱口。④向患者说明随访的重要性，指导患者遵医嘱定期复诊。

护理评价 ①体温是否维持在正常范围内。②是否出现出血、感染等并发症，并发症能否得到及时发现及处理。③是否了解扁桃体炎治疗、护理及预防等相关知识。

(朱 为)

yānyán huànzhě hùlǐ

咽炎患者护理（nursing of patients with pharyngitis） 对咽炎患者疼痛等现存及潜在健康问题的发现及处理，为其提供相应的生理、心理、社会的照顾。

护理评估 包括以下几方面：

个人史 有无咽炎病史，有无各种鼻部疾病、慢性扁桃体炎、口腔疾病及呼吸道慢性炎症等慢性疾病，是否长期接触有害气体

及粉尘的刺激，有无刺激性食物食用史，有无高温和寒冷等刺激，有无吸烟、饮酒史。

现病史 有无咽部异物感、痒感、灼热感、干燥感，有无咽部分泌物增多、黏稠，晨起时有无刺激性咳嗽，咳嗽时是否能咳出带臭味的痂皮；咽部反射是否过度敏感；有无疼痛，疼痛的程度，是否伴有耳部的放射痛，是否伴发热、头痛、食欲缺乏和四肢酸痛等；急性期咽黏膜有无急性充血、肿胀，咽后壁淋巴滤泡有无肿大，有无黄白色点状渗出物，腭垂及软腭有无水肿，下颌下淋巴结有无肿大、压痛；有无过度疲劳、过度饮酒、内分泌紊乱等诱因。

治疗经过 接受的检查及结果，如间接喉镜、血常规等检查；接受的治疗及疗效和不良反应。

主要护理问题 ①舒适度的改变。②疼痛。③缺乏咽炎治疗、护理及康复等相关知识。

护理措施 包括以下几方面：

饮食与活动护理 ①进食清淡、易消化的流质饮食，注意添加蔬菜，避免刺激性食物，多饮水，可添加果汁。②急性期增加卧床休息时间。

口腔护理 漱口液漱口，餐后温盐水漱口，保持口腔清洁。

用药护理 ①对无全身症状或症状较轻者，遵医嘱口服抗生素及抗病毒药。②全身症状较重伴有高热者，可遵医嘱经静脉给药，严格按时间给药，保持血药浓度，仔细观察用药的不良反应，及时处理。③抗生素加糖皮质激素超声雾化吸入，可抗炎、镇痛、镇咳。④慢性咽炎患者可遵医嘱口服多种维生素，以促进萎缩性咽炎患者咽部黏膜上皮生长。

健康指导 ①向患者介绍咽

炎相关知识，指导患者积极治疗鼻炎、鼻窦炎、鼻中隔偏曲、口腔炎症及其他全身性疾病。②养成良好生活习惯，戒除烟酒等不良嗜好，避免过度劳累，保证足够睡眠。③注意锻炼身体，坚持每日锻炼，提高机体抵抗力。④保持室内空气新鲜、湿润，冬季室内可放置湿化器，注意多饮水，避免口腔干燥。⑤急性期患者应适当隔离，餐具分开。

护理评价 ①舒适度是否提高。②疼痛是否缓解。③是否了解咽炎治疗、护理及预防的相关知识。

(朱 为)

jíxìng hóuyán huànzhě hùlǐ

急性喉炎患者护理（nursing of patients with acute laryngitis） 对急性喉炎患者声嘶、肿胀等现存及潜在健康问题的发现及处理，为其提供相应的生理、心理、社会的照顾。

护理评估 包括以下几方面：

个人史 职业以及用嗓音习惯，是否患鼻腔、鼻窦、鼻咽和口腔等慢性炎症疾病，有无传染病病史及传染病接触史，有无全身慢性疾病史等。

现病史 有无声嘶，首次出现声嘶的时间、程度，是否影响正常交流；喉黏膜有无急性弥漫性充血、肿胀，有无声带黏膜下出血，小儿患者有无呼吸困难等；有无用嗓过度、接触有害气体、烟酒刺激、外伤、异物等诱因。

治疗经过 接受的检查及结果，如间接喉镜、血常规等检查；接受的治疗及疗效和不良反应。

主要护理问题 ①有窒息的危险。②缺乏急性喉炎预防、治疗、护理及康复的相关知识。

护理措施 包括以下几方面：

用药护理 ①遵医嘱尽早使

用有效、足量抗生素控制感染。②有喉阻塞症状者，加用激素，做好药物疗效及不良反应的观察。③禁用阿托品及吗啡类药物，以免抑制呼吸或致分泌物干结不易咳出。

呼吸道护理 ①给予氧气吸入，备气管切开包。喉阻塞严重者，施行气管切开术。②喉部雾化吸入，以抗炎、消肿、减轻喉部肿痛、降低分泌物黏滞性，易分泌物咳出。③缓解患者恐惧感，尤其是小儿，以免加重喉黏膜水肿，造成窒息。④卧床休息，限制患者发声。⑤漱口液含漱，保持口腔清洁。

饮食护理 进食清淡、易消化流质食物，避免摄入过量动物脂肪，忌烟、酒及刺激性食物，鼓励患者多饮水。

健康指导 ①养成良好生活习惯，有规律安排工作、学习与休息，每日坚持锻炼身体，提高机体抵抗力。②室内定时通风，室内温度不能过高，避免受寒、感冒。③避免接触有害气体和粉尘。④积极治疗鼻腔、鼻窦、鼻咽和口腔炎症，以避免下行感染。⑤避免用声过度或高声喊叫，保护声带，患上呼吸道感染时尤其要注意。

护理评价 ①喉部肿胀是否缓解。②是否出现窒息等并发症，窒息能否得到及时发现及处理。③能否掌握疾病预防、治疗、护理及康复的相关知识。

（朱 为）

jíxìng huìyànyán huànzhě hùlǐ

急性会厌炎患者护理（nursing of patients with acute epiglottitis）

对急性会厌炎患者发热、疼痛、吞咽困难等现存及潜在健康问题的发现及处理，为其提供相应的生理、心理、社会的照顾。

护理评估 包括以下几方面：

个人史 是否患变态反应性疾病，是否患慢性扁桃体炎等慢性疾病；有无刺激性有害气体吸入史，有无长期食用刺激性食物饮食习惯；喉部有无异物创伤史；有无急性感染患者接触史。

现病史 起病缓急和发生时间，是否夜间突然发生；有无发热，发热程度及热型，是否伴畏寒、精神萎靡、面色苍白等症状；有无咽喉痛，疾病程度、加重及缓解因素，是否影响语言表达；会厌有无明显充血、肿胀，是否伴吞咽困难、呼吸困难等症状；近期有无过度疲劳、接触刺激性有害气体和放射治疗等诱因。

治疗经过 接受的检查及结果，如间接喉镜、直接喉镜、血常规等检查；接受的治疗及疗效和不良反应。

主要护理问题 ①有窒息的危险。②吞咽障碍。③缺乏急性会厌炎预防、治疗、护理及康复的相关知识。

护理措施 包括以下几方面：

用药护理 ①遵医嘱迅速全身应用足量抗生素和糖皮质激素。②讲解药物的作用，观察用药疗效及不良反应。

呼吸道护理 ①轻度呼吸困难者给予低流量吸氧，同时用抗生素加糖皮质激素雾化吸入。②重度呼吸困难者，应及时行气管切开术或气管内插管。

休息与活动护理 多饮水，避免劳累，限制患者发声。

健康指导 ①向患者介绍急性会厌炎起病急骤、发展迅速的特点，指导患者及时就诊。②指导患者预防感染，避免到人员密集场所，加强户外运动，提高机体免疫力及耐寒能力，季节交替、气温变化较大时，应注意保暖，

避免受寒。③养成良好生活习惯，饮食要注意荤素搭配，避免食用过多肉类。④扁桃体肥大及有炎症表现者，应行手术切除以预防急性会厌炎的发作。

护理评价 ①会厌水肿、疼痛是否缓解，是否发生呼吸困难，呼吸困难能否得到及时发现及处理。②是否了解疾病的危险性。③是否了解急性会厌炎预防治疗、护理及康复的相关知识。

（朱 为）

hóu'ái huànzhě hùlǐ

喉癌患者护理（nursing of patients with laryngeal cancer）

对喉癌患者声嘶、咳嗽、痰中带血、呼吸困难等现存及潜在健康问题的发现及处理，为其提供相应的生理、心理、社会的照顾。

护理评估 包括以下几方面：

个人及家族史 是否长期接触有毒物质，有无吸烟、饮酒史，是否用性激素药物，有无喉息肉病史；有无癌症家族史。

现病史 有无声嘶的症状，首次出现声嘶的时间、程度，是否影响正常交流；有无咽喉疼痛，是否伴耳部放射痛、吞咽时是否加重；有无咳嗽，有无痰中带血、呼吸困难；颈前是否可以触及软组织肿块。

治疗经过 接受的检查及结果，如喉镜、活组织病理学、X线、CT、MRI等检查；接受的治疗及疗效和不良反应。

主要护理问题 ①吞咽障碍。②语言沟通障碍。③有窒息的危险。④潜在并发症：出血。⑤缺乏喉癌治疗、护理及康复的相关知识。

护理措施 包括以下几方面：

术前准备 ①遵医嘱给予常规术前护理。②做好患者宣教。详细讲解手术类型、术后锻炼发

声的大致过程，告知患者手术在无痛下进行，消除患者恐惧；计划行喉全切除术者，术前要与患者交流喉切除后的沟通方法和手语、图画等。

口腔护理　术前 2~3 日进行口腔清洁，漱口液漱口和刷牙。术后第 1 日给予口腔护理，以后漱口、刷牙同术前。

气道准备　①慢性支气管炎者术前需进行痰细菌培养，术前 2~3 日静脉应用敏感抗生素及祛痰药。②术前 2~3 日雾化吸入，湿化气道以促进分泌物排出，室内最好放置湿化器。

术后卧位护理　喉部分切除加成形术、水平半喉切除术术后取平卧位，头前倾 30°~45°，嘱患者勿左右摆动，避免增加吻合口的张力；全身麻醉清醒后给予半坐卧位，头仍保持前倾位。

术后运动护理　①术后第 1 日鼓励患者下床活动，指导患者在床旁坐 5 分钟后，扶患者在室内来回踱步，再坐 5 分钟；鼓励患者咳痰，减少深部吸痰，防止肺部感染。②术后第 2 日协助患者在走廊行走约 50m 后上床休息。③患者活动范围应无障碍物、地面不滑，防止受伤。

术后病情观察　①术后严密监测生命体征。②保持引流管通畅，避免折叠，严密观察引流液的色、量，观察颈部敷料有无渗血，渗血量逐渐增多、吸痰时血性分泌物逐渐增多，要报告医生处理。③发现切口感染要尽快拆开切口缝线，过氧化氢溶液冲洗，放置碘仿纱条引流，每日换药，多可自愈。④呼吸时气管内传出痰鸣声提示气管内有黏稠不易咳出的分泌物，需及时经套管吸出，并经鼻腔、口腔将分泌物吸干净。术后分泌物黏稠，易形成痰痂，

难排出，若出现呼吸困难，应立即更换气管套管。⑤气管内套管应每隔 6 小时清洗、消毒一次，从拔出内套管到重新放回，每次间隔时间不宜超过 30 分钟，防止呼吸道梗阻。⑥气管套管系带应打结牢固，松紧度以能插入一指为度，防止术后气管套管脱出、引起窒息。⑦观察术后切口皮肤颜色变化，术后早期切口皮肤色泽发暗甚至变黑、切口渗出物增多、出现唾液、体温升高等可能为咽瘘，及时报告医生处理。

术后饮食护理　①喉全切除术患者需鼻饲饮食 10~12 日，鼻饲时患者取半坐卧位，鼻饲后勿立即平卧；拔出鼻饲后试经口进食流质饮食，根据个人情况逐渐改为半流食、普食。②大部分声门上喉部分切除术患者有误吸现象，开始应进食黏稠食物，如香蕉、油条、馒头等，少食多餐，头略向前倾或吞咽时向上推喉体，或取侧头位咽下；勿食带渣食物，勿将食物咀嚼成团。

术后发声训练　喉部分切除术后 7~10 日可进行发声训练，用一指堵住气管套管，然后深吸气，利用呼出气流冲击部分喉，发出声音，反复练习可提高发声质量。

健康指导　①指导患者定期随诊。②指导患者进行病情自我监测，发现气管造口局部红肿、溢饭、清洗内套管后不能缓解呼吸困难、颈部出现包块、不明原因痰中带血、气管套管脱落引起呼吸困难等异常状况应及时就诊。③指导患者进行气管套管自我护理方法。对准镜子将内套管取出，观察内套管有无痰液或干痂形成，取下的内套管用小软毛刷刷洗干净后放入热水中煮 5~10 分钟，晾凉后重新插入，早晚各一次；

每日更换喉垫，对准镜子将污染的喉垫取下，观察造口局部皮肤，以酒精棉签擦拭造口周围皮肤，戴上消毒喉垫。④指导患者用人工鼻增加湿润，减少污染，避免到人员密集场所，避免交叉感染。⑤戒烟、戒酒，少食辛辣等刺激性、过热食物。⑥积极治疗喉部疾病，如喉乳头状瘤、喉角化症等，如出现不明原因的声嘶、咽部不适、异物感等症状，要及时到医院检查。

护理评价　①吞咽障碍是否改善。②是否掌握有效沟通的方法。③手术后是否发生出血、呼吸困难等症状，出血、呼吸困难能否得到及时发现及处理。④是否了解喉癌的治疗、护理及康复的相关知识。

（朱　为）

qìguǎn-zhīqìguǎn yìwù huànzhě hùlǐ
气管支气管异物患者护理
（nursing of patients with foreign body in the trachea or bronchus）

对气管、支气管异物患者咳嗽、呼吸困难等现存及潜在健康问题的发现及处理，为其提供相应的生理、心理、社会的照顾。

护理评估　包括以下几方面：

个人史　年龄及饮食习惯、咽喉手术史及外伤史。

现病史　气管、支气管异物误吸入经过、发生时间、异物性质等；异物误吸入后是否立即出现咳嗽，咳嗽的性质、程度，是否伴喘鸣及呼吸困难，是否咳出异物；是否出现支气管和肺部继发感染，是否出现发热等症状。

治疗经过　接受的检查及结果，如 X 线、CT 等检查；接受的治疗及疗效和不良反应。

主要护理问题　①有窒息的危险。②有感染的危险。③缺乏气管、支气管异物预防、急救及

康复等相关知识。

护理措施　包括以下几方面：

急救护理　①清醒者取坐位，抢救者站在患者背后，双臂环抱患者，一手握拳，使拇指掌关节突出点顶住患者腹部正中脐上部位，另一手掌压在拳头上，连续快速向内、向上推压冲击 6～10 次。②昏迷者取仰卧位，抢救者骑跨在患者髋部，按以上方法推压脐上部位，冲击上腹部，增加腹内压力，抬高膈肌，使气道瞬间压力迅速加大，腔内空气挤压推动气道内异物排出。③必要时经手术取出异物，遵医嘱做好术前准备并备好急救物品。

病情观察　①密切观察血压、脉搏、呼吸、血氧饱和度变化，一旦有变化要迅速处理。②术后严密监测呼吸、血氧饱和度，一般喉头水肿在术后半小时至 4 小时内出现，应立即采取措施，遵医嘱用药，及时吸除呼吸道分泌物。

饮食护理　术后可进食温凉、全流质饮食，术后第 2 日可进食半流食，以后根据个人情况逐渐改为普食。

健康指导　①教育家长注意看管婴幼儿，避免给 5 岁以下小儿食入花生、瓜子等豆类食物及果冻等吸入性食品。②养成良好进食习惯，进食时不要嬉笑、哭闹、打骂，以免深吸气时误把食物吸入气道，不要养成口中含食物的习惯。③做好意识不清患者的护理，昏迷、手术、外伤者要将义齿取下，头要偏向一侧，防止呕吐物吸入下呼吸道。

护理评价　①异物是否及时清除。②是否出现感染。③是否了解气管、支气管异物的预防、急救及康复等相关知识。

（朱　为）

shíguǎn yìwù huànzhě hùlǐ

食管异物患者护理（nursing of patients with foreign body in esophagus）

对食管异物患者吞咽困难、疼痛等现存及潜在健康问题的发现及处理，为其提供相应的生理、心理、社会的照顾。

护理评估　包括以下几方面：

个人史　有无食管狭窄、食管癌等病史。

现病史　食管异物的发生时间、异物性质，动物类还是植物类、金属类还是化学合成类；有无吞咽困难，是否伴流涎症状；有无吞咽疼痛，疼痛发生的部位，异物位于食管上段，疼痛多在颈根部或胸骨上窝处；异物位于食管中段时，常表现为胸骨后疼痛并可放射至背部；有无呼吸道症状，如呼吸困难，甚至窒息。

治疗经过　接受的检查及结果，如 X 线、CT 等检查；接受的治疗及疗效和不良反应。

主要护理问题　①吞咽障碍。②有感染的危险。③有出血的危险。④缺乏食管异物预防及治疗的相关知识。

护理措施　包括以下几方面：

术前准备　①严密观察摄入量及尿量，低于机体需要量时，通过静脉及时补充，避免出现电解质紊乱。②术前 4～6 小时禁食，否则术中可因食物反流入气管造成窒息。③取下义齿和饰物。

病情观察　严密观察血压、脉搏、呼吸变化，注意有无呕血，及时发现异物损伤造成的食管破裂、食管周围化脓性感染及大出血等并发症；观察有无皮肤捻擦音，警惕皮下气肿，注重患者的主诉，如胸骨后疼痛、进食疼痛等，及时发现食管周围炎、食管周围脓肿、气管食管瘘的发生。

饮食护理　①取出异物后当

日即可进食流食，2 日后改软食，有黏膜损伤者应禁食 1～2 日。②疑有食管穿孔者应鼻饲饮食，拔出胃管前最好做碘油食管造影，确定无食管穿孔再拔出鼻饲管。

健康指导　①进食时尤其是食入带骨或带刺食物时，注意不要着急，不要说话，更不要大笑，要细嚼慢咽。②老人经常检查牙，牙松动时，要及时就诊，以免进食时松动、脱落、误吞而造成异物嵌顿于食管。③不要养成口含、口叼物品的习惯，以免误咽。④昏迷、全身麻醉者应检查有无活动性义齿，如有要及时将其取下，避免进入食管。⑤发生食管异物后不要使用非科学的方法，以免延误治疗时机，要及时到医院就诊。

护理评价　①异物是否取出。②是否出现感染、出血等并发症，并发症能否得到及时发现及处理。③是否了解食管异物预防及治疗的相关知识。

（朱　为）

zǔsèxìng shuìmián hūxī zàntíng dītōngqì zōnghézhēng huànzhě hùlǐ

阻塞性睡眠呼吸暂停低通气综合征患者护理（nursing of patients with obstructive sleep apneahypopnea syndrome）

对阻塞性睡眠呼吸暂停低通气综合征患者睡眠时出现呼吸暂停、打鼾、嗜睡等现存及潜在健康问题的发现及处理，为其提供相应的生理、心理、社会的照顾。

护理评估　包括以下几方面：

个人史　营养状况，有无肥胖症；有无上呼吸道狭窄等症状；有无鼻中隔偏曲、鼻窦炎、鼻息肉、鼻肿瘤、腭垂过长或肥大、扁桃体肥大、咽部肿瘤、咽部狭窄等疾病。

现病史　首次出现睡眠呼吸

暂停的时间、呼吸暂停的严重程度，是否伴打鼾，是否因睡眠呼吸暂停出现嗜睡等症状；是否出现高血压、呼吸衰竭、神经精神异常、糖尿病等继发疾病；发生睡眠呼吸暂停前有无饮酒等诱发因素。

治疗经过　接受的检查及结果，如纤维鼻咽镜检查、多导睡眠监测、X线检查、CT检查等；接受的治疗及疗效和不良反应。

主要护理问题　①气体交换受损。②睡眠型态紊乱。③有窒息的危险。④潜在并发症：出血。⑤缺乏阻塞性睡眠呼吸暂停低通气综合征预防、治疗、护理及康复等相关知识。

护理措施　包括以下几方面：

术前护理　①常规护理。②指导患者练习用压舌板压舌，避免术中出现恶心。

术后护理　①严密观察呼吸、血氧饱和度，如患者出现烦躁不安、呼吸急促、脉搏增快、血氧饱和度<90%，立即报告医生，一旦出现呼吸抑制，迅速抬起下颌，插入鼻咽管通气道，禁用呼吸抑制剂。②全身麻醉清醒后取半坐卧位，持续低流量吸氧，至血氧饱和度正常。③颈部冷敷6~8小时，避免咳嗽，防止剧烈咳嗽引起局部小血管破裂。④指导患者将口中分泌物吐入一次性口杯中，以便观察出血量，若出血量逐渐增多、颜色鲜红及时报告医生，立即处理。⑤对合并冠状动脉性心脏病患者术中、术后要控制心率，尽量减少出血，密切观察心电监护。⑥术后易出现进食后鼻腔返呛，无需特殊治疗，一般可自行恢复。⑦严密监测体温，3日后仍有体温增高，应通知医生并协助查找原因。⑧术后饮食护理。全身麻醉术后6小时伤口若

无明显渗血，鼓励患者进食冷流食，少食多餐。手术后3日内进食温凉全流质饮食，以后进食半流质软食，术后第7日可改为普食，勿食辛辣、坚硬、带刺食物，防止局部出血。⑨术后口腔护理。术后当日勿漱口，术后1日用漱口液漱口，餐后漱口，保持口腔清洁。术后行口腔雾化吸入，促进水肿消退。

健康指导　①告知患者阻塞性睡眠呼吸暂停低通气综合征相关知识及危害性，指导患者积极治疗。②嘱患者调整睡眠姿势，尽量用侧卧位或俯卧位。③做好解释工作，告知患者术后1~2个月局部水肿消失，手术疗效最明显，术后3~4个月随着瘢痕软化，有轻微反复，6个月至1年疗效稳定，缓解其焦虑情绪。④嘱患者禁服镇静药，定期复查，对疗效不完全者可辅以鼻腔持续正压通气治疗或二期手术。⑤指导患者养成良好生活习惯，戒烟、戒酒，适当运动，均衡膳食，控制体重。⑥若出现白天过度嗜睡而影响工作学习、夜间严重打鼾而影响他人或出现心血管或肺部并发症、上呼吸道阻塞、明确下颌骨发育不良等情况应积极治疗。

护理评价　①气体交换障碍是否有所缓解。②睡眠型态是否有所改善。③术后是否出现窒息。④是否出现出血等并发症，并发症能否得到及时发现及处理。⑤是否掌握阻塞性睡眠呼吸暂停低通气综合征的相关知识，是否掌握疾病的预防、治疗、护理及康复等相关知识。

(朱 为)

xiāntiānxìng ěrjīxíng huànzhě hùlǐ
先天性耳畸形患者护理（nursing of patients with congenital ear deformities）　对先天性耳畸形患

者听力损失等现存及潜在健康问题发现及处理，为其提供相应的生理、心理、社会的照顾。

护理评估　包括以下几方面：

个人及家族史　母亲妊娠初期3个月内有无风疹病史、有无频繁用镇静药史；有无耳畸形家族史。

现病史　有无耳郭、耳郭大小，外耳道狭窄还是闭锁，鼓膜、锤骨柄、镫骨是否完整，有无听力损失、听力损失程度及对日常生活的影响。

治疗经过　接受的检查及结果，如纯音电测听、耳蜗电图、甘油试验以及前庭功能、X线、CT等检查；接受的治疗及疗效和不良反应。

主要护理问题　①语言沟通障碍。②社交障碍。③缺乏先天性耳畸形的相关知识。

护理措施　包括以下几方面：

心理护理　多关心患者，了解患者沟通交流的习惯，与患者建立沟通渠道，并做好患者宣教。

术前护理　做好术部皮肤清洁和消毒，若需植皮，注意保护耳部及移植区皮肤，防止受伤。

病情观察　①观察伤口敷料渗血情况，渗血较多要及时报告医生。②观察有无口角偏向一侧等面神经损害现象。③重视患者主诉，头晕者应让患者卧床，避免自行下床引起意外损伤。④观察负压引流是否通畅，防止漏气；翻身及下床活动时要将引流管固定好，防止脱漏；观察皮瓣血运、颜色、温度及高密度多孔聚乙烯耳郭支架与覆盖组织结合情况；如有血凝块阻塞要及时用生理盐水冲洗。⑤观察体温变化，体温在术后3日仍持续升高，要检查有无感染。

饮食护理　术后给予半流质

饮食，根据个人情况逐渐过渡到普食，避免坚硬、辛辣饮食，避免粪便干燥。

感染预防护理 ①术后 3 日内不得洗头，避免水进入伤口引起感染。②进行口腔护理，餐后漱口，保持口腔清洁。

健康指导 出院后注意保护患耳，保持患耳清洁，预防感染，高密度多孔聚乙烯耳郭支架弹性较差，避免挤压、碰撞，注意保暖。

护理评价 ①医护与患者的沟通是否顺畅。②能否了解先天性外耳及中耳畸形的治疗、护理及康复知识。

（朱 为）

ěrwàishāng huànzhě hùlǐ

耳外伤患者护理（nursing of patients with ear trauma）

对耳外伤患者疼痛、出血等现存及潜在健康问题的发现及处理，为其提供相应的生理、心理、社会的照顾。

护理评估 包括以下几方面：

个人史 外伤史，有无糖尿病、血液病、心脏病、高血压等慢性疾病史。

现病史 评估患者局部受伤的位置，有无伤口，伤口长短、深浅，有无污染；皮肤颜色，有无肿胀，触诊有无压痛、波动感，有无出血、皮下淤血、血肿；软骨有无断裂、疼痛程度；受伤的时间、形式，拳击、撞击、动物咬伤、锐利器械切割还是外力牵拉撕脱造成。

治疗经过 接受的检查及结果，如耳镜、X 线、血常规等检查；接受的治疗及疗效和不良反应。

主要护理问题 ①疼痛。②有感染的可能。③缺乏耳外伤急救、治疗、护理及康复的相关知识。

护理措施 包括以下几方面：

挫伤护理 ①轻度挫伤，局部给予清洁、消毒，预防感染。②单纯挫伤，伤后 24 小时内先用冷敷，减轻肿胀和疼痛。③较小血肿，一般可自行吸收，不需特殊处理。④较大血肿，给予严格消毒，协助医生用粗针头沿耳郭面平行刺入，避免刺伤软骨，抽出积血后，加压包扎 48～72 小时后更换敷料，如继续出血可重复抽吸，必要时可在严格无菌操作下，在血肿处做一小切口，清除积血，并用抗生素预防感染。

切伤或撕裂伤护理 ①伤口用生理盐水彻底冲洗、清洁、消毒后，协助医生缝合。②保护好断离耳，受伤后及时用干净敷料包裹，放入塑料袋内，周围置冰块。③在全身情况允许的条件下，应将断离耳彻底清创、消毒、冲洗后，置于低温抗生素溶液内浸泡，用过氧化氢溶液及生理盐水彻底冲洗，排除污物，严格消毒处理，在 6～8 小时内清创缝合伤口，10 日后拆线。

疼痛护理 病房放轻音乐，转移患者注意力。必要时口服镇痛药。

患耳护理 ①室内温度保持在 22～26℃，避免患耳受寒。②卧位时患耳向上，避免受压。③严禁吸烟、饮酒，防止血管痉挛；注意患耳局部清洁、干燥，拆线 3 日后再洗头。

病情观察 ①观察敷料有无渗血。②观察患耳皮肤的颜色、温度、水肿、血运情况。如皮肤颜色呈灰白色或发绀、皮肤温度低于体温、耳郭皮肤弹性减弱、有重度水肿或水疱，及时报告医生处理。③如有引流，要观察引流是否通畅。④观察体温，如手术后 3 日体温持续≥38℃要检查有无感染。如有感染，应提前拆除缝线，以利于引流。必要时遵医嘱用破伤风抗毒素。

健康指导 ①劳动场所如有迸溅物要有防护措施，戴好安全帽再工作。②遇意外损伤要注意保护断离耳，立即到就近专科医院就诊。

护理评价 ①疼痛是否缓解。②是否出现感染。③是否了解耳外伤的急救、治疗、护理及康复等相关知识。

（朱 力）

wài'ěrdàoyán huànzhě hùlǐ

外耳道炎患者护理（nursing of patients with otitis externa）

对外耳道炎患者耳痛、耳鸣等现存及潜在健康问题的发现及处理，为其提供相应的生理、心理、社会的照顾。

护理评估 包括以下几方面：

个人史 有无慢性中耳炎长期脓液刺激、有无糖尿病等慢性疾病史。

现病史 有无剧烈耳痛、灼热，出现耳痛的时间，是否伴有耳郭牵拉痛、耳屏压痛，疼痛是否放射至同侧头部，是否伴全身不适、面神经麻痹等症状，外耳道有无耳鸣及耳闷，外耳道软骨部皮肤是否呈局限性红肿或弥漫性红肿，有无渗出物；有无挖耳、游泳进水、身体极度虚弱等诱因。

治疗经过 接受的检查及结果，如耳镜、CT 等检查；接受的治疗及疗效和不良反应。

主要护理问题 ①耳痛。②舒适度的改变。③有外耳道狭窄的可能。④缺乏外耳道炎治疗、护理及康复等相关知识。

护理措施 包括以下几方面：

用药护理 ①急性弥漫性外耳道炎遵医嘱局部用生理盐水或过氧化氢溶液清洗，抗生素滴耳剂滴耳，局部渗出液较多者，可用 3% 硼酸水湿敷，保持外耳道清洁与干燥。②外耳道肿胀、渗液较多者，可选用3%过氧化氢溶液耳浴，也可用纱条浸润药液后填塞入外耳道。③外耳道疖早期出现红肿可给予局部热敷或物理疗法，疖肿成熟后切开引流，用3%过氧化氢溶液清洁外耳道脓液及分泌物。④坏死性外耳道炎患者，遵医嘱尽早使用敏感抗生素，注意观察患者局部及全身的用药反应，一旦出现立即停药。

疼痛护理　①避免压、碰患耳。②禁止在局部做过多、过强烈的机械性摩擦，以免损伤外耳道皮肤。③必要时遵医嘱用镇痛药。④保持皮肤清洁、干燥，洗头时勿使水进入外耳道，避免再次感染。

饮食护理　进食清淡、易消化的食物，减少高热量、高脂、高胆固醇食物的摄入，多食蔬菜、水果。

健康指导　①注意耳部卫生，不挖耳，保持外耳道干燥、清洁，游泳时避免污水进入外耳道。②提高机体免疫力，积极治疗原发病，如头面部疾病、糖尿病、贫血、维生素缺乏和内分泌紊乱等疾病。

护理评价　①疼痛是否缓解。②能否了解外耳道炎的治疗、护理及康复等相关知识。

(朱　为)

dàpàoxìng gǔmóyán huànzhě hùlǐ

大疱性鼓膜炎患者护理（nursing of patients with bullous myringitis）

对大疱性鼓膜炎患者耳痛、听力障碍等现存及潜在健康问题的发现及处理，为其提供相应的生理、心理、社会的照顾。

护理评估　包括以下几方面：

个人史　有无糖尿病、慢性传染病等慢性疾病史。

现病史　有无突然发生的剧烈耳痛，出现耳痛的时间，是否伴同侧头痛及颊部疼痛；耳部有无闷胀感，有无听力障碍，听力障碍的严重程度；鼓膜及邻近外耳道皮肤有无充血，鼓膜后上方有无血疱，大疱破裂后耳痛是否减轻；有无挖耳、耳挫伤，耳部有无感染病灶，有无急性传染病等诱因。

治疗经过　接受的检查及结果，如耳镜、CT、血常规等检查；接受的治疗及疗效和不良反应。

主要护理问题　①疼痛。②有发生同侧周围性面瘫的可能。③听力和平衡功能障碍。④缺乏大疱性鼓膜炎治疗、护理及康复等相关知识。

护理措施　包括以下几方面：

疼痛护理　①勿压迫患耳，疼痛剧烈可服用镇痛药。②观察病情，渗液较多者可于外耳道口放消毒棉球并及时更换，一般不需做大疱切开。

感染预防护理　①遵医嘱局部与全身使用抗生素。②保持疱疹周围皮肤的清洁，以防继发感染。

健康指导　①流感流行季节避免到人员密集场所。②注意休息，多饮水，平日有计划地锻炼身体，提高机体抵抗力。③告知患者本病有自愈倾向，面瘫多可于1个月后恢复，缓解患者的紧张情绪。

护理评价　①疼痛是否有所缓解。②是否出现听力和平衡功能障碍。③是否了解大疱性鼓膜炎的治疗、护理及康复的相关知识，能否积极配合治疗及康复。

(朱　为)

jíxìng huànóngxìng zhōng'ěryán huànzhě hùlǐ

急性化脓性中耳炎患者护理（nursing of patients with acute suppurative otitis media）

对急性化脓性中耳炎患者耳痛等现存及潜在健康问题的发现及处理，为其提供相应的生理、心理、社会的照顾。

护理评估　包括以下几方面：

个人史　有无糖尿病、高血压等慢性疾病史，有无吸烟、饮酒史；是否患鼻、鼻窦、腺样体、扁桃体炎症或麻疹、猩红热等急性传染病；婴幼儿有无平卧位哺乳。游泳、跳水、不正确擤鼻、咽鼓管吹张、鼻腔冲洗及鼻咽部填塞时，致病菌可由咽鼓管侵犯中耳。

现病史　有无耳痛、听力减退、耳鸣和耳道流脓，出现耳痛的时间；有无畏寒、发热、怠倦及食欲缺乏；有无鼓膜穿孔、鼓膜充血、膨出，是否见穿孔后脓液由小穿孔处搏动涌出，乳突部是否有轻压痛。

治疗经过　接受的检查及结果，如耳镜检查、X线检查、听力检查、血常规检查等；接受的治疗及疗效和不良反应。

主要护理问题　①疼痛。②舒适度的改变。③缺乏急性化脓性中耳炎治疗、护理及预防等相关知识。

护理措施　包括以下几方面：

用药护理　①遵医嘱严格按时用抗生素。②根据鼓膜穿孔情况选用滴耳剂，有些药遇脓液即释放石炭酸，可腐蚀鼓膜及鼓室黏膜，鼓膜穿孔后应立即停药。③遵医嘱按时、按量用减充血剂滴鼻或鼻咽部雾化，减轻鼻咽部黏膜肿胀。

病情观察　加强病情观察，若用药后耳部症状仍不减轻、体温不降，要检查脓液引流是否通畅，并及时报告医生。

饮食与休息护理　告知患者注意休息，勿疲劳，清淡饮食，多食蔬菜、水果，多饮水。

健康指导　①指导患者预防上呼吸道感染，避免受寒，有感染症状时要积极治疗，控制其发展。②掌握正确游泳换气姿势，避免呛水，一旦耳部进水，将头偏向进水侧，采取措施及时将水控出。鼓膜穿孔及手术者，禁止游泳，洗浴时防止污水流入耳内。③掌握正确擤鼻方法，擤鼻时要按住一侧鼻孔，避免同时捏住双侧鼻腔，以防细菌经咽鼓管进入中耳。④掌握正确哺乳姿势，哺乳时应将婴儿抱起，使头部竖立，乳汁过多时应适当控制其流出速度，防止婴幼儿因咽鼓管管腔短、鼓室口位置低，乳汁经咽鼓管进入中耳。

护理评价　①疼痛感是否减轻。②是否了解急性化脓性中耳炎的治疗、护理及预防等相关知识。

（朱　为）

mànxìng huànóngxìng zhōng'ěryán huànzhě hùlǐ

慢性化脓性中耳炎患者护理

（nursing of patients with chronic suppurative otitis media）　对慢性化脓性中耳炎患者耳溢液、耳内流脓等现存及潜在健康问题的发现及处理，为其提供相应的生理、心理、社会的照顾。

护理评估　包括以下几方面：

个人史　有无化脓性中耳炎反复发作史或糖尿病、高血压、心脏病等慢性疾病史。

现病史　有无耳溢液、耳内流脓，流脓间歇性还是持续性，脓量多少，脓液性质为黏液性还是黏液脓性或纯脓性，脓液有无臭味，是否伴耳痛，局部有无肉芽组织或息肉形成，患上呼吸道感染时耳内有无流脓或脓液增多；听力是否下降，听力下降的程度及对日常生活的影响。

治疗经过　接受的检查及结果，如耳镜检查、听力检查、前庭功能检查、X线检查、CT检查等；接受的治疗及疗效和不良反应。

主要护理问题　①舒适度的改变。②感知的改变。③缺乏慢性中耳炎的治疗、护理及康复等相关知识。

护理措施　包括以下几方面：

术前护理　①耳部脓液者应遵医嘱采集脓液标本做细菌培养、药物敏感性试验。②每日清洁外耳道，滴入抗生素溶液。③术前备皮，术前1日沐浴或洗头。

术后体位护理　术后患者取平卧位，头偏向一侧，患耳向上。起床时要逐渐适应活动，避免眩晕引起意外伤害。

病情观察　①观察伤口处敷料有无渗血及渗液，渗血较多时及时报告医生，必要时加压包扎。②观察患者有无头晕、眼球震颤及面瘫，麻醉引起的面瘫6~8小时可自行恢复，若超过8小时仍未恢复，应立即报告。③观察体温变化，如术后3日体温仍≥38℃，要检查有无感染。

用药护理　①用药前应彻底清洗外耳道及鼓室内脓液，并用棉签拭净或以吸引器吸净脓液，方可滴药。②注意药物禁忌及有效期，观察药物的疗效与不良反应。③粉剂宜少用，一次用量不宜过多；穿孔小、脓液多者忌用粉剂，避免引起堵塞、穿孔，妨碍引流。④避免用有色药液，以免妨碍对局部的观察。

鼻部及口腔护理　术后10日内不能擤鼻及喷嚏。保持口腔清洁，漱口水含漱。

术后饮食护理　术后进食半流质饮食，避免咀嚼引起的疼痛，3~5日后根据患者情况可进食普

食，避免辛辣等刺激性食物。

健康指导　①积极治疗慢性扁桃体炎、鼻窦炎和变应性鼻炎等慢性疾病。鼻中隔偏曲、腺样体肥大等影响咽鼓管咽口通气功能，需手术矫正。影响机体抵抗力的慢性疾病如营养不良、过敏性疾病、糖尿病等应及时纠正。②手术后半年内禁止游泳，1~2个月内禁用患侧咀嚼食物，3个月内禁乘飞机。③锻炼身体，防止感冒，提高机体抵抗力，避免上呼吸道感染。

护理评价　①舒适度是否提高。②听力是否有所改善。③是否了解慢性中耳炎的治疗、护理及康复的相关知识。

（朱　为）

Méiníʾāibìng huànzhě hùlǐ

梅尼埃病患者护理

（nursing of patients with Meniere disease）　对梅尼埃病患者眩晕、耳聋等现存及潜在健康问题的发现及处理，为其提供相应的生理、心理、社会的照顾。

护理评估　包括以下几方面：

个人史　有无免疫系统疾病、有无中耳炎等慢性疾病史。

现病史　是否突然发生剧烈的旋转性眩晕，眩晕是否在睁眼与转头时加重，眩晕持续时间，是否伴有神志改变，是否伴自发性眼震，水平旋转型还是水平型；是否出现听力下降，是否出现早期低频下降、复听现象，受损听力有无波动性；发作期间患侧耳内有无胀满感、压迫感、耳鸣、听力下降，是否伴恶心、呕吐、面色苍白等自主神经反射症状。

治疗经过　接受的检查及结果，如纯音电测听、耳蜗电图、甘油试验以及前庭功能、X线、CT等检查；接受的治疗及疗效和

不良反应。

主要护理问题 ①舒适度的改变。②感知的改变。③缺乏梅尼埃病的治疗、护理及康复等相关知识。

护理措施 包括以下几方面：

生活护理 绝对卧床，病室保持安静，无噪声刺激，避光。及时更换污染被服，保证无污迹、无异味。保持口腔清洁，口腔护理，及时漱口，去除异味。

用药护理 急性发作期遵医嘱给予前庭功能抑制药、利尿药、血管扩张药、抗组胺药等药物，观察药物的疗效与不良反应，出现异常应及时通知医生，予以处理。

病情观察 观察眩晕时有无眼震，眩晕与位置是否相关，观察血压、心率的波动变化，为诊断及准确治疗提供资料。

体位疗法护理 指导患者闭眼，从平卧位到侧卧位，眩晕消失后坐起，30秒后再向另一侧卧位，两侧交替进行直至症状消失，一般7~10日症状可消失。

饮食护理 ①限制盐的摄入，每日摄入量>1g。②避免摄入咖啡等刺激性食物及饮酒、吸烟。③限制碳水化合物的摄入。

健康指导 ①保持良好心态，鼓励患者合理安排工作与休息时间，学会放松情绪，避免激动。②注意锻炼身体，提高机体抵抗力，流感季节避免到人员密集场所，防止病毒感染。③保护听力，避免到噪声场所，每日做耳保健操，定期检查听力，以便于及时治疗。

护理评价 ①舒适度是否提高。②听力受损、眩晕等症状是否缓解。③是否了解梅尼埃病的治疗、护理及康复等相关知识。

（朱 为）

突发性聋患者护理 (nursing of patients with sudden deafness)

对突发性聋患者听力下降、眩晕、耳鸣等现存及潜在健康问题的发现及处理，为其提供相应的生理、心理、社会的照顾。

护理评估 包括以下几方面：

个人史 有无上呼吸道感染或其他病毒感染史，有无高血压、糖尿病、心脏病等慢性疾病史，是否患系统性红斑狼疮等自身免疫性疾病。

现病史 有无听力下降，听力下降的严重程度、进展速度；有无眩晕，眩晕的方式、是否为旋转性眩晕；有无耳鸣，耳鸣发生在一侧还是双侧，是否伴恶心、呕吐、耳内堵塞感、耳内压迫感等症状；首次出现听力下降、耳鸣的时间，有无情绪激动等诱因。

治疗经过 接受的检查及结果，如听力检查、前庭功能检查、甲状腺功能测定、红细胞沉降率检查以及 MRI 或 CT 检查、生化检查、梅毒血清检查等；接受的治疗及疗效和不良反应。

主要护理问题 ①听力障碍。②定向力障碍。③缺乏突发性聋治疗、护理及康复的相关知识。

护理措施 包括以下几方面：

休息与活动护理 ①避免噪声，眩晕者严格卧床，保证充足睡眠。②对疑有迷路膜破裂者，避免便秘、喷嚏等。

用药护理 ①遵医嘱给予扩容药物、血管扩张药、糖皮质激素、溶栓药物、抗凝血药。用药时注意观察有无出血，合并心力衰竭及出血性疾病者禁用。②注意观察药物的不良反应，用血管扩张药时应注意血压变化；用抗凝血药时密切观察有无出血情况，出现异常报告医生。③遵医嘱每

日输液后行高压氧治疗，提高内耳供氧，改善组织缺氧状况，改善耳蜗微循环。

饮食护理 指导患者进食低钠饮食，减轻膜迷路积水，多食蔬菜、水果，少食高胆固醇、高脂食物。

健康指导 ①坚持锻炼身体，每日至少30分钟，提高机体抵抗力。②防止病毒性感冒，感冒流行季节尽量少到人员密集场所。③保持良好心情，避免激动。④教会患者做耳保健操，戒烟酒。⑤指导患者早期治疗，一般在24小时内经初步筛查后立即进行。

护理评价 ①听力障碍是否有所缓解。②能否掌握突发性聋的治疗、护理及康复的相关知识。

（朱 为）

听神经瘤患者护理 (nursing of patients with acoustic neuroma)

对听神经瘤患者头痛、耳鸣、眩晕等现存及潜在健康问题的发现及处理，为其提供相应的生理、心理、社会的照顾。

护理评估 包括以下几方面：

个人及家族史 用药史；有无肿瘤家族史。

现病史 有无耳鸣，有无听力减退，首次出现耳鸣及听力减退的时间，听力减退的程度、进展情况，累及双侧还是单侧耳；走路有无不稳或瞬间头晕的感觉，是否伴水平性眼球震颤，有无肢体运动共济失调；有无受累耳同侧面部感觉迟钝和角膜反射减退，有无同侧周围性面瘫；有无持续性头痛，是否伴恶心、呕吐。

治疗经过 接受的检查及结果，如 CT、MRI、脑血管造影等检查；接受的治疗及疗效和不良反应。

主要护理问题 ①头痛。②自

理能力缺陷。③语言沟通障碍。④有脑脊液漏或脑水肿的可能。⑤自我形象紊乱。

护理措施 包括以下几方面：

卧位与活动护理 ①手术全身麻醉清醒后将患者头部抬高15°～30°，以减轻脑水肿。②避免头部突然转动，以免引起眩晕。③卧床期间活动下肢，以免血栓形成，严格卧床休息3～5日后可下床活动，但要有人协助，逐渐增加活动量。

颅内出血预防护理 嘱患者勿用力咳嗽、擤鼻、喷嚏、排便等动作，以防颅内压增高，引起颅内出血。

肺部感染预防护理 ①根据患者情况逐渐抬高床头呈半坐卧位，防止肺部感染。②对术前发生或可能发生麻痹症状者应延迟至患者完全清醒后拔出气管插管。③留置胃管以避免呕吐物或饮食呛咳进入气道，引起肺部感染。

角膜护理 三叉神经损伤合并面神经损伤时，注意护眼，轻者用抗生素滴眼液，睡前涂抗生素眼膏，并用护眼罩遮盖患眼。

病情观察 ①严密观察意识及生命体征变化，如血压、脉搏、呼吸、瞳孔变化；观察伤口敷料、引流液颜色，观察有无颅内出血及血肿；观察有无颅内压增高的表现，如有异常应及时报告医生并行CT检查。②观察有无面神经损伤表现，如额纹消失、眼睑闭合不全、鼻唇沟变浅或消失、鼓腮漏气、不能露齿等。观察表情、肌张力及肢体活动情况。③观察有无脑脊液耳鼻漏，如低头和（或）咳嗽时有清亮的液体从前鼻孔溢出，嘱患者立即抬高头部，避免做增加颅内压的动作，如擤鼻、咳嗽等；低盐饮食，限制饮水量；不要阻塞耳鼻，用酒精消毒外耳道后，耳道口轻置棉球，浸湿后及时更换，防止逆行感染。④观察是否出现脑膜炎表现，如发热、寒战、全身不适、头痛剧烈伴恶心、呕吐，精神症状，如激动、谵妄，还可伴意识模糊、嗜睡、昏迷、抽搐等；可见皮肤出血点、脑膜刺激征阳性、眼球活动障碍及口角歪斜、偏瘫、失语。⑤观察有无声嘶、饮水呛咳、吞咽困难、构音障碍等脑神经麻痹症状。⑥出现异常及时通知医生处理。

饮食护理 ①全身麻醉清醒后给予流质或半流质饮食，注意补充蛋白及维生素。②有脑神经麻痹的患者，给予鼻饲饮食，加强营养、防止误吸。③嘱患者做吞咽动作，进行口咽肌肉功能训练。

健康指导 ①洗头、沐浴时应以干棉球堵外耳道口，以防污水进入术腔而继发感染。②术后2周内勿用力擤鼻，以防分泌物经耳咽管进入中耳，引发术后感染。③术后1个月内注意休息，3个月内勿从事重体力劳动。④术后1个月、3个月、半年各复查一次，如出现异常及时就诊。

护理评价 ①头痛是否缓解。②耳道是否清洁、干净、无异味。③能否进行交流。④是否出现并发症。⑤能否乐观对待暂时性的自我形象紊乱。

（朱 为）

zhōng'ěrái huànzhě hùlǐ

中耳癌患者护理 （nursing of patients with cancer of middle ear）

对中耳癌患者疼痛、出血等现存及潜在健康问题的发现及处理，为其提供相应的生理、心理、社会的照顾。

护理评估 包括以下几方面：

个人及家族史 有无慢性中耳炎，有无吸烟、饮酒史；有无肿瘤家族史。

现病史 有无耳内出血或血性分泌物；有无耳内发胀感、耳聋；有无持续性耳深部疼痛、刺痛或跳痛、颞骨和枕部放射痛；有无反射性下颌关节僵直；有无因侵犯颞颌关节出现张口困难；有无面瘫、眩晕、复视、吞咽困难、声嘶、软腭麻痹、抬肩无力、伸舌偏斜等症状；首次出现以上症状的时间。

治疗经过 接受的检查及结果，如CT、MRI、病理切片等检查；接受的治疗及疗效和不良反应。

主要护理问题 ①疼痛。②有外伤的危险。③营养失调：低于机体需要量。④缺乏中耳癌治疗、护理及康复等相关知识。

护理措施 包括以下几方面：

术前护理 生理盐水冲洗外耳道及中耳腔并局部滴药，其他同常规护理。

术后护理 ①全身麻醉手术清醒后加枕健侧卧位，24小时后可下床活动。②有头痛、眩晕、恶心呕吐者绝对卧床，避免人员倚靠床、摇床架及搬动患者头部。③有脑脊液漏者要卧床，抬高床头30°，借助重力作用压闭漏口减少脑脊液流出。④移植皮瓣者取健侧卧位，避免挤压皮瓣。

病情观察 ①注意观察引流管是否通畅及引流液的量、颜色、性状。初期引流液为全血混有组织液，颜色逐渐变为淡黄色，48小时后引流量降至50ml/d即可拔管。如有活动性出血，要及时报告医生处理。②观察瞳孔、神志，注意有无嗜睡、剧烈头痛、喷射性呕吐、颈强直及肢体感觉障碍，防止发生脑水肿。③观察术侧伤口有无透明液体外流，鼻腔是否流清水样涕、是否出现异样呛咳、胸腹压增加时上述液体是否增加，防止发生脑脊液漏。④观察有无眩晕、恶心、呕吐，观察移植皮瓣的颜色、弹性、皮肤温度等变化。⑤监测体温。若术后 3 日体温仍持续升高，要检查有无感染，出现中枢性高热，应用人工冬眠。

用药护理　遵医嘱给予抗生素预防及控制感染，根据患者情况静脉滴注甘露醇以缓解脑水肿，注意观察有无肾功能损害，有异常表现要及时处理。

口腔护理　保持口腔清洁，漱口液漱口。

饮食护理　患者有张口困难时，可进食软食或流质饮食，少食多餐。手术全身麻醉清醒后给予流质饮食，3~5 日后逐渐改为普食。

耳部护理　保持外耳道周围皮肤的清洁，及时用盐水棉球将分泌物擦拭干净。洗头时勿将污水流入耳内。手术后保持伤口敷料的清洁、干燥。

疼痛护理　在医生指导下使用三阶梯镇痛方法，最先以增加无痛性睡眠为目标，其次以解除休息时疼痛为目标，最后以解除站立或活动时疼痛为目标。

健康指导　①如耳部有异样感应及时去医院检查，及早治疗。②避免意外伤害，眩晕患者外出时，一定要有人陪同，防止摔伤。

护理评价　①疼痛是否缓解。②是否采取适当的体位。③营养状况是否有所改善。④是否了解中耳癌的治疗、护理及康复等相关知识。

(朱 为)

bí dīyàofǎ hùlǐ

鼻滴药法护理（nursing in instillation of nasal drops）鼻滴药法是通过鼻腔滴入药物，使药物直接作用于鼻腔的方法。

目的　①收缩鼻黏膜，以利检查、诊断。②治疗鼻腔、鼻窦、中耳疾病。

用物　小治疗盘、滴鼻剂、棉签。

操作方法　滴药前嘱患者擤出鼻腔分泌物。鼻炎与后组鼻窦患者可取仰卧位，肩下垫枕、头略下垂，或取坐位，颈伸直、头后仰，使颏隆凸与外耳道口的连线与床面或地面垂直。前组鼻窦患者取侧头位，或取仰卧位，肩下垫枕，向鼻腔内滴入药液。也可用喷雾器。

护理要点　①滴药前嘱患者分别按住一侧鼻腔，擤出鼻腔分泌物，并协助患者摆好需要体位。②滴药时药液瓶口距前鼻孔 2cm，避免触及鼻翼和鼻毛，以防污染。③滴药后，嘱患者保持滴药姿势 3~5 分钟，交替按压鼻翼，使药液与鼻黏膜充分接触。

健康指导　①擤鼻时勿用力，避免分泌物进入中耳。②滴药后嘱患者暂勿擤鼻。

护理评价　①是否了解鼻腔滴药的意义。②能否掌握滴药的体位、滴药的注意事项，能否配合滴药。

(朱 为)

bíqiāng chōngxǐfǎ hùlǐ

鼻腔冲洗法护理（nursing in irrigation of nasal cavity）鼻腔冲洗法是使用生理盐水冲洗鼻腔的方法。

目的　①清除鼻腔、鼻咽部较多的脓性分泌物或干痂。②治疗萎缩性鼻炎、干酪性鼻炎或鼻腔真菌感染等多种鼻腔疾病。③鼻、鼻窦手术后、放射治疗后的常规护理。

用物　鼻腔冲洗器、鼻腔冲洗液、冲洗器悬挂架。

操作方法　将盛 300~500ml 生理盐水的冲洗器挂于墙或输液架上，冲洗器底部与患者头顶等高。患者取坐位或站立于水池边，一手持橄榄头，一手端弯盘，头前倾并略偏斜。嘱患者张口自然呼吸，将橄榄头置入一侧鼻前庭，慢慢打开冲洗器橡皮管上的活塞，使水缓缓地冲入鼻腔而由对侧鼻孔排出（部分流入咽部，吐出即可）。

护理要点　包括以下几方面：

冲洗前护理　将生理盐水放入热水中加温至人体表温度，倒入冲洗器中悬挂。

冲洗中护理　①患者尽量张口呼吸，以避免呛咳。②先冲洗鼻腔堵塞较重的一侧，再冲洗对侧，两侧交替进行。③若冲洗时出现咳嗽、呕吐、喷嚏等不适现象，应立即停止，稍等片刻后再冲洗。

冲洗后护理　冲洗后头向前倾，让鼻腔内残余冲洗液排出，然后轻轻擤鼻，以助排净。

健康指导　①擤鼻切忌过急、过猛，或紧捏两侧鼻孔同时用力擤鼻，避免导致咽鼓管感染。②急性鼻炎、鼻窦炎严禁冲洗，防止感染扩散。③鼻腔冲洗每日 2 次为宜，若感觉症状减轻，可逐渐减少冲洗次数。

护理评价　①是否了解鼻腔冲洗的意义。②能否掌握鼻腔冲洗的方法。③是否清楚冲洗过程中的注意事项，并做好操作配合。

(朱 为)

ěr dīyàofǎ hùlǐ

耳滴药法护理（nursing of instillation of ear drops）耳滴药法是通过外耳道滴入药物，使药物作用于耳道的方法。

目的　①治疗中耳炎、外耳道炎。②软化耵聍。③麻醉或杀死外耳道昆虫类异物。

用物 小治疗盘、滴耳剂、棉签。

操作方法 患者取侧卧位，向上、向后上方牵拉患耳耳郭，用细棉签蘸3%过氧化氢清洁外耳道，向外耳道内滴入药液3～5滴。用手指按压耳屏数次，通过外耳道空气压力变化，促使药液进入中耳腔，保持体位5分钟。如遇耵聍栓塞，可直接滴入药液，每次药量可稍多（以不溢出外耳道口为度），3日后取出。遇外耳道昆虫类异物，可滴入75%酒精或乙醚等使其麻醉，也可滴入植物油，使其窒息，然后取出，不易取出时可冲出。

护理要点 包括以下几方面：

滴药前护理 ①向患者做好解释工作，协助患者摆好体位。②在光线较充足的地方清洁外耳道并用棉签蘸干，避免损伤鼓膜。③检查药液，将药液加温至体表温度水平。

滴药中护理 ①拉直外耳道，小儿的耳郭要向后下方拉，使药液达到耳深部。②遵医嘱滴入药液，注意药瓶口不能触及耳部，避免污染。③两耳同时滴药，一耳滴药后10分钟再滴另一耳，使药液充分吸收。

滴药后护理 滴药后观察患者反应，如出现眩晕、恶心、呕吐，让患者平卧，闭眼休息3～5分钟即可缓解；如滴药后出现头痛，可能为刺激性药物如酒精类滴耳剂引起，嘱患者取平卧位，使药液流出。

健康指导 耵聍浸泡性滴药最好在睡前滴药，可多滴几次，以利于药液浸泡耵聍。

护理评价 ①是否了解滴耳药的意义。②是否掌握滴耳药时应采取的姿势。③是否掌握滴耳

药时的配合要点。

（朱 为）

wùhuàxīrùfǎ hùlǐ

雾化吸入法护理（nursing in atomizing inhalation） 雾化吸入法是使药物以气雾状喷出由呼吸道吸入体内的方法。

目的 ①使药液呈雾状，直接作用于局部黏膜，起到抗炎、消肿作用。②湿化呼吸道，稀释和溶解分泌物，使其易咳出。③可治疗急慢性咽炎、喉炎等疾病，减轻咽喉黏膜充血、肿胀。

用物 雾化吸入器、方巾、注射器1支、相关药物。

操作方法 容器内倒入2/3蒸馏水，加入所需药液，打开开关，定好时间（15～20分钟）。颏下垫方巾，有气雾喷出后，手持喷雾头，对准患部（相距5～10cm），嘱患者做均匀呼吸（治疗鼻腔疾病用鼻呼吸；治疗咽喉或下呼吸道疾病用口呼吸；气管切开者，对准气管套管自然呼吸）；治疗结束，擦干面部，取下喷雾器头。

护理要点 包括以下几方面：

雾化前护理 根据患者病情选择合适体位，坐位、半坐卧位最佳。检查雾化液是否过期。

雾化中护理 雾化器不要倾斜，避免容器内蒸馏水溢出、损坏机器；注意观察患者有无过敏反应。

雾化后护理 雾化吸入后患者休息片刻再外出，以免受寒或因过度换气而头晕；不要立即进食或漱口，以免稀释药液、影响药效。

健康指导 ①雾化过程中嘱患者不要咬吸管，以免损坏。②餐后不要立即雾化，以免药液刺激咽部而引起恶心、呕吐。

护理评价 ①是否了解雾化

吸入的意义。②是否清楚雾化中的配合要点。③雾化方法是否正确。

（朱 为）

kǒuqiāng jíbìng huànzhě hùlǐ

口腔疾病患者护理（nursing of patients with dental disease） 对口腔疾病患者现存及潜在健康问题的发现及处理，为其提供相应的生理、心理、社会的照顾。

常见症状及体征 牙痛、牙龈出血、牙齿松动、口臭、口腔黏膜糜烂、溃疡、张口受限等。

护理评估 包括以下几方面：

个人及家族史 年龄、职业、经济状况、饮食习惯及既往健康史、手术史、外伤史、药物过敏史、吸烟史；有无心血管疾病、内分泌系统疾病、血液病、传染病等相关疾病；口腔卫生习惯，包括刷牙方法、刷牙次数、刷牙时间、使用牙线、定期口腔保健检查等情况；父母、兄弟姐妹既往健康史，有无相关疾病家族遗传史。

现病史 口腔局部卫生情况，有无牙菌斑、软垢、牙石和色素沉积、口臭等；此次发病缓急、症状的严重程度及时间等。评估牙痛患者疼痛的部位、性质、程度，有无伴随症状；牙龈出血患者牙龈的改变、出血特点及出血量，判断是机械刺激后出血还是自发性出血；牙齿松动患者牙齿松动程度，有无牙龈萎缩、牙根暴露、牙周溢脓等症状，血糖是否正常；口臭患者口腔卫生情况，有无口腔不洁、牙石、牙垢、食物嵌塞、口腔黏膜糜烂、溃疡及牙周炎等；口腔黏膜糜烂、溃疡患者糜烂或溃疡的大小、位置及周围组织性状，糜烂或溃疡表面有无假膜形成，有无全身伴随症状。

治疗经过 接受的检查及结

果，如 X 线检查、温度刺激试验、牙髓活力测验、血生化检查等；接受的治疗及疗效和不良反应。

心理社会状况 心理社会状况，有无紧张、焦虑、恐惧等不良心理反应；患者家庭成员对疾病的态度、关心程度、期望值等；患者及家属对疾病的认识。

护理措施 包括以下几方面：

牙痛护理 ①评估牙痛原因，如龋病、牙髓病、根尖周炎、第三磨牙冠周炎等，向患者介绍相关疾病知识，解释疼痛原因，缓解患者焦虑情绪。②避免进食过冷、过热等刺激性食物，避免用患牙咬硬物。③指导患者遵医嘱服用镇痛药，注意观察药物疗效及不良反应。④根据牙痛具体原因，采取相应治疗措施，病损深及牙髓出现牙髓炎、根尖周炎时，应进行牙髓病和根尖周病治疗。

牙龈出血护理 ①评估牙龈出血原因，如龈炎、牙周炎、不良修复体刺激、拔牙或外伤后牙龈撕裂及全身性疾病，如牙龈恶性肿瘤、血液病等。②对龈炎和牙周炎引起的牙龈出血应做好龈上洁治术配合，术后当日勿进食过热食物，告知患者术后短期内会出现冷热敏感不适，随时间延长会好转。③对牙龈撕裂的出血，加强出血观察，必要时进行缝合。④保持口腔清洁，正常刷牙，进食后漱口，必要时含漱漱口液，预防感染。

牙齿松动护理 ①评估牙齿松动原因，如牙外伤、牙周病等，向患者介绍相关疾病知识，缓解患者焦虑情绪。②根据病情行松动牙齿固定术，加强牙齿固位，嘱患者勿用患牙咬硬物。③保持口腔清洁，进食后漱口，必要时含漱口液，预防感染。④对于牙周病引起的牙齿松动，积极控制

牙菌斑，去除诱发牙周病的不良因素，接受牙周治疗并定期复查。

口臭护理 ①评估口臭原因，如龋病、残根、牙周病、牙周脓肿、口腔黏膜糜烂、溃疡及某些全身性疾病，如糖尿病、胃肠道疾病等，积极治疗相关疾病。②保持口腔清洁，指导患者正确刷牙，进食后漱口，必要时用漱口液；可使用牙线或牙间隙刷辅助清除牙菌斑。③每半年或一年洁牙一次，彻底地清除牙石以及牙垢。

口腔黏膜糜烂、溃疡护理 ①评估口腔黏膜糜烂、溃疡原因，如营养不良、内分泌紊乱、白血病等慢性消耗性疾病，以及患肿瘤疾病正在接受化学治疗，有无睡眠障碍、饮食失调、劳累诱发刺激因素。②指导患者选择适宜漱口液，保持口腔卫生，对唇及口周病损可局部湿敷或涂擦抗炎、防腐、镇痛药膏。③遵医嘱用药，观察药物疗效及不良反应，做好用药护理。④指导患者进食营养丰富及富含维生素、微量元素食物，视病情可少食多餐，限制饮酒，避免辛辣等刺激性食物。⑤嘱患者保持充足睡眠，提高免疫力，防止感染。

张口受限护理 ①评估张口受限原因，如组织损伤、感染和肿瘤，积极治疗相关疾病。②保持口腔清洁，用高渗盐水或漱口液漱口。③遵医嘱服用抗生素，并观察药物疗效及不良反应。④嘱患者多休息，进食流质饮食，不吃刺激性食物，治疗期间戒烟、戒酒。⑤对关节疼痛引起的张口受限者可给予热敷、针灸和物理疗法。

健康指导 ①加强健康教育宣传力度，提高患者维护口腔健康的主动意识。②指导患者有效

清除牙菌斑，采用正确的刷牙方法，早晚刷牙，辅助使用牙线、牙间隙刷、冲牙器等清除食物残渣与软垢。③正确刷牙方法即巴斯刷牙法，是将刷毛与牙长轴成45°角，刷毛尖伸入龈沟，水平颤动（幅度 2~3mm）不少于 10 次，然后再顺牙间隙刷；刷咬合面时，刷毛紧压𬌗面，使毛端深入沟裂点隙做短距离前后颤动。每次刷牙不得少于 3 分钟，牙刷头不要过大，刷毛软硬度适中。④学会正确使用牙线。取一段 20cm 的牙线，将其两端分别绕在左右示指，一手在口内，一手在口外，绷紧牙线，牙线紧贴一侧牙面的颈部，呈 C 形包绕牙面，进入龈下，做上下移动，每个邻面重复4~5次，最后用清水漱口，每日使用 2 次，能有效地消除菌斑，保持口腔清洁。⑤选择含氟牙膏或牙齿涂氟，增强牙抗龋能力。⑥指导患者调整饮食结构，少食甜食，多食粗纤维食物。⑦预防性洁牙术，每6~12 个月一次，彻底清除牙菌斑，维护牙周健康。⑧积极去除致病因素，如食物嵌塞、牙体及牙列损伤和缺失、错𬌗畸形、咬合不平衡等，预防口腔疾病的发生。⑨定期行口腔检查，做到早发现、早诊断、早治疗。

护理评价 ①疼痛是否缓解或消除。②牙龈红肿、出血是否缓解或得到有效处理；患者的口臭是否消失，能否与他人正常沟通，自信心是否加强。③是否掌握疾病防治的相关知识。

（惠秀丽）

qǔbìng huànzhě hùlǐ

龋病患者护理（nursing of patients with dental caries） 对龋病患者冷热敏感、疼痛等现存及潜在健康问题的发现及处理，为其提供相应的生理、心理、社会的

照顾。

护理评估 包括以下几方面：

个人史 全身健康状况，有无全身系统性疾病；口腔卫生情况，有无牙菌斑、软垢、牙石和色素沉积；牙齿的形态、结构、排列等情况；口腔卫生习惯，包括刷牙方法、刷牙次数、口腔保健检查次数；有无吸烟、饮酒史。

现病史 龋损的部位及严重程度，有无外观、色泽改变；是否出现冷热刺激痛，去除冷、热、酸、甜刺激因素后，疼痛是否消失；疼痛的性质及程度。

治疗经过 接受的检查及结果，如 X 线检查、温度刺激试验等；接受的治疗及疗效和不良反应。

主要护理问题 ①疼痛。②焦虑。③缺乏龋病治疗、护理和预防等知识。

护理措施 包括以下几方面：

保守治疗护理 早期釉质龋，可用保守治疗，尽早使龋病终止。包括术前、术中、术后护理。

术前护理 ①热情接待患者，向患者耐心介绍治疗过程、时间、费用，缓解紧张情绪，使患者以良好心态配合治疗。②协助患者取舒适诊疗体位。③指导患者在治疗过程不要用口呼吸，避免误吞冲洗液及微小器械，如有不适请举手示意。④用物准备。让患者了解治疗中所有用物都是一用一灭菌，消除患者顾虑。备齐物品并安装吸唾器，调节好椅位与光源，做好防护。

术中护理 ①暴露术野。递手机，及时吸唾，保持术野清晰、干燥。②清洁牙面。清洁刷清洁牙面，必要时递洁牙机清除牙石及牙菌斑。③隔湿与涂布。递镊子夹棉卷隔湿，吹干患牙表面，协助牵拉患者口角，挡住舌部并

吸唾，避免药物接触软组织。④病情观察。治疗过程中应随时观察患者一般情况，如面色、表情、张口度、有无疼痛等。

术后护理 ①协助患者恢复体位，漱口清洁口腔，清洁面部污垢，递纸巾、镜子，整理面容。②整理用物。将物品、器械分类处置消毒，冲洗痰盂、牙椅排水管道，消毒牙椅表面。

修复治疗护理 牙体出现组织缺损时，去除龋坏组织，用适宜修复材料修复缺损部分。包括术前、术中、术后护理。

术前护理 同保守治疗护理术前护理。

术中护理 包括以下几方面：

窝洞预备护理：①准备用物。包括口腔检查基本器械、高速手机、低速手机、车针、挖器。按需准备无痛治疗药物。②根据龋洞形态，选择合适的挖器及车针，去除残存的腐质，协助医生牵引患者唇、颊及舌体，及时吸唾，保持术野清晰。③病情观察。在治疗过程中应随时观察患者的一般情况，如面色、表情、张口度、有无疼痛等。

垫底护理：①准备用物。包括窝洞预备器械、水门汀充填器、雕刻刀、玻璃板、调拌刀、垫底材料。②隔湿、垫底。递干棉球隔湿，根据窝洞大小、调拌垫底材料。③修整。传递挖器、雕刻刀、手机，协助医生修整为充填洞型。术中牵引患者唇、颊及舌体，及时吸唾，保持术野清晰。④病情观察。治疗过程中应随时观察患者的一般情况，如面色、表情、张口度、有无疼痛等。

充填护理：包括以下两种充填术。第一，银汞合金修复术护理：①准备用物。包括银汞合金调拌机、银汞合金输送器、抛光

器、雕刻刀、挖器、车针、银汞胶囊。②隔湿。递干棉球隔离患牙或使用橡皮障隔离做好隔湿，协助吹干窝洞。③银汞调拌。根据洞型大小、形态，遵医嘱选择合适的银汞胶囊并调拌。④充填。将调拌好的银汞分次装进银汞合金输送器内递给医生进行充填。协助医生牵引患者唇、颊及舌体，及时吸唾。⑤调𬌗、抛光。传递雕刻刀、磨光器并交替使用，进行局部雕刻、调𬌗与抛光。⑥病情观察。治疗过程中应随时观察患者的一般情况，如面色、表情、张口度、有无疼痛等。第二，复合树脂修复术护理：①准备用物。包括光固化机、雕刻刀、挖器、抛光杯、抛光膏、车针、复合树脂材料。②比色、隔湿。遵医嘱备好医生比完色所选树脂，递棉球隔湿，协助吹干窝洞。③酸蚀、黏结。一手拿小毛刷蘸酸蚀剂递给医生涂布、冲洗、吹干，另一手蘸黏结剂递给医生涂布，光固化机蓝光照射。④充填、固化。用雕刻刀取适量树脂递给医生充填窝洞，递光固化机蓝光照射、固化。⑤调𬌗、抛光。递高速手机安装合适车针、咬合纸，进行调𬌗，及时吸唾。递慢速弯机安装抛光杯，备抛光膏，进行抛光。⑥病情观察。治疗过程中应随时观察患者的一般情况，如面色、表情、张口度、有无疼痛等。

术后护理同保守治疗护理的术后护理。

健康指导 ①向患者介绍龋病的病因，积极去除致病因素。②指导患者正确清洁口腔（见口腔疾病患者护理的相关内容），进食后漱口，预防龋病的发生。③指导患者进食温度适宜的食物和饮料，避免过冷、过热刺激引

发牙本质过敏症状。④指导患者调整饮食结构，少吃甜食，多吃粗纤维食物。⑤牙列不齐者，尽早进行正畸治疗，提高牙齿的自洁能力，避免食物残留或嵌塞。⑥指导患儿尽早进行窝沟封闭。⑦银汞合金修复术后 2 小时内勿进食，24 小时内避免患侧咀嚼食物；复合树脂修复术后即可进食，但避免患侧咀嚼硬物。⑧告知患者要定期做口腔检查，以便早发现、早诊断、早治疗。

护理评价 ①疼痛是否减轻或消除。②焦虑情绪是否得到缓解或消除。③是否了解龋病的治疗、护理和预防知识并配合治疗。

（惠秀丽）

牙楔状缺损患者护理

yáxiēzhuàng quēsǔn huànzhě hùlǐ

牙楔状缺损患者护理（nursing of patients with wedge-shaped defect） 对楔状缺损患者牙本质过敏、疼痛等现存及潜在健康问题的发现及处理，为其提供相应的生理、心理、社会的照顾。

护理评估 包括以下几方面：

个人史 全身健康状况、口腔卫生情况、刷牙方法、咬合习惯等，有无吸烟史。

现病史 牙颈部缺损的程度，是否伴随有牙龈退缩、牙本质过敏症、牙髓病等表现；首次发生冷热刺激痛的时间，是否有横刷牙齿习惯。

治疗经过 接受的检查及结果，如 X 线检查、温度刺激试验、牙髓活力测验等；接受的治疗及疗效和不良反应。

主要护理问题 ①疼痛。②缺乏楔状缺损治疗、护理和预防等方面的知识。

护理措施 包括以下几方面：

对症护理 牙体组织缺损少、无牙本质过敏症者可不做处理；伴牙本质过敏症者行脱敏治疗；

缺损较大可行复合树脂修复；缺损深及牙髓，出现牙髓炎、根尖周炎时，应做牙髓和根尖周病治疗，做好治疗用物和器械准备，及时、准确地配合医生完成治疗。

饮食护理 ①指导患者进食温度适宜食物和饮料，避免过冷、过热刺激引发牙本质过敏。②指导患者选择软硬度适宜食物，少食过硬食物如坚果类，减轻过重的咀嚼力，以防引起牙折。

健康指导 ①指导患者正确的刷牙方法，避免用力横刷，选用软毛牙刷及磨料较细的牙膏。②对牙本质过敏症患者，选择抗敏牙膏、漱口液，减轻酸痛症状。③加强自我防护，每半年或一年进行一次口腔检查，以便早发现、早诊断、早治疗。

护理评价 ①是否掌握正确的刷牙方法。②敏感症状是否减轻或消除。③是否了解楔状缺损的相关知识及预防方法。

（惠秀丽）

牙本质过敏症患者护理

yáběnzhì guòmǐnzhèng huànzhě hùlǐ

牙本质过敏症患者护理（nursing of patients with dentin hypersensitivity） 对牙本质过敏症患者因温度、化学物质及机械作用等出现酸痛症状等现存及潜在健康问题的发现及处理，为其提供相应的生理、心理、社会的照顾。

护理评估 包括以下几方面：

个人史 全身健康状况、口腔卫生情况以及牙体磨损程度、牙龈萎缩致牙颈暴露等情况；有无楔状缺损、龋病、牙隐裂等牙体疾病，有无吸烟、饮酒史。

现病史 是否出现疼痛，疼痛的部位、性质及程度；有无刷牙、吃硬物、冷、热等刺激引起的酸痛，去除刺激后症状有无消失。

治疗经过 接受的检查及结

果，如探诊（对敏感点进行机械刺激）温度刺激试验等；接受的治疗及疗效和不良反应。

主要护理问题 ①疼痛。②缺乏牙本质过敏症治疗、护理和预防等知识。

护理措施 包括以下几方面：

对症护理 对牙体出现的刺激痛，可给予药物或激光脱敏治疗，无效时可行充填术或人工冠修复；出现牙髓症状时，行牙髓治疗。做好治疗用物准备和护理配合。

饮食护理 ①指导患者进食温度适宜食物和饮料，避免过冷、过热刺激引发牙齿酸痛。②指导患者选择软硬度适宜食物，少食过硬食物，减轻过重的咀嚼力引起的牙痛。

健康指导 ①向患者介绍牙本质过敏症病因，避免诱因。②指导患者正确刷牙，用脱敏牙膏。③定期洁牙，每半年或一年进行一次口腔检查，加强自我防护。

护理评价 ①疼痛是否减轻或消除。②是否掌握牙本质过敏症的相关知识及预防方法，是否掌握正确的刷牙方法，是否坚持使用脱敏牙膏。

（惠秀丽）

牙髓病和根尖周病患者护理

yásuǐbìng hé gēnjiānzhōubìng huànzhě hùlǐ

牙髓病和根尖周病患者护理（nursing of patients with pulp disease and/or periapical disease） 对牙髓病和根尖周病患者疼痛、发热、肿胀甚至根尖脓肿等现存及潜在健康问题的发现及处理，为其提供相应的生理、心理、社会的照顾。

护理评估 包括以下几方面：

个人史 全身健康状况，有无全身系统性疾病，口腔卫生情况，有无龋病等牙体疾病，既往牙体是否曾受物理、化学因素刺激等。

现病史 疼痛部位、性质及程度，有无冷、热等物理因素刺激；疼痛是否呈阵发性加剧、可否定位，有无夜间痛；是否伴发热、局部肿胀、张口受限等症状。

治疗经过 接受的检查及结果，如 X 线检查、牙髓活力测验、温度测验及叩诊等；接受的治疗及疗效和不良反应。

主要护理问题 ①疼痛。②焦虑。③缺乏牙髓病和根尖周病治疗和康复等方面的知识。

护理措施 包括以下几方面：

盖髓术护理 包括术前、术中、术后护理。

术前护理 同龋病患者护理的保守治疗术前护理。

术中护理 ①准备用物。包括口腔检查基本器械、调拌器械、局部麻醉药、氢氧化钙盖髓剂、氧化锌丁香酚黏固剂。②局部麻醉。抽吸麻醉药，传递消毒棉签消毒注射区域，协助医生进行局部麻醉操作。③制备洞型。递高速手机及相应车针。协助医生牵引患者唇、颊及舌体，及时吸唾，保持术野清晰。④盖髓。传递盖髓剂，协助医生进行盖髓操作。⑤病情观察。在治疗过程中应随时观察患者的一般情况，如面色、表情、张口度、有无疼痛等。

术后护理 同龋病患者护理的保守治疗术后护理。

牙髓切断术护理 包括术前、术中、术后护理。

术前护理 同龋病患者护理的保守治疗术前护理。

术中护理 ①准备用物。包括窝洞预备器械、局部麻醉药、挖匙、水门汀充填器、雕刻刀、调拌器械、氢氧化钙盖髓剂、氧化锌丁香酚黏固剂。②局部麻醉。抽吸麻醉药，传递消毒棉签消毒注射区域，协助医生进行局部麻醉操作。③制备洞型、揭髓室顶。递高速手机及相应车针，协助医生牵引患者唇、颊及舌体，及时吸唾，保持术野清晰。④切除牙冠髓。传递生理盐水冲洗窝洞、吹干、隔湿，递锐利挖器切除冠髓，小棉球蘸少许生理盐水或肾上腺素压迫止血。⑤盖髓、暂封或永久充填。协助医生盖髓后可行永久充填，也可用氧化锌丁香酚黏固剂暂封，观察 1~2 周无不适症状后再行永久充填。⑥病情观察。在治疗过程中应随时观察患者的一般情况，如面色、表情、张口度、有无疼痛等。

术后护理 同龋病患者护理的保守治疗术后护理。

牙髓失活术护理 包括术前、术中、术后护理。

术前护理 同龋病患者护理的保守治疗术前护理。

术中护理 ①准备用物。包括窝洞预备器械、暂封器械、失活剂、丁香油小棉球、氧化锌丁香酚黏固剂。②开髓。选择合适的车针并安装上高速手机递给医生，协助医生牵引患者唇、颊及舌体，及时吸唾，保持术野清晰。③封失活剂。递棉卷隔湿，取适量失活剂递给医生置于牙髓断面，丁香油小棉球置于失活剂表面，氧化锌丁香酚黏固剂暂封。④病情观察。在治疗过程中应随时观察患者的一般情况，如面色、表情、张口度、有无疼痛等。

术后护理 同龋病患者护理的保守治疗术后护理。

根管治疗术护理 包括术前、术中、术后护理。

术前护理 同龋病患者护理的保守治疗术前护理。

术中护理 包括以下步骤。

根管预备：①准备用物。包括高速、低速手机、车针、拔髓针、扩大针、根管锉、测量尺、根管长度测量仪、根管冲洗液、根管消毒药、水门汀充填器、氧化锌丁香酚黏固剂。②准备根管长度测量仪，连接唇钩，打开电源。③顺序传递扩大针和根管锉，配合冲洗液交替冲洗根管。④根管预备完成，传递冲洗液冲洗根管碎屑。⑤根管消毒。传递吸潮纸尖干燥根管，用小棉球蘸根管消毒药递给医生放入髓腔，传递氧化锌丁香酚黏固剂暂封。⑥病情观察。在治疗过程中应随时观察患者的一般情况，如面色、表情、张口度、有无疼痛等。

根管充填：①准备高速手机、低速手机、车针、扩大针或根管锉、测量尺、根管长度测量仪、光滑髓针、根管冲洗液、侧方加压器、吸潮纸尖、牙胶尖、调拌刀、玻璃板、根管充填糊剂、酒精灯、挖器、水门汀充填器、氧化锌丁香酚黏固剂。②根据根管工作长度和根管预备主根管锉的型号准备主牙胶尖和副牙胶尖。③根据医生需要调拌根管充填糊剂。④根管充填。协助医生按测量根管长度插入主牙胶尖，X 线确认主牙胶尖位置合适，捣入根管充填糊剂，用根管侧方加压器加压并插入副牙胶尖，充填每个根管，挖器去除根管口以上牙胶尖。⑤根据患牙具体情况，选择氧化锌丁香酚黏固剂暂封或永久充填。⑥病情观察。在治疗过程中应随时观察患者的一般情况，如面色、表情、张口度、有无疼痛等。

术后护理 同龋病患者护理的保守治疗术后护理。

健康指导 包括以下几方面:

盖髓术健康指导 ①指导患者术后避免用患侧咀嚼食物,防止暂封材料脱落。②急性龋间接盖髓者观察1~3个月,慢性龋观察3~6个月,观察期间如出现自发痛、夜间痛表明病情已发展到牙髓炎,应及时就诊。

牙髓切断术健康指导 ①告知患者若有自发痛、夜间痛,随时复诊,改用其他治疗方法。②定期复查,检查牙根发育情况和牙髓活力情况。

牙髓失活术健康指导 ①告知患者封药的目的和药物的毒副作用,遵医嘱按时复诊。②封药后2小时内不能进食,避免患侧咀嚼,防止暂封材料脱落,如有不适或封药脱落,及时复诊。

根管治疗术健康指导 ①告知患者术后会出现轻度不适,症状于2~3日消失,如有明显疼痛、肿胀等,应及时就诊。②术后2小时避免患侧咀嚼,避免患牙咬硬物,使患牙和颞颌关节适当休息;避免进食过冷、过热等刺激性食物。③告知患者治疗后牙体组织变脆,易发生牙体崩裂,建议尽早行冠修复。

护理评价 ①疼痛是否缓解。②焦虑情绪是否缓解。③是否了解牙髓病和根尖周病的治疗及康复相关知识。

(惠秀丽)

yázhōuyán huànzhě hùlǐ

牙周炎患者护理(nursing of patients with periodontitis) 对牙周炎患者牙周支持组织的牙龈出血、牙周袋形成、牙齿松动、口臭等现存及潜在健康问题的发现及处理,为其提供相应的生理、心理、社会的照顾。

护理评估 包括以下几方面:

个人及家族史 口腔卫生状况,有无牙菌斑、软垢、牙石和色素沉积、食物嵌塞、不良修复体等情况;评估患者的口腔卫生习惯,是否正确刷牙及使用牙线;有无糖尿病、心血管系统疾病及血液病,是否长期服用激素,有无吸烟史及过敏史;有无牙周炎家族史。

现病史 牙龈的颜色、牙周炎的类型及分期,是否伴牙周出血或溢脓、口臭、牙齿松动、咀嚼无力或疼痛等,有无牙龈萎缩、牙根暴露、对温度敏感或发生根面龋。

治疗经过 接受的检查及结果,如牙周袋探诊、X线检查等;接受的治疗及疗效和不良反应。

主要护理问题 ①牙周组织受损。②口臭。③缺乏牙周炎病因、预防、治疗、护理和康复等方面的知识。

护理措施 包括以下几方面:

牙周手术后护理 ①保持良好口腔卫生习惯,防止术后伤口感染。②嘱患者1周后复诊拆线,若植骨10~14日拆线。③6周后复诊观察牙周恢复情况。

饮食护理 ①牙周治疗后有些患者会出现牙本质过敏症状,嘱患者少食刺激性食物,进食温度适宜的食物和饮料。②指导患者少食过硬食物,以防引起牙龈出血。③指导患者多食富含蛋白质、维生素A、维生素D、维生素C及钙、磷的食物,增强牙周组织对致病因素的抵抗力和免疫力。

口腔护理 ①患者早晚刷牙、进食后漱口,睡前不要进食,保持口腔清洁。②炎症期可用漱口液漱口,减轻牙龈红肿、出血及口臭。③进行牙周系统治疗者于第一次龈上洁治术后换新牙刷,减少口腔与病原微生物接触的机会。

用药护理 ①指导患者在饭后服用抗炎药、镇痛药。②观察药物疗效及不良反应。③抗生素及营养类药物只能作为辅助手段,不可代替牙周基础治疗。

其他护理措施包括龈上洁治术护理、龈下刮治术护理。

健康指导 ①向患者介绍牙周炎发病原因,去除或控制与牙周疾病关系密切的不良因素:积极改善食物嵌塞,对殆创伤牙齿进行调殆,有吸烟嗜好者应戒烟。②保持良好口腔卫生习惯,用正确的口腔清洁方法(见口腔疾病患者护理)。③牙周炎治疗后易复发,必须定期复查,2~3个月复查一次,如患者能较好自我控制菌斑,便进入维护期,每半年或一年进行一次口腔检查,帮助患者纠正不良口腔卫生习惯,维护牙周组织健康。

护理评价 ①焦虑情绪是否缓解。②牙龈出血、红肿是否缓解,患者的口臭是否消失,能否与他人正常沟通,自信心是否有所加强。③是否了解牙周炎的病因、预后、治疗、护理、康复等相关知识。④是否掌握了正确的刷牙方法和使用牙线、牙间隙刷的方法等。

(惠秀丽)

kǒuqiāng dānchún pàozhěn huànzhě hùlǐ

口腔单纯疱疹患者护理(nursing of patients with oral herpes simplex) 对口腔单纯疱疹患者口腔水疱、发热、咳嗽、咽痛等现存及潜在健康问题的发现及处理,为其提供相应的生理、心理、社会的照顾。

护理评估 包括以下几方面:

个人史 全身健康状况,有无严重的全身性疾病,有无吸烟史及过敏史，近期有无创伤、感染、胃肠功能紊乱、妊娠、情绪波动、劳累等诱因。

现病史 有无口腔单纯疱疹患者接触史，有无发热、咽痛等前驱症状，首次出现簇集样小水疱的时间及部位，有无诱因；水疱有无破溃后形成溃疡、结痂，是否伴有唾液增加、剧烈疼痛等症状。

治疗经过 接受的检查及结果，如非特异性或特异性疱疹病毒检查等；接受的治疗及疗效和不良反应。

主要护理问题 ①疼痛。②潜在并发症：感染。③缺乏单纯疱疹治疗、护理和康复等方面的知识。

护理措施 包括以下几方面：

饮食护理 指导患者进食营养丰富的流质饮食，补充维生素，避免进食辛辣等刺激性食物；进食困难者给予静脉输液，保证水及电解质的平衡。

口腔局部护理 ①遵医嘱给予漱口液漱口，保持口腔卫生。②有口周和唇部病损者可做局部湿敷，嘱患者不可手撕痂皮，以防感染。

用药护理 遵医嘱给予抗病毒药和免疫调节剂，观察药物疗效及不良反应。忌用肾上腺皮质激素。

对症护理 ①高热时冰敷物理降温、酒精擦浴或服用退热药。②疼痛剧烈者服镇痛药或局部涂抹2%利多卡因。

健康指导 ①告知患者及家属原发性单纯疱疹病毒感染者应避免接触其他人，防止传染。②指导患者做好口腔卫生，保持口腔清洁，防止感染。③指导患者保持良好的精神和心理状态，学会自我调节，避免紧张、劳累等不良诱因，适当锻炼以增强体质。

护理评价 ①疼痛是否减轻或消除。②有无继发感染。③对单纯疱疹治疗、护理和康复知识是否了解。

（惠秀丽）

jíxìng niànzhūjūnxìng kǒuyán huànzhě hùlǐ

急性念珠菌性口炎患者护理

（nursing of patients with acute candidal stomatitis） 对急性念珠菌性口炎患者口疮、黏膜充血等现存及潜在健康问题的发现及处理，为其提供相应的生理、心理、社会的照顾。

护理评估 包括以下几方面：

个人史 全身健康状况，有无白血病、内分泌紊乱、营养不良等慢性消耗性疾病，是否正在进行肿瘤化学治疗，有无长期使用抗生素和免疫抑制剂，患儿有无接触白念珠菌污染的人工哺乳器具。

现病史 口腔黏膜是否出现白色乳状小点或乳白色丝绒状膜及出现时间，有无黏膜充血；是否伴发热、烦躁不安，患儿有无啼哭、哺乳困难等症状。

治疗经过 接受的检查及结果，如念珠菌实验室检查、组织病理学检查等；接受的治疗及疗效和不良反应。

主要护理问题 ①疼痛。②口腔黏膜受损。③缺乏急性念珠菌性口炎治疗、护理和康复等方面的知识。

护理措施 包括以下几方面：

婴儿喂养护理 婴儿哺乳完毕后用2%~4%碳酸氢钠溶液擦拭或洗涤口腔；指导患儿家长注意哺乳乳头和哺乳器具卫生，哺乳前后洗手，经常用2%~4%碳酸氢钠溶液洗净乳头，哺乳用具应清洗、消毒。

口腔局部护理 有活动性义齿者，治疗期间用2%~4%碳酸氢钠溶液浸泡义齿和漱口。

用药护理 ①体弱或有免疫缺陷者，遵医嘱辅以增强免疫力的药物。②长期服用糖皮质激素及广谱抗生素者，按医嘱调整用药。③观察药物疗效及不良反应。

健康指导 ①向患者介绍疾病相关知识，积极治疗全身性疾病，减少或消除致病因素。②指导患者及家属遵医嘱正确服药，症状和体征消失后，仍需继续用药1周，以防复发。

护理评价 ①疼痛是否减轻或消除。②有无继发感染。③对急性念珠菌性口炎治疗、护理和康复知识是否了解。

（惠秀丽）

fùfāxìng āfútā kuìyáng huànzhě hùlǐ

复发性阿弗他溃疡患者护理

（nursing of patients with recurrent aphthous ulcer） 对复发性阿弗他溃疡患者口腔黏膜红肿、破溃、疼痛等现存及潜在健康问题的发现及处理，为其提供相应的生理、心理、社会的照顾。

护理评估 包括以下几方面：

个人史 全身健康状况，有无糖尿病、胃和十二指肠溃疡、溃疡性结肠炎等各种消化道疾病或功能紊乱，有无某些微量元素缺乏，有无吸烟史，近期有无情绪改变、劳累等诱因。

现病史 首次出现溃疡的时间，溃疡的形态、大小、部位；溃疡发作的频率以及疼痛的性质和程度，有无自限性及复发性；此次发作有无睡眠不足、劳累、进食辛辣等刺激性饮食等诱因。

治疗经过 接受的检查及结果；接受的治疗及疗效和不良反应，如自行溃疡面涂抹镇痛药，镇痛效果不持久等。

主要护理问题 ①疼痛。②口腔黏膜异常。③感染。④缺乏复发性阿弗他溃疡治疗、护理和康复相关知识。

护理措施 包括以下几方面:

心理护理 向患者介绍此病发病原因及具有自限性、周期性、复发性的特点,减轻患者的紧张、焦虑情绪,使患者以良好的心态积极配合治疗。

口腔护理 保持口腔清洁,进食后漱口或漱口液漱口;对较大的溃疡面,可用康复新液含漱,促进溃疡面愈合。

用药护理 ①遵医嘱局部用抗炎镇痛药,如冰硼散、西瓜霜、2%利多卡因局部涂布。②体弱或有免疫缺陷者,遵医嘱辅以增强免疫力的药物,观察药物疗效及不良反应。

饮食护理 ①溃疡期嘱进食清淡饮食,以减轻对溃疡的刺激。②提倡合理饮食,补充维生素和微量元素,避免坚硬、粗糙、辛辣等刺激性食物。

健康指导 ①指导患者适当锻炼,增强体质,不过度劳累,不酗酒,保证良好睡眠与休息。②去除口腔局部刺激因素,保持良好的口腔卫生。

护理评价 ①疼痛是否减轻或消失。②受损口腔黏膜是否得到预期修复。③对复发性阿弗他溃疡的治疗、护理和康复知识是否了解。

(惠秀丽)

cuòhéjīxíng huànzhě hùlǐ

错𬌗畸形患者护理 (nursing of patients with malocclusion)

对错𬌗畸形患者牙齿、颌骨、颅面畸形等现存及潜在健康问题的发现及处理,为其提供相应的生理、心理、社会的照顾。

护理评估 包括以下几方面:

个人及家族史 全身健康状况,有无内分泌紊乱、佝偻病等全身系统性疾病史;既往口腔疾病史、牙齿发育情况,有无咬唇、吮指、偏侧咀嚼等口腔不良习惯,是否接受过正畸治疗;有无家族遗传史。

现病史 错𬌗畸形情况,有无牙齿错位、牙列拥挤、牙列稀疏、牙弓狭窄、前牙开𬌗、下颌偏斜、前牙深覆𬌗、前牙深覆盖等异常,有无颜面形态改变,是否存在咀嚼困难。评估患者及家属对正畸效果的期望值。

治疗经过 接受的检查及结果,如X线头影测量、面部照相检查、实验室检查等;接受的治疗及疗效和不良反应。

主要护理问题 ①𬌗异常。②疼痛。③口腔黏膜改变。④缺乏错𬌗畸形治疗、护理、预防等方面的知识。

护理措施 包括以下几方面:

活动矫治护理 包括术前、术中、术后护理。

术前护理 ①热情接待患者,向患者介绍错𬌗畸形的发病原因、矫治原则、过程、大概费用及所需时间,使患者更好地配合治疗。②协助患者取舒适诊疗体位。③协助医生开取化验单、全口曲面断层及头颅侧位、X线等申请单,协助进行面部正、侧位照相及口内照相,并制取、留存患者的模型。④指导患者在治疗过程中不要用口呼吸,避免误吞冲洗液及微小器械,如有不适请举手示意。⑤让患者了解治疗中所有用物都是一用一灭菌,消除患者顾虑。备好常规器械并安装手机及吸唾管,调节好椅位与光源,做好防护。

术中护理 ①准备用物。包

括常规器械及慢速直机、磨头、咬合纸、技工钳、细丝钳。②核对患者信息,将活动保持器消毒后置于治疗盘。③调磨矫治器及加力。安装低速手机及合适磨头,备咬合纸、技工钳;必要时安装高速手机及车针调𬌗,嘱患者闭眼。④必要时调自凝塑料加垫矫治器。⑤教会患者对镜子正确戴取矫治器。

术后护理 ①协助患者恢复体位,漱口清洁口腔,清洁面部污垢,递纸巾、镜子,整理面容。②整理用物。将物品、器械分类处置消毒,冲洗痰盂、牙椅排水管道,消毒牙椅表面。③协助医生预约复诊时间。

固定矫治护理 包括术前、术中、术后护理。

术前护理 见活动矫治护理。

术中护理 ①准备用物。包括托槽、釉质黏结剂、酸蚀剂、带环、压带环器、开口器、酒精棉球、干棉球、铅笔、水门汀、雕刻刀、调拌刀、洁牙机、弓丝、结扎丝、正畸类钳子、钢丝剪、牙𬌗模型。②消毒托槽,并用铅笔定位托槽,上开口器。③酸蚀、清洁。将酸蚀剂递予医生,酸蚀完成后,三用枪冲洗清洁牙面,及时吸唾,保持干燥。④托槽黏结。递托槽黏结剂液体毛刷涂布牙酸蚀面;镊子夹取托槽,在其底板均匀涂布液体,再涂适量膏体,快速递予医生;递探针调整固定托槽位置,去除多余黏结剂。如此逐一黏好其余托槽。⑤黏带环。隔湿吹干牙面后,用调拌刀将调拌好的水门汀涂满带环内侧和压带环器一起递予医生,如此逐一黏好其余带环,递洁牙机去除多余的黏结剂。⑥装置弓丝。托槽粘结完毕,待黏结剂凝固,取下开口器,协助医生装置弓丝,并按需放置螺旋弹簧或橡皮圈进行牵引。

术后护理　同活动矫治护理。

健康指导　包括以下几方面：

活动矫治　①指导患者坚持佩戴活动矫治器，初戴时对发音可能有影响，说话不太清楚，2~3日即可适应。②初次佩戴和每次调整加力后，可能出现不舒适、不习惯，1~2日之后会逐渐好转。③戴矫治器时，放入口中，对准牙位，用双手将基托轻压就位，摘除时用双手均匀用力摘除，防止矫治器变形。④保持口腔卫生，用餐时取下放入专用盒中，每次餐后刷洗矫治器，以防龋病及龈炎。⑤一般佩戴活动矫治器的患者每2周复诊一次，如果矫治器佩戴不合适或有弓丝折断等矫治器损坏现象，应及时就诊处理。

固定矫治　①告知患者初戴固定矫治器时，牙齿咀嚼有酸痛无力感觉，造成口腔黏膜疼痛、溃疡，随时间的延长症状会缓解。如症状持续不缓解或出现带环脱落、矫治器损坏等情况，应及时就诊。②戴固定矫治器期间，应特别注意口腔卫生状况，以防牙齿龋坏和牙龈炎症。③避免食用过硬、过黏、带核的食物，不要用牙齿做"啃"的动作，以免造成托槽、带环脱落和损坏。④纠正不良口腔习惯。⑤按时复诊，不可自行长时间佩戴固定矫治器，以免影响矫治效果。

护理评价　①咬合关系是否得到改善。②是否出现口腔黏膜破损或溃疡等症状，症状是否得到及时处理。③对错𬌗畸形的治疗、护理和预防知识是否了解，是否纠正了口腔不良习惯。④是否出现龈炎、龋病等正畸矫治过程中的并发症。

（惠秀丽）

dì-sān móyá guànzhōuyán huànzhě hùlǐ

第三磨牙冠周炎患者护理
（nursing of patients with pericoronitis of the third molar）　对第三磨牙冠周炎患者磨牙区肿痛不适且进食、咀嚼、吞咽时疼痛加重、张口受限等现存及潜在健康问题的发现及处理，为其提供相应的生理、心理、社会的照顾。

护理评估　包括以下几方面：

个人史　全身健康状况，有无全身系统性疾病，下颌第三磨牙生长位置、萌出情况、口腔卫生状况等，有无冠部牙龈损伤史，有无吸烟史、过敏史。

现病史　患侧磨牙区肿痛不适的时间及程度，进食、咀嚼、吞咽时有无加重，是否伴畏寒、发热、头痛、全身不适等症状；是否出现不同程度的张口受限；近期有无导致身体抵抗力下降的诱因。

治疗经过　接受的检查及结果，如X线检查等；接受的治疗及疗效和不良反应。

主要护理问题　①疼痛。②吞咽障碍。③缺乏第三磨牙冠周炎治疗和预防相关知识。

护理措施　包括以下几方面：

饮食护理　指导患者进食营养丰富的流质饮食，禁食辛辣以及过冷、过热等刺激性的食物。

用药护理　①指导患者遵医嘱餐后服用抗炎药、镇痛药，以减轻胃肠道反应。②指导患者使用高渗盐水或漱口液漱口，保持口腔清洁。③观察药物治疗的效果及不良反应。

对症护理　①协助医生用3%过氧化氢溶液和生理盐水冲洗冠周炎盲袋，局部应用碘甘油，并指导患者30分钟内勿漱口。②脓肿形成时应行切开引流术，放置

引流条，隔日复诊冲洗创口。

健康指导　①向患者介绍第三磨牙冠周炎病因，建议及早拔除病灶牙。②保持良好口腔卫生习惯，坚持早晚刷牙，进食后漱口，避免食物残渣残留龈袋。③炎症期多休息，治疗期间戒烟、戒酒。

护理评价　①局部疼痛、肿胀是否消失或减轻。②吞咽、张口功能是否恢复正常。③是否了解第三磨牙冠周炎治疗和预防的相关知识。

（惠秀丽）

hémiànbù jiànxì gǎnrǎn huànzhě hùlǐ

颌面部间隙感染患者护理
（nursing of patients with infection of maxillofacial space）　对颌面部间隙感染患者颌面不同部位的局部肿胀、疼痛及全身感染症状等现存及潜在健康问题的发现及处理，为其提供相应的生理、心理、社会的照顾。

护理评估　包括以下几方面：

个人史　近期有无颌骨骨髓炎、上颌牙或下颌牙化脓性炎症及颌面部皮肤损伤等病史，有无药物过敏史。

现病史　首次出现局部肿痛部位、时间，目前局部肿痛严重程度，有无脓肿形成；是否伴有高热、寒战等全身症状，发热程度及热型；局部肿痛是否伴眼睑水肿、鼻唇沟消失、颜面部肿胀、张口受限等，是否影响饮食及言语清晰度。

治疗经过　接受的检查及结果，如实验室检查、局部穿刺等；接受的治疗及疗效和不良反应。

主要护理问题　①疼痛。②体温升高。③缺乏颌面部间隙感染病因、治疗、护理和康复等方面的知识。

护理措施　包括以下几方面：

保持呼吸道通畅 ①呼吸道阻塞是口腔颌面部感染较常见而危险的并发症，应确保充分地给予吸氧，密切观察患者呼吸道通畅情况。②若炎症侵及口底、舌下等间隙，患者可出现舌体抬高、咽腔缩小并发生呼吸道梗阻的临床表现，应做好抢救准备，昏迷患者将舌体牵拉至口外固定，保持呼吸道通畅，床旁备气管切开包。

病情观察 ①感染严重时可出现感染性休克或昏迷、败血症、呼吸道梗阻等并发症。应严密观察患者意识是否清楚，有无烦躁、神志淡漠、嗜睡等。②监测各项生命体征。③对发热、寒战患者注意询问有无头痛、呕吐、颈强直等颅内感染征象，当体温超过39℃及时给予物理降温，并嘱其多饮水，注意患者尿量情况。

用药护理 ①观察患者的全身情况，遵医嘱应用抗生素，以控制感染。②遵医嘱服用镇痛药，缓解疼痛。③观察药物治疗的效果及不良反应。

切开引流护理 ①脓肿切开后，切口处置橡皮引流条或引流管，应密切观察引流是否通畅，脓液的性状、颜色、气味等。②定期更换切口处敷料。③协助患者取半坐卧位以减少伤口张力，且利于伤口引流。

饮食护理 ①嘱患者多进食高热量、高蛋白、富含维生素的清淡流质饮食，以改善患者的营养状况，提高机体抵抗力。然后逐渐给予半流质饮食和普食，维生素补充可给予新鲜水果汁，且多饮水。②全身情况差或张口受限者采用吸管进食，必要时鼻饲。

口腔护理 指导患者正确刷牙、漱口，餐后用淡盐水或生理盐水漱口，避免口腔并发症发生。

心理护理 给予患者心理疏导，以缓解患者焦虑不安的情绪，鼓励患者树立战胜疾病的信心和勇气，从而积极地配合治疗。

健康指导 ①详细向患者介绍口腔颌面解剖结构特点，使患者认识口腔颌面感染的危害性，重视口腔保护，发生感染及时治疗。②治疗期间戒烟、戒酒，多休息，少讲话，减少咀嚼，补充营养，提高机体抵抗力。③急性炎症消退后，及时拔除病灶牙，避免感染反复。

护理评价 ①疼痛、肿胀是否减轻或消失。②体温是否恢复到正常水平。③是否了解口腔颌面间隙感染的病因及预防，能否积极、有效地配合治疗。

(惠秀丽)

yásǔnshāng huànzhě hùlǐ

牙损伤患者护理 (nursing of patients with dental injury) 对牙损伤（分为牙挫伤、牙脱位及牙折）患者唇及牙龈的肿胀、撕裂、出血、疼痛、牙本质过敏、感觉异常和功能障碍等现存及潜在健康问题的发现及处理，为其提供相应的生理、心理、社会的照顾。

护理评估 包括以下几方面：

个人史 全身健康状况，有无严重的全身系统性疾病及外伤史，口腔卫生状况，有无过敏史。

现病史 牙损伤发生原因，如跌打、碰撞或咬到砂石、碎骨等硬物，牙损伤时间及部位；牙损伤后主要症状，牙龈是否出现红肿及撕裂，牙齿有无疼痛，疼痛的性质及严重程度；牙齿是否出现松动、叩痛，是否折断，有无移位或脱位。

治疗经过 接受的检查及结果，如X线检查、温度刺激试验、牙髓电活力测定等；接受的治疗及疗效和不良反应。

主要护理问题 ①疼痛。②缺乏牙损伤治疗、护理和康复等方面的知识。

护理措施 包括以下几方面：

心理护理 做好患者心理疏导，缓解焦虑或恐惧情绪，使其保持良好心理状态并配合治疗。

对症护理 对牙移位、半脱位者协助医生将患牙充分复位、结扎固定。对牙冠轻微折损而无刺激症状者，可不做特殊处理。牙髓暴露者先行根管治疗术，再行牙冠修复，做好用物准备和护理配合。

饮食护理 ①指导患者进食清淡流食或半流食，尽量不进食高黏性食物，避免进食过冷、过热等刺激性食物。②避免用患牙咀嚼食物，避免咬合受力。

口腔护理 保持口腔清洁卫生，早晚认真刷牙，进食后漱口，必要时用漱口液漱口，防止伤口感染。

用药护理 ①疼痛严重者遵医嘱给予镇痛药，指导患者餐后服药。②观察药物治疗效果及不良反应

健康指导 ①告知患者行牙齿结扎固定术后会有疼痛、酸胀等不适，牙龈可能出现炎症反应，甚至口腔溃疡。如出现剧烈的牙痛或牙周脓肿，应及时复诊。②固定术后1个月复诊观察牙齿固定情况，拆除牙弓夹板，进行下一步治疗。

护理评价 ①患者的疼痛、肿胀是否减轻或消失。②患者的焦虑、恐惧情绪是否缓解。③是否了解牙损伤的相关知识。

(惠秀丽)

hégǔ gǔzhé huànzhě hùlǐ

颌骨骨折患者护理 (nursing of patients with mandibular fracture) 对颌骨骨折患者面部血肿、水

肿、疼痛、移位、感觉异常及功能障碍等现存及潜在健康问题的发现及处理，为其提供相应的生理、心理、社会的照顾。

护理评估 包括以下几方面：

个人史 全身健康状况，有无严重的全身系统性疾病及外伤史，有无过敏史。

现病史 颌骨损伤原因，如交通事故、工伤事故、跌打损伤等，发生时间及严重程度；是否伴颜面肿胀、疼痛、出血、移位、畸形等症状；有无局部出血、口腔内凝血块、异物及分泌物等所致的呼吸道梗阻；是否伴有颅脑损伤，引起意识障碍和瞳孔变化。

治疗经过 接受的检查及结果，如 X 线、头颅 CT 或 MRI 等检查；接受的治疗及疗效和不良反应。

主要护理问题 ①疼痛。②进食、吞咽困难。③潜在并发症：出血、感染、窒息。

护理措施 包括以下几方面：

急救护理 ①做好抢救准备，协助医生抢救和伤口清创缝合。②保持患者呼吸道通畅，如患者口腔有凝血块、异物及分泌物等及时清除，头偏向一侧，防止窒息，必要时行气管切开术。③严密观察神志、瞳孔、脉搏、血压、呼吸的变化。④协助医生进行面部损伤止血、包扎、固定，根据出血部位、来源及现场条件，灵活采取止血方法。常用止血方法有压迫止血、结扎止血和药物止血。⑤对颌面部损伤引起的创伤性休克和失血性休克，对症镇痛、止血、补液、输血。⑥合并颅脑损伤者应平卧，减少搬动。外耳道及鼻有脑脊液漏时，禁止做填塞与冲洗，以免引起颅内感染。

创面护理 ①伴软组织损伤

者协助医生清创处理，尽可能清除伤口内的细菌、泥沙、组织碎片或异物，控制感染。②对已发生感染的伤口不宜缝合。

用药护理 ①指导患者遵医嘱餐后服用抗生素、镇痛药，以减轻胃肠道反应。②观察药物治疗的效果及不良反应。

口腔护理 口内损伤者保持口腔清洁，进食后漱口，必要时用漱口溶液漱口，防止伤口感染。

颌骨复位固定护理 观察患者咬合关系恢复情况，随时调整牵引及固定的方向，同时注意患者口内的夹板、结扎丝有无脱落、断开、移位，有无损伤牙龈或口唇、颊黏膜等，发现异常及时通知医生。

饮食护理 颌骨骨折患者多有不同程度张口受限，根据损伤部位和伤情不同，选择不同饮食种类如流质、半流质或软食。进食高热量、高蛋白、富含维生素的饮食，保证患者的营养需要，提高机体抵抗力。

心理护理 给予心理支持，加强主动沟通，详细介绍治疗过程及预后，缓解患者及家属的焦虑、消极情绪，使其积极配合治疗。

健康指导 ①指导患者勿食坚硬食物，限制面部大幅度运动、挤压或碰撞患处，以免骨折块移位。②指导患者掌握张口训练的时机和方法。③嘱患者定期随访，观察固定是否松动及咬合关系恢复情况。

护理评价 ①疼痛、肿胀是否减轻或消失，是否发生局部出血、感染。②是否恢复正常的咬合关系和咀嚼功能。③对疾病有无正确的认识，能否遵医嘱定期随访。

（惠秀丽）

tuòyèxiàn niányè nángzhǒng huànzhě hùlǐ

唾液腺黏液囊肿患者护理
（nursing of patients with salivary mucocele） 对唾液腺黏液囊肿患者局部肿胀、溃疡及恐惧、焦虑情绪等现存及潜在健康问题的发现及处理，为其提供相应的生理、心理、社会的照顾。

护理评估 包括以下几方面：

个人史 全身健康状况，有无严重的全身系统性疾病如糖尿病、心血管系统疾病、血液系统疾病及外伤史、药物过敏史；饮食情况、口腔局部情况。

现病史 黏液囊肿出现部位、时间、囊肿大小，是否伴局部肿胀、溃疡等症状；患者有无恐惧、紧张、焦虑等不良情绪；囊肿出现前有无反复咬下唇、局部损伤或溃疡等诱因。

治疗经过 接受的检查及结果；接受的治疗及疗效和不良反应，如囊肿穿刺等。

主要护理问题 ①肿胀与疼痛。②缺乏唾液腺黏液囊肿治疗、护理和康复等方面的知识。

护理措施 包括以下几方面：

术前护理 ①向患者介绍手术目的、方法、术中配合及注意事项，消除患者的恐惧、紧张情绪。②指导患者术前进食营养丰富、易消化食物，保证营养供给。③指导患者术前漱口液漱口，必要时洁牙，保持口腔清洁，预防术后伤口感染。④摘活动义齿避免术中脱落引起误吸及窒息。

术后护理 ①术后取平卧位或半坐卧位，以便于分泌物的引流，减轻局部肿胀、充血。②术后进食流食或半流食，不宜过硬或过热饮食并戒烟、戒酒。③术后当日不进行剧烈运动，不吸吮伤口，不刷牙、漱口，以免刺激伤口引起出血。④观察伤口渗血情况，如局部肿胀、出血加重，应通知医生处理。⑤指导患者遵医嘱应用抗生素，观察药物疗效及不良反应。⑥术后注意口腔卫生，必要时可行口腔冲洗或口腔护理。

健康指导 ①向患者介绍黏液囊肿的发病病因，避免诱发因素。②对于小黏液囊肿避免用手、牙齿或舌有意接触、压迫患处，注意观察囊肿有无发展，若有变大或其他不适及时就诊。

护理评价 ①肿胀是否减轻或消失。②语言沟通是否正常。③对唾液腺黏液囊肿治疗、护理和康复知识是否了解。

(惠秀丽)

nièxiàhé guānjié wěnluàn zōnghézhēng huànzhě hùlǐ

颞下颌关节紊乱综合征患者护理

（nursing of patients with temporomandibular joint disturbance syndrome） 对颞下颌关节紊乱综合征患者下颌运动异常、张口受限、语言沟通障碍等现存及潜在健康问题的发现及处理，为其提供相应的生理、心理、社会的照顾。

护理评估 包括以下几方面：

个人史 全身健康状况，有无严重的全身系统性疾病及外伤史，颞下颌关节活动及咬合关系情况等，有无口腔疾病及治疗史；有无药物过敏史。

现病史 首次出现关节周围肌肉群疼痛或关节运动时出现弹响和杂音的时间、程度、持续时间，是否伴有吞咽困难、张口受限、语言沟通障碍等症状；有无精神紧张、劳累、外伤、口腔治疗等诱因。

治疗经过 接受的检查及结果，如 X 线平片、CT、MRI 等检查；接受的治疗及疗效和不良反应。

主要护理问题 ①关节疼痛。②张口、闭口困难。③语言沟通障碍。④缺乏颞下颌关节紊乱综合征预防、治疗、护理和康复等方面的知识。

护理措施 包括以下几方面：

对症护理 ①对关节疼痛、张口受限者嘱其减少下颌活动，遵医嘱给予局部热敷、针灸、按摩和物理疗法等。②不可逆性保守治疗，可用调𬌗及正畸矫治等治疗。③保守治疗无效者，可用关节镜外科和手术治疗，做好术前准备。

口腔护理 ①保持口腔清洁，不宜刷牙，用漱口液漱口。②必要时用棉球擦洗或注射器冲洗口腔。

饮食护理 进食困难者，给予营养丰富的软食或流质饮食。

心理护理 给予心理支持，加强主动沟通，详细介绍疾病治疗方法及目的，缓解患者及家属焦虑、紧张等情绪，使其积极配合治疗。

健康指导 ①向患者介绍本病的常见病因，避免诱发因素。②纠正不良生活习惯，避免张大口、咀嚼较硬的食物。③术后 1 个月复查，以后视病情而定。

护理评价 ①关节疼痛是否减轻。②张口困难、闭口困难、语言沟通障碍是否缓解。③能否掌握颞下颌关节紊乱综合征的预防、治疗、护理及康复知识，并自觉改掉不良的生活习惯。

(惠秀丽)

shé'ái huànzhě hùlǐ

舌癌患者护理 （nursing of patients with tongue carcinoma） 对舌癌患者舌部溃疡、疼痛、舌运动障碍等现存及潜在健康问题的发现及处理，为其提供相应的生理、心理、社会的照顾。

护理评估 包括以下几方面：

个人及家族史 全身健康状况，有无全身系统性疾病史、吸烟及药物过敏史；口腔卫生情况，口腔内有无残根、残冠、锐利牙嵴或不良修复体等；有无家族遗传史。

现病史 舌侧缘有无溃疡或浸润块，有无明显的自发痛及触痛，有无反射至耳颞部；是否出现舌运动受限，说话、进食及吞咽有无困难；首次出现舌部溃疡、疼痛时间，是否伴感染，有无发热等全身症状。

治疗经过 接受的检查及结果，如 X 线检查、CT 检查、MRI 检查、组织病理学检查、肿瘤标志物检测等；接受的治疗及疗效和不良反应。

主要护理问题 ①焦虑、恐惧。②进食、吞咽困难。③语言沟通障碍。④缺乏舌癌治疗、护理和预防等方面的知识。

护理措施 包括以下几方面：

术前护理 ①详细解释手术的方法、时间和术后注意事项。②保持口腔清洁，术前根据情况进行牙周洁治，用漱口液漱口，预防术后伤口感染。③治疗口腔及鼻腔的炎症，防止术后创口感染。④做好术前各种准备工作，包括禁食、禁水、备血及皮肤准备。⑤给予心理疏导，鼓励患者树立战胜疾病的信心和勇气，积极配合治疗。

保持呼吸道通畅 ①术后患者去枕平卧，头偏向一侧，保持呼吸道通畅，以免误吸。②及时清除口腔分泌物，防止呕吐物或血液吸入气管引起呼吸障碍或窒息。③如有舌后坠，可将穿舌的牵引线前拉并固定，使舌前伸。④如气管内插管，注意气道护理，掌握正确吸痰方法，及时更换气管套管，湿化气道。

病情观察 ①严密观察患者的意识、生命体征。②观察颈部敷料及创口有无渗血或出血。③保持负压引流管道通畅，观察引流量和色泽变化。④认真记录出入量。

用药护理 ①观察患者全身情况，遵医嘱应用抗生素、镇痛药。②观察药物治疗的效果及不良反应。

饮食护理 ①患者术后多进食高热量、高蛋白、低脂、低盐和富含维生素的流质饮食，逐渐增加营养后可进食半流质饮食或软食。②禁忌辛辣等刺激性食物，禁忌鱼、虾、蟹等食物。

口腔护理 ①术后张口受限、咀嚼困难者需行口腔擦拭或口腔冲洗。②可自行漱口者用复方氯己定或复方硼砂溶液含漱，以减轻口臭，防止伤口感染。

健康指导 ①指导患者保持切口处干燥、清洁，勿压迫、撞击术区。②注意口腔卫生，进食后漱口，及时清除口腔内食物残渣，预防感染。③治疗期间戒烟、戒酒，多休息，补充营养，提高机体抵抗力。④指导患者术后按期进行语言训练及舌体活动度训练。⑤定期随诊，出现异常及时就诊。

护理评价 ①焦虑情绪是否缓解，能否积极配合治疗。②进食及吞咽状况是否改善，能否维持良好的营养状况。③能否坚持进行语言功能锻炼，能否进行日常沟通。

（惠秀丽）

yáyín'ái huànzhě hùlǐ
牙龈癌患者护理（nursing of patients with gingival carcinoma） 对牙龈癌患者牙龈溃疡、出血、牙齿松动等现存及潜在健康问题的发现及处理，为其提供相应的生理、心理、社会的照顾。

护理评估 包括以下几方面：

个人及家族史 全身健康状况，有无全身系统性疾病史、吸烟及药物过敏史；口腔卫生情况，口腔内有无残根、残冠、锐利牙嵴或不良修复体等；有无家族遗传史。

现病史 牙龈组织的情况，是否出现局部溃疡，溃疡的部位、大小及性质；是否出现感染，有无牙齿松动及骨质破坏等症状；首次出现临床症状的时间及特点。

治疗经过 接受的检查及结果，如 X 线检查、CT 检查、MRI 检查、组织病理学检查、肿瘤标志物检测等；接受的治疗及疗效和不良反应。

主要护理问题 ①焦虑、恐惧。②吞咽困难。③语言沟通障碍。④缺乏牙龈癌治疗、护理和预防等方面的知识。

护理措施、健康指导同舌癌患者护理的相关内容。

护理评价 ①焦虑情绪是否缓解，能否积极配合治疗。②进食及吞咽状况是否改善，能否维持良好的营养状况。③能否坚持进行语言功能锻炼，能否进行日常沟通。

（惠秀丽）

chúnliè huàn'ér hùlǐ
唇裂患儿护理（nursing of patients with cleft lip） 对唇裂患儿唇部外形缺陷及吸吮、语言、表情功能障碍等现存及潜在健康问题的发现及处理，为其提供相应的生理、心理、社会的照顾。

护理评估 包括以下几方面：

个人及家族史 全身健康状况，发育、营养、体重情况，有无先天性疾病，有无药物过敏史；有无家族遗传史。

现病史 唇裂部位及严重程度，是否伴腭裂，有无吸吮、咀嚼、吞咽、语言、表情功能障碍及唇部外形缺陷等症状，患儿及家属对唇裂的认识和看法。

治疗经过 接受的检查及结果，如 X 线、头颅 CT 等检查；接受的治疗及疗效和不良反应。

主要护理问题 ①进食、吞咽困难。②语言沟通障碍。③营养失调：低于机体需要量。④有感染的危险。⑤患儿及家属缺乏唇裂治疗、护理及正确喂养的相关知识。

护理措施 包括以下几方面：

术前护理 ①加强患儿及家属心理疏导，耐心讲解术后注意事项，患儿术后需保持安静，不能大声喊叫，不吃过热食物，以免影响伤口愈合，努力取得患儿及家属的全面配合。②若为婴儿，术前数日停止吮吸母乳或奶瓶，尽可能改用汤匙或滴管喂饲流质或母乳，以免患儿手术后无法适应进食方式的改变。③术前 1 日可用肥皂水清洗上、下唇及鼻部，并用生理盐水擦洗口腔。④患儿全身麻醉术前 4 小时禁食、禁水。⑤注意保暖，防止感冒。

保持呼吸道通畅 ①全身麻醉清醒前，取平卧位，头偏向一侧，保持呼吸道通畅，以利分泌物排出。②清醒后取半坐卧位，有利于防止水肿，减轻缝合线处张力。

病情观察 ①密切观察患儿的意识、瞳孔、生命体征。②注意保暖，防止感冒、肺炎等并发症的发生。③术后第 1 日在术区可加压包扎防止渗血，第 2 日暴露，除去敷料，安放唇弓，保护唇弓创口，减少张力，并清洁创口，避免血液、鼻涕、泪水污染伤口，唇弓松紧要适度。④正常愈合的创口，术后 5~7 日拆线，如有感染应提前拆除感染创口处的缝线，并进行清洁换药和加强减张固定。

用药护理 ①观察患儿全身情况，遵医嘱应用抗生素、镇痛药。②观察药物治疗的效果及不良反应。

饮食护理 ①全身麻醉清醒 4~6 小时，可用滴管或汤匙喂流食，流食尽量不接触伤口，以免伤口感染。②患儿术后 10 日方可吮吸母乳或奶瓶。

口腔护理 注意保持口腔清洁，每次餐后应漱口，防止食物黏附于创面，引起伤口感染。

健康指导 ①严禁患儿搔抓伤口，以防伤口裂开。②保持伤口处清洁、干燥，防止感染，出院 2 周后撤去唇弓，注意观察皮肤对胶布有无过敏反应和皮肤有无压伤。③指导家属为患儿选择营养丰富的流质食物，避免过硬、过热食物。④术后 1 个月开始局部按摩，以软化瘢痕。⑤鼻畸形整复术后需放置鼻管 3~6 个月。⑥术后 3 个月复诊，确定是否需要再进行手术。

护理评价 ①进食及吞咽状况是否改善，是否能够按要求喂食，手术前后饮食是否能满足机体需要。②唇部畸形及发音清晰度是否得到改善或接近正常。③手术切口是否发生感染或裂开。

（惠秀丽）

èliè huàn'ér hùlǐ

腭裂患儿护理（nursing of patients with cleft palate）

对腭裂患儿吮吸、进食、语言功能障碍等现存及潜在健康问题的发现及处理，为其提供相应的生理、心理、社会的照顾。

护理评估 包括以下几方面：

个人及家族史 全身健康状况，发育、营养、体重情况，有无先天性疾病，有无药物过敏史；有无家族遗传史。

现病史 腭裂部位及严重程度，是否伴语音不清、进食流质时流质从鼻孔溢出的现象，患儿及家属对腭裂的认识和看法。

治疗经过 接受的检查及结果，如 X 线、CT 等检查；接受的治疗及疗效和不良反应。

主要护理问题 ①进食、吞咽困难。②语言沟通障碍。③营养失调：低于机体需要量。④有感染的危险。⑤患儿父母缺乏腭裂治疗、护理及正确喂养的相关知识。

护理措施 包括以下几方面：

术前护理 ①加强患儿及家属心理疏导，耐心向患儿及家属讲解术后注意事项，患儿术后需安静，切忌大声喊叫，不吃过硬或过热的食物，以免影响伤口愈合。②教会患儿床上排痰、翻身、排便及简单的手势对话方法，告诉患儿及家属术后留置管道的注意事项，使其积极配合手术。③指导患儿父母改用汤匙喂养，以免术后无法适应进食方式改变。④术前 1 日可用肥皂水清洗上、下唇及鼻部，并用生理盐水擦洗口腔。⑤患儿全身麻醉术前 4 小时禁食、禁水。⑥注意保暖，防止感冒。

保持呼吸道通畅 ①全身麻醉清醒前，取平卧位，头偏向一侧或头低位，以利于口内血、唾液流出，防止呕吐物逆行性吸入；清醒后取半坐卧位，防止水肿，减轻缝合线处张力。②吸痰时注意吸管勿触及伤口，以免引起出血。③对咽后壁组织瓣移植患者，要特别注意观察呼吸情况，防止呼吸阻塞。

病情观察 ①密切观察患儿的意识、瞳孔、生命体征，引流液的颜色、性状、量以及皮瓣色泽。②如患儿哭声嘶哑，说明喉水肿，应及时用激素治疗并密切观察呼吸情况，发现呼吸困难要及早行气管切开术，防止窒息。③注意术后高热，预防抽搐。④术后 8~10 日取出松弛切口的纱条，取出后 2 小时内禁食，并注意观察切口有无渗血，渗血过多应及时报告医生，及时处理。⑤缝线可在术后 14 日拆除，如患儿不合作，可不必强行拆除，任其自行脱落。

用药护理 ①观察患儿全身情况，遵医嘱应用抗生素、镇痛药。②观察药物治疗的效果及不良反应。

饮食护理 ①术后患儿完全清醒 2~4 小时后，可喂少量糖水。②观察 0.5 小时，没有呕吐时可进食流质饮食，但每次进食量不宜过多，流质饮食应维持至术后 1~2 周，半流质饮食 1 周，2~3 周后可进食普食。③不能进食者，可适当静脉补液。

口腔护理 保持口腔清洁，每次餐后应漱口，防止食物黏附于创面，引起切口感染。

健康指导 ①鼓励患儿多饮水，保持口腔卫生。②保持伤口处干燥、清洁，严禁搔抓伤口，以防伤口裂开。③出院后要继续进食软食，术后 1 个月可进食普食，勿食坚硬食物。④指导患儿在术后 1~2 个月必须进行言语训练，3 个月后，用拇指按摩腭部，并做后推动作，同时开始语言矫治，建议通过吹口琴、吹气球等加强腭咽闭合功能，并从头开始学习汉语拼音。⑤定期随访语音改善情况，术后 3~6 个月复诊，确定是否需再手术或语音训练。

护理评价 ①进食及吞咽状况是否改善，是否能够按要求喂食，手术前后饮食能否满足机体需要。②能否进行语音训练，发音有无改善。③颌面部畸形是否得到改善。

（惠秀丽）

qǔchǐtiánchōngshù hùlǐ

龋齿填充术护理（nursing in filling of dental caries） 龋齿填充术是用具有一定强度的修复材料填入预备的窝洞中，修复牙体外形和功能的技术。

目的 ①修复牙体外形，恢复其功能。②终止龋病的发展。③用于浅龋、中龋和深龋的充填。

用物 基本检查器械（口镜、镊子、探针、胸巾、无菌棉球）、口杯、高速手机、低速手机、车针、挖匙、吸唾管、充填器、雕刻刀、远中充填器、成型片、成型夹、磨光器械、咬合纸及垫底材料、充填材料。

操作方法 患者取平卧位，保持一定的开口度，医生通过机械备洞、去腐、充填材料，修复缺损的牙体。

护理要点 包括以下几方面：

术前护理 ①热情接待患者，向患者耐心介绍有关龋齿填充术的治疗程序、治疗费用，消除患者的心理压力，缓解其紧张情绪，使其以良好的心态配合治疗。②协助患者取舒适诊疗体位。③指导患者治疗过程中不要用口呼吸，避免误吞冲洗液及微小器械，如有不适请举手示意。④用物准备。让患者了解所有治疗用物都是一用一灭菌，消除患者顾虑。备齐物品并安装吸唾器，做好个人防护。

术中护理 ①调节椅位及光源，保持术野清晰。②制备洞型。递高速手机、低速手机及相应车针，协助医生牵引患者唇、颊及舌体，及时吸唾，保持术野清晰。③隔湿。递无菌棉球隔湿窝洞。④填充。浅龋不需垫底；中龋、深龋可遵医嘱选用垫底材料；最后再选择相对应永久性充填材料，递雕刻刀、磨光器、咬合纸。⑤病情观察。在治疗过程中应随时观察患者的一般情况，如面色、表情、张口度、有无疼痛等。

术后护理 ①协助患者恢复体位，清洁面部污垢，递纸巾、镜子，整理面容。②整理用物，器械分类处置消毒，冲洗痰盂、牙椅排水管道，消毒牙椅表面。

健康指导 ①向患者介绍龋病的相关知识及预防方法。②术后如出现牙齿轻度不适，可能是对充填材料轻度敏感，一般会在治疗后2~3日恢复或消失，如出现明显不适，应及时就诊。③术后即可进食，但应避免患侧咀嚼硬物，避免进食过冷、过热等刺激性食物。④若发生充填材料脱落等情况应及时就诊。⑤养成良好口腔卫生习惯，选择合适的牙刷、牙膏，掌握正确口腔清洁方法，及时清除牙菌斑。

护理评价 ①是否能够配合医生进行治疗。②手术是否顺利进行，口腔黏膜有无损伤。③是否了解口腔保健常识及龋齿填充术后的注意事项。

（惠秀丽）

gēnguǎnzhìliáoshù hùlǐ

根管治疗术护理（nursing in endodontic therapy） 根管治疗术是通过机械和化学的方法消除感染并使根管清洁、成形，再经过药物消毒和充填根管防止再感染的技术。

目的 ①清除髓腔内已发生不可逆性损害的牙髓组织，治疗牙髓病、根尖周病。②清除根尖周病的病原刺激物，促进根尖周病的愈合。③防止牙髓病、根尖周病再次发生。

用物 基本检查器械、高速手机、低速手机、车针、拔髓针、各型扩孔钻和扩孔锉（包括扩大针、H锉、K锉）、G钻、测量尺、根管长度测量仪、甲醛甲酚（FC）或樟脑酚（CP）、氢氧化钙糊剂、螺旋输送器、根管充填器、吸潮纸尖、牙胶尖、调拌刀、玻璃板、根管充填糊剂、酒精灯、挖器、水门汀充填器、3%过氧化氢溶液、生理盐水、EDTA（乙二胺四乙酸）、暂封材料等。

操作方法 ①根管预备。嘱患者取平卧位，保持一定的开口度，医生通过机械揭髓室顶，拔髓针拔出牙髓组织，测量根管长度，扩大针、根管锉扩根，冲洗液交替冲洗根管。②根管消毒。用棉捻蘸少许甲醛甲酚或樟脑酚置入根管内，若用氢氧化钙糊剂则用螺旋充填器导入根管。③根管填充。医生根据测量的根管长度插入主牙胶尖，X线检查确认主牙胶尖位置合适，捣入根管充填糊剂，用根管充填器加压并插入副牙胶尖，充填每个根管，挖器去除根管口以上牙胶尖，水门汀垫底充填材料充填牙体。

护理要点 包括以下几方面：

术前护理 同龋齿填充术护理相关内容。

术中护理 ①调节椅位及光源，保持术野清晰。②需局部麻醉时，抽吸麻醉药，传递消毒棉签消毒注射区域，协助医生进行局部麻醉操作。③准确传递器械，协助医生进行根管预备、根管消毒、根管充填，术中牵引患者唇、颊及舌体，及时吸唾。④病情观察。在治疗过程中应随时观察患者的一般情况，如面色、表情、张口度、有无疼痛等。

术后护理 ①协助患者恢复体位，清洁面部污垢，递纸巾、镜子，整理面容。②整理用物，器械分类处置消毒，冲洗痰盂、牙椅排水管道，消毒牙椅表面。③协助医生预约患者复诊时间，嘱患者按时复诊。

健康指导 ①告知患者术后会出现轻度不适，症状于2~3日消失，如有明显疼痛、肿胀等，及时就诊。②术后2小时避免患侧咀嚼，避免患侧咬硬物；避免进食过冷、过热等刺激性食物。③告知患者治疗后牙体组织变脆，易发生牙体崩裂，建议尽早行牙冠修复。

护理评价 ①能否有效配合治疗的进行。②疼痛是否缓解。③是否掌握了术后的饮食及康复知识。

(惠秀丽)

wōgōufēngbìshù hùlǐ

窝沟封闭术护理 （nursing in pit and fissure sealing）

窝沟封闭术是利用封闭剂的屏障作用，使窝沟与口腔环境隔绝，阻止细菌、食物残渣及其酸性产物等致病因子进入窝洞，达到防龋的技术。

目的 预防窝沟龋。

用物 基本检查器械、口杯、高速手机、低速手机、车针、清洁刷、牙膏、酸蚀剂、小毛刷、窝沟封闭剂、光固化灯、咬合纸、吸唾管等。

操作方法 嘱患儿取平卧位，保持一定的开口度，医生通过机械去腐、充填窝沟封闭剂、光照固化，封闭牙齿表面窝沟。

护理要点 包括以下几方面：

术前护理 ①评估患者年龄及窝沟情况。②详细解释治疗目的，说明治疗过程，缓解其焦虑情绪，取得患者及家属的配合。③协助患者取舒适的诊疗体位。④指导患者治疗过程中不要用口呼吸，避免误吞冲洗液及微小器械，如有不适请举手示意。⑤用物准备。让患者了解所有治疗用物都是一用一灭菌，消除患者的顾虑。备齐物品并安装手机及吸唾器，做好个人防护。

术中护理 ①调节椅位及光源，保持术野清晰。②清洁牙面。低速手机安装清洁毛刷递予医生，协助医生牵引患者唇、颊及舌体，及时吸唾。③酸蚀、冲洗、干燥。传递酸蚀剂进行窝沟酸蚀，三用枪冲洗，及时吸唾，递棉球隔湿，保持牙面清洁、干燥。④涂布封闭剂、光固化、调𬌗。递窝沟封闭剂涂布窝沟，蓝光照射固化，递咬合低、高速手机安装合适车针调𬌗抛光。

术后护理 ①协助患者取恢复体位，清洁面部污垢，递纸巾、镜子，整理面容。②整理用物，器械分类处置消毒，冲洗痰盂、牙椅排水管道，消毒牙椅表面。

健康指导 ①指导患儿家属观察封闭剂存留情况，若有脱落及时就诊。②指导患儿养成良好口腔卫生习惯，掌握正确刷牙方法。③建议儿童每半年进行一次口腔检查，及时防治龋病。

护理评价 ①感觉是否舒适，口腔黏膜有无损伤。②患儿及家长是否了解窝沟封闭术的意义。③是否掌握口腔保健常识。

(惠秀丽)

yábáchúshù hùlǐ

牙拔除术护理 （nursing in tooth extraction）

牙拔除术是通过机械的方法彻底消除患牙的技术。

目的 ①拔除因龋坏严重、不能治疗、也无法用冠修复的牙齿。②拔除因严重牙周病导致牙槽骨组织大部分被破坏、极松动的牙齿。③拔除错位牙或多生牙等影响正常咬合、妨碍咀嚼功能、影响美观的牙齿。④拔除反复引起冠周炎、颌面部间隙感染或造成邻牙龋坏的阻生牙。⑤拔除滞留乳牙，促使恒牙正常萌出。⑥为进行牙齿正畸需拔除的患牙。

用物 基本检查器械、局部麻醉药、牙钳、牙挺、牙龈分离器、刮匙、无菌棉卷、无菌棉球、注射器等物品。

操作方法 嘱患者取平卧位，保持一定开口度，局部麻醉，操作前再次核对拟拔除的牙齿，按以下程序操作拔出患牙：①分离牙龈。②挺松牙体。③安放牙钳。④拔出患牙。⑤处理牙槽窝，检查有无断根，用刮匙去除碎骨片、肉芽组织及其他异物。

护理要点 包括以下几方面：

术前护理 ①热情接待患者，详细向患者解释治疗目的及安全性，说明治疗过程、治疗费用，消除患者的心理压力，缓解其焦虑情绪，使其以良好心态配合治疗。②协助患者取舒适诊疗体位。③核对患者信息，如姓名、性别、年龄，评估患者身体情况，有无高血压、严重心血管疾病、糖尿病等病史，有无血液病，有无麻醉药过敏史，凝血功能是否正常。避免过度紧张、疲劳、饥饿状态下拔牙，女性患者避开月经期。④指导患者治疗过程中不要用口呼吸，避免误吞冲洗液及微小器械，如有不适请举手示意。⑤备齐手术器械及用物，备好急救物品，防止发生意外。⑥医护人员戴防护面罩、手套，做好个人防护。⑦进行相关辅助检查，了解X线、血常规检查结果。

术中护理 ①调节椅位及光源，保持术野清晰。②主动、准确传递器械，术中及时吸除患者

者遵医嘱使用口服抗病毒药，注意药物的不良反应。

健康指导 ①早发现，早治疗，避免留有神经痛后遗症。②多饮水，充分休息，保证睡眠，适当运动，避免疲劳，提高自身免疫力。③老年患者的机体抵抗力差，神经痛后遗症的时间可在皮损愈合后持续2个月至3年，应坚持治疗。

护理评价 ①疼痛是否缓解。②皮损是否愈合。③是否发生感染。

（余梦清）

shīzhěn huànzhě hùlǐ

湿疹患者护理（nursing of patients with eczema） 对湿疹患者皮损、瘙痒等现存及潜在健康问题的发现及处理，为其提供相应的生理、心理、社会的照顾。

护理评估 包括以下几方面：

个人史 是否存在慢性感染灶、血液循环障碍、神经精神因素，有无药物过敏史、食物过敏史及其他过敏史。

现病史 皮损形态及分布部位、面积大小、出现时间；有无明显诱因；有无破溃、糜烂，破溃处有无感染；皮损有无瘙痒，瘙痒发作的时间、部位、程度。

治疗经过 接受的检查及结果，如血常规、尿常规、血生化等检查；接受的治疗及疗效和不良反应。

主要护理问题 ①瘙痒。②感染的危险。

护理措施 瘙痒护理、感染护理同皮肤性病患者护理相关内容。

健康指导 ①指导患者遵医嘱用药，讲解外用药的使用方法，注意药物的不良反应，服用抗组胺药者不能驾驶、高空作业，老年人注意防止跌倒、坠床。②戒烟酒，生活要规律，劳逸结合，注意锻炼身体，养成良好生活习惯。③饮食清淡，营养均衡，不饮浓茶、咖啡。④避免用刺激性护肤品，沐浴不要太勤，沐浴后涂性质温和润肤油。⑤远离致敏物质，防止加重或复发。

护理评价 ①瘙痒是否减轻。②有无继发感染。

（余梦清）

yàozhěn huànzhě hùlǐ

药疹患者护理（nursing of patients with drug eruption） 对药疹患者皮疹、瘙痒等现存及潜在健康问题的发现及处理，为其提供相应的生理、心理、社会的照顾。

护理评估 包括以下几方面：

个人史 药物过敏史、食物过敏史、用药史。

现病史 红斑分布部位、面积大小；水疱的性质、数量、分布的部位；有无破溃、糜烂，破溃处有无感染；皮损是否伴瘙痒，瘙痒发作的时间、部位、程度。

治疗经过 接受的检查及结果，如血常规、尿常规、血生化等检查；接受的治疗及疗效和不良反应。

主要护理问题 ①窒息。②瘙痒。③感染。④皮肤完整性受损。⑤疼痛。⑥体温过高。⑦营养失调：低于机体需要量。⑧缺乏药疹防治的相关知识。

护理措施 窒息护理：①详细询问病史，评估患者发生喉头水肿的可能性，根据病情床旁备好气管切开术等相关抢救用物。②指导患者自我观察病情。发现喉头有异物感或其他不适，立即呼救。③主动巡视，加强病情观察，注意生命体征变化，当患者主诉憋气、胸闷、呼吸困难时，立即通知医生，遵医嘱给予吸氧、建立静脉通道，积极配合抢救。

瘙痒护理、感染护理、发热护理同皮肤性病患者护理相关内容。皮肤护理、营养支持护理、疼痛护理同大疱性皮肤病患者护理相关内容。

健康指导 ①指导患者遵医嘱用药，注意药物的不良反应。②适宜进食清淡、易消化、富含蛋白质及维生素的食物，忌辛辣等刺激性食物，伴消化道症状者避免食用粗糙、带壳及硬的食物，以免加重腹痛及引起上消化道出血。③皮损未消退前尽量不要沐浴，选择柔软棉制品衣服，定时修剪指甲，避免抓伤皮肤。④指导患者牢记致敏药物，每次就医时务必告知医生。⑤遵医嘱定期门诊复查。

护理评价 ①是否发生窒息。②瘙痒症状是否好转。③是否发生继发感染。④皮损是否好转。⑤疼痛是否缓解。⑥体温是否正常。⑦营养状况是否改善。⑧是否了解药疹防治的相关知识。

（余梦清）

xúnmázhěn huànzhě hùlǐ

荨麻疹患者护理（nursing of patients with urticaria） 对荨麻疹患者风团、瘙痒等现存及潜在健康问题的发现及处理，为其提供相应的生理、心理、社会的照顾。

护理评估 包括以下几方面：

个人及家族史 药物、食物等过敏史；家庭成员有无患有类似的疾病。

现病史 风团分布的部位、面积大小，出现时间、进展和消退情况等；是否伴瘙痒，瘙痒发作的时间、部位、严重程度；是否伴破溃、感染；是否伴发腹痛、腹泻、咽部异物感等；有无发热、头痛等其他系统症状。

治疗经过 接受的检查及结果，如血常规检查、尿常规检查、血生化检查及变应原检测等；接受的治疗及疗效和不良反应。

主要护理问题 ①有窒息的危险。②瘙痒。

护理措施 ①窒息护理同药疹患者护理相关内容。②瘙痒护理同皮肤性病患者护理相关内容。

健康指导 ①帮助患者寻找可能的诱发因素，避免诱因，室内禁止放花卉及喷洒杀虫剂，如因冷热刺激而复发，不应过分回避，应该逐步接触，增强耐受。②急症患者应在家中备异丙嗪、糖皮质激素、氧气等，以便于抢救，并密切观察病情变化，随时准备送医院抢救。③指导患者遵医嘱用药，注意药物的不良反应，服用抗组胺药期间避免高空作业、驾车外出等，老年患者及有心血管疾病者可采取睡前服药法。④饮食宜清淡，多饮水，戒烟酒，避免刺激及易致敏的食物。⑤发病期间应卧床休息，注意保暖。⑥外出时戴口罩。

护理评价 ①是否发生窒息。②瘙痒症状是否得到控制。

（余梦清）

jièchuāng huànzhě hùlǐ

疥疮患者护理（nursing of patients with scabies） 对疥疮患者丘疹、水疱、隧道、结节等现存及潜在健康问题的发现及处理，为其提供相应的生理、心理、社会的照顾。

护理评估 包括以下几方面：

个人及家族史 评估患者既往有无慢性病病史，免疫力是否低下；患者的生活和工作环境、疥螨接触史；患者的家属、朋友有无疥螨感染史。

现病史 皮损分布的部位、面积大小，有无破溃、感染；皮损有无瘙痒，瘙痒发作的时间、部位、严重程度等。

治疗经过 接受的检查及结果，如血常规、尿常规、血生化、皮肤病理学等检查；接受的治疗及疗效和不良反应。

主要护理问题 ①瘙痒。②皮肤完整性受损。

护理措施 包括以下几方面：

瘙痒护理 ①遵医嘱外用止痒药，口服必要时肌内注射抗组胺药。②遵医嘱给予患者全身外涂10%硫磺软膏等药物，一定要足疗程。③嘱患者勿过度搔抓皮肤，避免皮肤损伤。④其他护理措施同皮肤性病患者护理的相关内容。

隔离护理 ①一旦发现感染，应立刻隔离治疗，不可外出。②家庭成员应同时治疗，避免再次重复感染，治愈后观察1周，若有宠物，应同时进行宠物的治疗及预防。③污染的衣服、被褥、床单等要用开水烫洗灭虫，不能煮的用塑料袋包扎1周后再清洗，家具、物品放置于阳光下暴晒1周以上。④患者避免性生活。

健康指导 ①使用外用药物涂抹时要认真，尤其是皮肤褶皱处，擦药期间不洗澡、不换衣。②饮食宜清淡，忌辛辣等刺激性食物。③注意个人卫生，出差住宿要勤洗澡，注意换床单，不要与他人共用毛巾等个人卫生用品。④健康者接触疥疮患者后用硫磺皂洗手，避免交叉感染。⑤遵医嘱用药，外用杀螨药时注意剂量，防止中毒或致癌。

护理评价 ①瘙痒是否减轻。②皮损是否愈合。

（余梦清）

chóngyǎoshāng huànzhě hùlǐ

虫咬伤患者护理（nursing of patients with insect bites） 对虫咬伤患者中毒反应或过敏反应等现存及潜在健康问题的发现及处理，

为其提供相应的生理、心理、社会的照顾。

护理评估 包括以下几方面：

个人史 昆虫接触史、工作及生活环境和旅游史等。

现病史 被咬伤部位、伤口大小及情况；是否出现水疱，有无破损，有无瘙痒或疼痛等症状；生命体征和精神状态，是否出现中毒和全身过敏反应。

治疗经过 接受的检查及结果，如血常规等检查；接受的治疗及疗效和不良反应。

主要护理问题 ①疼痛或瘙痒。②中毒症状。

护理措施 包括以下几方面：

疼痛护理 ①根据不同昆虫特点去除毒毛、毒刺等。毛虫螫伤用胶布粘贴局部后再揭掉，去除毒毛；蜜蜂蜇伤可用纱布擦拭或小针挑拨，去除毒针，疼痛严重者局部封闭；蜱咬伤者用镊或钳将其头部夹住轻轻拉起至皮肤突出表面，待蜱自动松开后去除虫体。②局部红肿者可外涂炉甘石洗剂，必要时遵医嘱给予抗组胺药或糖皮质激素。

中毒护理 ①严密监测生命体征，详细记录出入量，出现头晕、头痛、全身肿胀、高热、抽搐等症状及时通知医生，做好抢救准备。②保持静脉通畅，遵医嘱用药，观察药物的疗效及不良反应。

心理护理 ①做好虫咬伤知识宣教，缓解心理压力。②安抚患者和家属的紧张情绪。③尽快处理皮肤损害，减轻疼痛症状，使患者放松心情。

瘙痒护理同皮肤性病患者护理相关内容。

健康指导 ①做好防护，到野外和有蜱林区要穿好防护服，避免各种昆虫接触。②根据不同虫咬伤采取相应的处理措施，大部分昆虫毒素为酸性，发生虫咬伤后可立即用清水或肥皂水冲洗局部，忌用刺激性花露水、姜蒜汁等，避免导致虫咬皮炎。③用冰袋湿敷，缓解局部红、肿、热、痛。

护理评价 ①瘙痒或疼痛是否缓解。②全身中毒症状是否缓解。

（余梦清）

shībìng huànzhě hùlǐ

虱病患者护理（nursing of patients with pediculosis）

对虱病患者红斑、丘疹、抓痕、瘙痒等现存及潜在健康问题的发现及处理，为其提供相应的生理、心理、社会的照顾。

护理评估 包括以下几方面：

个人及家族史 工作和生活环境、可能的虱接触史、患病前有无在外住宿；家庭成员有无类似疾病。

现病史 皮损性质、部位、面积大小；有无破溃、糜烂，破溃处有无感染；有无瘙痒，瘙痒发作时间、部位、严重程度。

治疗经过 接受的检查及结果，如血常规、尿常规、细菌学等检查；接受的治疗及疗效和不良反应。

主要护理问题 ①瘙痒。②皮肤完整性受损。

护理措施 瘙痒护理、皮肤损害护理同皮肤性病患者护理相关内容。

健康指导 ①隔离治疗，其用物彻底消毒。②指导其遵医嘱使用药物，做好外用药使用指导。③注意个人卫生，避免共用他人衣服。④杜绝不洁性行为，预防阴虱感染。⑤发病季节外出时，应注意体表防护。

护理评价 ①瘙痒是否得到控制。②皮肤是否保持完整。

（余梦清）

yóu huànzhě hùlǐ

疣患者护理（nursing of patients with wart）

对疣患者丘疹等现存及潜在健康问题的发现及处理，为其提供相应的生理、心理、社会的照顾。根据发病部位不同，疣可分为寻常疣、跖疣、生殖器疣等。寻常疣俗称瘊子、刺瘊。生殖器疣又称尖锐湿疣。

护理评估 包括以下几方面：

个人史 既往健康史、可能的感染史。

现病史 疣分布部位、大小、数量；有无破溃、糜烂，破溃处有无感染；有无瘙痒或疼痛。

治疗经过 接受的检查及结果，如血常规、病理学等检查；接受的治疗及疗效和不良反应。

主要护理问题 ①有感染的危险。②皮肤完整性受损。③缺乏疣防治相关知识。

护理措施 感染护理同皮肤性病患者护理相关内容。皮损护理可根据疣的不同协助医生用不同方法处理：①遵医嘱外涂药剂，避免刺激正常皮肤。②寻常疣和跖疣可用冷冻或电烧灼祛除，注意避免留下瘢痕。③尖锐湿疣见尖锐湿疣患者护理。

健康指导 ①指导患者坚持外用药物，直至疣体完全被消除。②采用冷冻治疗时不能自行揭掉结痂，治疗后第1日不能沐浴，避免感染。③患跖疣后不能穿高跟鞋，平日保持足部舒适，避免挤压。④不与他人共用毛巾、衣服等物品。⑤注意个人卫生，保持皮肤清洁，增加机体抵抗力。

护理评价 ①有无继发感染。②皮损是否愈合。③是否了解疣防治的相关知识。

（余梦清）

jiē huànzhě hùlǐ

疖患者护理（nursing of patients with furuncle）

对疖患者局部皮肤破溃、疼痛等现存及潜在健康问题的发现及处理，为其提供相应的生理、心理、社会的照顾。疖俗称疖子。

护理评估 包括以下几方面：

个人史 卫生习惯、既往感染史；患者有无全身慢性疾病、器官移植手术史、糖皮质激素用药史等。

现病史 疖分布部位、大小，首次出现时间，有无明显诱因；是否伴破溃、糜烂，破溃处有无分泌物；是否伴疼痛，疼痛性质、严重程度等。

治疗经过 接受的检查及结果，如血常规检查、细菌学检查、药物敏感性试验等；接受的治疗及疗效和不良反应。

主要护理问题 ①感染的危险。②皮肤完整性受损。

护理措施 感染护理同皮肤性病患者护理相关内容。皮肤护理：①疖初期为红肿，遵医嘱外用抗生素药膏，待其脓栓形成后，局部消毒，用无菌针头破开表面，将脓液引流。②为促进疖的成熟可照射氦氖激光。

健康指导 ①面部血管丰富，特别是"危险三角区"的上唇周围和鼻部疖，不能挤压或挑刺，以免引起化脓性海绵状静脉窦炎，危及生命。②日常饮食注意清淡，避免高糖、高脂、辛辣等刺激性食物。③保持皮肤清洁，衣服干净、舒适、宽松、无刺激性化学物质残留。④生活规律，不要熬夜，适当锻炼身体，提高机体抵抗力。

护理评价 ①感染是否好转。②皮损是否愈合。

（余梦清）

yōng huànzhě hùlǐ

痈患者护理 (nursing of patients with carbuncle)

对痈患者皮损、疼痛等现存及潜在健康问题的发现及处理，为其提供相应的生理、心理、社会的照顾。

护理评估 包括以下几方面：

个人史 既往健康史、免疫力是否低下、近期的感染史等。

现病史 痈的部位、面积、进展情况；是否伴皮肤温度升高；有无破溃、疼痛等，疼痛的性质、严重程度。

治疗经过 接受的检查及结果，如血常规、尿常规、血生化、细菌学等检查；接受的治疗及疗效和不良反应。

主要护理问题 ①体温过高。②皮肤完整性受损。③缺乏痈的相关知识。

护理措施 发热护理同皮肤性病患者护理相关内容。皮损的护理：①遵医嘱局部外用抗生素药膏。②遵医嘱采用氦氖激光治疗。③伤口切开引流后，注意观察敷料渗出情况，及时更换，保持敷料干燥、清洁。

健康指导 ①积极治疗原发病。②鼓励患者进食高热量、高蛋白、富含维生素、易消化的食物。③勤沐浴、勤换衣，保持皮肤清洁。④平时注意观察皮肤情况，如有疖、毛囊炎要及时治疗。⑤适当锻炼身体，生活规律，增强抵抗力。

护理评价 ①体温是否恢复正常。②皮损是否好转。③是否了解痈防治的相关知识。

(余梦清)

cuóchuāng huànzhě hùlǐ

痤疮患者护理 (nursing of patients with acne)

对痤疮患者粉刺、炎症性丘疹、脓疱等现存及潜在健康问题的发现及处理，为其提供相应的生理、心理、社会的照顾。痤疮俗称青春痘。

护理评估 包括以下几方面：

个人史及家族史 年龄、饮食习惯、生活和工作习惯等，有无毒物、化学制剂、重金属接触史，是否患或曾患有内分泌系统疾病，女性患者月经情况；有无相关疾病家族史。

现病史 痤疮部位、形态，首次出现时间、进展情况、加重及缓解因素，是否伴有感染、疼痛等，是否出现脓疱，对痤疮的认识，是否存在自卑感。

治疗经过 接受的检查及结果，如血常规、尿常规、血生化、分泌物培养等检查；接受的治疗及疗效和不良反应。

主要护理问题 ①感染。②疼痛。③焦虑。

护理措施 包括以下几方面：

皮肤护理 ①根据皮损形态采用不同的处理方法。粉刺一般用专用粉刺挤压器清除，手法要快、准、稳；脓肿可局部切开引流，伤口内用3%过氧化氢溶液清洗并用生理盐水冲净；脓肿结节局部注射糖皮质激素，注意进针角度要平，边进针边注射，尽量让药液充满结节。②处理完皮损后遵医嘱外用抗生素药膏。③用紫外线照射、光动力等物理疗法治疗时注意护眼。④用药物倒膜时先协助患者清洁皮肤，结合喷雾按摩面部，将相应药物调成糊状，均匀敷于面颈部，敷前用无菌纱布覆盖双眼，20~30分钟后揭开面膜，再用温水洁面。

疼痛护理 ①疼痛发作时可采用冷湿敷局部的方法降低局部灼痛感。②若疼痛剧烈可根据医嘱口服镇痛药。③处理皮损时注意动作轻柔。

心理护理 介绍痤疮发生原因、治疗及预后，帮助患者正确认识痤疮，减少因痤疮带来的紧张、焦虑、自卑心理。

健康指导 ①指导患者遵医嘱用外用药，学习正确用药方法，加强药物疗效及不良反应观察，用外用药后部分患者局部会出现发红、干燥、脱屑、烧灼感等刺激症状，停药后即可缓解；口服维A酸类药会引起胎儿畸形，孕妇禁用。②养成规律生活习惯，保证睡眠，避免熬夜、长时间看电脑等不良生活习惯。③自我放松，不要产生心理负担，以免引起神经、内分泌紊乱。④多吃蔬菜，多饮水，忌辛辣等刺激性、脂肪和糖类含量高的食物，少饮浓茶、咖啡，戒烟、戒酒。⑤保持面部皮肤清洁，勤用温水洗脸以去除油腻和黑头，不要用刺激性强的肥皂，避免用油脂、粉质含量高的护肤品和化妆品。⑥切忌自行用手挤压粉刺，以免感染扩散。

护理评价 ①感染的皮损是否好转。②疼痛是否减轻。③能否正确看待痤疮。

(余梦清)

nóngpàochuāng huànzhě hùlǐ

脓疱疮患者护理 (nursing of patients with impetigo)

对脓疱疮患者丘疹、水疱、脓疱等现存及潜在健康问题的发现及处理，为其提供相应的生理、心理、社会的照顾。脓疱疮俗称黄小疮。

护理评估 包括以下几方面：

个人史 既往健康史，有无糖尿病等慢性疾病史，近期的感染史。

现病史 红斑、水疱、脓疱分布部位、面积、程度，是否伴瘙痒，有无破溃、糜烂，破溃处有无感染。

治疗经过 接受的检查及结果，如血常规、尿常规、血生化、细菌学等检查；接受的治疗及疗效和不良反应。

主要护理问题　①感染。②皮肤完整性受损。③体温过高。

护理措施　感染护理、发热护理同皮肤性病患者护理相关内容。皮肤损害护理：①糜烂皮损者遵医嘱给予清创、换药。②尽量暴露全身皮肤，并保持室内温度在 25～28℃。③协助患者翻身时不要有拉扯动作，要用手掌承托。④其他护理措施，同皮肤性病患者护理的相关内容。

健康指导　①皮损愈合前不能沐浴，不能使用刺激性强的外用药。②注意婴儿室、幼儿园环境卫生，如发现患病儿童，应立即隔离治疗。③患者（患儿）衣被、用具等应及时清洗、消毒，防止接触传播。④接触婴幼儿前严格手消毒。⑤夏秋季节注意保持皮肤清洁、干燥，及时治疗瘙痒性皮肤病及各种皮肤损伤。⑥忌海鲜、辛辣等刺激性食物。

护理评价　①有无发生继发感染。②皮损是否愈合。③体温是否得到控制。

（余梦清）

jíxìng fēngwōzhīyán huànzhě hùlǐ

急性蜂窝织炎患者护理（nursing of patients with acute cellulitis）

对急性蜂窝织炎患者红、肿、热、痛等现存及潜在健康问题的发现及处理，为其提供相应的生理、心理、社会的照顾。

护理评估　包括以下几方面：

个人史　既往健康史、手术史、外伤史、用药史、感染史等，是否患糖尿病等慢性疾病。

现病史　局部组织有无红、肿、热、痛，局部症状出现的时间、诱发因素、进展情况，是否伴有分泌物的渗出；发生在颈部、颌下和口底者有无呼吸困难，发生在腹部、会阴部的病灶有无捻发音等。

治疗经过　接受的检查及结果，如血常规、尿常规、血生化、影像学、细菌学等检查；接受的治疗及疗效和不良反应。

主要护理问题　①有发生休克的危险。②有出现呼吸困难或窒息的危险。③体温过高。④缺乏急性蜂窝织炎治疗和康复的相关知识。

护理措施　包括以下几方面：

休克护理　①将患者置于干净、整洁、通风的单独房间。②严密观察体温、血压、心率变化。③保持静脉通道畅通，准确记录出入量，遵医嘱静脉补液。④如患者发生惊厥、谵妄等症状，立即通知医生抢救。

窒息护理　①颈部、颌下及口底部患者根据病情在床旁备好气管切开术等相关抢救用物。②伴有呼吸困难者遵医嘱给予吸氧。③加强病情观察，主动巡视，如发现患者出现发绀、大汗、昏迷等症状，立即通知医生抢救。

发热护理　①同皮肤性病患者护理相关内容。②遵医嘱使用抗生素，做好用药护理。

健康指导　①做好日常皮肤护理，尤其是儿童、老年人、免疫功能低下者，受伤后及时就诊。②积极治疗糖尿病等原发病。③进食高热量、高蛋白、富含维生素、易消化食物，忌辛辣等刺激性食物。④遵医嘱按时复查，如有病情变化，随时就诊。

护理评价　①是否发生休克。②是否发生窒息。③体温是否恢复正常。④是否充分了解急性蜂窝织炎的治疗及康复相关知识。

（余梦清）

dāndú huànzhě hùlǐ

丹毒患者护理（nursing of patients with erysipelas）

对丹毒患者皮肤破损、发热、淋巴结肿大等现存及潜在健康问题的发现及处理，为其提供相应的生理、心理、社会的照顾。丹毒俗称流火。

护理评估　包括以下几方面：

个人史　有无足癣、趾甲真菌病，下肢有无皮肤破溃、静脉炎；口、鼻、咽部有无炎症，有无挖鼻、挖耳、搔抓皮肤等不良习惯；婴儿脐部有无感染；有无瘙痒性皮肤病，是否被虫咬或接触射线，皮肤是否有皲裂、外伤等；是否接触污染敷料、器械用具；有无糖尿病、慢性肾炎、结核、血液病等病史。

现病史　皮肤损害的部位、性质、形态，皮肤损害出现时间、进展，破损部位温度；是否疼痛；有无水疱，水疱的性质，有无形成溃疡；有无畏寒、头痛、恶心、淋巴结肿大和全身不适等症状。

治疗经过　接受的检查及结果，如血常规、尿常规、血生化以及皮肤病理学等检查；接受的治疗及疗效和不良反应。

主要护理问题　①疼痛。②体温过高。③生活自理能力缺陷。

护理措施　包括以下几方面：

疼痛护理　①评估疼痛时间、部位。②局部冷湿敷降低灼痛感。③必要时遵医嘱服镇痛药。④局部照射氦氖激光，注意护眼。⑤及时处理局部皮损，加快皮损愈合（见皮肤性病患者护理）。

生活护理　①评估患者生活自理能力，根据需要提供相应帮助。②主动巡视，及时协助患者进食、洗漱、如厕等。③行动不便者，做好安全保护措施。

用药护理　遵医嘱用青霉素治疗，做好皮肤试验，现用现配，输液时注意观察患者不良反应。

发热护理同皮肤性病患者护理相关内容。

健康指导 ①指导患者抬高患肢。②遵医嘱坚持治疗，定期复查肝肾功能和血常规。③保持全身皮肤及口腔清洁，勤刷牙、洗头、沐浴、修剪指甲，避免挖鼻、挖耳、搔抓皮肤等不良行为，避免足部外伤、烫伤及冻伤，及时治疗原发病。④充分休息，保证睡眠，避免疲劳，提高自身免疫力。

护理评价 ①疼痛是否缓解。②体温是否恢复正常。③生活需求是否得到满足。

(余梦清)

qiǎnbù zhēnjūnbìng huànzhě hùlǐ
浅部真菌病患者护理 (nursing of patients with superficial mycosis)

对浅部真菌病患者表皮、毛发和甲部位红斑、丘疹、水疱、瘙痒等现存及潜在健康问题的发现及处理，为其提供相应的生理、心理、社会的照顾。根据发生部位不同又称足癣（俗称脚气）、甲癣（俗称灰指甲）、头癣等。

护理评估 包括以下几方面：

个人及家族史 既往有无慢性疾病史，免疫力是否低下；有无真菌、细菌接触史；患者家庭成员有无类似疾病。

现病史 红斑、丘疹、水疱分布部位、面积；皮损有无瘙痒，瘙痒发作的时间、程度；有无破溃、糜烂，破溃处有无感染。

治疗经过 接受的检查及结果，如血常规、尿常规、血生化、细菌学等检查；接受的治疗及疗效和不良反应。

主要护理问题 ①有感染的危险。②瘙痒。③缺乏浅部真菌病防治相关知识。

护理措施 感染护理、瘙痒护理同皮肤性病患者护理的相关内容。

健康指导 ①遵医嘱坚持用药。②感染的皮损愈合前不能沐浴。③发现头癣立即隔离，其毛巾、梳子单独使用。④注意个人卫生，不穿他人鞋袜，不与他人共用毛巾，洗脚、洗脸毛巾分开，沐浴用喷淋，切勿在公共浴池、更衣室、游泳池赤足，穿过的袜要翻过来彻底清洗，鞋袜常日晒，不与他人共用指甲刀，剪完指甲要洗手。⑤家有宠物要经常检查，若有患病不宜接触。

护理评价 ①是否发生继发感染。②瘙痒是否减轻。③是否了解浅部真菌病防治的相关知识。

(余梦清)

jiēchùxìng píyán huànzhě hùlǐ
接触性皮炎患者护理 (nursing of patients with contact dermatitis)

对接触性皮炎患者感染、瘙痒、疼痛等现存及潜在健康问题的发现及处理，为其提供相应的生理、心理、社会的照顾。

护理评估 包括以下几方面：

个人史 既往健康史、过敏史等，以及到过的地方、接触过的物质。

现病史 皮损性质、分布部位、面积、出现时间、发病急缓、诱发因素等，有无渗出、感染、瘙痒、疼痛以及瘙痒、疼痛发作的时间、部位、严重程度。

治疗经过 接受的检查及结果，如血常规检查、尿常规检查、血生化检查、斑贴试验等；接受的治疗及疗效和不良反应。

主要护理问题 瘙痒、感染。

护理措施 ①瘙痒护理。适当调低环境温度。②感染护理。针对皮损现状，不同的处理方法预防感染，同皮肤性病患者护理相关内容。

健康指导 ①指导患者遵医嘱用药，指导患者正确使用外用药，服用抗组胺药患者不做驾驶、高空作业等危险工作。②穿着棉质、舒适、宽松衣服，不穿含化纤成分衣服，不用刺激性用品洗涤衣服。③忌辛辣等刺激性食物，少饮浓茶、咖啡，戒烟、限酒。④遵医嘱定期复查，如有病情变化，随时就诊。⑤指导患者寻找致敏物质，避免再次接触。

护理评价 ①瘙痒状况有无减轻。②是否发生继发感染。

(余梦清)

hóngbānxìng pífūbìng huànzhě hùlǐ
红斑性皮肤病患者护理 (nursing of patients with erythema of the skin)

对红斑性皮肤病患者红色斑疹、水疱、糜烂等现存及潜在健康问题的发现及处理，为其提供相应的生理、心理、社会的照顾。红斑性皮肤病包括多形红斑、环状红斑等。

护理评估 包括以下几方面：

个人史 药物过敏史、食物过敏史、近期有无病毒或细菌感染史等。

现病史 红斑分布部位、面积；水疱的性质、数量、分布的部位；有无破溃、糜烂，破溃处有无感染等。

治疗经过 接受的检查及结果，如血常规、尿常规、血生化、皮肤病理学等检查；接受的治疗及疗效和不良反应。

主要护理问题 ①有感染的危险。②皮肤完整性受损。③疼痛。④营养失调：低于机体需要量。⑤缺乏红斑性皮肤病治疗及康复的相关知识。

护理措施 感染护理、疼痛护理、营养支持护理同大疱性皮肤病患者护理相关内容。皮肤护理：①红斑处用炉甘石洗剂收敛。②其他皮肤损害护理同皮肤性病患者护理相关内容。

健康指导 ①向患者介绍疾

病相关知识，指导患者正确使用外用药，注意观察药物疗效及不良反应。服用抗组胺药后不要高空作业、驾驶，防止跌倒、坠床。②进食高热量、高蛋白、富含维生素、易消化的食物。③遵医嘱定期复查，如有病情变化，随时就诊。④积极预防感染，避免易过敏食物、药物，避免冷刺激。

护理评价 ①是否发生感染。②疼痛是否缓解或消失。③营养状况是否改善。④是否掌握红斑性皮肤病治疗及康复的相关知识。

（余梦清）

qiūzhěn línxièxìng pífūbìng huànzhě hùlǐ

丘疹鳞屑性皮肤病患者护理

（nursing of patients with papular scaly skin disease） 对丘疹鳞屑性皮肤病患者瘙痒、皮损等现存及潜在健康问题的发现及处理，为其提供相应的生理、心理、社会的照顾。丘疹鳞屑性皮肤病包括银屑病（俗称牛皮癣）、玫瑰糠疹、毛发红糠疹等。

护理评估 包括以下几方面：

个人史 既往健康史、过敏史、用药史。

现病史 红斑、丘疹、鳞屑分布的部位、面积；有无破溃、糜烂，破溃处有无感染；皮损是否伴瘙痒，瘙痒发作时间、部位、程度。

治疗经过 接受的检查及结果，如血常规、尿常规、血生化、皮肤病理学等检查；接受的治疗及疗效和不良反应。

主要护理问题 ①感染。②瘙痒。③体温过高。④营养失调：低于机体需要量。⑤躯体活动障碍。⑥缺乏丘疹鳞屑性皮肤病防治的相关知识。

护理措施 包括以下几方面：

营养支持护理 ①鼓励患者进食高蛋白、富含维生素、易消化食物。②忌羊肉、海鲜、辛辣等刺激性食物。③观察每日皮损脱屑量，准确记录出入量，定期检查血清清蛋白，遵医嘱选择口服蛋白粉或静脉滴注人血清蛋白。

躯体移动障碍护理 ①做好生活护理，协助如厕、进食、洗漱等，满足患者生活需要，防止患者跌倒、坠床。②鼓励关节病型银屑病患者循序渐进活动，从床上活动逐步过渡到床旁活动、下床活动；活动前充分按摩关节或热敷缓解疼痛和晨僵，防止跌倒。

感染护理、发热护理、瘙痒护理同皮肤性病患者护理相关内容。

健康指导 ①指导患者遵医嘱用药，学习正确擦药方法及注意事项，寻常型银屑病患者使用外用药前先沐浴。②急性期禁用强刺激性外用药。③指导患者规律生活，不要熬夜，保持乐观情绪。④合理饮食，戒（限）烟酒，避免各种诱发因素，如精神紧张、酗酒，食用鱼、虾、羊肉等食物及外伤、其他疾病用药等。⑤注意个人卫生，保持皮肤清洁。⑥遵医嘱定期门诊随访。

护理评价 ①是否出现感染。②瘙痒是否缓解。③体温是否恢复正常。④营养状况是否良好。⑤能否下床活动。⑥是否掌握丘疹鳞屑性皮肤病防治的相关知识。

（余梦清）

dàpàoxìng pífūbìng huànzhě hùlǐ

大疱性皮肤病患者护理

（nursing of patients with bullous dermatosis） 对大疱性皮肤病患者出现广泛分布的水疱、大疱等现存及潜在健康问题的发现及处理，为其提供相应的生理、心理、社会的照顾。大疱性皮肤病包括天疱疮、大疱性类天疱疮等。

护理评估 包括以下几方面：

个人及家族史 传染病病史、用药史，是否患其他免疫性疾病；有无家族史。

现病史 红斑、水疱分布的部位、面积、性质、数量及棘细胞松解征检查情况；有无破溃、糜烂，破溃处有无感染，尤其是口、眼、鼻、外阴部位；是否伴瘙痒和疼痛，发作的时间、部位、程度、加重及缓解因素等。

治疗经过 接受的检查及结果，如血常规、尿常规、血生化、皮肤病理学等检查；接受的治疗及疗效和不良反应。

主要护理问题 ①感染。②皮肤完整性受损。③疼痛。④营养失调：低于机体需要量。⑤有受伤的危险。⑥缺乏大疱性皮肤病治疗及康复相关知识。

护理措施 包括以下几方面：

感染护理 ①将患者置于干净、整洁、通风的单独房间，每日消毒地面、房间空气，必要时可置于空气层流病房。②床旁保护性隔离，严格无菌操作，注意手卫生，避免交叉感染。③渗出液污染床单、病员服时及时更换，如果糜烂、溃疡面积大、渗出多，需垫无菌棉垫。④协助患者经常更换体位，避免因卧床导致肺部感染。⑤糜烂、溃疡部位清创、换药。⑥勤漱口，避免由口腔造成下行感染。⑦体温计、听诊器、血压计等公共护理用具单独使用，定期消毒。

皮肤护理 ①水疱处理。小水疱待其自行吸收，大水疱局部消毒后用无菌注射器低位抽吸。②患者尽量暴露全身皮肤，用支架撑起被服，避免衣物直接接触皮损，保持室内适宜温湿度。

③鼓励患者定时自行更换体位，必要时用气垫床减轻皮肤受压，协助患者翻身时切忌拉扯，以保护松解的皮肤。④加强口、眼、耳、鼻、外阴部位护理，见皮肤性病患者护理中的皮肤损害护理。

疼痛护理 ①保护受损皮肤完整。清创、换药时动作轻柔，不断与患者交流，分散其注意力。②遵医嘱在换药溶液和漱口液中加入利多卡因注射液以帮助缓解疼痛。

营养支持护理 ①鼓励患者多饮水，口腔疼痛者可进食流质食物，待病情好转后逐渐改为半流食和普食。②必要时遵医嘱静脉补充营养。

跌倒防护 ①使用床档，以便于坐起、防止坠床。②指导患者缓慢更换体位。③病员服要合体，裤脚不能拖地，拖鞋要跟脚、防滑。④创造安全环境，灯光应明亮，地面应干燥，卫生间有扶手，尽量使用坐便器。⑤呼叫器放患者手边，经常巡视，满足患者的生活需要。

健康指导 ①向患者说明疾病相关知识，讲解药物治疗的重要性，指导患者遵医嘱用药，加强监测药物的不良反应。②进食高蛋白、富含维生素、易消化食物，少食高纤维的食物。③遵医嘱口服钙剂，预防骨折、股骨头坏死，防止跌倒。④遵医嘱定期门诊，如有病情变化，随时就诊。

护理评价 ①是否出现感染，皮肤是否完整。②是否发生跌倒。③疼痛是否缓解。④营养状况是否良好。⑤是否掌握大疱性皮肤病治疗及康复的相关知识。

(余梦清)

méidú huànzhě hùlǐ

梅毒患者护理 (nursing of patients with syphilis) 对梅毒患者

皮损等现存及潜在健康问题的发现及处理，为其提供相应的生理、心理、社会的照顾。梅毒俗称杨梅疮。

护理评估 包括以下几方面：

个人及家族史 职业、传染病病史、性接触史，是否出现过皮疹、生殖器硬下疳等现象；配偶或患者母亲有无相关病史。

现病史 皮损分布的部位、面积大小；有无水疱、脓疱等；有无破溃、糜烂，破溃处有无感染。

治疗经过 接受的检查及结果，如血常规、尿常规、血生化、细菌学、梅毒血清、脑脊液等检查；患者接受的治疗及疗效和不良反应。

主要护理问题 ①感染。②皮肤、黏膜完整性受损。③缺乏梅毒的相关疾病知识。

护理措施 包括以下几方面：

用药护理 ①询问过敏史，如无过敏史则做对照组青霉素皮肤试验，要两名护士认真核对结果。②肌内注射苄星青霉素时先用粗针头充分溶解药粉，待注射前再更换成普通肌内注射针头，排好空气立即注射，并快速推注，快速拔针，以免药液凝结。③注意药物不良反应，每次用药后嘱患者观察30分钟后再离开。

感染控制 ①各项操作前要戴手套，注意手卫生，避免交叉感染。②血压计、听诊器、体温计等护理用具单独使用，定期消毒。③其他感染护理同皮肤性病患者护理相关内容。

健康指导 ①指导患者正确认识疾病，发病后到正规医院治疗，性伴侣同治。②治愈前禁止性生活。③坚持完成治疗，定期复查，有复发征兆时立即治疗。④患者的内裤、毛巾及时、单独

清洗，煮沸消毒，不与他人同盆而浴，不去公共浴池、游泳池。⑤患病期间不宜妊娠，如妊娠，尽早开始治疗，有梅毒病史的已婚妇女妊娠前必须做全面梅毒检查。⑥二期梅毒发生时会出现全身反应，需卧床休息。⑦晚期梅毒患者应注意劳逸结合，进行必要功能锻炼。⑧多吃新鲜、富含维生素的蔬菜、水果，少油腻饮食，忌辛辣等刺激性食物，戒烟酒，适当多饮水。

护理评价 ①感染是否得到控制。②皮肤、黏膜是否恢复完整。③是否了解梅毒防治的相关知识。

(余梦清)

lìnbìng huànzhě hùlǐ

淋病患者护理 (nursing of patients with gonorrhea) 对淋病患者尿急、尿痛、发热等现存及潜在健康问题的发现及处理，为其提供相应的生理、心理、社会的照顾。

护理评估 包括以下几方面：

个人及家族史 有无不良性接触史；患者亲属中有无淋病患者，配偶有无淋病病史。

现病史 尿道口有无分泌物，有无尿急、尿痛等，出现症状时间、症状严重程度，有无行走困难；阴道有无分泌物，有无发热等全身症状。

治疗经过 接受的检查及结果，如血常规、尿常规、血生化、细菌学等检查；接受的治疗及疗效和不良反应。

主要护理问题 ①感染。②缺乏淋病防治的相关知识。

护理措施 主要是感染护理：①患病期间避免性行为，夫妻同治。②其他护理措施同皮肤性病患者护理。

健康指导 ①向患者介绍淋

病相关知识，指导患者正确认识疾病，发病后到正规医院治疗，早发现、早诊断、早治疗，防止并发症和后遗症。性伴侣同治。②多饮水，以尿液冲洗尿道口，减少局部细菌数，不能因怕痛而憋尿。③患者注意与家人隔离，尤其是女性，不同床、同浴，治愈前避免性生活。④经常用肥皂洗手，接触患处后不要揉眼睛，内衣裤单独清洗、消毒。⑤患病期间不去公共浴池、泳池，不用坐便，提倡淋浴。⑥提倡安全性生活，使用安全套，降低淋球菌感染患病率。⑦新生儿遵医嘱给予预防性滴眼液。⑧坚持治疗，遵医嘱用药，定期复查。

护理评价　①感染是否得到控制或痊愈。②是否掌握淋病防治的相关知识。

（余梦清）

fēilìnjūnxìng niàodàoyán huànzhě hùlǐ

非淋菌性尿道炎患者护理（nursing of patients with nongonococcal urethritis）　对非淋菌性尿道炎患者尿痛、尿道口红肿等现存及潜在健康问题的发现及处理，为其提供相应的生理、心理、社会的照顾。

护理评估　包括以下几方面：

个人史　性接触史、传染病病史及用药史。

现病史　尿道口是否红肿，挤压后是否有黏液性或黏液脓性分泌物；是否伴尿痛，疼痛的性质及严重程度。

治疗经过　接受的检查及结果，如血常规、尿常规、血生化、细菌学等检查；接受的治疗及疗效和不良反应。

主要护理问题　①感染。②疼痛。③缺乏非淋菌性尿道炎治疗及康复的相关知识。

护理措施　包括以下几方面：

感染护理　①患病期间禁止性行为。②遵医嘱采集分泌物标本送检，为进一步治疗提供依据。③其他护理措施同皮肤性病患者护理相关内容。

尿痛护理　①指导患者多饮水，以稀释尿液、减少刺激。②用生理盐水擦洗尿道口，保持尿道口清洁。

健康指导　同淋病患者护理相关内容。

护理评价　①感染是否治愈。②尿痛是否消失或缓解。③是否了解非淋菌性尿道炎治疗及康复的相关知识。

（余梦清）

jiānruìshīyóu huànzhě hùlǐ

尖锐湿疣患者护理（nursing of patients with condyloma acuminatum）　对尖锐湿疣患者肛门及外生殖器等部位的淡红色小丘疹、疣体等现存及潜在健康问题的发现及处理，为其提供相应的生理、心理、社会的照顾。

护理评估　包括以下几方面：

个人史　性接触史、配偶感染史，有无用不洁毛巾等间接接触史等，既往健康史，免疫力是否低下。

现病史　丘疹、疣体的形态、大小、分布；有无破溃、糜烂，破溃处有无感染；是否伴瘙痒等。

治疗经过　接受的检查及结果，如血常规、尿常规、血生化、组织病理学、醋酸白试验等检查；接受的治疗及疗效和不良反应。

主要护理问题　①感染。②缺乏尖锐湿疣防治相关知识。

护理措施　主要是感染护理：①遵医嘱给予药物，做好用药指导，治疗尖锐湿疣药物有致畸作用，孕妇禁用；三氯醋酸及二氯醋酸有腐蚀性，用时注意保护正常组织。②患病期间禁止性行为，

鼓励夫妻同治。③严格无菌操作，注意手卫生，血压计、听诊器、体温计等护理用具单独使用，定期消毒。

健康指导　①治疗原发病，增强机体抵抗力。②穿着应舒适、透气，少穿牛仔裤。③忌辛辣等刺激性食物，少食淀粉类、糖类食物，多饮水。④其他同淋病患者护理相关内容。

护理评价　①感染是否得到控制。②是否了解尖锐湿疣防治的相关知识。

（余梦清）

huàijūxìng nóngpíbìng huànzhě hùlǐ

坏疽性脓皮病患者护理（nursing of patients with gangrenous pyoderma）　对坏疽性脓皮病患者疼痛性、坏死性皮肤溃疡等现存及潜在健康问题的发现及处理，为其提供相应的生理、心理、社会的照顾。

护理评估　包括以下几方面：

个人及家族史　有无肿瘤病史，有无血管炎相关疾病史；家庭成员是否患类似疾病。

现病史　丘疹、脓疱、小结节发生部位，出现时间；是否出现溃疡，溃疡大小、深度，有无感染；是否伴疼痛，疼痛的性质、部位、严重程度等。

治疗经过　接受的检查及结果，如血常规、尿常规、血生化、皮肤活检等检查；接受的治疗及疗效和不良反应。

主要护理问题　①感染。②疼痛。③生活自理能力缺陷。

护理措施　包括以下几方面：

感染护理　①坏疽性脓皮病溃疡用湿性换药法，用专业的湿性敷料包扎溃疡面，每日观察敷料表面吸收渗液程度，2～4日后当敷料中间深色范围与溃疡面积接近时清创、换药。②其他护理

措施同皮肤性病患者护理相关内容。

疼痛护理 ①换药前先服用镇痛药或涂抹局部麻醉药。②换药时动作轻柔，积极与患者沟通交流，转移注意力。③局部照射氦氖激光，注意护眼。

生活护理 ①生活自理能力，根据需要提供帮助。②主动巡视，及时协助患者进食、洗漱、如厕等。③行动不便者，做好安全措施。

健康指导 ①高蛋白、低脂、限盐膳食，忌海鲜、辛辣等刺激性食物，限制碳水化合物摄入，戒烟酒，少喝浓茶、咖啡等兴奋性饮料。②遵医嘱用药，在减药期间严密观察病情的变化，如有复发立即就诊。③养成良好生活习惯，早睡早起，不熬夜，适当锻炼身体，劳逸结合。④避免外伤、感染。

护理评价 ①是否发生感染。②疼痛是否缓解或消失。③生活需求能否得到满足。

（余梦清）

贝赫切特综合征患者护理
Bèihèqiètè zōnghézhēng huànzhě hùlǐ

（nursing of patients with Behçet syndrome） 对贝赫切特综合征患者口腔溃疡、生殖器溃疡、眼炎及皮肤损害等现存及潜在健康问题的发现及处理，为其提供相应的生理、心理、社会的照顾。贝赫切特综合征旧称白塞综合征。

护理评估 包括以下几方面：

个人史 有无传染病病史、外伤史、长期用药史，有无皮肤血管炎疾病既往史。

现病史 溃疡、结节性红斑和毛囊炎发生的部位、面积、大小，是否伴皮损压痛、腹痛及恶心等消化道症状，有无全身乏力等全身症状；首次发病时间、有无明显诱因，症状持续时间等。

治疗经过 接受的检查及结果，如血常规、尿常规、血生化、皮肤病理学等检查；接受的治疗及疗效和不良反应。

主要护理问题 ①感染。②黏膜完整性受损。③疼痛。

护理措施 包括以下几方面：

感染护理 ①定时监测体温，及时发现问题并通知医生。②严格无菌操作，注意手卫生，避免交叉感染。③眼部、生殖器溃疡及时换药，避免感染加剧。④指导患者勤漱口，预防口腔感染。⑤下肢栓塞性浅静脉炎患者遵医嘱予下肢结节性红斑外用药膏，避免损伤。⑥其他护理措施同皮肤性病患者护理相关内容。

疼痛护理 ①清创、换药时动作轻柔，与患者交流，分散其注意力。②遵医嘱给予口服非甾体抗炎药。

健康指导 ①向患者介绍疾病相关知识，说明按医嘱规律用药的重要性，指导患者进行药物疗效及不良反应的自我监测，如使用糖皮质激素者应注意高血压、高血糖、低钾血症、低钙血症、继发感染、精神异常、消化道出血等不良反应。②遵医嘱定期复查。③进食清淡、易消化、富含营养及维生素食物。④劳逸结合，适当锻炼，提高机体免疫力。

护理评价 ①感染是否得到控制。②黏膜损害是否好转。③疼痛是否缓解。

（余梦清）

急救护理
jíjiù hùlǐ

（emergency nursing） 对危、急、重症患者现存及潜在健康问题的发现及处理，为其提供相应的生理、心理、社会的照顾。

常见症状及体征 呼吸困难、出血、疼痛、高热、呼吸和心搏停止、脏器功能衰竭。

护理评估 包括以下几方面：

个人及家族史 性别、年龄、文化程度、婚姻状况、职业及生活、工作环境及避孕史、生育史、用药史、过敏史、手术史、外伤史、既往健康史；家族中有无类似疾病发生。

现病史 生命体征、意识状态、营养状况等一般健康状况，是否伴高热、疼痛、出血、呼吸困难、外伤等。

治疗经过 接受的检查及结果，如血常规、生化、影像学等检查；接受的治疗及疗效，目前用药的种类、剂量、用法、疗程、不良反应及依从性等。

心理社会状况 心理状况，有无紧张、焦虑、恐惧等不良心理反应；患者家庭成员对疾病的态度、关心程度等；患者及家属对疾病的认识。

护理措施 包括以下几方面：

呼吸道护理 ①协助患者取合理体位。急性左心衰竭、严重哮喘、肺气肿者取坐位或半坐卧位，胸腔积液者取患侧卧位，肋骨骨折者取健侧卧位，急性呼吸窘迫综合征者取平卧位。②保持患者气道通畅。如加强翻身、叩背，指导患者做深呼吸和有效的咳痰，给予雾化吸入、湿化气道、用祛痰药和吸痰等，必要时建立人工气道，通过机械通气辅助呼吸。③根据病情及时给予氧气吸入。④实施心电监护，密切观察病情和生命体征的变化，根据呼吸困难改善情况、各项监护参数进行分析，调整吸氧及呼吸机参数。

出血护理 ①迅速建立静脉通道，遵医嘱用止血药及快速补液。必要时检查血型、交叉配血，遵医嘱输入血液制品、红细胞悬液或全血。②密切观察神志、血压、心率、尿量、出血量及性状变化，及时做好记录。③咯血及呕血者注意保持气道的通畅，牙关紧闭者，用压舌板或开口器打开口腔，取出义齿，使用吸引器吸出口腔及呼吸道积血。④安慰患者，必要时给予镇静药。⑤卧床休息，满足患者生活需要。

疼痛护理 ①工作疼痛评估、诊断明确者遵医嘱给予镇痛药，评价镇痛效果。②观察患者疼痛的性质、范围、持续时间、间隔时间及伴随症状。③指导患者使用或联合使用想象、分散注意力、放松技巧。④对主诉疼痛者及时处理，表示关心，采取相应措施。

发热护理 ①卧床休息。②保持患者室内空气新鲜，室温维持在18~22℃，湿度50%~60%为宜，并注意为患者保暖。③密切观察体温变化、热型及伴随症状，发现异常及时报告医生，认真、及时地做好记录。④当体温>38.5℃时给予物理降温，如敷冰袋、使用降温毯、酒精擦浴、温水擦浴、冰水灌肠等。⑤鼓励患者多饮水，给予清淡、易消化的高热量、高蛋白、富含维生素流质或半流质饮食。⑥遵医嘱用抗生素和退热药，观察并记录降温效果及用药后病情变化。⑦加强口腔护理。鼓励患者多饮水、多漱口，口唇干燥时可涂护唇油保护口唇。

心理护理 耐心倾听患者及家属表达，鼓励其说出自己内心想法。患者突发急性疾病无家属陪伴时，护士应主动与其家人、朋友、单位联系。

健康指导 ①避免诱发因素，保持健康的生活方式。②疾病活动期应注意休息，缓解期应适当锻炼，以增强体质，保持关节、肌肉良好的功能状态。③指导患者遵医嘱服药。

护理评价 ①体温是否恢复正常。②疼痛是否缓解。③出血是否停止。④呼吸困难是否缓解。

（王文珍）

yuànqián jíjiù hùlǐ

院前急救护理（pre-hospital care）

对各种危及生命的急症、创伤、中毒、灾害事故等患者出血、骨折、呼吸困难、烧伤、心搏骤停、呼吸骤停等现存及潜在健康问题的发现及处理，为其提供相应的生理、心理、社会的照顾。

护理评估 包括以下几方面：

个人史 性别、年龄、文化程度、婚姻状况、职业及生活、工作环境以及避孕史、生育史、用药史、过敏史、手术史、外伤史、既往健康史；亲属中有无类似疾病发生。

现病史 生命体征、意识状态、营养状况等一般健康状况，有无出血、外伤、骨折等。

治疗经过 接受的检查及结果，如血常规检查、生化检查、影像学检查等；接受的治疗及疗效，目前用药的种类、剂量、用法、疗程、不良反应及依从性等。

主要护理问题 ①有窒息的危险。②运动受限。③出血。④皮肤完整性受损。

护理措施 包括以下几方面：

病情观察 若患者呼吸和心搏停止应立即心肺复苏。

静脉通道护理 选择静脉留置针穿刺，既可快速扩充血容量，又可防止因患者躁动、搬运所致的静脉导管脱出。

生活护理 呼吸停止和心脏停搏、创伤、出血及烧伤等危重患者，根据病情脱去衣服、鞋、帽，并妥善保管。

出血护理 止血方法有加压包扎法、指压止血法、填塞止血法、抬高肢体法、屈肢法、止血带法。操作时应密切观察患者肢体运动和末梢血液循环情况，尽快送就近医院彻底止血。用止血带止血时，要有明显的标志，记录使用时间，每隔40~60分钟放松1~2分钟，防止肢体坏死。

包扎护理 采用三角巾和绷带，操作时遵循无菌原则，包扎稳固且松紧度合适，打结时避开伤口和不易压迫部位。

固定护理 开放性骨折端不得回纳，固定松紧应适宜。皮肤与夹板之间加软垫，夹板两端骨突出处和空隙部位尤应注意，防止患者局部受压引起缺血、坏死。

搬运护理 轻伤员可徒手搬运，重伤员和路途较远时借助搬运工具进行搬运。

健康指导 ①急性病发作时，立即到就近医院就诊。②掌握安全防护知识及遵守交通规则，避免施工或交通事故而受伤。③急性发病特别是病情危重时不得擅自搬动，应求助专业人员。

护理评价 ①呼吸道是否通畅。②出血是否停止，末梢血运是否良好。③骨折固定是否正确，松紧度是否适宜。

（王文珍）

zhòngzhèng jiānhù

重症监护（intensive care nursing）

对各种危重病患者意识障碍、呼吸困难、昏迷等现存及潜在健康问题的发现及处理，为其提供相应的生理、心理、社会的照顾。

护理评估 包括以下几方面：

个人及家族史 性别、年龄、文化程度、婚姻状况、职业及生活、工作环境以及避孕史、生育史、用药史、过敏史、手术史、外伤史、既往健康史，有无心、脑、肾等慢性疾病史，有无吸烟、饮酒史；亲属中是否有类似疾病发生，有无高血压、冠状动脉性心脏病、糖尿病等家族史。

现病史　发病的时间、原因，有无饮食与运动过量、情绪激动等诱因，目前主要症状、体征及特点，生命体征、意识状态、营养状况等一般健康状况，是否伴昏迷、呼吸困难等。

治疗经过　接受的检查及结果，如血生化、动脉血气分析、心电图、床旁B超和X线等检查；接受的治疗及疗效，目前用药的种类、剂量、用法、疗程、不良反应及依从性等。

主要护理问题　①清理呼吸道无效。②气体交换受损。③有感染的危险。④体温过高。⑤疼痛。

护理措施　包括以下几方面：

生命体征监测　①用多功能监护仪持续监测生命体征，调节合适报警上下限。患者入院时测体温一次，以后每4小时测量一次。体温不升者注意保暖，2小时后复测体温；高热者给予物理或药物降温处理，30分钟后复测体温，做好降温记录。②经常巡视患者，观察其神志、瞳孔变化，随时记录，病情变化时立即报告医生。

用药护理　遵医嘱及时、准确地为患者用药，根据病情调节输液速度，必要时给予输液泵、微量泵控制。观察药物治疗的效果及不良反应。

导管护理　严格无菌操作，预防导管感染。保持导管固定通畅，观察引流液的色、量及性状，发现异常及时报告医生并配合处理。准确记录24小时出入量。

呼吸机护理　配合医生设定适当呼吸模式、各工作参数及报警上下限；严密观察并记录各参数，发现报警及时处理；及时添加湿化水，倾倒回路和积水罐的冷凝水；遵医嘱按时监测血气分析。

呼吸道护理、疼痛护理同急救护理相关内容。

健康指导　①对于择期手术患者，术前进行健康指导，介绍重症监护治疗病房环境、治疗及护理的特殊性和必要性。②取得患者和家属的合作，对清醒者护士主动到床旁交流，以解除患者的紧张、疑惑。

护理评价　①生命体征是否在正常范围内。②呼吸道是否通畅，缺氧是否缓解。③疼痛是否缓解。④是否出现感染。

（王文珍）

jíxìng fùtòng huànzhě hùlǐ

急性腹痛患者护理（nursing of patients with acute abdominal pain）　对急性腹痛患者腹痛并伴有恶心、呕吐、出汗等现存及潜在健康问题的发现及处理，为其提供相应的生理、心理、社会的照顾。

护理评估　包括以下几方面：

个人及家族史　性别、年龄及避孕史、生育史、用药史、过敏史、手术史、外伤史，有无心、脑、肾等慢性疾病史，有无吸烟、饮酒史；亲属中有无类似疾病发生。

现病史　此次发病时间、原因，有无饮食与运动过量、情绪激动等诱因，目前腹部疼痛的部位、性质、持续时间，生命体征、意识状态，是否伴巩膜黄染、恶心、呕吐、腹泻、腹胀、停止排气和排便等。

治疗经过　接受的检查及结果，如心电图、腹腔穿刺、胃镜、B超和X线等检查；接受的治疗及疗效，目前用药的种类、剂量、用法、疗程、不良反应及依从性等。

主要护理问题　①疼痛。②潜在并发症：休克。

护理措施　包括以下几方面：

体位护理　若无休克取半坐卧位。

病情观察　①观察神志、血压、脉搏、呼吸、体温，还应观察面色、末梢循环、皮肤弹性、出入量变化，判断有无休克及脱水征象。②腹部情况。观察腹痛的部位、范围、性质、程度，有无牵涉性痛、反射痛、腹膜刺激征。③伴随症状。观察呕吐、腹胀是否减轻，尿便性质和量。胃肠减压和术后腹腔引流患者观察引流液、胃液、尿液的性质和量，及时记录。

生活护理　①急性腹痛患者应卧床休息。②协助患者经常更换体位，防止压疮及下肢深静脉血栓形成，躁动不安者给予保护措施。③术后鼓励患者有效咳嗽，翻身时给予叩背。④术后早下床活动，以防止肠粘连，促进患者肠蠕动恢复。

疼痛护理同急救护理相关内容。

健康指导　①腹痛诊断未明确时，不可随意使用镇痛药、热敷、灌肠、缓泻药，防止掩盖症状、延误病情。②宣传饮食卫生知识，特别在夏季，防止不洁饮食引起的胃肠道疾病。③诊断明确后指导患者了解此病的相关疾病知识及观察要点。④节制饮酒，防止暴饮暴食。

护理评价　①腹痛是否减轻或消失。②是否发生休克。

（王文珍）

jíxìng xiōngtòng huànzhě hùlǐ

急性胸痛患者护理（nursing of patients with acute chest pain）　对急性胸痛患者胸部疼痛等现存

及潜在健康问题的发现及处理，为其提供相应的生理、心理、社会的照顾。

护理评估　包括以下几方面：

个人史　性别、年龄、职业及生活、工作环境及用药史、过敏史、手术史、外伤史、既往健康史，有无心、脑、肾等慢性疾病史，有无吸烟、饮酒史；亲属中有无类似疾病发生，有无高血压、冠状动脉性心脏病、糖尿病、胸腔内脏器或胸壁组织病变等家族史。

现病史　此次胸痛的时间、原因，有无饮食与运动过量、情绪激动等诱因，目前主要症状、体征及特点，生命体征、意识状态、营养情况等一般健康状况，是否伴发热、咳嗽、咳痰、咯血、呼吸困难，是否服用硝酸甘油药物等。

治疗经过　接受的检查及结果，如动脉血气分析、胸腔穿刺、支气管镜、心电图、B超和X线等检查；接受的治疗及疗效，目前用药的种类、剂量、用法、疗程、不良反应及依从性等。

主要护理问题　①疼痛。②呼吸困难。

护理措施　包括以下几方面：

休息和体位护理　急性胸痛时应卧床休息，取舒适体位，如半坐卧位、坐位。

病情观察　严密观察血压、心率、血氧饱和度变化，患者既往有冠状动脉性心脏病病史或疑似心脏疾病时应行心电图检查，发现异常立即通知医生并做好急救准备。

疼痛护理　因胸部活动而出现剧烈疼痛者，可在呼气末用15cm宽胶布固定患侧胸廓，亦可用局部热湿敷、冷湿敷或肋间神经封闭疗法镇痛。诊断明确者在疼痛剧烈、影响休息时遵医嘱使用镇痛药或镇静药。

呼吸道护理同急救护理相关内容。

健康指导　①指导患者避免加剧胸痛和采取相应缓解胸痛方法。急性胰腺炎、急性心包炎时，取前倾位可缓解胸痛。冠状动脉性心脏病患者在饱食、劳累、情绪激动、紧张、恐惧、饮酒、吸烟、受寒时会诱发心绞痛，应避免这些诱发因素；出现胸痛时应取平卧位休息，低流量吸氧，避免精神紧张，舌下含服硝酸甘油。②饮食指导。患者进食流质饮食；心脏病患者应进食低热、低脂、低胆固醇、低盐、富含纤维素饮食；保持排便通畅，戒烟酒。③病情稳定后鼓励患者早下床活动，调整日常生活与工作量，避免重体力劳动。④坚持按时服药，自我监测服药后的效果和不良反应，定期到医院进行复查。

护理评价　①疼痛是否减轻或消失。②呼吸困难是否缓解。③能否有效咳嗽。

（王文珍）

jíxìng chuāngshāng huànzhě hùlǐ

急性创伤患者护理（nursing of patients with acute trauma）

对急性创伤患者休克、出血、骨折、功能障碍、口渴、尿少等现存及潜在健康问题的发现及处理，为其提供相应的生理、心理、社会的照顾。

护理评估　包括以下几方面：

个人史　性别、年龄、职业及生活、工作环境，以及生育史、用药史、过敏史、手术史、外伤史、既往健康史。

现病史　评估患者此次创伤发生时间、致伤原因、损伤部位、皮肤完整性与创伤严重程度等，目前主要症状、体征及特点，生命体征、意识状态、营养状况，是否伴有休克、出血、骨折、功能障碍、口渴、尿少等。

治疗经过　接受的检查及结果，如血常规检查、心电图检查、诊断性穿刺、中心静脉压监测、B超和X线检查等；接受的治疗及疗效，目前用药的种类、剂量、用法、疗程、不良反应及依从性等。

主要护理问题　①疼痛。②出血。③休克。④肢体活动受限。⑤恐惧。

护理措施　包括以下几方面：

休克护理　迅速为患者建立2~3条静脉通道以纠正休克，尽量选择上肢静脉、颈外静脉、颈前静脉等较粗大的血管，用粗留置针穿刺，确保有效扩容、恢复有效循环血量，纠正休克。

病情观察　密切观察病情、意识、瞳孔、末梢循环及生命体征变化，准确记录出入量及每小时尿量，保持引流管固定在位、通畅，注意观察引流液性质、颜色、量的变化。记录患者入科时间、抢救经过、用药情况、病情变化等。

伤口护理　加压包扎患者的伤口。保护好其离断指（趾），对出血患者立即用无菌敷料包扎止血。对需要手术的患者遵医嘱迅速做好术前准备，为手术赢得时间。

心理护理　安慰并鼓励患者，对无家属陪伴者，积极帮助联系其家人。

疼痛护理、呼吸道护理同急救护理相关内容。

健康指导　①宣传安全知识，加强患者安全防护意识。②患者受伤后，无论是开放性或闭合性损伤，均应及时就诊，开放性损伤者尽早接受清创术并注射破伤风抗毒素。③指导患者进行康复功能锻炼，防止肌萎缩和关节僵硬；卧床期间进行下肢按摩等，预防血栓发生。

护理评价 ①疼痛是否减轻或消失。②伤口出血是否停止。③休克是否纠正。④受伤肢体是否在功能位，肿胀是否减轻或消失。⑤恐惧心理是否缓解。

（王文珍）

腹部创伤患者护理

fùbù chuāngshāng huànzhě hùlǐ

腹部创伤患者护理（nursing of patients with abdominal trauma）对腹部创伤患者昏迷、呼吸困难、持续性腹痛、呕血、休克等现存及潜在健康问题的发现及处理，为其提供相应的生理、心理、社会的照顾。

护理评估 包括以下几方面：

个人史 性别、年龄、文化程度、婚姻状况、职业及生活、工作环境，以及避孕史、生育史、用药史、过敏史、手术史、外伤史、既往健康史。

现病史 此次腹部创伤发生的时间、致伤原因、损伤部位、皮肤完整性、腹部创伤严重程度等，生命体征、意识状态、营养状况等一般健康状况，是否伴昏迷、呼吸困难、持续性腹痛、恶心、呕吐、休克、呕血、便血、血尿、口渴、尿少等。

治疗经过 接受的检查及结果，如血常规、腹腔穿刺、心电图、B超和X线等检查；接受的治疗及疗效，目前用药的种类、剂量、用法、疗程、不良反应及依从性等。

主要护理问题 ①腹痛。②休克。③出血。

护理措施 包括以下几方面：

休克护理 迅速为患者建立静脉通道，出现休克时建立2~3条静脉通道。保持充足血容量，维持有效的血压，维持水、电解质和酸碱平衡。

病情观察 注意监测血压、脉搏、呼吸，观察神志、瞳孔、皮肤黏膜与甲床颜色及末梢温度变化，观察是否合并肝、脾、肾损伤。

引流管护理 观察引流管是否通畅，防止受压、扭曲及脱落；观察引流液的量、颜色、性质并记录单位时间内引流量。如腹腔引流管间断或持续引流出鲜红色血液，血常规检查示红细胞数、血红蛋白量、血细胞比容等降低，说明腹腔有活动性出血，应及早报告医生行剖腹探查术，做好术前准备。

呼吸道护理同急救护理相关内容。

健康指导 ①腹部创伤后应及时就诊，使患者尽早得到治疗。②开放性损伤尽早应用破伤风抗毒素。③胃肠减压和腹腔引流后，搬运患者或更换体位时应缓慢移动身体，妥善固定防止引流管脱出。④宣传安全施工和遵守交通规则，防止发生安全、交通事故。

护理评价 ①腹部疼痛是否缓解。②休克是否得到纠正。③胃肠减压管和腹腔引流管是否通畅，引流量是否在正常范围。

（王文珍）

胸部创伤患者护理

xiōngbù chuāngshāng huànzhě hùlǐ

胸部创伤患者护理（nursing of patients with thoracic trauma）对胸部创伤患者昏迷、呼吸困难、胸痛、肋骨骨折、血胸、休克、口渴、尿少等现存及潜在健康问题的发现及处理，为其提供相应的生理、心理、社会的照顾。

护理评估 包括以下几方面：

个人史 性别、年龄、婚姻状况、职业及生活、工作环境，以及生育史、用药史、过敏史、手术史、外伤史、既往健康史。

现病史 此次胸部创伤的发生时间、致伤原因、损伤部位、皮肤完整性与创伤严重程度，目前主要症状、体征及特点，生命体征、意识状态、营养状况等一般健康状况，是否伴昏迷、呼吸困难、胸痛、肋骨骨折、出血、休克、口渴、尿少等。

治疗经过 接受的检查及结果，如动脉血气分析、胸腔穿刺、心电图、B超和X线等检查；接受的治疗及疗效，目前用药的种类、剂量、用法、疗程、不良反应及依从性等。

主要护理问题 ①呼吸困难。②休克。③疼痛。

护理措施 包括以下几方面：

呼吸道护理 ①因昏迷、舌后坠而出现呼吸不畅的患者，将其头部偏向一侧，必要时放置口咽通气管或鼻咽通气管辅助呼吸，清除口咽部的分泌物，及时吸痰，吸痰时注意观察痰液的颜色、性质及量并记录。面罩给氧，流量为4~6L/min。②对多发性肋骨骨折致胸壁塌陷出现的反常呼吸、加压包扎后出现早期呼吸窘迫综合征患者，立即行气管内插管或气管切开术，用呼吸机进行辅助呼吸。③用呼吸机辅助呼吸，开始选用控制通气模式，患者清醒后选用同步间歇指令通气。根据患者体重、呼吸情况及血气分析结果，进行呼吸参数调节，一般氧浓度40%~60%，潮气量成人8~12ml/kg，小儿10~14ml/kg，呼吸频率10~16次/分，吸、呼时间比例为1:（1.5~2.0），必要时加呼气末正压。④对气管内插管或气管切开术患者进行吸痰、口腔护理、更换体位等操作后，应观察双肺呼吸音是否对称、有无变化，以便及时调整导管的位置。

引流管护理 观察患者胸腔闭式引流管是否通畅，防止其受压、扭曲及脱落。认真记录引流液的量、颜色、性质及单位时间内的引流量。如持续2~3小时、胸腔引流量>200ml，说明患者胸腔有活动性出血，应及早报告医生行开胸探查手术，做好术前准备工作。

休克护理同腹部创伤患者护理相关内容。

健康指导 ①胸部创伤后应及时到医院就诊，使患者尽早得到治疗。②开放性损伤尽早应用破伤风抗毒素。③行胸腔闭式引流者，应妥善固定引流管，翻身或下床活动时应缓慢移动身体，以防止引流管脱出。④宣传安全施工和遵守交通规则，防止发生安全、交通事故。

护理评价 ①呼吸困难是否缓解。②胸腔闭式引流是否通畅。③疼痛是否减轻。④休克是否得到纠正。

（王文珍）

yǎoshāng huànzhě hùlǐ
咬伤患者护理 （nursing of patients with bite） 对咬伤患者昏迷、呼吸困难、出血、休克、骨折、黄疸、抽搐、烦躁等现存及潜在健康问题的发现及处理，为其提供相应的生理、心理、社会的照顾。

护理评估 包括以下几方面：

个人史 性别、年龄、职业及生活、工作环境，以及用药史、过敏史、手术史、外伤史、既往健康史。

现病史 此次咬伤的时间、原因、咬伤部位，皮肤完整性及严重程度，目前主要症状、体征及特点，生命体征、意识状态、营养状况等一般健康状况，是否伴昏迷、呼吸困难、出血、休克、骨折、黄疸、抽搐、烦躁等。

治疗经过 接受的检查及结果，如血常规、肾功能、肝功能、心电图及X线等检查；接受的治疗及疗效，目前用药的种类、剂量、用法、疗程、不良反应及依从性等。

主要护理问题 ①伤口感染。②疼痛。③恐惧。

护理措施 包括以下几方面：

犬咬伤护理 ①现场处理。用自来水冲洗或肥皂水刷洗被咬伤部位15分钟以上，并用清洁纱布包扎。②到医院进行进一步检查和清创处理咬伤伤口。③注射抗生素、破伤风抗毒素、狂犬病疫苗、抗狂犬病血清或狂犬病免疫球蛋白。狂犬病疫苗应在冰箱内2~8℃条件下保存，成人为上臂三角肌肌内注射，儿童为股前外侧区肌内注射，勿与免疫球蛋白在同一个部位注射。④观察注射后反应。患者注射后局部可有疼痛、红斑、水肿、瘙痒、硬结。全身反应可出现轻度发热、寒战、晕厥、无力、头痛、关节痛、肌肉痛、胃肠功能紊乱、皮疹、过敏反应。注射室应备好急救药品和抢救器材。

蛇咬伤护理 ①现场伤口处理。用布条或长鞋带在伤口靠近心脏端5~10cm扎紧，每隔10分钟左右放松2~3分钟。救治人员用清水冲洗患者伤口内的蛇毒和污物，然后在牙痕处做"十"字切开，深度达真皮下，使组织液和淋巴液外流。若有毒牙需拔除，继而边冲洗、边从肢体肿胀近端缓慢向伤口处推挤，持续10~20分钟，将毒汁排出，清创后外敷有效蛇药（伤口需外露引流），或以过氧化氢溶液、0.02%高锰酸钾液反复冲洗；患肢下垂位，并减少活动。初步处理后，应及时送医院救治。②记住蛇的特征或直接判断出其品种。③严密观察生命体征及伴随症状，如神志情况及有无黄疸、抽搐、烦躁等，出现异常及时通知医生，认真做好记录。④安慰患者，消除紧张、恐惧心理。

健康指导 ①一旦被犬咬或抓伤、蛇咬伤，应立即进行受伤部位彻底清洗和消毒处理。②做好预防动物咬伤的宣传教育。③动物致伤经过现场处理后，尽快到医院就诊。④指导糖尿病患者发生咬伤后严密监测血糖变化。

护理评价 ①伤口有无红肿。②疼痛是否缓解。③恐惧心理是否缓解。

（王文珍）

jíxìng zhòngdú huànzhě hùlǐ
急性中毒患者护理 （nursing of patients with acute poisoning） 对急性中毒患者出现心脏停搏、昏迷、呼吸困难、出血、休克、抽搐、烦躁等现存及潜在健康问题的发现及处理，为其提供相应的生理、心理、社会的照顾。

护理评估 包括以下几方面：

个人史 性别、年龄、文化程度、职业及生活、工作环境，以及用药史、过敏史、手术史、外伤史、既往健康史。

现病史 此次中毒的时间、中毒原因、毒物种类及严重程度，有无相关诱因，目前主要症状、体征及特点，生命体征、意识状态、营养状况等一般健康状况，是否伴呼吸停止和心脏停搏、昏迷、呼吸困难、出血、休克、抽搐、烦躁等。

治疗经过 接受的检查及结果，如心电图、X线、毒物分析、特异性生化指标、血常规、动脉血气分析、血清电解质等检查；接受的治疗及疗效，目前用药的种类、剂量、用法、疗程、不良反应及依从性等。

主要护理问题 ①气体交换受损。②昏迷。③有感染的危险。④有皮肤完整性受损的危险。

护理措施 包括以下几方面：

急性有机磷农药中毒护理 ①迅速、彻底地清除毒物。皮肤中毒立即脱离中毒现场，脱去污染衣服，用清水或肥皂水冲洗全身污染部位；口服中毒用清水、生理盐水、2%碳酸氢钠（美曲膦酯即敌百虫中毒忌用）及1∶5000高锰酸钾溶液（硫代磷酸酯中毒忌用）反复洗胃，直至洗出液清晰、无农药气味，再给予硫酸镁导泻。②尽早给予足量特效解毒药。阿托品应早期、足量、快速、反复给药，直到阿托品化，再逐渐减量或延长间隔时间。注意阿托品减量不宜过快、停药不宜过早；遵医嘱用胆碱酯酶活化药，抢救过程中边洗胃边用特效解毒药。③密切观察病情、神志、瞳孔等变化和生命体征并做好记录，备好气管内插管用物及呼吸机。④昏迷者加强呼吸道护理，预防肺部并发症。⑤严格记录出入量。

一氧化碳中毒护理 ①迅速脱离中毒现场。将患者移送至空气新鲜处，松开衣领、裤带，保持呼吸道通畅，呼吸停止和心脏停搏者应立即进行心肺复苏。②氧疗。供氧可明显加速碳氧血红蛋白的解离，有条件的应早期行高压氧治疗。无高压氧设备用面罩、鼻导管或无创呼吸机高浓度（>60%）、高流量（8~10L/min）给氧。③防止脑水肿。④严密观察生命体征变化，认真做好记录。⑤对症护理。高热患者，给予物理降温；重度昏迷者，可输新鲜血或血液净化治疗；及时纠正水、电解质紊乱和酸碱平衡失调。

⑥加强基础护理，及时翻身、叩背，预防肺部感染及皮肤压疮。

亚硝酸盐中毒护理 ①给予高流量吸氧，以缓解患者缺氧状态。②观察病情变化。监测生命体征，观察皮肤、口唇、黏膜发绀情况。③催吐、洗胃和导泻。清水洗胃后用生理盐水灌肠导泻。④观察解毒药治疗效果。应用亚甲蓝后患者发绀是否消失，无改善时遵医嘱可重复用药。⑤保持静脉通道通畅，大量补液以促进毒素排出，观察尿量、尿色变化，准确记录出入量。⑥绝对卧床休息，注意保暖。

催眠药中毒护理 ①保持呼吸道通畅。急性巴比妥类药物中毒的主要并发症和致死原因是呼吸和循环衰竭。救护重点是维持有效气体交换和血容量，严密观察神志、瞳孔和生命体征变化。必要时需气管内插管和呼吸机辅助呼吸。②防止中毒药物进一步吸收。神志清醒者首选催吐法洗胃，意识不清及服药量大的患者采取胃管洗胃法。对于严重呼吸困难的患者先进行气管内插管，保持呼吸道通畅后再进行洗胃，以免在洗胃过程中出现窒息或呼吸停止。③加快药物的排泄。应用活性炭解毒、硫酸镁导泻。④快速建立静脉通道。遵医嘱用利尿药，必要时行腹膜透析和血液透析治疗。

健康指导 ①农药使用者应做好个人防护。②注意饮食卫生，预防饮用被杀虫剂污染的水源或食入污染的食物。③家庭中妥善保管好杀虫剂、催眠药等，以防儿童误服。

护理评价 ①呼吸困难的症状是否缓解。②意识是否恢复。③皮肤有无压疮。

（王文珍）

zhòngshǔ huànzhě hùlǐ

中暑患者护理（nursing of patients with heat stroke and sunstroke；nursing of patients with summerheat stroke） 对中暑患者昏迷、高热、痉挛、晕厥、休克等现存及潜在健康问题的发现及处理，为其提供相应的生理、心理、社会的照顾。

护理评估 包括以下几方面：

个人史 性别、年龄、职业及生活、工作环境，以及用药史、过敏史、既往健康史。

现病史 此次中暑的时间、原因，有无高温环境下从事体力活动且无避暑措施、运动过量、情绪激动等相关的诱因，目前的主要症状、体征及特点，生命体征、意识状态、营养状况等一般健康状况，是否伴有昏迷、高热、痉挛、晕厥、休克等。

治疗经过 接受的检查及结果，如血常规、血生化、心电图、X线等检查；接受的治疗及疗效，目前用药的种类、剂量、用法、疗程、不良反应及依从性等。

主要护理问题 ①体温过高。②组织灌注量改变。③体液不足。④意识障碍。⑤知识缺乏。

护理措施 包括以下几方面：

病情观察 严密观察血压、心率、体温、血氧饱和度、意识情况。如出现高热、休克，迅速建立2~3条静脉通道，及时补充血容量。

热性惊厥护理 置患者于保护床，防止坠床和碰伤。为防止舌咬伤，在患者床旁备好开口器和舌钳。

饮食护理 以清淡饮食为宜，给予患者细软、易消化、高热量、富含维生素、高蛋白及低脂饮食；鼓励患者多饮水、多吃新鲜水果和蔬菜。

生活护理 ①口腔护理。高热患者唾液分泌减少，口腔黏膜干燥，容易发生舌炎、龈炎等，应注意口腔清洁，昏迷患者口腔护理每日 2 次。②皮肤护理。使用冰水敷擦和冰袋的患者应随时按摩肢体、躯干皮肤，以增加局部血液循环、避免皮肤血流淤滞，及时为患者更换衣裤和被褥，注意保持皮肤清洁卫生和床单位舒适、整洁，定时翻身防止压疮。

呼吸道护理同急救护理相关内容。

健康指导 ①改善高温作业条件。加强隔热、通风、遮阳等降温措施，供给含盐的清凉饮料，每日饮水 1.5~2L。②瓜果蔬菜及乳制品既能补水，又能满足身体的营养之需，应多食用。同时应保持充足的睡眠。③宣传防暑保健知识。教育人员遵守高温作业的安全规定和保健制度，合理安排劳动和休息。常备防暑降温药品。④出行躲避烈日。如果必须外出，一定要做好防护工作，如打遮阳伞、戴遮阳帽、戴太阳镜，有条件的最好涂抹防晒霜；外出时的衣服尽量选用棉、麻、丝类织物。

护理评价 ①体温是否恢复正常。②意识是否恢复。③是否出现组织灌注量不足。④是否掌握预防中暑的知识。

（王文珍）

nìshuǐ huànzhě hùlǐ
溺水患者护理（nursing of patients with drowning） 对溺水患者缺氧、窒息、肺水肿、心力衰竭等现存及潜在健康问题的发现及处理，为其提供相应的生理、心理、社会的照顾。

护理评估 包括以下几方面：

个人史 性别、年龄、文化程度、职业及生活、工作环境，

以及用药史、过敏史、手术史、外伤史、既往健康史。

现病史 此次溺水发生时间、原因，目前主要症状、体征及特点，生命体征、意识状态、营养状况等一般健康状况，是否伴呼吸停止和心脏停搏、休克、呼吸困难、血尿、低体温等。

治疗经过 接受的检查及结果，如血常规、血生化、动脉血气分析、心电图、B超和X线等检查；接受的治疗及疗效，目前用药的种类、剂量、用法、疗程、不良反应及依从性等。

主要护理问题 ①有窒息的危险。②有皮肤完整性受损的危险。③体液过多。④潜在并发症：吸入性肺炎。⑤恐惧。

护理措施 包括以下几方面：

现场急救 ①迅速从水中救出患者，清除口腔、鼻腔内水和泥沙等污物，取下义齿，保持呼吸道通畅。②如心搏呼吸存在时，可行控水。倒出溺水者呼吸道、胃内积水。膝顶法：急救者取半蹲位，一腿跪地，另一腿屈膝，将溺水者腹部横置于救护者屈膝侧股上，使头部下垂，并用手按压其背部，使呼吸道及消化道内水倒出；肩顶法：急救者抱住溺水者双腿，将其腹部放在急救者肩部，使溺水者头部和胸部下垂，急救者快步奔跑，使积水倒出；抱腹法：急救者从溺水者背后双手抱住其腰腹部，使溺水者背部在上、头部和胸部下垂，摇晃溺水者，以利将水倒出。倒水处理时注意勿因时间过长而延误心肺复苏。③心肺复苏。如患者心脏停搏、呼吸停止，立即行心肺复苏。④迅速将患者转送至附近医院，转送途中继续对患者行监护与救治，同时给患者保暖。

气道护理 在进行气管内插

管、气管切开术、机械辅助呼吸期间，注意加强气道湿化。气管内插管拔除后，定时为患者翻身、叩背，以协助排痰、预防肺部感染。

输液护理 淡水溺水者严格限制输液速度，从小剂量、低速度开始，避免短时间内大量液体进入体内，加重血液稀释。海水溺水者出现血液浓缩症状时输入5%葡萄糖注射液和血浆液体等，切忌输入生理盐水。

饮食护理 溺水时胃内大量积水，易发生胃扩张，患者复苏后先禁食，必要时给予胃肠减压，待胃肠功能恢复后可酌情进流食，昏迷者给予鼻饲。

健康指导 ①发生溺水后立即到就近医院就诊。②气管内插管拔除后可有咽喉部不适，避免食用辛辣等刺激性食物，必要时做雾化吸入。

护理评价 ①复苏是否有效，生命体征是否平稳。②恐惧心理是否缓解。③皮肤有无压疮。④体温是否正常。

（王文珍）

diànjīshāng huànzhě hùlǐ
电击伤患者护理（nursing of patients with electrical injury） 对电击伤患者呼吸停止和心脏停搏、骨折、伤口出血、皮肤烧伤等现存及潜在健康问题的发现及处理，为其提供相应的生理、心理、社会的照顾。

护理评估 包括以下几方面：

个人史 性别、年龄、职业及生活、工作环境，以及手术史、外伤史、既往健康史。

现病史 此次电击伤发生的时间、原因、损伤部位，皮肤完整性受损、电击伤的严重程度，生命体征、意识状态、营养状况等一般健康状况，是否伴呼吸停

止和心脏停搏、骨折、伤口出血、皮肤烧伤等。

治疗经过 接受的检查及结果，如血生化、动脉血气分析、心电图、B超和X线等检查；接受的治疗及疗效，目前用药的种类、剂量、用法、疗程、不良反应及依从性等。

主要护理问题 ①有感染的危险。②皮肤完整性受损。③有窒息的危险。④清理呼吸道无效。⑤恐惧。

护理措施 包括以下几方面：

现场急救 ①脱离电源。关闭电源、切断电路、挑开电线；拉开触电者（用大的干燥木棒将触电者拨离触电处）。②对神志清楚、心悸、乏力、四肢麻木的轻型触电者，给予就地休息，安慰患者以稳定其情绪，严密观察1~2小时。③对神志不清者，应立即进行抢救，松解上衣领口和腰带，使其呈仰卧位、头向后仰，清除口腔中异物、取下义齿以保持呼吸道通畅，并应尽快送医院救治。④对呼吸骤停、颈动脉搏动消失的重型触电者，立即进行现场心肺复苏，以减少并发症和后遗症。行气管内插管并接简易呼吸器辅助呼吸，尽快送附近医院救治。⑤保护创面。用绷带和纱布包扎伤口，在现场无绷带和纱布时可选用清洁的衣裤、被单代替，合并有骨折的患者，用夹板固定患处。

脑水肿护理 心肺复苏的同时，用冰帽并在颈部、腋下和腹股沟处放置冰袋，使肛温维持在32℃。为患者取适合体位，如休克时可平卧，头部和下肢略抬高。血压已恢复者，颅内压增高时给予头高脚低卧位。限制患者液体入量，严格记录出入量，脱水剂应按时、按量、遵医嘱静脉快速

滴注，维持水、电解质平衡，避免水钠潴留而加重脑水肿。

创面护理 现场应保护好电烧伤创面，到医院后将坏死组织切除，创面去污、消毒、无菌包扎或暴露。如皮肤缺损较大，可给予植皮治疗。必要时用抗生素和破伤风抗毒素。电击后1~3周，注意观察有无电击伤后继发性出血。

并发症护理 病情严重者注意口腔护理、皮肤护理，预防口腔炎和压疮。保持局部伤口敷料清洁、干燥，防止感染。

合并伤护理 严密观察有无合并伤，如颅脑损伤、气胸、血胸、内脏破裂、四肢骨折、骨盆骨折等，腹部电击伤的患者注意观察是否有胆囊坏死、肠穿孔、胰腺炎、暂时性肠麻痹等，及时发现病情变化，以免延误抢救时机。

健康指导 ①普及电学常识，教育并遵守安全用电规范。注意搬运电缆、水管、钢管等物时不要接触高压线。②不要在变压器上挂衣物。任何一类电器，均应有良好的接地，并在电路内装有保护性的断路装置。③雷雨季节注意防电击，掌握预防雷击的常识和配备适当的防护装置，寻找合适的雷雨躲避处。④电击后未切断电源时切不可用手或其他导电物去牵拉电线、电器等。

护理评价 ①复苏是否有效。②合并伤能否被及时发现。③局部伤口有无红肿、渗液。④恐惧心理是否缓解。

(王文珍)

shāoshāng huànzhě hùlǐ

烧伤患者护理（nursing of patients with burn） 对烧伤患者呼吸困难、疼痛、休克等现存及潜在健康问题的发现及处理，为其

提供相应的生理、心理、社会的照顾。

护理评估 包括以下几方面：

个人史 性别、年龄、文化程度、职业及生活、工作环境，以及用药史、过敏史、手术史、外伤史、既往健康史。

现病史 目前症状、烧伤原因、损伤部位、烧伤发生时间、皮肤完整性受损、烧伤严重程度，是否伴呼吸困难、疼痛、休克、口渴、尿少等症状。对患者进行面积评估和深度评估。

治疗经过 接受的检查及结果，如血常规、血生化、动脉血气分析、X线等检查；接受的治疗及疗效和不良反应。

主要护理问题 ①有窒息的危险。②有体液不足的危险。③疼痛。④体温过高。⑤皮肤完整性受损。⑥有失用综合征危险。⑦营养失调：低于机体需要量。⑧自我形象紊乱。⑨有感染的危险。⑩焦虑。

护理措施 包括以下几方面：

疼痛护理 评估疼痛性质及程度，遵医嘱使用镇痛药；协助患者取舒适的体位，每2小时翻身一次，防止皮肤形成压疮而加重疼痛。观察创面包扎松紧程度及末梢血运情况。更换敷料时动作轻柔，如敷料与伤口处皮肤粘和紧密不易取下，先用生理盐水将敷料浸湿再进行换药。

创面护理 评估皮肤受损范围、程度，观察敷料是否清洁、干燥。四肢置于功能位，防止畸形愈合和挛缩。遵医嘱合理用抗菌药物，保持室内适宜的温度和湿度。

并发症护理 ①感染。严重烧伤患者住单间层流病房，实行保护性隔离，禁止探视。严格无菌操作。观察体温、生命体征变

化及创面是否有脓性分泌物、坏死和异味，遵医嘱用抗生素。②应激性溃疡。若烧伤患者呕吐咖啡样物或呕血、排柏油样便或胃肠减压管内引流出咖啡样液体或新鲜血，立即使患者平卧，头偏向一侧防止误吸。遵医嘱合理用药。对药物治疗无效或合并穿孔的患者，做好术前准备工作。

失用综合征预防护理 ①保持各关节于功能位。肩关节：外展45°，前屈30°，外旋15°；肘关节：屈曲90°；腕关节：屈曲20°～25°；髋关节：前屈15°～20°，外展10°～20°，外旋10°～20°；膝关节：屈曲5°～10°或伸直0°；踝关节：可跖屈5°～10°。②避免对瘢痕创面的机械刺激，如摩擦、碰撞等。③指导患者进行主动功能锻炼。

呼吸道护理、发热护理同急救护理相关内容。休克护理同腹部创伤患者护理相关内容。

健康指导 ①协助患者制订针对性的康复计划并予以指导。②指导患者避免对瘢痕性创面机械刺激，如搔抓、局部摩擦等。③鼓励患者积极参与家庭生活和社会活动。

护理评价 ①生命体征是否平衡。②创面是否愈合。③营养摄入是否足够。④肢体功能是否恢复。⑤有无感染。⑥焦虑情绪是否缓解。⑦疼痛是否缓解。

（王文珍）

suān-jiǎn pínghéng shītiáo huànzhě hùlǐ

酸碱平衡失调患者护理（nursing of patients with acid-base imbalance） 对酸碱平衡失调患者呼吸困难、意识障碍、高热、休克等现存及潜在健康问题的发现及处理，为其提供相应的生理、心理、社会的照顾。

护理评估 包括以下几方面：

个人及家族史 性别、年龄、文化程度，以及用药史、过敏史、手术史、外伤史、既往健康史，有无心、肝、肺、肾慢性疾病史；亲属中有无类似疾病发生，有无高血压、糖尿病等家族史。

现病史 此次发病的时间、原因，有无相关的诱因，目前的主要症状、体征及特点，生命体征、意识状态、营养状况等一般健康状况，是否伴呼吸困难、意识障碍、高热、休克等。

治疗经过 接受的检查及结果，如血气分析监测、床旁监护、心电图检查、X线检查等；接受的治疗及疗效和不良反应。

主要护理问题 ①心排血量减少。②气体交换受损。

护理措施 包括以下几方面：

用药护理 ①代谢性酸中毒者，症状明显或二氧化碳结合力（CO_2CP）<13mmol/L，遵医嘱及时补充碱性溶液。②代谢性碱中毒者，静脉输入0.9%氯化钠溶液和10%氯化钾注射液后，注意观察症状是否改善，做好记录。

对症护理 ①因呼吸道梗阻、胸部外伤、术后肺不张及肺炎等而出现的呼吸功能障碍，应行呼吸道护理，见急救护理。②因肺通气过度（呼吸过快、过深）者用纸筒罩住口鼻，增加 CO_2 吸入量，或让患者吸入含5% CO_2 的氧气。③手足抽搐者遵医嘱给予10%葡萄糖酸钙注射液缓慢静脉注射。

休克护理同腹部创伤患者护理相关内容。

健康指导 ①遵医嘱坚持正规治疗，积极治疗原发疾病。②因治疗需要多次采集血液标本，做好患者的沟通工作，取得其配合。

护理评价 ①酸碱平衡失调是否得到纠正。②呼吸困难的症状是否缓解。

（王文珍）

chūxuè huànzhě hùlǐ

出血患者护理（nursing of patients with hemorrhage） 对出血患者皮肤出血、黏膜出血、器官出血、休克等现存及潜在健康问题的发现及处理，为其提供相应的生理、心理、社会的照顾。

护理评估 包括以下几方面：

个人史 性别、年龄、职业及生活、工作环境，以及避孕史、生育史、用药史、过敏史、手术史、外伤史、既往健康史。

现病史 此次发病的时间、原因，有无相关诱因，目前的主要症状、体征及特点、严重程度，生命体征、意识状态、营养状况等一般健康状况，出血的严重程度、此次发病的缓急等。

治疗经过 接受的检查及结果，如血常规、血生化、X线等检查；接受的治疗及疗效和不良反应。

主要护理问题 ①休克。②有窒息的危险。③清理呼吸道无效。④有皮肤完整性受损的危险。⑤恐惧。

护理措施 包括以下几方面：

咯血护理 ①绝对卧床休息，取患侧卧位或平卧位，头偏向一侧，避免血液流向健侧或堵塞气管造成窒息。②安慰患者，保持安静，必要时给予镇静药。③观察生命体征、皮肤和黏膜颜色及温度、呼吸困难、胸闷、出血量、尿量有无变化。④牙关紧闭者，用压舌板和开口器打开口腔，吸出口腔及呼吸道积血，必要时行气管内插管或气管切开术清理积血，通畅气道。一旦呼吸停止，立即接呼吸机行机械通气辅助呼吸，给予呼吸兴奋药。⑤建立静脉通道，用止血药、胸部冷敷，输新鲜血补充血容量。⑥鼓励患者咯出滞留的血液，并体位引流。剧烈咳嗽者给镇咳药，肺功能不全或年老体弱者慎用吗啡。⑦吸氧。

呕血护理　①呕血后稳定患者和家属的情绪。患者平卧，头偏向一侧，保持气道通畅，给予氧气吸入。②大量呕血者建立两条静脉通道，一条通道输入止血药，另一条维持有效血容量。③三腔双囊管压迫止血时，观察充气量和压力，定时放气、充气，防止压迫局部组织，及时抽取胃内容物。出血停止放气观察24小时后方可拔管，拔出前口服润滑剂润滑食管。④观察生命体征、皮肤与黏膜的颜色及温度、尿量及尿比密变化，记录出入量。⑤注意保暖，做好口腔和皮肤护理。停止出血后可给流质、半流质或软食。静脉曲张者给予低盐、低蛋白、少渣、高热量、富含维生素的饮食，少食多餐，避免食物过热。

便血护理　①卧床休息，保持镇静；床上排便，防止晕厥及休克。②建立静脉通道补充血容量，用止血药，必要时输血。③密切观察生命体征、神志、尿量，以及粪便的颜色、性质，记录出入量。④出血停止时进食高营养、易消化、少渣饮食，食物不可过冷、过热或有刺激性，不食含动物肝、血、肉类饮食，以免检验出现假阳性，急性大出血时禁食。⑤做好口腔和皮肤护理。

鼻出血护理　①患者取坐位或半坐卧位，休克时可取侧卧位，注意保暖。②用拇指、示指捏紧患者鼻翼两侧根部10~15分钟，同时冷敷患者鼻部。③用止血药和鼻腔填塞法止血，观察其效果。

④保持病房空气湿润，减少出血机会。⑤患者进食高蛋白、易消化的饮食，避免刺激性饮食。⑥防止排便过度用力，避免对鼻腔的各种刺激。⑦对高血压引起的鼻出血，在止血的同时，应降压治疗。

健康指导　①患有食管静脉曲张的患者，避免食入过硬的食物及药片。②咯血时患者应保持平静呼吸。③不用手指抠挖鼻腔，以防损伤膜黏膜。④指导高血压患者控制好血压。

护理评价　①出血是否停止。②休克是否得到纠正。③是否出现窒息。④有无皮肤压疮。⑤恐惧心理是否缓解。

（王文珍）

jǐyā zōnghézhēng huànzhě hùlǐ
挤压综合征患者护理（nursing of patients with crush syndrome）

对挤压综合征患者挤压部位组织肿胀、出血、感觉障碍、急性肾衰竭等现存及潜在健康问题的发现及处理，为其提供相应的生理、心理、社会的照顾。

护理评估　包括以下几方面：

个人史　性别、年龄、职业及生活、工作环境，以及用药史、过敏史、手术史、外伤史、既往健康史。

现病史　此次发病时间、原因，目前主要症状、体征及特点，生命体征、意识状态、营养状况等一般健康状况，是否伴出血、休克、骨折、尿少及尿液颜色异常等。

治疗经过　接受的检查及结果，如血常规、血生化、心电图、床旁B超和X线等检查；接受的治疗及疗效，目前用药的种类、剂量、用法、疗程、不良反应及依从性等。

主要护理问题　①疼痛。②有

感染的危险。③自理能力缺陷。④焦虑/恐惧。⑤知识缺乏。

护理措施　包括以下几方面：

现场急救　①迅速搬除压在患者身上的重物，并及时清除其口、鼻异物，保持呼吸道通畅，减少本病的发生机会。②伤肢制动，以减少组织分解毒素的吸收及减轻疼痛，对尚能行动者向其说明活动的危险性。③伤肢用冷水降温或暴露在凉爽的空气中。禁止按摩与热敷，以免加重组织缺氧。④伤肢不应抬高，以免降低局部血压、影响血液循环。⑤伤肢有开放性伤口和活动性出血者应止血，但避免应用加压包扎和止血带压迫。

病情观察　严密观察生命体征变化，持续心电监护；认真观察用药效果，积极纠正休克；严格记录24小时出入量，尤其是尿量变化，监测肾功能，维持水、电解质及酸碱平衡。

血液净化护理　①治疗期间给予持续心电监护，密切观察心率、血压、意识变化，注意有无心律失常、尿量及性质改变，记录出入量，病情发生变化时，立即重新评估，并及时通知医生。②因血液净化时间较长，注意选择合适体位，应用气垫床，在病情允许、不影响血流量的情况下，定时为患者翻身以防止压疮。③对深静脉置管且意识不清者，适当约束四肢，防止静脉导管脱出。插管成功后应妥善固定，换药时严格无菌操作，如插管处有渗血，及时换药，保持局部清洁、干燥，加压包扎。④密切观察出血征象，以免抗凝血药过量引起出血甚至死亡。

局部护理　①伤肢护理。将患肢置于功能位，合并骨折的肢体，做好固定并保证体位舒适，注意观察肢端血液循环、皮肤温度、肤色、感觉及指（趾）活动等，夹板或石膏固定的骨突部位应注意防止压疮。②引流管护理。保持有效持续负压引流，密切观察引流管畅通情况，并注意观察和准确记录负压状况及引流液的性质和量。③创面护理。密切观察敷料是否干燥，渗液多时及时通知医生处理。④肢体功能锻炼护理。无急性肾衰竭、无骨折者早期下床活动，协助患者进行功能锻炼，指导下肢骨折者做股四头肌收缩锻炼及踝关节屈伸。上肢骨折者做握拳、指屈伸、腕关节轻度背伸和提肩动作，锻炼的次数由少到多，幅度由小到大，时间由短到长，根据患者损伤修复、治疗效果、自我感觉等指导增加或减少运动量及运动方式的变换、调整。

生活护理　急性期严格卧床休息，改善心、肺、肾血流灌注，减轻心、肺、肾的损害。不能经口进食期间给予静脉高营养治疗；神志清醒后给予高热量、富含维生素、高蛋白饮食，忌进食对肾脏有损害的食物。保持口腔和皮肤黏膜清洁，预防感染和皮肤压疮。

心理护理　患者大多是急性创伤，存在紧张、恐惧心理，应对患者的痛苦给予关心和体贴，帮助其消除紧张、恐惧情绪，使之积极配合治疗，促进早日康复。

健康指导　①挤压或外伤后应及时就诊，使患者尽早得到治疗。②一旦发生肢体肿胀，肢体应不移动、不抬高、不按摩、不热敷，并减少活动，将伤肢暴露在凉爽处或用冷水降低伤肢温度（冬季防止冻伤）。③指导患者了解此病的相关知识、康复锻炼方法及观察要点。

护理评价　①挤压部位的疼痛是否减轻或消失。②尿液的性质及量是否正常。③挤压部位皮肤损伤是否好转。④生活是否可以自理，卧位是否舒适。⑤紧张与恐惧心理是否缓解。⑥是否掌握疾病相关知识。

（王文珍）

duōqìguān gōngnéng zhàng'ài zōnghézhēng huànzhě hùlǐ

多器官功能障碍综合征患者护理（nursing of patients with multiple organ dysfunction syndrome）

对多器官功能障碍综合征患者呼吸困难、意识障碍、休克、出血等现存及潜在健康问题的发现及处理，为其提供相应的生理、心理、社会的照顾。

护理评估　包括以下几方面：

个人史　性别、年龄、文化程度、婚姻状况、职业及生活、工作环境；避孕史、生育史、用药史、过敏史、手术史、外伤史、既往健康史；是否伴心、肝、肺、肾慢性疾病史；有无相关危险因素，如休克、感染、严重创伤、弥散性血管内凝血、吸入刺激性气体、溺水、大量出血、急性胰腺炎等。

现病史　此次发病的时间、原因，有无相关的诱因，目前主要症状、体征及特点，生命体征、意识状态、营养状况等一般健康状况，是否伴呼吸困难、意识障碍、休克、出血等。

治疗经过　接受的检查及结果，如尿比密、血肌酐、血小板计数、凝血酶原时间等测定以及心电图、X线等检查；接受的治疗及疗效和不良反应。

主要护理问题　①组织灌注量改变。②气体交换受损。③意识障碍。④有误吸的危险。⑤有感染的危险。⑥有皮肤完整性受损的危险。

护理措施　包括以下几方面：

感染预防护理　①护理操作时，严格无菌操作，认真做好手卫生，防止交叉感染。②改变患者体位应在进食前或进食2小时后以减少误吸。③加强气道护理，给予气道湿化，加强翻身、叩背，以减少肺部感染。④保持导管的通畅，减少长时间留置导尿管，预防尿路感染。

功能障碍护理　①呼吸功能障碍护理。患者卧床休息，尽量减少氧耗量，烦躁不安者应防止坠床，慎用镇静药，禁用吗啡类药物。呼吸骤停者，应立即行人工呼吸或气管内插管辅助呼吸，保证氧供和气道通畅。清醒者鼓励排痰或做体位引流。机械通气者严密监测，根据病情及血气分析及时调整给氧浓度、潮气量及呼吸频率等。②心功能障碍护理。心功能Ⅳ级者，绝对卧床，被动活动四肢，以防静脉血栓形成。根据病情可取卧位、半坐卧位或坐位，两腿下垂以减少回心血量。记录患者用药前后病情变化，心电监护，必要时行血流动力学监测，监测中心静脉压、肺毛细血管楔压等变化。记录出入量，保持排便通畅，做好心肺脑复苏的准备。③肾功能障碍护理。准确记录出入量，观察尿液颜色及性状，出现少尿或无尿时严格记录每小时尿量。留置导尿管者，若出现尿液混浊，用呋喃西林液或生理盐水冲洗膀胱。透析者做好透析护理，防止发生继发感染。④肝功能障碍护理。限制蛋白摄入量，保持排便通畅，用泻药或生理盐水加醋酸灌肠排氨。观察患者意识及黄疸情况，发生肝性脑病昏迷时见昏迷患者护理。⑤脑功能障碍护理。加床档防止坠床,取下义齿,防止发生窒息或吸入性肺炎。如意识障碍加重、两侧瞳孔不等大、呼吸浅慢或暂停,提示发生脑疝时,应及时行脱水治疗。用高渗脱水剂时保证用药速度和时间,监测用药后颅内压的变化,酌用物理或药物降温。⑥胃肠功能障碍护理。进流质或无渣、无刺激性的半流质饮食,呕吐或呕血时应禁食。观察有无头晕、心悸、冷汗、脉率加快及血压下降等。记录呕血、便血量,注意腹痛、腹泻等情况。⑦凝血功能障碍护理。少量鼻出血行鼻腔填塞止血,牙龈出血用过氧化氢漱口。输血时观察有无输血反应,一旦发生应立即停止输血。抗凝或溶栓治疗时做凝血指标监测,以免发生出血。⑧免疫功能障碍护理。绝对卧床,收住层流病房,专人护理,预防感染。病室内定时擦拭消毒,严格消毒隔离制度,禁止探视,预防呼吸道感染。

健康指导 ①做好患者相关疾病知识指导,不得自行停药或增加药物剂量。②指导训练患者的肢体,防止关节僵硬和肌萎缩,以促进康复。

护理评价 ①是否出现休克。②是否出现昏迷表现。③有无呼吸困难。④有无出血及感染。

(王文珍)

hūnmí huànzhě hùlǐ

昏迷患者护理 (nursing of patients with coma)

对昏迷患者意识障碍、对外界刺激无反应等现存及潜在健康问题的发现及处理,为其提供相应的生理、心理、社会的照顾。

护理评估 包括以下几方面:

个人史 性别、年龄、文化程度、婚姻状况、职业及生活、工作环境,以及避孕史、生育史、

用药史、过敏史、手术史、外伤史、既往健康史。

现病史 此次发病的时间、原因,有无相关诱因,目前主要症状、体征及特点,生命体征、意识状态、营养状况等一般健康状况。用格拉斯哥昏迷评分法迅速判断患者意识障碍程度:浅昏迷、中昏迷、深昏迷。

治疗经过 接受的检查及结果,如腰椎穿刺脑脊液细胞学、生化、病毒学检查,头颅 CT 及 MRI 检查,血碳氧血红蛋白检测,尿常规、血氨、肝功能、血糖、肾功能检查,以及心电图检查等;接受的治疗及疗效和不良反应。

主要护理问题 ①清理呼吸道无效。②有感染的危险。③有误吸的危险。④有受伤的危险。⑤有皮肤完整性受损的危险。⑥有失用综合征的危险。⑦有体液不足的危险。⑧排便异常。

护理措施 包括以下几方面:

安全护理 加床档防止坠床,必要时遵医嘱适当约束,但应防止约束带伤及肢体。取平卧位,松解领口,取出义齿,防止舌咬伤;按压患者时避免用力过猛,以免压伤或骨折。

气道护理 头偏向一侧,给予氧气吸入,准备吸痰用物,保持呼吸道通畅,做好气管内插管或气管切开术以及机械通气的准备和护理。

导管护理 观察输液管道是否通畅,注意各种导管如导尿管以及引流管、胸腔闭式引流管、脑室引流管等护理,记录引流液的量、性质。如果患者已留置鼻饲管,鼻饲时将患者的床头抬高 >30°,防止误吸,应定时观察其回抽液,以便早期发现有无应激性溃疡。

生活护理 ①保持床单位整

洁,做好患者皮肤护理;定时翻身、叩背,防止肺部感染和压疮形成。②加强口腔护理,取出口腔内义齿,检查牙齿情况。口腔溃疡者及时给予药物涂抹,口唇干裂者予以液状石蜡或润唇膏涂抹,张口呼吸者应予以湿纱布覆盖口唇。③保持会阴清洁、干燥,会阴擦洗、消毒,防止尿路感染;排便失禁者要保护肛周皮肤。④保持排便通畅,如果患者连续 3 日无排便,要告知医生,遵医嘱使用开塞露。避免患者因用力排便出现颅内压增高。⑤帮助患者使各个关节处于良好功能位,每日对各关节和下肢做被动运动,防止肌萎缩、下肢静脉血栓或关节僵硬挛缩,避免失用综合征的发生。

健康指导 ①指导训练肢体,防止关节僵硬和肌萎缩,以促进康复。②对经积极抢救病情稳定但病程较长的出院患者,要指导家属对患者进行皮肤、口腔、肺部、泌尿系统等部位细致护理,防止并发症发生。

护理评价 ①有无感染发生。②呼吸道是否通畅。③皮肤有无压疮。④是否出现误吸等。⑤关节是否处于功能位。

(王文珍)

xiūkè huànzhě hùlǐ

休克患者护理 (nursing of patients with shock)

对休克患者有效循环血量急剧减少、全身组织和微循环血液灌注不足,出现组织缺氧、微循环淤滞、器官功能障碍和代谢异常等现存及潜在健康问题的发现及处理,为其提供相应的生理、心理、社会的照顾。

护理评估 包括以下几方面:

个人史 性别、年龄、文化程度、婚姻状况、职业及生活、工作环境,以及避孕史、生育史、

用药史、过敏史、手术史、外伤史、既往健康史；是否伴出血、冠状动脉性心脏病、外伤、过敏等。

现病史　此次发病的时间、原因，有无相关的诱因，目前的主要症状、体征及特点，生命体征、意识状态、面色、四肢末梢循环、皮肤色泽及温度、尿量、营养状况等一般健康状况。

治疗经过　接受的检查及结果，如动脉血气分析和动脉血乳酸盐测定、血电解质测定以及中心静脉压、心排血量和心指数监测等；接受的治疗及疗效，目前用药的种类、剂量、用法、疗程、不良反应及依从性等。

主要护理问题　①体液不足。②气体交换受损。③体温过低。④疼痛。

护理措施　包括以下几方面：

用药护理　根据医嘱用血管活性药，选择单独通路微量泵入血管活性药，避免在此腔进行快速补液操作，以免因药物进入体内速度变化影响血压。注意观察静脉输液处皮肤有无红肿，防止血管活性药物外渗。

体位护理　休克时取休克（平卧中凹）体位，患者头部和胸部抬高 20°~30°、下肢抬高 15°~20°。用抗休克裤。

体温护理　休克患者末梢循环障碍、肢端冰冷，要注意保暖，加被，用暖水袋或升温毯等措施时避免烫伤。

镇静镇痛护理　疼痛引起休克者，遵医嘱给予镇痛药、镇静药等，观察用药效果。

皮肤护理　休克时皮肤易压红，甚至出现压疮，因此用气垫床，定时翻身以避免局部长时间受压。

呼吸道护理同急救护理相关内容。

健康指导　①指导患者不接触易致过敏物质，用某些药物前要做过敏试验。②积极治疗原发疾病，如胆道感染、严重心脏疾病等。③加强自身防护，以减少意外损伤。④对休克病因做好相应健康指导。

护理评价　①体温是否恢复正常，末梢循环是否改善。②呼吸频率、心率、血压是否在正常范围。③是否主诉疼痛减轻。

（王文珍）

qìguǎnnèi chāguǎnshù hùlǐ
气管内插管术护理（nursing in tracheal intubation）
气管内插管术是将特制的气管导管经口腔或鼻腔插入气管内，以保持呼吸道通畅的急救操作技术。

目的　①建立人工气道，解除上呼吸道阻塞。②为心脏停搏和呼吸骤停者建立有效的气道辅助呼吸。③清除气道分泌物，给氧，气管内给药。

用物　根据患者的身高和体重选择合适型号的气管导管、插管导芯、喉镜、牙垫、液状石蜡、10ml 注射器、胶布（或一次性气管内插管固定器）、绷带卷、听诊器、吸痰管、吸引器、简易呼吸器、氧气、呼吸机、开口器、灭菌注射用水、抢救药等。

操作方法　包括以下几方面：

经口明视插管术　操作者位于患者头侧，左手持喉镜，右手拇指推开患者下唇，用喉镜片将舌体推向左侧，顺舌背面向咽喉部缓慢进入。喉镜片前端置于会厌软骨前或用镜片挑起会厌腹面，并向上提起，暴露声门，气管导管轻轻插入声门 1cm 后退插管导芯，导管继续插入至 5cm（小儿 2~3 cm）；先置牙垫，再退出喉镜，接简易呼吸器或接呼吸机，

听双肺呼吸音，观察胸部是否起伏，确定位置正确后，胶布固定，套囊内注入空气 5~8ml。

经鼻盲探插管术　插管侧鼻腔滴麻黄素，再滴液状石蜡油，清醒者咽后壁喷雾麻醉；右手持导管经鼻腔方向插入，管端过鼻后孔近喉部时，左手调整患者头颈方向角度，导管边进边听通气声，气流声最大时，将导管插入气管。

经鼻明视插管术　气管导管通过鼻腔方法同经鼻盲探插管术，声门暴露方法同经口明视插管术。导管过鼻后孔时左手经口放入喉镜，以后步骤同经口明视插管术。

护理要点　包括以下几方面：

术前护理　①评估神志、脉搏、呼吸、血压，了解病史；行鼻腔插管术者评估鼻腔有无鼻中隔偏曲、息肉及纤维瘤等。②向患者及家属解释插管目的，对神志清醒者加强心理护理，缓解其焦虑情绪。③躁动或意识不清者，手和下肢制动或遵医嘱用镇静药。④患者去枕平卧，头后仰，肩下垫小枕。取下义齿，清除口、鼻分泌物；留置胃管者给予持续胃肠减压。⑤插管前有呼吸困难、缺氧、血氧饱和度低者，给予高浓度吸氧，缺氧改善后插管。⑥检查导管气囊是否完好，插入插管导芯润滑导管前半部，接喉镜检查光源。

术中护理　①监测生命体征及面色变化。②清除口、鼻、咽部的分泌物。

术后护理　①协助气囊充气，胶布固定导管和牙垫，记录插管深度并交班。了解导管位置，必要时行 X 线胸片检查。②保持呼吸道湿润及通畅，严格无菌操作吸净气道分泌物，注意观察痰的性质、颜色和量，必要时行细菌

培养。③观察神志、脉搏、呼吸、血压及并发症，病情出现变化及时报告医生。④定时检查气囊是否漏气，气囊注气后每4~6小时监测气囊一次，监测气囊是否漏气的方法有最小漏气技术、最小容量闭合技术及气囊测压表法。⑤保持鼻腔和口腔清洁。⑥经口插管保留时间不超过72小时，经鼻插管可保留1周或更长时间。⑦搬动或更换体位时，妥善固定导管，防止移位或脱出。

健康指导 ①与患者沟通，教会用手势或其他方式表达意愿，备纸、笔及图片，以书面交流代替谈话。②向患者及家属说明气管内插管非计划拔管的严重性及危险性、意识障碍和躁动者肢体约束的重要性，使其理解、配合治疗。

护理评价 ①呼吸困难、低氧血症是否缓解。②生命体征是否平稳，有无术后并发症的发生。③气管内插管是否固定在位、通畅。④痰液性质、量是否出现改变。⑤恐惧感是否缓解，是否能够有效配合治疗。⑥是否掌握康复知识。

(王文珍)

huánjiǎmó chuāncìshù hùlǐ

环甲膜穿刺术护理 (nursing in thyrocricoid puncture) 环甲膜穿刺是将穿刺针通过环甲膜刺入喉腔，以解除上呼吸道阻塞的急救操作技术。

目的 ①建立新的呼吸通道，缓解患者呼吸困难或窒息。②牙关紧闭且经鼻气管内插管失败时，建立有效呼吸通道，解除上呼吸道阻塞。③气管内给药。

用物 环甲膜穿刺针或16号针头、注射器、安尔碘、给氧装置等。

操作方法 包括以下两种方法：

注射针头穿刺法 消毒，用左示指、拇指分别固定穿刺点两侧皮肤，右手持注射针头在左示指与拇指之间垂直刺向环甲膜，有落空感时已进入喉腔，患者可出现反射性咳嗽，有气流冲出停止进针；若上呼吸道梗阻症状不改善，可再插入2~3根穿刺针。

环甲膜针穿刺法 消毒，左手固定皮肤，右手用长5~10cm的外套管针以45°角进针，边进针边抽气，抽气顺畅提示进入喉腔，再送入套管针少许，然后取出针芯，外套管继续向下置于气管腔；固定套管，外套管的外端接连接管与呼吸机相连，进行机械通气；若上呼吸道完全梗阻难以排气，再插入一根粗针头进入气管腔，以便排气。

护理要点 包括以下几方面：

术前护理 ①严密观察生命体征，尤其是呼吸节律，评估患者缺氧程度。②准备环甲膜穿刺包及给氧装置。③协助患者平卧，头尽量后仰，充分暴露术区。④向清醒患者说明行环甲膜穿刺术目的，消除不必要顾虑。

术中护理 ①动态监测生命体征变化，观察血氧饱和度及面色。②及时清除口、鼻、咽部的分泌物。

术后护理 ①观察呼吸困难有无缓解或解除，床头备气管切开包。②保持环甲膜穿刺针通畅，及时清除口、鼻、咽部的分泌物，如遇血凝块或分泌物阻塞穿刺针头，用注射器注入空气，或用少许生理盐水冲洗，以保证其通畅。③注射药物时嘱患者勿吞咽及咳嗽，注射速度要快，注射完毕后迅速拔出注射器及针头，以消毒干棉球压迫穿刺点片刻。针头拔出前防止喉部上下运动。④观察穿刺点出血情况，记录穿刺针深度，严格交班。若穿刺点皮肤出血，干棉球压迫时间可适当延长，必要时静脉或局部给予止血药。

健康指导 ①术后患者咳出带血分泌物，嘱患者勿紧张，一般在1~2日内即消失。②作为一种应急措施，穿刺针留置时间不宜过长，一般不超过24小时。③鼓励患者，增强其战胜疾病的信心。

护理评价 ①呼吸困难是否缓解，生命体征是否平稳。②保留环甲膜穿刺针者，穿刺针是否在位、通畅。③恐惧感是否缓解，是否能够有效配合治疗。④是否掌握康复知识。

(王文珍)

qìguǎn qiēkāishù hùlǐ

气管切开术护理 (nursing in tracheotomy) 气管切开术是将患者颈段气管切开，放入气管套管，以解除喉源性呼吸困难、呼吸功能失常或下呼吸道分泌物潴留所致呼吸困难的急救操作技术。

目的 ①解除呼吸困难。适用于急性喉梗阻或急性颈段气管梗阻者；昏迷或下呼吸道分泌物滞留者；长期经口腔或经鼻气管内插管行人工辅助呼吸者。②气管内给药及气管灌洗。③增加有效气体交换量、减少氧耗量以改善呼吸功能。④防止呕吐或反流导致窒息。

用物 气管切开包、无菌手套、安尔碘、利多卡因、生理盐水、吸引器、吸痰管、照明灯等。

操作方法 消毒，铺洞巾；用利多卡因于颈前中线做局部浸润麻醉，自甲状软骨下缘至颈静脉切迹，小儿沿胸锁乳突肌前缘及甲状软骨下缘，做倒三角浸润麻醉，情况紧急或患者深昏迷时不麻醉；操作者左手拇指及中指固定环状软骨，示指置环状软骨上方，右手持刀自环状软骨下缘至颈静脉切迹做纵切口；切开皮肤、皮下组织和颈浅筋膜，分离颈前组织、舌骨下肌群，见甲状腺覆盖在气管前壁大致相当于气管第1~4环处。若甲状腺峡部不过宽，用血管钳将其分离夹住，正中切断后缝扎，向两侧拉开保护气管前壁；用示指触摸有弹性及凹凸感者即为气管，一般在第3、4或第4、5软骨环之间切开。气管切开时尖刀头自下向上挑开，撑开气管再行切开，插入气管套管，吸出分泌物；气管套管带系于颈部，打死结固定。开口纱布垫于伤口与套管之间。

护理要点 包括以下几方面：

术前护理 ①观察患者神志、脉搏、呼吸、血压、血氧饱和度。②备头灯或冷光源灯。③患者取平卧位，肩下垫小枕，充分暴露术区，清除口、鼻、咽部分泌物。④做好解释，减轻心理负担。⑤躁动或意识不清者给予手和下肢制动，必要时遵医嘱应用镇静药。

术中护理 ①密切监测心率及血压变化。②协助医生固定气管套管，寸带松紧以伸入一指为宜。

术后护理 ①48小时内严防套管滑脱或移位，床边备气管切开包。②观察伤口有无渗血、皮下气肿、感染等，出血量多时静脉或局部给予止血药；切开垫每日至少更换1次，伤口周围分泌物留标本做细菌培养。③清除气道内的痰液，吸痰时严格无菌操作，用金属套管时内套管每日清洗、消毒；患者失去湿化功能，易产生气道阻塞、肺不张和继发性感染等，保持室内湿度和温度。④拔管前先堵管48小时，拔管后

吸除窦道分泌物，消毒伤口，并拢皮肤，放置油纱条，蝶形胶布固定，覆盖消毒纱布。

健康指导 ①指导患者了解疾病发展过程，学会用身体语言、纸和笔、交流板等与他人进行交流，维持完整的社会角色。②保持纱布的干燥，防止感染。③指导患者咳嗽时压纱布堵住伤口，以免因局部高压而出现漏气。

护理评价 ①生命体征是否平稳，呼吸困难有无缓解，有无术后并发症的发生。②气管套管是否通畅。③痰液能否被及时吸出。④焦虑情绪是否缓解。⑤是否掌握康复知识。

（王文珍）

jìngmài qiēkāishù hùlǐ

静脉切开术护理 （nursing in phlebotomy）

静脉切开术是将四肢浅表静脉，如贵要静脉、肘正中静脉、大隐静脉等切开后置入导管以建立有效静脉通道的诊疗操作技术。

目的 ①大出血、休克等危重患者，因外周静脉穿刺困难或输液速度不能满足抢救需要而急需补充血容量。②抢救中的特殊检查和治疗，如中心静脉压测定、心导管检查、安置人工心脏起搏器等。

用物 静脉切开包、安尔碘、利多卡因、生理盐水、5ml注射器、无菌手套、胶布等。

操作方法 （以大隐静脉切开为例） 在患者内踝上方3~5cm处以大隐静脉为中心，消毒、铺洞巾，用利多卡因局部浸润麻醉；内踝前上方一横指处做1~2cm长的皮肤横切口，用弯止血钳将切口下的大隐静脉从皮下组织中分离出1~1.5cm长，从静脉深面引进两根细丝线；结扎静脉远侧端丝线，结扎线暂不剪断，以便做

牵引用，近侧端丝线暂不结扎。反向提起两根丝线，在两线之间静脉壁斜行剪开一小口（静脉管径的1/3）；经此口插入已与输液器连接的导管，导管插入10~15cm（小儿插入3~5cm），导管另一端与输液器连接；将近端丝线缚紧导管，剪断静脉近端和远端结扎线；缝合皮肤，导管结扎固定于皮肤缝线；用纱布覆盖伤口，胶布固定。

护理要点 包括以下几方面：

术前护理 ①准备物品。②检查患者静脉有无异常，注射针头及导管是否通畅，输液装置衔接是否牢靠。③协助患者取平卧位，术侧下肢外旋，充分暴露术区。④向患者或家属详细说明静脉切开术的必要性，取得患者或家属的理解及配合。

术中护理 ①密切监测生命体征。②观察穿刺点出血情况。③协助医生给予管路固定。

术后护理 ①静脉切开部位用纱布及绷带包扎，以防导管脱落。②保持导管通畅，勿使输液、输血外漏。每日用安尔碘消毒伤口，更换敷料。③静脉切开导管以术后48~72小时拔除为宜，以免留置过久发生静脉炎和静脉血栓，病情稳定后选择深静脉置管；如已发生静脉炎，应拔除导管，局部用25%~50%硫酸镁湿敷，抬高患肢，给予物理疗法。④拔管。准备换药碗、剪刀，用安尔碘消毒伤口，剪断导管固定线，缓慢抽出导管，压迫伤口近端5~8分钟，至伤口渗血停止，盖好纱布，胶布固定，5~7日后拆除缝线。

健康指导 ①行静脉切开术肢体不要过度活动，对儿童或躁动患者用夹板或绷带固定。②做好患者或家属的心理护理，缓解

患者因体位改变造成的不适和焦虑心理。

护理评价 ①输液或输血管路是否固定、通畅。②伤口渗血是否得到及时处理。③是否出现静脉炎或静脉栓塞。④焦虑情绪是否缓解。

(王文珍)

zhōngxīn jìngmài zhìguǎnshù hùlǐ

中心静脉置管术护理 (nursing in central venous catheterization)

中心静脉置管术是经皮穿刺至锁骨下静脉、颈内静脉或股静脉并插入导管的操作技术。

目的 ①危重症患者抢救。②输入高渗溶液、高营养液或抗生素治疗。③监测中心静脉压,了解患者循环血量和心脏功能。④放入临时或永久心脏起搏电极。⑤紧急血液净化疗法时置入透析导管。⑥体外循环下各种心血管手术及术中出现血流动力学改变的非体外循环术。

用物 深静脉穿刺包、安尔碘、利多卡因、生理盐水、标记笔、透明贴膜、无菌手套等。

操作方法 消毒,打开穿刺包,戴无菌手套,铺巾。抽吸生理盐水 3ml 注入穿刺针内;5ml 注射器接 18 号长针头,抽吸利多卡因 2ml,持针指向胸锁关节与皮肤呈 30°~40°,向内向上进针,针尖指向胸骨上窝,边进针边抽回血,无回血推注麻醉药;穿刺进针 2.5~4cm,见暗红色回血后再进针 0.1~0.2cm,使导针斜面全部在静脉腔内,斜面向下便于导引钢丝进入;左手固定穿刺针,右手将导丝从穿刺针后的小孔内缓慢导入,拔出穿刺针,将导丝留在深静脉内,右侧导入 ≤12cm,左侧 ≤15cm,管端达上腔静脉。嘱患者吸气后屏息,退出穿刺针至皮下,左手固定导引钢丝,

右手将穿刺针轻轻抽出;扩皮鞘从导引钢丝尾端送入,扩张穿刺口处皮肤。退出扩皮鞘,右手将硅胶静脉导管通过导引钢丝送入血管内达预定长度。左手固定,右手将导引钢丝轻轻拔出。接生理盐水注射器抽回血,用生理盐水将回血冲回,夹闭硅胶管,接正压接头、输液装置。导管固定夹子置于预定长度外 1cm,将皮肤与夹子两翼各缝一针,线的游离端结扎在硅胶管的固定翼上;套固定帽,酒精纱布消毒穿刺处皮肤,覆盖透明贴膜。

护理要点 包括以下几方面:

术前护理 ①向患者及家属做好解释工作以减轻顾虑。②患者平卧,床尾抬高 15°~25°。两肩胛之间放小枕,取头低肩高、双肩外展位,头转向对侧,暴露胸锁乳突肌;锁骨与第一肋骨相交处,锁骨中 1/3 段与外 1/3 段的交接点下方 1~2cm 处,用标记笔标记进针点及胸锁关节;在患者背部两侧肺部下界叩诊,听诊呼吸音,以便术后患者有不适时做对照。③对意识不清、躁动者用约束带将手和下肢制动以防置管操作中不配合。

术中护理 ①协助医生穿刺操作。②严密监测神志、脉搏、呼吸、血压、血氧饱和度,出现异常停止穿刺。

术后护理 ①严格无菌操作,每 2~3 日更换贴膜一次。输液用密闭式,导管衔接部位用无菌治疗巾包裹。②观察有无气胸、锁骨下动脉损伤或撕裂、血栓性静脉炎、导管相关败血症等。③记录置管深度并交接班。将导管固定牢固以防意外拔管。④静脉高营养时,输液后用生理盐水冲管,避免导管阻塞或凝血。成分黏稠的全血、血小板、脂肪乳等不得

在深静脉输注(除危重患者抢救时)。

健康指导 ①指导患者避免剧烈活动及用力咳嗽以防导管脱出。②保持穿刺部位干燥,导管周围渗血或患者出汗较多时及时更换敷料。

护理评价 ①导管是否通畅且固定在位。②穿刺处皮肤有无红肿及分泌物。③有无并发症的发生。④是否掌握康复知识。

(王文珍)

xiōngqiāng yǐnliúshù hùlǐ

胸腔引流术护理 (nursing in pleural drainage)

胸腔引流术是将穿刺针刺入胸腔,连接引流管将胸腔内气体、液体引流至体外,以减轻气体和液体对胸腔的压力的诊疗操作技术。

目的 ①引流胸腔渗液,探明积液性状。②抽液、抽气以减轻对肺的压迫。③重建胸膜腔内负压,促进肺复张。

用物 胸腔穿刺包、胸腔闭式引流瓶(袋)、无菌手套、盛器、量杯、生理盐水、胸腔注射所需药品、注射器、利多卡因、安尔碘、胶布等。

操作方法(以肋间套管法为例) 消毒后铺巾,用利多卡因局部浸润麻醉后,针头刺入胸腔抽出气体和液体,即可确定插管位置。在此皮肤切开 1cm,将套管针沿肋骨上缘垂直刺入胸腔,突然有落空感或能听到刺破胸膜的声音时,抽出套管针芯,将引流管从套管针侧孔插入并送至胸腔,引流管远端用血管钳夹闭。退出套管针,用缝线固定引流管连接于水封瓶,无菌纱布覆盖伤口,胶布固定。摄 X 线胸片,以确定若引流管位置是否正确。

护理要点 包括以下几方面:

术前护理 ①准备用物。

②患者半坐卧位，根据体征、B超或胸部 X 线结果确定置管位置。以引流气体为主者，选择胸腔上部第 2 肋间锁骨中线外插管；以引流液体为主者则选择第 6、7 肋间腋中线插管；以引流脓液为主者，选择脓液积聚的最低位置。③向患者及家属做好解释工作以减轻顾虑。

术中护理 ①协助医生操作。②严密监测神志、脉搏、呼吸、血压、血氧饱和度的变化，出现异常停止操作、对症处理。③检查引流瓶（袋）连接是否紧密。

术后护理 ①记录置管深度并交班。②观察引流装置是否密闭及引流管有无脱落，防止空气进入。若引流管连接处脱落或引流瓶损坏，立即双钳夹闭胸膜腔引流管，更换引流装置。若引流管从胸腔滑脱，用手捏闭伤口处皮肤，消毒处理后，凡士林纱布封闭伤口，协助医生处理。③患者取半坐卧位，定时挤压引流管，防止引流管阻塞、扭曲、受压；鼓励患者咳嗽、深呼吸及更换体位，以利胸腔内液体、气体排出，促进肺扩张；观察长玻璃管内的水柱上下波动是否在 4~6cm，若水柱波动过高，可能存在肺不张；若水柱无波动提示引流管不畅或肺已完全扩张；患者出现胸闷、气促、气管向健侧偏移等，疑为引流管被血块堵塞，应用手捏挤引流管或用负压间断抽吸引流瓶的短玻璃管使其通畅，并通知医生处理。④严格无菌操作，定时更换引流瓶；观察引流液体的量、性质、颜色，准确记录。⑤留置引流 48~72 小时后，观察若引流管无气体溢出，引流量明显减少且颜色变浅，24 小时的引流量 <50ml，脓液量 <10ml，X 线胸片示肺膨胀良好、无漏气，患者无

呼吸困难，即可拔管。拔管时嘱患者深吸一口气，在吸气末迅速拔管，用凡士林纱布和厚敷料封闭胸壁切口。观察患者有无胸闷、呼吸困难、切口漏气、渗液、出血、皮下气肿等。

健康指导 ①搬动患者或更换引流瓶时，双重关闭引流管，以防空气进入。②引流瓶应低于胸壁引流口平面 60~100cm，不可随意放置，防止发生逆行感染。

护理评价 ①引流管是否固定通畅，水柱波动是否存在。②引流量、引流液的性质是否正常。③是否掌握胸膜腔闭式引流的康复知识。④患者呼吸困难有无缓解。

（王文珍）

fùqiāng chuāncìshù hùlǐ

腹腔穿刺术护理（nursing in peritoneocentesis） 腹腔穿刺术是将穿刺针从患者腹部皮肤刺入腹膜腔抽出腹腔内积血、积液或注入药物、气体的诊疗操作技术。

目的 ①明确腹腔积血或积液的性质以协助诊断。②抽出积液，缓解腹胀、胸闷、呼吸困难等症状。③向腹腔内注药、重症急性胰腺炎时腹腔灌洗治疗。④人工气腹，用于诊断和治疗。⑤行积液浓缩回输术。

用物 腹腔穿刺包，无菌手套、利多卡因、5ml 和 20ml 注射器、安尔碘、盛器、量杯、生理盐水、腹腔注射所需药品、无菌试管（留取常规、生化、细菌、病理标本）、多头腹带等。

操作方法 消毒，打开腹腔穿刺包，戴无菌手套，铺巾；局部以利多卡因自皮肤至腹膜壁层局部麻醉；左手固定穿刺处皮肤，右手持针经麻醉处垂直刺入腹壁，待有落空感时，针尖已穿过腹膜壁层，助手戴无菌手套用血管钳

协助固定针头。术者抽取腹水或血液，留取标本。大量放腹水时，可用 8 号或 9 号针头，连接橡皮管，用止血钳调整放液速度，将腹水引入容器中，记录引流量。行诊断性穿刺时，直接用 20ml 或 50ml 注射器进行穿刺。放液或注药完毕，拔出穿刺针，按压穿刺部位 3~5 分钟，无菌纱布覆盖后用胶布固定。

护理要点 包括以下几方面：

术前护理 ①向患者说明穿刺目的和操作过程，消除患者顾虑，取得其配合。②准备用物。③根据 B 超结果和病情确定穿刺部位。穿刺前测腹围，查腹部体征。④取坐位、半坐卧位、平卧位等使患者舒适体位，以耐受较长时间操作。对疑为腹腔内出血或腹水量少者取侧卧位。

术中护理 ①协助医生进行操作，严格无菌操作。②放积液速度不宜过快、量不宜过大。初次放积液者，不超过 3000ml（但有积液浓缩回输设备者不限量），要观察积液颜色变化，血性积液者取得标本后，停止抽吸或放液。③观察患者如有头晕、心悸、恶心、气短、脉搏增快及面色苍白，立即停止操作，对症处理。

术后护理 ①测腹围、脉搏、血压，查腹部体征。②嘱患者平卧，使穿刺点位于腹部上方以防止积液漏出，若无异常情况，送患者回病房卧床休息。③记录穿刺过程及积液性质、量，遵医嘱送检标本。

健康指导 ①穿刺前嘱患者排尿，以免穿刺时损伤膀胱。②告知患者腹腔穿刺术一般无特殊不良反应，在操作过程中若感不适及时告知医护人员。③大量放液后，束多头腹带，以防腹压骤降、内脏血管扩张引起血压下

降或休克。

护理评价 ①紧张心理是否缓解，是否了解操作过程。②穿刺后是否有积液或血液渗出。③是否掌握腹腔穿刺术后的康复知识。

(王文珍)

pángguāng chuāncìshù hùlǐ

膀胱穿刺术护理 (nursing in bladder puncture)

膀胱穿刺术是将穿刺针经耻骨上方正中两横指处皮肤刺入膀胱，抽出膀胱内尿液用于化验或解除尿潴留的诊疗操作技术。

目的 ①解除尿潴留。适用于导尿失败或禁忌导尿而又无条件施行耻骨上膀胱造口术者；尿道外伤、排尿困难者。②抽取尿液进行检验或细菌培养。

用物 膀胱穿刺包、安尔碘、持物钳、无菌手套、胶布、利多卡因、治疗巾、量杯、便盆。

操作方法 消毒，打开膀胱穿刺包，戴好无菌手套，铺巾；穿刺针连接无菌橡皮管，止血钳夹紧橡皮管，利多卡因麻醉后左手拇指、示指固定穿刺部位，右手持穿刺针垂直刺入膀胱腔，穿刺针方向必须斜向下、后方，且不宜过深，以免误伤肠管。见尿后再进针 1~2cm，在橡皮管末端套上 50ml 注射器，松开止血钳。抽吸尿液时，固定穿刺针，防止摆动并保持深度，以减少膀胱损伤，保证抽吸效果。抽吸尿液满 50ml 后夹管，将尿液注入量杯，如此反复操作。必要时留标本送验。抽取尿液完毕，按压穿刺部位 3~5 分钟，用无菌纱布覆盖后胶布固定。

护理要点 包括以下几方面：

术前护理 ①向患者介绍膀胱穿刺的目的及方法，取得患者合作，鼓励、安慰患者以缓解其紧张情绪。②检查患者耻骨联合上方的膀胱是否胀满。③备物。④患者平卧露出穿刺部位，治疗巾垫于患者臀下。

术中护理 ①配合医生操作，严密观察生命体征。②嘱患者不能改变体位。③严格无菌操作。膀胱过度膨胀者，每次抽尿不得≤1000ml，以免膀胱内压骤降而致出血或休克。穿刺点切忌过高，以免误刺入腹腔。④给予患者心理护理，及时询问患者的感受，分散其注意力，缓解患者的紧张情绪，必要时可握住患者手，使其有安全感。

术后护理 ①患者卧床休息，观察穿刺处纱布有无渗出。②记录膀胱穿刺过程以及尿液的颜色、性质及量。③穿刺后，如未留置引流管，及时安排下尿路梗阻的进一步处理，防止膀胱充盈时穿刺点处尿液外渗；避免反复单纯膀胱穿刺抽尿，过多穿刺可导致膀胱出血及膀胱内感染发生。

健康指导 ①指导患者穿刺术后下床活动，无需住院观察。②离院后嘱患者观察穿刺点有无液体渗出、血尿等，必要时返回医院处理。

护理评价 ①紧张心理是否缓解。②穿刺后有无渗血、渗液等并发症的发生。③是否掌握术后康复知识。④尿潴留是否缓解。

(王文珍)

chuángpáng xīndiànjiānhùyí shǐyòng hùlǐ

床旁心电监护仪使用护理 (nursing in bedside ECG monitoring)

床旁心电监护仪是监测患者动态心电图形、心率、呼吸、体温、血压、血氧饱和度等生理参数的无创精密医学仪器。

目的 ①监测生命体征，了解其生理状态。②根据监测数据采取治疗措施，挽救生命。

用物 多功能床旁心电监护仪、电极片、75% 酒精、弯盘、棉签、污物杯、洗手液、记录单，必要时备备皮刀等。

操作方法 备齐用物携至患者床旁，核对患者姓名；监护仪置于患者床旁适宜的位置，接监护仪电源及地线，打开心电监护仪。电极片与心电导联线相连，电极片贴于患者体表位置。接血压袖带，接血氧饱和度装置。手动测患者血压一次，然后根据患者病情设置自动测血压的间隔时间；选择较容易辨别出心电图 P 波、QRS 波、T 波的导联（一般选择 II 导），调整心电图波幅的大小；根据患者病情设置报警的上下限。

护理要点 包括以下几方面：

监护前护理 ①了解患者病情及监测项目。②检查仪器的性能，准备用物。③向患者解释监护的目的和注意事项，消除患者的顾虑，取得其合作。④询问患者是否需要如厕，取舒适体位。⑤评估患者皮肤，若患者油脂多，用酒精棉签擦拭电极片处皮肤，体毛重者剃除体毛。

监护中护理 ①为患者保暖。②电极 LA：左锁骨中线第一肋间；RA：右锁骨中线第一肋间；LL：左肋弓下缘；RL：右肋弓下缘；V：胸骨左缘第四肋间，避开电除颤和做心电图的位置。③调整出清晰的心电波形，选择 P 波显示较好的导联。QRS 波振幅应 >0.5mV，以触发心率计数。④血氧饱和度探夹松紧适宜，每两小时更换手指，以免影响局部血运和监测结果，不得在皮肤破损、坏死、水肿的手指上夹探夹。⑤血压袖带接在患者上臂 2/3 处，袖带下缘距肘窝 2~3cm，袖带的

危急值结果，应完整记录检查结果、报告者的姓名及电话。向对方复述确认无误后提供医生使用。

防范与减少跌倒和坠床事件 手术室内建立患者跌倒和坠床防范制度：①评估手术室环境、转运工具和患者意识状态。②认真落实预防患者跌倒/坠床措施。③一旦发生患者跌倒/坠床事件，积极处理并向相关部门汇报。

防范与减少压疮发生 手术室内建立压疮防范制度：①评估患者皮肤及全身营养状况。②认真落实预防压疮相关管理制度。③一旦发生压疮，积极处理并向相关部门汇报。

报告医疗不安全事件 手术室内发生医疗不安全事件后，要及时评估事件发生后的影响，如实上报，并积极采取挽救或抢救措施，尽量减少或消除不良后果。医疗不安全事件有关的记录、标本、化验结果及相关药品、器械均应妥善保管，不得擅自涂改、销毁。

鼓励患者参与医疗 ①邀请患者参与医疗安全管理，患者在接受手术、其他有创操作前，告知其目的和风险，并请患者参与手术部位的确认。②使用药物时，告知患者用药的目的和可能的不良反应，请患者参与药物查对。③告知患者提供真实信息和真实病情的重要性。④在患者清醒状态下，各项操作前应向患者说明操作的目的和如何配合治疗与护理。

（黄文霞）

shùqián hùlǐ

术前护理（preoperative nursing）

护理人员于手术前对患者进行术前访视，在全面了解患者身心状况的基础上，重点评估手术相关各项术前准备的效果，采取措施使患者具备耐受手术的良好身心条件的活动。护理人员应做好相应的手术前准备，纠正患者现存及潜在的生理、心理问题，加强健康指导，提高患者对手术和麻醉的耐受能力，使手术危险性降至最低。

护理评估 包括以下几方面：

个人及家族史 一般资料、生活习惯；有无手术史和既往史等，尤其注意与现患疾病相关的病史和药物应用情况以及过敏史、手术史、家族史、遗传病病史和女性患者的生育史等；老年患者有无慢性疾病和药物服用史，如糖尿病、高血压及心脏疾病等，初步判断其手术耐受能力。

现病史 生命体征和主要体征、各主要内脏器官功能情况，有无心、肺、肝及肾等器官功能不全，有无营养不良、肥胖，有无水、电解质紊乱等高危因素，评估手术安全性。

辅助检查 各项实验室检查结果，以助判断病情、预后及完善术前检查。

心理社会状况 外科手术虽能解除病痛，但同时也是一种创伤，对于患者是一种严重的心理应激源，患者易产生不良心理反应，如害怕和焦虑、恐惧、抑郁或情绪激动等，可降低其对手术的耐受能力，影响治疗效果。了解外科患者常见心理反应，识别并判断其所处的心理状态，利于及时提供有效心理护理。

主要护理问题 ①焦虑。②缺乏手术、麻醉相关知识。③营养失调：低于机体需要量。④睡眠型态紊乱。

护理措施 包括以下几方面：

心理护理 正视患者的情绪反应，鼓励患者表达自己的感受或疑问，给予支持和疏导，根据患者的年龄和文化程度等特点，结合其病情，用灵活多样方式进行有效术前健康指导：①讲解手术的名称、目的、必要性、时间、麻醉方式及术中、术后可能出现的不适和应对方法。②讲解术前检查方法及有关问题。③解释皮肤准备、导尿等操作的重要性。④介绍手术室的环境及要求。

皮肤护理 ①择期手术患者皮肤上存在伤口部位以外的感染，尽可能待感染治愈后再行择期手术。②皮肤清洁一般在术前1日进行，在病情允许的情况下鼓励患者沐浴或浸浴、清洁皮肤，剪指（趾）甲，洗头；彻底清除手术切口部位和周围皮肤的污染。③手术当日根据手术要求去除切口周围皮肤被覆毛发，备皮时间在手术当日，一般以术前2小时内为宜，避免使用刀片刮除毛发，最好用电动剪毛器。备皮范围需要大于预定切口范围。

呼吸道护理 ①术前1~2周严格禁烟，并积极治疗急、慢性呼吸道感染。②重危或昏迷患者因无法咳嗽，可考虑行气管切开术。

胃肠道护理 ①肠道手术患者术前3日起给予少渣饮食，术前1日改流食，手术前用泻药或灌肠剂进行机械性肠道准备。②术前禁食、禁水，以防麻醉引起的呕吐及误吸。术前12小时禁食，术前6小时禁水。③一般在术日晨留置胃管或肠管。

术前适应性训练 为适应术中、术后变化，应指导患者进行适应性训练。如练习在床上排尿便。对某些手术患者还应指导其练习术中体位，如甲状腺手术者，术前给予肩部垫枕、头后仰的体位训练，以适应术中颈过伸的姿势。

营养护理 为提高对手术及

麻醉的耐受能力，指导患者合理膳食，摄取足够的营养，禁食或进食困难以及营养不良的患者应遵医嘱辅助肠内、肠外营养支持。术前合并水电解质紊乱、酸碱平衡失调、贫血、低蛋白血症患者，应予以输液、输血、补充清蛋白等治疗。

睡眠护理 ①鼓励患者说出不适感受，通过音乐、交谈等减轻患者不适感。②指导采取合适体位。③创造安静、舒适环境，促进患者休息和睡眠。④对疾病或治疗导致的不适和疼痛遵医嘱给予药物治疗。⑤对睡眠型态紊乱患者，适当给予镇静药。

术晨护理 ①密切观察生命体征。②根据医嘱做好术前相关准备，如术前用药、各种管道安置等。③根据手术需要携带相应物品，如病历、影像学资料（X线片、CT片、MRI片）、胸带、腹带等。④向患者及家属交代术中注意事项。⑤与手术室接诊人员仔细核对患者、手术部位及名称等，做好交接工作。

护理评价 ①焦虑情绪是否缓解。②对于所患疾病及治疗方案、进度有无一定的认识。③是否理解并配合各项检查、治疗和护理。④营养状况是否得到纠正或改善。⑤休息与睡眠是否充足。

（黄文霞）

shùzhōng hùlǐ
术中护理 （intraoperative nursing）
确保患者从麻醉开始到手术完毕进入麻醉恢复室前的安全和手术顺利实施的活动。此期重点是确保患者安全和手术顺利进行，预防各类手术与麻醉相关并发症。

护理评估 包括以下几方面：

个人史 全部住院病史记录，有无过敏史，有无长期饮酒、吸烟史，有无麻醉品、毒品成瘾史，有无长期服用药物史，有无既往手术史，有无既往疾病史等。

现病史 评估患者的全身情况，有无意识障碍、发育不全、营养障碍、水肿、贫血、发热等；观察器官功能，如呼吸系统、心血管系统功能及其他情况，如脊柱有无畸形、四肢浅表静脉有无穿刺困难等。

治疗经过 接受的检查及结果，如血糖检测、血压测量等检查；接受的治疗及疗效和不良反应。

心理社会状况 进入手术室后因环境陌生感和对疾病的担忧，绝大多数患者处于焦虑、恐惧状态。关注患者的心理状态，对患者提出的问题进行解释和安慰。

主要护理问题 ①焦虑。②体液不足。③有感染的危险。④有皮肤完整性受损的危险。⑤有受伤的危险。

护理措施 包括以下几方面：

心理护理 进入手术室后护士主动迎接并关心患者，耐心解答患者提出的问题，减轻患者的紧张、焦虑以及恐惧情绪。注意控制手术间内各种仪器设备的音量，减少不良刺激。局部麻醉患者手术过程中意识清醒，可能面临着诸多的心理问题，应体谅患者的心理变化并给予耐心疏导。

静脉通道护理 实施任何麻醉之前都必须先建立静脉通道（不能配合的小儿除外）；根据手术需要选择不同型号静脉留置针；根据手术需要配合麻醉医生建立中心静脉通道和动脉血压监测通道。

出入量护理 ①手术过程中由于广泛的解剖和分离所产生的水肿和渗出，造成大量细胞外液丧失，需遵医嘱补充适量的平衡盐溶液，维持内环境稳定。②严格按输血指南要求，并结合患者情况决定是否需输血。输血前必须"三查八对"无误。严密观察患者情况，若有荨麻疹、高热、寒战、血红蛋白尿立即停止输血，并协助麻醉医生处理。③每隔一定时间统计患者的出入量，如输液总量、冲洗量、吸引量、纱布数量、尿量等，并告知麻醉医生。

低体温护理 ①术中使用的液体加温到36～37℃。②冲洗手术部位时，用37℃无菌生理盐水等液体。③局部环境升温，用充气升温机配置不同部位的升温毯，达到主动保温的作用。④观察体温变化和末梢循环状况。

深静脉血栓形成护理 对长期卧床或糖尿病或有深静脉血栓病史及手术时间超过4小时的患者，麻醉前应为其穿弹力袜（抗血栓袜），减少术中深静脉血栓形成的发生率，或用动静脉脉冲系统辅助治疗仪器预防血栓。

手术部位感染护理 ①保证手术间门窗关闭，尽量保持手术间内正压通气，清洁环境表面，最大限度减少人员数量和流动。②手术器械、器具及物品等达到灭菌水平。③医护人员要严格遵循无菌技术原则和手卫生规范。④手术患者皮肤切开前30分钟至2小时内或麻醉诱导期遵医嘱合理给予抗菌药物。若手术时间超过3小时，或手术时间长于所用抗菌药物的半衰期，或失血量>1500ml，术中应遵医嘱对患者应用抗菌药物。⑤手术人员尽量轻柔地接触组织，保持有效止血，最大限度减少组织损伤，彻底去除手术部位坏死组织，避免形成死腔。⑥防止术中患者低体温。⑦对需引流的手术切口，首选密闭负压引流，准备适用的引流管，进行置管引流，确保引流充分。

皮肤护理　①保持手术床的床单及垫单平整、干燥。②安置手术体位时动作轻、稳、准。体位安置好后可轻抬患者受压部分的上下端后再稳妥放下。③局部受压部位加软垫。④消毒皮肤时，消毒液避免过多。⑤定时按摩受压部位。⑥手术时间长、营养状况不良患者可预防性使用压疮贴。⑦双手配合揭去皮肤上的贴膜、电极片和负极板。

安全护理　①转运患者前先锁住刹车，固定车身后，动作轻稳地移动患者。②转运工具应有约束装置，如安全带或护栏。转运过程中控制车速，以保证转运平稳、安全。③对婴幼儿、昏迷和躁动患者除拉上护栏、身体约束外，必须有医护人员护送。④患者转运到手术室内必须与医护人员进行当面交接，禁止将患者单独留在手术室内。⑤行椎管内麻醉及安置手术体位时，适当约束并有专人照看。⑥患者卧于手术台等待手术、麻醉诱导期和拔出气管内导管期间，应注意保护患者避免坠床。

并发症护理　麻醉前，护士协助麻醉医生连接心电图、血压、脉搏氧饱和度等基本监测，准备好抢救药物、气管内插管用具以及吸引器，监测患者生命体征，注意全身麻醉及局部麻醉的并发症，出现异常及时通知医生处理。

护理评价　①焦虑情绪是否缓解。②体液是否平衡。③是否发生感染。④皮肤是否完整。⑤是否发生坠床等意外伤害。

（黄文霞）

shǒushù hùlǐ pèihé

手术护理配合（nursing cooperation during a surgical operation）

手术护理配合包括物品准备、患者准备、工作人员准备及手术配合等。器械护士要敏捷、熟练、机警地配合手术，巡回护士保证供应及满足手术中一切需要，并与麻醉医生密切配合以保证手术顺利进行。

物品准备　包括以下几方面：

无菌布类　①手术单。包括剖口单、桌单、治疗巾等，均有各自的规格及一定的折叠方法；各种手术单根据不同需要，形成各种手术包。②手术衣。用于遮盖手术人员未经消毒的衣着和手臂。

一次性物品　①敷料类包括纱布类和棉花类。②缝线类分为不可吸收和可吸收两类。③缝针类常用的有三角针和圆针两类。④手套为一次性使用的无菌橡胶手套，分为不同型号。⑤引流物种类很多，可根据手术部位、创腔深浅、引流液量和性质等选择。

手术器械　①切割及解剖器械。有手术刀、手术剪、剥离器、骨凿和骨剪等。②夹持及钳制器械。大、小、弯和直的止血钳，各种大小和形状的钳、镊等。③牵拉用器械。有形状、大小不同类型。④探查和扩张器。有胆道探条、尿道探子和各种探针等。⑤取异物钳。有胆石钳、膀胱或气管等专用的异物钳及活体组织钳等。⑥特殊器械。内镜类有膀胱尿道镜、腹腔镜、胸腔镜、鼻镜和关节镜等，吻合器类有食管、胃、直肠和血管等，其他器械包括电锯、电钻、取皮机等。

患者准备　包括以下几方面：

一般准备　手术患者一律更换清洁病员服、戴隔离帽，由转运平车或轮椅推入手术室。

手术体位　手术、麻醉操作都需摆放一定体位，手术必要的体位常会造成不良生理变化，如静脉血回流受阻导致低血压、通气血流比值失衡造成氧合下降。体位摆放应保证患者安全、舒适，既充分暴露手术视野又不影响呼吸和循环功能。根据不同手术需要选择不同手术体位。常用手术体位有仰卧位、侧卧位、俯卧位、截石位等。

手术区皮肤消毒　①消毒液选择。常用的有0.5%碘伏溶液、1∶1000苯扎溴铵溶液、0.75%吡咯烷酮碘等。②消毒方法。消毒液不宜过多，应由手术区中心向四周涂擦，如为感染性伤口或为肛门区手术，则应从手术区的外周涂向中央处。③手术区皮肤消毒范围。要包括手术切口周围15cm的区域。如手术有延长切口的可能，则应事先相应扩大皮肤消毒范围。

手术铺巾　①根据手术室常规和手术部位确定铺巾方式，严格执行无菌技术操作。②大单的头端应盖过手术架，两侧和足端部应垂下超过手术台边缘30cm。③铺巾时，若铺巾完毕后要修正某一铺巾只能由手术区向外移。④如无菌巾受到污染，即弃换。

工作人员准备　包括以下几方面：

着装要求　进入手术室人员必须按规定穿戴手术室所备的衣、裤、鞋、帽、口罩等，着装规范。

外科刷手　①剪指甲，戴口罩、帽。②用洗手液清洗双手至上臂，用流动水冲洗。③取无菌刷一把，压取3~5ml手消毒液，由指尖至上臂下1/3处刷洗，刷洗时注意不留空白区域，注意指尖、指蹼、肘关节等处的刷洗；冲洗时，指尖向上、肘关节向下，水从肘关节流下，手不要触及周围物品。④待水滴完，压取3~5ml手消毒液，揉搓双手和前臂。⑤消毒后的双手应置于胸前，抬高肘部，注意保护双手及手臂。

穿无菌手术衣 ①选择宽敞处站立。②手持衣领，面向无菌区轻轻抖开手术衣，将手术衣向空中轻掷，双手顺势插入衣袖，手不伸出袖口，双上肢平举。③巡回护士从身后协助提拉，系好颈部、背部系带。④戴好无菌手套后，将系于前襟的腰带，用无菌纸包好交给巡回护士或递给已戴好无菌手套的其他人员，也可由巡回护士用无菌持物钳接取，穿衣者在原地旋转一周后，将无菌腰带自行系于腰间，后背为相对无菌区。

戴无菌手套 ①医护人员外科手消毒，穿无菌手术衣后，双手伸进袖口处，手不伸出袖口。②隔衣袖取出一只手套，放于另一只手的袖口处。手套反折面朝向手术衣袖口，手套手指朝向身体肘关节方向。③放上手套的手隔衣袖将手套的侧翻折边抓住，另一只手隔衣袖拿另一侧侧翻折边，将手套翻于袖口上，手迅速伸入手套内。④同法戴好另一只手套。⑤协助术才戴手套法。洗手护士自行戴无菌手套后，取一只手套，双手从手套外面反折面撑开手套，手套拇指朝向术者，其余四指朝下，术者手对准手套，拇指朝向自己，五指均向下，洗手护士将手套口向上提，并翻转手套折边压住术者手术衣袖口；同法戴另一只手套。

手术护理配合 包括以下几方面：

器械护士护理配合 ①术前1日了解所配合的手术类型，复习手术有关的解剖、手术步骤、手术配合要点，做好特殊物品准备。②手术当日准备好手术布类、器械、一次性手术用物，检查手术物品准备是否齐全、正确，如有遗漏，及时补充。③严格执行查对制度，认真核对各种无菌包的有效期、消毒指示带的变色情况、无菌包的完整性等。④手术开始前、关闭体腔或深部组织前、关闭体腔或深部组织后与巡回护士清点器械、纱布、缝针、刀片等手术用物，防止异物遗留在体腔或组织内。⑤严格执行无菌技术操作，并督促其他手术人员的无菌技术操作，预防感染。⑥密切观察手术进程，主动、灵活地传递手术所需物品，积极配合手术。⑦做好台上无菌敷料、器械的管理，及时收回用过的器械，擦净血迹，归类放好，保持手术区域整洁、干燥。⑧妥善保管切下的手术标本，并正确留送标本。⑨整理术后用物。

巡回护士护理配合 ①手术前一日下午进行术前访视，了解患者病情、心理状况、身体状况。向患者提供有关手术、麻醉及护理方面的信息，进行手术前健康教育。对新开展的手术、特殊手术，与主管医生联系或参与术前讨论以了解手术情况、手术体位及特殊物品准备。②手术室内严格核对患者姓名、性别、住院号、诊断、手术名称、手术部位等。③做好患者心理护理，主动向患者介绍自己，安慰患者，缓解患者紧张情绪。④了解病情，了解患者的各项检查，特别是阳性检查结果，评估患者生命体征有无异常。⑤手术开始前、关闭体腔或深部组织前、关闭体腔或深部组织后与器械护士清点器械、纱布、缝针、刀片等手术用物，防止异物遗留在体腔或组织内，并将清点数目记录于手术清点记录单上。⑥坚守工作岗位，密切观察手术进程，做好应急准备，及时配合抢救和提供手术所需物资。⑦密切观察病情，熟练使用手术相关的仪器设备，做好患者术中护理，及时留送术中标本。⑧保持手术间环境整齐、安静，监督手术人员的无菌技术操作，控制参观人员，减少人员流动，预防感染。⑨整理手术间环境。

手术进行中的无菌原则 ①手术人员外科手消毒后，手臂不允许接触未经消毒的物品。一旦接触，重新进行外科手消毒。②穿无菌手术衣和戴无菌手套后，无菌范围为肩下至腰上、双侧腋中线之前、上臂上 1/3 以下。背部、腰部以下和肩部以上视为有菌地带。③手术中手套破损或接触到有菌物品，应立即更换手套。前臂或肘部触碰到有菌物品，可加套无菌袖套或更换无菌手术衣。④无菌巾或布单被浸湿，需要及时加盖干燥的无菌单。⑤术中传递器械及手术用品不允许在手术人员背后进行，坠落在无菌巾或手术台边缘以外的器械及物品，应疑为污染，不允许再用。⑥手术切口边缘用手术膜或纱布垫、治疗巾遮盖，保护手术切口，切开空腔脏器前，用纱布垫保护周围组织，防止或减少污染。⑦手术过程中，不可面向无菌区大声谈笑、咳嗽、喷嚏，如不能控制，应扭转头位，避开无菌区。⑧手术过程中，同侧手术人员需调换位置时，需先后退一步，采取"背对背"的方式转到另一位置，防止污染。⑨参观手术人员不可过于靠近手术人员和手术区域或站得太高，尽量减少在室内的走动，减少污染的机会。

(黄文霞)

pǔtōng wàikē shǒushù hùlǐ pèihé

普通外科手术护理配合（nursing in a general surgical operation） 普通外科手术涉及甲状腺、

乳腺、肝、胆囊及胆道、胰腺、脾、胃、肠道等部位。包括颈部疾病手术、乳腺疾病手术、腹壁疾病手术、胃肠疾病手术、肛管直肠疾病手术、肝胆胰脾疾病手术和其他腹部疾病手术等。

解剖知识　①甲状腺位于甲状软骨下，紧贴在气管第 3、4 软骨环前面，由两侧叶和峡部组成。②乳房位于胸大肌浅面，成年妇女的乳房是两个半球形的特征器官。乳头位于乳房中心，周围的色素沉着区称为乳晕，乳房内含有乳腺。③腹部位于胸部与盆部之间，腹部主要包括腹壁、腹膜和腹腔脏器等结构。④腹腔与胸腔的分隔称为膈，与盆腔相通。⑤腹腔内包含肝、胆、胰、脾、胃、肠等消化系统器官（图）。

护理配合　包括以下几方面：

手术体位　①仰卧位。适用于乳腺手术、胆道手术、肝叶手术、胰腺手术、胃部手术、结肠手术等。②截石位。适用于肛管、直肠手术等。③头颈过伸位。适用于甲状腺手术。④体位摆放时的注意事项。在术前都应当用专用画线笔在患者手术区域体表做

好标记，以保证手术的准确性；不可影响患者的呼吸、循环功能；注意皮肤、关节、神经功能的保护。

静脉通道建立　根据手术风险和手术时间长短建立相应静脉通道。对胆道、甲状腺、乳腺、胃肠手术通常选择 18～22G 留置针；肝脏手术需时较长，出血风险较大，通常选择 14～16G 留置针，必要时可行中心静脉穿刺。部分风险较大的手术还应留置两个静脉通道，以便在术中遇意外情况时，不仅可加大单位时间内的补液量，还可同时输注不同液体。

术中护理配合　①手术间环境温度控制在 22～25℃，需腹腔冲洗时使用温热冲洗液。②对普通外科手术中手术时间长或年龄大、全身营养状况差的患者，特别注意加强骨突出部位的护理，防止压疮。③协助麻醉医生在术中密切关注输注的液体量及保留的导尿量，以便准确、及时地判断补液量和补液种类。④对肝脏手术、外周大血管手术等出血风险较大的手术，应准备好足够的、

不同种类的血管阻断钳、止血药和止血物品，根据术中病情变化准备血液制品。⑤消化道重建过程中，根据吻合方式，准备吻合器与闭合器。⑥部分普通外科手术中需用抗癌药物，为保证药物疗效，应随时观察术中的进程，根据进程和医嘱及时、准确地使用药物。⑦保持术中负压吸引通畅。

（黄文霞　廖安鹊　谭永琼）

mìniào wàikē shǒushù hùlǐ pèihé
泌尿外科手术护理配合（nursing in a urologic surgical operation）　泌尿外科手术涉及泌尿系统器官包括肾、输尿管、膀胱和尿道。包括泌尿系统疾病手术、男性生殖系统疾病手术、肾上腺疾病手术及相关创伤手术。

解剖知识　①肾是重要的腹膜后器官，左右各一，位于第 12 胸椎至第 3 腰椎水平，其外面有肾周筋膜和肾周脂肪包绕（图 1）。②肾上腺位于两侧肾上方，是人体相当重要的内分泌器官（图 1）。③输尿管是位于腹膜后间隙的细长形管道，输送尿液到膀胱，上起于肾盂，下止于膀胱三角，输尿管一般分为上、中、下 3 段，有 3 个生理性狭窄：肾盂输尿管连接部、输尿管跨越髂血管部、输尿管进入膀胱壁段（图 1）。④膀胱分为顶、底、体、颈 4 部分。⑤男性尿道长 17～20cm，由内向外分为 3 部分：前列腺部尿道、膜部尿道和海绵体部尿道。女性尿道长 3.5～5cm，可分为上、中、下 3 段。⑥男性生殖系统包括内生殖器和外生殖器两部分：内生殖器由生殖腺（睾丸）、输精管道（附睾、输精管、射精管和尿道）和附属腺（精囊腺、前列腺、尿道球腺）组成（图 2）。

护理配合　包括以下几方面：

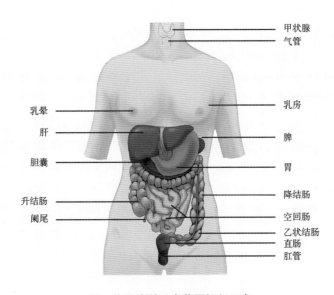

图　普通外科手术范围解剖示意

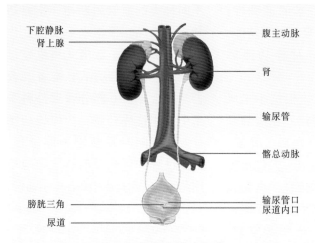

图1 泌尿系统解剖示意

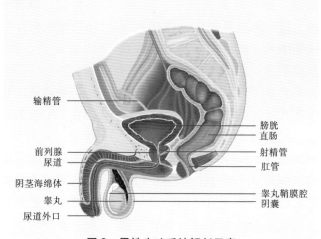

图2 男性生殖系统解剖示意

手术体位 ①截石位。适用于经尿道的各种手术，如膀胱尿道镜检查术、前列腺电切术、膀胱肿瘤电切术、输尿管激光碎石术等。②侧卧位。适用于经腰入路肾、肾上腺及输尿管上中段手术等。③仰卧位。适用于经腹入路肾、肾上腺、输尿管下段、膀胱手术等。④俯卧位。适用于经皮肾镜碎石取石术。手术体位摆放的原则见普通外科手术护理配合的手术体位。

静脉通道建立 肾侧位手术的静脉通道一般应建立在患侧上肢，平卧位及截石位手术一般建立左上肢静脉通道。在静脉通道建立时，应考虑手术的种类和大小，原则上应尽量建立大的通道，成人应放置 16～18G 的静脉留置针，必要时放置 14G 留置针或建立两个以上的通道。

术中护理配合 ①需转换手术体位如经皮肾镜取石术时，应特别注意为患者保暖，减少体表暴露时间和面积，提高患者舒适度。清除碎石屑和切除的组织碎块，用液体冲洗时，应将冲洗液加温至 37℃ 后使用。②肾侧位手术应注意保护腋窝神经和血管、会阴部、髋部骨突出部；截石位应注意保护腘窝，防止腓总神经受损；俯卧位应注意腋窝神经和血管、女性乳房、男性会阴部的保护。③协助麻醉医生做好输血和输液及尿量和引流量管理，巡回护士应随时观察冲洗液的入量和出量，保持出入量的基本平衡，出量明显少于入量时，应提醒医生及时排空膀胱，防止膀胱过度充盈，加快冲洗液吸引。④术中严密监测心电图、血压、呼吸、心率、血氧饱和度，及时发现病情变化，及时通知医生，准备抢救用物。⑤保持术中负压吸引的通畅，其余引流管应妥善固定，保持引流管处于适当的高度，维持引流通畅。

（黄文霞　赖　力　李　蓉）

xiōngwàikē shǒushù hùlǐ pèihé

胸外科手术护理配合（nursing during a thoracic surgical operation）

胸外科手术涉及肺、食管、纵隔、胸膜等器官。包括胸壁和胸膜疾病手术、胸部创伤手术、肺部疾病手术、纵隔疾病手术、食管疾病手术和膈肌疾病手术等。

解剖知识 胸部位于人体中央，内有呼吸、循环器官，外有骨性胸廓保护。胸壁是密闭、可扩张的圆锥形笼体。从胸骨上切迹至剑突下约 18cm。前胸壁由胸骨柄、胸骨体、剑突组成（图1），胸侧壁是由上 10 肋骨组成，从其后附着处向前下斜行胸腔位于胸壁之内，通过膈肌与腹腔分隔。胸腔内含左肺、右肺，分别由胸膜包绕。两肺之间的中心部分为纵隔，其内有心脏、大血管、气管和食管（图2）。

护理配合 包括以下几方面：

手术体位 ①仰卧位。适用于部分胸壁和胸膜疾病手术、胸部创伤手术等。②侧卧位。患者术侧在上，适用于食管手术、肺叶手术等。③半俯卧位或半仰卧位。适用于胸腔镜手术。体位摆放原则见普通外科手术护理配合的手术体位。

静脉通道建立 胸外科手术中开胸手术易引起呼吸、循环功能紊乱，胸腔内操作不良引起的神经反射会对心脏大血管产生影响，成人尽量放置 14～18G 的静脉留置针。

术中护理配合 ①协助麻醉医生做好输血、输液管理及尿量和引流量管理，维持水电解质平衡和内环境的稳定。②加强生命体征监测，观察、协助处理并发症，包括循环系统并发症和呼吸

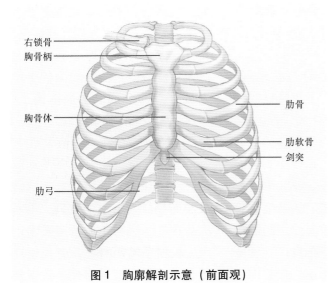

图 1　胸廓解剖示意（前面观）

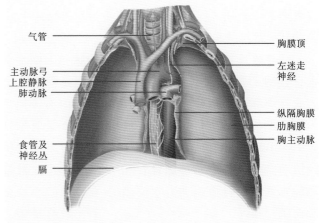

图 2　胸腔解剖示意

系统并发症。③胸外科手术常用侧卧位，注意保护患者臂丛神经和血管，避免受压。④食管癌手术常用胸部和腹部两个切口，或颈、胸、腹部 3 个切口，每关闭一个切口前需清点术中用物，防止异物遗留。⑤术中一个部位切口缝合后再改变体位，在改变体位的过程中，保证手术患者的安全。⑥保持术中负压吸引的通畅。

（黄文霞　张祥蓉）

xīnwàikē shǒushù hùlǐ pèihé

心外科手术护理配合（nursing during a cardiac surgical operation）

心外科手术涉及心脏、心包和胸主动脉等器官。包括心脏瓣膜置换术、心包剥脱术、升主动脉置换术、冠状动脉旁路移植术等。绝大多数心外科手术需用体外循环技术，即通过特殊装置将心脏内血液引流至体外，经氧合实现氧气和二氧化碳交换后再输回人体，达到临时性完全或部分取代心、肺功能的技术。

解剖知识　①心脏位于骨性胸廓包围的纵隔内、膈肌的上方，居左、右两肺之间，外面裹有心包。心脏的前方平对胸骨体和第 2~6 肋软骨；后方对向第 5~9 胸椎，邻食管和胸主动脉；上有进

出心脏的上腔静脉、主动脉和肺动脉，下方与膈相邻。心表面有 3 条沟，冠状沟为心房与心室的表面分界，前室间沟、后室间沟为左右心室的表面分界（图 1）。②心脏是一个中空的器官，其内部分为 4 个腔。上部由房间隔分为左心房和右心房；下部由室间隔分为左心室和右心室。左右心房之间、左右心室之间互不相通，而心房与心室之间有房室口相通（图 2）。

护理配合　包括以下几方面：

手术体位　①仰卧位。适用于多数心外科手术，如房间隔缺

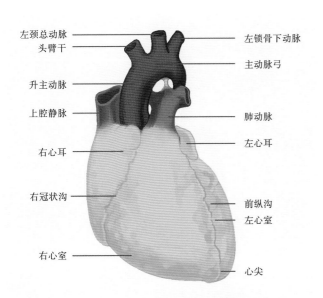

图 1　心脏外形（前面观）解剖示意

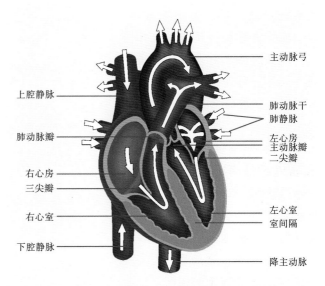

图 2　心室内腔及室间隔解剖示意

损修补术、室间隔缺损修补术、二尖瓣置换手术等。②侧卧位。少数心外科手术需采取侧卧位，如动脉导管结扎术。

动静脉通道建立　心外科手术直接对心脏大血管产生影响，因此外周静脉通道建立尽量放置内径大的静脉留置针，成人应放置 14～18G 的静脉留置针；必要时协助医生进行中心静脉置管和动脉置管，进行血流动力学监测和血压监测。

术中护理配合　①准备血管活性药，遵医嘱给药，观察药物的疗效及不良反应。拟肾上腺素药停药时要逐渐减量，不宜骤停。②严密观察中心静脉压、有创动脉压和尿量等循环指标，中心静脉压维持在 0.49～1.18kPa（5～12cmH_2O），有创动脉压>10kPa，尿量大于 1ml/（kg·h）。观察皮肤末梢循环状态，如皮肤的温度、湿度、颜色、弹性、毛细血管和静脉壁的充盈度、动脉搏动，了解外周循环状态，出现异常及时通知医生进行处理。③体外循环技术要求快速使心脏停搏，应提前准备停搏液及局部使用碎冰屑，注意患者全身保暖；心脏复跳时要求有快速升温，应准备变温毯。④准备抢救用物、备用除颤器。⑤观察生命体征，及时发现并协助处理循环系统并发症和呼吸系统并发症。⑥保持术中心内吸引和外吸引的通畅。

（黄文霞　张祥蓉）

xuèguǎn wàikē shǒushù hùlǐ pèihé

血管外科手术护理配合（nursing during a vascular surgical operation）

血管外科手术是针对除脑血管、心脏血管以外的外周血管疾病如外周血管狭窄、闭塞和假性动脉瘤等病变的预防、诊断和治疗技术。血管外科手术可分

为动脉疾病手术、静脉疾病手术和其他类型如动静脉疾病手术、淋巴管疾病手术等。

解剖知识　血管包括动脉、静脉和毛细血管。①动脉血管的特点是管壁厚、弹性大、管腔小、管腔内血流速度快。②静脉血管的特点是管壁薄、弹性小、管腔大、血流速度很慢。静脉中有瓣膜，防止血液逆流。③毛细血管是连通微小动脉和静脉之间的血管，数量最多，分布最广，管壁极薄，管腔内径极小，管腔内血流速度也最慢（图）。

护理配合　包括以下几方面：

手术体位　①仰卧位。是血管外科手术患者通常采用的体位，患者仰卧于手术床，将有静脉穿刺的肢体放于搁手板，便于术中的观察。②对于大血管损伤患者，可采用头低足高位，保证重要脏器血液供应。

静脉通道建立　血管疾病患者在术中一旦发生血管破裂，会在短时间内失去大量的血液而造

成生命危险，因此在大血管手术术前需要建立足够大的静脉通道，留置针大小通常为 14～18G，若为腹主动脉瘤等危险性较高的手术则可建立两个或以上静脉通道，以保证大量液体的及时输入。

术中护理　①血管疾病尤其是动脉疾病（如主动脉夹层动脉瘤）手术风险大，随时有动脉瘤破裂而导致大出血的危险，手术人员在手术过程中应紧跟手术进程，根据手术的需要及时提供血管吻合器械、显微器械、血管吻合线等。②及时、准确记录血管阻断时间、置换血管时间，并及时提醒手术医生，避免阻断时间过长导致的损伤。③血管吻合时，准备稀释肝素液，间断冲洗吻合口，防止血栓形成。④血管外科用血管缝合线多，而且缝针细小，要及时收回缝针并妥善放置，避免遗失。⑤术中要保证足够的液体输入，同时注意对出血量及尿量的观察。⑥若为动脉手术，准备术中血管超声探头，以便血管

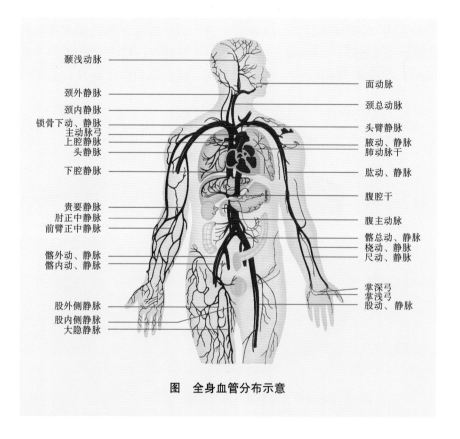

图　全身血管分布示意

吻合成功后，使用超声探头检测血流通畅情况。⑦保证负压吸引通畅。

（黄文霞 廖安鹊 谭永琼）

shénjīng wàikē shǒushù hùlǐ pèihé

神经外科手术护理配合（nursing during a neurosurgery operation）

神经外科手术涉及颅脑、脊髓等部位。包括颅脑损伤手术（包括头皮损伤、颅骨损伤和脑损伤）、神经系统肿瘤手术、脑血管疾病手术（出血性脑血管疾病与缺血性脑血管疾病）、中枢神经系统畸形手术、颅内感染手术（各类脑脓肿、炎性肉芽肿）和功能性疾病手术等。

解剖知识 神经系统由中枢神经系统和周围神经系统两部分组成。中枢神经系统由脑和脊髓组成；周围神经系统由脑神经、脊神经和内脏神经组成。颅脑解剖分为头皮、颅骨、脑膜和脑。其中头皮分5层：皮层、皮下层、帽状腱膜层、腱膜下层和骨膜层；颅骨可分为脑颅和面颅两部分。其分界线是自枕外隆突沿双侧上项线、乳突根部、外耳孔上缘、眶上缘而至鼻根的连线，线以上为脑颅即颅盖部分；线以下为面颅各骨（图1）该线对应脑颅的颅底部分；脑膜是颅骨与脑之间的3层膜，由外向内为硬脑膜、蛛网膜和软脑膜；脑位于颅腔，分为端脑、间脑、小脑和脑干（包括中脑、脑桥和延髓）4部分。延髓在枕骨大孔处与脊髓相连（图2）。

护理配合 包括以下几方面：

手术体位 ①仰卧位。适用于前颅底、中颅底、额叶或额颞叶开颅手术。②侧卧位或侧俯卧位。适用于颞、顶、枕叶、颅后窝、侧脑室后部的手术和颈段脊髓手术。③俯卧位。适用于胸腰段脊髓手术、枕部手术及颅后窝手术。④坐位。适用于枕部手术及后颅凹手术，此体位应准备专用的手术椅。⑤不论何种体位，通常采用轻度头高位（约15°）。对颅内高压的患者，切忌突然改变体位，以防止脑疝的形成。

静脉通道建立 成人尽量在上肢肘正中静脉、头静脉、贵要静脉等大血管置14～18G静脉留置针，预计失血较多者需开放两条较大静脉通道。

术中护理配合 ①密切观察生命体征的变化。因手术部位位于中枢神经系统，术中更应密切注意血压、心电图、出血量、尿量变化，发现异常及时通知医生处理。②协助麻醉医生做好气管插管、静脉输液管路、动脉穿刺管路、血液回收管路及导尿管通畅管理，保证手术顺利进行。③术中定时用生理盐水湿润脑组织；及时、准确提供手术用物，用临时动脉瘤夹阻断血流时记录阻断血流起始时间等。④遵医嘱给予输液，根据病情随时调节输液速度，必要时输血，纠正低血容量，但需预防输液过多，特别是晶体液输入量不能过多，一般不用葡萄糖液，以防发生脑水肿。⑤监测颅内压。如术中出现颅内压增高、脑组织从切口膨出明显，应及时协助医生采取过度通气、静脉快速滴注20%甘露醇等措施。⑥注意术中引流通畅，以保持手术野清晰，准备两套吸引装置和不同型号的吸引头。

（黄文霞 程华）

gǔkē shǒushù hùlǐ pèihé

骨科手术护理配合（nursing during an orthopedic operation）

骨科手术涉及头颅骨、四肢骨、躯干骨，包括创伤骨科手术、关节外科手术、手外科手术、脊柱外科手术、关节镜外科手术、骨肿瘤外科手术等。

解剖知识 骨有丰富的血管、淋巴管和神经，有再生、修复和改建功能。每块骨都由骨质、骨髓和骨膜构成。成年人共有206块骨，分为颅骨、躯干骨、上肢骨和下肢骨（图）。

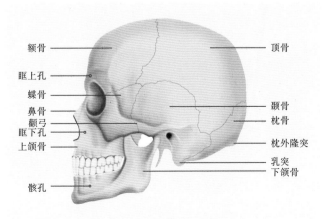

图1 颅骨侧面解剖示意

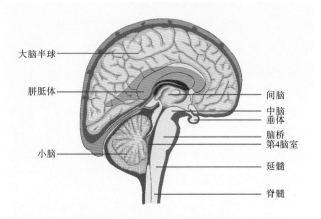

图2 中枢神经系统构成示意

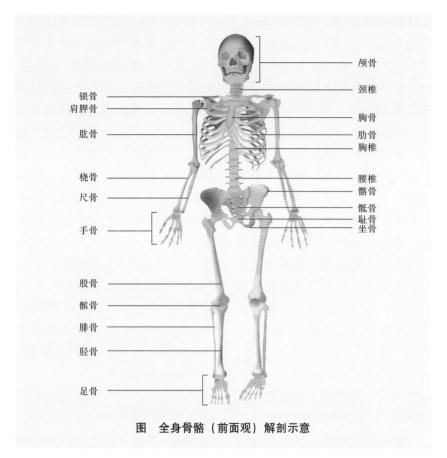

图　全身骨骼（前面观）解剖示意

颅骨
颈椎
锁骨
肩胛骨
肱骨
胸骨
肋骨
胸椎
桡骨
尺骨
腰椎
髂骨
骶骨
耻骨
坐骨
手骨
股骨
髌骨
腓骨
胫骨
足骨

护理配合　包括以下几方面：

手术体位　①仰卧位。适用于四肢骨折、颈椎前路、膝关节置换、骨盆骨折等手术。②侧卧位。适用于胸腰椎前路、髋关节置换、尺骨鹰嘴骨折内固定等手术。③俯卧位。适用于足跟部、腘窝部、脊柱后路手术，采用此体位特别要注意保护肢体受压部位、会阴及眼。④体位摆放要点见普通外科手术护理配合手术体位。

静脉通道建立　建立通畅的静脉通道，是手术室护士配合术者完成手术和抢救患者的重要措施之一。根据病情需要及手术体位建立静脉通道，还应方便麻醉医生给药和巡回护士管理。如颈椎手术需将静脉通道建立在下肢，上肢手术需将静脉通道建立在健侧肢体，如需阻断上腔静脉、下腔静脉则避免将静脉通道建立在相应静脉的远端。

术中护理配合　①骨科经常用移动 C 臂机、数字化导航仪等辅助设施并根据解剖标志进行术中定位，根据手术需要准备好所需仪器。同时应做好射线职业防护措施，如戴铅围脖、穿铅衣、用铅屏障等。②四肢手术常需用电动气囊止血仪，应遵医嘱在气囊充气前 30～120 分钟输入抗生素，以保证患肢有效的血药浓度。③准确记录止血仪开始使用及停止时间，上肢手术应在 1 小时、下肢手术应在 1.5 小时内完成。若需延长时间，需松开止血带约 15 分钟后再次充气止血，避免肢体长时间处于缺血状态而出现并发症。④保持输液管路通畅，尤其在摆放手术体位前后，注意检查管路情况，避免体位变化引起管路折叠、脱落等情况。⑤骨科手术有时需将自体骨回植，从患者体内取出的骨组织不能随意丢弃，应妥善保存，以备植骨需要。⑥骨肿瘤切除手术出血较多，术前保证有效输液通道及有效负压吸引，准备好止血材料，及时供给手术用物并做好手术用物清点工作。

（黄文霞　安晶晶　黄俊华）

zhěngxíng shǒushù hùlǐ pèihé

整形手术护理配合（nursing during a plastic surgery）　整形手术涉及皮肤、肌肉及骨骼等部位。烧伤整形手术方式有瘢痕切除缝合、皮片移植、皮瓣修复、皮肤软组织扩张术和其他组织移植。手术治疗包括修复与再造，以自体的各种组织移植为主要手段，也可采用异体、异种组织或组织代用品。

解剖知识　皮肤是人体最大器官，成人皮肤面积为 $1.5～2m^2$。皮肤由表皮、真皮和皮下组织构成。皮肤附属器有毛囊、皮脂腺、汗腺和指（趾）甲等（图）。

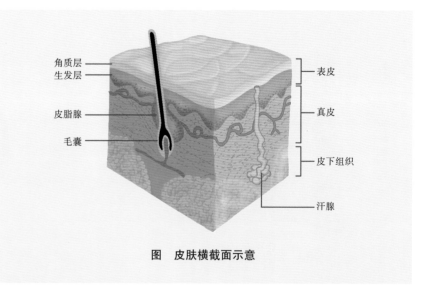

角质层
生发层
皮脂腺
毛囊
表皮
真皮
皮下组织
汗腺

图　皮肤横截面示意

护理配合 包括以下几方面：

手术体位 因整形手术为多部位手术，常见手术体位均可采用，体位摆放原则见普通外科手术护理配合的手术体位。

静脉通道建立 整形外科手术中静脉通道建立在非手术侧肢体。

术中护理配合 ①整形手术患者常会出现心理障碍，护士应用准确、温柔的动作、亲切的言语和关注的目光，给患者以安慰并转移其注意力使之配合手术。②紧跟手术进程，准确提供专科手术用物，如油纱、烧伤纱、去皮刀片等。③协助医生包扎伤口。

（黄文霞　张祥蓉）

fùkē shǒushù hùlǐ pèihé

妇科手术护理配合（nursing during a gynecologic operation）

妇科手术涉及阴道、子宫、输卵管和卵巢等部位。包括会阴部手术、子宫手术、卵巢及输卵管手术等。

解剖知识 ①阴道位于小骨盆中央，为连接子宫和外生殖器的肌性管道。②子宫位于小骨盆腔内、膀胱和直肠之间（图1），子宫呈倒置的梨形，分为底、体、颈3部分。子宫借助于4对韧带及骨盆底肌肉和筋膜的支托作用，维持正常位置。③输卵管为一对细长而弯曲的管，内侧与子宫角相通连，外端游离，与卵巢邻近。④卵巢为一对扁椭圆形的性腺，位于输卵管下方（图2）。

护理配合 包括以下几方面：

手术体位 ①仰卧位。腔镜手术患者常采用头高脚低位，注意术中患者呼吸、循环的变化，及早发现问题、及时处理。②条件允许可取截石位，注意体位的舒适度。

静脉通道建立 在麻醉前建立静脉通道，成人的静脉留置针内径至少为18G，根据病情和手术方式，必要时建立两条静脉通道。

术中护理配合 ①应注意导尿管管理，术前置好导尿管，术中随时观察，保证引流通畅。②术中体位改变后应重新评估身体受压情况，及时调整。③注意患者眼睛的保护，特别是全身麻醉手术。④随时观察生命体征变化，尽早发现、尽早处理。

（黄文霞　赵琳　刘中元）

chǎnkē shǒushù hùlǐ pèihé

产科手术护理配合（nursing during an obstetric operation）

产科手术为妊娠期满28周以后，协助胎儿及其附属物由母体娩出的手术。包括剖宫产术、自然分娩及引产术。

解剖知识 妊娠后子宫体增大、变软，足月时子宫大小约35cm×22cm×25cm，容量5000ml，重量1000g。子宫峡部在妊娠12周后，逐渐伸展、拉长、变薄，扩展为子宫腔的一部分（子宫下段）。子宫腔内含胎儿及其附属物（图），妊娠晚期的子宫呈不同程度的右旋。

护理配合 包括以下几方面：

手术体位 ①剖宫产术取仰卧位，为防止仰卧位低血压，可取左侧倾斜10°～15°。②自然分娩用截石位，保证产妇安全和舒适。

静脉通道建立 由于妊娠期心血管系统的改变以及麻醉药的作用，为了便于补液和给药，产妇应留置内径在18G或以上的静脉留置针，且应保持通畅。

术中护理配合 包括以下几方面：

剖宫产术护理配合 ①剖宫产术多用椎管内麻醉，协助麻醉医生摆好体位,注意保护产妇,

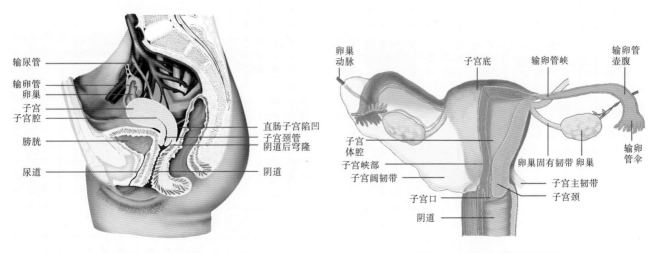

图1　女性生殖器官与邻近器官解剖示意　　图2　女性生殖系统解剖示意

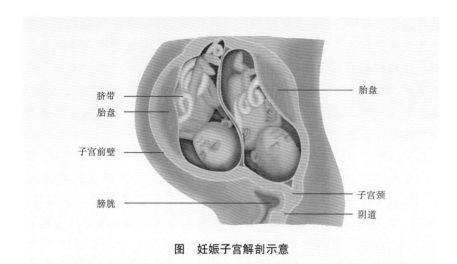

图　妊娠子宫解剖示意

给予保暖以及必要遮挡。②子宫切开后涌出大量羊水，必须保持吸引器通畅，随时观察掌握手术进程和产妇情况，配合医生进行紧急处理。③胎儿娩出后，协助产科医生处理新生儿脐带，操作准确、轻柔，保管好手术物品，操作过程中防止锐利器械损伤新生儿，遵医嘱给予 20U 缩宫素。④注意新生儿保暖。⑤清宫后清点手术物品，观察产妇的生命体征和其他症状，早期识别并发症，配合医生积极处理。

自然分娩术护理配合　①指导产妇正确呼吸和用力。②协助产科医生处理新生儿脐带，注意新生儿保暖。③注意观察产妇生命体征和其他症状，早期识别并发症，配合医生积极处理。

（黄文霞　王英丽　刘中元）

yǎnkē shǒushù hùlǐ pèihé

眼科手术护理配合（nursing during an ophthalmic surgery）

眼科手术涉及眼球、视路和附属器 3 部分。包括眼部整形手术、眼眶疾病手术、眼睑疾病手术、斜视矫正手术、眼球破裂伤手术、角膜疾病手术、白内障疾病手术、青光眼手术和视网膜疾病手术等。

解剖知识　眼球分为眼球壁和眼内容物两部分。眼球壁由外向内可分为 3 层：纤维膜、葡萄膜、视网膜。纤维膜可分为角膜、巩膜、角巩膜缘。葡萄膜（原称色素膜），自前向后又可分为虹膜、睫状体、脉络膜 3 部分，虹膜中间有瞳孔。视网膜是一层透明薄膜，其外面紧邻脉络膜，内面与玻璃体紧贴。眼内容物包括房水、晶状体和玻璃体，均为无血管、神经的透明物质（图）。

护理配合　包括以下几方面：

手术体位　常用仰卧位，注意术眼侧应有标识以避免手术部位错误。眼科手术台的台面距离地面高度在 500~700mm，根据医生要求调整手术台高度。

静脉通道建立　根据患者病情建立静脉通道，常用 22~24G 留置针。

术中护理配合　①白内障、眼底病类手术，术前 2 小时用短效扩瞳药扩瞳，充分扩瞳。表面浸润麻醉手术术前滴表面麻醉药。②眼科手术多用局部麻醉，患者意识清楚，应给予更多体贴、关心等心理护理，解除患者紧张、焦虑情绪。③根据手术需要指导患者做眼球运动，配合手术。④主动观察手术进展，根据手术进程准确提供手术用物，准确设定仪器设备的各类参数指标，掌握仪器各项功能并熟练操作，根据病情及手术需要及时调整，对特殊困难要有预见性，提前准备手术用物，做好术中配合。⑤全身麻醉手术时保持术中负压吸引的通畅。⑥协助医生妥善包扎术眼并协助运送患者。⑦对各类显微器械进行正确处理。

（黄文霞　冯晓霞）

ěr-bí-yānhóu-tóujǐng wàikē shǒushù hùlǐ pèihé

耳鼻咽喉头颈外科手术护理配合（nursing during ear, nose, throat, head and neck surgeries）

耳鼻咽喉头颈外科手术涉及耳、

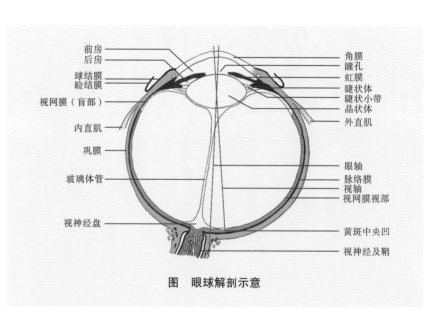

图　眼球解剖示意

和生命体征，查看手术切口部位，了解伤口及引流情况。了解手术体位，评估术中易受压部位皮肤情况、肢体活动度和感知觉恢复情况。

辅助检查 及时了解血常规、尿常规、生化、血气分析、术后胸部 X 线平片、B 超、CT、MRI等检查，评估脏器功能恢复状况。

心理社会状况 术后伤口疼痛、麻醉反应、身体留置的各种引流管及对术后恢复的担忧，术后患者常常焦躁不安，容易出现悲观、紧张、猜疑或敏感等不良心理反应。关注患者心理状态，进行心理护理和健康指导。

主要护理问题 ①有体液不足的危险。②舒适度的改变。③活动无耐力。④潜在并发症：术后出血、伤口感染或裂开、肺部感染、下肢静脉血栓形成。

护理措施 包括以下几方面：

生理功能护理 ①每1~2小时测量一次脉搏、呼吸、血压，直至生命体征平稳，对大手术后或可能发生出血者，15~30分钟测量一次直至病情平稳。②麻醉清醒前取去枕仰卧位6小时，头偏向一侧，麻醉清醒后取低半坐卧位或斜坡卧位。③观察呼吸频率和幅度，保持呼吸道通畅，鼓励床上翻身、更换体位，鼓励其做深呼吸和咳嗽、咳痰。④根据脉搏、尿量、中心静脉压等变化，遵医嘱及时调整输液量、成分和输注速度，监测电解质与酸碱平衡情况，及时纠正水、电解质紊乱和酸碱平衡失调。

体位护理 ①将患者安置于舒适体位，以减轻疼痛，必要时遵医嘱给予口服或肌内注射镇痛药或用镇痛泵。②术后患者体温升高幅度在0.5~1.0℃，≤38.5℃，不予特殊处理，若其持续高热

>38.5℃，给予物理降温，必要时可用解热镇痛药并查明原因。③恶心、呕吐者给予镇静药、镇吐药。④腹部手术者持续胃肠减压，多翻身，尽早下床活动；术后禁食产气食物；可协助用热敷、按摩促进肠蠕动；非胃肠道手术，可遵医嘱肌内注射新斯的明促进肠蠕动。⑤术后鼓励和协助不习惯床上排尿者在床旁或站立排尿；必要时给予镇痛药控制疼痛，鼓励患者排便。

切口及引流管护理 ①观察切口有无渗血、渗液及感染、出血征象，少量渗血可加压包扎，大量出血及切口感染时应报告医生，并协助处理。②妥善固定引流管，保持引流通畅，观察和记录引流液的性状和量，发现异常及时通知医生，并协助处理。

并发症护理 ①观察伤口敷料及生命体征，少量出血，一般经更换切口敷料、加压包扎或用止血药可止血；出血量大、生命体征不平稳时，应及时通知医生，加快输液速度，必要时遵医嘱输血，同时做好再次手术止血准备。②定期更换敷料，严格无菌操作，预防切口感染。③指导和协助患者早期床上活动，卧床患者做床上移动和翻身。教会患者正确、有效咳嗽、咳痰的方法，合并肺部感染时，遵医嘱适当应用抗生素。④手术后应加强早期活动，尤其是下肢主动或被动运动，加速下肢静脉回流，预防深静脉血栓形成。

健康指导 ①根据麻醉方法、手术种类及患者反应进行饮食教育，维持良好营养状况。②病情稳定后，如无禁忌，鼓励患者早期床上活动，争取短期内下床活动。

护理评价 ①术后生命体征是否平稳。②水、电解质代谢情况及循环功能是否平稳。③疼痛、腹胀是否缓解。④运动功能是否逐渐恢复。⑤是否出现并发症，并发症能否得到及时发现及处理。

（黄文霞 徐 梅 张 婕）

mázuì huīfùqī huànzhě hùlǐ

麻醉恢复期患者护理（nursing of patients in anesthesia recovery period） 麻醉恢复期是指患者从停用麻醉药到生命体征平稳或清醒的时期。全身麻醉患者，麻醉恢复期是指从麻醉停止患者恢复自主呼吸、拔除气管插管到意识完全清醒的过程。在这个过程中，监护目标是严密监测患者呼吸、循环和中枢神经系统等重要器官功能。

全身麻醉护理 包括以下几方面：

转运与交接护理 ①手术结束拔除气管插管后，全身麻醉患者需由麻醉医生和主管医生共同从手术室转运至麻醉恢复室，并向麻醉恢复室医生和护士交接患者基本情况，包括年龄、性别、术前诊断、手术名称、麻醉方法、手术过程中生命体征变化情况、输血和输液量、术中用药和异常情况、有无传染性疾病、各种管路放置位置及通畅情况等。②恢复室转出注意事项。体位变化对麻醉后患者循环功能影响很大，尤其是血容量不足时，故转运前应补足血容量；搬动过程中，动作应轻柔、缓慢，确保各种管道固定妥善，防止脱出，使有呕吐可能的患者头偏向一侧。

麻醉恢复室护理 ①观察患者呼吸频率和节律，了解胸腹部呼吸幅度，了解患者呼吸功能；肺部听诊，判断有无肺不张及分泌物积聚等；给予持续吸氧。②监测心电图、脉搏、心率、血氧饱和度变化，注意有无异常；

监测血压，观察末梢循环情况，观察尿量；根据患者情况，控制输液速度。③10~15分钟观察一次患者的神志、瞳孔、对光反射、运动反应及疼痛的知觉等。④出现下列情况，应立即通知麻醉医生：血压波动、呼吸减弱或停止、呼吸道梗阻且出现明显缺氧征象、严重恶心和呕吐、心律失常、明显心肌缺血征象、严重的躁动不安。⑤出现以下情况，应立即通知手术医生：呼吸停止和心脏停搏、神志清楚后再度出现昏迷、瞳孔散大或不等大、对光反射减弱或消失、癫痫大发作、伤口渗血或引流量增多、病情再度恶化。

离开麻醉恢复室指征 ①意识恢复，能正确定向；肌力恢复，达到能抬头抵抗重力；可根据指令睁眼、张口和握手。②已拔除气管插管；咳嗽反射恢复，能自行保持呼吸道通畅；呼吸频率和节律正常；无呼吸道梗阻；肺部听诊无异常；病情危重需继续依赖气管内插管，应转至重症监护治疗病房进行治疗。③心率、脉搏、血压、心电图正常，若需继续用药维持血压，应在连续监测和治疗的条件下转入重症监护病房。④无明显血容量不足表现，血气分析正常，体温正常。

椎管内麻醉护理 包括以下几方面：

转运与交接护理 由于感觉和运动神经尚未完全恢复，转运中应注意动作轻柔，保证肢体的功能舒适体位。由于阻滞麻醉的残留作用，移动患者时必须小心，避免四肢关节过度伸展；如残留脊髓麻醉，搬运过程中避免造成严重血压下降，连接并妥善固定各种管道，准确记录引流液性质和量。

麻醉恢复室护理 ①术后去枕平卧4~6小时，防止术后头痛、不适。②严密监测心率、脉搏、呼吸、血压，并注意麻醉平面的消退及意识状况，若手术时用过镇静药，术后要注意监测呼吸功能，必要时给予吸氧，鼓励患者咳嗽、深呼吸，直到患者运动和感觉功能恢复正常。③注意观察肢体活动情况，观察有无脊神经损伤或受压情况，如局部麻木、刺痛、麻痹、瘫痪等，出现异常及时通知医生处理。④观察有无恶心、呕吐、尿潴留、头痛等情况，发现异常及时报告。⑤观察伤口敷料处有无渗血、渗液，发现异常及时通知医生。

局部麻醉护理 ①了解麻醉过程，掌握常见并发症，如臂丛阻滞患者，若用锁骨上途径，观察患者有无气胸表现，必要时给予吸氧，并及时通知医生。锁骨上途径和肌间沟途径进行臂丛阻滞时，可产生霍纳（Horner）综合征，如出现面部潮红、瞳孔缩小、上睑下垂及鼻塞等，阻滞作用消失后，症状可消失。②术后一般不需特殊护理，如术中出现局部麻醉药毒性反应，术后应继续观察相应症状，直至症状消失。

（黄文霞　徐　梅　崔秋菊）

shùhòu suífǎng

术后随访 （postoperative follow-up） 手术结束后，在病房中对患者进行的访视。是围手术期护理不可缺少的一部分。是可对手术室护理工作给予全面反馈性评估，为围手术期护理内涵的延伸。

随访时间 术后1~3日，患者病情稳定后。

随访内容 ①康复情况。了解患者有无发热、伤口疼痛程度和愈合情况等。②是否存在与手术室护理相关的并发症，如手术体位引起的压疮、肢体感觉或运动功能障碍；有无切口感染；有无导尿引起的尿路逆行感染等；有无用电外科仪器的烫伤等。③了解患者在手术室内的体验，如患者的需求是否得到解决、手术室护理人员操作技能、服务态度以及手术环境如何等。④对手术室护理工作的满意度，包括术前访视、术中护理和术后随访3个阶段。请患者或家属填写满意度调查表，征求对手术室护理工作的意见和建议。

随访意义 通过术后随访，对围手术期手术室工作做出客观综合评价，其意义在于：①以人为本和人文关怀理念，减轻患者焦虑情绪，提高患者满意度、心理舒适度和康复信心。②发现、解决工作中存在问题，有利于手术室提高工作质量。

（黄文霞　徐　梅　张　婕）

shùhòu jíxìng téngtòng huànzhě hùlǐ

术后急性疼痛患者护理 （nursing of patients with acute postoperative pain） 对术后急性疼痛患者不适、感觉和情绪上不愉快体验等现存及潜在健康问题的发现及处理，为其提供相应的生理、心理、社会的照顾。

护理评估 包括以下几方面：

个人史 文化程度、性格特点、情绪及精神反应以及患者的支持系统等。

疼痛程度 用文字描述评分法、视觉模拟评分法、面部表情量表法、口述分级评分法评估患者对疼痛的主观感受，帮助护士准确掌握疼痛的程度，利于评估控制疼痛的效果。

主要护理问题 ①疼痛。②缺乏疼痛认知方面和治疗有关的知识。

护理措施 包括以下几方面：

疼痛监测 评估患者生命体

征、呼吸方式、局部肌肉紧张度、掌心出汗情况；通过疼痛测量工具对术后患者疼痛程度进行评估；术后当日下午或晚上疼痛最剧烈，2~3日后明显减轻。切口持续疼痛或疼痛减轻以后又加重，需警惕切口血肿或感染。

镇痛护理　①改变对疼痛的观念，指导患者及时报告疼痛。②遵医嘱给予多模式镇痛，即多种镇痛方法，包括患者自控镇痛、椎管内镇痛、外周神经阻滞、口服及非肠道应用镇痛药，联合使用来控制术后急性疼痛。③指导患者客观认识麻醉药，改变患者只要使用麻醉药即可产生成瘾性、耐药性和依赖性的观念，提高患者的依从性。④协助患者取舒适体位，以减轻疼痛。⑤指导患者在咳嗽、翻身或活动肢体时，用手轻压切口部位，以减少切口张力刺激引起的疼痛。⑥指导患者用非药物方法减轻疼痛，如听音乐、放松或按摩等。

护理评价　对疼痛的主观感受是否得到改善。

（黄文霞）

索　引

条 目 标 题 汉 字 笔 画 索 引

说　明

一、本索引供读者按条目标题的汉字笔画查检条目。

二、条目标题按第一字的笔画由少到多的顺序排列，按画数和起笔笔形横（一）、竖（丨）、撇（丿）、点（、）、折（乛，包括丁乚乀等）的顺序排列。笔画数和起笔笔形相同的字，按字形结构排列，先左右形字，再上下形字，后整体字。第一字相同的，依次按后面各字的笔画数和起笔笔形顺序排列。

三、以拉丁字母、希腊字母和阿拉伯数字、罗马数字开头的条目标题，依次排在汉字条目标题的后面。

五　画

六　画

九　画

十　画

十 三 画

条 目 外 文 标 题 索 引

内 容 索 引

说 明

　　一、本索引是本卷条目和条目内容的主题分析索引。索引款目按汉语拼音字母顺序并辅以汉字笔画、起笔笔形顺序排列。同音时，按汉字笔画由少到多的顺序排列，笔画数相同的按起笔笔形横（一）、竖（丨）、撇（丿）、点（、）、折（乛，包括丁乚〈等）的顺序排列。第一字相同时，按第二字，余类推。索引标目中夹有拉丁字母、希腊字母、阿拉伯数字和罗马数字的，依次排在相应的汉字索引款目之后。标点符号不作为排序单元。

　　二、设有条目的款目用黑体字，未设条目的款目用宋体字。

　　三、不同概念（含人物）具有同一标目名称时，分别设置索引款目；未设条目的同名索引标目后括注简单说明或所属类别，以利检索。

　　四、索引标目之后的阿拉伯数字是标目内容所在的页码，数字之后的小写拉丁字母表示索引内容所在的版面区域。本书正文的版面区域划分如右图。

a	c	e
b	d	f

本卷主要编辑、 出版人员

社长、总编辑　袁　钟

副总编辑　谢　阳

编　　审　邬扬清

责任编辑　吴翠姣

文字编辑　李元君

索引编辑　张　安

名词术语编辑　宋　玥

汉语拼音编辑　聂沛沛

外文编辑　顾良军

参见编辑　傅祚华　李亚楠

美术编辑　张浩然

责任校对　李爱平

责任印制　姜文祥

装帧设计　雅昌设计中心·北京